Barr

인체신경해부학

Barr's The Human Nervous System

An Anatomical Viewpoint, 10th Edition

John A. Kiernan
Nagalingam Rajakumar
박경한 · 윤 호 · 한후재 · 김호정 · 노구섭

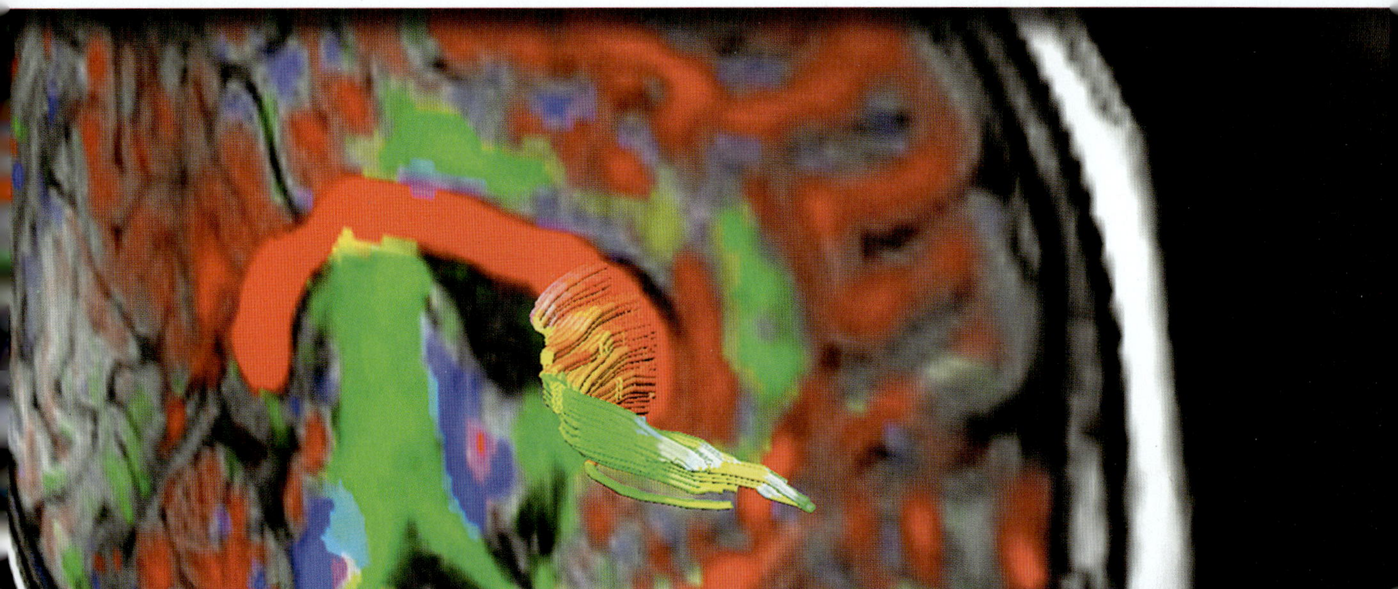

신흥메드싸이언스

Barr 인체신경해부학

Barr's The Human Nervous System

An Anatomical Viewpoint, 10th Edition

박경한(강원대학교 의학전문대학원 해부학교실)

윤　호(CHA 의과학대학교 의학전문대학원 해부학교실)

한후재(이화여자대학교 의학전문대학원 해부학교실)

김호정(관동대학교 의과대학 해부학교실)

노구섭(경상대학교 의학전문대학원 해부학교실)

신흥메드싸이언스

Barr
인체신경해부학

Barr's The Human Nervous System
An Anatomical Viewpoint, 10th Edition

발 행 2014년 3월 10일
지 은 이 John A. Kiernan, Nagalingam Rajakumar
옮 긴 이 박경한 · 윤 호 · 한후재 · 김호정 · 노구섭
발 행 인 홍 성 혁
발 행 처 **신흥메드싸이언스**
편 집 박 신 혜
디 자 인 노 정 현
주 소 서울시 영등포구 양평동 3가 15-1번지
월드메르디앙비즈센터 501호
등록번호 제318-2007-000077호
전 화 02-2165-8670
팩 스 02-2165-8675
홈페이지 www.shmed.co.kr
I S B N 978-89-6498-036-1 93510
정 가 48,000원

10판 저자 서문

본서의 첫 저자인 故 Murray Llewellyn Barr(1908~1995) 교수는 1933년 캐나다 런던市에 소재한 University of Western Ontario 의과대학을 졸업하고, 그 후 몇 년 동안 환자 진료를 하다가 모교 해부학교실로 입국했다. 그리고 1978년까지 모교에서 신경해부학을 연구하고 가르쳤다. 도중에 제2차 세계대전이 발발하자 그는 학교 근무를 중단하고 캐나다 공군 의무대에서 복무한 경력도 있다. 1949년에 이르러 Barr 교수는 연구분야를 신경조직학에서 세포유전학으로 급전환하게 된다. 당시 그는 대학원생이었던 Ewart G. Bertram과 함께 암컷 동물의 neuron(신경세포)에서 intranuclear inclusion(핵포함물)을 최초로 발견했다. 이것이 오늘날 *Barr body*로 널리 알려진 sex chromatin(성염색질)으로, 이 발견은 초기 인간세포유전학에 큰 획을 긋는 중대 사건이었다. 결국 Barr 교수는 *Barr body* 발견을 위시한 세포유전학 분야의 업적을 인정받아 30가지가 넘는 상과 훈장을 받게 되는데, 대표적인 상훈으로는 케네디 재단이 제정한 정신지체 분야 국제 학술상, 런던 왕립학회 회원, 캐나다 국민훈장, 7개의 명예박사 학위가 있다.

Barr 교수는 주로 유전병의 세포진단 분야를 연구했지만 신경해부학 수업을 놓지는 않았다. 1972년에 출간된 이 책의 초판은 최초로 출간된, 중간 분량의 신경해부학 교과서들 중 하나였다. 당시 이 책은 신경과학을 처음 접하는 학도들, 특히 의대생이나 보건과학 전공 학생들이 쉽게 공부할 수 있도록 저술되었다. 그 후 더 다양한 전공 분야의 학생들이 신경해부학을 공부하게 되었지만 초판의 취지는 지금도 유지되고 있다. 그 동안 신경과학이 괄목상대하게 발전했기 때문에 이 책도 여러 해에 걸쳐 큰 폭의 개정을 거쳤으며, 판이 바뀔수록 분량도 점점 더 많아졌다. 그러나 8판과 9판에서는 거꾸로 분량을 조금 줄였다. 하지만 그림은 꾸준히 개선했으며, 그림마다 색채를 더 많이 적용했다.

캐나다 런던市에서

J. A. KIERNAN

N. RAJAKUMAR

역자 서문

'*Barr's The human nervous system: an anatomical viewpoint*'는 역사가 가장 오랜 신경해부학 교과서 중 하나로, 어느덧 10판에 이르고 있다. 국내 여러 의과대학과 보건대학에서도 오래 전부터 이 책을 교재로 채택하고 있으며, 2006년에 본 역자들이 이 유서 깊은 책의 8판을 최초로 번역 출간하는 기쁨을 허락 받은 바 있다.

8판 번역서도 원서 못지 않게 좋은 평을 얻고 있다. 그리고 역자 두 분을 더 모시고 더 개선된 10판 번역서를 출간하게 되었다. 10판 역자 역시 8판과 마찬가지로 모두 의과대학(경상의대, 서울의대, 연세의대, 이화의대)을 졸업한 후 신경해부학을 전공하고, 최대 20여년간 신경해부학을 교육한 경험이 있으며, 신경해부학 등의 의과대학 교재를 저술한 경험이 있는 현직 의과대학 교수로 제한했다. 최근 문제가 되고 있는 표절이나 대리번역이나 컴퓨터번역은 용납하지 않았다.

역자들은 각자 전판의 오류와 미흡한 점을 빠짐없이 찾아서 수정하려 노력했으며, 전판에서 번역하지 못했던 부록의 '용어 해설'도 10판에서는 새로 번역했다. 가능한 영어 용어를 우선한다는 8판 번역서의 원칙은 이번에도 고수했다. 한글 용어는 대한해부학회에서 제정한 해부학용어집(2012, 전자판)과 대한의사협회에서 출간한 의학용어집(2008, 5판)을 기준으로 삼았다.

역자와 출판사 모두 최선을 다해 본서를 준비했지만 미흡한 점이 적지 않을 것이다. 우리는 독자의 질책을 언제나 겸허히 받아들이고 개정에 적극 반영할 것이다. 이 책의 보조자료나 정오표는 출판사 홈페이지를 통해 차차 게시할 예정이다.

2014년 1월

역자 일동

감사의 글

8판 번역에 적극적으로 참여하셨던 CHA 의과학대학교 의학전문대학원 해부학교실 황태선 교수님과 흔쾌히 10판 출간을 맡아주신 신흥메드싸이언스 홍성혁 사장님과 홍성철 부장님과 노정현님과 박신혜님께 감사의 말씀을 올립니다. 그리고 바쁜 업무와 학업 중에도 교정을 도와준 분들의 명단은 다음과 같습니다. 다시 한번 감사의 뜻을 전합니다.

강원대학교 의학전문대학원 해부학교실 김순정 연구원
강원대학교 의학전문대학원 성열중, 홍순택, 양준서 학생
경상대학교 의학전문대학원 이화정, 하세인 학생
관동대학교 의과대학 강지언, 전혜정 학생
CHA 의과학대학교 의학전문대학원 강민규, 신경원, 주은희 학생

차 례

Part I

서론 및 신경조직학

Introduction and Neurohistology

Chapter 1

신경계통의 발생과 구성과 진화

Development, Composition, and Evolution of the Nervous System

박경한 역

요 점

- Nervous system(신경계통)은 embryo(배아)의 ectoderm(외배엽)에서 유래한다.
- Central nervous system(중추신경계통)은 neural tube(신경관)로부터, peripheral nervous system(말초신경계통)은 neural crest(신경능선)로부터 발생한다.
- 신경계통에서 처음 분화되는 세포는 neuron이다. 이 세포는 정보 전달에 적합하게 변형되어 있다. 이어서 neuroglia(glia)라 불리는 도우미 세포들이 분화된다.
- Neural tube가 닫히는 과정에 결함이 생기거나 그 겉을 둘러싸는 뼈와 피부가 발생하지 못하면 brain(뇌)이나 spinal cord(척수)의 발생장애가 일어날 수 있다.
- Cerebrospinal fluid(뇌척수액)는 뇌 속 공간이나 바깥에서 흐름이 차단되면 축적되어 hydrocephalus(물뇌증)가 일어난다.
- Central nervous system은 크게 몇 부분으로 구분할 수 있는데, 이 구분은 수정 후 제4주부터 존재한다. 즉 central nervous system은 spinal cord, medulla oblongata(숨뇌), pons(다리뇌), midbrain(중간뇌), diencephalon(사이뇌), 좌우 cerebral hemisphere(대뇌반구)로 구분된다. Cerebellum(소뇌)은 나중에 출현하는데, brain stem(뇌줄기)에서 자라나와서 형성된다.
- 뇌의 크기는 정상 범위 내라면 지능과 밀접한 상관관계가 없다.

모든 생명체는 화학자극과 물리자극에 반응한다. 이 반응은 운동으로 나타나거나, 또는 생합성된 산물을 세포 밖으로 배출하는 것일 수도 있다. 단세포생물이나 해면 같은 가장 단순한 다세포동물에서는 이러한 감각과 운동과 분비 등의 기능이 한 세포 속에서 연계되어 일어난다. 다른 모든 동물 집단에서는 세포 사이에 정보 교환이 가능하기 때문에 한 세포가 stimulus(자극)를 받으면 그 결과로 다른 세포에서 운동이나 분비 작용이 일어날 수 있다. **Neuron(nerve cell, 신경세포)**이라 불리는 특수하게 분화된 세포는 그 동물의 한 부분에서 다른 부분으로 정보를 신속히 전달한다. 한 생명체의 모든 neuron은 이를 지지하는 세포들과 함께 **nervous system(신경계통)**을 구성한다.

Neuron은 정보 전달 기능을 수행하기 위해, 다르지만 연계된 두 가지 작용을 나타낸다. 두 작용이란 세포의 한 부분에서 다른 부분으로 신호를 전달하는 **conduction(전도)**과 이웃한 세포들 사이에 정보 전달이 일어나는 **synaptic transmission(연접전달)**이다. **Impulse(임펄스, 흥분)**는 **action potential(활동전위)**이라고도 하는데, 그 본질은 neuron의 세포막을 따라 전파되는 전기적 depolarization(탈분극)의 파동이다. Neuron의 한 부분에 stimulus가 가해지면 impulse가 촉발되어 그 neuron의 다른 모든 부분으로 전달된다. Neuron들은 공통적으로 세포질에서 뻗어 나온 **neurite(신경돌기)**라는 긴 돌기들을 갖고 있는데, 이 돌기는 다른 세포 표면에 매우 밀접하게 끝난다. Neurite의 끝부분은 **synaptic terminal(연접종말)**이라 하며, synaptic terminal을 포함한 세포들 사이의 접촉을 **synapse(연접, 시냅스)**라 한다. 고등 동물의 neurite는 대개 dendrite(가지돌기)와 axon(축삭)으로 분화되어 있는데, dendrite는 cell body(세포체)를 향해 신호를 전달하고 axon은 cell body에서부터 멀리 다른 곳으로 신호를 전달하는 것이 일반적이다. 대부분의 axon은 **myelin(미엘린)**에 둘러싸여 있는데, myelin은 지방이 풍부하고 두루마리 화장지처럼 촘촘히 배열된 막층들로 구성되어 있다. Impulse가 synaptic terminal에 도달하면 synaptic transmission이 촉발된다. 이 과정에서는 대개 neuron의 세포질에서부터 화합물이 방출되고, 그 결과 postsynaptic cell(연접이후세포)에서 특정 유형의 반응이 유발된다. 다른 일부 synapse에서는 두 세포가 전기적으로 결부되어 있다. 그 밖에 화합물을 혈관에 분비하고, 이 화합물이 혈액을 따라 순환하여 멀리 떨어진 세포에 영향을 주는 neuron도 있다. 이 neuron은 **neurosecretory cell(신경분비세포)**이라 하며, 그 기능이 endocrine gland(내분비샘) 세포와 관련이 있다.

Central nervous system(CNS, 중추신경계통)은 brain(뇌)과 spinal cord(척수)로 구성되어 있으며, cranium(머리뼈)과 vertebral column(척주)의 보호를 받고 있다. Axon들이 다발을 이뤄 형성한 구조인 **nerve(신경)**는 CNS를 인체

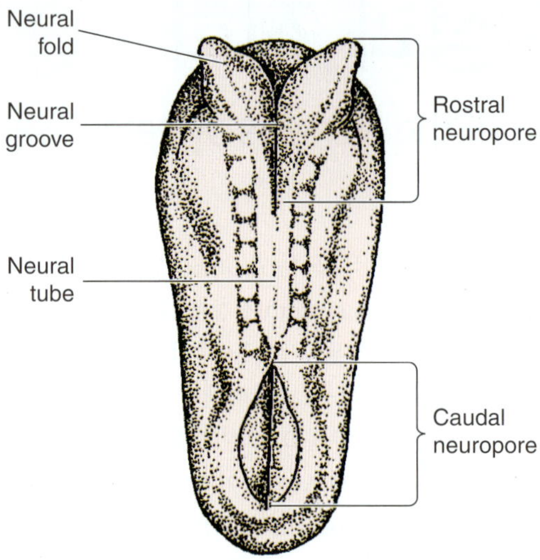

그림 1-1 수정 후 22일경의 사람 embryo(배아)를 dorsal(등쪽)에서 본 그림. Neural tube(신경관)가 닫히고 있는 중이다.

의 다른 모든 부분에 연결한다. Nerve는 **peripheral nervous system(말초신경계통)**에서 가장 두드러진 구성원이다. CNS에 있는 neuron의 cell body는 **gray matter(회색질)**라는 부위에 분포한다. 좁은 곳에 모여 있는 gray matter는 **nucleus(신경핵)**라 하는데, 이를 세포의 nucleus(핵)와 혼동하지 말아야 한다. CNS에서 neuron의 axon들은 포함하지만 cell body는 없는 조직을 **white matter(백색질)**라 한다. Peripheral nervous system에서 neuron의 cell body들은 **ganglia(신경절)**라 불리는 도드라진 구조에 모여 있다. Ganglia의 단수형은 **ganglion**이다. 이 용어는 CNS에 있는 특정 nucleus의 이름에도 쓰이는데, 이는 정확하지 않은 표현이지만 널리 쓰이고 있다.

Nervous System(신경계통)의 발생

신경계통을 이루는 neuron과 기타 세포들은 초기 embryo(배아)의 dorsal surface(등쪽면)를 덮고 있던 **ectoderm(외배엽)**에서 발생한다. Ectoderm 층에서는 장차 인체의 표면을 덮게 되는 epidermis(표피)도 유래한다. Ectoderm에서 장차 신경계통이 될 곳임을 처음으로 알 수 있는 구조는 neuroectoderm(신경외배엽)이다. Neuroectoderm은 수정 후 제16일에 embryo의 dorsal 정중선 부분에 나타나는 **neural plate(신경판)**로 구성된다. Neural plate를 이루는 세포들은 일반 ectoderm 세포보다 키가 커진다. 이러한 변화는 그 밑에 있는 mesoderm(중배엽) 세포들이 유도한다. Neural plate는 빠르게 성장하기 때문에 2일 후면 **neural groove(신경고랑)**가 되고 그 양옆을 따라 좌우 **neural fold(신경주름)**가 형성된다.

임신일과 embryo 나이에 관한 부연 설명. 임산부를 진료할 때는 최종월경주기의 첫날부터 임신 날짜를 계산하는데, 이 날은 수정이 일어나기 약 14일 전이다. Embryo 나이는 수정이 일어난 날이나 일어났을 것으로 추정하는 날을 기준으로 정한다. Embryo 나이가 만 8주에 이르러 모든 organ(기관)들이 형성되면 embryo 대신 fetus(태아)라 부르기 시작한다. Embryo를 정확히 기술하기 위해 embryonic period(배아기)를 23단계의 **Carnegie stage(카네기 발생기)**로 구분하는데, 이 stage는 카네기 과학재단이 수집한 수많은 embryo를 대상으로 그 구조 발생과정을 연구한 결과로 고안된 바 있다. Neural fold는 발생 8기에 나타나는데, 이때 embryo의 길이는 1.0~1.5 mm이다.

Neural Tube(신경관), Neural Crest(신경능선), Placode(기원판)

제3주 말(발생 10기)에 이르면 좌우 neural fold가 서로 합쳐지기 시작하여 neural groove가 **neural tube(신경관)**로 바뀐다(그림 1-1, 1-2). 이러한 변화는 중간부분에서 시작되어 rostral(입쪽) 및 caudal(꼬리쪽) 방향으로 진행되는데, 이 중간부분은 장차 척수의 cervical segment(목분절)가 된다. Neural tube의 양끝에 있는 구멍인 **rostral neuropore(입쪽신경구멍)**와 **caudal neuropore(꼬리쪽신경구멍)**는 각각 제24일(발생 11기)과 제27일(발생 12기)에 닫힌다. Neural tube는 장차 뇌와 척수가 된다. Neural tube의 속면을 덮고 있는 세포들이 **neuroepithelium(신경상피)**을 구성하고, 이 상피에서 CNS의 모든 neuron들과 대부분의 neuron 외 세포들이 발생하게 된다.

Neural plate와 장차 표피가 유래하는 ectoderm 세포들 사이의 경계에서 유래한 세포들은 neural tube에 포함되지 않고 다른 발생 과정을 거친다. 이 세포들은 neural tube의 dorsal 정중선에 모여서 **neural crest(신경능선)**를 형성한다. Neural crest에서 유래한 세포들은 lateral 및 ventral로 이주하고, 결국 spinal nerve(척수신경)의 dorsal root ganglia(척수신경절), cranial nerve(뇌신경)의 sensory ganglia(감각신경절)의 일부 neuron, autonomic ganglia(자율신경절), peripheral nerve(말초신경)의 neuroglia, adrenal medulla(부신속질)의 분비세포 등을 형성한다. Neural crest 세포들 중 상당수는 신경조직이 아닌 세포로도 분화하는데, 그

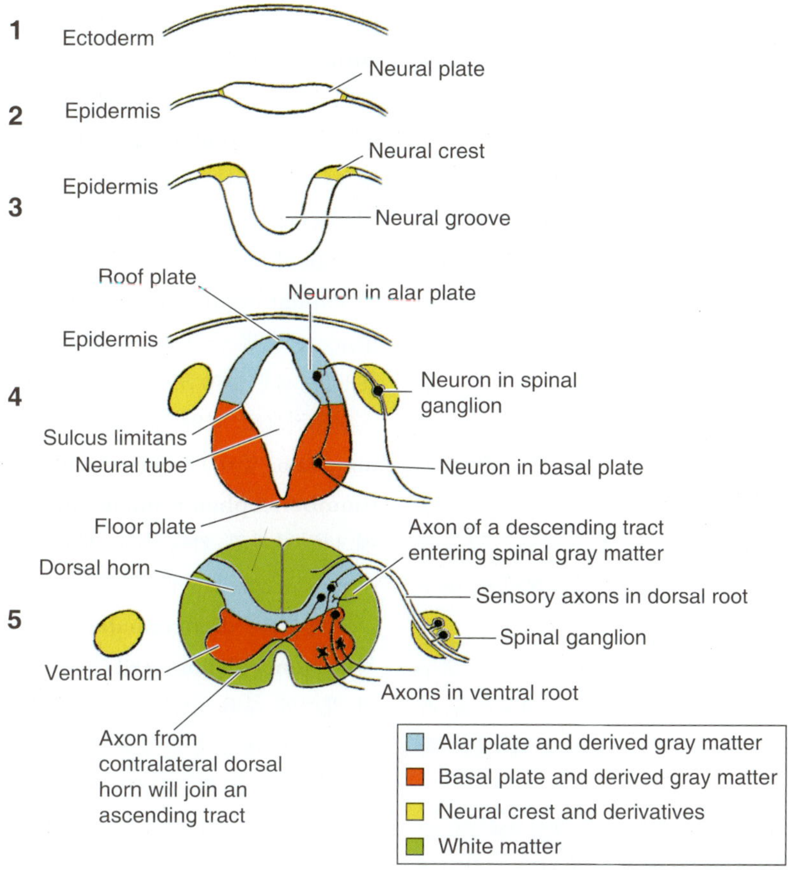

그림 1-2 Embryo(배아)를 장차 spinal cord(척수)가 될 위치에서 절단한 가로단면 그림(1~4)으로, neural tube(신경관)가 닫히고 alar plate(날개판) 및 basal plate(바닥판)가 형성되며 neural crest(신경능선)에서 spinal ganglia(척수신경절)가 유래하는 과정을 나타내고 있다. 일부 neuron들의 연결 양상은 embryo(4)와 성인(5) spinal cord 단면에 표시했다.

예로는 피부의 melanocyte(멜라닌세포), thyroid gland(갑상샘)의 calcitonin 분비세포, carotid body(목동맥토리)와 aortic body(대동맥토리)의 chemosensory cell(화학감각세포), 치아의 odontoblast(상아질모세포), 머리의 mesenchyme(중간엽)에서 기원하는 일부 뼈나 근육과 기타 구조들이 있다. 그러나 nerve와 ganglia에 있는 결합조직세포는 그 부위의 mesoderm에서 유래한다.

Peripheral sense organ(말초감각기관)들과 ganglia에 있는 일부 neuron들과 기타 성분은 **placode(기원판)**에서 유래한다. Placode는 embryo 머리의 ectoderm의 일부가 두꺼워진 부위이다. 결국 olfactory neurosensory cell(후각신경감각세포), inner ear(속귀)의 sensory cell(감각세포)과 이에 연결된 ganglia, cranial nerve의 sensory ganglia에 있는 neuron들 중 일부가 placode에서 유래한다. Olfactory placode(후각기원판)에 있는 세포들 중 일부는 neural tube 중 rostral end 부분 속으로 이주하여 CNS 내부 neuron과 neuroglial cell이 된다(11장, 17장 참조).

Neuron(신경세포)과 Neuroglia(신경아교세포)의 생성

Neural tube에서 최초로 생성되는 세포는 **neuron**이다. [과거에 쓰던 neuroblast(신경모세포)라는 용어는 부적합하다. 이 세포들은 일단 생성되면 다시는 분열하지 않기 때문이다.] 이 neuron들 중 대부분은 발생 제4주와 20주 사이에 생성된다. 생성된 neuron은 즉시 이주하고, 세포질돌기가 자라나며, 다른 neuron과 synapse를 형성한다.

Neural tube에서 생성된 neuron은 성인의 뇌 및 척수에 있는 neuron보다 수가 많다. 정상 발생 과정을 거치면서 수많은 neuron들이 죽기 때문이다. **Cell death(세포사)** 또는 **apoptosis(세포자멸사)**라 칭하는 이 현상은 동물계의 광범위한 구성원들에서 여러 장기의 발생 과정에 일어난다. 무척추동물은 apoptosis가 유전자에 예정되어 있다. 1930년대에 Viktor Hamburger 박사는 척추동물에서 죽는 neuron들은 synapse를 형성하지 못한 세포라는 사실을 실험을 통해 밝혀냈다.

설치류를 포함한 일부 동물에서는 평생 동안 뇌의 특정 부위에서 pluripotent precursor cell(다능성전구세포)로부터 새로운 neuron들이 생성된다. 그러나 정량적 histochemistry(조직화학) 연구를 시행한 결과, 성인 뇌의 해당 부위에서는 그러한 작용이 거의 또는 전혀 나타나지 않았다.

Neural crest에서 유래한 sensory ganglia에 모여 있는 neuron들에서 자라나온 neurite는 peripheral nerve와 neural tube로 자라 들어간다. 늦어도 발생 제8주가 되면 중추로 자라 들어간 neurite들이 척수의 neuron들과 수많은 synapse를 형성한다. Synapse는 출생 후에도 오랫동안 수가 점점 더 많아지고 구조가 점점 더 복잡해지며, neuroglial cell의 생성도 증가한다.

Neuroglia(신경아교세포)는 간단히 **glia**라 칭하는 경우가 더 많으며, 신경계통에서 neuron이 아닌 세포들을 가리킨다. Neuroglia의 종류별 구조와 기능에 관해서는 2장에서 논의하게 된다.

맨 처음 출현하는 glial cell인 radial glia(부챗살아교세포)는 첫 neuron들과 함께 발생하며, 긴 세포질 돌기가 시작되어 neural tube의 lumen(속공간)에서부터 그 바깥면까지 이어진다. Radial glia의 돌기들은 갓 생성된 neuron의 이주 과정에 길잡이가 된다. 그러나 대부분의 astrocyte(별아교세포)와 oligodendrocyte(희소돌기아교세포)는 fetal period(태아기) 때 neuroepithelium으로부터 생성된다. 성숙한 glial cell은 고전적 염색방법을 쓰면 발생 제19주즈음에 관찰할 수 있지만 immunohistochemistry(면역조직화학) 기법을 적용하면 빠르면 제7주에도 관찰할 수 있다. Microglial cell(미세아교세포)은 hemopoietic tissue(조혈조직)에서 발생한 후 혈관벽을 통과하여 뇌와 척수로 들어온다.

말초신경계통의 sensory ganglia와 autonomic ganglia에 모여 있는 neuron들과 ganglia에 있는 satellite cell(위성세포)이나 nerve에 있는 Schwann cell(신경집세포) 등의 glial cell들은 neural crest에서 유래한다.

Brain(뇌)과 Spinal Cord(척수)의 형성

Embryo의 rostral end에 있는 neural plate는 neural fold가 미처 닫히기 전에도 다른 부분에 비해 현저하게 큰 상태이며, 발생 중인 **brain**을 구성하는 주요 부위별 차이가 이미 관찰된다. Neural tube의 나머지 부분은 **spinal cord**가 된다. Caudal neuropore가 닫히는 부위는 척수의 상위 lumbar segment(허리분절)에 해당한다. 그 아래의 척수는 소위 **secondary neurulation(이차신경관형성)**을 거쳐 형성되는데, 이는 caudal neuropore가 닫힌 지 약 3주 후에 일련의 vesicle(소포)들이 하나로 합쳐져서 기존의 neural tube의 lumen과 연속되는 과정을 뜻한다. 이 vesicle들은 **caudal eminence(꼬리융기)**에서 유래하는데, 이 eminence는 발생 중인 coccyx의 dorsal에 위치한 pluripotent cell(다능세포)들이 모여 형성한 덩어리를 가리킨다.

전통적으로 뇌의 세 가지 큰 구분인 **prosencephalon (forebrain, 앞뇌)**과 **mesencephalon(midbrain, 중간뇌)**과 **rhombencephalon(hindbrain, 마름뇌)**은 발생 제4주 말에 나타난다고 기술한다. 제5주에는 prosencephalon과 rhombencephalon에서 다시 융기가 발생하여 **telencephalon(끝뇌)**과 **diencephalon(사이뇌)**과 **mesencephalon**과 **metencephalon(뒤뇌)**과 **myelencephalon(숨뇌)**이 되기 때문에 주요 구분의 수가 모두 다섯이 된다(그림 1-3). 성인 뇌의 해당 부분에도 같은 용어가 쓰인다. [발생학 연구에서 가장 선호하는 대상인 닭 embryo에서 나타나는 뇌의 융기를 'brain vesicle(뇌소포)'이라 하는데, 이 용어는 사람에는 적용하지 말아야 한다.] 초기 embryo의 CNS는 세로 방향으로 더 세분하여 **neuromere(신경분절)**라 불리는 작은 분절들로 구분할 수 있다. 뇌는 복잡한 구조로 발생하기 때문에 neuromere 사이의 구분이 불분명해지지만 척수의 분절 체계는 평생 지속된다.

Neural tube 내에서 세포의 증식과 분화가 진행됨에 따라 **sulcus limitans(경계고랑)**라 불리는 세로방향의 고랑이 neural tube의 좌우 옆벽의 속면에 각각 나타난다. 이 고랑은 dorsal의 **alar plate(날개판)**와 ventral의 **basal plate(바닥판)** 사이의 경계를 짓는다. Alar plate와 basal plate는 각각 afferent connection(들신경연결)과 efferent connection(날신경연결)이 형성되며, mesencephalon의 rostral end에서부터 척수의 caudal end까지 존재한다. Basal plate는 근처에 존재하는 notochord(척삭)의 유도작용에 반응하여 좌우로 분리되고, 좌우 두 basal plate 사이에 얇은 **floor plate(배쪽판)**가 형성된다(그림 1-2). Basal plate 세포들 중 일부는 motor neuron(운동신경세포)으로 분화되고, 그 axon들은 발생 중인 근육을 향해 자라나간다. Sensory ganglia에 모여 있는 neuron에서 자라난 axon들은 alar plate로 들어간다.

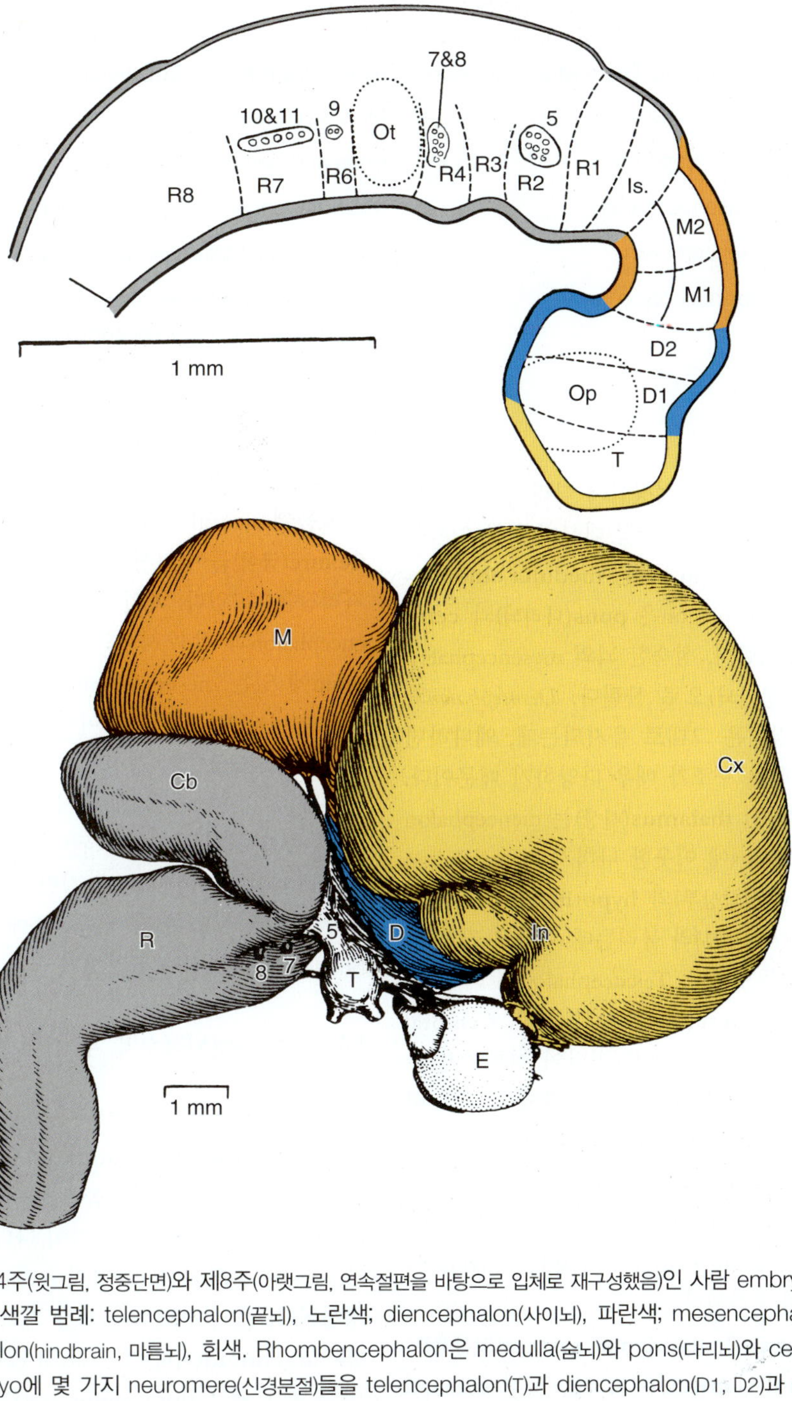

그림 1-3 각각 발생 제4주(윗그림, 정중단면)와 제8주(아랫그림, 연속절편을 바탕으로 입체로 재구성했음)인 사람 embryo의 뇌로, 크게 몇 부분으로 구분할 수 있다. 색깔 범례: telencephalon(끝뇌), 노란색; diencephalon(사이뇌), 파란색; mesencephalon(midbrain, 중간뇌), 주황색; rhombencephalon(hindbrain, 마름뇌), 회색. Rhombencephalon은 medulla(숨뇌)와 pons(다리뇌)와 cerebellum(소뇌)으로 구성된다. 위 그림의 embryo에 몇 가지 neuromere(신경분절)들을 telencephalon(T)과 diencephalon(D1, D2)과 mesencephalon(M1, M2)과 isthmus(마름뇌잘록, Is)와 rhombencephalon(**R1**∼**R8**)에 표시했다. Neural tube의 옆면에 있는 optic vesicle(눈소포, **Op**)과 otic vesicle(귀소포, **Ot**)의 위치도 표시되어 있다. [장차 이 vesicle들은 각각 lens(수정체)와 inner ear(속귀)가 된다.] 아래 fetus 그림에 표시한 약자의 의미는 다음과 같다. Cb, cerebellum; Cx, cerebral cortex(대뇌겉질); D, diencephalon; E, 눈; In, insula(대뇌섬); M, mesencephalon; R, rhombencephalon; T, trigeminal ganglion(삼차신경절); 5, trigeminal nerve(삼차신경)의 sensory root(감각뿌리); 7과 8, facial nerve(얼굴신경)와 vestibulocochlear nerve(속귀신경)의 rootlet(잔뿌리)들.

표 1-1 Brain(뇌)의 발생

	Embryonic Brain Major Division	Adult Brain Major Subdivision
Rhombencephalon	Myelencephalon	Medulla oblongata
	Metencephalon	Pons and cerebellum
Mesencephalon	Mesencephalon	Midbrain, consisting of tectum and cerebral peduncles
Prosencephalon	Diencephalon	Thalamus, epithalamus, hypothalamus, and subthalamus
	Telencephalon	Cerebral hemispheres, each containing olfactory system, corpus striatum, cerebral cortex, and white matter

Brain(뇌) 발생

뇌의 각 부분들이 분화하고 성장함에 따라 일부 뇌 부분은 그리스어에서 유래한 공식 명칭 대신에 다른 이름을 쓰게 된다(표 1-1). Myelencephalon은 **medulla oblongata(숨뇌)**가 되고, metencephalon은 **pons(다리뇌)**와 **cerebellum(소뇌)**으로 발생한다. 성숙한 뇌의 mesencephalon은 통상 **midbrain(중간뇌)**으로 불린다. *Diencephalon*과 *telencephalon*이라는 명칭은 그대로 유지되는데, 왜냐하면 이 부분들에서 유래하는 구조가 매우 다양하기 때문이다. 큰 gray matter 덩어리인 **thalamus(시상)**는 diencephalon에서 발생한다. Thalamus에 이웃한 나머지 diencephalon 부위는 **epithalamus(시상상부)**와 **hypothalamus(시상하부)**와 **subthalamus(시상밑부)**라 불리는데, 이들은 각각 구조와 기능에 특성이 뚜렷하다. Telencephalon의 좌우 절반은 **cerebral hemisphere(대뇌반구)**라 한다. Cerebral hemisphere는 사람 뇌에서 가장 큰 발달이 이루어진 부분이며, 사람 뇌의 다른 부분은 물론 다른 동물의 뇌와 비교해도 가장 발달되어 있다. Telencephalon에는 olfactory system(후각계통), corpus striatum(줄무늬체; 운동기능이 있는 gray matter 덩어리), gray matter로 이루어진 넓은 표면층인 cortex(pallium, 겉질), white matter로 이루어진 medullary center(속질중심) 등이 포함된다.

Neural tube의 lumen은 **ventricular system(뇌실계통)**이 된다. 좌우 **lateral ventricle(가쪽뇌실)**은 각 cerebral hemisphere 내부에 발생한다. **Third ventricle(셋째뇌실)**은 diencephalon 내부에 있으며, **fourth ventricle(넷째뇌실)**은 medulla oblongata와 pons와 cerebellum에 둘러싸여 있다. Third ventricle과 fourth ventricle은 midbrain을 지나는 좁은 통로인 **cerebral aqueduct(중간뇌수도관)**를 통해 연결되어 있다. Neural tube의 lumen은 medulla oblongata 중 caudal 부분과 전체 척수에서도 좁은 상태를 유지하는데, 이 부분은 결국 **central canal(중심관)**이 된다.

처음에 neural tube는 곧은 원통 모양이지만 곧이어 **flexure(굽이)**들이 형성되는 덕분에 둥근 머리 내부에 뇌가 자리잡을 수 있다. 제일 먼저 형성되는 flexure는 rhombencephalon과 척수 사이의 cervical flexure(목굽이)와 midbrain에 있는 mesencephalic flexure(중간뇌굽이, cephalic flexure 머리굽이)이다. 곧 이어 metencephalon에 pontine flexure(다리뇌굽이)가 형성된다. 뇌의 이 flexure들(그림 1-4) 덕분에 두 눈의 optical axis(시각축)가 vertebral column(척주)의 축과 직각을 이루게 된다(눈은 prosencephalon에 연결된 상태이다). 이러한 특징은 직립자세를 유지하는 사람에게 필수적이며, 이와 달리 네발동물에서는 midbrain과 forebrain의 연결 부위가 급격하게 굽어 있지 않다.

Meninges(뇌척수막, 수막)의 발생

뇌와 척수를 덮고 있는 막은 mesoderm에서 유래한 하나의 막인 **primary meninx(primitive meninx, 원시뇌척수막)**로 발생 제4주에 처음 나타난다. 1주 후에 primary meninx 속에 액체로 찬 공간이 나타나고, 이어서 primary meninx가 분화되어 세 겹의 meninges(meninx의 복수)가 형성된다. 즉 신경조직에 가장 가까이 있는 **pia mater(연막)**, **arachnoid(거미막)**, cranial cavity와 vertebral canal의 속면을 덮는 **dura mater(경막)**가 형성된다. **Cerebrospinal fluid(CSF, 뇌척수액)**가 들어 있는 **subarachnoid space(거미막밑공간)**는 pia mater와 arachnoid 사이에 있다.

Central Nervous System의 부위별 특징

지금부터 주요 부위별 특징들을 입문 수준으로 간단히

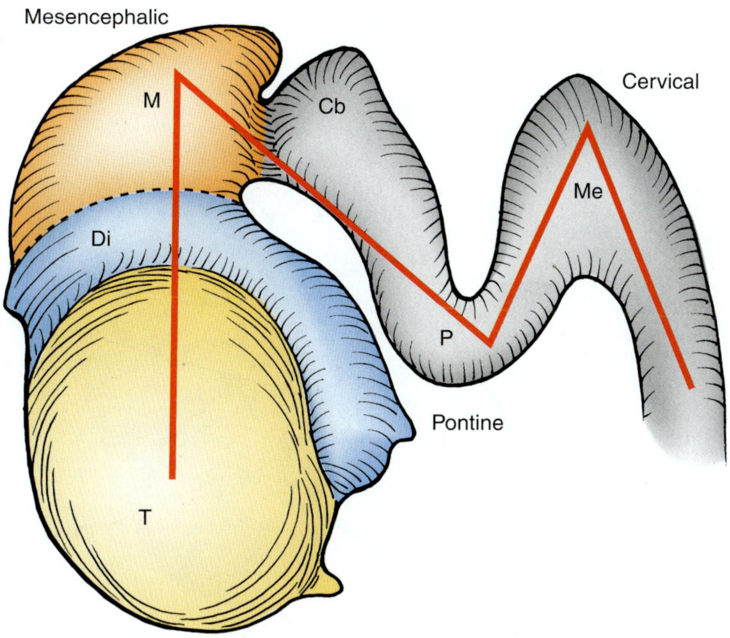

그림 1-4 발생 제7주(발생 20기)인 embryo의 뇌 그림으로, 세 flexure(굽이) 때문에 대략 M자 형태를 이룬다. 뇌의 각 주요 부분들은 다음과 같이 다른 색으로 구분했다. Telencephalon(끝뇌, **T**)은 노란색, diencephalon(사이뇌, **Di**)은 파란색, midbrain(중간뇌, **M**)은 주황색, medulla(숨뇌, **Me**)와 pons(다리뇌, **P**)와 cerebellum(소뇌, **Cb**)으로 구성된 rhombencephalon(마름뇌)은 회색으로 표시했다.

살펴보고, 몇 가지 신경해부학 용어를 처음으로 접하게 된다. **학생들은 다음 장들을 공부하기 전에 다음 여덟 절에 나오는 모든 용어들의 의미를 알아야 한다.** 이 책의 끝에는 용어해설 부록이 있다. 성인 뇌의 주요 구분은 그림 1-5에 표시했다.

Spinal Cord(척수)

척수는 CNS에서 가장 덜 분화된 부분이다. 척수가 여러 개의 segment(분절)들로 이루어져 있다는 사실은 차례대로 배열된 여러 쌍의 spinal nerve(척수신경)들을 보면 실감할 수 있다. 각 spinal nerve는 dorsal root(뒤뿌리)인 sensory root(감각뿌리) 하나와 ventral root(앞뿌리)인 motor root(운동뿌리) 하나를 통해 척수에 부착되어 있다. 중심에 있는 **gray matter(회색질)**는 neuron의 cell body들이 모여 있는 곳이며, 가로단면에서 윤곽이 대략 H자 모양이다. **White matter(백색질)**는 세로 방향으로 지나는 myelinated axon(미엘린집축삭)들로 이루어져 있으며, 척수의 가장자리를 차지하고 있다. 척수의 gray matter에는 spinal reflex(척수반사)의 경로가 되는 neuron들 사이의 연결이 존재한다. White matter에는 감각정보를 뇌에 전달하는 axon들과 주로 운동 명령을 포함한 impulse를 뇌에서부터 척수에 하달하는 axon들이 모여 있다.

Medulla Oblongata(숨뇌, 연수)

Nerve fiber(fiber, 신경섬유)들로 이루어진 척수의 tract(신경로)는 medulla oblongata(medulla)로 이어진다. Medulla oblongata에는 **nucleus(신경핵)**라 불리는 신경세포체 집단들도 존재한다. 그 중에서 가장 대표적인 inferior olivary nucleus(아래올리브핵)는 inferior cerebellar peduncle(아래소뇌다리)을 통해 fiber를 소뇌에 보낸다(inferior cerebellar peduncle을 통해 소뇌가 medulla oblongata에 부착된다). 크기가 작은 nucleus들 중 일부는 cranial nerve의 성분이다.

Pons(다리뇌, 교뇌)

Pons는 확연히 구분되는 두 부분으로 구성된다. Dorsal 부분인 **tegmentum(뒤판)**은 brain stem(뇌줄기)의 나머지 뇌들과 공통점이 있다. 즉 tegmentum에는 ascending tract(오름신경로) 및 descending tract(내림신경로)와 더불어 cranial nerve의 일부 nucleus들이 존재한다. Ventral

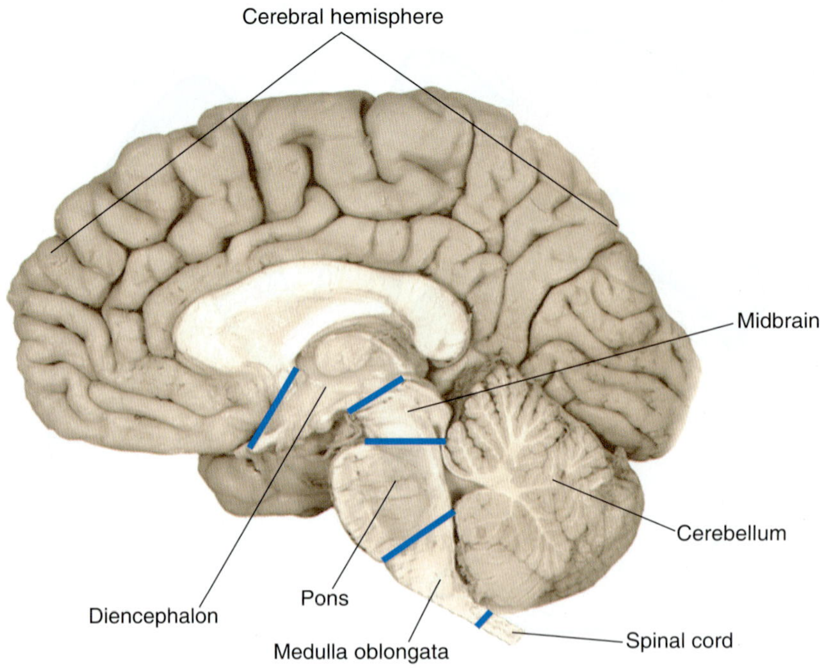

그림 1-5 완성된 central nervous system(중추신경계통)의 부위별 명칭. Sagittal section(시상단면).

부분인 **basal pons(다리뇌바닥부분)**는 brain stem 중에서 pons만의 특징이다. Basal pons의 기능은 한쪽 cerebral hemisphere의 cortex(겉질)를 그 반대쪽 cerebellar hemisphere(소뇌반구)의 cortex에 대규모 연결 경로를 제공하는 것이다. 이러한 연결 등 덕분에 운동작용이 최대한 효율적으로 일어날 수 있다. 소뇌는 좌우 한 쌍의 middle cerebellar peduncle(중간소뇌다리)을 통해 pons에 부착되어 있다.

Midbrain(중간뇌, 중뇌)

Brain stem의 다른 뇌들과 유사하게, midbrain에는 ascending tract 및 descending tract들과 두 cranial nerve의 nucleus들이 존재한다. Roof(천장)에 해당되는 dorsal 부분인 **tectum(덮개)**은 주로 시각계통 및 청각계통과 관련이 있다. Midbrain에는 **red nucleus(적색핵)**와 **substantia nigra(흑색질)**라는 두 쌍의 중요한 nucleus도 존재하는데, 이들은 운동 조절에 관여한다. 소뇌는 superior cerebellar peduncle(위소뇌다리)을 통해 midbrain에 부착되어 있다.

Cerebellum(소뇌)

소뇌는 사람 뇌에서 특히 크다. 소뇌는 대부분의 감각계통과 cerebral cortex로부터 온 정보를 받아들인 후에 결국 motor neuron에 영향을 미치고, 이 neuron은 skeletal muscle(뼈대근육)을 지배한다. 소뇌의 기능은 평형과 보행과 자세 등과 관련이 있는 muscle tone(근육긴장도)을 변화시키고, 숙련된 운동에 사용되는 근육들이 수축하는 시기와 힘과 범위를 coordination(조정)하는 것이다. 소뇌는 잠재의식 수준에서 작용한다.

Diencephalon(사이뇌, 간뇌)

Diencephalon은 **cerebrum(대뇌)**의 중심을 이룬다. Diencephalon에서 가장 큰 성분인 **thalamus(시상)**는 여러 nucleus들로 이루어져 있는데, 일부 nucleus들은 감각계통으로부터 정보를 받아서 cerebral cortex의 sensory area(감각영역)에 투사한다. Thalamus의 일부는 복잡한 정신작용에 관련된 cortical area(겉질영역)와 연결되어 있다. 다른 부위는 emotion에 관련된 신경회로의 성분을 이루고, 특정 nucleus는 소뇌나 corpus striatum에서부터 cerebral cortex의 motor area(운동영역)에 연결되는 경로에 포함된다. **Epithalamus(시상상부)**에는 작은 tract와 nucleus와 더불어 endocrine organ(내분비기관)인 **pineal gland(솔방울샘)**가 포함된다. **Hypothalamus(시상하부)**는 sympathetic system(교감신경계통) 및 parasympathetic system(부교감신경계통)에 큰 영향을 미치는 조절 기능이 있는데, 이 두 신경계통은 내장과 exocrine gland(외분비샘)와 혈관 등

임상노트

신경계통의 비정상 발생

Anencephaly(무뇌증)와 Spina Bifida(척추갈림증)

CNS의 선천기형 중에는 neural tube가 정상적으로 닫히지 못해서 생긴 기형들이 있다. 이 기형에 접해 있는 뼈와 피부도 정상적으로 발생하지 못한다. **Anencephaly**는 발생 중인 neural tube의 rostral end에서 좌우 neural fold가 닫히지 못해서 forebrain과 cranial vault(머리덮개뼈)와 scalp(머리덮개)의 대부분이 발생하지 못하는 기형이다. 비정상적인 뇌조직(brain stem과 때로 diencephalon까지)이 외부로 노출된다. Anencephaly는 1,000명 출생당 1명꼴로 일어나며, 생존할 수 없다. CNS의 caudal end에서 일어나는, anencephaly에 상응하는 기형은 **myeloschisis(척수갈림증)**로서, 이 기형에서는 lumbosacral region에 기능 없는 신경조직이 넓게 노출된다. 때로는 두 기형이 한 아기에서 함께 나타나기도 한다.

Myeloschisis는 **spina bifida** 중 가장 중증인 형태이다. 덜 중증인 유형에서는 척수와 그 바로 바깥에서 척수를 둘러싸는 결합조직인 leptomeninges(연질뇌척수막; 26장 참조)는 정상이지만 mesoderm에서 유래한 그 겉의 구조들은 그렇지 못하다. **Meningomyelocele**(수막척수탈출증)에서는 dura mater와 vertebral arch(척추고리)들과 피부가 결손되며, 겉으로 튀어나온 혹에는 척수 중 caudal 부분이나 이에 연결된 nerve root들이 포함되어 있다. 신경조직이 돌출되지 않고 vertebral canal 속에 남아 있는 기형은 **meningocele**(수막탈출증)이다. 이 cyst(물혹)에는 CSF가 들어 있다. 이러한 유형의 spina bifida는 수술을 하면 교정할 수 있지만 다리의 영구적 마비나 약화가 남는 경우가 많다. **Spina bifida occulta**(숨은척추갈림증)는 흔한 기형으로, dura와 피부는 정상이지만 하나 이상의 vertebral arch가 발생하지 못한다. 대개 특별한 증상이 없이 그 겉에 있는 피부가 오목하게 패어 있거나 털 뭉치나 기타 사소한 피부 이상만 드러나는 경우가 많다.

Hydrocephalus(물뇌증, 수두증)

CSF의 정상 흐름이 차단되면 ventricle에 CSF가 축적된다(26장 참조). 신경조직이 수압에 의해 파괴되고, 머리가 엄청나게 커질 수 있다. 원인에는 midbrain의 **stenosis of cerebral aqueduct(중간뇌수도관 협착)**나 **Chiari malformation(키아리 기형)** 등이 있다. Chiari malformation에서는 cerebellum 중 일부와 medulla oblongata가 머리뼈 속에 있지 않고 상위 cervical vertebral canal 속에 위치한다. 이러한 구조적 이상으로 인해 ventricle을 빠져 나오는 CSF의 흐름이 차단되어 **internal hydrocephalus(속물뇌증)**가 일어날 수 있다. Chiari malformation이 있는 영아 중 상당수에서 spina bifida가 함께 나타난다. Internal hydrocephalus는 ventricle에 축적된 CSF를 배출시킬 대체 경로를 설치함으로써 치료한다.

에 분포한다. 그 밖에 hypothalamus의 neurosecretory cell들은 호르몬을 합성하여 혈류에 분비한다. 일부 호르몬은 kidney와 기타 기관들에 작용하고, 다른 일부는 특수 혈관인 portal system(문맥계통)을 통해 anterior lobe of pituitary gland(뇌하수체 앞엽)의 호르몬 분비에 영향을 미친다. Hypothalamus와 이에 밀접하게 위치한 telencephalon에 있는 neurosecretory cell들 중 일부는 neural tube의 상피가 아닌 olfactory placode에서 유래한다. 이 neuron들은 gonadotrophin-releasing hormone(GnRH, 생식샘자극호르몬분비호르몬)이라 불리는 polypeptide를 함유하고 분비한다. 이 neuron들은 발생 과정에서 **terminal nerve(종말신경)**를 따라 forebrain으로 이주한다. Terminal nerve는 olfactory nerve(후각신경)의 rostral에 위치한 작은 cranial nerve로, 때로는 0번 cranial nerve라고도 불린다. **Subthalamus(시상밑부)**에는 thalamus로 진행하는 sensory tract, 소뇌와 corpus striatum에서 시작된 axon들, 운동 기능이 있는 **subthalamic nucleus(시상밑핵)** 등이 포함된다. **Retina(망막)**는 diencephalon에서 유래하기 때문에 optic nerve(시각신경)와 시각계통은 diencephalon과 밀접한 관련이 있다.

Telencephalon(끝뇌, 종뇌)[Cerebral Hemisphere(대뇌반구)]

Telencephalon에는 cerebral cortex와 corpus striatum과 cerebral white matter가 포함된다. **Cerebral cortex(대뇌겉질)**에는 주름이 많이 접혀 있어서 능선처럼 솟은 **gyrus(이랑)**들이 있고, 그 사이에 **sulcus(고랑)**들이 패어 있다. 몇 가지 주요 sulcus들을 기준으로 cerebral hemisphere가 **frontal lobe(이마엽)**와 **parietal lobe(마루엽)**와 **occipital lobe(뒤통수엽)**와 **temporal lobe(관자엽)**로 나뉜다. 이 lobe들의 이름은 그 겉을 덮고 있는 머리뼈에 따라 붙여진다. 여러 가지 감각 modality(종류, 유형)와 운동 기능이 종류 별로 cerebral cortex의 특정 영역에서 일어나며, association cortex(연합겉질)도 넓은 영역을 차지하고 있다. Association cortex에서는 고도의 신경 기능이 일어나는데, 그 예로는 지적 활동에 필요한 기능이 있다.

Corpus striatum(줄무늬체, 선조체)은 커다란 gray matter 덩어리로, 각 cerebral hemisphere의 바닥 근처에 위치하며 운동 기능이 있다. Corpus striatum은 **caudate nucleus(꼬리핵)**와 **lentiform nucleus(렌즈핵)**로 이루어져 있는데, 이 nucleus들은 **basal ganglia(바닥핵, 기저핵)**의 일부를 이룬다(12장, 23장 참조). **Cerebral white matter(대뇌백색질)**는 medullary center라고도 하며, nerve fiber들로 구성되어 있다. 여기에는 (1) 한쪽 cerebral hemisphere 내에서 cortical area들 사이를 연결하는 fiber, (2) 정중선을 가로질러 반대편 cerebral hemisphere의 cortical area들 사이를 연결하는 commissure(교차연결)를 이루는 fiber, (3) cerebral cortex와 subcortical part(겉질밑부분) 사이를 쌍방향으로 오가는 fiber 등이 있다. 둘째 부류의 fiber들 중 대부분은 **corpus callosum(뇌들보)**이라는 커다란 commissure에 포함되어 있다. 셋째 부류의 fiber들은 thalamus와 corpus striatum이 있는 곳을 지나면서 촘촘하게 모여서 **internal capsule(속섬유막)**을 형성한다.

사람 뇌의 크기

출생 당시 뇌의 평균 무게는 약 400 그램이다. 그 후로 뇌가 커지는 까닭은 synapse가 계속 형성되고, neuroglial cell이 생성되며, axon을 둘러싸는 myelin sheath(미엘린집)가 두꺼워지기 때문이다. 뇌가 가장 급속히 성장하는 시기는 자궁 속에 있을 때와 출생 후 첫 20주 동안이다. 세 살 경이면 뇌의 평균 무게는 1,200 그램으로 성인과 거의 비슷해지고, 18세가 될 때까지 서서히 증가한다. 50세가 지나면 뇌가 조금씩 작아진다. 그러나 뇌가 작아진다고 해도 질병으로 인해 atrophy(위축)가 상당히 많이 일어나지 않는 한 지능 저하는 일어나지 않는다.

성숙한 뇌의 무게는 나이와 체격에 따라 다르다. 성인 남성의 정상범위는 1,100~1,700 그램이다(평균 1,360 그램). 성인 여성은 1,050~1,550 그램(평균 1,275 그램)으로 작은데, 남성에 비해 체격이 작은 것이 주된 이유이다. 뇌는 무게가 정상 범위 내에 있는 한, 무게와 지능 사이에 관련이 있다는 증거는 없다.

참고문헌

Campbell K, Gotz M. Radial glia: multi-purpose cells for vertebrate brain development. *Trends Neurosci.* 2002;25:235-238.

Del Bigio MR. Proliferative status of cells in the human dentate gyrus. *Microsc Res Tech.* 1999;45:353-368.

Doucette R. Transitional zone of the first cranial nerve. *J Comp Neurol.* 1991;312:451-466.

Hill M. UNSW embryology. Ver. 6.1. An educational resource for learning concepts in embryological development. http://embryology.med.unsw.edu.au. Accessed 12th December 2012

Jessen KR, Richardson WD, eds. *Glial Cell Development: Basic Principles and Clinical Relevance.* 2nd ed. Oxford: Oxford University Press; 2001.

Konstantinidou AD, Silos-Santiago I, Flaris N, et al. Development of the primary afferent projection in human spinal cord. *J Comp Neurol.* 1995;354:1-12.

Lemire RJ, Loeser JD, Leech RW, et al. *Normal and Abnormal Development of the Human Nervous System.* Hagerstown, MD: Harper & Row; 1975.

Miller RH. Oligodendrocyte origins. *Trends Neurosci.* 1996;19:92-96.

Müller F, O'Rahilly R. The timing and sequence of appearance of neuromeres and their derivatives in staged human embryos. *Acta Anat.* 1997;158:83-99.

Müller F, O'Rahilly R. The initial appearance of the cranial nerves and related neuronal migration in staged human embryos. *Cells Tissues Organs.* 2011;193:215-238.

O'Rahilly R, Müller F. *Developmental Stages in Humans.* Carnegie Institute of Washington, Publication 637; 1987.

O'Rahilly R, Müller F. Minireview: initial development of the human nervous system. *Teratology.* 1999;60:39-41.

O'Rahilly R, Müller F. Two sites of fusion of the neural folds and the two neuropores in the human embryo. *Teratology.* 2002;65:162-170.

O'Rahilly R, Müller F. *The Embryonic Human Brain. An Atlas of Developmental Stages.* 3rd ed. New York, NY: Wiley-Liss; 2006.

O'Rahilly R, Müller F. Significant features in the early prenatal development of the human brain. *Ann Anat.* 2008;190:105-118.

Sierra A, Encinas JM, Maletic-Savatic M. Adult human neurogenesis: from microscopy to magnetic resonance imaging. *Front Neurosci.* 2011;5:1-18. Article 47.

Webb JF, Noden DM. Ectodermal placodes: contributions to the development of the vertebrate head. *Am Zool.* 1993;33:434-447.

Weiss S, Dunne C, Hewson J, et al. Multipotent CNS stem cells are present in the adult mammalian spinal cord and ventricular neuraxis. *J Neurosci.* 1996;16:7599-7609.

Zecevic N, Chen Y, Filipovic R. Contributions of cortical subventricular zone to the development of the human cerebral cortex. *J Comp Neurol.* 2005;491:109-122.

Chapter 2

신경계통의 세포 Cells of the Nervous System

박경한 역

요 점

- Neuron(신경세포)은 신속한 정보 전달에 적합하도록 변형된 세포이다. Neuron은 세포질의 대부분이 긴 neurite(신경돌기), 즉 dendrite(가지돌기)와 axon(축삭) 속에 있다. Dendrite는 cell body(세포체)를 향해 신호를 전달하고, axon은 cell body에서부터 다른 곳으로 신호를 전달한다.
- Central nervous system(CNS)에서 neuron의 cell body와 dendrite는 gray matter 내에 존재한다. White matter의 주성분은 axon이다. Axon들 중 대부분은 myelin sheath(미엘린집)로 둘러싸여 있는데, myelin sheath는 신경전도 속도를 향상시키는 기능이 있다.
- Neuron 세포막의 resting potential(안정전위)은 −70 mV이다. 이는 sodium pump(나트륨펌프)가 작용함으로써 유지된다. Action potential(활동전위)이 통과 중인 axon에서는 +40 mV로 역전된다.
- 가장 빠른 신호는 impulse, 즉 action potential이라 하며, axon의 세포막을 타고 전달된다. Myelinated axon에서는 axolemma(축삭막)의 ion channel들이 node of Ranvier(미엘린집마디)에만 모여 있기 때문에 빠른 saltatory conduction(도약전도)이 일어난다.
- Cell body와 dendrite의 세포막은 impulse를 전달하지 않는다. 이곳은 전위 변화가 단계적으로 일어나고 더 천천히 이동한다. Axonal hillock(축삭둔덕) 부위가 threshold(문턱값)까지 depolarization(탈분극) 되면 action potential이 시작된다.
- Neuron과 neuron은 synapse(연접)에서 정보를 교환한다. Axonal terminal(축삭종말)에서 화학전달물질이 분비되면 postsynaptic cell(연접이후세포)의 세포막에 변화가 유발되는데, 그 결과 postsynaptic cell이 stimulation(자극) 되거나 inhibition(억제) 된다. 그 결과는 transmitter(전달물질)가 무엇인지, postsynaptic cell에 어떤 유형의 receptor(수용체)가 있는지에 따라 다르다.
- Postsynaptic cell에서 membrane potential(막전위)이 상승하는 excitatory postsynaptic potential(흥분연접이후전위) 또는 depolarization이 여러 지점에서 각각 일어난 후 합쳐지면 action potential이 시작될 수 있다. 반대로 hyperpolarization(과분극), 즉 inhibitory postsynaptic potential(억제연접이후전위)이 형성되면 impulse가 시작될 가능성이 낮아진다.
- 단백질과 기타 여러 가지 물질들이 axon 속에서 운반된다. 이 운반은 여러 가지 속도로, 쌍방향으로 일어난다.
- Axon이 절단되면 그 neuron의 세포질 중 대부분이 제거된 셈이다. Cell body에서 떨어져 나온 axon 토막은 myelin sheath와 함께 degeneration(변성) 되고, 작은 조각들로 분해된 후 결국 phagocytosis(포식) 된다.
- Axotomy(축삭절단) 된 neuron의 cell body에서는 단백질 합성이 증가하는 반응이 먼저 나타난다. 그리고 axon reaction(축삭반응) 또는 chromatolysis(염색질용해)라 불리는 구조 변화가 동반된다. Axon이 재생되지 않으면 그 cell body는 결국 오그라들거나 죽게 된다. Axon은 peripheral nervous system(PNS)에서 절단되면 다시 자라나서 원래 표적에 다시 분포할 수 있다.
- 포유동물의 axon은 CNS에서 절단되면 사실상 재생되지 못한다. 그러나 완전히 denervation(탈신경)되지는 않은 gray matter 부위에서는 synaptic rearrangement(연접재배열)가 일어날 수 있으며, 그 결과 대체 신경회로가 확립되면 기능이 어느 정도 회복될 수 있다.
- 정상 CNS의 neuroglial cell(신경아교세포)에는 neural tube ectoderm(신경관 외배엽)에서 유래한 astrocyte(별아교세포), oligodendrocyte(희소돌기아교세포), ependymal cell(뇌실막세포)과 mesoderm(중배엽)에서 유래한 microglia(미세아교세포)가 있다. Astrocyte는 뇌와 척수의 곳곳에 분포한다. Oligodendrocyte는 myelin sheath를 만들며, 일부 neuron들의 cell body 주위에도 분포한다. Microglia는 손상이나 염증이 일어난 부위에서 phagocyte(포식세포)가 된다.
- PNS의 neuroglial cell로는 nerve(신경)에 Schwann cell(신경집세포)이, ganglion(신경절)에 satellite cell(위성세포)이 있다.

Nervous system(신경계통)에는 신체 어디에서나 볼 수 있는 혈관세포들 외에 두 가지 세포들이 더 존재한다. **Neuron(nerve cell, 신경세포)**은 nerve impulse(신경임펄스, 신경자극)를 전달하고 다른 neuron들과 신호를 교환하는 데 적합하도록 변형된 특수한 세포이다. 따라서 신경조직에서 볼 수 있는 기능적 특성들 중 대부분이 바로 이 neuron들로 인해 나타난다고 할 수 있다. **Neuroglial cell(신경아교세포)**들은 한데 묶어서 **neuroglia(신경아교)**나 **glia(아교)**라고도 부르며, 도우미 세포로서 중요한 일을 한다.

Central nervous system(CNS, 중추신경계통)은 gray matter와 white matter로 구성된다. **Gray matter(회색질)**에는 핵이 하나씩 포함된 neuron의 cell body들이 많이 모여 있는데, cell body는 **neuropil(신경그물)**에 에워싸인 상태로 분포한다. Neuropil의 주성분은 neuron과 glia의 가는 돌기들이다. 반면에 **white matter(백색질)**의 주성분은 neuron의 긴 돌기들이며 cell body는 없다. 돌기들 중 대부분은 myelin sheath로 둘러싸여 있다. Gray matter와 white matter는 모두 neuroglial cell이 많고, 모세혈관망이 분포한다.

Neuron(신경세포)

Neuron은 화학물질을 매개로 삼아 전기신호를 주고받는 데 적합하도록 특화된 세포이다. Neuron에서 핵을 포함한 부분은 **cell body(세포체)**라 하고, cell body의 세포질은 **perikaryon(핵주위질)**이라 한다. 전형적인 **dendrite(가지돌기)**는 다른 neuron들로부터 신호를 받아들이는, 짧고 여러 갈래로 갈라지는 돌기이다. CNS에 존재하는 neuron은 대부분이 dendrite가 여러 개이기 때문에 형태를 기준으로 분류하면 multipolar neuron(뭇극신경세포)에 속한다. Neuron은 dendrite들이 여러 방향으로 돌출되어 있는 덕분에 다양한 곳으로부터 정보를 받아들일 능력이 향상된다. 각 neuron은 **axon(축삭)**이 하나씩 있다. Axon이라는 돌기는 neuron의 종류에 따라 길이가 매우 다양하며, 대개 cell body에서부터 다른 곳으로 nerve impulse를 전달한다. Axon이 없는 neuron도 있는데, 이 neuron은 dendrite들이 쌍방향으로 신호를 전달한다. 척수나 뇌에 있는 efferent neuron(날신경세포)의 axon들은 spinal nerve(척수신경)나 cranial nerve(뇌신경)에 포함된다. 이 axon들은 striated muscle fiber나 autonomic ganglia의 neuron에서 끝난다. **Neurite(신경돌기)**라는 용어는 neuron의 돌기인 axon이나 dendrite를 모두 지칭한다.

각 neuron은 구조적 단위이자 기능적 단위라는 이론이 **neuron doctrine(신경원설)**이다. Neuron doctrine은 19세기 후반에 제창되었는데, neuron들이 그물처럼 서로 연속되어 syncytium(융합체)을 이룬다는 당시에는 우세했던 견해에 대립한 이론이다. Neuron doctrine은 cell theory(세포설)와 같은 개념으로, 그 후 His의 발생학 연구와 Forel의 손상에 대한 neuron의 반응 연구와 Ramón y Cajal의 조직학 연구 등을 기반으로 발전했다. Neuron doctrine은 neuron의 독립성에 관한 Waldeyer의 종설을 통해 보급되었다. Synapse(연접)에서 neuron들의 세포질이 서로 이어진 것이 아니라 떨어져 있음을 입증하는 결정적 증거는 1950년대에 이르러 나타났다. 매우 가까이 접해 있는 두 세포막의 구조를 관찰할 수 있을 만큼 해상력이 높은 전자현미경이 이 시기에 개발되었기 때문이다.

Neuron(신경세포)의 형태와 크기의 다양성

앞서 설명한 일반원칙에 부합하지 않는 neuron은 없지만, 그 구조는 매우 다양하다. 실제 cell body의 크기는 차이가 많아서, 복잡한 신경회로에 포함된 가장 작은 neuron은 지름이 5 μm이고, 가장 큰 motor neuron(운동신경세포)은 135 μm에 이른다. Dendrite의 형태도 다양한데, 특히 나뭇가지처럼 갈라지는 양상이 매우 다양하고 특정 neuron 집단마다 특징이 있다. 국소 신경회로를 이루는 neuron의 axon은 길이가 최소 100 μm에 지름이 1 μm도 안 될 수 있으며, myelin sheath가 없는 axon도 있다. 반면에 발근육을 지배하는 motor neuron의 axon은 길이가 대략 1 m이고 지름이 최대 10 μm이며, 두께가 최대 5 μm인 myelin sheath에 둘러싸여 있다. (기린이나 고래처럼 큰 동물의 axon은 훨씬 더 길다.)

Neuron은 cell body들이 peripheral nervous system에서는 **ganglion(신경절**; 복수형은 **ganglia)**에 모여 있고, CNS에서는 **lamina(판)**라는 층 또는 **nucleus(신경핵)**라는 집단을 이루며 분포한다. Nucleus나 이에 상응하는 부위에 모여 있는 큰 neuron들은 **principal cell(으뜸신경세포)**이라 부른다. 이 neuron의 axon은 cell body들이 모여 있는 곳에서부터 신경계통의 다른 부분까지 정보를 전기신호로 변환하여 전달한다. 한 principal cell의 dendrite들에는 다른 여러 neuron들의 axonal terminal(축삭종말)이 와서 닿는다. 이 다른 neuron에는 먼 곳에 있는 principal cell들이나 근처에 있는 작은 neuron들이 포함된다. 후자를 지칭하는 용어는 다양해서 internuncial neuron이나 lo-

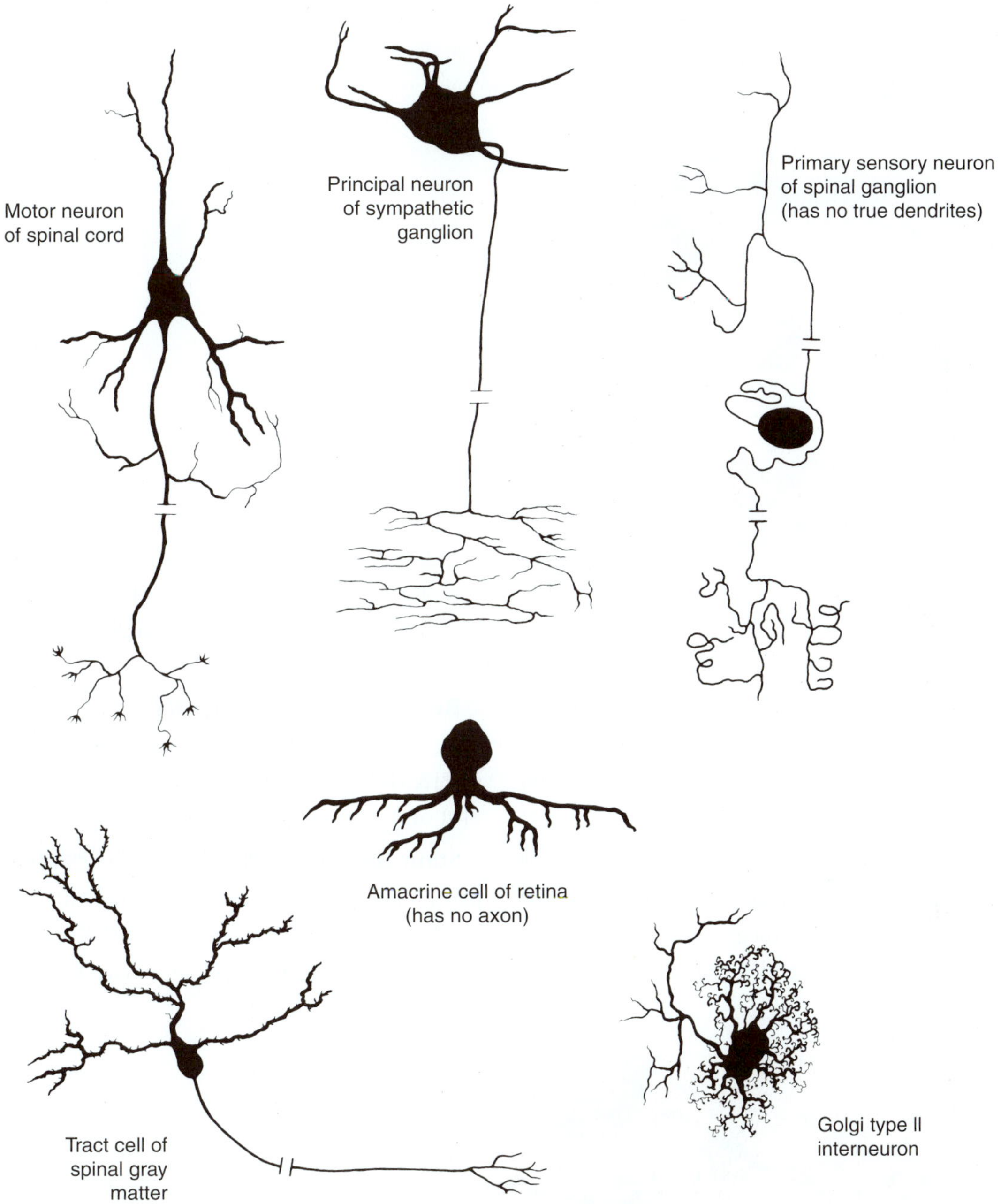

그림 2-1 크기와 모양과 돌기가 갈라지는 양상이 다양한 각종 neuron(신경세포)들의 몇 가지 실례.

cal circuit neuron으로 부르거나, 간단히 **interneuron(사이신경세포)**이라 칭한다. Interneuron은 뇌의 여러 부분에서 principal cell에 비해 수가 훨씬 많다.

크고 작은 neuron의 예는 그림 2-1에 제시했다. 이 그림은 Golgi method(골지법)로 염색한 표본에서 neuron들이 어떤 형태로 나타나는지를 보여주고 있다.

Neurohistological Technique(신경조직 관찰 기법)

Neuron과 neuroglial cell은 병리과 의사들이 애용하는 일반 hematoxylin-eosin 같은 다목적 염색법으로는 구조적 특징을 제대로 확인할 수 없다. 광학현미경용으로는 특수염색법을 주로 사용한다. 더 자세한 특징은 전자현미경을 이용하거나, 중요한 기능이 있는 화학물질이 어느 세포

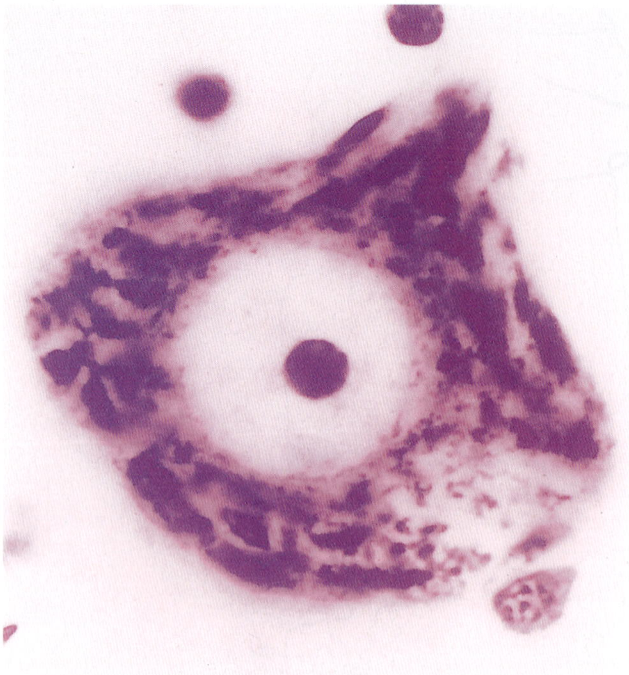

그림 2-2 Cresyl violet(크레실 바이올렛)으로 염색한 척수의 motor neuron(운동신경세포). Nissl body(호색소물질)들과 한 개의 또렷한 nucleolus(핵소체)가 관찰된다. (800배 확대 사진)

에 있으며 세포의 어느 곳에서 합성되고 저장되는지를 찾아내는 histochemistry 연구를 수행해서 알아낸다.

Cationic dye(양이온염료)는 Nissl stain(호색소물질염색, 니슬염색)이라고도 하며, 신경조직에 적용하면 DNA와 RNA에 결합한다. 따라서 이 염색법을 시행하면 모든 세포의 핵과 neuron의 세포질에 있는 Nissl substance(호색소물질)가 관찰되는데, 후자는 rough endoplasmic reticulum(과립세포질그물)의 RNA를 가리킨다(그림 2-2).

Reduced silver method(은환원법)를 적용하면 다양한 구조, 특히 axon에 있는 단백질 filament(잔섬유)들에 은염이 침착되어 검게 나타난다(그림 2-3). 다른 은염색법을 이용하면 여러 가지 neuroglial cell을 구별해서 관찰할 수 있다.

Stain for myelin(미엘린염색법)은 단백질이 포함된 phospholipid(인지질)와 hydrophobic(소수성) 단백질에 특정 염료가 결합하는 성질을 이용한 염색법이다. 이 방법을 적용하면 fiber들로 이루어진 주요 tract(신경로)가 관찰된

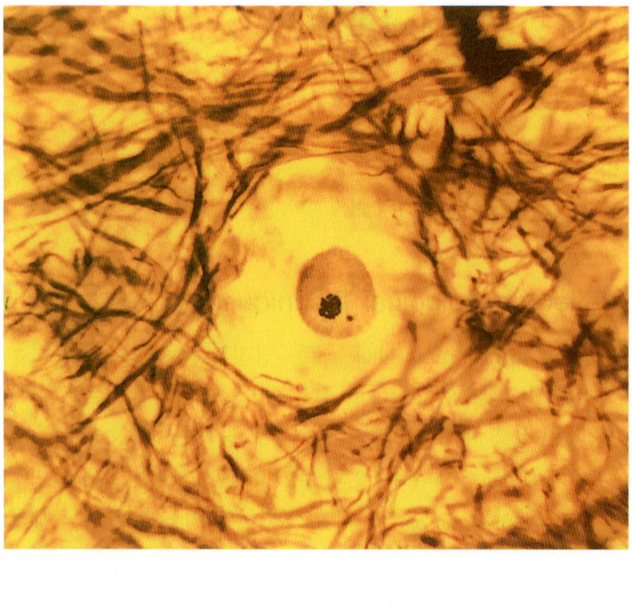

그림 2-3 뇌에서 axon(축삭)들에 둘러싸인 한 neuron(신경세포)의 cell body(세포체). 그 밖에 핵 속에서 nucleolus(핵소체)와 작은 accessory body of Cajal(coiled body, 나선소체)이 하나씩 관찰된다. Cajal's silver nitrate method(Cajal 질산은법) 중 한 방법으로 염색. (1,000배 확대 사진)

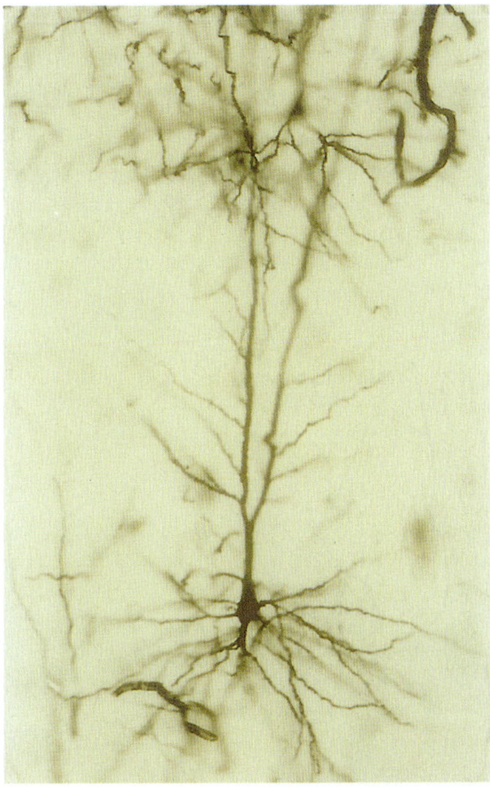

그림 2-4 Golgi technique으로 염색한 cerebral cortex(대뇌겉질)의 pyramidal cell(피라밋세포). Cell body는 이 사진의 아래쪽 1/3에서 관찰되며, dendrite는 cortex의 표면을 향해 위로 뻗어 있다. Axon은 관찰되지 않는다. (90배 확대 사진)

다. 이 책에서 7장 등에 제시한 현미경 사진들 중 일부는 Weigert myelin염색법으로 염색한 표본을 찍은 것이다.

Golgi method(골지법)는 다양한 변형법이 존재하며, neuron의 형태, 특히 dendrite의 형태를 연구하는 데 유용하다. 이 염색법은 은이나 수은 불용염을 조직 덩이에 포함된 세포 속에 침착시킨 후 조직을 두꺼운 절편으로 자르는 절차를 거친다. 이렇게 하면 일부 neuron들만 매우 섬세한 dendrite와 함께 밝은 배경 속에 검은색으로 뚜렷이 관찰된다(그림 2-4). 때때로 neuroglial cell도 비슷한 양상으로 관찰되지만 axon, 특히 myelin sheath로 둘러싸인 axon은 대개 염색되지 않는다. 이 염색법의 중요한 특징 중 하나가 모든 세포가 염색되지 않고 무작위로 소수의 세포들만 염색되는 것이다. 이 특징 덕분에 개별 neuron의 dendritic tree의 구조를 자세히 관찰할 수 있다.

생리학 연구를 시행한 각 neuron에 **filling technique(채움기법)**을 적용하면 Golgi method와 유사한 소견을 관찰할 수 있다. Histochemistry로 관찰 가능한 이온이나 효소 또는 형광염료를 intracellular electrical recording(세포내전기기록)에 사용된 micropipette(미량피펫)을 통해 neuron 속에 주입한다. Lipid(지질)에 친화성이 있는 일부 형광염료는 세포막 내부에서 옆으로 이동한다. 이 방법은 신선한 조직은 물론 고정한 조직에도 적용할 수 있으며, 최장 5 mm까지 떨어져 있는 neuron들 사이의 연결을 추적할 수 있다.

Histochemical method(조직화학법)나 **immunohistochemical method(면역조직화학법)**를 적용하면 특정 neuron들에 있는 물질들을 현미경으로 확인할 수 있다. 이 물질에는 neurotransmitter(신경전달물질)로 추정되는 물질이나 그 합성 또는 분해 과정에 참여하는 효소 등이 있다. 과거에는 존재를 몰랐던 여러 종류의 neuron들이 이 방법을 적용하여 확인되고 있다. Immunohistochemistry(면역조직화학)를 적용하면 조직 속 물질들을 특이 항체가 결합함으로써 검출할 수 있다. Axon과 glial cell을 염색하는 데 이용하던 전통기법인 은염색법은 지금은 거의 쓰지 않으며, neuron에 특이적으로 존재하는 단백질들을 염색하는 immunohistochemical method로 대부분 대체된 상태이다.

Electron microscopy(전자현미경검사)를 적용하면 neuron의 상세한 내부구조와 synapse를 구성하는 특수한 구조들을 관찰할 수 있다. 그러나 매우 얇은 절편만을 이용해야 하기 때문에 3차원 구조를 재구성하기는 어렵다. Electron microscopy는 Golgi method나 immunohistochemistry와 함께 쓰기도 한다.

Confocal microscopy(동일초점현미경검사)를 적용하면 광학현미경(대개 형광현미경) 표본으로 제작한 두꺼운 절편에서도 얇은 단면영상을 관찰할 수 있다. 그 결과 해상력이 높아지며, 여러 영상을 컴퓨터로 합성하여 표본의 전체 두께에 걸쳐 초점이 일치하는 영상을 얻을 수 있다. Confocal microscopy 영상에서 immunohistochemistry로 물질의 위치를 확인하는 동시에 filling method나 axon transport(축삭운반)를 이용한 추적법을 함께 사용할 수 있다.

Neuron(신경세포)의 구조

일반적인 multipolar neuron(뭇극신경세포)이 어떻게 구성되어 있는지를 그림 2-5에 표시했다.

Neuron의 표면

Neuron의 표면이자 경계를 이루는 세포막은 신호의 시작과 전달에 관여하기 때문에 특히 중요하게 여긴다. **Plasma membrane(plasmalemma, 형질막)**은 두 겹의

phospholipid 층으로 구성되어 있는데, phospholipid 분자의 소수성 탄화수소 사슬은 모두 plasma membrane의 중앙을 향하고 있다. 이러한 구조 속에 단백질 분자가 파묻혀 있는데, 그 중 상당수는 plasma membrane의 전체 두께를 가로지른다. 이러한 transmembrane protein(막횡단 단백질) 중 일부는 무기 이온들이 세포 속으로 확산되어 들어가거나 바깥으로 나갈 때 통과하는 친수성 **channel(통로)**을 이룬다. Na^+, K^+, Ca^{++}, Cl^- 등의 대표적 이온들은 저마다 전담 channel이 있으며, 한편으로는 Na^+와 K^+, Na^+와 K^+와 Ca^{++} 등과 같이 여러 가지 이온들이 통

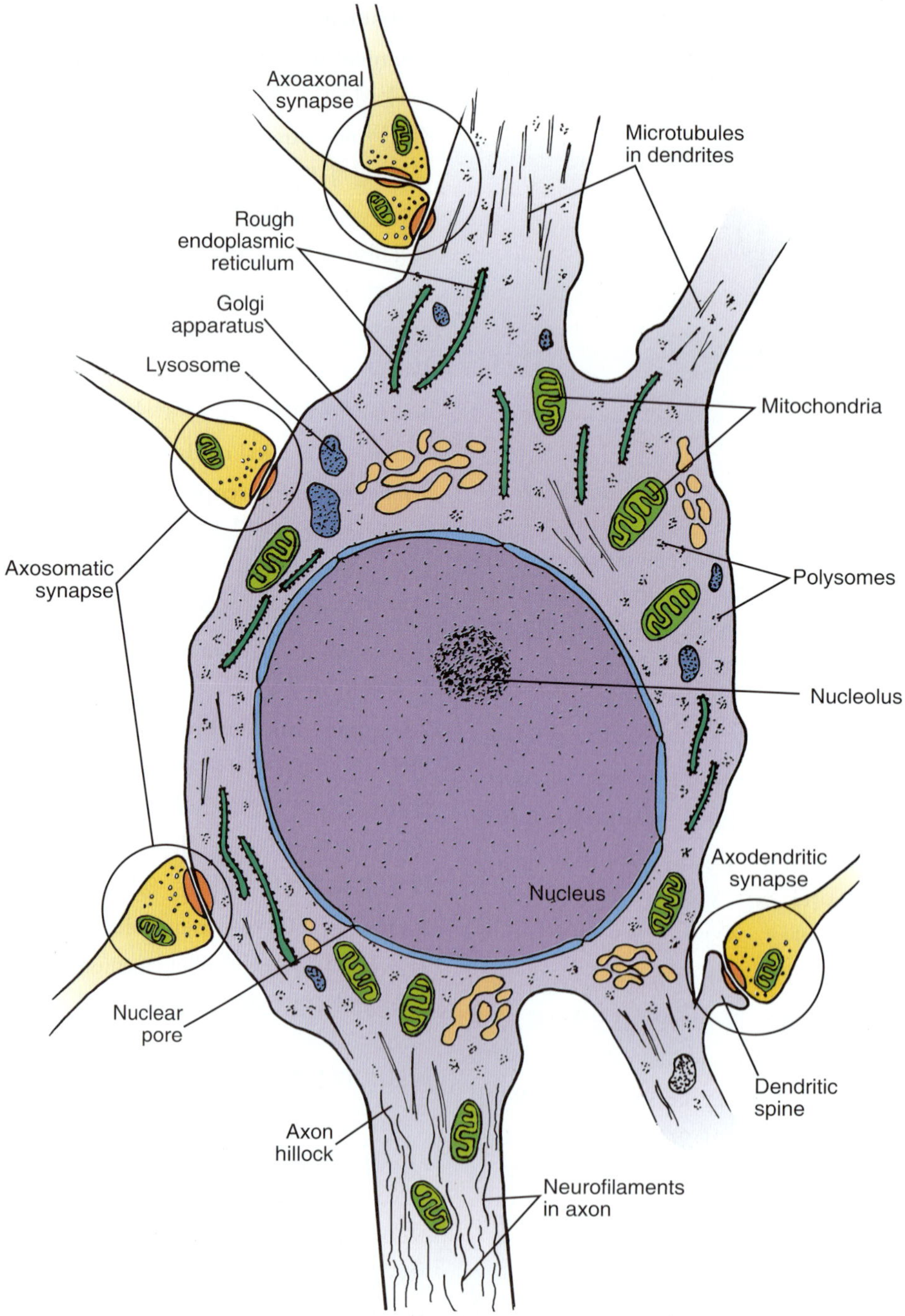

그림 2-5 전자현미경 사진을 바탕으로 작성한 neuron(신경세포)의 구성 요소 그림. Mitochondria(사립체)는 녹색으로, 다른 neuron들에서 온 presynaptic terminal(연접이전종말)은 노란색으로 표시했다.

과할 수 있는 mixed ion channel(복합이온통로)도 있다. 일부 channel은 세포막 안팎의 전위 변화에 반응하여 열리고 닫히는 voltage gated channel(전압작동통로)에 속한다. 기타 channel들은 ligand가 특정 전용 receptor에 결합하면 열리는데, ligand의 대표적인 예로는 neurotransmitter가 있다. Nerve impulse는 neuron의 표면을 이루는 세포막을 따라 전파된다. **Pump(펌프)**는 세포막에 존재하며 에너지를 사용함으로써 농도경사에 거슬러 이온들을 이동시키는 단백질 분자다. 이때 사용되는 에너지원은 adenosine triphosphate(ATP)이다. Na/K-ATPase라는 pump는 K^+을 세포 속으로, Na^+을 세포 밖으로 운반하여 세포 속이 전체적으로 음전하 상태가 되게 함으로써 membrane potential(막전위) 형성에 기여한다. **Receptor(수용체)**는 특정 화학자극에만 반응하는 단백질 분자로, 그 반응은 대개 이 receptor에 연결된 channel이 열림으로써 일어난다.

Neuron(신경세포)에서의 Signaling(신호전달)

세포바깥액에서 가장 흔한 이온은 Na^+과 Cl^-이다. 세포 속은 K^+이 주된 양이온인데, K^+의 양전하는 아미노산과 단백질의 유기 음이온이 중화한다. 세포바깥액과 세포질은 모두 전기적으로 중성이며, 각각 전체적으로 삼투압이 동일하다. 그 결과 세포막 안팎에 전위차가 형성된다. Neuron이 신호를 전달하지 않는 상태일 때 세포막 속은 바깥에 대해 –70 mV로 음성이다. 이 음성 **resting membrane potential(안정막전위)**은 바깥으로 나가려는 K^+과 속으로 들어오려는 Cl^-에 반대방향으로 작용하는데, 반대 전하는 끌어당기고 동일 전하는 밀어내기 때문이다. Na^+은 세포막 투과성이 훨씬 더 낮다. 왜냐하면 이 양이온의 voltage-gated channel이 resting membrane potential로 인해 닫히기 때문이다. 세포질에 있는 음이온은 너무 커서 세포막을 통과할 수 없다. 따라서 이온 농도는 **sodium pump(나트륨펌프)**가 작용함으로써 유지된다.

Neuron이 운반하는 신호의 본질은 plasma membrane 안팎에 형성되는 전위차의 변화이다. 비흥분 상태인 세포질은 세포바깥액에 대해 약 –70 mV로 음성이다. 이 전위차는 axon이 충분히 자극을 받으면 그 내부가 약 +40 mV로 역전된다. 이 역전 현상은 **impulse(임펄스)** 또는 **action potential(활동전위)**로 불리며, axon을 따라 전파된다. Action potential은 일종의 all-or-none phenomenon(실무율 현상)이다. 반면에 dendrite와 cell body는 자극에 반응하여 단계적 전위 변화를 나타낸다. Axon의 initial segment(시작분절)에서 membrane potential이 threshold(문턱값)인 –55 mV까지 상승하면 action potential이 촉발된다.

Nucleus(핵)와 Cytoplasm(세포질)

Neuron의 핵은 대개 cell body의 중심에 위치한다. 큰 neuron의 핵은 vesicular nucleus(거품핵)로 묘사한다. 즉 미세한 chromatin(염색질)이 핵 속에 고루 분산되어 있다. 그러나 대부분의 작은 neuron은 chromatin이 굵은 알갱이들 형태로 존재한다. 전형적인 neuron의 핵에는 **nucleolus(핵소체)**가 하나씩 뚜렷하게 관찰된다(그림 2-5). Sex chromatin(성염색질)은 여성에만 존재하며, motor neuron의 커다란 핵 속에서 최초로 발견되어 기술된 바 있다.

Cell body의 세포질에는 단백질을 합성하는 organelle(소기관)인 rough endoplasmic reticulum(과립세포질그물) 및 polyribosome(무리리보소체)과 세포호흡을 담당하는 소기관인 mitochondria(사립체)가 매우 많다(그림 2-6). Golgi apparatus(골지장치)도 발달되어 있는데, 이 소기관에서 막으로 둘러싸인 vesicle 속에 포장된 단백질 분자에 탄수화물 곁사슬이 첨부된다. 이 vesicle은 나중에 세포막에 합쳐지거나 세포막을 통과한다. 광학현미경으로 관찰하면 얼룩무늬 **Nissl substance(호색소물질)**로 나타나는 rough endoplasmic reticulum이 가장 인상적이다(그림 2-2).

Filament 형태 소기관들은 neurite에서 가장 뚜렷하게 관찰된다. **Neurofilament(신경잔섬유)**는 지름이 7.5~10 nm로, 다른 종류의 세포들에 있는 intermediate filament(중간잔섬유)의 경우와 비슷한 structural protein(구조단백질)들로 이루어져 있다. 이 neurofilament들이 다발 모양으로 모여서 **neurofibril(신경원섬유)**을 이루는데, 이는 광학현미경으로 관찰했을 때 명칭이다. **Microtubule(미세관)**은 바깥지름이 25 nm로, axon이나 dendrite를 따라 쌍방향으로 일어나는 단백질과 작은 입자들의 rapid transport(빠른운반)에 관여한다. **Microfilament(미세잔섬유)**는 지름이 4 nm로, 수축단백질인 actin(액틴) 분자들로 이루어져 있다. Microfilament는 plasmalemma의 속면에 존재하며, 성장 중인 neurite의 끝부분에 특히 많다.

Neuron의 세포질에는 **lysosome(용해소체)**이라 불리는, 막으로 둘러싸인 vesicle이 소수 존재한다. Lysosome에는 불필요한 큰 물질들이 빨리 분해되도록 촉매작용을 하는 효소가 들어 있다. 그 밖에 neuron에 포함되어 있을 수 있는 색소과립에는 두 종류가 있다. **Lipofuscin(지질갈색소)**

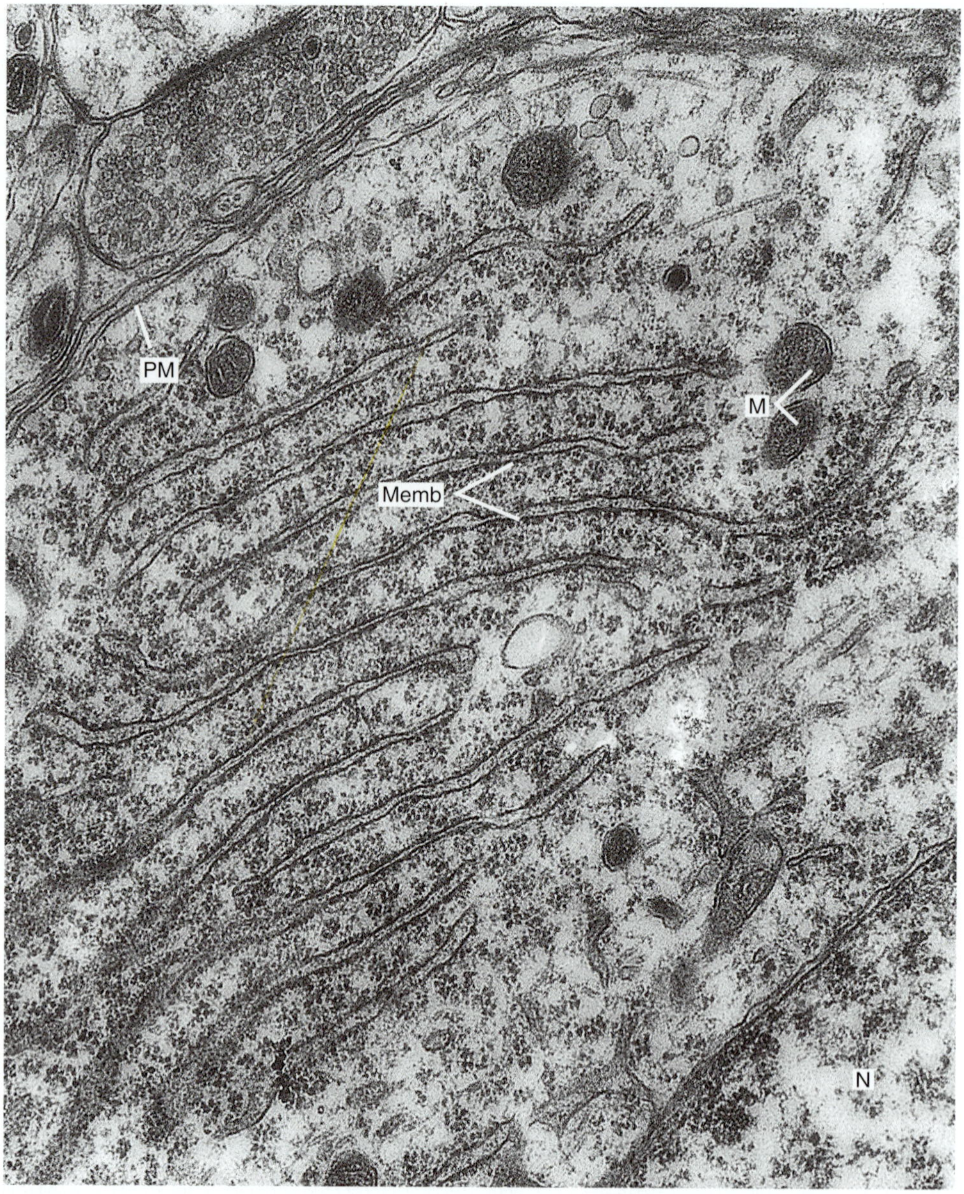

그림 2-6 토끼 뇌의 preoptic area(시각앞구역)에 있는 neuron 세포체의 일부분을 전자현미경으로 촬영한 사진. 이 사진에서 일렬로 배열된 막들과, 막과 막 사이에 있는 polyribosome(무리리보소체)들은 광학현미경에서 Nissl substance(호색소물질)로 나타난다. M = mitochondria; Memb = endoplasmic reticulum의 막; PM = 세포 표면을 이루는 plasma membrane. (36,000배 확대 사진)

은 황갈색 색소로서, lysosome으로부터 형성되며, 나이가 듦에 따라 축적된다. **Neuromelanin(신경멜라닌)**은 검은 색소로, dopamine이나 norepinephrine 같은 catecholamine을 neurotransmitter로 사용하는 neuron에만 존재한다.

Neurite(신경돌기)

Dendrite(가지돌기, 수상돌기)는 세포체에서 멀어질수록 가늘어지며, 세포체 바로 곁에서 여러 가지로 갈라진다. 일부 neuron의 dendrite에서는 가지들 중 더 가느다란 가지에 작은 돌기들이 많이 돋아 있다. 이 돌기는 **dendritic spine(가지돌기가시)**이라 하며, synapse에 참여한다. 세포체 표면도 neuron의 정보수용영역에 포함된다.

Axon(축삭)은 하나뿐인데, 처음부터 끝까지 지름이 균일하다. **Interneuron(사이신경세포)**의 axon은 짧고 끝부분이 갈라져서 이웃 neuron들과 synapse를 형성한다. 일부 interneuron은 axon이 없어서 membrane potential의 단계적 변화만을 전달할 수 있다. **Principal cell(으뜸신경세포)**의 axon은 지름이 길이에 비례한다. **Collateral branch(곁가지)**들이 axon으로부터 직각 방향으로 갈라져 나오기도 한다. Terminal branch(종말가지)는 **telodendria(종말가지, 축삭끝가지)**라고도 하는데, 대개 **synaptic terminal(연접종말)**로 끝나서 다른 세포와 접촉한다. Synaptic terminal을 *boutons terminaux*(종말단추)라고도 부른다. Axon의 세포질은 **axoplasm(축삭형질)**, 그 겉을 에워싸는 세포막은 **axolemma(축삭막)**라 부른다. Axoplasm에는 neurofilament, microtubule, 드문드문 있는 mitochondria, smooth endoplasmic reticulum 조각 등이 들어 있다.

Myelin(미엘린)

Principal cell의 axon은 대개 **myelin sheath(미엘린집)**가 둘러싸는데, 이 sheath는 axon의 처음 부분 근처에서 시작해서 terminal branch들로 갈라지기 직전에 끝난다. Myelin은 neuroglial cell 중 말초신경계통에 있는 Schwann cell(신경집세포)과 중추신경계통에 있는 oligodendrocyte(희소돌기아교세포)가 만든다. Myelin sheath는 이 세포의 plasma membrane이 두루마리 화장지처럼 촘촘히 겹쳐져서 형성된다. Myelin sheath가 끊기는 곳인 **node of Ranvier(미엘린집마디)**는 서로 이웃한 두 Schwann cell 또는 oligodendrocyte가 둘러싸고 있는 부위들 사이의 경계부를 가리킨다. Myelinated axon(미엘린집축삭)에서 nerve impulse를 전달하는 이온의 이동은 node of Ranvier에 국한해서 일어난다. 이러한 배열 덕분에 action potential이 한 node of Ranvier에서 다음 node of Ranvier로 건너 뛰는 **saltatory conduction(도약전도)**이 일어날 수 있다. 그 결과 myelinated axon의 신호전달 속도가 unmyelinated axon(무미엘린집축삭)에 비해 훨씬 빠르다. 하나의 **nerve fiber(신경섬유)**는 axon과 그 겉을 둘러싸는 myelin sheath로 이루어지거나 unmyelinated axon인 경우는 axon만으로 이루어진다. Nerve fiber는 굵을수록 impulse를 전달하는 속도가 빠르다.

Myelin sheath는 태아기 말기와 초기 postnatal period(분만후기)에 형성되는데, peripheral nerve fiber(말초신경섬유)에서 myelin sheath가 형성되는 방식은 그림 2-7과 같다. Myelin sheath의 미세구조는 그림 2-8에서 관찰할 수 있다. Schwann cell 하나는 한 axon에서만 myelin sheath를 형성하지만, CNS에서는 하나의 oligodendrocyte에서 시작된 돌기들이 각기 서로 다른 axon의 myelination(미엘린집형성)에 참여한다(그림 2-9).

동물의 peripheral nerve를 대상으로 실험한 결과, 모든 Schwann cell은 myelin sheath를 형성할 잠재력이 있으며 이 세포가 axon 주위로 myelin sheath를 생산할지 여부는 각 neuron이 결정한다는 사실이 밝혀진 바 있다.

Myelinated Axon(미엘린집축삭)에서의 Saltatory Conduction(도약전도)

Nerve Fiber(신경섬유)

하나의 nerve fiber는 axon과 이를 둘러싸는 myelin sheath 및 neuroglial cell로 구성된다. 단 myelin sheath가 없는 nerve fiber도 있다. Nerve impulse를 전달하는 속도는 nerve fiber가 굵을수록 빠르다. 굵은 axon일수록 myelin sheath가 두꺼우며, 따라서 바깥지름도 커진다. Axon의 지름은 nerve fiber 바깥지름의 2/3 정도이다. 가장 가늘고 가장 전도속도가 느린 axon은 myelin sheath가 없다.

Peripheral nerve fiber는 그 바깥지름과 전도속도에 따라 몇 가지 집단으로 분류된다(표 2-1). CNS의 axon은 분류하기 쉽지 않으며, 지름이 매우 다양하다.

전도 속도와 Action Potential(활동전위) 생성

한 neuron은 **synapse**라는 연결지점에서 다른 neuron에 영향을 미친다. 결합이나 연결을 뜻하는 *synapse*라는 용어는 영국의 생리학자인 Sherrington이 1897년에 처음 도입했다. Action potential은 axon의 표면을 따라 어느 방향으로든 전파될 수 있기는 하다. 정상 상황에서 action potential이 진행하는 방향은 대부분의 synapse에서 나타내는 일관된 polarity(극성)에 의해 결정되는데, 이 polarity는 한 neuron의 axon에서부터 synapse를 거쳐 다른 neuron의 dendrite나 세포체로 전달되는 양상이다. 그 결과 action potential이 axon hillock(축삭둔덕)에서 시작되어 cell body에서부터 멀어지는 방향으로 전파된다.

Chemical Synapse(화학연접)

두 neuron이 서로 연결되거나 한 neuron과 한 effector cell이 연결되어 작용이 일어나는 지점을 **synapse**라 하는

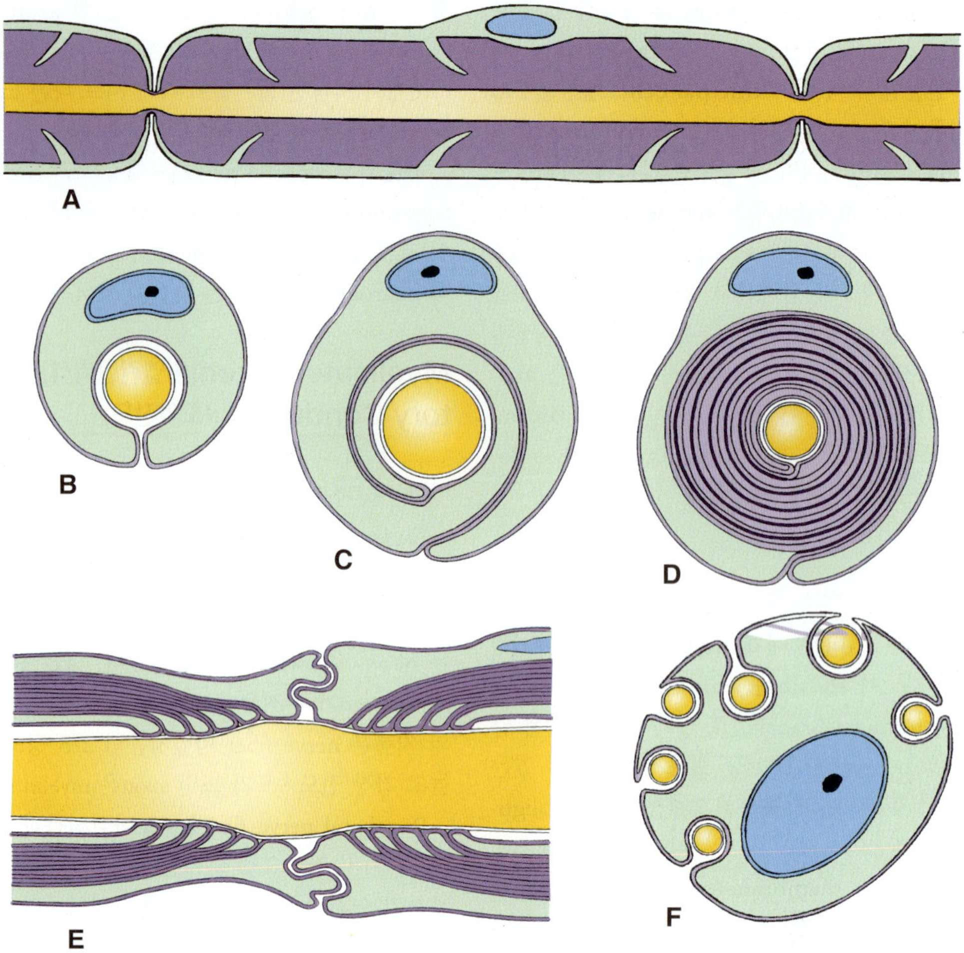

그림 2-7 **(A)** Myelin sheath(미엘린집)와 Schwann cell(신경집세포)을 광학현미경으로 관찰한 소견을 이해하기 쉽게 표현한 그림. **(B, C, D)** Schwann cell의 plasma membrane에서 myelin sheath가 발생하는 과정을 단계별로 나타낸 그림. **(E)** Node of Ranvier(미엘린집마디)의 세로단면 미세구조. **(F)** 한 Schwann cell과 여러 개의 unmyelinated axon(무미엘린집축삭)의 관계.

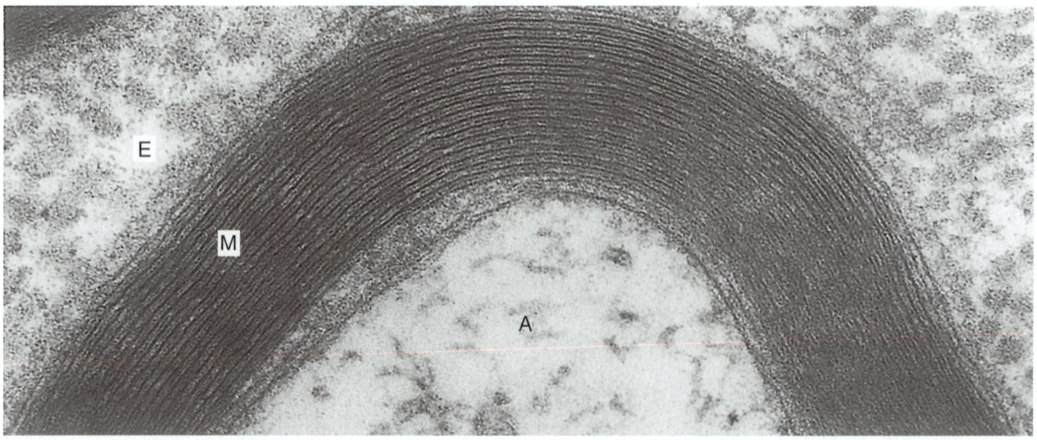

그림 2-8 Peripheral nerve(말초신경)에 있는 myelin sheath(미엘린집; M)의 미세구조. 진한 층과 덜 진한 층이 교대로 나타난다. 후자는 얇은 intraperiod line(가는치밀선)을 포함한다. A = axoplasm(축삭형질); E = collagen fiber(아교섬유)를 포함한 endoneurium(신경속막). (전자현미경 사진, 107,500배 확대)

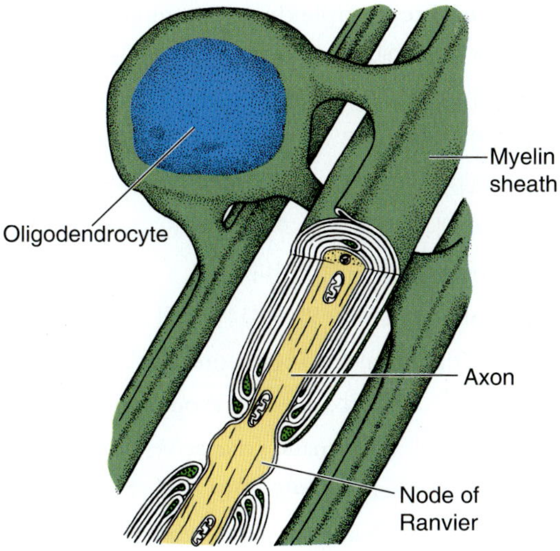

그림 2-9 Central nervous system에 있는 oligodendrocyte(희소돌기아교세포) 하나와 이 세포에서 돋아나온 세포질 돌기들이 여러 axon에서 myelin sheath(미엘린집)들을 형성하고 있다.

데, 자세한 구조는 전자현미경으로 관찰해야만 확인할 수 있다. 척추동물의 synapse는 대부분 **chemical synapse**다. Chemical synapse에서는 두 세포의 세포막이 그 세포질쪽 면에 receptor와 ion channel(이온통로) 같은 단백질들이 침착되어 두터워져 있다. 두 세포 사이를 가르는 **synaptic cleft(연접틈새)**에는 일반적인 extracellular space에 없는 전자밀도가 높은 glycoprotein이 있다.

Presynaptic neurite(연접이전신경돌기)는 axon의 가지들 중 하나인 경우가 가장 많은데, 이를 **synaptic terminal(연접종말)** 또는 ***bouton terminal*(종말단추)**이라 한다. (*Bouton terminal*은 영어 'terminal button'의 프랑스어로, 복수는 *boutons terminaux*이다. 이 용어는 광학현미경으로 관찰했을 때 보이는 모양에서 떠올린 것이다.) Synaptic terminal에는 mitochondria가 많이 들어 있고, **synaptic vesicle(연접소포)**들이 포도송이처럼 모여 있다. Synaptic vesicle은 막으로 둘러싸여 있으며 지름이 40~150 nm인 소기관이다 (그림 2-10). 그 속에는 화학물질인 neurotransmitter가 들

표 2-1 Nerve Fiber(신경섬유)의 굵기와 전도속도

Name and Function of Type of Fiber[a]	External Diameter (μm)	Conduction Velocity (m/sec)
Myelinated fibers		
Aα or IA Motor to skeletal muscle; sensory from muscle spindle proprioceptive endings (phasic, annulospiral type)	12–20	70–120
Aβ or IB Sensory from tendons (tension); also Ruffini endings in skin	10–15	60–80
Aβ or II Sensory from Meissner's and Pacinian corpuscles and similar endings in skin and connective tissue; from large hair follicles and tonic proprioceptive endings (flower-spray type) of muscle spindles	5–15	30–80
Aγ Motor to intrafusal fibers of muscle spindles	3–8	15–40
Aδ or III Sensory from small hair follicles and from free nerve endings for temperature and pain sensations	3–8	10–30
B Preganglionic autonomic (white rami and cranial nerves 3, 7, 9, and 10)	1–3	5–15
Unmyelinated fibers		
C or IV Pain and temperature; olfaction; postganglionic autonomic	0.2–1.5	0.5–2.5

[a] 알파벳 문자는 모든 fiber에 적용되고, 로마숫자는 spinal nerve(척수신경)의 dorsal root(뒤뿌리)에 있는 sensory fiber(감각신경섬유)에 적용된다.

어 있다. Synaptic vesicle은 동그랗거나 타원형이다. 동그란 것은 Gray's type 1 synapse(Gray 1형 연접)에 있는데, 이 synapse는 일반적으로 excitatory synapse(흥분연접)에 속한다. 타원형인 것은 Gray's type 2 synapse(Gray 2형 연접)에 있는데, 이 synapse는 inhibitory transmitter(억제전달물질)인 GABA를 이용한다. Type 1 synapse는 일반적으로 비대칭 구조로, fibril(원섬유) 같은 물질들이 presynaptic membrane보다 postsynaptic membrane 쪽에 훨씬 더 두툼하게 침착되어 있다.

Postsynaptic에 해당하는 구조는 dendrite가 대표적이다. Dendrite에는 나뭇가지에 움이 돋듯 돌기가 달린 경우가 많은데, 이를 **dendritic spine(가지돌기가시)**이라 한다. Dendritic spine은 presynaptic neurite(연접이전신경돌기) 속으로 파고든다. Synapse는 대개 한 dendrite나 한 axon terminal에 여러 개가 모여서 더 큰 구조를 형성하는데, 이 구조를 **synaptic complex(synaptic glomerulus, 연접토리)**라 한다. CNS에서는 astrocyte(별아교세포)가 synaptic complex를 밀착해서 에워쌈으로써, 분비된 neurotransmitter와 칼슘이나 칼륨 같은 무기 이온들이 세포사이공간으로 확산되지 못하도록 제한한다. 이 분자들과 이온들은 astrocyte의 내부로 흡수된 후 gap junction(틈새이음)을 통해 이웃 astrocyte로 퍼져나간다.

Chemical synapse 중 몇 종류는 그림 2-11에 그림으로 정리했다. 한 neuron에서 다른 neuron으로 신호를 전달하는 synapse 중 가장 많은 유형은 axodendritic synapse(축삭가지돌기연접)와 axosomatic synapse(축삭세포체연접)이다. Axoaxonal synapse(축삭사이연접)는 신호가 전달되는 길목에 위치하는데, 다른 axon의 initial segment(시작분절)에서 nerve impulse가 새로 일어나지 못하도록 방해하거나 다른 synaptic terminal의 작용을 방해한다. Dendrodendritic

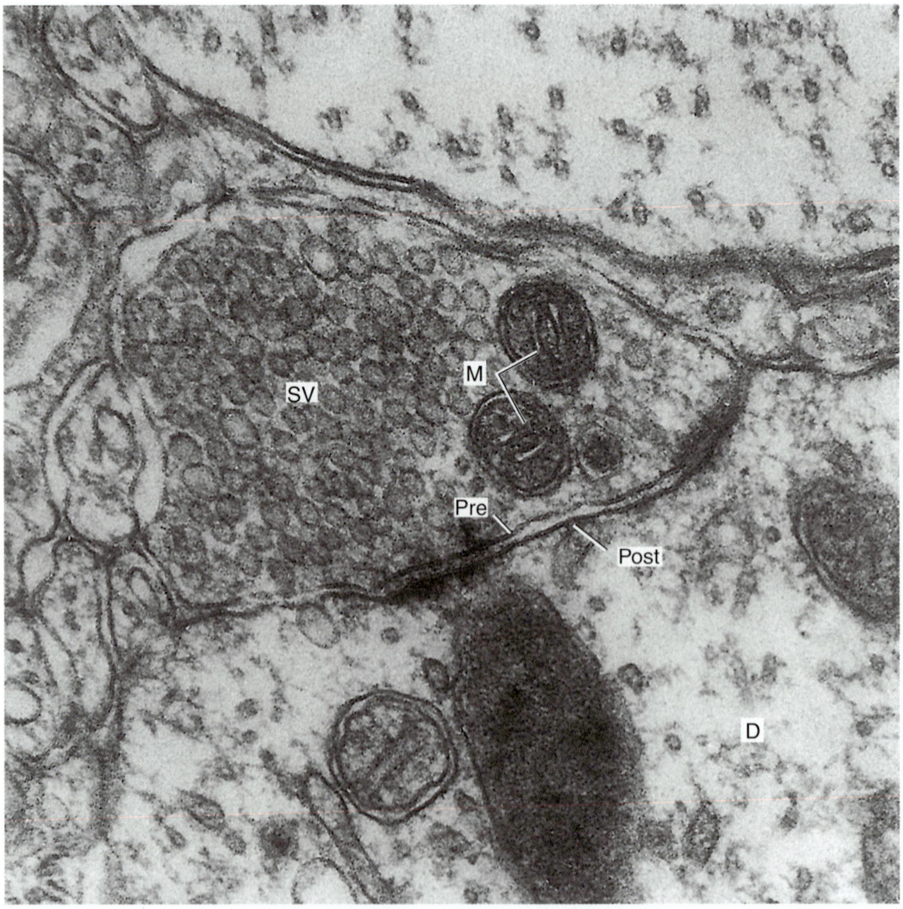

그림 2-10 토끼 hypothalamus(시상하부)의 전자현미경 사진. 하나의 axodendritic Gray's type I synapse(Gray 제1형 축삭가지돌기연접; 비대칭)가 관찰된다. D = dendrite(가지돌기); M = mitochondria(사립체); Pre = presynaptic membrane(연접이전막); Post, postsynaptic membrane(연접이후막); SV = synaptic vesicle(연접소포). (82,000배 확대 사진)

synapse(가지돌기사이연접)는 또 다른 synapse를 통해 들어오는 정보에 대한 그 neuron의 반응을 부분적으로 수정할 수 있으며, gap junction을 통해 작용한다.

Presynaptic neurite에 action potential이 도달해서 그 membrane potential이 역전되었을 때 (또는 dendrodendritic synapse인 경우는 membrane potential이 단계적 전위 변화를 거쳐 적절한 수준으로 낮아졌을 때) calcium channel(칼슘 통로)이 열려서 칼슘 이온이 세포 속으로 확산되어 들어온다. 칼슘 이온이 세포 속으로 들어오는 이유는 세포질보다 세포바깥액에서 칼슘 농도가 훨씬 더 높은 데 있다. 칼슘 이온이 세포 속으로 들어가면 synaptic vesicle이 presynaptic terminal의 plasmalemma와 합쳐지는 과정이 촉발되고, 이어서 neurotransmitter와 neuromodulator가 synaptic cleft로 분비된다. 전형적인 **neurotransmitter(신경전달물질)**는 postsynaptic cell을 자극하거나 억제한다. 하지만 **neuromodulator(신경조절물질)**는 작용이 다르다. 그 예로는 neurotransmitter에 대한 반응능력을 부분적으로 수정하는 등의 작용이 있다.

Neurotransmitter는 synaptic cleft를 지난 후에 postsynaptic cell에 있는 **receptor(수용체)**와 결합한다. Neurotransmitter와 receptor가 서로 작용하여 excitation을 일으키는 경우에는 비특이적 양이온통로가 열려서 postsynaptic cell에서 Na^+과 Ca^{++}이 유입되고 K^+이 방출된다. 반면에 inhibition은 주로 postsynaptic membrane에서 chloride channel(염소통로)이 열림으로써 일어난다. 그 결과 Cl^-이 세포질로 확산되어 들어가기 때문에 이 postsynaptic membrane은 잠시 hyperpolarization 된다. 그밖에 inhibition 중 일부는 K^+ 통로가 열림으로써 일어나는데, 이때 K^+이 neuron 밖으로 빠져 나오기 때문에 Cl^-이 속으로 들어가는 효과와 유사하게 neuron 속 전하가 음성이 된다. 이러한 membrane potential 변화는 postsynaptic neuron의 전체 수용영역에 걸쳐 합산되는데, 합산 결과가 axon hillock에서 약 −55 mV인 depolarization의 threshold에 도달하면 action potential이 시작되어 axon을 따라 전파될 것이다. 따라서 일정 시점에서 한 neuron의 정보 수용영역에서 일어나는 전체 postsynaptic response의 합

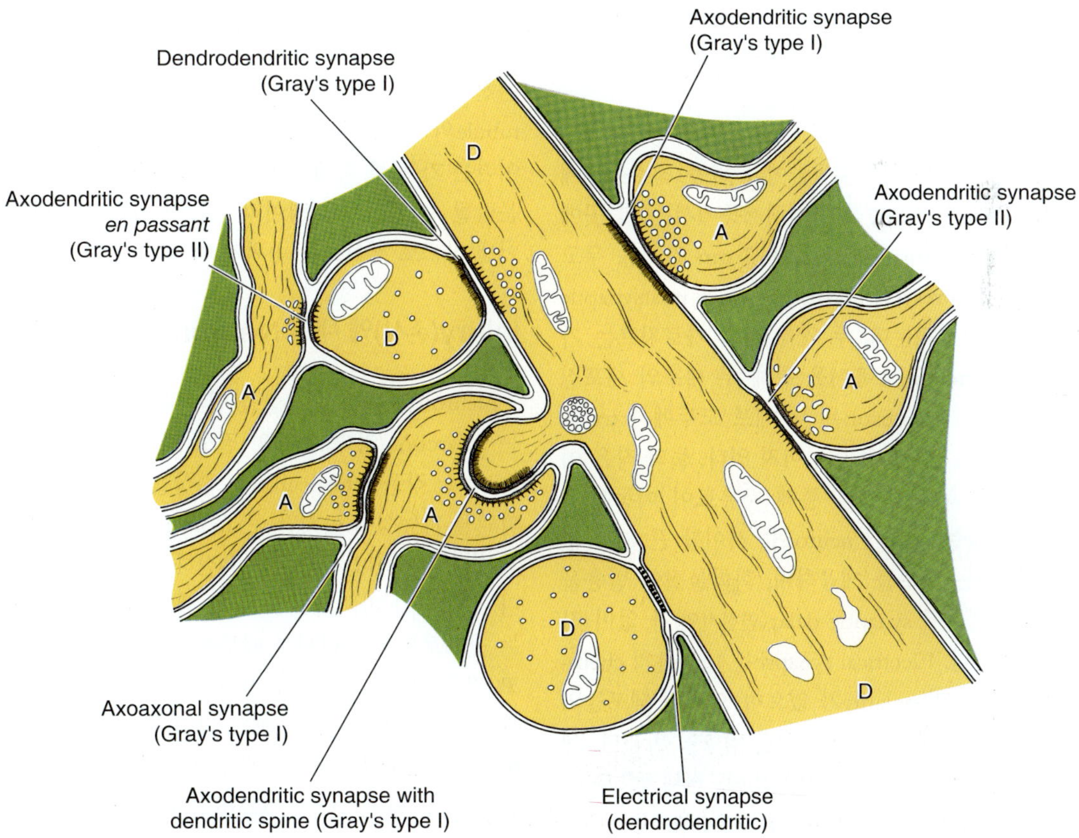

그림 2-11 여러 종류의 synapse(연접)의 미세구조. 녹색으로 표시한 영역은 astrocyte(별아교세포)의 세포질돌기를 나타낸다. Neuron의 세포질은 노란색으로 표시했다. A = axon(축삭); D = dendrite(가지돌기).

에 따라 nerve impulse가 axon을 따라 전파될 것인지 아닌지가 결정된다.

Neurotransmitter들 중 일부는 **ionotropic receptor(이온통로수용체)**와 결합함으로써 몇 1/1000초 이내로 빠르게 작용하는데, 이 receptor는 그 자체가 세포막에 있는 ion channel이다. 반면에 peptide를 위시한 다른 물질들은 더 오래(몇 초나 몇 분 또는 몇 시간) 작용한다. 이렇게 서서히 작용하는 neurotransmitter나 neuromodulator는 **G protein(G 단백)**에 연결된 **metabotropic receptor(대사촉진수용체)**와 결합한다. G protein은 GTP와 결합한 후 postsynaptic cell의 세포질에서 intracellular second messenger system(세포속 이차전령체계)에 참여한다. Inhibitory transmitter(억제전달물질)인 GABA는 Cl^- 통로에 연결된 ionotropic receptor에 작용하고, G protein 연결 receptor에도 작용하여 K^+ 통로의 개방을 유도한다. 가장 흔한 excitatory transmitter(흥분전달물질)인 glutamate도 ionotropic receptor와 metabotropic receptor에 모두 작용한다.

몇 가지 대표적인 neurotransmitter와 neuromodulator의 특성이 표 2-2에 요약되어 있다. 그러나 이 표에는 신경계통의 곳곳에서 neurotransmitter와 neuromodulator로 작용하는 여러 가지 peptide들이 생략되어 있다.

Electrical Synapse(전기연접)

Electrical synapse는 무척추동물이나 하등 척추동물에서 흔히 관찰되지만 포유동물의 신경계통에서는 몇 곳에만 존재한다. 각 electrical synapse는 2 nm 간격을 두고 가까이 접해 있는 presynaptic membrane과 postsynaptic membrane으로 구성되는데, 두 막 사이를 가로지르는 가느다란 관인 **connexon(코넥손)**을 통해 두 세포의 세포질이 연속되어 있다. Connexon은 두 세포 모두에서 transmembrane protein 분자들로 이루어져 있다. 물과 작은 이온이나 분자들은 connexon을 통해 자유로이 이동한다. Electrical synapse는 물질이 neuron들 사이를 큰 저항 없이 이동할 수 있는 경로를 제공하며, 화학물질이 반응을 매개하지 않기 때문에 synaptic delay(연접지연)가 없이 작용이 즉시 일어난다. Electrical synapse는 대부분의 chemical synapse와는 달리 polarity가 없으며, 연결된 세포들의 membrane potential에 따라 자극 전달 방향이 바뀐다. 세포 사이를 연결하는 connexon들의 집단을 전체적으로 가리키는 용어는 **gap junction(틈새이음, 교통반점)**이다.

Axonal Transport(축삭운반)

Neuron에서 효소와 membrane lipoprotein(막지질단백)과 세포질 구조단백질 등의 단백질은 perikaryon(핵주위질)에서 합성된 후 axon을 따라 운반된다. 방사성동위원소가 표지된 아미노산을 이용하여 단백질 분포 과정을 연구한 결과, 운반속도는 크게 두 종류로 나뉨이 확인된 바 있다. 단백질 중 대부분은 하루에 약 1 mm 속도로 말단을 향해 운반되는데, 그 주성분은 neurofilament와 microtubule의 소단위 등과 같은 구조단백질들이다. 나머지 소부분은 하루에 평균 300 mm 속도로 훨씬 더 빠르게 운반된다. 이와 동시에 반대 방향, 즉 synaptic terminal에서 세포체 쪽으로도 운반이 일어난다. 이렇게 역방향으로 운반되는 물질에는 fast anterograde transport(빠른 앞방향운반)에 의해 axon terminal에 도달한 후 다시 세포체로 돌아가는 단백질뿐 아니라 axon terminal이 세포바깥액에서 흡수한 단백질도 포함된다. Retrograde transport(역방향운반) 속도는 편차가 크지만 대부분의 물질은 fast anterograde transport의 2/3 정도 속도로 이동한다.

Fast transport는 anterograde이든 retrograde이든 입자 범위의 물질을 주로 운반하며, axoplasm의 microtubule이 온전해야만 정상적으로 일어날 수 있다. 입자들은 microtubule의 바깥면을 따라 이동한다. 다양한 물질들이 axon이라는 가는 관 속에서 서로 다른 속도와 방향으로 동시에 운반될 수 있음은 생명이라는 살아 있는 기계장치가 만들어낸 참으로 경이로운 솜씨가 아닐 수 없다.

Injury(손상)에 대한 Neuron(신경세포)의 반응

Neuron은 물리적 손상을 입거나 혈관이 막혀서 일어나는 infarction(경색증) 등의 질병 과정을 거치면서 손상될 수 있다. 작은 interneuron은 손상을 받은 후 세포 전체가 파괴될 가능성이 높지만, 큰 neuron은 손상을 입으면 세포체가 파괴되거나 세포체는 온전하고 axon만 절단될 수 있다. 세포체가 파괴되면 axon은 세포의 합성작용이 일어나는 곳으로부터 분리되기 때문에 곧 여러 조각으로 분해되고 결국 phagocytosis(포식) 된다. Axon이 손상되면 이와 유사한 변화가 손상부위보다 말단 쪽 axon에서 일어난다. Neuron의 나머지 부분으로부터 분리된 axon이 degeneration(변성)되는 과정을 **Wallerian degeneration(왈러변성)**이라 한다. 이 과정은 axon에만 국한하지 않고 myelin

표 2-2 Neurotransmitter(신경전달물질)와 Neuromodulator(신경조절물질)

Compound	Occurrence and Functions
Amino acids	
Glutamate	Excitatory neurotransmitter in all parts of the CNS
GABA	Inhibitory neurotransmitter in all parts of the CNS
Glycine	Inhibitory neurotransmitter in the spinal cord and brain stem
Amines and related compounds	
Acetylcholine	Excitatory transmitter used by motor neurons and by all preganglionic and some postganglionic autonomic neurons (see Chapter 24). In the CNS, acetylcholine is the transmitter or neuromodulator used by neurons in certain nuclei of the reticular formation (see Chapter 9) and in nuclei in the basal forebrain that project to the cerebral cortex.
Dopamine	Used by neurons in the hypothalamus, substantia nigra, and ventral tegmental area (see Chapters 11, 12, and 18). Modulatory actions in the corpus striatum, limbic system, and prefrontal cortex.
Noradrenaline (norepinephrine)	Transmitter used by most neurons of sympathetic ganglia (see Chapter 24); actions vary with the receptors on the innervated cells. Noradrenaline-producing neurons in the locus coeruleus and other parts of the reticular formation (see Chapter 9) have neuromodulatory effects throughout the brain and spinal cord.
Histamine	Excitatory transmitter used by neurons in the tuberomammillary nucleus of the hypothalamus. These neurons have long, branched axons that go to most parts of the brain and are believed to be involved in maintaining consciousness.
Serotonin (5-hydroxytryptamine)	Neuromodulator used by neurons in the midline of the brain stem with long branching axons going to all parts of the CNS. Various actions include involvement in sleep (see Chapter 9), mood (see Chapter 18), and pain (see Chapter 19).

CNS, central nervous system; GABA, gamma-aminobutyric acid.

sheath에까지 파급되는데, myelin sheath는 손상된 neuron의 일부분이 아님에도 불구하고 변화를 겪는다.

Cell Body(세포체)에서 일어나는 반응

Axonal transection(축삭절단)이 있은 후 세포체에서 일어나는 변화를 종합해서 **axon reaction(축삭반응)**이라 한다. 이 반응은 neuron의 종류에 따라 다르다. 몇몇 부위에 있는 neuron들은 degeneration되어 사라진다. 이 현상은 출생 전이나 직후에 손상을 입은 neuron들 중 대부분에서 일어난다. 반대로 성숙한 neuron들 중 일부는 axon이 절단되어도 손상된 곳보다 세포체쪽 부분에는 큰 변화가 없다. 이 neuron에서는 본래 굵은 알갱이들로 뭉쳐 있던 Nissl substance가 axon이 끊어진 지 24~48시간 후에 미세한 과립 형태로 분산되는데, 이 변화를 **chromatolysis(염색질융해)**라 한다. 이 neuron은 핵의 위치가 구석으로 치우치고, 세포체 전체가 붓는다. 이 변화는 axonal transection 후 10~20일째에 최고조에 이르는데, 손상이 세포체 가까이에 일어날수록 더 심하게 붓는다. Chromatolysis가 일어난 neuron에서 RNA와 단백질 합성이 더 활발해지면 여건이 regeneration(재생)에 적합할 때 axon이 다시 자랄 가능성이 높다. 회복되려면 몇 달이 걸리는 경우가 많으며, 만일 axon이 regeneration되지 못하면 세포체는 결국 원래보다 작아진다.

앞서 기술한 변화는 peripheral nerve가 절단된 후에 motor neuron에서 가장 쉽게 관찰할 수 있다. CNS에 국한된 neuron의 경우는 소수의 큰 neuron들에서만 axon reaction이 뚜렷이 나타난다. 하지만 큰 neuron의 axon이 절단되더라도 세포체 가까이에서 시작되는 collateral branch가 보존되면 axon reaction이 일어나지 않을 수도 있다.

Transneuronal degeneration(신경세포통과변성)은 그 양상이 axon reaction과 유사하지만 afferent fiber들이 대부분 사라진 neuron의 세포체에서 일어난다는 점이 다르다. 예를 들어 optic tract(시각로)를 절단한 후 몇 주가 지나면 thalamus의 lateral geniculate body(가쪽무릎체)에 있는 neuron들 중 일부가 atrophy(위축) 된다. Lateral geniculate body는 optic fiber(시각신경섬유)의 대부분이 끝나는 곳이다. Postsynaptic neuron들이 직접 손상을 받지 않았지만 degeneration이 일어나는 이유는 정상 상태라면 presynaptic neuron이 공급했을 영양물질이 고갈되기 때문인 것으로 보인다. 미성숙 동물의 CNS neuron들이 deafferentation(들길차단)에 의한 손상에 특히 취약하다.

Peripheral Nerve(말초신경) 절단의 결과

Axon은 세포체에서 분리되면 오래 생존하지 못한다. Phagocyte(포식세포)들이 axon과 myelin sheath의 잔해를 깨끗이 제거하고, 새로 재생된 axon이 말단을 향해 자라 들어갈 수 있도록 준비해 준다. 이러한 변화들을 일컬어 Wallerian degeneration이라 한다.

Peripheral Nerve(말초신경)의 Wallerian Degeneration(왈러변성)

절단 후 제1일에 병터보다 말단 쪽 axon 토막은 그 전장에 걸쳐 일제히 울퉁불퉁하게 부어 오른다. 늦어도 제3일에서 제5일이 되면 이 axon 토막이 여러 조각들로 분쇄된다. Degeneration이 일어나고 있는 motor nerve를 전기 자극할 때 유발되던 근육수축은 그 nerve가 끊어진 지 2~3일 후에 중단된다. Myelin sheath는 손상 후 첫 며칠 동안 짧은 타원형 조각들로 바뀌고, 서서히 와해되어 결국 완전히 해체된다. 이와 동시에 mononuclear leukocyte들이 혈관벽을 통과하여 이주해 온다. 이 백혈구들은 각 nerve fiber에 접해서 길게 이어져 있는 Schwann cell들의 basal lamina 속에 있는 원통형 공간 속에 모인다. 남아 있던 axon과 그 myelin sheath의 잔해들은 phagocytosis를 거쳐 사라진다(단 unmyelinated fiber는 axon만 phagocytosis 된다). 따라서 degeneration된 nerve의 말단쪽 부분은 대롱처럼 생긴 band of von Bungner(폰 뷩너띠)로 채워진다. 이 band에는 phagocyte와 Schwann cell들이 포함된다.

Peripheral Nerve(말초신경)의 Axon(축삭) 재생

큰 neuron의 axon이 전체 길이의 중간쯤에서 절단되면 그 neuron의 세포질 중 절반 이상이 상실된다. 손상이 말초신경계통 영역에서 일어났다면 neuron의 상실된 부분이 다시 자랄 수 있다. 이 복구 과정을 **axonal regeneration(축삭재생)**이라 한다. *Regeneration*(재생)과 replacement(대치, 치환)라는 용어의 쓰임새를 구별하는 것이 중요한데, replacement란 손실된 세포를 mitosis(유사분열)와 조직 재건을 통해 교체하는 것이다.

Nerve가 절단되었을 때 axon들이 regeneration 되려면 nerve의 잘린 양끝을 수술로 이어주어야 한다. Crushing injury(으깸손상)를 당하거나 실험동물에서 nerve를 짧은 토막만 냉동시키면 axon들이 절단되지만 nerve의 틀을 이루는 결합조직은 손상되지 않고 유지되기 때문에 자라나는 axon이 적절한 목표에 도달하도록 안내할 수 있다.

Axon(축삭)의 Growth(성장)와 Maturation(성숙)

다음은 깨끗하게 완전 절단된 후 복구된 nerve에 적용되는 설명이다. 첫 며칠 동안 phagocyte와 fibroblast(섬유모세포)들이 nerve의 잘린 양끝 사이의 틈을 채운다. 제4일경에 이 부위로 axon이 자라 들어오면서 Schwann cell들도 이주해 온다. 각각의 axon은 무수히 많은 filament 같은 가지들로 갈라지는데, 각 가지의 끝이 굵어져서 **growth cone(성장원뿔)**을 이룬다. 처음에는 axon이 성장하는 속도가 느리다. 이 때문에 growth cone이 절단 부위를 통과하는 데 최장 3주가 걸리기도 한다. 상당수의 axon들이 근처 결합조직으로 자라 들어가지만 일부는 제 갈 길을 찾아서 말단쪽 토막에 있는 band of von Bungner 속으로 들어간다. 너무 많은 axon들이 말단쪽 토막으로 자라 들어가지 못하면 **neuroma(신경종)**라는 혹이 생기고, 이 혹으로 인해 spontaneous pain(자발통증)이 나타나기도 한다.

재생 중인 axon이 수많은 대롱들 중 특정 대롱으로 들어가서 결국 특정 end organ(종말기관)으로 이어지는 과정은 단지 우연히 결정되는 것으로 보인다. Axon의 filament들은 병터 부위를 가로질러 band of von Bungner로 들어간 후 Schwann cell들로 이루어진 기둥과 이를 에워싸고 있는 basal lamina 사이의 틈새를 따라 성장한다(그림 2-12). 대개 각 axon마다 가지 하나만 하나의 대롱 속으로 들어가고, 나머지 가지들은 자라나왔던 axon 속으로 후퇴한다. 병터보다 말단 쪽 신경토막에서 axon이 성장하는 속도는 하루에 2~4 mm이다.

재생 중인 axon은 결국 motor ending과 sensory ending에 도달한다. 이들 중에 올바로 reinnervation(신경재분포)이 일어난 ending의 비율은 처음 손상이 일어난 곳의 상태에 따라 결정된다. Nerve를 봉합한 후부터 기능이 돌아오기 시작할 때까지 걸리는 시간을 계산할 때 평균 재생

속도를 하루에 1.5 mm로 잡는다. 이 수치는 nerve fiber가 병터를 가로질러 motor ending과 sensory ending들이 reinnervation 되는 데 걸리는 시간을 고려한 결과이다.

사람 팔다리에서 axon이 regeneration되는 과정은 **Tinel's sign(티넬징후)**을 검사함으로써 추적할 수 있다. 즉 regeneration 중인 axon이 포함된 부분의 nerve를 고무망치로 가볍게 두드리면 환자는 이 nerve가 본래 분포했던 피부영역에서 tingling(저림)을 느낀다.

Regeneration 중인 각각의 axon은 Schwann cell의 세포질이 둘러싼다. Myelin sheath로 둘러싸이게 될 axon에서는 Schwann cell이 병터 근처에서 시작하여 말단 쪽을 향해 myelin sheath를 만들어간다.

손상과 복구가 일어난 후 몇 년이 지나도 nerve fiber의 굵기와 두 node of Ranvier 사이의 거리와 전도속도는 본래 정상치의 80%를 넘는 경우가 거의 없다. Regeneration 된 motor nerve fiber가 지배하는 muscle fiber의 수는 손상 전보다 많다. Reinnervation 된 근육은 조절이 덜 정교해지며 감각기능도 손상 전에 비해 떨어진다.

Nerve Graft(신경이식)

꽤 긴 부분이 소실된 nerve는 기능이 덜 중요한 가는 cutaneous nerve에서 잘라낸 조각을 이식함으로써 복구할 수 있다. 굵은 nerve를 복구하려면 가는 nerve 조각 여러 개를 포개서 이식한다. 이식한 nerve에서 axon이 재생되는 과정은 절단된 후 봉합된 nerve에서와 동일하지만, axon이 제대로 재생되려면 두 군데 봉합 지점을 뚫고 나가야 한다. 따라서 완벽한 기능 회복은 결코 일어나지 않는다. 이식될 nerve는 동일인에서 취하는 autograft(자가이식)나 일란성쌍둥이에서 취하는 isograft(동종이식)이어야 한다. 그렇지 않으면 면역체계에 의해 거부될 것이다.

중추신경계통 Axon(축삭)의 Degeneration(변성)과 Regeneration(재생)

가장 단순한 병터로는 뇌나 척수의 incised wound(벤상처)가 있다. 칼날 때문에 벌어진 틈새는 혈액이 들어차고, 이어서 pia mater와 연속된 collagen fiber를 포함한 결합조직으로 메워진다. 결합조직 흉터의 양면에 있는 신경조직에서 astrocyte들의 세포질돌기가 더 길고 더 많아지며, 이 돌기들이 얽혀서 덩어리를 형성한다. Astrocyte는 별로 많아지지 않지만 전체 세포 수는 크게 늘어나는데, 그 주된 이유는 혈관에서부터 monocyte들이 이주해 들어와서 **reactive microglia(반응 미세아교세포)**라는 phagocyte를 형성하는 데 있다. 손상 이전에 있던 resting microglia(휴식 미세아교세포)들 중 일부도 phagocyte로 탈바꿈한다.

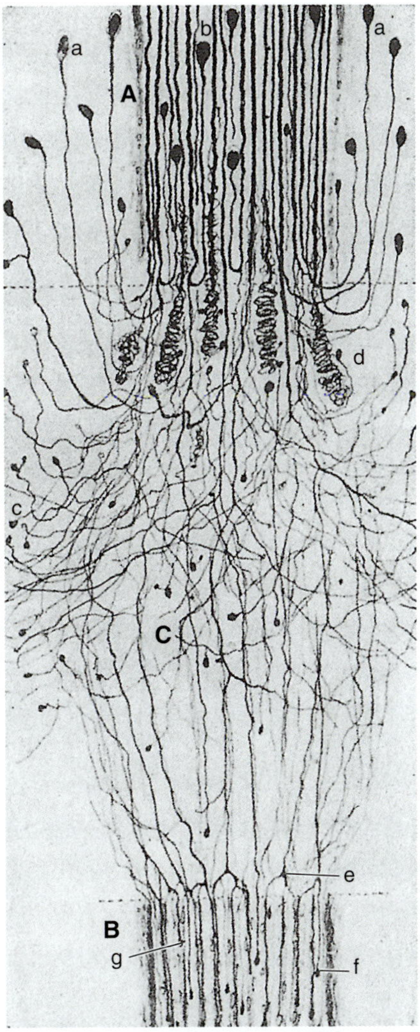

그림 2-12 절단된 peripheral nerve(말초신경)의 세포체쪽 토막**(A)**에서부터 regeneration(재생) 중인 axon(축삭)들이 절단 부위**(C)**에 있는 흉터조직을 가로질러 말단쪽 토막**(B)**으로 자라 들어간다. **a, b, c,** 엉뚱한 곳을 향해 재생 중인 axon들; **d,** 흉터로 자라 들어가지 못하고 용수철 모양으로 꼬인 axon들; **e,** 갈라지며 재생 중인 axon; **f, g,** 말단쪽 토막으로 자라 들어간 axon들.

절단된 CNS axon들과 그 myelin sheath가 degeneration되는 과정은 peripheral nerve의 Wallerian degeneration과는 다르다. Degeneration되고 있는 myelinated axon 조각들이 처음 손상이 있은 후 몇 달 동안 계속 남아 있고, 궁극적으로 잔해물을 phagocytosis할 reactive microglia들이 몇 년 동안 그 자리에 남아 있기 때문에 degeneration

된 nerve fiber가 어디에 있었는지 알 수 있다.

앞서 설명한 바와 같이 nerve의 axon은 절단 후 왕성하게 다시 자라난다. 반면에 뇌나 척수의 axon은 절단된 후 그 세포체쪽 토막이 재생되기 시작해서 병터 부위로 싹이 자라나지만, 재생 과정은 약 2주 후에 멈춘다. 이렇게 axon 재생이 실패하는 이유 중 하나는 **growth factor(성장인자)**가 충분히 공급되지 못한다는 것이다. Growth factor는 neuron의 생존과 axon 성장을 촉진하는 단백질이다. Growth factor는 neuron이나 glial cell 등을 포함한 여러 가지 세포에서 생산된다. 반대로 axon 성장을 억제하는 단백질도 있는데, 현재까지 밝혀진 대표적인 억제 단백질은 oligodendrocyte와 myelin에 있다.

포유동물의 뇌에서도 axon이 성공적으로 재생될 수 있는 상황이 몇 가지 있다. 예를 들어 pituitary stalk(뇌하수체줄기)에 있는, myelin sheath가 없는 neurosecretory axon(신경분비축삭)은 성숙한 포유동물에서도 효율적으로 regeneration될 수 있다(11장 참조). 갓 태어난 설치류나 아직 주머니 속에 있는 유대류 새끼의 뇌나 척수에 만든 병터에서는 몇 종류의 axon들이 재생될 수 있다. 새로 성장 중인 axon들과 regeneration 중인 axon들은 둘 다 절단 부위를 통과하여 다른 neuron들과 적절한 synapse를 형성한다. 이 동물들의 발달단계는 사람으로 치면 초기 또는 중간 단계 태아에 해당된다. 그럼에도 불구하고 미성숙 동물의 neuron들 중 상당수가 axotomy(축삭절단) 후에 죽는다. 어류나 양서류는 성체의 CNS에서도 axon이 regeneration되어 다른 neuron들과 정확하게 다시 연결될 수 있다.

신경연결의 Plasticity(형성력)

외상이나 질병으로 인해 뇌가 손상된 환자는 특히 병터가 그리 크지 않을 때 상당한 기능회복이 일어나는 경우가 많다. 예를 들어 특정 운동이나 감각 기능만 담당하던 cerebral cortex 중 일부 영역이 파괴되면 paralysis(마비)나 감각상실이 이어지지만 몇 주 후에 회복되기도 한다. Tract를 부분적으로 절단한 후에도 이와 비슷하게 회복이 일어난다. Cerebral hemisphere에 있는 혈관이 막히는 stroke(뇌졸중)로 인해 마비가 일어난 환자도 마비 회복이 심심치 않게 나타나는데, 심지어 척수가 불완전하게 가로절단된 후에도 기능 회복이 일어날 수 있다.

기능 회복이 일어나려면 손상된 neuron의 기능을 다른 정상 neuron들이 대신해야 한다. 뇌 속에서 연결이 재구성되는 것을 **plasticity(형성력)**라 부른다. 이는 정상적으로 사람이 갖고 있는, 자주 반복되는 과제를 학습하는 데 이용되는 adaptability(적응성)의 연장선 위에 있는 것일 수도 있다. 구조가 변하면 기능의 plasticity가 수반되는데, 이는 신경계통이 손상된 후에 일어난다. 예를 들어 한 neuron 집단이 afferent 자극 중 일부를 차단당하면, 전혀 다른 곳에서 온 preterminal axon(종말이전축삭)에서 새로운 가지들이 자라나와 손상으로 인해 차단이 일어났던 곳에서 synapse를 형성한다. 이러한 변화는 **axonal sprouting(축삭 싹틈)**이라 하며, 소규모의 neuron 집단 내에서, 또는 멀리 떨어져 있는 neuron들 사이에서 일어날 수 있다. 그 예로 이웃한 dorsal root들이 절단된 후에 3~4 segment 위나 아래에 있는 정상 dorsal root ganglion(척수신경절)에 있는 neuron의 axon들이 연장되어 연결되기도 한다.

Neuroglial Cell(신경아교세포)

본디 *neuroglia*라는 용어는 CNS에 있는 세포만을 지칭했었다. 현재는 peripheral ganglion(말초신경절)이나 peripheral nerve에서 neuron 및 그 돌기들에 밀접하게 위치한, neuron이 아닌 세포에도 적용된다. Neuroglial cell의 종류마다 대표적인 형태적 특징을 그림 2-13에서 관찰할 수 있다. Neuroglial cell의 발생에 관해서는 1장에서 공부한 바 있다.

Central Neuroglia(중추신경아교세포)

Astrocyte(별아교세포)

이 세포는 세포질돌기가 많고 형태가 다양하다. 그 세포질에는 **glial fibrillary acidic protein**(GFAP, **아교세포섬유산성단백질**)으로 구성된 intermediate filament가 들어 있다. Astrocyte의 돌기들 중 다수가 모세혈관에 가까이 닿은 **perivascular end feet(혈관주위종말발)**을 형성한다. 다른 end feet들은 CNS의 바깥면에 있는 pia mater나 ventricle의 속면을 덮고 있는 단층의 ependymocyte(뇌실막세포) 밑까지 연결되어 각각 **external glial limiting membrane(바깥아교경계막)**과 **internal glial limiting membrane(속아교경계막, 뇌실주위아교경계막)**을 형성한다.

Astrocyte는 뚜렷이 대비되는 두 가지 유형이 존재하는데, 이는 광학현미경이나 전자현미경으로 쉽게 구별할 수 있다. **Fibrous astrocyte(섬유별아교세포)**는 white matter에 분포하며, 돌기가 길다. 이 돌기 속에는 GFAP filament가 굵은 다발을 이루고 있다. **Protoplasmic astrocyte(원형질별아교세포)**는 gray matter에 분포하며, 돌기들은 여러 차례 갈라진 후 납작해져서 axon의 terminal branch나 dendrite나 synapse 등의 주위에서 섬세하고 얇은 판 구조를 형성한다. 망막의 **Müller cell(부챗살아교세포)**과 neurohypophysis(신경뇌하수체; 11장 참조)의 **pituicyte(뇌하수체세포)**는 변형된 protoplasmic astrocyte이다. **Olfactory ensheathing cell(후각아교세포)**은 olfactory nerve(후각신경)와 forebrain의 olfactory bulb(후각망울)에 분포한다. 이 세포는 olfactory placode에서 유래하며, astrocyte와 공통되는 특성과 Schwann cell과 공통되는 특성이 병존한다.

Synapse와 node of Ranvier는 protoplasmic astrocyte의 돌기들에 둘러싸여 있는데, 이 돌기의 표면에는 특정 neurotransmitter를 운반하는 transporter(전달체)가 있다. Astrocyte는 transporter를 통해 일부 neurotransmitter, 특히 glutamate를 흡수할 수 있는데, 이런 식으로 postsynaptic membrane에 대한 neurotransmitter의 작용을 종결한다. Astrocyte는 synapse나 unmyelinated axon이나 node of Ranvier 주위에 남아 있는 K^+을 흡수함으로써 axon 다발과 neuropil 내에서 전기 교란 현상이 확산되지 않도록 막는다. K^+과 기타 작은 분자들은 astrocyte로 흡수된 것으로 그치지 않고 더 나아가 서로 이웃한 astrocyte들을 연결하는 gap junction을 통해 흩어지기까지 한다.

Corpora amylacea(아밀로이드소체)는 지름이 25~50 μm인 공처럼 생긴 소체로서, 대부분의 중년 및 노년 성인의 정상 뇌와 척수에서 관찰된다. 이 이름은 녹말 입자와

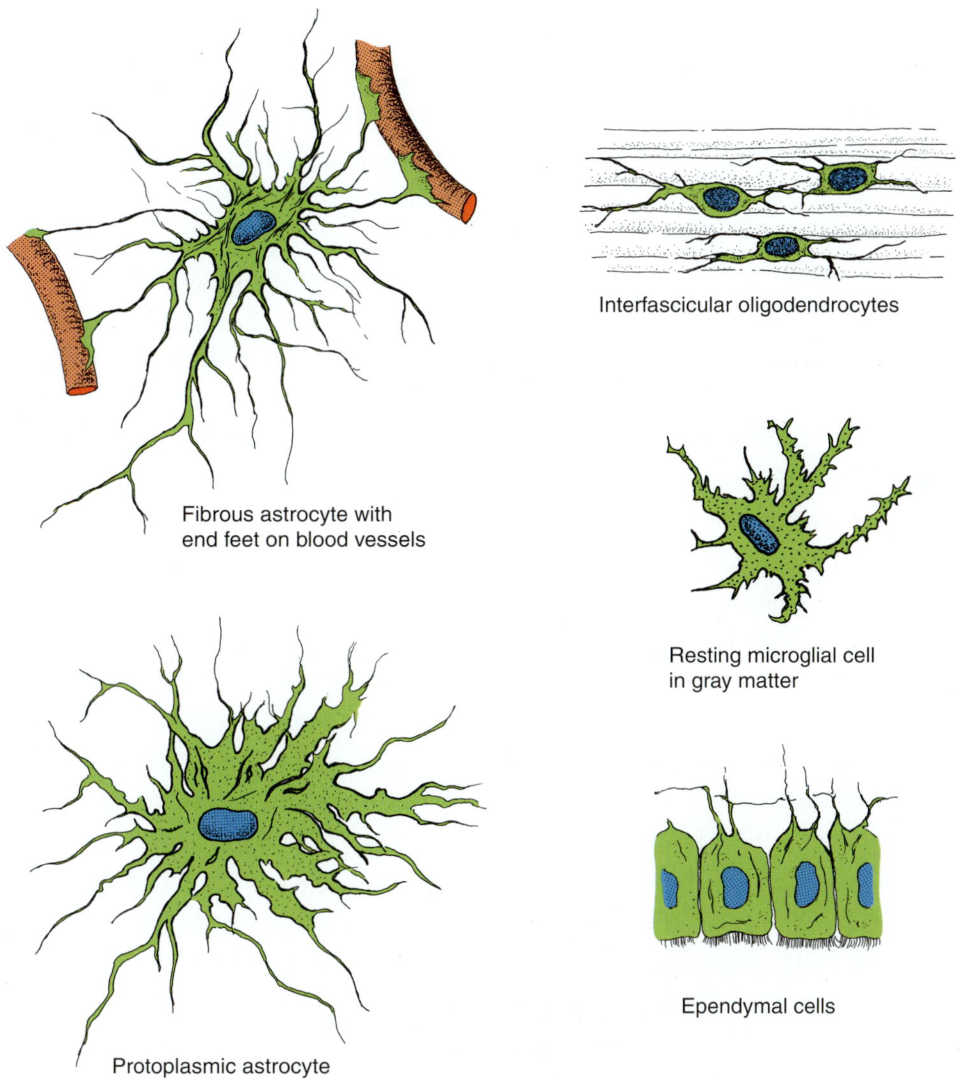

그림 2-13 Central nervous system(중추신경계통)의 neuroglial cell(신경아교세포)들.

닮았다는 오해에서 비롯되었다. 대부분의 corpora amylacea는 astrocyte의 돌기들 속에 glycoprotein과 lipoprotein이 축적됨으로써 형성되지만, 일부는 oligodendrocyte나 neuron 속에 정상적으로 존재하는 단백질들을 포함하고 있다. Corpora amylacea가 매우 많은 경우가 자주 있는데, 척수의 white matter에서 특히 그러하다. 그러나 놀랍게도 기능장애를 일으키지 않는다. Degeneration이 일어난 cerebral cortex의 일부 부위에서 corpora amylacea가 더 많아지는 현상이 가끔 관찰되지만, 이들이 질병 유발에 관여하지는 않는 것으로 생각된다.

Oligodendrocyte(희소돌기아교세포)

이 세포는 작은 핵이 얇은 세포질에 둘러싸여 있고, 가늘고 긴 돌기가 몇 개 있다. 전자현미경으로 관찰하면 세포질이 매우 또렷이 나타나는데, 왜냐하면 세포질의 electron density(전자밀도)가 높고 granular endoplasmic reticulum이 넓게 분포하며 polyribosome이 많기 때문이다. Filament와 glycogen은 없지만 돌기 속에 microtubule이 많다. **Interfascicular oligodendrocyte(다발사이 희소돌기아교세포)**는 myelinated axon들 사이에서 일렬로 모여 있는데, 이곳에서 그 세포질돌기들이 myelin sheath를 형성하면서 연결을 유지하고 있다(그림 2-9). 이 기능은 peripheral nerve에서 Schwann cell이 담당하는 기능과 같다. Interfascicular oligodendrocyte 한 개는 myelinated axon 여러 개에 연결되어 있다. **Satellite oligodendrocyte(위성 희소돌기아교세포)**는 일부 큰 neuron의 세포체에 아주 가까이 접해 있다. Astrocyte도 neuron의 세포체에 밀접하게 위치한다. 셋째 유형의 oligodendrocyte는 myelin을 형성하지 않으며, 그 돌기들이 white matter에서 astrocyte의 돌기들과 나란히 node of Ranvier와 접촉한다.

Ependyma(뇌실막)

Ependyma는 ventricular system(뇌실계통)의 속면을 덮고 있는 simple cuboidal epithelium 내지 simple columnar epithelium이다. Ependyma에는 세 종류의 세포가 식별되는데, **ependymocyte(뇌실막세포)**가 대부분을 차지한다. 이 세포의 세포질에는 일반적인 소기관들이 모두 있고, astrocyte의 filament와 유사한 filament들도 있다. 대부분의 ependymocyte는 그 노출면(꼭대기면)에 cilia(섬모)와 microvilli가 있다. 이 세포의 바닥부분에는 세포질돌기들이 있는데, 이 돌기들은 internal glial limiting membrane을 구성하는 astrocyte의 end feet과 뒤섞인다. Ependymocyte는 ventricular system의 속면을 덮고 있기 때문에 cerebrospinal fluid(CSF, 뇌척수액)와 접촉한다. 이 세포들은 tight junction(치밀이음)에 의해 서로 연결되어 있지 않은데, 덕분에 모든 분자들이 크기에 관계없이 CSF와 신경조직 사이를 막힘 없이 드나든다.

Tanycyte(띠뇌실막세포)는 긴 basal process(바닥돌기)가 있다는 점이 일반 ependymocyte와 다르다. 이 세포들 중 대부분은 third ventricle(셋째뇌실)의 바닥부분에 분포한다. 그 basal process들은 pia mater에서 끝나거나 hypothalamus(시상하부)의 median eminence(정중융기)에 있는 혈관에서 끝난다(11장 참조). Hypothalamus의 ventral region에 있는 tanycyte들이 혈관을 거쳐 온 CSF 내 호르몬 농도 변화에 반응하여 median eminence에 있는 모세혈관 속으로 분비물을 방출한다는 주장이 제기된 바 있다. 이러한 작용은 pituitary gland의 anterior lobe(앞엽)가 내분비계통을 조절하는 데 관여할 수도 있다(11장 참조).

Choroidal epithelial cell(맥락상피세포)은 choroid plexus(맥락얼기)의 겉면을 덮고 있다. 이 세포의 꼭대기면에는 microvilli가 있으며, basement membrane(바닥막)에 닿고 있는 바닥면은 군데군데 속으로 패인 곳이 있다. 이웃한 choroidal epithelial cell들은 tight junction을 통해 결합되어 있기 때문에 혈장 단백질이 그냥은 CSF로 이동할 수 없다. 이 세포들은 활발한 대사작용을 통해서 CSF의 화학성분을 조절하는데, CSF는 choroid plexus에 의해 ventricle로 분비된다(26장 참조).

Microglia(미세아교세포)

CNS에 있는 전체 neuroglia 중 약 5%가 **resting microglial cell(휴식 미세아교세포)**이다. 이 세포들은 핵이 작고 길쭉하며, 세포질이 적고, 짧은 가지들로 갈라지는 돌기가 몇 개 있는데, 돌기마다 가시들이 돋아 있다. Resting microglial cell은 gray matter와 white matter의 도처에 고른 간격으로 분포하고 있어서 그 돌기들이 겹치거나 뒤얽히는 경우가 거의 없다.

Resting microglial cell은 다른 조직으로 치면 resident macrophage(상주 큰포식세포)에 해당되며, CNS가 손상이나 질병으로 인해 타격을 입을 때 phagocytosis 능력을 갖출 수 있다. 이 세포는 바이러스와 미생물과 종양 등으로부터 신경조직을 보호하는 데에도 관여한다고 생각된다.

비정상 Central Neuroglia(중추신경아교세포)

뇌나 척수가 손상되면 병터 부근에 있는 astrocyte들이 hypertrophy(비대) 된다. Astrocyte는 세포질돌기가 더 많아지며 GFAP filament가 돌기 속에 꽉 차게 된다. 한편으로는 성숙한 astrocyte가 분열하여 수가 약간 늘어나기도 한다. 이러한 변화는 **gliosis(신경아교증)**라 칭하는데, 다양한 질병에서 나타나고, 때로는 reactive astrocyte(반응 별아교세포)가 phagocytosis 능력을 갖게 되기도 한다.

Resting microglial cell과 구조 및 염색성이 비슷한 세포들이 손상이나 염증질환이 있는 CNS 부위에 다수 출현한다. 실험을 통해 알아낸 바에 의하면 **reactive microglial cell(반응 미세아교세포)**이라 불리는 이 비정상 세포들 중 일부는 기존의 resting microglial cell이 그 돌기가 움츠러들고, 분열하며, 아메바처럼 운동하고, phagocytosis 능력을 갖추게 됨으로써 형성된다고 한다. 손상의 종류를 막론하고 일단 CNS가 손상되면 거의 항상 resident microglia가 즉시 활성화된다. 나중에 수많은 monocyte(단핵구)들이 혈관벽을 통해 신경조직으로 유입되고, 이 세포들도 reactive microglial cell의 모습을 나타내면서 죽은 세포의 잔해와 세균과 기타 잔해물을 phagocytosis한다. 이 기능은 다른 인체 부위로 치면 macrophage(큰포식세포)의 기능에 해당된다. Lipid가 풍부한 물질을 phagocytosis해서 팽창된 reactive microglial cell은 **gitter cell**이라 부른다.

Peripheral Neuroglia(말초신경아교세포)

Schwann Cell(Neurolemmocyte, 신경집세포, 슈반세포)

대롱 구조를 이루는 이 세포들은 핵이 길쭉하며, nerve root과 peripheral nerve를 포함한 peripheral nervous system의 모든 영역에서 모든 axon들을 밀접하게 감싼다. 각 axon은 Schwann cell 세포질에 둘러싸인 채 그 두 겹의 세포막으로 이루어진 **mesaxon(축삭간막)**에 매달려 있다. Peripheral nerve의 myelin sheath는 Schwann cell이 형성한다. Myelinated axon은 그 길이를 따라 일정한 간격으로 세포바깥액에 노출되어 있는데, 노출부위는 서로 이웃한 Schwann cell들 사이에 있는 좁은 간격이다. 이 간격을 **node of Ranvier(미엘린집마디)**라 한다. Schwann cell 하나는 myelinated axon 한 개를 감싸거나 unmyelinated axon 여러 개를 둘러싼다. 한 unmyelinated axon의 표면은 그 mesaxon의 두 층 사이에 있는 좁은 틈새를 통해 axon의 전체 길이에 걸쳐 세포바깥액과 닿고 있다. (Myelin sheath가 있으면 이 틈새가 닫힌다.) 각 Schwann cell의 바깥면에는 basal lamina가 한 겹 존재한다.

Satellite Cell(Ganglionic Gliocyte, 위성세포)

Sensory ganglia(감각신경절)와 autonomic ganglia(자율신경절)에 있는 satellite cell은 각 neuron의 세포체를 밀착해서 둘러싼다. Ganglia에는 axon을 에워싸고 있는 Schwann cell도 있다.

Enteric nervous system(창자신경계통)은 창자벽에 분포하는 작은 ganglion들과 neurite들의 얼기들로 구성되어 있는데(24장 참조), 이 neurite들은 대부분 myelin sheath가 없다. Enteric nervous system에 있는 neuroglial cell은 구조적 특성과 화학적 특성이 astrocyte와도 공통점이 있고 satellite cell과도 공통점이 있다. Enteric glial cell(창자아교세포)은 다른 특별한 명칭이 없다.

참고문헌

Altman J. Microglia emerge from the fog. *Trends Neurosci.* 1994;17:47-49.

Bahr M, Bonhoeffer F. Perspectives on axonal regeneration in the mammalian CNS. *Trends Neurosci.* 1994;17:473-479.

Borlongan CV, Sanberg PR. Neural transplantation for treatment of Parkinson's disease. *Drug Discov Today.* 2002;7:674-682.

Brecknell JE, Fawcett JW. Axonal regeneration. *Biol Rev.* 1996;71:227-255.

Bruni JE. Ependymal development, proliferation, and functions: a review. *Microsc Res Tech.* 1998;41:2-13.

Bunge RP. Glial cells and the central myelin sheath. *Physiol Rev.* 1968;48:197-251.

Cajal SR. *Degeneration and Regeneration of the Nervous System.* Vol I. London: Oxford University Press; 1928:243.

Del Bigio MR. The ependyma: a protective barrier between brain and cerebrospinal fluid. *Glia.* 1995;14:1-13.

Jones K, ed. Olfactory ensheathing cells: therapeutic potential for spinal cord regeneration [special issue]. *Anat Rec B New Anat.* 2003;271:39-85.

Kettenman N, Ransom BR, eds. *Neuroglia.* 2nd ed. New York, NY: Oxford University Press; 2005.

Landau WM. Artificial intelligence: the brain transplant cure for parkinsonism. *Neurology.* 1990;40:733-740.

Leitch B. Ultrastructure of electrical synapses: review. *Electron Microsc Rev.* 1992;5:311-339.

Nicholls JG, Wallace BG, Fuchs PA, et al. *From Neuron to Brain.* 4th ed. Sunderland, MS: Sinauer; 2001.

Peters A, Palay SL, Webster HdeF. *The Fine Structure of the Nervous System: Neurons and Their Supporting Cells.* 3rd ed. New York, NY: Oxford University Press; 1991.

Ramsay HJ. Ultrastructure of corpora amylacea. *J Neuropathol Exp Neurol.* 1965;24:25-39.

Schipper HM, Cisse S. Mitochondrial constituents of corpora amylacea and autofluorescent astrocytic inclusions in senescent human brain. *Glia.* 1995;14:55-64.

Shepherd GM. *Neurobiology.* 3rd ed. New York, NY: Oxford University Press; 1994.

Somjen GG. Nervenkitt: notes on the history of the concept of neuroglia. *Glia.* 1988;1:2-9.

Thored P, Arvidsson A, Cacci E, et al. Persistent production of neurons from adult brain stem cells during recovery after a stroke. *Stem Cells.* 2006;24:739-747.

Weiss S, Dunne C, Hewson J, et al. Multipotent CNS stem cells are present in the adult mammalian spinal cord and ventricular neuroaxis. *J Neurosci.* 1996;16:
7599-7609.

Chapter 3

말초신경계통 Peripheral Nervous System

박경한 역

요 점

- Ganglia(신경절)는 peripheral nervous system(말초신경계통)의 신경세포체가 모두 모여 있는 곳이다. Motor neuron과 preganglionic autonomic neuron의 세포체는 spinal cord나 brain stem 내부에 있다.
- Nerve(신경)는 axon들로 이루어진 다발이며, axon을 지지하는 neuroglial cell들과 myelin sheath(미엘린집)와 결합조직도 함께 포함된다. Nerve fiber(신경섬유)는 하나의 axon과 그 겉을 에워싸는 myelin sheath와 neuroglial cell인 Schwann cell(신경집세포)로 이루어진다. 전도속도가 가장 빠른 nerve fiber는 지름이 굵으며 extrafusal muscle fiber(방추바깥근육섬유)에 분포하거나 discriminative touch(식별촉각)와 proprioception(고유감각)과 진동감각을 담당한다. 가장 가는 axon은 통증감각이나 후각을 담당하거나 내장에 분포한다.
- Sensory ganglia(감각신경절)는 spinal nerve(척수신경)의 dorsal root(뒤뿌리)나 일부 cranial nerve(뇌신경)에 존재한다. 이 ganglia에는 unipolar neuron(홑극신경세포)들이 모여 있는데, 이 neuron의 axon은 둘로 갈라져서 한쪽 가지는 central nervous system(CNS, 중추신경계통)으로 들어가고 반대쪽 가지는 peripheral nerve(말초신경)로 이어져서 감각자극을 받아들이게 된다.
- 피부에는 촉각이나 온도감각이나 통증감각이나 기타 외부감각을 담당하는 다양한 sensory nerve ending들이 분포한다. 근육과 힘줄과 관절에는 proprioceptive ending들이 분포한다. Muscle spindle(근육방추)은 근육 길이 변화에 관한 정보를 CNS에 전달하고, tendon receptor(힘줄수용기)는 tension(긴장)에 반응한다. Conscious proprioception(의식적 고유감각)인 kinesthetic sensation(운동감각)은 주로 muscle spindle에서 시작되지만 일부는 관절에서도 시작된다.
- Striated skeletal muscle을 지배하는 motor neuron의 세포체는 척수나 brain stem 내부에 있다.
- Motor end plate(운동종말판)는 striated skeletal muscle에서 끝나는 특수한 구조의 effector ending(효과기종말)이다. 이 synapse의 neurotransmitter는 acetylcholine이며, muscle fiber를 수축하게 만든다.
- Preganglionic neuron의 axon은 autonomic ganglia(자율신경절)의 neuron과 synapse 한다. Smooth muscle과 gland에는 autonomic ganglia에 있는 neuron이 분포한다.
- 자율신경의 axonal ending은 unmyelinated axon(무미엘린집축삭)이 varicosity(염주) 모양으로 확장된 것으로, 그 속에는 smooth muscle과 cardiac muscle과 분비세포를 자극하거나 억제하는 다양한 화학전달물질이 들어 있다.

전반적 구성 체제

말초신경계통의 몇몇 특징들은 뇌와 척수를 연구하는 데 매우 적합하다. 그 예로는 sensory receptor(감각수용기), motor ending(운동신경종말), peripheral nerve(말초신경)의 미세구조, ganglia(신경절)의 구조 등이 있다. 다음에 기술한 입문 성격의 설명은 모든 spinal nerve(척수신경)와 cranial nerve(뇌신경)에 해당된다(단 특수감각을 담당하는 cranial nerve는 제외). 3장에서 논의할 구조들은 그림 3-1에 모아서 표시했다. 이 그림은 thoracic region(가슴부위)이나 상위 lumbar region(허리부위)에 있는 spinal nerve를 나타내며, 내장에 분포하는 일부 neuron들도 표시했다.

General sensory ending(일반감각종말)들은 인체 곳곳에 엄청나게 많이 분포하고 있다. 이 ending들은 일종의 생체 변환장치로, 이곳에서 물리 자극이나 화학 자극이 action potential(활동전위)을 유발한다. 그 결과 발생한 nerve impulse(신경임펄스)는 CNS에 도달한 후에 reflex(반사) 반응을 일으키거나 자극을 인식하게 만드는데, 반사와 자극 인식이 둘 다 일어나기도 한다. **Exteroceptive ending(외수용종말)**은 피부 등의 부위에서 얕게 분포하며, 통증과 온도와 촉각과 압력 등의 자극에 반응한다. 근육이나 힘줄이나 관절 등에 분포하는 **proprioceptive ending(고유감각종말)**은 근육 작용을 반사적으로 조절하는 데 기초자료가 되는 정보나 자세와 운동을 인식하게 되는 정보를 제공한다.

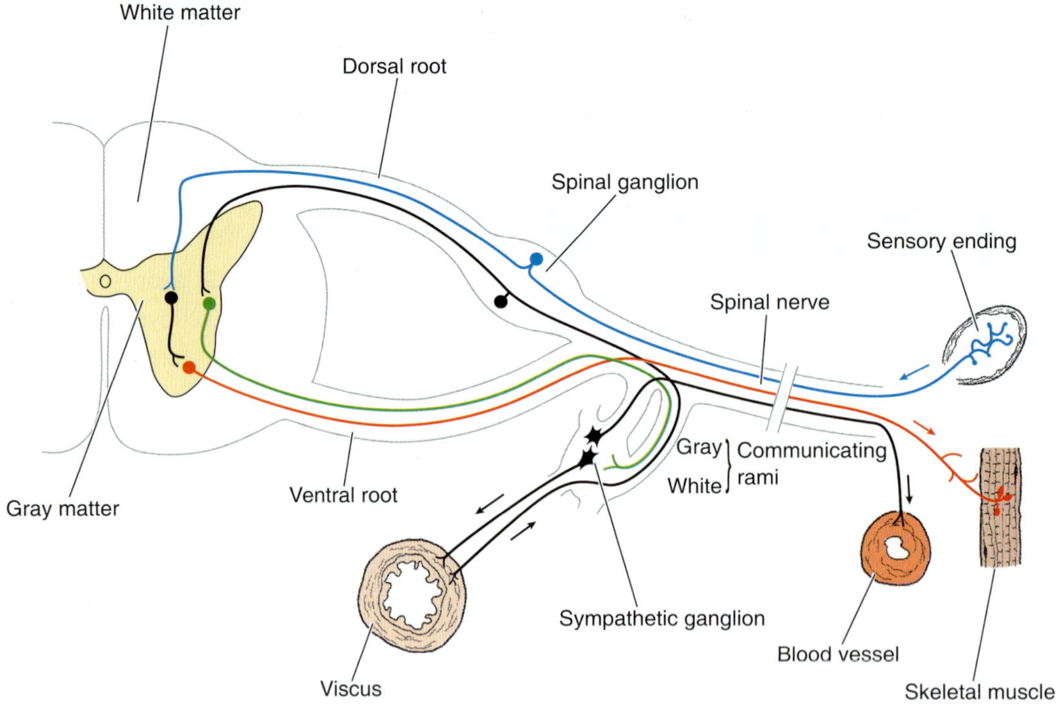

그림 3-1 '전형적인' spinal nerve(척수신경)를 구성하는 기능 성분들. 이 그림의 spinal nerve는 T1과 L2 사이에 해당된다. 적색은 somatic motor neuron(몸운동신경세포)을, 청색은 primary sensory neuron(일차감각신경세포)을, 녹색은 preganglionic sympathetic neuron(신경절이전 교감신경세포)을, 흑색은 spinal cord(척수)에 있는 interneuron(사이신경세포)이나 postganglionic sympathetic neuron(신경절이후 교감신경세포)이나 visceral afferent neuron(내장들신경세포)을 가리킨다.

Nerve와 Root와 Ganglia의 성분

Exteroceptor(외수용기)나 proprioceptor(고유감각기)에서 시작된 신호는 primary sensory neuron(일차감각신경세포)이 중추로 전달하는데, 이 neuron의 세포체는 dorsal root(뒤뿌리)에 있는 spinal ganglia(척수신경절)에 모여 있다(그림 3-1). 이에 상응하는 ganglia가 general sensory fiber(일반감각섬유)를 포함하는 cranial nerve에도 있다. Dorsal root의 nerve fiber들은 척수에 들어가자 마자 ascending branch와 descending branch로 갈라진다. 이 가지들은 반사에 관여하거나(반사 중 일부는 5장에서 논의한다) 감각 정보를 뇌에 전달한다(그 경로는 19장에 정리했다).

Exteroceptor나 proprioceptor 외에 내장에는 **interoceptor(내수용기)**라는 또 다른 sensory ending이 있다. 이 receptor(수용기)에서 시작된 감각 정보는 앞서 설명한 것처럼 primary sensory neuron을 통해 중추로 전달되는데, 그 peripheral process만은 다음과 같이 다른 경로를 취한다. 통증에 관여하는 receptor에 전달될 sensory axon은 white communicating ramus(백색교통가지)를 거쳐 sympathetic trunk(교감신경줄기)에 도달한 후(그림 3-1) sympathetic trunk에서 시작된 가지를 통해 내장에 도달한다. 내장 기능 조절에 관여하는 receptor로 전달될 sensory axon 중 일부도 이와 비슷한 경로를 거치지만, 이 '신체 기능을 담당하는 afferent axon들' 중에 가장 확실히 밝혀진 것은 세포체가 cranial nerve의 ganglia에 모여 있으며 척수가 아닌 brain stem(뇌줄기)에 연결되어 있다. 이렇게 sensory ending과 afferent neuron(들신경세포)은 (1) 신체의 대부분을 구성하는 피부와 뼈와 근육과 결합조직에 분포하는 **somatic afferent(몸들)**와 (2) 순환계통과 호흡계통과 소화계통과 비뇨계통과 생식계통의 내장에 분포하는 **visceral afferent(내장들)**의 두 종류로 대별된다.

Efferent neuron도 두 종류가 있다. **Somatic efferent neuron(몸날신경세포)**, 일명 **motor neuron(운동신경세포)**의 세포체는 척수의 ventral gray horn(앞회색질뿔)이나 cranial nerve의 motor nucleus(운동핵)에 모여 있다. Ventral horn neuron의 axon은 ventral root와 spinal nerve

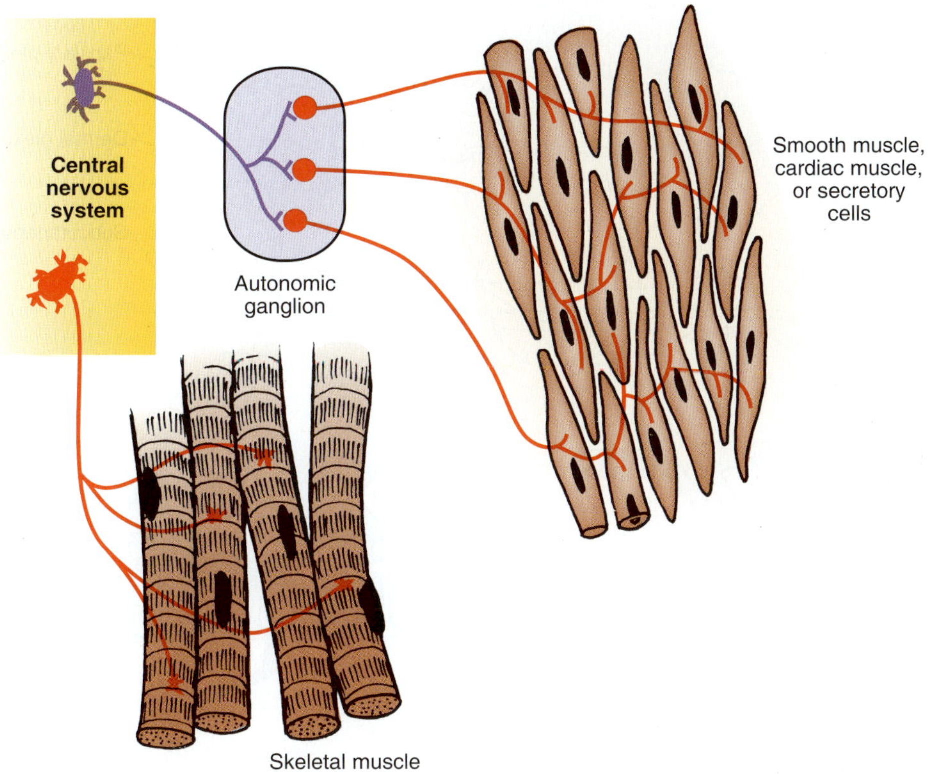

그림 3-2 Autonomic innervation(자율신경분포)과 somatic innervation(몸신경분포)의 비교.

를 차례로 지나 skeletal muscle fiber에 있는 motor end plate(운동종말판)에서 끝난다. 자율신경계통의 **visceral efferent neuron(내장날신경세포)**은 CNS에서부터 smooth muscle과 cardiac muscle이나 분비세포에 정보를 전달하는 데 둘 이상의 neuron이 참여한다는 특징이 있다(그림 3-2).

Sensory Ending(감각종말)

Sensory ending에는 굵기와 특성이 다른 여러 종류의 axon들이 분포한다. 이 사실은 상당히 중요한데, 왜냐하면 nerve fiber의 굵기에 따라 action potential 전달 속도가 결정되며 sensory ending의 기능에 따라 굵기가 다른 fiber가 분포하기 때문이다. Peripheral nerve fiber를 분류하고 명명하는 대표적 방식 하나는 로마 숫자와 그리스 문자를 이용한 것으로, 표 2-1에 제시한 바 있다. 이 표에는 peripheral nerve fiber의 종류에 따른 기능 설명이 포함되어 있다.

Cutaneous Sensory Ending(피부감각종말)

Cutaneous sensory ending과 기타 sensory ending은 구조를 기준으로 크게 두 종류로 나뉜다. **Nonencapsulated ending(무피막종말)**은 axon의 terminal branch(종말가지)로서, 세포에 가까이 접해 있을 수도 있고 어느 세포에도 연결되지 않고 결합조직의 세포바깥공간에 위치할 수도 있다. **Encapsulated ending(피막종말)**은 독특하게 배열된 비신경세포들로 이루어져 있는데, 이 세포들은 axon의 종말 부분을 완벽하게 둘러싸고 있다. 이 receptor들은 곧 이어서 위치별로 설명할 예정이다. Exteroceptor와 일부 proprioceptor는 각각 그림 3-3과 3-4에 도시되어 있다.

대부분의 피부에는 hair(털)가 분포한다. 털은 신체 부위에 따라 길이와 굵기와 밀도가 다양하다. Glabrous skin(털없는 피부)은 손바닥, 손가락의 손바닥쪽 면, 발바닥, 얼굴이나 바깥생식기관의 일부분에 존재한다. Hairy skin(털 피부)과 glabrous skin은 신경분포 양상이 다르다.

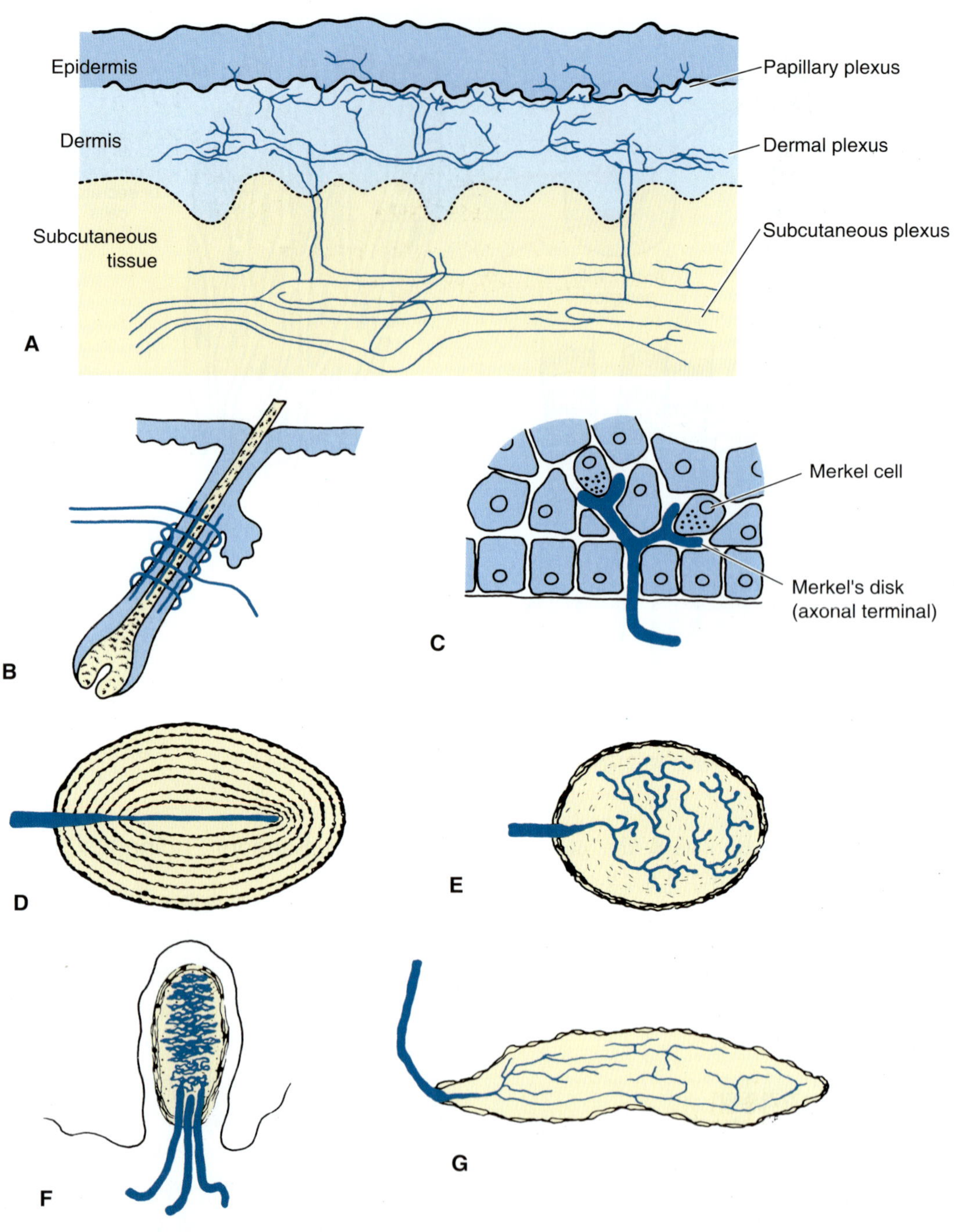

그림 3-3 피부의 감각신경분포. **(A)** Plexus(신경얼기). **(B)** Peritrichial ending(털주위종말). **(C)** Epidermis의 Merkel ending(촉각원반). **(D)** Pacinian corpuscle(층판소체). **(E)** End bulb(끝망울). **(F)** Meissner's corpuscle(촉각소체). **(G)** Ruffini ending(루피니소체).

피부 신경분포의 미세구조

Spinal nerve와 cranial nerve의 cutaneous branch(피부가지)들은 subcutaneous connective tissue(피부밑결합조직)를 통과한 후 dermis에 도달하고, 이곳에서 수평 방향으로 퍼져서 세 가지 plexus(신경얼기)를 이룬다. 이 plexus들은 피부 표면과 평행하게 분포한다. **Subcutaneous plexus(피부밑신경얼기)**는 피부 밑에 있는 loose connective tissue에 위치한다. **Dermal plexus(진피신경얼기)**는 dermis 중 깊은 부분을 이루는, collagenous fiber가 치밀하게 짜여 있는 reticular layer(그물층)에 분포한다. **Papillary plex-**

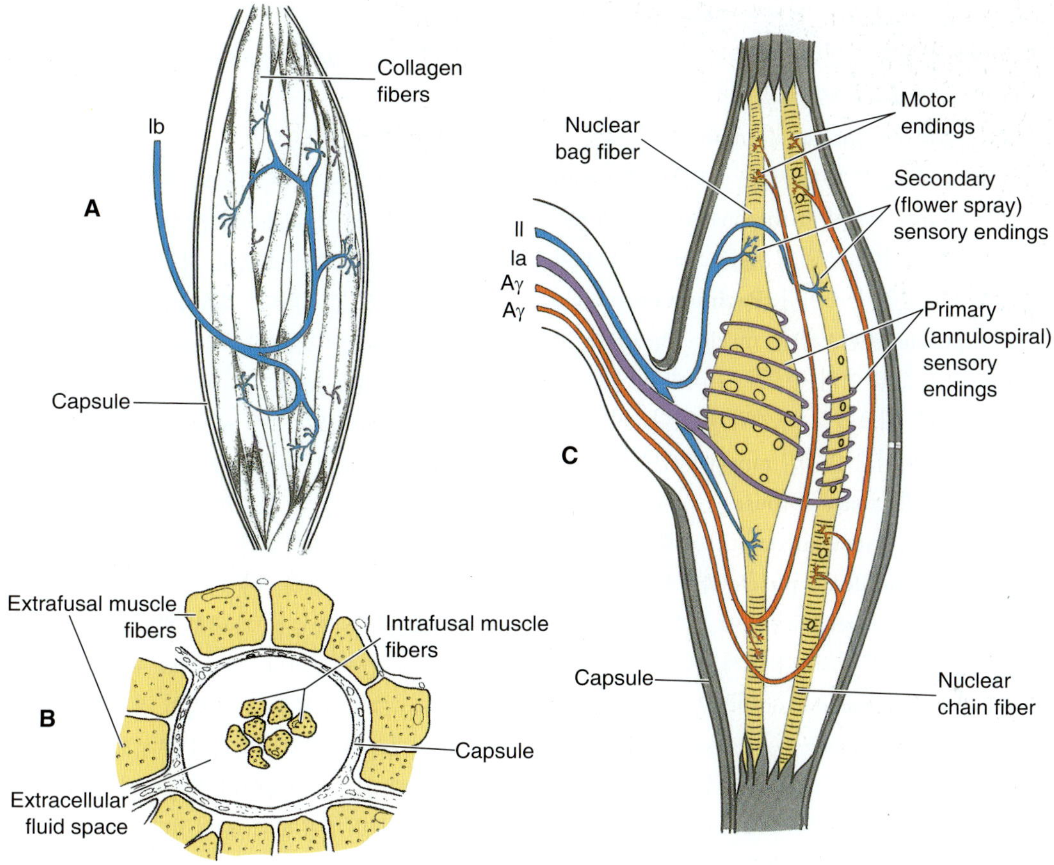

그림 3-4 Skeletal muscle(뼈대근육)과 tendon(힘줄)에 분포하는 특화된 sensory ending(감각종말). **(A)** Golgi tendon organ(힘줄기관). **(B)** Neuromuscular spindle(근육방추)의 가로단면. **(C)** Muscle spindle의 신경분포.

us(유두신경얼기)는 epidermis의 바로 밑인 dermis의 papillary layer(유두층)에 분포한다. 각 plexus를 이루는 axon에서 나온 가지들이 주변 조직에 분포한다. 피부신경의 분포 밀도는 부위에 따라 상당한 차이를 보이는데, 예를 들어 등보다 얼굴과 손에 더 많이 분포한다.

Free nerve ending(자유신경종말)은 subcutaneous tissue와 dermis에 분포하는데, 일부는 epidermis 세포들 사이까지 연장되어 있다. Free nerve ending은 C군 fiber의 terminal branch와 A군 fiber의 unmyelinated terminal branch로서, 모든 피부 감각의 modality(종류)를 받아들인다. 비록 'free'라는 표현을 쓰기는 하지만 실제 free nerve ending은 늘 peripheral nerve의 glia인 Schwann cell로 덮여 있어서 extracellular fluid와 직접 접하지는 않는다. 사실 axon 하나가 정확히 피부의 어느 지점에서 끝나는지를 확인하기는 불가능하다. 다른 종류의 sensory ending이 없는 피부 부위에서도 감각 기능이 정상적으로 나타나기 때문에 free nerve ending이 있다고 추정할 뿐이다.

Merkel ending(촉각원반)은 epidermis의 germinal layer(stratum basale, 바닥층)에서 관찰된다. 이는 axon 가지들이 납작하게 확장된 채 끝나는 구조로서, **Merkel cell(촉각상피세포)**에 가까이 접해 있다. 이 작은 세포는 다른 표피세포와 달리 핵의 표면이 속으로 약간 패어 있으며 electron density(전자밀도)가 높은 과립들이 세포질에 들어 있다. 이 세포는 glabrous skin이나 털의 outer root sheath(바깥뿌리집)에서 관찰된다.

Peritrichial nerve ending(털주위신경종말, palisade ending 울타리종말)은 axon이 hair follicle(털주머니)을 쇠창살 모양으로 둘러싸는 구조이다. 하나의 axon에서 시작된 가지들이 다수의 hair follicle에 분포하며, 각 hair follicle에는 axon이 2~20개씩 분포한다. 이 axon은 sebaceous gland(기름샘)보다 깊숙이 hair follicle에 접근하여 outer root sheath의 바깥에 있는 결합조직에서 가지를 낸다. 가지들 중 일부는 hair follicle을 둘러싸며, 다른 일부는 hair follicle의 세로축에 평행하게 진행하고, 다른 일부는 outer root sheath에 있는 Merkel cell에서 끝난다.

피부에는 몇 종류의 encapsulated ending이 존재한다. 전형적인 **Ruffini ending(루피니소체)**은 길이가 약 1 mm이고 너비는 20~30 μm이며, 속에 myelinated axon의 terminal branch들이 배열되어 있고 그 겉을 capsular cell(피막세포)들이 둘러싸고 있는 구조이다. **Pacinian corpuscle (Vater-Pacini corpuscle, 층판소체)**은 myelin sheath가 벗겨진 axon 하나와 그 겉을 여러 층으로 둘러싸고 있는 납작하고 세포질이 적은 세포들로 구성되어 있다. 이 소체는 길이가 약 1 mm, 너비가 약 0.7 mm인 타원형 구조이다. Ruffini ending과 Pacinian corpuscle은 hairy skin과 glabrous skin 모두에서 subcutaneous tissue와 dermis에 존재한다. **Meissner's tactile corpuscle(촉각소체)**은 손가락끝 dermis의 papillary ridge(유두능선)에 매우 많이 분포하며, 기타 털 없는 부위에는 그보다 적게 분포한다. Meissner's corpuscle마다 myelinated axon이 서너 개씩 분포하는데, 이 axon의 terminal branch들은 capsule에 둘러싸인 복잡하게 얽힌 매듭처럼 생긴 구조를 형성한다. Capsule은 세포와 collagen fiber로 구성되어 있다. Meissner's corpuscle은 길이가 약 80 μm이고 너비가 30 μm이며, 그 세로축은 피부 표면에 직각을 이룬다. **End bulb(끝망울, 망울소체)**는 모양과 크기가 다양해서 end bulb of Krause(크라우제끝망울), Golgi-Mazzoni ending(골지마초니소체), genital corpuscle(생식기소체), mucocutaneous ending(점막피부종말) 등과 같이 여러 종류의 end bulb가 기술된 바 있다. 그러나 이 모두는 동일 구조가 신체부위마다 변형된 것일 가능성이 있다. End bulb들은 대부분 공 모양이고, 길이가 약 50 μm이며, 세포들로 이루어진 얇은 capsule 속에 가지가 많고 비꼬인 axon terminal이 하나 들어 있다. 대부분의 end bulb는 (1) 점막(입, 결막, 항문관)과 (2) 출입구(입술, 바깥생식기관) 근처 glabrous skin의 dermis에 분포한다.

기능적 특성

의식에 감지되는 피부 감각의 유형을 **modality(종류, 양식)**라 칭한다. 각 modality가 항상 명확히 구분되지는 않지만 임상에서는 통상적으로 다섯 modality를 구별하고, 진찰할 때 항상 검사한다. 다섯 modality는 discriminative touch(fine touch, 식별촉각), vibration(진동), light touch(단순촉각), temperature(온도감각)[온감각 또는 냉감각], pain(통증, 통각)으로 구성된다. 각 modality마다 **quality(질, 정성)**도 있다. 예를 들어 pain의 quality는 쑤시는 통증과 burning pain(작열통) 등이 있으며, 온도감각의 quality는 아프도록 차가운 감각에서부터 아프도록 뜨거운 감각에 이르기까지 조금씩 다르다. 이 다섯 가지 modality를 처리하는 중추신경계통 경로는 자세히 밝혀져 있지만(19장 참조), 가려움이나 간지럼이나 마찰이나 꽉 누르는 압박 등의 modality는 그렇지 못하다. 면밀히 검사한 결과, 사람 피부는 모자이크처럼 배열된 점들로 구성되며, 각 점들은 접촉이나 따뜻함이나 차가움이나 통증이라는 네 가지 기본 감각 중 하나에만 반응함이 밝혀졌다. 각 점의 반응은 자극의 성질에 상관없이 항상 일정하다. 예를 들어 '냉점'에서는 열이나 손상이 가해져도 차가움만 느낀다. 이는 그 민감도가 특정 modality에 대해 가장 높음을 뜻한다. 생리학 용어로 표현하면 threshold(문턱값)가 가장 낮다는 뜻이다.

구조가 밝혀진 사람의 nerve ending들 중에 어느 것이 어떤 modality를 담당하는지 알아내려는 연구가 여러 차례 시도되어 왔지만 확실한 결론을 내리지 못했다. 그러나 동물을 대상으로 전기생리학 실험을 한 결과, 한 modality만 전담하는 cutaneous receptor는 존재하지 않지만 일부 end organ은 선별능력이 뛰어나다는 사실이 밝혀졌다.

임상노트

Herpes Zoster(대상포진, 띠헤르페스)

Spinal ganglia나 cranial nerve ganglia를 침범하는 흔한 질환인 **herpes zoster(shingles)**는 바이러스 감염으로 인해 dorsal root나 cranial nerve가 담당하는 피부 영역에 통증을 포함한 여러 가지 감각 장애와 발진이 나타나는 병이다. 피부 염증을 일으키는 요인들 중 일부는 이 nerve의 C군 fiber에서 nerve impulse가 저절로 antidromic conduction(역방향 전도) 되는 탓이다. 이로 인해 nerve terminal에서 substance P(SP)와 calcitonin gene-related peptide(CGRP, 칼시토닌 유전자 관련 펩티드) 등의 peptide가 방출된다. SP와 CGRP는 가느다란 동맥을 확장시키고 가는 정맥의 투과성을 증가시켜 plasma(혈장)가 exudation(삼출)되게 한다.

모든 receptor가 지닌 중요한 생리적 특성 중 하나가 **adaptation(적응, 순응)**이다. Adaptation은 자극이 계속 가해질 때 그에 대한 반응이 감소하는 현상이다. Adaptation이 느린 receptor는 활성 자극을 받으면 계속 반응을 보인다. Adaptation이 빠른 receptor는 자극을 받은 후 시간이 지나면서 반응에 변화를 보인다. *Meissner's corpuscle*은 기계적 변형에 민감하며 adaptation이 빠르다. 즉 일정한 변형 자극이 계속 가해지면 더 이상 반응하지 않는다. 이러한 특성에 덧붙여서 papillary ridge에 가지런히 배열되어 있다는 특징 덕분에 Meissner's corpuscle 집단은 만지거나 표면을 따라 움직이는 물체의 위치와 운동을 매우 정확히 감지할 수 있다. 이러한 연유로 Meissner's corpuscle은 손가락 끝으로 물체 표면의 질감을 느낄 때 감각기관으로 작용한다. *Merkel ending*도 접촉 자극에 우선적으로 반응하지만 Meissner's corpuscle에 비해 adaptation이 훨씬 더 느리다. 따라서 Merkel ending은 피부 표면을 계속 누르는 자극에 반응한다. 게다가 Merkel ending은 epidermis에 위치하기 때문에 이러한 자극에 대해 더 민감해진다. *Pacinian corpuscle*도 변형을 받으면 action potential을 개시한다. 이 corpuscle은 adaptation이 가장 빠른 receptor기 때문에 진동에 매우 민감하다. Adaptation이 빠른 것은 이 corpuscle의 여러 층판들 사이에 액체가 있기 때문인데, 변형 자극이 일정하게 지속되면 모양이 변하지만 그 중심에 있는 axon은 물리적 방해를 받지 않는다. *Ruffini ending*은 capsule에 부착된 collagen fiber를 당기는 기계적 자극에 반응한다. 이 자극은 피부를 누르거나 잡아당겨 늘어날 때 subcutaneous tissue의 위치가 변해서 일어난다. *Peritrichial ending*은 hair shaft의 위치가 물리적 원인에 의해 변할 때 반응하기 때문에 hair follicle은 light touch에 대한 receptor로 작용한다. 여러 종류가 있는 *end bulb*는 특성을 잘 모르지만 접촉 자극에 반응할 것으로 추정된다.

온감각 및 냉감각(피부 전체)과 촉각(encapsulated ending이 없는 털 있는 피부)을 감지하는 receptor는 dermal plexus와 papillary plexus에서 유래한 free nerve ending일 것으로 추정된다. 이 receptor들 중 일부의 생리적 특성은 동물과 사람의 peripheral nerve를 구성하는 각각의 axon으로부터 얻은 전기 기록을 분석함으로써 규명된 바 있다. 접촉 자극을 감지하는 receptor는 **low threshold mechanoreceptor(낮은 문턱값 기계수용기)**에 속한다. 이 mechanoreceptor 부류에는 모든 encapsulated ending과 일부 free nerve ending이 포함된다.

통증 감각의 receptor는 **nociceptor(통각수용기)**라 불리는 free nerve ending이다. Nociceptor는 세 종류가 있다. **High threshold mechanoreceptor(높은 문턱값 기계수용기)**는 늘이거나 자르는 등의 기계적 자극에만 반응한다. **Polymodal nociceptor(다중통각수용기)**는 기계적 자극과 45°C 이상의 온도 자극 모두에 반응하며 손상된 세포에서 방출된 화학매개물질에도 반응한다. 셋째 유형의 nociceptor는 화학매개물질에만 반응하며, 염증 때 나타나는 **hyperalgesia(통각과민)**, 즉 통증의 threshold가 낮아지는 증상에 관여하는 것으로 생각된다.

Muscle(근육)과 Tendon(힘줄)과 Joint(관절)의 Sensory Ending(감각종말)

Joint capsule(관절주머니)과 근육과 힘줄에 있는 proprioceptor는 반사 작용을 통해 운동을 적절히 coordination하는 데 필요한 정보를 CNS에 제공한다. 그 밖에도 proprioceptor가 받아들인 정보는 의식에도 도달하기 때문에 우리가 신체 자세와 운동을 의식할 수 있게 된다. 이러한 감각을 **kinesthetic sense(운동감각)** 또는 **conscious proprioception(의식적 고유감각)**이라 한다. 근육, 힘줄, 인대, 뼈에서 시작되는 통증은 결합조직에 있는 free nerve ending에서 감지되는 것으로 보인다. 이 nociceptor는 물리적 손상에 반응하고 염증이나 ischemia(허혈)가 유발한 국소적 화학물질 변화에도 반응한다.

Muscle(근육)

Skeletal muscle에 있는 proprioceptor는 **neuromuscular spindle(근육방추, 신경근육방추)**인데, 줄여서 muscle spindle이라 부르기도 한다. Neuromuscular spindle에는 감각신경 및 운동신경이 모두 분포한다.

Neuromuscular spindle은 폭이 1 mm의 몇 분의 1이고 길이가 최대 6 mm에 이른다. 그 세로축은 근육의 긴 축에 평행하며, collagen fiber로 이루어진 capsule은 muscle fiber(근육섬유) 사이를 가르는 섬유사이막에 연속된다. 이 막은 근육이 뼈에 부착되는 곳까지 연속되어 있기 때문에 근육이 수동적으로 당겨질 때마다 neuromuscular spindle은 길이가 늘어난다. Neuromuscular spindle은 근육이 tendon에 연결되는 곳 근처가 가장 대표적인 분포 장소이며, 고도로 숙련된 운동을 하는 근육(손 근육 등)에 특히 많다.

각 muscle spindle은 결합조직으로 이루어진 capsule과 그 속에 있는 2~14개의 **intrafusal muscle fiber(방추속근

육섬유)로 구성된다(그림 3-4). 이 muscle fiber는 근육의 대부분을 이루는 **extrafusal muscle fiber(방추바깥근육섬유)**와는 여러 모로 다르다. Intrafusal fiber는 extrafusal fiber에 비해 매우 작고, 중간 부분에는 가로무늬가 없고 핵이 많은데, 핵은 일반적 skeletal muscle과 달리 sarcolemma(근육세포막)의 바로 밑에 있지 않다.

Muscle spindle에는 두 종류의 sensory axon이 분포한다. 그 중 하나는 Aα, 즉 Ia fiber인데(표 2-1), 이 axon은 muscle spindle의 capsule을 통과하면서 myelin sheath를 잃는다. 이어서 intrafusal muscle fiber의 중간 부분을 나선형으로 감으면서 **annulospiral ending(고리나선신경종말)**을 이룬다. 이보다 약간 더 가는 Aβ 또는 II fiber는 마지막에 여러 개의 branch들로 갈라진 후에 intrafusal muscle fiber의 중간 부분으로부터 약간 떨어져서 varicosity(염주) 형태로 끝난다. 이 nerve terminal을 **flower spray ending(꽃술신경종말)**이라 부른다. Annulospiral ending과 flower spray ending은 각각 muscle spindle의 primary sensory ending(일차감각신경종말)과 secondary sensory ending(이차감각신경종말)이라고도 불린다.

근육의 대부분을 이루는 extrafusal fiber에는 큰 **alpha motor neuron(알파운동신경세포)**이 분포하는데, 이 neuron의 axon은 굵기가 Aα에 해당된다. 이보다 작은 **gamma motor neuron(감마운동신경세포)**과 그 Aγ axon은 muscle spindle에 있는 intrafusal muscle fiber에 분포한다.

Muscle spindle의 가장 간단한 임무는 **stretch reflex(뻗침반사, 신장반사)**의 receptor로서의 역할이다. 근육 길이가 약간 늘어나면 intrafusal fiber도 길어져서 그 sensory ending들이 자극을 받는다. Action potential이 척수로 전해지고, 이곳에서 sensory axon의 terminal branch가 alpha motor neuron과 synapse한다. 이 neuron은 근육의 대부분을 이루는 extrafusal fiber를 지배한다. 결국 stretch에 대한 반응으로 2개의 neuron으로 구성된 reflex arc(반사활)를 거쳐 근육이 수축한다. 근육이 수축하면 muscle spindle 자극이 중단되는데, 이는 extrafusal fiber와 평행하게 배열된 intrafusal fiber들이 본래 길이로 줄어들기 때문이다. Stretch reflex는 끊임없이 일어나서 muscle tone(근육긴장도)을 조금씩 조정한다. 이 reflex는 진찰의 필수 항목인 **tendon reflex(힘줄반사)** 검사의 토대가 된다. Tendon reflex의 예로는 knee jerk(무릎반사)가 있는데, 이는 patellar tendon(무릎힘줄)을 가볍게 두드리면 무릎이 extension되는 반응이다.

Muscle spindle은 뇌 활동으로 인해 일어나는 근육 작용에도 중요한 역할을 맡고 있다. 뇌에서 시작하여 척수로 내려온 motor fiber(운동신경섬유)들은 ventral gray horn에 있는 alpha motor neuron과 gamma motor neuron 모두와 직접 또는 interneuron을 통해 간접적으로 synapse함으로써 이 neuron들 모두에 영향을 미친다. Gamma motor neuron의 자극에 반응하여 intrafusal muscle fiber가 수축하면 그 중간 부분이 길어지고 그 sensory axon에서 일제히 nerve impulse가 시작된다. 이어서 반사작용으로 alpha motor neuron이 자극을 받고, 그 결과 extrafusal fiber가 수축한다. 이 **gamma reflex loop(감마반사고리, 감마고리)**은 gamma motor neuron과 muscle spindle과 sensory neuron과 alpha motor neuron으로 구성된다(alpha motor neuron은 extrafusal muscle fiber를 지배한다). 뇌에서 내려와서 alpha motor neuron을 조절하는 nerve fiber들은 gamma reflex loop에 비해 더 직접적으로 근육을 제어하고, gamma reflex loop은 이 nerve fiber들의 작용을 보조한다. Gamma reflex loop이 작동하면 실제 운동이 시작되기 전에 그 근육의 길이를 설정할 수 있다.

Tendon(힘줄, 건)

Golgi tendon organ(힘줄기관), 일명 **neurotendinous spindle(신경힘줄방추)**은 tendon이 근육에 부착되는 곳 근처에 가장 많다. 각각의 neurotendinous spindle은 결합조직으로 이루어진 얇은 capsule과 그 속에 있는 힘줄의 collagen fiber 몇 가닥들로 이루어져 있다(그림 3-4). Aβ, 즉 Ib fiber 하나가(하나 이상일 수도 있다) neurotendinous spindle로 들어간 후에 unmyelinated terminal branch들로 갈라지는데, 이 가지들은 intrafusal tendon fiber(방추속힘줄섬유)에 닿아 있는 varicosity들로 끝난다. 이 sensory nerve ending은 힘줄에 *tension*(긴장, 장력)이 가해지면 활성화된다. 반면에 muscle spindle은 sensory nerve ending이 분포하는 부분의 길이 변화에 반응함은 앞서 공부한 바 있다. Golgi tendon organ에서 시작된 감각신호는 척수의 interneuron에 도달하고, 이어서 이 neuron이 alpha motor neuron에 억제작용을 가해서 그 힘줄에 부착된 근육이 이완된다. Neuromuscular spindle과 neurotendinous spindle은 서로 다른 작용을 수행함으로써 척수반사 작용의 전반적 균형을 유지한다. Golgi tendon organ은 tension 상태를 계속 점검함으로써 지나치게 강력한 근육 수축으로 인해 일어날 수 있는 손상을 방지한다.

Joint(관절)

Synovial joint(윤활관절)의 capsule 주위에는 작은 Pacinian corpuscle들이 있으며 피부에 있는 Ruffini ending과 유사한 구조도 분포한다. Pacinian corpuscle은 운동 중단에, Ruffini ending과 비슷한 구조는 운동 개시에 반응한다. Golgi tendon organ과 동일한 receptor가 관절 인대에 존재하는데, 이 receptor는 관절에 지나친 부하가 가해질 때 근육이 reflex inhibition(반사억제) 되도록 매개한다. Free nerve ending은 synovial membrane(윤활막), joint capsule, 관절 주위 결합조직에 풍부하게 분포한다. 이 free nerve ending은 손상을 입힐 가능성이 있는 기계적 스트레스에 반응하며 손상되거나 병이 생긴 관절에서 일어나는 통증을 전달하는 것으로 생각된다.

Conscious Proprioception(의식적 고유감각)

다양한 유형의 proprioceptor들이 잠재의식 수준에서 신경이 근육 작용을 조절하는 데 필수적인 정보를 제공한다. 이 조절에는 척수, brain stem, 소뇌, cerebral cortex(대뇌겉질)가 관여하는 반사 작용들이 포함된다. Conscious proprioception, 즉 **kinesthesia(운동감각)**에서 이 proprioceptor가 담당하는 역할은 아직 확실하지 않다. 사람의 관절 및 근육에서 시작된 nerve는 모두 자세와 운동에 관해 의식 수준에서 감지될 정보를 전달한다. 작은 관절에 국소마취제를 주입하면 이 감각에 장애가 일어나지 않지만, 무릎 같은 큰 관절에서 주요 인대가 손상을 입으면 자세 감각이 감퇴될 수 있다. Muscle spindle이 kinesthetic sense의 가장 중요한 receptor로 간주된다.

Viscera(내장)의 Sensory Ending(감각종말)

대부분이 mesentery(창자간막)에 분포하는 Pacinian corpuscle을 제외하면 내장의 sensory ending은 주로 nonencapsulated ending들로 구성되는데, 이 ending들 중 일부는 구조가 매우 복잡하다. 일반적으로 visceral afferent(내장들섬유)는 (1) 정상 생리적 내장반사에 관여하거나 (2) 위, rectum, 방광의 포만감, (3) 내장의 기능장애나 질병으로 인한 통증 등에 관여한다. 통증 감각을 전달하는 afferent fiber와 기능 조절에 관여하는 afferent fiber는 대개 경로가 다르며, CNS에서의 연결 경로도 다르다(24장 참조).

Effector Ending(효과기종말)

신경계통은 근육세포와 분비세포에 작용한다. 이 세포들은 neuron이 아니지만 neuron들 사이에 이루어지는 chemical synapse(2장 참조)와 비슷한 방식으로 neuron의 조절을 받는다. Axon은 skeletal muscle fiber, cardiac muscle fiber, smooth muscle fiber와 exocrine gland 및 endocrine gland 세포에 끝나면서 neuroeffector ending(신경효과기종말)을 이룬다. 대부분의 내분비기관은 hypothalamus(시상하부)의 neurosecretory neuron이 직접 또는 간접으로 조절한다. 이 neuron들은 생산물을 혈관 속으로 분비하여 표적세포까지 운반시킨다.

Motor End Plate(운동종말판)

Skeletal muscle의 extrafusal fiber와 intrafusal fiber에 형성되는 **motor end plate**, 즉 **myoneural junction(신경근육이음, 신경근육연접)**은 motor axon의 ending과 그에 이웃한 muscle fiber의 일부분이 형성하는 synapse 구조이다. Alpha motor neuron의 axon terminal은 여러 갈래로 갈라져서 다양한 수의 muscle fiber들을 지배한다. **Motor unit(운동단위)**은 motor neuron 하나와 이 세포가 지배하는 전체 muscle fiber들로 구성된다. 한 motor unit에 포함되는 muscle fiber의 수는 근육의 크기나 기능에 따라 10개 미만에서 수백 개까지 다양하다. Extraocular muscle이나 손의 intrinsic muscle 등의 작은 근육들은 매우 정교하게 작동되어야 하기 때문에 그 motor unit은 소수의 muscle fiber만을 포함한다. 팔다리의 proximal part 근육이나 몸통 근육은 motor unit이 큰데, motor unit이 크면 수많은 muscle fiber들이 동시에 수축할 수 있기 때문에 빠르고 강력한 운동에 적합하다.

Motor nerve fiber에서 갈라져 나온 각 가지들은 muscle fiber에 접근하면서 myelin sheath가 벗겨지고 motor end plate의 신경 쪽 성분을 구성하는 여러 개의 작은 branchlet(잔가지)들로 끝난다(그림 3-5). 전형적인 motor end plate는 지름이 40~60 μm이며 대개 muscle fiber의 전체 길이 중 중간 부분에 위치한다. Neurolemma는 Schwann cell 중에 핵을 포함한 세포질쪽 부분으로 구성되며, motor axon의 terminal branch 주위까지 계속되지

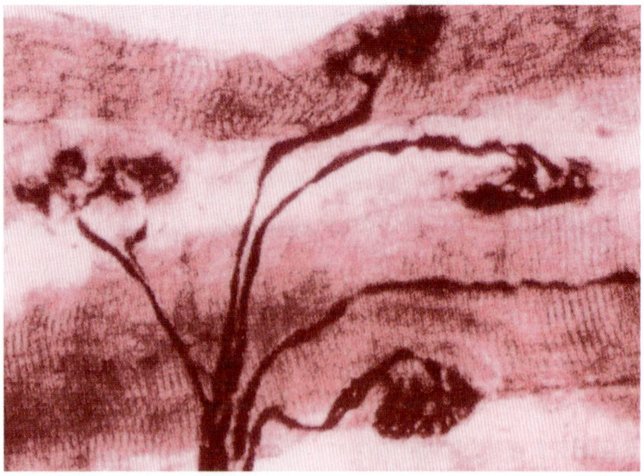

그림 3-5 Motor end plate(운동종말판). (염화금 염색법, 800배 확대 사진)

만 nerve ending과 muscle fiber 사이에는 끼어들지 않는다. Nerve fiber는 neurolemma의 바깥에서 얇은 결합조직인 endoneurium(신경속막)이 감싸고 있는데, endoneurium은 motor end plate에서 endomysium(근육섬유막)과 혼합된다. Endomysium은 각각의 muscle fiber를 감싸는 결합조직이다.

Motor end plate를 이루는 axonal ending에는 mitochondria와 synaptic vesicle이 들어 있다. 이 vesicle에는 **acetylcholine(아세틸콜린)**이 들어 있는데, 이는 motor end plate의 neurotransmitter이다. 각 axon의 branchlet은 muscle fiber 표면에 있는 'synaptic gutter(연접고랑)'를 점유하고 있다. Branchlet과 muscle fiber 사이 공간인 synaptic cleft는 폭이 20~50 nm 정도다. 근육세포의 세포막과 그 겉을 감싸는 basement membrane은 함께 muscle fiber의 sarcolemma를 형성하는데, nerve terminal과 접하는 곳에서는 junctional fold(연접이후막주름)라 불리는 울퉁불퉁한 구조와 더불어 윤곽이 물결 모양이다. 이렇게 주름 접힌 sarcolemma 부위를 **subneural apparatus(신경밑장치)**라 부른다. Subneural apparatus는 acetylcholine을 분해하는 **acetylcholinesterase(아세틸콜린에스테라아제)**를 포함하기 때문에 histochemistry 염색을 하면 관찰할 수 있다.

Acetylcholine은 axon을 따라 action potential이 도달할 때 synaptic vesicle에서부터 방출되는 물질로, **acetylcholine receptor(AChR, 아세틸콜린 수용체)** 분자와 결합한다. 이 receptor는 subneural apparatus에 있는 주름 접힌 sarcolemma에 위치한다. Axon terminal에 도달한 action potential이 적정 수준에 도달하면 postsynaptic membrane을 depolarization시킬 만큼 양이 충분한 acetylcholine이 분비되고, 그 결과 muscle fiber에서 또 다른 action potential이 생성된다. 그리고 action potential은 transverse tubule(가로세관) 연결망을 통해 muscle fiber 내부에 있는 myofibril(근육원섬유)에 도달하여 이를 수축시킨다. Transverse tubule은 sarcolemma가 muscle fiber 속으로 패어져 들어가서 형성한 구조이다.

Postganglionic Autonomic Ending(신경절이후 자율신경종말)

Smooth muscle cell이나 cardiac muscle cell이나 분비세포에 synapse하는 굵은 presynaptic effector nerve ending은 통상 **varicosity(염주)**라 불리는데, unmyelinated axon이 진행하는 경로를 따라 형성되거나 그 끝부분에 형성된다. 이 굵은 nerve ending 속에는 mitochondria가 쌓여 있고 synaptic vesicle들이 포도송이처럼 모여 있다. 이 nerve ending들은 effector ending에 접해 있는데, 때로는 skeletal muscle에서만큼 가까이 접해 있기도 하지만 synapse의 구성원이라 할만한 특별한 구조가 postsynaptic cell에 없다. Sympathetic nervous system의 noradrenergic terminal에는 전자밀도가 높은 synaptic vesicle이 들어 있다. 반면에 cholinergic terminal에는 작고 전자밀도가 낮은 synaptic vesicle들이 있는데, 특히 parasympathetic nervous system의 cholinergic terminal이 그러하다. 다른 유형의 synaptic vesicle도 자주 관찰되고, immunohistochemistry 연구를 시행한 결과 대부분의 자율신경종말에는 두 대표적인 neurotransmitter 외에 peptide가 한 가지 이상씩 들어 있음이 밝혀졌다.

Ganglia(신경절)

Spinal ganglia(dorsal root ganglia, 척수신경절)는 spinal nerve의 dorsal root(뒤뿌리)이 ventral root(앞뿌리)와 합쳐지기 직전에 굵어진 부분으로, intervertebral foramen(척추사이구멍)에 위치한다. Spinal ganglia에는 primary sensory neuron(일차감각신경세포)의 세포체들이 모여 있는데, 이 세포체는 ganglion의 넓은 주변부를 주로 차지하고 있다. 이 ganglion의 중앙에는 주로 neurite의 시작 부분이 모여 있다. General sensation을 담당하는 spinal ganglia와 cranial nerve ganglia는 조직 구조가 같다.

Sensory ganglia에 있는 neuron들은 처음에는 bipolar

임상노트

Acetylcholine Receptor(아세틸콜린 수용체)와 *Curare*(쿠라레)

Skeletal muscle에 있는 AChR는 nicotinic AChR(니코틴 아세틸콜린 수용체)인데, 이 이름이 붙은 이유는 이 receptor가 저용량 nicotine에 자극을 받고 고용량 nicotine에 억제되는 데 있다. Nicotinic AChR는 autonomic ganglia(자율신경절)에도 존재한다. Cardiac muscle 및 smooth muscle과 gland에 대한 acetylcholine의 작용은 또 다른 유형의 receptor인 muscarinic AChR(무스카린 아세틸콜린 수용체)가 매개하는데, 두 receptor는 약리적 성질이 서로 다르다.

Nicotinic AChR는 tubocurarine(튜보쿠라린)이 차단한다. 이 물질은 남미 원주민이 화살독으로 사용하는 curare의 주성분인 alkaloid(알칼로이드)로, 호흡근육을 포함한 모든 skeletal muscle을 마비시킨다. Tubocurarine과 그 유사약물은 전신마취 때 보조약으로 유용하게 쓰이는데, cardiovascular system(심장혈관계통)에 영향을 미치지 않으면서 skeletal muscle들을 이완시킨다. 마취과 의사는 endotracheal tube(기관내관)를 통해 lung의 환기를 조절해야 한다.

임상노트

Myasthenia Gravis(중증근육무력증)

Autoimmune disease(자가면역질환)는 환자 자신의 정상 성분인 세포나 단백질에 결합하는 항체가 생산되는 병이다. Myasthenia gravis 환자에서는 항체가 motor end plate에 있는 acetylcholine receptor와 결합하여 정상적인 acetylcholine 작용을 차단한다. 많은 환자에서 이 항체를 생산하는 세포는 thymus(가슴샘)의 양성 종양에서 유래한다. 결국 모든 skeletal muscle들이 약해지고 쉽게 피로해지는데, 따라서 이 병의 첫 징후는 끊임없이 사용하는 근육인 안구근육이나 눈꺼풀 근육이나 호흡근육에 나타난다. Acetylcholinesterase를 억제하는 약물을 복용하면 증상이 완화된다. 이 약물은 neurotransmitter인 acetylcholine이 synaptic cleft에 더 많이 축적되도록 만든다. Thymus를 제거하는 수술이나 corticosteroid 등의 약물 투여 등과 같이 면역체계를 억제하는 치료도 myasthenia gravis 환자를 관리하는 데 매우 유용하다.

neuron(두극신경세포)이지만 곧 두 neurite가 합쳐져서 한 개로 바뀐다. 종종 이 neuron을 *pseudounipolar neuron*(거짓홑극신경세포)이라 부르기도 하지만 embryo 때 bipolar neuron의 두 돌기가 하나로 합쳐진 후에는 진정한 unipolar neuron(홑극신경세포)이 된다. 합쳐진 neurite는 곧 peripheral branch와 central branch로 갈라지는데, peripheral branch는 sensory ending에서 끝나고 central branch는 dorsal root을 통해 척수로 들어간다. Action potential은 이 neuron의 세포체를 거치지 않고 peripheral branch에서 직접 central branch로 전달된다. 두 branch 모두 구조와 전기생리학적 특성이 axon에 해당된다.

Sensory ganglion에 있는 공처럼 생긴 세포체는 지름이 20~100 μm로 다양하다. 그 axon도 마찬가지로 굵기가 가는 unmyelinated fiber인 C군 fiber에서부터 가장 굵은 myelinated fiber인 A군 fiber에 이르기까지 범위가 다양하다(표 2-1). 큰 neuron은 proprioception과 discriminative touch를 담당한다. 중간 크기인 neuron은 light touch, 압력, 통증, 온도감각 등을 담당한다. 가장 작은 neuron은 통증과 온도감각을 전달한다. 각각의 세포체는 **satellite cell(위성세포)**들이 한 층을 이루며 밀접하게 에워싸고 있다. 이 세포층은 axon을 둘러싸는 Schwann cell sheath(신경집)와 연속된다. 이 세포층의 바깥에는 collagen fiber와 혈관을 포함한 결합조직이 neuron을 지지하고 있다.

Autonomic ganglia(자율신경절)에는 척추뼈 몸통의 양옆으로 이어지는 sympathetic trunk(교감신경줄기)의 ganglion들, 가슴과 배에 있는 plexus에 포함된 collateral ganglion(곁신경절, prevertebral ganglion 척주앞신경절)들, 내장 근처에 있는 몇몇 ganglion들 등이 포함된다. 가슴과 배에 있는 plexus로는 cardiac plexus(심장신경얼기), celiac plexus(복강신경얼기), mesenteric plexus(창자간막신경얼기) 등이 있다. Autonomic ganglia의 **principal cell(으뜸신경세포)**은 지름이 20~45 μm인 multipolar neuron이다. 그 세포체는 spinal ganglia에서와 비슷한 satellite cell들이 둘러싸고 있다. 몇몇 dendrite가 satellite cell들로 이루어진 울타리 밖으로 뻗어나고 갈라져서 preganglionic axon과 synapse한다. Principal cell에서 시작된 가는 unmyelinated axon인 C군 fiber는 ganglia를 벗어나 결국 일부 내장에 있는 smooth muscle과 gland cell, cardiac muscle, enteric plexus(창자신경얼기), 신체 곳곳의 혈관, 피부의 땀샘과 arrector pili muscle 등에 분포한다. Autonomic ganglia에는 dendrite가 짧은 작은 **interneuron(사이신경세포)**들도 있는데, 이 neuron은 preganglionic axon에 대해 postsynaptic이며 principal cell의 dendrite에 대해 presynaptic이다.

Peripheral Nerve(말초신경)

Nerve Fiber(신경섬유)의 배열 양상과 결합조직막

모든 peripheral nerve는 가장 가는 것을 제외하고 nerve fiber들이 bundle(fascicle, 다발)들로 나뉘어 배열되어 있으며, 결합조직으로 이루어진 세 가지 막을 구별할 수 있다(그림 3-6). Peripheral nerve 전체를 둘러싸는 막은 **epineurium(신경바깥막)**이다. 이 막은 일반적 결합조직으로 구성되며, fascicle들 사이의 간격도 메운다. 각 fascicle을 둘러싸는 epineurium의 collagen fiber는 구불구불하기 때문에 관절을 굽히는 등의 운동을 할 때 nerve가 늘어날 여지를 제공한다. Vertebral canal 속에 있는 nerve root에는 epineurium이 없다. Epineurium은 이 nerve가 intervertebral foramen을 통과하면서 dura mater를 뚫고 나오는 지점에서부터 둘러싼다. Dura mater는 뇌와 척수를 에워싸는 meninges 세 겹 중에서 가장 바깥에 있는 층이다. Meninges 세 겹에 대해서는 26장에서 설명할 것이다.

Peripheral nerve 속에서 가느다란 bundle을 각각 감싸는 막은 여러 층의 납작한 세포들로 구성되는데, 이를 **perineurium(신경다발막)**이라 부른다. Perineurium 내부에서 각각의 nerve fiber는 섬세한 결합조직으로 이루어진 **endoneurium(신경속막)**, 일명 sheath of Henle에 둘러싸여 있다. Peripheral nerve를 지지하는 이 세 가지 결합조직막 모두는 그 세포가 neuroectoderm이 아닌 mesoderm에서 유래한다. Endoneurium 내부에서 axon은 neuroglial cell인 Schwann cell이 밀접하게 감싸고 있다. 이 세포는 neural crest에서 유래하며 **neurolemma(neurilemma, sheath of Schwann, 신경집)**를 구성한다.

Myelinated Nerve Fiber(미엘린집신경섬유)

Nerve fiber(신경섬유)는 axon(축삭)과 myelin sheath(A군 및 B군 fiber인 경우)와 neurolemma로 구성된다. 이 axon은 CNS의 긴 axon과 다르지 않다. 그 세포질인 axoplasm에는 neurofilament, microtubule, smooth endoplasmic reticulum 무리, mitochondria 등이 들어 있다. Axon의 세포막은 **axolemma(축삭막)**라 한다. Neurolemma와 **myelin sheath(미엘린집)**는 Schwann cell의 일부분이다. Myelin sheath의 미세구조와 Schwann cell의 세포막으로부터

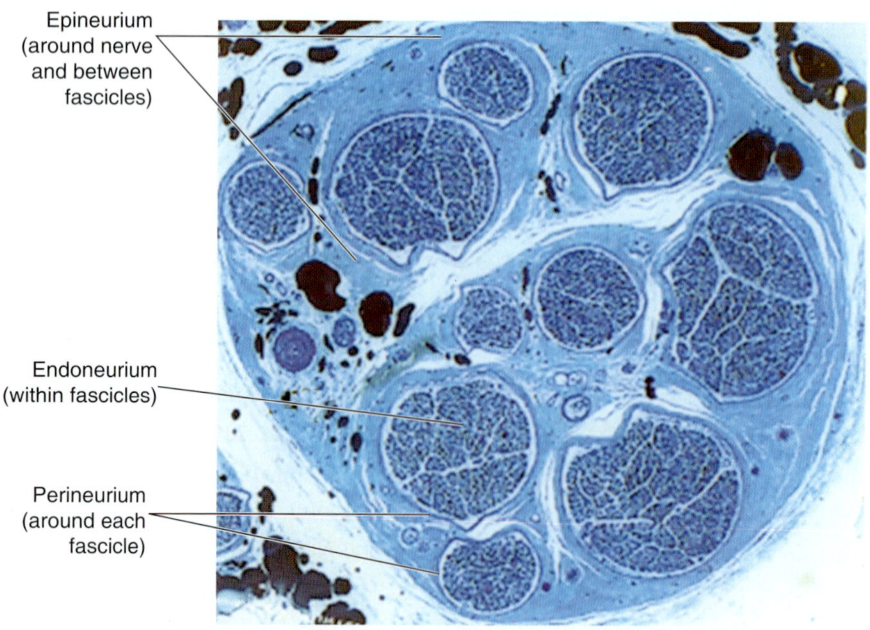

그림 3-6 가로절단된 nerve의 결합조직막. 이 표본은 사람 sural nerve(장딴지신경)의 생검 조직이다. Fat cell은 osmium tetroxide 처리로 인해 검게 관찰되며, 기타 구조들은 얇은 resin 포매 절편을 toluidine blue로 염색했기 때문에 파랗게 보인다.

myelin sheath가 형성되는 과정은 2장에서 설명한 바 있다. Neurolemma는 Schwann cell의 세포질로 이루어지며 myelin sheath의 바깥에 있다. 이 세포질의 대부분은 타원형 핵이 있는 부분에 속해 있지만 극소량의 세포질과 세포막이 myelin sheath를 밀접하게 감싸고 있다.

이웃한 두 myelin sheath 사이에 myelin sheath가 없이 axon이 그대로 노출된 부위를 **node of Ranvier(미엘린집마디)**라 부른다. 두 node of Ranvier 사이의 거리는 100 μm에서 약 1 mm까지 다양한데, nerve fiber의 길이와 굵기에 따라 다르고, internode(마디사이분절)마다 Schwann cell이 하나씩 있다. Nerve를 세로절단한 광학현미경 표본을 관찰하면 myelin sheath에 **incisure of Schmidt-Lanterman(미엘린집틈새)**이라는 깔때기처럼 벌어진 틈새들이 있다. 전자현미경으로 관찰하면 이 incisure는 myelin sheath의 층들 사이에 있는 간격들로 나타나는데, 이 간격에 Schwann cell의 세포질이 가끔 남아 있다. Myelin sheath를 지나 axon까지 물질이 전달되는 과정에 이 세포질이 도움이 될 수 있다.

Myelin sheath는 axon의 internode 부분을 전류가 새지 않도록 둘러싸는 절연체로 작용한다. 그러나 각 node of Ranvier에서는 서로 이웃한 Schwann cell의 세포질 부분의 모서리가 울퉁불퉁하기 때문에 두 세포 사이에 좁은 간격이 형성된다. 이 간격을 통해 node of Ranvier에 있는 axolemma가 extracellular fluid와 접한다(그림 2-7E). Voltage-gated sodium channel(전압작동나트륨통로)은 node of Ranvier 위치에 있는 axolemma에만 분포한다.

임상노트

Peripheral Nerve(말초신경)의 질환과 손상

Peripheral neuropathy(말초신경병증)는 감각 상실과 운동 약화의 흔한 원인이다. Myelin 탈락이 peripheral neuropathy가 일어난 nerve에서 관찰되는 전형적인 특징이다. Nerve 중 말단 부분이 먼저 침범되기 때문에 손과 발에서 증상이 시작된다. Peripheral neuropathy의 원인은 여러 가지가 있는데, 그 예로는 autoimmunity(자가면역), 영양 결핍, 알코올 등의 다양한 독성물질, metabolic disorder(대사장애) 등이 있다. Metabolic disorder 중에는 당뇨병을 가장 주목해야 한다.

Nerve injury(신경손상)가 일어나면 axon이 절단될 수도 있지만 절단되지 않는 경우도 있으며, 그에 따른 기능 장애가 나타난다. 손상은 받았지만 절단되지는 않은 axon은 신경전도가 일어나지 않기도 한다. 이 상황을 **neurapraxia(생리적신경차단)**라 하는데, 대개는 빨리 회복되지만 때로는 알 수 없는 이유로 인해 neurapraxia가 지속되기도 한다. 2장에서 설명한 바와 같이 peripheral nervous system에서 절단된 axon은 왕성하게 regeneration되지만 엉뚱한 곳을 향해 자라는 경우도 많다. 관통상으로 인해 nerve가 손상된 후에 **causalgia(작열통)**라는 정상생활이 불가능하게 만드는 질환이 나타나기도 한다. Causalgia는 **complex regional pain syndrome(복합부위통증증후군)**의 일종으로, 다친 팔다리에 심한 통증이 나타나고 피부 결 변화도 동반된다. Causalgia 증상의 원인은 불확실하지만 적어도 부분적으로는 손상된 nerve 내에서 sympathetic axon과 sensory axon이 만나서 일어나는 비정상적 흥분 자극 때문일 수 있다. 해당 피부 영역을 담당하는 sympathetic ganglia를 수술로 제거하면 통증이 사라지는 경우가 가끔 있다.

Nerve가 절단된 후에 그 proximal 토막이 distal 토막에 연결되지 못하면 axon은 계속 자라나서 glial cell들과 함께 **neuroma(신경종)**를 형성한다. Neuroma에서는 axon의 겉면과 다른 세포들 사이에 비정상 접촉이 많이 일어난다. Amputation(절단)되어 사라진 팔다리에서 일어났다고 착각하는 통증인 **phantom limb pain(헛팔다리통증)**도 neuroma가 원인일 수 있다. Phantom limb sensation(헛팔다리감각)에는 크기와 자세와 운동에 관한 감각도 포함된다. 이 감각은 팔다리가 절단된 사람뿐 아니라 팔다리 중 하나가 없이 태어난 사람의 약 1/3에서도 나타난다. 따라서 유전에 의해 이미 결정된 CNS 신경회로 때문에 정상적으로 존재해야 하는 신체 부분들을 부위별로 의식할 수 있는 것인지도 모른다.

Nerve는 돌출된 뼈 부분이나 좁아진 구멍을 지나는 지점에서 눌릴 수 있다. 예를 들어 ulnar nerve(자신경)는 팔꿈치에서 눌리기 쉽고 median nerve(정중신경)는 carpal tunnel(손목굴)을 지날 때 짓눌릴 가능성이 있다. 그 결과 **entrapment syndrome(포착증후군)**이 일어나서 그 nerve가 분포하는 영역에 운동 및 감각 장애가 나타난다. 주요 plexus가 압박을 받는 경우도 있는데, brachial plexus(팔신경얼기) 압박으로 인한 crutch palsy(목발마비)가 대표적이다. **Nerve root(신경뿌리)**는 nerve보다 취약한데, nerve root에는 epineurium이 없기 때문이다. Meninges에 염증이 있을 때, intervertebral disk가 비정상적으로 돌출된 spondylosis(척추증)나 척추뼈가 울퉁불퉁하게 돌출된 spinal osteoarthritis(척추뼈관절염) 등이 있을 때 nerve root가 자극이나 압박을 받을 수 있다. Nerve root에 병터가 있으면 해당 피부영역에 통증이 나타날 뿐 아니라 근육이 약해지고 수척해질 수도 있다. 각 척수 segment의 sensory nerve root에서 시작된 axon들이 피부에 분포하는 양상은 5장에서 척수와 관련하여 논의될 것이다.

그 결과 action potential이 한 node of Ranvier에서 다음 node of Ranvier로 즉각 건너뛸 수 있다. 이렇게 action potential이 myelinated fiber를 따라 빨리 전달되는 현상을 **saltatory conduction(도약전도)**이라 한다. 전도속도가 가장 빠른 myelinated fiber는 지름이 굵고 internode가 가장 긴 것이다.

Unmyelinated Fiber(무미엘린집신경섬유)

Myelin sheath가 없는 axon도 많다. 이런 axon들은 최대 15개까지 하나의 Schwann cell에 둘러싸여 있다(그림 2-7F). Schwann cell과 그 속에 포함된 axon들이 **Remak fiber** 하나를 구성하는 것으로 친다. 각 axon을 둘러싸는 Schwann cell 세포막은 한 겹뿐이다. 즉 이 axon은 myelin sheath가 없는 unmyelinated axon이며, node of Ranvier도 없다. 이 axon에서 nerve impulse는 axolemma를 따라 다른 구조의 개입 없이 전파되는 action potential로 이루어지며, 한 node of Ranvier에서 다음 node of Ranvier로 빠르게 건너 뛰는 saltatory conduction도 일어나지 않는다. C군에 속하는 unmyelinated axon의 전도 속도가 느린 것은 이러한 특징 때문이다.

가장 가는 unmyelinated axon은 olfactory nerve(후각신경)에 있다. 이 nerve에서 각 mesaxon(축삭간막)은 많은 수의 unmyelinated axon들로 구성된 다발을 둘러싼다. 이것과 어느 정도 비슷한 배열이 enteric nervous system에도 있는데, 이 nervous system은 소화관 벽이나 관련 기관에 존재하는 ganglia와 nerve로 구성된다. Olfactory ensheathing cell과 enteric glial cell은 일반 nerve에 있는 Schwann cell과는 다르며, 이 세포들의 특징적 화학성분 중 일부는 CNS astrocyte의 특징이기도 하다(2장 참조).

참고문헌

Albabaz R, Wong YT, Homer-Vanniasinkam S. Complex regional pain syndrome: a review. *Ann Vasc Surg.* 2008;22:297-306.

Boulais N, Misery L. Merkel cells. *J Am Acad Dermatol.* 2007;57:147-165.

Bunge MB, Wood PM, Tynan LB, et al. Perineurium originates from fibroblasts: demonstration in vitro with a retroviral marker. *Science.* 1989;243:229-231.

Ferrell WR, Gandevia SC, McCloskey DI. The role of joint receptors in human kinesthesia when intramuscular receptors cannot contribute. *J Physiol (Lond).* 1987;386:63-71.

Iggo A, Andres KH. Morphology of cutaneous receptors. *Annu Rev Neurosci.* 1982;5:1-31.

Luff SE. Ultrastructure of sympathetic axons and their structural relationship with vascular smooth muscle. *Anat Embryol.* 1996;193:515-531.

Pina-Oviedo S, Ortiz-Hidalgo C. The normal and neoplastic perineurium: a review. *Adv Anat Pathol.* 2008;15:147-164.

Risling M, Dalsgaard C-J, Cukierman A, et al. Electron microscopic and immunohistochemical evidence that unmyelinated ventral root axons make U-turns or enter the spinal pia mater. *J Comp Neurol.* 1984;225:53-63.

Schott GD. Mechanisms of causalgia and related clinical conditions: the role of the central and of the sympathetic nervous systems. *Brain.* 1986;109:717-738.

Stolinski C. Structure and composition of the outer connective tissue sheaths of peripheral nerve. *J Anat.* 1995;186:123-130.

Sunderland S. *Nerves and Nerve Injuries.* 2nd ed. Edinburgh: Churchill-Livingstone; 1978.

Swash M, Fox KP. Muscle spindle innervation in man. *J Anat.* 1972;112:61-80.

Terenghi G. Peripheral nerve regeneration and neurotrophic factors. *J Anat.* 1999;194:1-14.

Winkelmann RK. Cutaneous sensory nerves. *Semin Dermatol.* 1988;17:236-268.

Chapter 4

영상검사법과 신경해부학 연구 기법

Imaging Techniques and Neuroanatomical Research Methods

박경한 역

요 점

- 살아 있는 사람의 뇌를 촬영한 방사선사진 영상을 진단에 이용할 수 있다. Pneumoencephalography(공기뇌조영술)와 ventriculography(뇌실조영술)는 computed tomography(CT, 컴퓨터단층촬영술)가 거의 대체한 상태이다. Angiography(혈관조영술)를 시행하면 혈관(특히 동맥)의 상태와 위치에 관한 정보를 얻을 수 있다.
- Nuclear magnetic resonance imaging(MRI, 자기공명영상, 핵자기공명영상)은 수소 원자의 분포와 농도를 이용하여 영상을 만드는 기법이다. 뼈는 보이지 않지만 구조를 나타내는 해상력은 X선을 이용한 tomography(단층촬영술)보다 우수하다.
- Positron emission tomography(PET, 양전자방출단층촬영술)나 국소뇌혈류 검사를 시행하면 대사가 활발히 일어나는 뇌 부위의 위치를 알아낼 수 있다. PET 영상은 CT나 MRI에 비해 형태 표현이 덜 정확하다.
- Functional MRI(기능자기공명영상법)는 대사가 활발히 일어나는 영역을 나타내는 또 하나의 검사법이다.
- 물 분자가 확산하는 속도와 방향을 토대로 개발된 최신 MRI 검사법인 diffusion tensor imaging(DTI, 확산텐서영상)을 이용하면 white matter tract를 상세히 확인하는 데 도움이 되는데, 덕분에 살아 있는 사람 뇌에서 여러 구조들 사이의 연결 상태를 알아낼 수 있다.
- Neuron들 집단 사이의 연결상태에 관한 정확한 정보는 동물실험 연구를 통해서만 얻을 수 있다.
- 손상되거나 병이 생긴 뇌나 척수에서 degeneration(변성) 중인 axon(축삭) 조각의 분포를 조사하면 손상이나 병이 일어나기 전 neuron들 사이의 연결 상태를 알 수 있는 흔적을 얻을 수 있다.
- Tracer(추적자) 물질은 axon을 따라 anterograde나 retrograde로 운반될 수 있는데, 그 분포를 조사하면 neurotransmitter에 관한 정보와 neurotransmitter가 postsynaptic cell에 미치는 작용에 관한 정보를 얻을 수 있다. 일부 바이러스는 neuron 내부를 따라 퍼져나가고 synapse를 건너 전파되는 성질이 있다. 이 바이러스를 이용하면 neuron들이 사슬처럼 연결되어 작동하는 회로를 추적할 수 있다.
- 살아서 행동하는 동물에서 neuron 집단 중 일부 구성원을 골라 미생물의 opsin(옵신) 유전자를 표지할 수 있는데, 이 동물에 빛을 잠깐 쪼임으로써 이 neuron들이 작동하거나 작동을 중지하게 만드는 연구법을 optogenetics(광유전학)라 한다. 이를 이용하면 정확히 어떤 neuron들이 특정 행동이나 neuronal computation(신경세포 연산)에 참여하는지를 밝혀낼 수 있다.

지난 두 세기에 걸쳐 임상의학자들은 기능 장애와 뇌에서 관찰되는 부위별 이상 소견 사이의 관련성을 조사해왔다. 정상 기능은 병터로 인해 파괴된 결과 나타나는 증상으로부터 추론할 수 있다. 동물실험을 시행하면 neuron 집단들이 서로 연결된 방식에 관해 정확한 정보를 얻을 수 있다. 다양한 포유동물 종 모두에서 동일한 방식으로 연결되어 있음이 확인된다면 사람의 신경계통도 이와 유사하게 구성되었을 것이라고 추정하는 데 무리가 없을 것이다.

신경계통의 영상

살아 있는 사람 뇌의 영상을 실제 뇌에 가깝게 정확히 제작할 수 있는 검사법이 1970년대부터 보급되기 시작했다. 따라서 환자의 증상과 징후를 기록하면서 한편으로는 병이 생긴 뇌 부위를 확인하는 작업을 동시에 수행할 수 있게 되었다. 피험자에게 감각, 운동, 정신 작용에 관련된 과제를 수행하게 한 상태에서 어느 뇌 부위에서 대사작용이 증가하는지를 영상으로 확인할 수도 있게 되었다.

살아 있는 사람 뇌의 구조 및 기능에 관한 정보를 얻는 데 이용하는 몇 가지 검사법은 표 4-1에 요약했다. 지금부터 구조나 기능에 관해 가장 정확한 정보를 제공하는 검사법들을 소개하고 간단히 설명하겠다.

Radiography(방사선촬영술)

머리나 vertebral column을 촬영한 plain radiograph(단

순방사선사진)로는 뇌나 척수의 정상 구조에 관한 정보를 얻기 힘들다. 성인에서 칼슘이 침착된 pineal gland(솔방울샘)가 한쪽으로 치우쳐 관찰되면 정중선에 위치했던 구조들이 한쪽으로 밀려났음을 뜻한다(11장 참조). Contrast media(조영제)를 이용하면 좀 더 유용한 정보를 얻을 수 있다. 액체 상태인 radiopaque contrast media(방사선비투과조영제)를 carotid artery(목동맥)나 vertebral artery(척추동맥)에 주입한 후 **catheter angiography(카테터 혈관조영술)**를 시행하면 이 동맥들의 가지가 자세히 나타나며, 몇 초 후에는 정맥도 관찰할 수 있다. 정상 angiogram(혈관조영상) 사진은 25장에서 확인할 수 있다. 이 검사법은 occlusion(막힘), stenosis(협착), aneurysm(동맥류) 등의 동맥 질환을 진단하거나 종양 등의 병터로 인해 혈관이 한쪽으로 치우쳤는지를 확인하는 데 가장 유용하다.

Computed Tomography(CT, 컴퓨터단층촬영술)

CT는 장치가 환자 머리 주위를 회전하면서 X선을 narrow beam(좁은빔, 협빔)으로 발사한 후 머리를 통과한 beam이 얼마나 약화되었는지를 측정하여 영상을 제작하는 방법이다. 머리의 얇은 단면인 tomogram(단층영상)에서 얻은 밀도 자료를 컴퓨터로 처리하여 영상을 제작하는데, 영상의 밝기는 머리를 구성하는 조직들의 흡수값에 따라 결정된다. CT는 임상 진단에 매우 유용한데, 왜냐하면 뇌 병터 중 대부분의 밀도는 정상 뇌 조직에 비해 높거나 낮기 때문이다. 혈관 구조는 CT angiography(컴퓨터단층촬영 혈관조영술)를 이용하여 검사할 수 있다. CT angiography는 catheter angiography에 비해 invasiveness(침습성)가 훨씬 낮으며, magnetic resonance angiography(자기공명 혈관촬영술)에 비해 혈관 구조를 더 자세히 볼 수 있다.

CT 촬영을 할 때 눈에 대한 irradiation(방사선조사)을 피하기 위해 'axial plane(축면)'을 비스듬히 촬영한다. 그 결과 axial plane은 coronal plane(관상면)보다는 horizontal plane(수평면)에 약간 더 가깝다. CT 영상을 이와 동일한 평면으로 절단한 뇌 단면 사진과 비교할 수 있는 전문적인 신경해부학 그림책도 출간되어 있다.

Nuclear Magnetic Resonance Imaging(MRI, 자기공명영상)

이 영상기법은 화학분석에 이용되는 물리학 기법인 nuclear magnetic resonance(NMR, 핵자기공명)를 응용하여 개발되었다. MRI는 생체 조직에 포함된 물 분자의 proton(양성자)인 H^+ 이온을 이용한다. 강력한 static magnetic field(정자기장)를 가하면 proton들은 자장의 방향을 따라 정렬하여 전체적인 magnetization(자기화)을 일으킨다. 조직에 radiofrequency(고주파)를 발사하면 proton은 에너지를 흡수하여 그 정렬 상태를 변경한다. Radiofrequency 발사가 중단되면 proton들은 곧 평형 분포 상태인 relaxation(이완) 상태로 되돌아가면서 에너지를 방출한다. Proton은 조직에 따라 relaxation rate(이완율)가 다르다. 환자의 머리를 자기장 속에 위치시킨 후 radiofrequency 펄스를 잠깐 발사한다. Radiofrequency 발사를 중단한 뒤에는 수소 원자가 에너지를 방출하고, 컴퓨터가 이 에너지를 감지하고 종합하여 MRI 영상을 제작한다. 그 단면은 어떤 방향으로든지 재구성할 수 있다. Sagittal section(시상단면)과 coronal section(관상단면)뿐 아니라 anterior commissure(앞맞교차) 및 posterior commissure(뒤맞교차)를 지나는 평면과 평행한 horizontal section(수평단면)도 자주 이용된다. 영상의 해상도를 결정하는 요인은 몇 가지가 있는데, 그 예로는 magnetic field strength(자장 세기), 스캐닝 소요 시간, required signal to noise ratio(필수 신호 대 잡음비)가 있다. 재구성한 단면의 두께는 대개 4~5 mm이다. 대부분의 병원에서 사용하는 MRI 장비는 magnetic field strength가 1.5~3.0 Tesla이며, in-plane resolution(평면내 해상도)이 0.5~1.0 mm인 영상을 제작한다.

NMR 신호의 서로 다른 성분을 이용하여 여러 가지 MRI 영상을 제작할 수 있다. **T1-weighted image(T1 강조영상)**는 CNS 조직(밝게 나타남)과 기타 체액과 조직(어둡게 나타남)의 차이를 강조하며, CNS 내에서도 gray matter(더 밝게 나타남)와 white matter(덜 밝게 나타남)의 구별을 어느 정도 가능하게 한다. **T2-weighted image(T2 강조영상)**는 subarachnoid space와 ventricle 속에 든 cerebrospinal fluid(CSF; 밝게 나타남)를 강조하기 때문에 구조적 해상도는 명료하지만 gray matter와 white matter의 대비는 미흡하다. **Proton density image(양성자밀도강조영상)**는 gray matter(밝게 나타남)와 white matter(더 어둡게 나타남)의 차이를 강조한다. 최근 들어 MR 물리학과 영상처리 연산법이 발전한 덕분에 각 조직의 독특한 성질들을 새롭게 발견할 수 있게 되었다. 예를 들어 **apparent diffusion coefficient(ADC, 겉보기확산계수)** 영상을 제작하면 물 분자 확산에 근거한 명암 차이가 나타나서 ventricle이나 infarct(경색)가 일어난 뇌 영역처럼 diffusivity(확산성)가 높은 부위가 밝게 나타난다. 그렇기 때문에 ADC 영상은 급성 stroke(뇌졸중)를 진단하는 데 자주 쓰인다. Flu-

표 4-1 신경영상검사법

Technique	Comments
Methods using radiographs	
Simple radiography of the skull and vertebral column	Nervous tissue is invisible. Injury or disease can be inferred from bony abnormalities. The calcified pineal gland of adults is visible, and its displacement from the midline can indicate a unilateral intracranial mass lesion.
Angiography	Detailed two-dimensional projections of blood vessels, including small branches of arteries. Abnormality of the brain can be deduced from displaced vessels.
Myelography (radiopaque contrast medium introduced into spinal subarachnoid space)	This investigation is still used to outline the spinal cord and nerve roots, especially where MRI is not available.
CT	Provides profiles of sectional images with 2-mm resolution, with enough contrast to recognize brain tissue, CSF, blood, and bone.
Methods using ultrasound	These techniques are used mainly to detect abnormal flow in arteries, especially the internal carotid artery.
Methods using nuclear magnetic resonance	
MRI	Non-invasive method. Provides sectional images 3 to 5 mm thick with 0.5- to 1.0-mm resolution and considerable anatomical detail. Different imaging modes can emphasize gray and white matter, CSF, or major blood vessels (MRI angiography). Expensive; takes 30 min for images of the head, and images are spoiled by movement. MRI angiograms show less detail than radiographic angiograms.
Diffusion tensor imaging	A type of MR method that allows detection of the rate and directionality of diffusion of water molecules in living brain. This information allows us to determine the integrity of brain tissue (e.g., in stroke), integrity of white matter tracts (e.g., demyelination in multiple sclerosis), and orientation of fiber tracts in the normal brain (e.g., corpus callosum) noninvasively.
MRI with contrast medium	An intravenously injected gadolinium compound provides enhancement of abnormal regions (such as tumors) that have permeable blood vessels.
Functional nuclear magnetic resonance imaging	Blood oxygenation level–dependent signals, based on local concentrations of oxygen, indicate parts of the brain that become more metabolically active during the completion of a physical or mental task.
Methods using radioactive isotopes	
Scans for vascular permeability	A compound that escapes from the abnormally permeable blood vessels of tumors is labeled with a gamma-emitting isotope. By scanning for gamma rays, the approximate position of the tumor can be determined.
Single-photon emission computed tomography	Makes sectional images of the distribution of a gamma-emitting isotope, which is used to label a compound that concentrates in active regions or at sites of increased vascular permeability. Resolution is inferior to that obtained with PET but less expensive equipment is needed.
PET	Sectional images indicate sites of concentration of short-lived positron-emitting isotopes, showing sites of concentration with a resolution of 5 to 10 mm. A cyclotron and a laboratory for rapid chemical syntheses must be adjacent to the imaging equipment. PET can be carried out only in major centers of research.

CT, computed tomography; CSF, cerebrospinal fluid; MRI, magnetic resonance imaging; MR, magnetic resonance; PET, positron emission tomography.

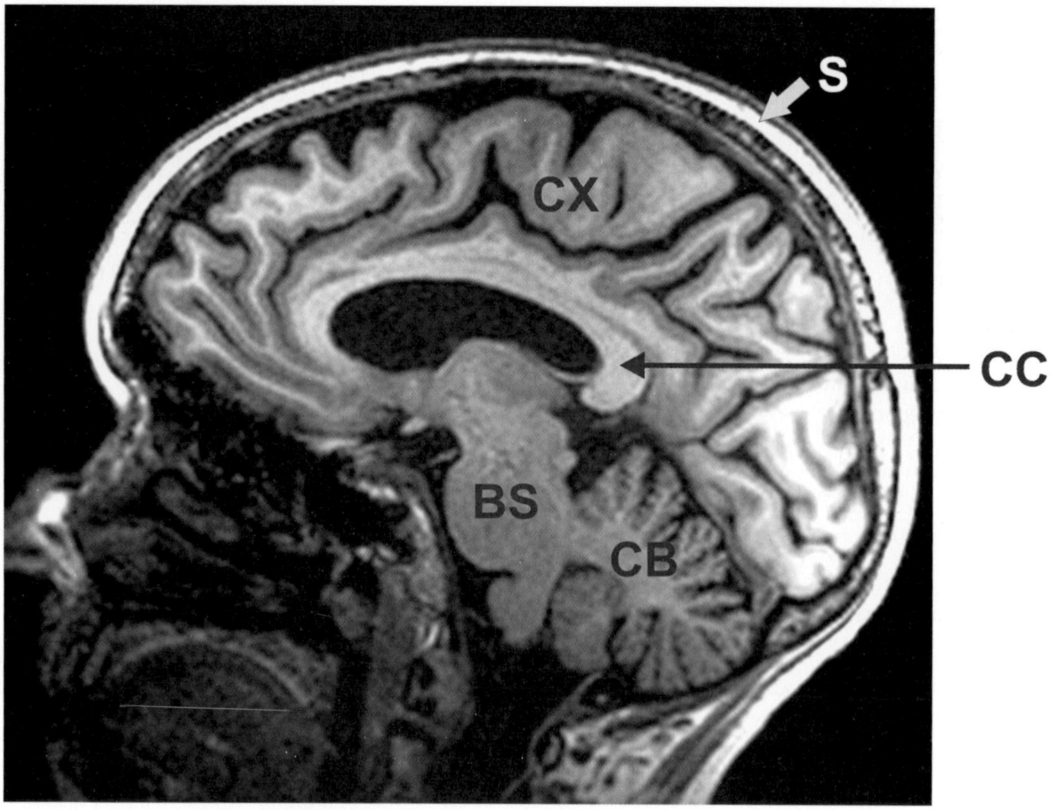

그림 4-1 정상 뇌의 T1 강조 시상면 MRI 사진. 뼈나 혈액은 보이지 않음에 주의하라. 뇌 조직은 밝게, CSF(뇌척수액)는 어둡게 나타나고 있다. 그밖에 corpus callosum(CC, 뇌들보), cerebral cortex(CX, 대뇌겉질), brain stem(BS, 뇌줄기), cerebellum(CB, 소뇌) 등도 관찰할 수 있다. S, scalp(머리덮개).

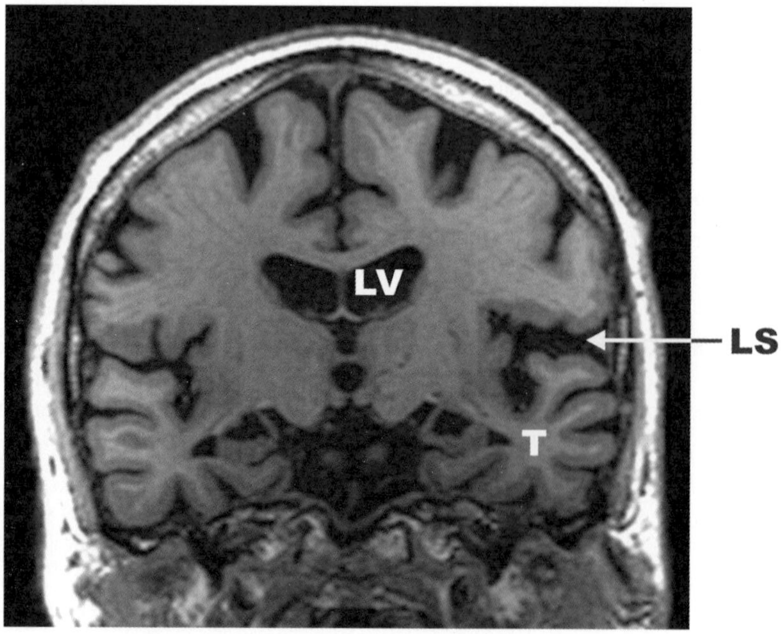

그림 4-2 정상 뇌의 T1 강조 관상면 MRI 사진. LS, lateral sulcus(가쪽고랑); LV, lateral ventricle(가쪽뇌실); T, temporal lobe(관자엽).

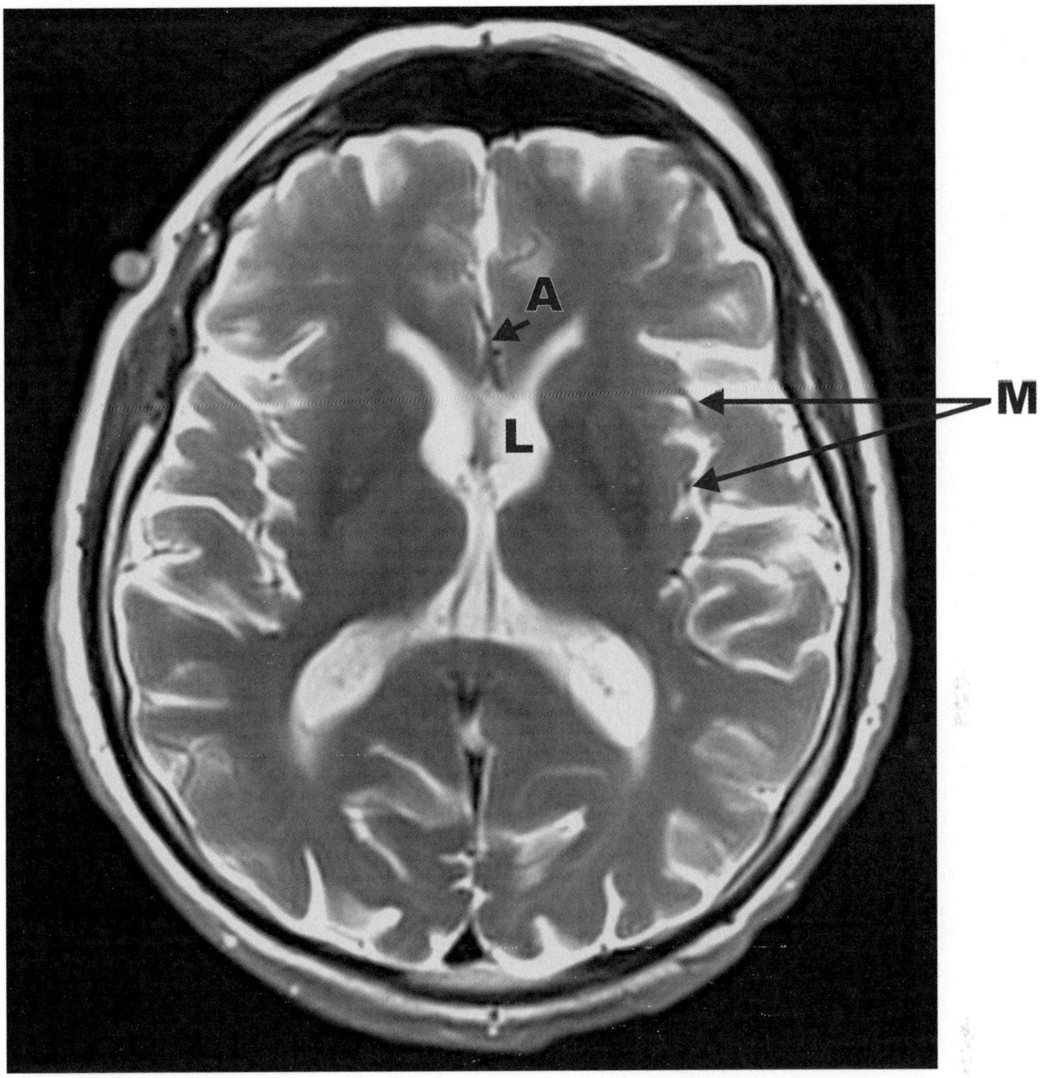

그림 4-3 정상 뇌의 T2 강조 수평면(축면) MRI 사진. CSF(뇌척수액)는 밝고 뇌 조직과 혈액은 어둡게 보임에 주목하라(그림 4-1과 비교하라). M, subarachnoid space(거미막밑공간)에 있는 middle cerebral vessels(중간대뇌동맥 및 정맥); A, anterior cerebral artery(앞대뇌동맥); L, lateral ventricle(가쪽뇌실).

id-attenuated inversion recovery(FLAIR, 액체감쇠역전회복) sequence를 시행하면 CSF 영상 신호가 완전히 무효화되는 영상이 만들어진다. FLAIR 영상은 white matter 이상을 조사하는 데 자주 이용된다. 각종 뇌 영상의 예는 그림 4-1에서 4-5까지 나와 있다. 이 영상에 표시된 구조들은 장차 다른 장(특히 16장)에서 설명될 것이다. NMR 자료를 컴퓨터 처리하면 굵은 혈관도 관찰할 수 있는데, 이를 **MRI angiography(자기공명 혈관촬영술)**라 한다. 하지만 이 영상은 통상적 radiographic angiogram(방사선촬영 혈관조영상)에 비해 덜 자세하다(25장 참조).

MRI의 장점은 noninvasive(비침습)한 방법이고, 유해한 방사선을 사용하지 않으며, radiograph 영상에 비해 해상도가 매우 높다는 데 있다. 때때로 특수한 contrast medium인 gadolinium 화합물을 혈관에 주입하여 투과성이 비정상적으로 높은 혈관이 있는 뇌 부위를 확인할 수 있다. 병터에서 이런 특성이 나타나는 경우가 자주 있기 때문이다. MRI의 대표적 단점은 CT에 비해 촬영 속도가 느리다는 것이다. MRI는 몇 가지 영상을 제작하는 통상적 검사에 약 30~40분이 걸리는 데 반해 CT는 몇 분이면 된다.

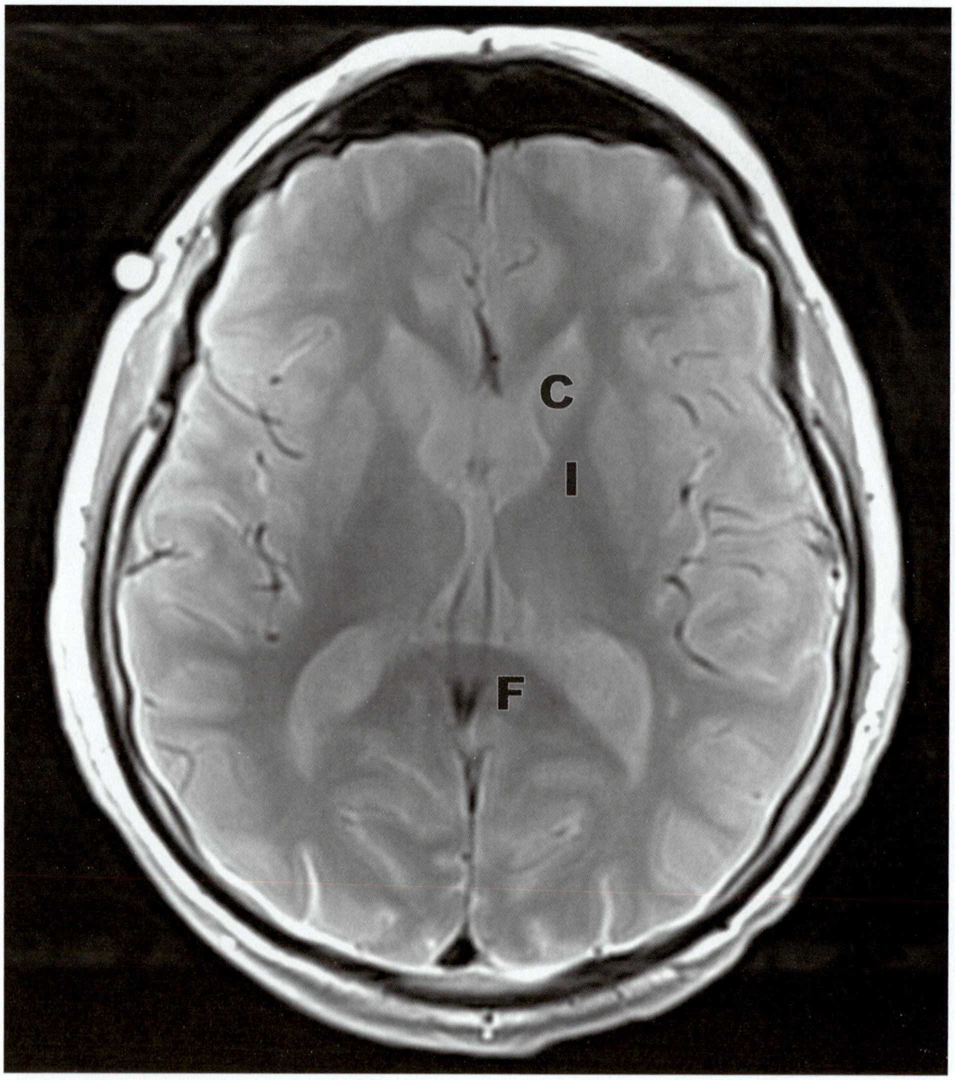

그림 4-4 그림 4-3과 동일한 면의 proton density MR image(양성자강조밀도 자기공명영상) 사진. Proton density image에서는 gray matter(회색질)가 white matter(백색질)보다 밝게 나타남을 확인하라. I, internal capsule(속섬유막; 16장 참조); F, forceps occipitalis(큰집게; 16장 참조); C, head of caudate nucleus(꼬리핵 머리; 12장 참조).

Functional Magnetic Resonance Imaging(기능자기공명영상법)

Neuron이 활발히 작용할수록 혈류와 산소 소비가 증가한다. Deoxyhemoglobin(탈산소혈색소)은 paramagnetic(상자성)이지만 oxyhemoglobin(산소혈색소)은 그렇지 않다. NMR 영상 제작 과정에서 blood oxygen level-dependent(BOLD, 혈중산소치의존) 신호를 수집함으로써 조직 내 deoxyhemoglobin의 상대 농도를 파악할 수 있다. 대사활동이 왕성한 부위는 영상에서 강한 신호로 나타나기 때문에 주위에 비해 활성이 높은 뇌 부위가 뚜렷하게 나타나게 된다. 따라서 X선이나 방사성동위원소를 사용하지 않고도 구조가 정밀하고 선명한 영상을 얻을 수 있으며, 뇌 기능까지 알 수 있다. 현재 이 검사법은 정상적 정신 활동이나 육체 활동을 수행할 때 일어나는 뇌 대사를 연구하는 데 광범위하게 쓰이고 있으며, 때로는 신경 이상을 진단하는 데에도 이용되고 있다. 최근에는 이 검사법을 이용해서 persistent vegetative state(지속식물상태) 환자의 뇌에서 의미 있는 작용이 일어나고 있는지를 알아내고 있다.

BOLD 신호는 두 가지 유형을 활용할 수 있다. T2* BOLD functional MRI(T2 강조 혈중산소치의존 기능자기공

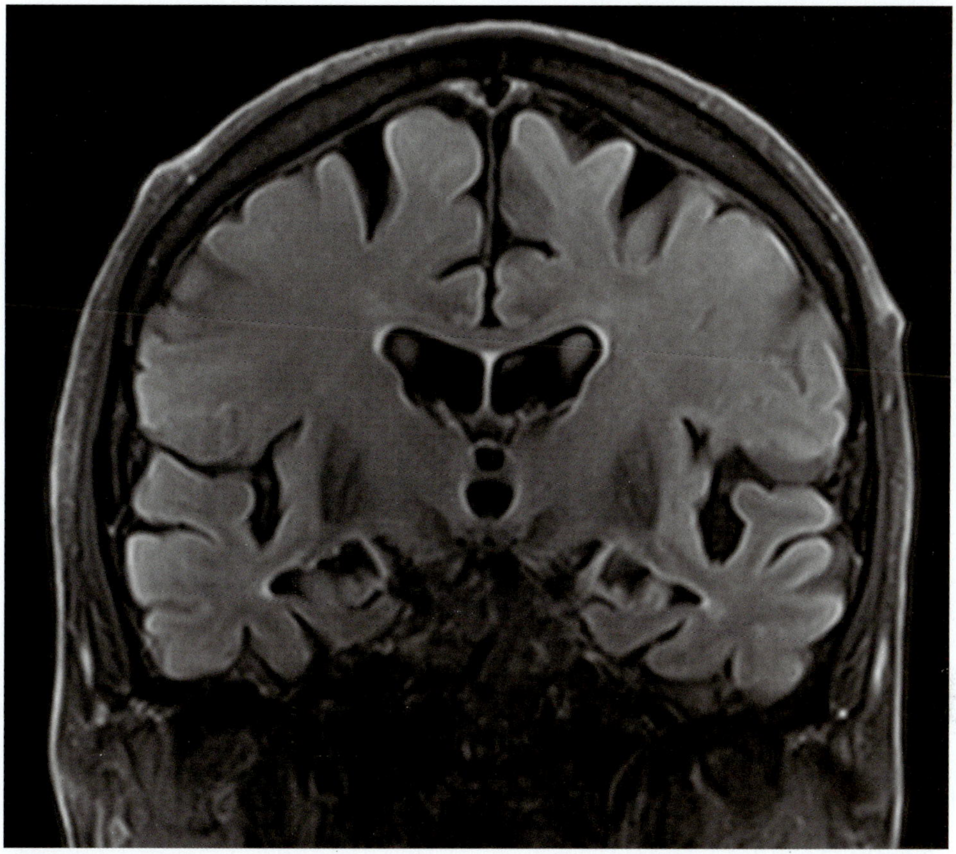

그림 4-5 정상 뇌의 관상면 fluid-attenuated inversion recovery(FLAIR, 액체감쇠역전회복) sequence MRI 영상. CSF(뇌척수액) 신호는 억제되어 어둡게 나타남에 주목하라.

명영상법)는 가장 자주 이용하는 유형으로, deoxyhemoglobin으로 인해 신호가 발생하며, '활성화'된 영상은 신경조직뿐 아니라 굵은 정맥에서도 자주 나타난다. Hahn spin-echo (HSE) BOLD fMRI(Hahn 스핀에코 혈중산소치의존기능자기공명영상법)를 이용하면 좀 더 정확하게 병터를 확인할 수 있는데, 이 검사법은 적혈구를 출입하는 물의 움직임을 감지하며, 굵은 혈관보다 모세혈관에서 훨씬 더 강한 신호가 일어난다. HSE BOLD fMRI는 공간 해상도가 약 0.1 mm로 우수하지만, 보통 MRI에 이용되는 자기장(3.0 Tesla)보다 훨씬 더 강한 자기장을 가해야 하기 때문에 몇몇 연구소에서만 사용할 수 있다. Functional MRI 사진의 예는 그림 4-6에 제시했다.

Diffusion Magnetic Resonance Imaging(확산자기공명영상)

분자는 갖고 있는 열에너지를 이용하여 운동한다. 생체 조직 내에서의 분자운동은 세포막과 macromolecule과 섬유조직 등에 의해 제한을 받으며, 따라서 분자운동이 anisotropic(비등방성)할 수도 있다. 강력한 magnetic field gradient(자장 기울기) 쌍들을 이용하면 물 분자의 확산을 부호로 표현할 수 있다. Magnetic field gradient 쌍을 둘 다 적용했을 때 물 분자 하나가 동일한 diffusion gradient(확산기울기)를 겪게 되면 이는 확산이 거의 일어나지 않는다는 뜻으로, MRI 신호는 다시 초점이 맞아서 영상이 밝게 나타난다. 반대로 물 분자가 멀리 확산되면 서로 다른 diffusion gradient를 겪게 되고 초점이 다시 맞지 않아서 신호가 약해진다. White matter에서 axon들이 치밀하게 모인 bundle에서는 물 분자의 anisotropic movement가 강조되고, axon bundle을 따라 세로 방향으로 확산하는 속도가 그에 직각인 가로 방향으로 확산하는 속도에 비해 훨씬 더 빨라진다. Diffusion tensor imaging(DTI, 확산텐서영상)은 diffusion MRI의 일종이다. DTI에서 물 분자가 확산하는 속도와 선호하는 방향은 각 voxel(3D 화소)마다 6회 이상 스캔해서 계산하는데, 이는 diffusion gradient

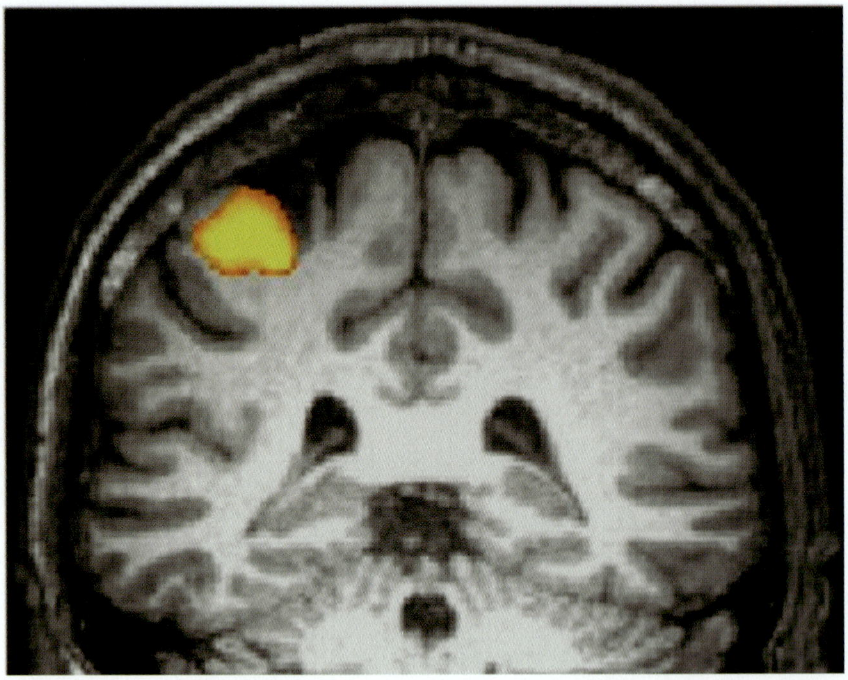

그림 4-6 정상 뇌의 관상면 functional MRI(기능자기공명영상법) 영상으로, 손가락을 가볍게 두드리는 운동을 할 때 대뇌 motor cortex(운동겉질)에 활성 신호가 나타나고 있음을 보여준다. 활성 신호를 나타내는 화소는 T1 강조 영상 배경에 표시했다.

를 서로 다른 방향으로 적용해서 얻는다. DTI 자료를 이용하면 뇌 영역들 사이의 연결 상태를 확인할 수 있는데, 이를 tractography(신경로촬영술)라 한다. DTI는 multiple sclerosis(다발경화증) 등의 질병에서 demyelination(미엘린 집탈락)과 myelin 이상을 진단하는 데 이용된다. Diffusion tensor imaging 사진의 예는 그림 4-7에 제시했다.

Diffusion-weighted imaging(DWI, 확산강조영상)은 diffusion MRI의 또 다른 유형이다. DWI는 주어진 voxel 내에서 물 분자의 평균 diffusivity를 측정하며, stroke 직후에 일어나는 초기 변화에 매우 민감하다. 예를 들어 DWI 변화는 stroke 소견이 처음 나타난 후 10분만에 확실히 드러나지만 CT는 몇 시간이 지나야만 변화를 감지한다.

방사능추적자를 이용한 기능적 뇌 지도 제작

방사성동위원소로 표지된 중요한 대사물질이 뇌에 분포하는 양상을 조사함으로써 뇌의 구조별 기능을 알아낼 수 있다.

Regional Cerebral Blood Flow(국소뇌혈류)

뇌 전체의 혈류는 크게 변하지 않지만, 잠깐이지만 현저한 국소 혈류 변화가 neuron들의 활성이 증가하면 나타난다. 부위별 뇌혈류 변화를 조사하기 위해 ^{133}Xe 등의 방사능추적자를 혈액에 주입한 후 방출된 gamma ray의 강도를 환자 머리의 표면에 배열한 감지장치들을 통해 측정한다. 어느 지점이든 방사능의 강도는 감지장치 밑에 숨어 있는 뇌 조직에 혈액이 들어찬 상태에 따라 다르다. 이 검사법은 cerebral cortex를 부위별로 검사하는 데 이용된다. 컴퓨터를 이용해서 방사능 측정치를 종합하고 뇌 부위별로 기능 상태를 알 수 있는 영상을 제작한다. 임상 의사들은 이 검사법을 이용하여 혈액 순환이 부족한 cerebral cortex 부위가 어디인지를 확인한다. 정상인 자원자를 대상으로 연구한 결과를 토대로 cerebral cortex의 부위마다 담당하는 특정 기능이 있다는 사실을 확인할 수 있었다.

Regional cerebral blood flow는 ^{133}Xe이나 ^{99}Tc을 이용한 single-photon emission computed tomography(SPECT, 단일광자방출컴퓨터단층촬영술)나 ^{15}O 표지 이산화탄소를 이용한 positron emission tomography(PET, 양전자방출단층촬영술)를 이용해서도 측정할 수 있다. SPECT와 PET를 이용하면 재구성된 단면 영상을 얻을 수 있고, 이를 통해 cerebral cortex와 뇌 내부에 관한 정보를 모두 얻을 수 있다.

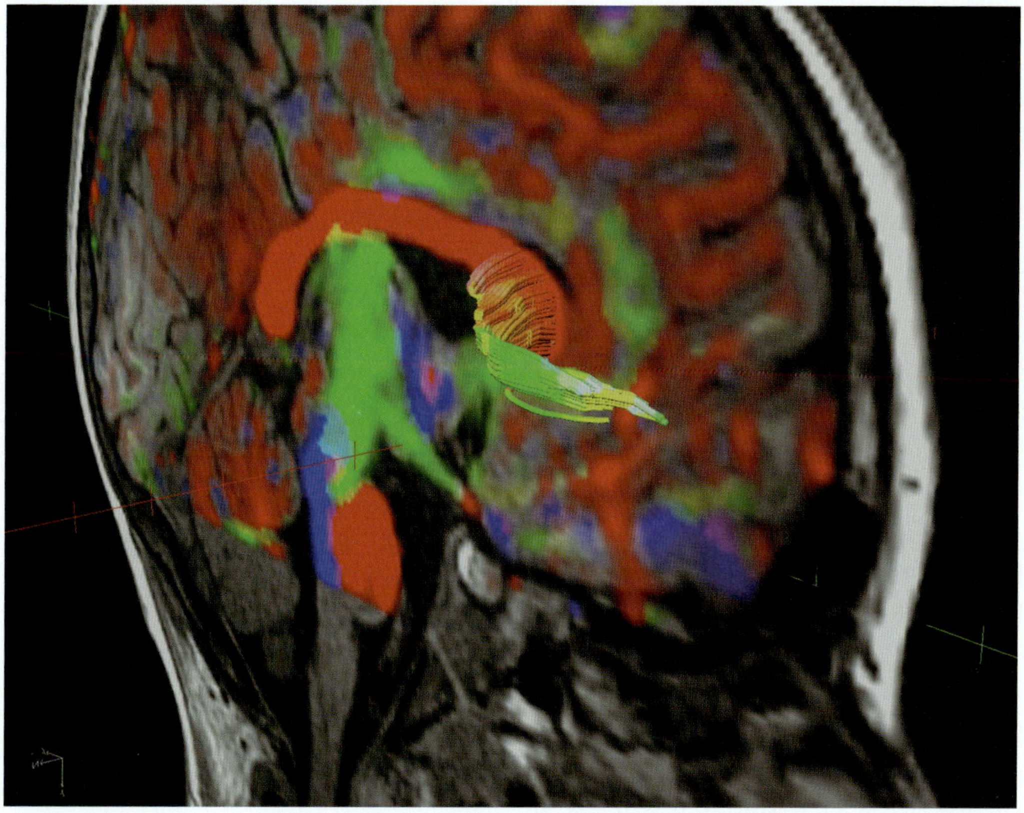

그림 4-7 정상 뇌의 시상면 diffusion tensor image(DTI, 확산텐서영상). White matter tract들이 확실히 관찰되고 있다. 이 사진의 면에 직각으로 가로지르는 fiber는 적색으로, 앞뒤 방향으로 배열된 fiber는 녹색으로, 수직 방향인 fiber는 청색으로 나타냈다. Corpus callosum 중 앞부분을 이루는 fiber들은 따로 tractography를 적용해서 표시했다. 정중선을 가로지르는 corpus callosum의 fiber들은 적색으로 표시했는데, 이어서 이 fiber들이 방향을 바꾸고(적색과 녹색이 합쳐져서 만들어진 황색) 다시 앞으로 진행한다(녹색).

Single-Photon Emission Computed Tomography(단일광자방출컴퓨터단층촬영술)

감마선을 방출하는 일반 방사성동위원소의 각 원자들은 붕괴할 때마다 photon(광자)을 하나씩 방출한다. SPECT 검사법을 이용하면 혈류로 주입한 방사성동위원소 표지화합물이 조직 속으로 흡수된 후 분산되는 양상에 근거하여 단면 영상을 제작할 수 있다. 뇌 부위별 뇌혈류 차이에 따라 뇌 영상의 강도가 다르게 나타난다. 이 영상은 해상도가 2~3 cm로 낮지만, 영상을 얻는 데 걸리는 시간은 PET의 몇 분의 일에 불과하고 비용도 훨씬 적게 든다.

Positron Emission Tomography(양전자방출단층촬영술)

Positron(양전자)은 특정 방사성동위원소들로부터 방출되는데, 그 중에서 ^{15}O, ^{13}N, ^{11}C, ^{18}F이 가장 널리 이용된다. Positron 하나는 전자 하나를 만나면 즉시 붕괴되어 감마선 photon 두 개를 방출한다. 방사성동위원소를 대사과정에 중요한 화합물에 포함시켜 인체에 주입한 후, 감지기에 photon 쌍이 검출되면 컴퓨터로 계산해서 이 방사성동위원소가 농축된 부위를 찾아낼 수 있다. 예를 들어 ^{15}O이 표지된 물은 혈류를 가리키며, ^{18}F이 표지된 fluorodeoxyglucose는 마치 진짜 glucose(포도당)인 것처럼 세포로 흡수된다. PET을 이용해서 제작한 뇌 단면 영상은 혈류 변화, 포도당 유사물질의 흡수, neurotransmitter 전구물질의 대사, 표지된 약물이 세포 표면에 있는 receptor(수용체)에 결합하는 양상 등의 변수를 기반으로 만들어진다. 뇌 구조를 나타내는 PET의 해상도는 5~10 mm로 regional cerebral blood flow 검사나 SPECT에 비해 높지만 CT(2 mm)나 MRI(0.5~1.0 mm)에 비해 낮다.

Positron을 방출하는 방사성동위원소의 반감기는 2분(^{15}O)에서 2시간(^{18}F)으로 다양한데, 반감기 내에 이 동위원소들을 만들고 적당한 화합물에 포함시킨 후 환자에게 주입까지 해야 한다. 따라서 이 검사법은 cyclotron(시클로트

론)을 갖추고 방사성화학물질을 재빨리 합성할 수 있는 시설이 있는 병원에서만 이용할 수 있다. PET을 사용해서 제작한 영상은 특정 neurotransmitter를 이용하거나 이에 반응하는 neuron들이 어디에 분포하는지를 알려주는 경우가 있기 때문에 단순히 구조 정보만을 제공하는 CT나 MRI 영상에 비해 더 많은 정보를 의료진에게 제공한다.

신경경로와 그 기능을 연구하는 기법

임상증상과 병리 소견의 관계를 연구하고 기능적 영상검사법을 적용하여 검사하면 뇌나 척수의 부위별 기능을 알 수 있지만, 신경계통의 여러 부위들이 neuron의 긴 axon을 통해 연결되는 방식에 관해서는 자세히 알 수 없다.

정상 동물에서 채취한 조직 표본에서 각각의 axon을 그 시작 지점인 세포체에서부터 멀리 끝나는 곳까지 추적하기란 거의 불가능하다. Axon은 지름이 가늘고 경로가 일직선이 아닌데다가 한 구역에 서로 다른 여러 신경경로가 모여 있는 경우가 많기 때문에 연결경로를 직접 추적하기는 대부분 불가능하다. 따라서 뇌와 척수에 분포하는 여러 neuron 집단들의 연결경로를 밝히기 위해서는 동물에 실험 조작을 가할 필요가 있다. 실험동물을 이용하여 얻은 결과, 특히 고양이나 원숭이를 대상으로 한 실험의 결과는 사람 뇌에도 적용할 수 있는 가능성이 높다. 여러 종류의 동물에서 각각 밝혀낸 연결경로들 사이에 큰 차이가 없으면 이 동물실험 자료를 사람에 적용해도 대개는 큰 문제가 없다. 사람 중추신경계통은 일부 손상이나 질병으로 인해 특정 tract(신경로)가 degeneration(변성)될 수 있다. Degeneration된 nerve fiber를 환자가 죽은 후에 검사하면 사람의 신경연결에 관한 귀중한 정보들을 얻을 수 있다.

Degeneration(변성) 현상을 응용한 신경해부학 연구법

Axoplasmic transport에 근거한 기법이 도입되기 전에는 실험동물의 CNS 중 한 곳을 파괴해서 병터를 만든 후에 Wallerian degeneration(2장 참조)이 진행되고 있는 nerve fiber를 염색함으로써 tract를 추적했다. Anterograde degeneration(앞방향변성) 된 axon을 염색하는 기법 중 가장 오래된 것이 **Marchi technique(마르키 염색법)**이다. 이 염색법은 산화제를 첨가한 상태에서 osmium tetroxide가 degeneration 중인 myelin만을 선택적으로 염색하는 성질을 응용한 것이다. Tract의 경로는 적절한 간격을 띄고 만든 조직 절편을 염색하면 추적할 수 있다(그림 4-8). Marchi technique은 degeneration 중인 axon의 myelin sheath가 없는 terminal branch는 확인할 수 없다는 단점이 있지만, 죽은 사람 조직에 적용해도 유용한 정보를 제공할 수 있는 유일한 방법이었다. **Silver method(은염색법)**는 degeneration 중인 unmyelinated axon과 synaptic terminal도 확인할 수 있는 염색법으로, 1975년경까지 동물실험에 많이 이용된 바 있다. 이 염색법은 사람에는 적용할 수 없는데, 왜냐하면 degeneration 중인 axon을 확인할 수 있는 결정적인 시기는 병터를 만든 후 4~8일 동안뿐이기 때문이다. Degeneration 중인 axonal terminal은 **electron micrograph(전자현미경사진)**를 이용해서도 확인할 수 있다.

Axoplasmic Transport(축삭운반)를 응용한 신경해부학 연구법

Degeneration 중인 axon을 염색하는 연구법은 1970년대 들어서 axon이 시작되는 세포체와 axon이 끝나는 부위를 모두 확인할 수 있는 훨씬 더 민감한 기법의 등장으로 인해 설 자리를 잃게 되었다. 이 새로운 기법의 절차는 다음과 같다. 우선 tracer 물질을 gray matter 부위에 주입한다. 이 tracer는 axonal terminal이나 신경세포체, 또는 둘 다에 섭취된 후 세포질을 따라 운반된다. **Retrograde tracer(역방향추적자)**는 주입 부위에서 axon이 끝난 neuron의 세포체에 축적된다. **Anterograde tracer(앞방향추적자)**는 세포체로 들어간 후 axon을 따라서 운반되어 presynaptic terminal에 모인다. Tracer의 예로는 방사성동위원소로 표지된 아미노산, 형광염료, histochemistry를 이용하여 확인할 수 있는 horseradish peroxidase(HRP) 등의 효소, 형광염료나 HRP가 화학결합된 단백질 등이 있다.

Membrane Probe(막표지물질)

일부 소수성 형광화합물은 neuron의 axolemma(축삭막) 등의 세포막 중 lipid 영역으로 진입한 후 막을 따라 확산되는데, 대표적 예로는 **DiI**라 불리는 cyanine(시아닌) 염료가 있다. 이 현상은 죽은 조직에서도 일어나기 때문에 염료를 주입한 곳에서부터 tract를 추적할 수 있다. Axolemma 내에서의 확산은 느리게 일어나기 때문에 1 cm 미만 거리를 추적하는 데에도 몇 달이 걸린다. 이 기법은 죽은 사람 조직에도 적용되고 있지만 아직까지는 새로운 신경해부학 지식을 밝혀내지 못하고 있다.

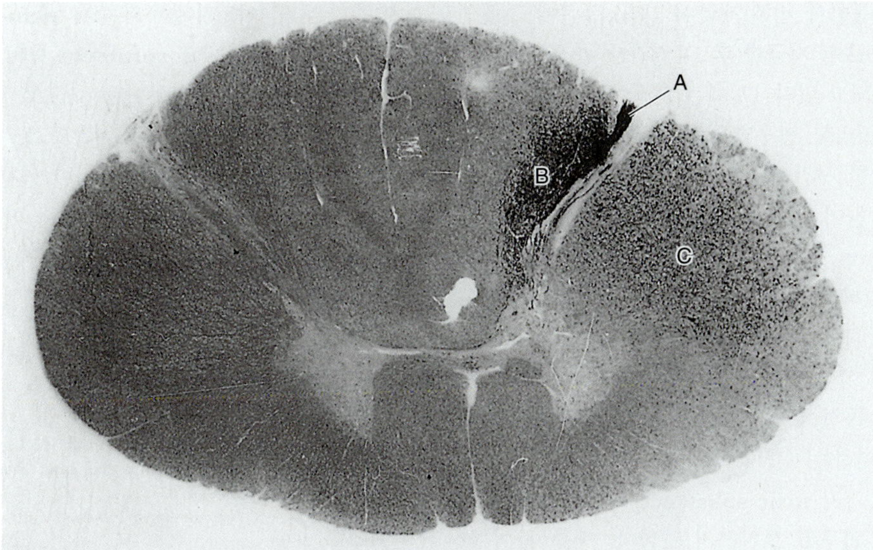

그림 4-8 사람 척수의 셋째 cervical segment(목분절) 단면. 이 환자는 오른쪽 둘째~넷째 cervical nerve(목신경)와 C2 분절의 오른쪽 lateral funiculus(가쪽섬유단) 중 dorsal 부분에 손상을 입은 지 9일 후 사망했다. Marchi method로 염색한 결과, 오른쪽 C3 dorsal root(뒤뿌리)을 통해 척수로 들어가는 fiber**(A)**, dorsal funiculus(뒤섬유단) 중 lateral 부분에 있는, C3와 C4의 dorsal root에서 유래한 fiber의 가지들**(B)**, lateral funiculus를 통해 내려가는 corticospinal fiber(겉질척수섬유; **C**) 등이 진하게 염색되어 있다.

신경경로의 Transsynaptic Tracing(연접통과추적)

특정 바이러스는 neuron 속에서 증식한 후 axon을 통해 운반되다가 synapse에서 다른 세포로 전달될 수 있기 때문에 실험동물에서 neuron의 경로를 추적하는 데 이용된다. 이 바이러스를 조작하면 숙주 세포가 histochemistry를 통해 확인 가능한 효소를 생산하게 만들 수 있다. 또는 바이러스가 만든 단백질을 immunohistochemistry를 이용하여 염색할 수도 있다. 실제로 바이러스가 synapse를 건너 이동하는 질병도 있는데, rabies(광견병)가 대표적이다.

Metabolic Marking Method(대사식별기법)

당의 일종인 **2-deoxy-D-glucose**는 일반 포도당인 d-glucose의 유사물질로서, 세포 속으로 들어가지만 대사되지는 않는다. 따라서 방사성동위원소로 표지된 2-deoxy-glucose를 주입하면 이 물질은 대사가 활발히 일어나는 세포 속에 축적된 후 autoradiography(자가조직방사선촬영술)를 통해 검출할 수 있다. 이 deoxyglucose 기법을 활용하면 뇌에서 특정 연결경로가 이용될 때 활발히 작동하는 뇌 구조를 밝혀낼 수 있다. 따라서 이 기법은 신경해부학 추적기법들을 적용하여 밝혀진 여러 연결경로 중에서 어느 것의 기능이 가장 중요한가를 파악하는 데 이용할 수도 있다.

대사작용에 이용되는 특정 효소의 촉매 기능은 세포의 종류에 관계 없이 histochemistry를 이용하면 확인할 수 있다. **Cytochrome oxidase(시토크롬 산화효소)**는 가장 대표적인 예로, 그 활성은 활발히 작용하는 neuron들이 있는 부위가 그렇지 않은 인접 부위에 비해 더 높게 나타난다. Cytochrome oxidase histochemistry는 대뇌 occipital lobe(뒤통수엽)의 cortex에서 서로 다른 시각자극에 반응하는 neuron column들을 찾아내는 데 매우 성공적으로 활용된 바 있다(14장 참조).

Physiological Method(생리학 연구법)와 Pharmacological Method(약리학 연구법)

신경해부학 연구만으로 그치지 않고 neuron을 전기 자극한 후 다른 곳에서 유발되는 전위를 기록함으로써 연구를 보완하는 경우가 자주 있다. 반응이 일어나는 시기를 조사하면 이 신경경로에 포함된 neuron의 숫자나 synaptic delay(연접지연) 등을 밝히는 데 도움이 되기도 한다. 신경해부학 추적연구나 전기생리 실험에 종종 immunohisto-chemistry를 병용하여 neurotransmitter를 밝혀내고 post-synaptic neuron에 대한 neurotransmitter의 작용을 확인하기도 한다. 사람 CNS에 전기생리학 연구법을 적용할 수 있는 범위는 실험동물에 비해 제약이 많다. 그럼에도 불구하고 cerebral cortex를 자극한 후 그 결과를 관찰함으로써 많은 지식이 축적되고 있다. 그 예는 15장에서 검토한다.

통상적인 전기생리학 연구법으로는 neuron 집단 중 일부 구성원을 정확한 시간에 흥분시키거나 억제하는 데 한계가 있다. 최근 들어 **optogenetics(광유전학)**가 발전한 덕분에 특정 neuron 소집단을 골라서 미생물의 opsin(옵신) 유전자로 표지하고, 빛을 잠깐 쪼임으로써 이 neuron들이 작동하거나 작동을 중지하게 만들 수 있게 되었다. 이 기법을 살아서 행동하는 동물에 적용하면 정확히 어떤 neuron 소집단이 특정 행동이나 neuronal computation(신경세포 연산)에 참여하는지를 밝혀낼 수 있다.

실험동물에 몇 가지 **toxic substance(독성물질)**를 주입하여 신경해부학 연구를 보완하기도 한다. 예를 들어 한 세기 전에 Langley는 synapse를 차단하고 이어서 autonomic ganglia 내에서 그 위치를 밝혀내는 데 **nicotine(니코틴)**을 이용한 바 있다. **Kainic acid**나 **ibotenic acid**를 특정 부위에 주입하면 그곳을 지나는 nerve fiber를 절단하지 않고도 여러 종류의 neuron들을 죽일 수 있다. 이 물질들은 **excitotoxin(흥분독소)**이라 불리는데, 이 물질이 excitatory transmitter인 glutamate의 유사물질이기 때문이다. Excitotoxin이 glutamate receptor에 결합하면 postsynaptic cell의 nonspecific ligand-gated cation channel(비특이적 리간드 작동 양이온통로)이 유난히 오랫동안 활성화된다. 그 결과 칼슘 이온이 neuron 속으로 확산되어 들어가서 세포질을 파괴하는 proteolytic enzyme(단백질분해효소)을 활성화시킨다. 이 방법을 이용하면 물리적 방법에 비해 훨씬 잘 선별해서 병터를 만들 수 있다. Monoamine을 neurotransmitter로 이용하는 neuron들은 그 유사물질이나 전구물질을 주입하면 선별해서 intoxication(중독)시킬 수 있다. 즉 dopamine이나 noradrenaline을 이용하는 neuron들은 **6-hydroxydopamine**을 주입하면 선별해서 중독시킬 수 있고, 이와 유사하게 serotonin을 이용하는 neuron들은 **5,6-dihydroxytryptamine**에 민감하다.

아주까리(피마자) 씨에서 추출한 **ricin-60** 등의 일부 독성 lectin과 항생제인 **doxorubicin** 등의 화합물은 axonal ending이나 중간에서 손상된 axon으로 흡수된 후 neuron의 세포체까지 역방향으로 운반되고, 세포체에서 핵산과 단백질 합성을 억제한다. 이러한 연구 전략을 **suicide transport(자살운반)**라 부르는데, 이를 이용하면 특정 neuron들만 골라 병터를 만들어서 특정 neuron 집단이 다른 조작 없이도 degeneration되는 질병 모델로 삼을 수 있다.

참고문헌

Coleman MR, Rodd JM, Davis MH, et al. Do vegetative patients retain aspects of language comprehension? Evidence from fMRI. *Brain.* 2007;130:2494-2507.

Frackowiak RSJ, ed. *Human Brain Function.* 2nd ed. Amsterdam: Elsevier; 2004.

Heimer L. Neuroanatomic techniques. In: Heimer L, ed. *The Human Brain and Spinal Cord.* 2nd ed. New York, NY: Springer-Verlag; 1995:172-184.

Krassioukov AV, Bygrave MA, Puckett WR, et al. Human sympathetic preganglionic neurons and motoneurons retrogradely labelled with DiI. *J Auton Nerv Syst.* 1998;70: 123-128.

Le Bihan D, Johansen-Berg H. Diffusion MRI at 25: exploring brain tissue structure and function. *Neuroimage.* 2012;61:324-341.

Lukas JR, Aigner M, Denk M, et al. Carbocyanine postmortem neuronal tracing: influence of different parameters on tracing distance and combination with immunocytochemistry. *J Histochem Cytochem.* 1998;46:901-910.

McLean JH, Shipley MT, Bernstein DI. Golgi-like transneuronal retrograde labelling with CNS injections of Herpes simplex virus type 1. *Brain Res Bull.* 1989;22:867-881.

Oishi K, Faria A, van Zijl PCM, Mori S. *Atlas of Human White Matter.* 2nd ed. Amsterdam: Academic Press; 2011.

Purves D. Assessing some dynamic properties of the living nervous system. *Q J Exp Physiol.* 1989;74:1089-1105.

Raichle ME. Functional brain imaging and human brain function. *J Neurosci.* 2003;23:3959-3962.

Rajakumar N, Elisevich K, Flumerfelt BA. Biotinylated dextran: a versatile anterograde and retrograde neuronal tracer. *Brain Res.* 1993;607:47-53.

Ugurbil K, Toth L, Kim DS. How accurate is magnetic resonance imaging of brain function? *Trends Neurosci.* 2003;26:108-114.

Vercelli A, Repici M, Garbossa D, et al. Recent techniques for tracing pathways in the central nervous system of developing and adult mammals. *Brain Res Bull.* 2000;51:11-28.

Yizhar O, Fenno LE, Davidson TJ, et al. Optogenetics in neural systems. *Neuron.* 2011;71:9-34.

Part II

중추신경계통의 국소해부학

Regional Anatomy of the Central Nervous System

Chapter 5

척수 Spinal Cord

박경한 역

요 점

- Vertebral canal(척주관)은 그 속에 있는 척수보다 길다. 척수의 segment(분절)는 순서가 같은 vertebra(척추뼈)보다 상위에 위치한다(목에서는 다르다). 척수의 아래끝은 L2 척추뼈 높이에 있다.
- Cerebrospinal fluid(뇌척수액)는 conus medullaris(척수원뿔) 높이 아래에서 subarachnoid space(거미막밑공간)로 바늘을 삽입해서 뽑을 수 있다.
- 척수의 가로단면에서 중심에 위치하는 gray matter(회색질)의 면적은 neuron 수에 비례하는데, 팔다리를 담당하는 척수 분절에서 가장 넓다.
- White matter(백색질)의 면적은 아래로 갈수록 줄어든다. Descending fiber(내림섬유)와 ascending fiber(오름섬유)의 수가 적어지기 때문이다.
- Motor neuron(운동신경세포)은 ventral horn(앞뿔)에 있다. Sensory axon(감각축삭)은 dorsal horn(뒤뿔)과 dorsal funiculus(뒤섬유단)로 들어간다. Preganglionic autonomic neuron(신경절이전 자율신경세포)은 T1~L2와 S2~S4 분절에서 lateral에 모여 있다.
- Ascending tract(오름신경로)에는 같은쪽 sensory ganglia(감각신경절)에서 비롯된 gracile fasciculus(널판다발) 및 cuneate fasciculus(쐐기다발), dorsal horn에서 시작되어 반대쪽으로 교차한 spinothalamic tract(척수시상로) 등이 포함된다. 이 ascending tract들마다 담당하는 감각의 종류가 다르다.
- Descending motor tract(내림운동신경로)에는 교차하지 않은 vestibulospinal tract(안뜰척수로)와 교차한 lateral corticospinal tract(가쪽겉질척수로) 등이 포함되는데, 이 tract들은 skeletal muscle을 조절한다. Hypothalamospinal fiber(시상하부척수섬유)와 일부 reticulospinal fiber(그물척수섬유)는 자율신경 기능에 영향을 미친다.
- Stretch reflex(뻗침반사)와 flexor reflex(굽힘근반사, withdrawal reflex 회피반사)는 평상시에는 descending tract의 작용에 의해 억제되고 있다.
- 척수에 병터가 생기면 절단된 신경로가 담당하던 기능과 관련이 있는 감각 또는 운동 이상 증상이 병터 위치에 따라 달리 나타난다. 따라서 어느 dermatome(피부분절)과 어떤 운동에 이상이 생겼는지를 조사하면 병터가 생긴 척수 분절이 어디인지를 알 수 있다.

척수와 dorsal root ganglia(척수신경절)는 신체 대부분의 신경분포를 담당한다. Afferent sensory fiber들은 dorsal root of spinal nerve(척수신경 뒤뿌리)를 통해 척수로 들어가고, motor fiber 등의 efferent fiber들은 ventral root(앞뿌리)를 통해 척수 밖으로 나온다. 이를 Bell-Magendie 법칙이라 한다. Sensory ending에서 시작된 신호는 척수 내에서 reflex(반사)를 유발하는 동시에 brain stem(뇌줄기)과 cerebellum(소뇌)으로도 중계되어 운동 수행 등의 기능에 영향을 주는 신경회로 구성에 참여한다. 감각신호는 상위 중추인 thalamus(시상)와 cerebral cortex(대뇌겉질)로도 보내진다. 이곳에서 감각신호는 의식 수준에서 인식되기 시작하며, 행동반응을 즉시 또는 약간 뒤에 유발하기도 한다. 척수의 motor neuron은 medulla(숨뇌)에서부터 cerebral cortex에 이르기까지 다양한 뇌 부위에서 내려오는 nerve impulse가 흥분시키거나 억제할 수 있다. 이 장에서 척수의 각 tract(신경로)를 설명하면서 언급되는 뇌 부위는 추후 다른 장에서 자세히 논의될 것이다. 중추신경계통은 부위별로 설명하기 전에 각 부위마다 조금씩 미리 살펴볼 필요가 있다. 주요 기능 시스템은 하나씩 단계적으로 공부할 예정이다. General sensory system과 general motor system은 19장과 23장에서 각각 다시 종합해서 설명할 것이다.

Spinal Cord(척수)와 Spinal Nerve Root(척수신경뿌리)의 육안 구조

척수는 원기둥 모양 구조로, 앞뒤 방향으로 약간 납작하며 vertebral column의 내부 공간인 vertebral canal(spinal canal)에 들어 있다. 척수는 vertebra 및 그 인대뿐 아니라 meninges와 쿠션으로 작용하는 cerebrospinal fluid(CSF, 뇌척수액)에 의해서도 보호를 받고 있다.

Vertebral Canal(척주관)과 Meninges(뇌척수막, 수막)

Meninges 세 겹 중에 가장 속층인 **pia mater(연막)**는 척수 표면에 밀착되어 있다. 가장 바깥층인 두꺼운 **dura mater(dura, 경막)**는 둘째 sacral vertebra 높이에서부터 머리뼈바닥의 foramen magnum에 이르는 대롱처럼 생긴 주머니를 형성한다. 척수의 dura mater는 foramen magnum에서 뇌를 둘러싸는 dura mater와 연속된다. **Arachnoid(거미막)**는 dura의 속면에 닿아 있으며, **subarachnoid space(거미막밑공간)**의 바깥 경계를 이룬다. 이 공간에는 CSF가 들어 있다. 척수는 양옆으로 **denticulate ligament(치아인대)**에 의해 dural sheath(경막집) 속에 매달려 있다. 이 인대는 pia mater와 arachnoid로 이루어진 리본처럼 생긴 조직으로, dorsal root와 ventral root 사이의 중간지점에서 척수에 부착되어 있다(그림 5-1). Denticulate ligament의 옆모서리는 톱니 모양이며, 21곳에서 dural sheath에 부착되어 있다. 이 21곳은 foramen magnum에서부터 첫째 lumbar spinal nerve의 root가 dura를 관통하는 곳의 높이에 이르기까지 띄엄띄엄 위치한다. **Epidural space(경막바깥공간)**는 dura와 vertebral canal 벽의 간격인데, venous plexus를 포함한 지방조직으로 채워져 있다.

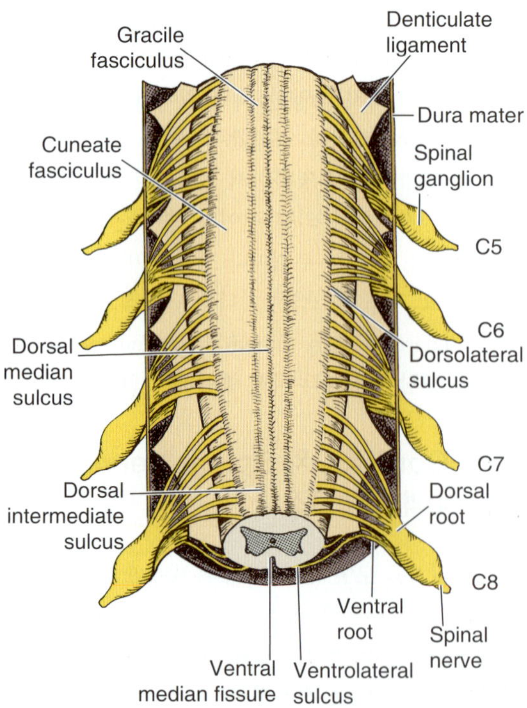

그림 5-1 척수의 cervical enlargement(목팽대)를 뒤에서 본 그림. Denticulate ligament(치아인대)가 부착된 양상을 관찰하라.

둘째 sacral vertebra보다 아래쪽 epidural space에는 가장 하위 spinal nerve의 root들도 들어 있다.

Spinal Cord(척수)와 Root(척수신경뿌리)와 Vertebral Column(척주)의 Segment(분절)

척수가 segment들로 이루어져 있음은 31쌍의 **spinal nerve(척수신경)**를 보면 알 수 있지만, 척수의 내부 구조에는 분절들로 나누어져 있음을 시사하는 특징이 거의 없다. 각각의 dorsal root은 여러 개의 **rootlet(잔뿌리)**들로 갈라진 후 척수의 해당 분절에 부착되어 있다(그림 5-2). 마찬가지로 ventral root도 일련의 rootlet들로 시작된다.

각 spinal nerve는 **dorsal primary ramus(뒤가지)** 하나와 **ventral primary ramus(앞가지)** 하나로 갈라진다. Dorsal primary ramus는 등 피부에 분포하고, 두 끝부분이 모두 vertebral column에 부착된 근육들을 지배한다. Ventral primary ramus들은 **cervical plexus(목신경얼기)**나 **brachial plexus(팔신경얼기)**나 **lumbosacral plexus(허리엉치신경얼기)**에서 합쳐져서 nerve fiber들을 교환한 후 motor axon과 sensory axon을 모두 포함한 혼합신경들로 갈라진다. 이 axon들은 목과 팔다리와 몸통(옆 및 앞)의 피부나 근육에 분포한다. Spinal nerve와 척추뼈의 순서에 따른 위치 관계는 표 5-1에 정리되어 있다.

Spinal Cord(척수)의 발생과 성장

척수가 neural tube(신경관)와 caudal eminence(꼬리융기)로부터 발생하는 초기 과정은 1장에서 설명한 바 있다. 발생 제3월까지는 neural tube의 분절인 neuromere(신경분절)와 vertebral column의 분절인 scleromere(뼈분절)의 높이가 일치한다. 그 후로 태아는 vertebral column이 척수에 비해 훨씬 더 빠른 속도로 길어진다. 출생 때 척수의 아래끝은 둘째와 셋째 lumbar vertebra 사이의 disk 높이에 도달한다. 약간의 성장 속도 차이가 소아기에도 계속되기 때문에 성인 척수의 아래끝은 첫째와 둘째 lumbar vertebra 사이 disk 높이에 위치하게 된다(그림 5-3). 이 높이는 어디까지나 평균치로, 척수의 아래끝이 놓이는 범위는 열두째 thoracic vertebral body 높이에서부터 셋째 lumbar vertebral body 높이까지 다양하다. 척수의 아래끝보다 하위에 있는 subarachnoid space는 **lumbar cistern(허리수조)**이라 불린다. 이 cistern에는 CSF가 들어 있으며, lumbar nerve(허리신경)와 sacral nerve(엉치신경)의 root들이 세로 방향으로 지난다.

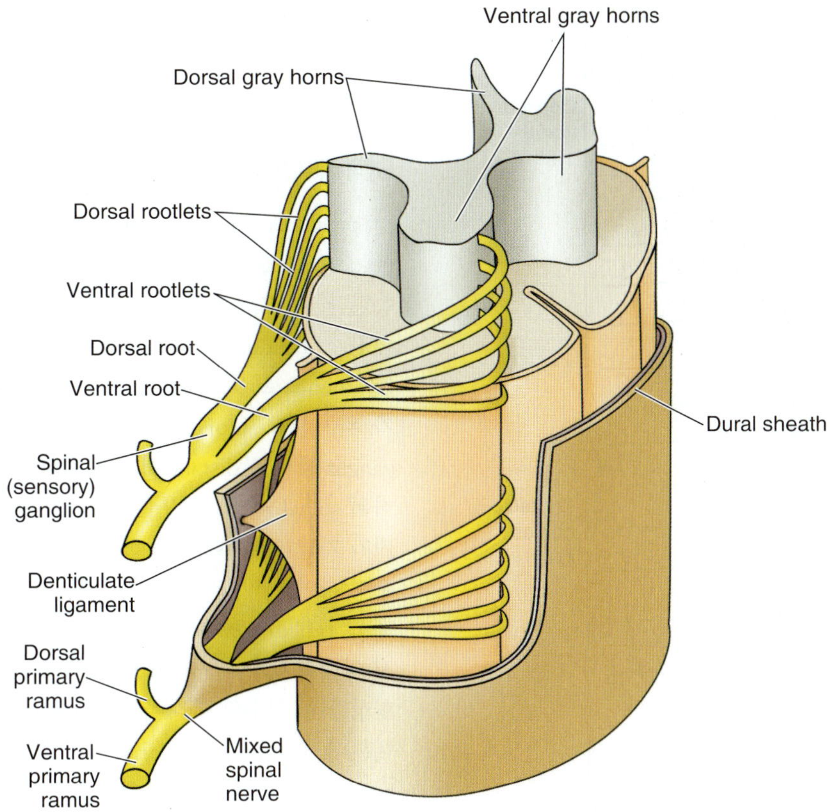

그림 5-2 Spinal cord(척수)의 한 segment(분절). Dorsal rootlet(뒤잔뿌리) 및 ventral rootlet(앞잔뿌리), dorsal root(뒤뿌리) 및 ventral root(앞뿌리), spinal ganglion(척수신경절), 두 root가 합쳐진 spinal nerve(척수신경)를 관찰하라.

발생 과정에서 척수가 vertebral column에 대해 위로 조금 이동하기 때문에 subarachnoid space를 지나는 spinal nerve root의 방향도 변한다. 그림 5-3에 도시한 바와 같이 C1에서 C7까지의 spinal nerve는 해당 번호 척추뼈의 위에 있는 intervertebral foramen(척추사이구멍)을 통해서 vertebral canal 밖으로 나온다. 첫째와 둘째 cervical nerve(목신경)는 각각 atlas와 axis의 vertebral arch(척추고리) 위를 지난다. 여덟째 cervical nerve는 일곱째 cervical

표 5-1 Spinal Nerve(척수신경)와 Vertebra(척추뼈)의 순서에 따른 위치관계[a]

Segmental Level	Number of Nerves	Level of Exit from Vertebral Column
Cervical	8	Nerve C1[a] (suboccipital nerve) passes above the arch of vertebra C1. Nerves C2–C7 go through foramina above the corresponding vertebrae.
		Nerve C8 passes through the foramen between the arches of vertebra C7 and vertebra T1.
Thoracic Lumbar	12 5	Nerves T1 to L5 also pass through foramina below the arches of the corresponding vertebrae.
Sacral	5	Nerves S1–S4 branch into primary rami within the sacrum, and the rami go through the dorsal and ventral sacral foramina.
Coccygeal	1	The fifth sacral and the coccygeal nerves pass through the sacral hiatus.[a]

[a]첫째 cervical nerve(목신경)는 인구의 50%에서 dorsal root(뒤뿌리)가 없으며, coccygeal nerve(꼬리신경)는 아예 없는 사람도 있다.

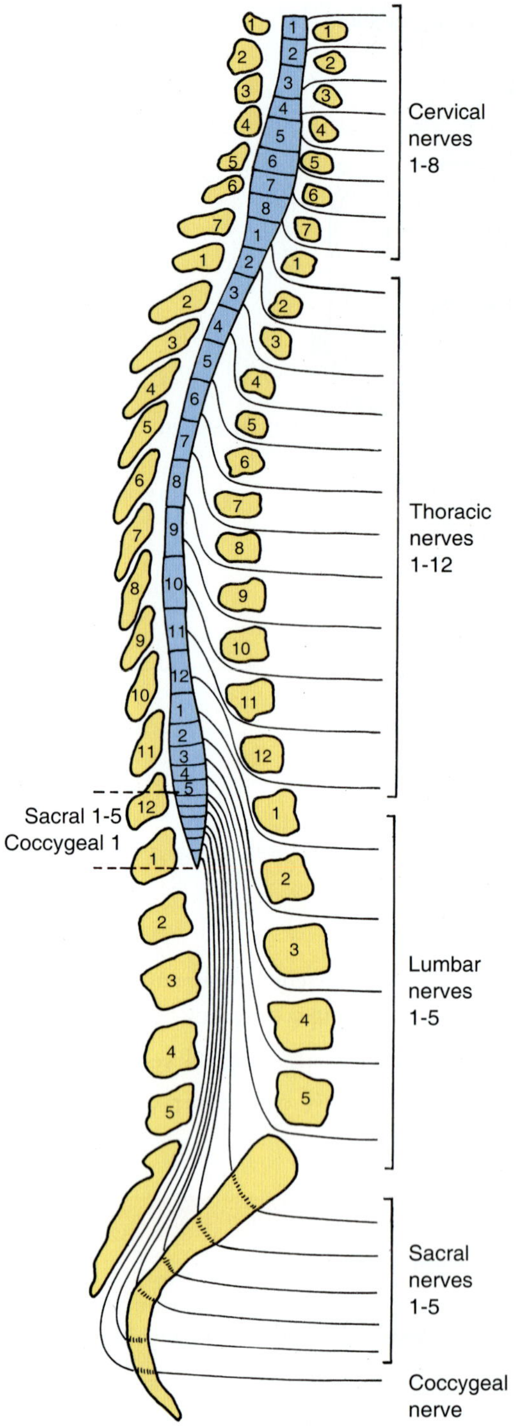

그림 5-3 Spinal cord(척수) 분절 및 spinal nerve(척수신경)와 vertebral column(척주)의 위치 관계. 척추뼈의 body(몸통)는 그림의 오른쪽에, spinous process(가시돌기)는 왼쪽에 있다.

vertebra와 첫째 thoracic vertebra 사이 구멍을 통과하는데, cervical spinal cord는 8분절이지만 cervical vertebra는 7개이기 때문이다. 그 아래 spinal nerve들은 순서가 같은 pedicle(척추고리뿌리)의 바로 아래에 있는 intervertebral foramen을 통해 vertebral canal을 빠져 나온다.

Spinal Cord(척수)와 Vertebra(척추뼈)의 높이

Spinal nerve의 dorsal root과 ventral root은 subarachnoid space를 가로지른 후 arachnoid와 dura mater를 관통한다. 이 지점에서 dura는 epineurium(신경바깥막)과 이어진다. Epidural space를 통과한 root들은 intervertebral foramen으로 들어가는데, 이 구멍에 dorsal root ganglia가 위치한다. Dorsal root과 ventral root은 dorsal root ganglia의 바로 distal에서 합쳐져서 spinal nerve를 이룬다. 하위 spinal nerve로 갈수록 root가 점점 더 길어지고 기울기가 가팔라지는데, 왜냐하면 순서가 같은 척수 분절과 척추뼈 사이 거리가 점점 더 멀어지기 때문이다(그림 5-3). 그래서 lumbar nerve와 sacral nerve의 root이 가장 길어져서 아래쪽 subarachnoid space에서 **cauda equina(말총)**를 형성한다. 척수의 아래끝은 **conus medullaris(척수원뿔)**를 이룬다. Conus medullaris는 제법 급격히 가늘어져서 filum terminale라 불리는 하나의 가느다란 끈 구조가 된다. 척수 중 아래 3 cm 부분은 거의 모두 다리와 perineum(샅) 부위를 담당하는 분절들이다. Conus medullaris의 바로 아래에는 L1보다 아래 root들이 모두 있다.

Filum terminale(종말끈)는 cauda equina의 중심에 숨어 있지만 흰색인 spinal nerve root과 달리 푸르스름한 빛을 띠기 때문에 구별하기 쉽다. Filum terminale는 neuroglia로 이루어진 조직을 둘러싸고 있는 pia mater로 구성되어 있으며, 배아 꼬리에 있던 척수의 흔적에 해당된다. Filum terminale는 둘째 sacral vertebra 높이에 이르면 dura에 둘러싸여서 **coccygeal ligament(꼬리인대)**가 만들어진다. 이 인대는 coccyx(꼬리뼈)의 dorsum에 부착된다.

Spinal Cord(척수)의 팔다리 팽대

척수는 팔이나 다리를 담당하는 두 곳이 굵다. 두 곳 중에 **cervical enlargement(목팽대)**는 C4에서 T1까지의 척수분절을 포함하며, 이곳에서 시작된 spinal nerve들 중 대부분은 brachial plexus를 형성한 후 팔에 분포한다. L2에서 S3까지의 분절들은 **lumbosacral enlargement(허리엉치팽대)**에 포함되고, 해당 spinal nerve들은 lumbar plexus(허리신경얼기; L1~L4)와 sacral plexus(엉치

임상노트

Lumbar Disk(허리척추사이원반)와 Spinal Nerve(척수신경)

모든 intervertebral foramen은 intervertebral disk보다 약간 높이 위치한다. Lumbar disk의 anulus fibrosus(섬유테)가 손상되어 nucleus pulposus(속질핵)가 lateral로 herniation(탈출)되면 vertebral canal 속에 있는 spinal nerve 하나가 압박을 받는다. 예를 들어 L4와 L5 사이에 disk herniation(추간판탈출)이 일어나면 L5나 S1 spinal nerve가 압박을 받는다.

척수나 spinal nerve root가 손상되었을 것으로 추정되는 환자를 검사할 때 척추뼈의 spinous process(가시돌기)와 vertebral body와 intervertebral disk에 대한 척수 분절의 위치 관계를 알면 도움이 된다. 높이 비교는 그림 5-3을 참조하라.

임상노트

Lumbar Puncture(허리천자, 요추천자)

분석 등의 목적으로 소량의 CSF를 뽑기 위해 subarachnoid space로 바늘을 삽입해야 할 때가 있다. 이때 lumbar puncture를 많이 시행한다. 바늘을 셋째와 넷째 lumbar vertebra의 spinous process들 사이에 삽입하면 척수를 다칠 염려가 없이 lumbar cistern에 도달할 수 있다. Lumbar cistern의 정중선 위치로 들어간 바늘은 lumbar nerve와 sacral nerve의 root들에 닿지 않는다.

신경얼기; L5~S4)를 형성한 후 다리에 분포한다.

Spinal Cord(척수)의 내부구조

척수의 표면에는 홈들이 세로 방향으로 패어 있다. 깊이 패인 **ventral median fissure(앞정중틈새)**에는 pia mater의 결합조직과 anterior spinal artery(앞척수동맥)와 그 가지들이 들어 있다. 그 반대쪽에는 **dorsal median sulcus(뒤정중고랑)**라는 정중선을 지나는 얕은 홈이 있다. 이 고랑의 바닥부분에서부터 pia 조직으로 이루어진 dorsal septum(뒤정중사이막)이 gray matter 근처까지 속으로 파고든다고 기술된 교과서들이 꽤 있다. 그러나 척수의 뒤 정중선에는 결합조직이 없다. 따라서 'dorsal septum'은 없다.

Gray Matter(회색질)와 White Matter(백색질)

척수의 가로단면에 나타나는 gray matter의 윤곽은 대략 H자 모양이다(그림 5-4~5-6). 좁은 **central canal(중심관)**은 속면이 ependyma(뇌실막)로 덮여 있는데, 그 속공간은 곳에 따라 막혀 있기도 한다. 좌우 gray matter는 각각 **dorsal horn(뒤뿔)** 및 **ventral horn(앞뿔)**과 **intermediate zone(중간기둥)**으로 구성되어 있다. 그밖에 thoracic cord(가슴척수)와 상위 lumbar cord(허리척수)의 분절에는 **lateral horn(가쪽뿔)**도 있는데, 이 horn에는 preganglionic sympathetic neuron(신경절이전 교감신경세포)들이 모여 있다.

척수의 gray matter에 분포하는 neuron은 세 부류로 대별된다. Ventral horn에 있는 **motor cell(운동신경세포)**은 skeletal muscle을 지배하며, alpha motor neuron 및 gamma motor neuron으로 구성된다. 이 neuron의 기능은 3장에서 논의한 바 있다. **Tract cell(신경로세포)**의 세포체는 주로 dorsal horn에 위치하며, 이 neuron에서 시작된 axon들은 white matter에 있는 ascending fasciculus를 이룬다. 근처 부위에 국한된 신경회로에 참여하는 neuron은 **interneuron(사이신경세포)**이라 불린다. 하지만 axon이 매우 긴 interneuron도 있는데, 이에 대해서는 뒤에 나오는 '***Fasciculus Proprius*(고유다발)**' 절을 참조하라.

척수의 white matter는 세 **funiculus(섬유단)**로 구성된다(그림 5-4~5-6). Funiculus 대신 'column(기둥)'이라는 표현을 쓰기도 하는데, 'column'은 gray matter에 세로로 배열된 신경세포체 집단에 더 적합한 표현이다. **Dorsal funiculus(뒤섬유단)**, 일명 posterior column(뒤기둥)의 범위는 척수의 정중선과 dorsal horn 사이이다. Dorsal funiculus는 **gracile fasciculus(널판다발)**와 **cuneate fasciculus(쐐기다발)**로 구성된다. 전자는 척수의 전장에 걸쳐 이어지지만 후자는 thoracic cord의 중간 부분 이상에서만 전자의 lateral에 존재한다. 나머지 white matter는 **lateral funiculus(가쪽섬유단)**와 **ventral funiculus(앞섬유단)**인데, 둘 사이 경계는 불분명하다. **Ventral white commissure(앞백색맞교차)**는 axon들이 좌우로 교차하는 곳이다. **Dorso-**

lateral tract(tract of Lissauer, 뒤가쪽로)는 dorsal horn의 apex(꼭지)와 척수의 표면 사이 틈새를 차지한다. 추후 설명하겠지만, white matter를 이루는 fiber 묶음인 tract나 fasciculus들은 조금씩 겹친다.

Gray matter와 white matter의 전반적 양상은 척수 높이에 관계없이 일정하지만 가로단면에서는 높이에 따른 차이가 명확히 드러난다(그림 5-4~5-6). 예를 들어 white matter의 양은 하위에서 상위로 갈수록 늘어나는데, 그 이유는 위로 갈수록 ascending tract에 합류하는 nerve fiber들이 많아지고 아래로 내려가면서 nerve fiber들이 descending tract를 빠져 나와 gray matter에서 끝나는 데 있다. Gray matter의 양이 크게 변하는 곳은 cervical enlargement와 lumbosacral enlargement이다. 이 두 enlargement 부위는 각각 팔과 다리의 신경분포를 담당하기 때문에 다른 곳에 비해 gray matter가 많다. Gray matter 중 lateral horn은 thoracic cord와 상위 lumbar cord에만 있다. S2 아래로는 ventral median fissure가 얕기 때문에 좌우 ventral horn이 서로 섞여 있어서 gray matter가 central canal의 앞에서 넓은 띠 모양으로 분포한다.

Spinal Gray Matter(척수회색질)의 Neuronal Architecture(신경세포구축)

CNS의 다른 부분들이 그렇듯이 척수 gray matter도 몇 가지 neuron 집단들로 이루어져 있다. Neuron의 종류는 현미경으로 관찰한 형태를 기준으로 분류하는데, 종류가 같은 neuron들은 대개 함께 모여서 집단을 형성함이 밝혀진 바 있다. 척수의 높이에 관계 없이 gray matter의 기본 구조는 동일하기 때문에 비슷한 neuron들의 무리가 세로 방향으로 column을 이룬다. 척수 가로단면에서는 neuron column들 중 상당수가 층을 이루고 있는데, 특히 dorsal horn에서 그러하다. Neuron들은 모두 10층으로 구분되는데, 이를 **laminae of Rexed(척수층판)**라 한다. Laminae of Rexed가 발표된 1952년 이전에는 neuron column 들 중 대부분에 번호 대신 명칭을 부여했었지만 학자마다 명칭이 달랐기 때문에 혼동이 초래되었다. Laminae of Rexed의 대략적 구조는 그림 5-7에 요약했다.

척수 gray matter가 배열된 양상은 다음과 같다. Dorsal root의 sensory axon은 주로 dorsal horn에서 끝난다. 통증, 온도감각, 촉각과 관련된 impulse는 tract cell에 도달하는데, 그 세포체는 대부분 dorsal horn 중에서 깊이 위치한 lamina에 있다. 이 세포체에서 spinothalamic tract(척수시상로)가 시작된다. 뇌로 전달되는 감각정보, 특히 통증은 다른 감각 modality와의 상호작용에 의해, 또는 여러 가지 descending tract를 통해 dorsal horn으로 내려오는 impulse를 받고 수정(교정)되기 쉽다. Lamina II인 **substantia gelatinosa(아교질)**에는 통증 감각을 변화시키

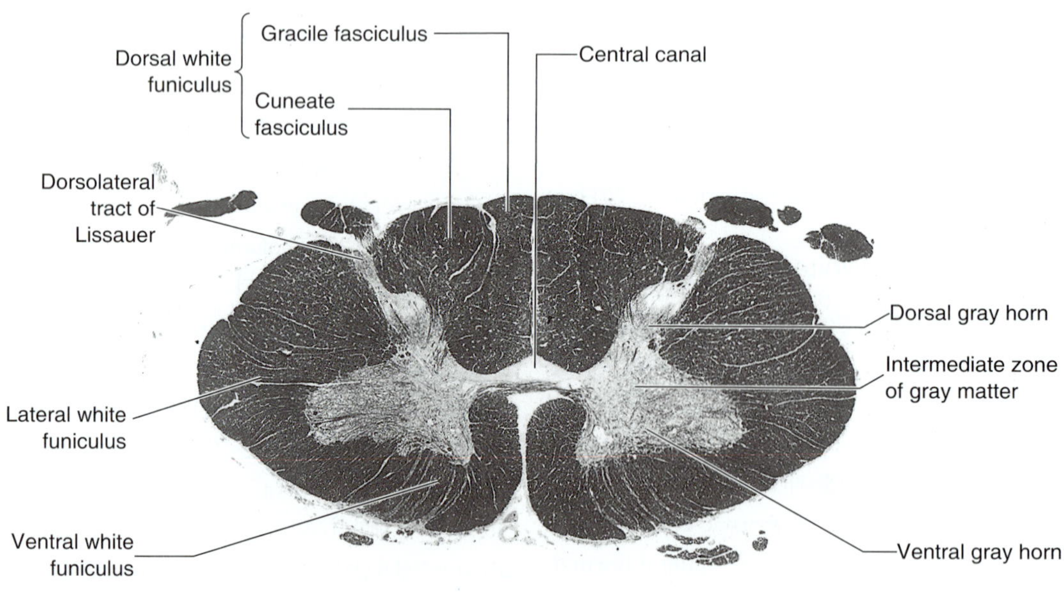

그림 5-4 Spinal cord(척수)의 일곱째 cervical segment(목분절). Weigert's method for myelin(Weigert 미엘린염색법)으로 염색한 가로단면 표본. 6배 확대 사진.

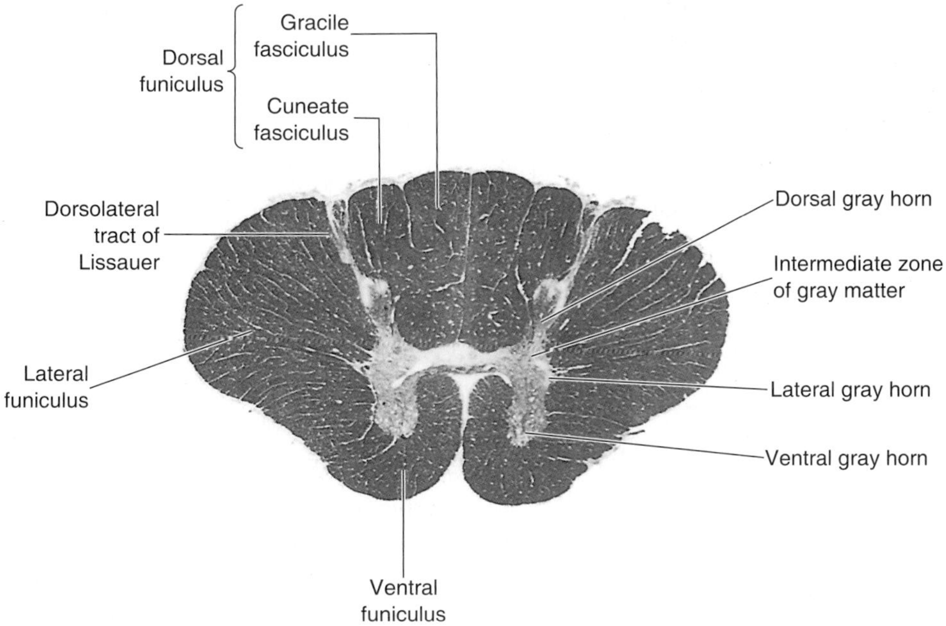

그림 5-5 Spinal cord의 둘째 thoracic segment(가슴분절). Weigert 염색법. 7배 확대 사진.

는 데 중요한 interneuron들이 있다(19장 참조). Lamina IX에 있는 motor neuron은 skeletal muscle을 지배한다. 이 motor neuron은 dorsal root의 afferent fiber의 영향을 대개 interneuron을 거쳐 받아서 spinal reflex(척수반사)를 일으키고, 뇌에서 시작된 운동기능 조절을 담당하는 몇 가지 descending tract의 영향을 받는다. Lamina IX을 이루는 motor neuron column들 중에서 axial muscle(몸통근육)들을 지배하는 column은 ventral horn 중 medial 부분에 위치하고, 팔다리근육을 지배하는 column은 그보다 lateral에 위치한다. Motor neuron column들 중에서 가장 뚜렷

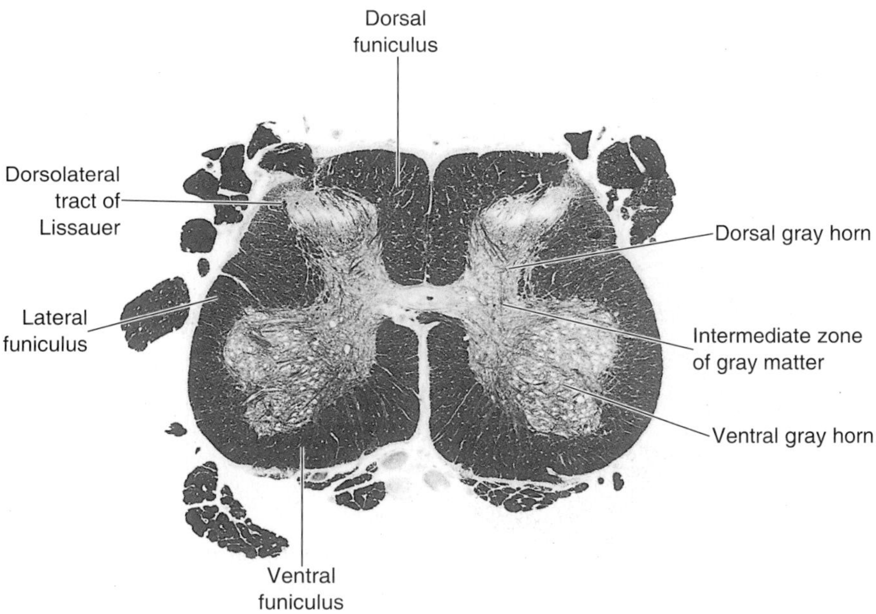

그림 5-6 Spinal cord의 첫째 sacral segment(엉치분절). Weigert 염색법. 7배 확대 사진.

한 것은 diaphragm(가로막)을 지배하는 phrenic nerve(가로막신경)가 시작하는 **phrenic nucleus(가로막신경핵**; C3~C5 분절)와 accessory nerve(더부신경; 8장 참조)가 시작하는 **accessory nucleus(더부신경핵**; C1~C5 분절)와 pelvic floor muscle(골반가로막근육)을 지배하며 sacral segment에 있는 **nucleus of Onuf(nucleus of pudendal nerve, 음부신경핵)**이다. Thoracic cord와 상위 lumbar cord에 있으며 공식적으로는 lamina VII에 속하는 독특한 neuron column 들로는 **nucleus dorsalis(뒤가슴핵)**와 **intermediolateral cell column(중간가쪽세포기둥)**이 있다. Nucleus dorsalis로부터는 dorsal spinocerebellar tract(뒤척수소뇌로)가 시작되고, intermediolateral cell column은 preganglionic sympathetic neuron들로 이루어져 있다. 중간 sacral segment(S2~S4)에는 이보다 덜 뚜렷한 intermediolateral column인 **sacral autonomic nucleus(엉치부교감핵)**가 있다. **Spinal border cell(척수경계세포)**들은 lumbar segment의 ventral horn에서 gray matter와 white matter의 경계에 흩어져 분포하는데, 이 neuron에서 ventral spinocerebellar tract(앞척수소뇌로)가 시작된다.

Dorsal Horn(뒤뿔)

좌우 각 dorsal root은 척수에 근접함에 따라 6~8개의 rootlet들로 갈라지며, 각 rootlet의 axon들은 두 부분으로 나뉜다(그림 5-8). Lateral division(가쪽부분)에는 C군 unmyelinated axon의 대부분과 가는 A군 myelinated axon 중 일부가 포함된다. 이 axon들은 **dorsolateral tract(뒤가쪽로)**로 들어간 후 이곳에서 ascending branch(오름가지)와 descending branch(내림가지)로 갈라진다. 이어서 각 branch에서 collateral(곁가지)들이 시작되어 dorsal horn으로 들어간다. 이 fiber들 중 대부분은 본래 척수분절이나 그 바로 위아래 척수분절에서 interneuron이나 **tract cell(신경로세포)**과 synapse하며 끝나고, tract cell들에서는 spinothalamic tract를 구성하는 fiber들이 시작된다. Tract cell의 대부분은 dorsal horn 중 깊은 lamina에 속한 **nucleus proprius(고유핵)**에 모여 있다.

Medial division(안쪽부분)에 속한 dorsal root의 fiber들은 통증이나 온도감각 이외의 감각 modality를 전달하며, 주로 myelinated axon들로 이루어져 있다. 이 axon들

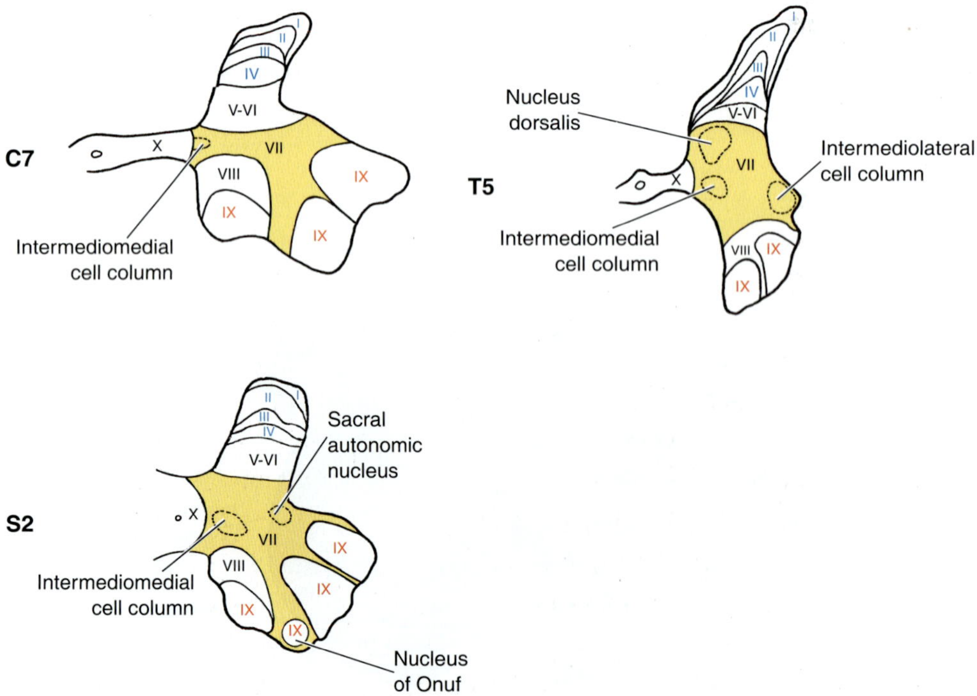

그림 5-7 사람 spinal cord(척수)의 gray matter(회색질)를 이루는 cytoarchitectonic laminae(세포구축학 층판)의 위치를 세 분절 단면에 표시했다. 청색 로마숫자는 dorsal root(뒤뿌리)로부터 정보를 받는 lamina를, 적색 로마숫자는 motor neuron(운동신경세포)을 포함한 lamina를 가리킨다. Lamina VII는 따로 이름이 있는 column들이 포함하고 있으며, 노랗게 색칠했다. Lamina V 및 VI는 일부 동물에서는 경계가 명확하지만 사람 척수에서는 거의 구별되지 않는다.

은 대부분 지름이 굵고 전도속도가 빠른 감각신경섬유이다. 이 axon들은 dorsal horn보다 medial에서 white matter로 들어가는데, lateral division의 axon과 유사하게 이곳에서 ascending branch와 descending branch로 갈라진다. Descending branch는 dorsal funiculus 내에서 아래로 내려간 후 결국 dorsal horn에서 끝나는데, 내려가는 거리가 다양하다. 이 긴 descending fiber들 중 일부는 dorsal funiculus 내에서 **septomarginal fasciculus(사이막주변다발)**와 **interfascicular fasciculus(다발사이다발)**라 불리는 확실히 구별되는 bundle 속을 지난다. 이 bundle들의 위치는 그림 5-10에 표시되어 있다. Dorsal funiculus를 지나는 ascending branch 중 대부분은 medulla의 gracile nucleus(널판핵)와 cuneate nucleus(쐐기핵)에서 끝난다. 이와는 반대로 dorsal root의 medial division을 이루는 axon들은 순서가 같은 척수분절의 gray matter로 들어가는데, 이 fiber들은 dorsal horn의 lamina IV에 가장 많이 분포한다(그림 5-4, 5-6). Muscle spindle(근육방추)에서 시작된 신호를 전달하는 primary sensory axon(일차감각축삭)에서 갈라져 나온 가지들 중 일부는 motor neuron에서 끝남으로써 stretch reflex(뻗침반사)에 참여한다. Dorsal horn의 neuron들이 synapse하는 양상 중 일부는 그림 5-8에 요약했다.

Ventral Horn(앞뿔)

Lamina IX을 이루는 neuron column에는 두 종류의 motor neuron이 포함된다. 이 neuron의 이름은 axon의 굵기, 즉 전도속도를 기준으로 정했다. **Alpha motor neuron(알파운동신경세포)**은 skeletal muscle의 일반적 muscle fiber인 extrafusal fiber(방추바깥근육섬유)를 지배한다. 이보다는 작은 **gamma motor neuron(감마운동신경세포)**은 숫자가 적고 muscle spindle에 있는 intrafusal fiber(방추속근육섬유)를 지배한다. 두 motor neuron은 모두 표면이 수많은 synaptic terminal들로 빽빽이 덮여 있는데, 이 terminal은 excitatory transmitter나 inhibitory transmitter 중 하나를 분비한다. Alpha motor neuron은 각각 20,000개가 넘는 synapse를 통해 정보를 받는다. 이 neuron에 정보를 전달하는 afferent fiber가 시작되는 곳은 많은데, 일부는 척수의 descending tract로부터 오며, 다른 일부는 primary afferent neuron의 axon에서 갈라져 나온 가지들이다. 그러나 가장 많은 것은 척수 gray matter에 있는 다른 neuron에서 시작된 것인데, 이 neuron은 interneuron으로 작용한다. 이 interneuron은 주로 lamina VII에 위치한다. 이 interneuron들은 서로로부터, 또는 descending tract로부터, 각종 감각 modality를 담당하는 dorsal root ganglion의 neuron으로부터 afferent fiber를 받는다.

생리학적 견지에서 **Renshaw cell(렌쇼세포)**이라 불리는 특수한 유형의 interneuron이 존재한다. 이 neuron은 이웃한 motor neuron의 axon에서 시작된 가지와 synapse하여 흥분자극을 받는다. 한 Renshaw cell의 axon은 여러 가지로 갈라진 후에 motor neuron들에 inhibitory synapse를 형성하는데, 여기에는 Renshaw cell에 synapse해서 흥분자극을 전했던 바로 그 motor neuron도 포함된다. 이렇게 Renshaw cell은 근처 motor neuron들을 억제함으로써 가장 자주 흥분하는 motor neuron의 지배를 받는 근육에 운동명령을 집중시킨다. Ventral horn에서 형성되는 신경회로는 그림 5-9에 요약했다.

Ascending Fiber Tract(오름신경로)와 Descending Fiber Tract(내림신경로)

척수의 white matter는 세로 방향으로 정렬된 **funiculus(섬유단)**들로 구분되는데, 그 위치는 앞서 설명한 바 있다. 각 funiculus마다 ascending fiber tract와 descending fiber tract가 포함되어 있다. 각 tract의 대략적 위치는 임상의학 및 병리학 연구 결과를 분석하고 이 결과를 사람보다 정확한 정보를 얻을 수 있는 동물실험 결과와 비교함으로써 파악할 수 있게 되었다. 대다수 신경해부학이나 임상신경학 교과서에는 그림 5-10처럼 주요 tract의 위치를 나타내는 그림이 실려 있다. 하지만 일부 tract의 정확한 위치는 아직도 불확실하며 서로 다른 tract들이 차지하는 영역이 겹친다는 사실을 감안해야 한다.

Dorsal Funiculus(뒤섬유단)

Dorsal funiculus에서 가장 중요한 성분은 dorsal root ganglia의 neuron들에서 시작된 대규모 ascending axon들이다. 나머지 ascending axon은 dorsal horn에 위치한 neuron의 axon들이다. 이 ascending fiber들은 모두 ipsilateral(같은쪽)에서 시작된 것들이다. 이 axon들은 분별 기능이 있는 감각에 주로 관여하는데, 그 예로는 피부에 가해진 접촉자극의 위치 변화를 인식하는 능력이나 운동이나 관절 위치를 인식하는 것이 있다. 과거에는 진동을 의식 수준에서 감지하는 과정도 dorsal funiculus가 온전해야 가능하다고 생각했었지만 임상의학 연구 결과 그렇지 않음이 밝혀졌다. Dorsal funiculus와 lateral funiculus는

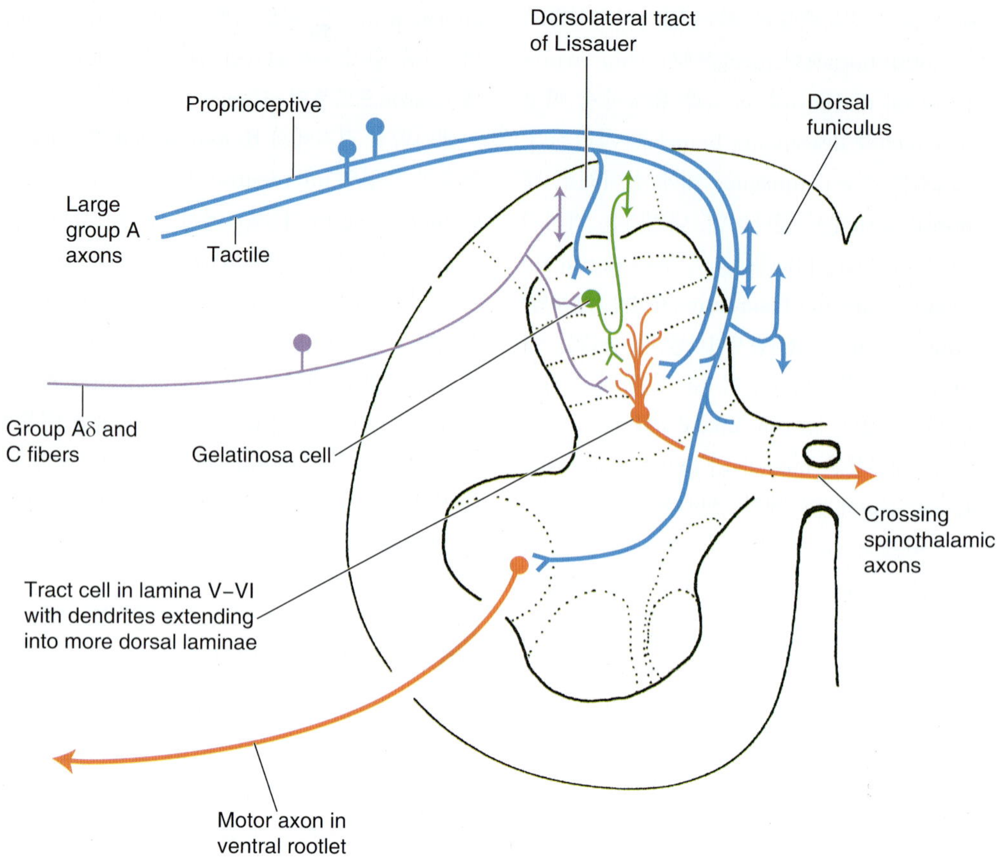

그림 5-8 Spinal gray matter(척수회색질) dorsal horn(뒤뿔)의 neuron 회로. Dorsal root(뒤뿌리) 중 medial division(파란색)과 lateral division(검은색)에 존재하는 afferent fiber(들신경섬유)들이 구분되어 있다. 척수의 principal cell(으뜸신경세포)은 붉은색으로, substantia gelatinosa(아교질)에 있는 interneuron(사이신경세포)은 녹색으로 표시했다. 그림 5-11과 비교하라.

둘 다 진동 자극이 유발한 impulse를 전달한다.

상위 척수로 갈수록 좌우 각 *dorsal funiculus*의 *lateral* 면으로 *axon*들이 합류한다. 그 결과 상위 cervical segment에 이르면 척수의 가장 하위 segment에서 온 감각정보는 gracile fasciculus 중 가장 medial로, 가장 상위 segment에서 온 감각정보는 cuneate fasciculus 중 가장 lateral로 지나게 된다. Gracile fasciculus와 cuneate fasciculus는 medulla의 dorsal에 위치한 gracile nucleus와 cuneate nucleus에서 각각 끝난다. 뭉뚱그려 이야기하면 gracile fasciculus와 gracile nucleus는 다리 감각을, cuneate fasciculus와 cuneate nucleus는 팔 감각을 담당한다고 할 수 있다. Dorsal funiculus에서 axon들이 인체 부위에 따라 질서정연하게 배열된 양상은 tract의 특징인 **somatotopic lamination(몸형태층판배열)**의 한 예다. 앞으로 배울 척수나 뇌의 다른 tract에도 이와 유사한 somatotopic lamination이 존재한다.

Lateral Funiculus(가쪽섬유단)

편의상 lateral funiculus를 dorsal 절반과 ventral 절반으로 나누어 설명한다.

Dorsolateral Funiculus(뒤가쪽섬유단)

Lateral funiculus의 dorsal 절반에서 가장 눈에 띄는 tract는 **lateral corticospinal tract(가쪽겉질척수로)**이다. 이 tract는 반대쪽 cerebral hemisphere(대뇌반구)의 frontal lobe(이마엽) 및 parietal lobe(마루엽)의 cortex(겉질)에 있는 neuron에서 시작된 axon들로 구성된다. 이 axon들은 internal capsule(속섬유막), midbrain(중간뇌)의 basis pedunculi(다리밑동), pons(다리뇌), medullary pyramid(숨뇌피라밋)을 차례로 통과한 후 반대쪽으로 decussation(교차)하여 척수의 lateral funiculus로 진입한다. Frontal lobe의 cortex에서 시작된 corticospinal fiber(겉질척수섬유)는 주로 gray matter의 intermediate zone과 ventral horn에

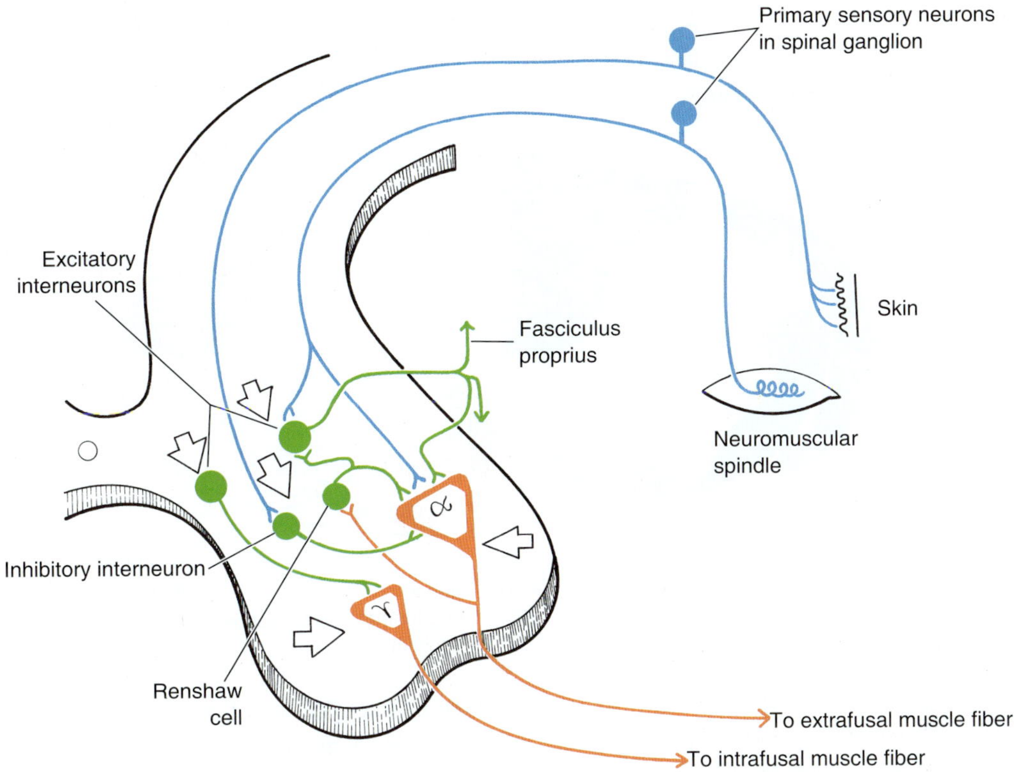

그림 5-9 Spinal gray matter(척수회색질) ventral horn(앞뿔)의 neuron 회로. Alpha motor neuron(알파운동신경세포; α, 적색)과 gamma motor neuron(감마운동신경세포; γ, 적색)에 투사되는 afferent fiber(들신경섬유; 청색)를 확인하라. 큰 화살표는 뇌에서 시작된 descending tract(내림신경로)의 axon이 끝나는 곳을 가리킨다. Interneuron(사이신경세포)은 녹색으로 표시했다.

서 끝난다. Parietal lobe에서 시작된 corticospinal fiber는 dorsal horn에서 끝난다. Lateral corticospinal tract의 somatotopic lamination은 하위 척수로 갈 fiber가 가장 lateral에 위치하는 양상이다.

동물실험 결과에 따르면 dorsolateral funiculus를 지나는 reticulospinal fiber(그물척수섬유)는 medulla의 reticular formation(그물체)에 있는 nucleus raphes magnus(큰솔기핵)에서 시작해서 lamina of Rexed I, II, III에서 끝난다고 한다. 이 fiber들은 unmyelinated fiber이며, lateral funiculus 중 가장 dorsal 부분에서 **raphespinal tract(솔기척수로)**를 이루고, serotonin을 함유하고 있다. Serotonin은 이 fiber의 neurotransmitter인 것으로 보이며, 그 양은 histochemistry를 적용하면 관찰할 수 있는 정도다. Raphespinal tract는 통증 자극이 유발한 dorsal horn의 impulse가 전달되는 과정을 조금 변화시킨다. Unmyelinated fiber들로 이루어진 **hypothalamospinal fiber(시상하부척수섬유)**도 비슷한 위치를 지나는데, hypothalamus(시상하부)의 paraventricular nucleus(뇌실곁핵)에서 시작되어 T1~L3와 S2~S4 분절의 preganglionic autonomic neuron들에서 끝난다. Hypothalamospinal fiber 중 일부는 peptide의 일종인 oxytocin(옥시토신)을 함유하고 있다.

Lateral funiculus의 dorsal 부분에 있는 ascending fiber 집단 중 가장 큰 것은 표면 가까이에 위치한 **dorsal spinocerebellar tract(뒤척수소뇌로)**이다. 이 tract는 L3보다 위 분절에만 존재한다. 그 axon은 같은쪽 척수의 nucleus thoracicus(Clarke's column, 뒤가슴핵)에 있는 neuron에서 시작되어 같은쪽 cerebellar cortex(소뇌겉질)에서 끝난다. 이 tract는 소뇌로 들어갈 때 inferior cerebellar peduncle(아래소뇌다리)을 거친다.

Ventrolateral Funiculus(앞가쪽섬유단)

Lateral funiculus의 ventral 절반에는 여러 tract들이 있다. 그 중 가장 큰 것이 **spinothalamic tract(척수시상로)**이다. 이 tract는 반대쪽 척수 gray matter에 위치한 neuron의 ascending axon들로 구성되어 있다. Axon이 시작되는 neuron은 대부분이 dorsal horn에 있는 nucleus

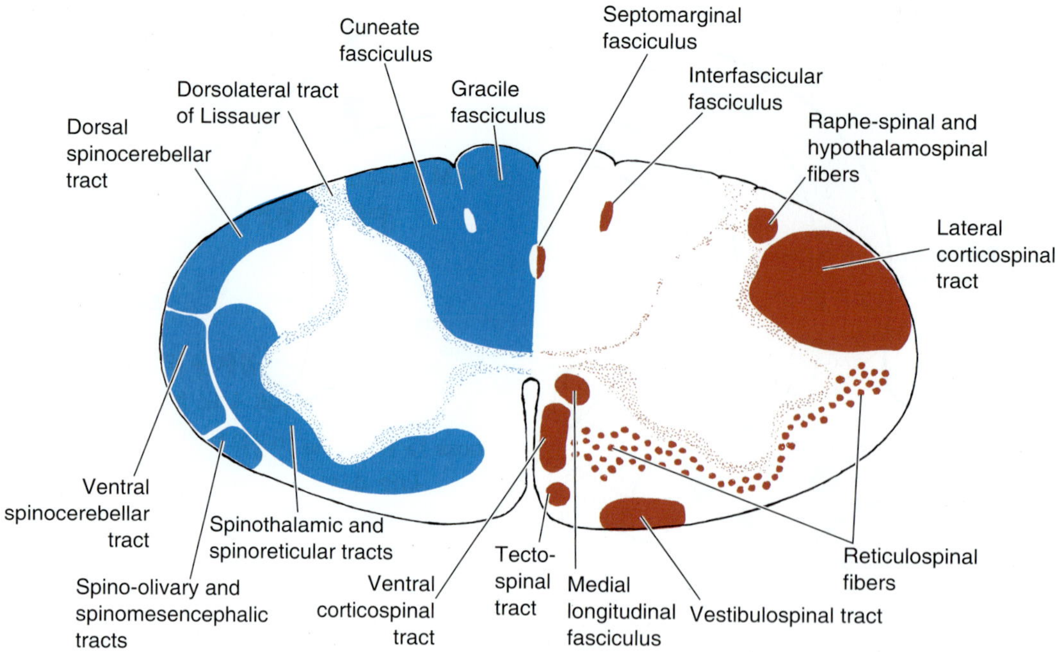

그림 5-10 중간 cervical segment(목분절) 척수의 white matter(백색질)에 존재하는 주요 tract(신경로)들의 위치. Ascending tract(오름신경로)는 왼쪽에 파란색으로, descending tract(내림신경로)는 오른쪽에 붉은색으로 표시했다. Gray matter(회색질)에 인접해서 작은 점들로 표시한 부위는 propriospinal fiber(척수고유섬유)들을 가리킨다.

proprius에 모여 있다(lamina IV, V-VI). 이 axon은 central canal 근처의 ventral white commissure에서 정중선을 가로지른 후 ventral horn을 지나 ventrolateral funiculus와 ventral funiculus로 들어간다. Spinothalamic tract를 구성하는 fiber들은 thalamic nucleus(시상핵)에서 끝난다. 이 fiber들이 brain stem을 지날 때 일부 axon에서부터 collateral branch가 시작되어 medulla 및 pons의 reticular formation과 midbrain의 periaqueductal gray matter(수도관주위회색질)에 투사된다. Spinothalamic tract는 촉각, 온도감각, 통증감각과 관련된 impulse를 전달한다. 그 fiber들은 somatotopic arrangement(몸형태배열) 양상을 보이는데, 다리 담당 fiber가 표면에 가장 가깝게 위치하고 팔 담당 fiber가 gray matter에 가장 가깝게 위치한다. 과거에는 ventral spinothalamic tract(앞척수시상로)와 lateral spinothalamic tract(가쪽척수시상로)를 구별하여 각각 촉각, 통증 및 온도감각을 담당한다고 설명했었다. 그러나 이러한 구분은 타당성이 거의 없는 것으로 보인다. Spinothalamic tract의 기능은 19장에서 더 자세히 다룰 것이다.

Ventral spinocerebellar tract(앞척수소뇌로)는 ventrolateral funiculus에서 얕게 자리잡고 있다. 이 tract는 척수 lumbosacral segment에서 dorsal horn의 base(밑동)나 ventral horn에 있는 spinal border cell에서부터 시작되며, 대부분이 반대쪽으로 교차한 fiber들로 구성된다. 이 tract는 midbrain까지 올라갔다가 아래쪽으로 급전환하여 superior cerebellar peduncle(위소뇌다리)로 들어간다. 이 fiber들은 소뇌 내에서 또 다시 반대쪽으로 교차한 후 cerebellar cortex에서 끝난다. 따라서 두 spinocerebellar tract 모두 한쪽 다리의 감각정보를 같은쪽 소뇌에 전달하게 되는데, 주로 proprioception(고유감각)을 전달한다. Lateral funiculus의 ventral 절반에 있는 나머지 ascending tract들은 크기가 작다. **Spinotectal tract(척수덮개로)**를 이루는 axon들은 spinothalamic tract와 동일한 gray matter 부위에서 시작되어 정중선을 교차한 후 위로 올라가서 midbrain의 periaqueductal gray matter, superior colliculus(위둔덕), reticular formation의 여러 가지 nucleus들에 투사된다. Spinotectal tract는 **spinomesencephalic tract(척수중간뇌로)**라고도 하는데, 후자가 정확한 명칭이다. 전통적으로 **spinoreticular tract(척수그물로)**는 교차하여 pontine reticular formation(다리뇌그물체)에서 끝나는 fiber들과, 교차하지 않고 medullary reticular formation(숨뇌그물체)에서 끝나는 fiber들로 이루어진다고 기술한다. 그 밖에 spinothalamic fiber 중 상당수에서 collateral branch가

시작되며, 이 branch들은 reticular formation의 neuron과 synapse한다. 척수에서 시작해서 brain stem으로 투사되는 이 fiber들은 ascending reticular activating system(오름그물활성화계통)의 일부를 형성하며(9장 참조), 내장에서 시작된 통증과 기타 다양한 감각을 인식하는 데에도 관여하는 것으로 생각된다. 통상적으로 사람 척수에도 작은 **spino-olivary tract(척수올리브로)**가 있다고 기술하고 있지만, 영장류에 이 tract가 실재하는지는 불확실하다.

Ventrolateral funiculus에는 descending fiber인 **reticulospinal fiber(그물척수섬유)**도 포함되어 있다. 이 fiber는 ventral funiculus에도 있기 때문에 다음 절에서 설명한다.

Ventral Funiculus(앞섬유단)

Ventral funiculus에 속하는 긴 tract는 모두 descending tract이다. **Ventral corticospinal tract(앞겉질척수로)**에는 corticospinal fiber 중 소부분이 포함되어 있는데, 이 fiber들은 하위 medulla에서 정중선 너머로 교차하지 않은 것들이다. Ventral corticospinal fiber들 중 대부분은 해당 척수분절에서 교차한 후 더 규모가 큰 lateral corticospinal tract의 fiber들 근처에서 끝난다. 그러나 소수의 사람은 corticospinal fiber들 중 대부분이 medulla에서 교차하지 않고 같은쪽 ventral funiculus나 드물게 ventrolateral funiculus를 통해 내려온다.

Vestibulospinal tract(안뜰척수로)는 교차하지 않는다. 이 tract는 medulla의 lateral vestibular nucleus(Deiters nucleus, 가쪽안뜰핵)에서 시작된 후 척수의 표면 근처에서 ventrolateral funiculus와 ventral funiculus를 통해 내려온다(그림 5-10). 상위 cervical cord에서는 이 tract의 fiber들이 lateral funiculus 중 가장 medial에 위치한다. 그 후 더 medial로 이동하여 하위 cervical cord에서는 ventral median fissure의 모서리 근처를 지난다. 이어서 thoracic cord에 이르면 ventral funiculus 내에서 lateral로 이동해서 ventral rootlet의 axon들 사이를 지나고, 그 아래 척수에서는 이 위치를 유지한다. Vestibulospinal tract의 fiber는 대부분 ventral horn 중 medial 부분에서 끝난다. 이 tract의 기능은 equilibratory reflex(평형반사)를 중계하는 것으로, 이 반사는 internal ear의 vestibular apparatus(안뜰기관)가 작용함으로써 유발되는데, 그 반응은 주로 axial muscle들과 팔다리의 extensor가 수축하여 나타난다.

Reticulospinal tract(그물척수로)는 midbrain과 pons와 medulla에서 reticular formation을 이루는 몇 가지 nucleus에서 시작된다(9장 참조). 이 tract는 대부분 ventral horn의 interneuron에 synapse하여 끝나는데, 모든 척수분절에 투사되지만 cervical cord에서 끝나는 경우가 가장 많다. 사람 척수에서는 reticulospinal fiber가 ventral funiculus와 ventrolateral funiculus에 걸쳐 존재한다. Reticulospinal fiber 중 대부분은 같은쪽 brain stem에서 시작된 것이지만, 일부는 central canal의 ventral에서 정중선을 지나 교차한다. 상당수의 reticulospinal fiber가 하위 척수로 갈수록 ventral funiculus에서부터 lateral funiculus로 위치를 이동한다. Reticulospinal tract는 뇌가 motor neuron의 작용을 조절하고 지시하는 descending pathway들 중 하나다. Corticospinal tract는 의도에 따라 수행하는 숙련된 운동에 주로 관여하는 반면, reticulospinal tract는 의도적으로 계속 시도할 필요가 없는 일상적 운동을 조절한다. 나머지 reticulospinal fiber는 자율신경계통에 영향을 미친다. **Descending bundle of lateral horn(가쪽뿔내림다발)**은 상위 7~8개의 thoracic segment에서 lateral horn 옆을 따라 내려오는 axon 집단이다. 환자를 대상으로 분석한 결과, 이 axon은 대체로 같은쪽 pons에서 시작되며, 온몸의 혈관과 땀샘을 조절하는 preganglionic sympathetic neuron에 흥분자극을 전달한다. 환자가 죽은 후 채취한 척수 조직에서 degeneration된 fiber를 염색해 얻은 결과는(4장 참조) 앞서 reticulospinal fiber에 관해 설명한 내용에 부합되었지만, medullary reticulospinal tract(숨뇌그물척수로)와 pontine reticulospinal tract(다리뇌그물척수로)가 독립된 별개의 tract라는 전통적 이론에는 부합되지 않았다.

Ventral funiculus의 나머지 tract들은 크기가 작다. **Medial longitudinal fasciculus(안쪽세로다발)** 중 descending fiber들로 이루어진 부분은 **medial vestibulospinal tract(안쪽안뜰척수로)**라고도 하며, medulla의 medial vestibular nucleus(안쪽안뜰핵)에서 시작된다. Medial vestibulospinal tract라는 명칭을 쓸 경우에는 전술한 vestibulospinal tract는 lateral vestibulospinal tract(가쪽안뜰척수로)라 구별한다. Medial vestibulospinal tract는 평형 유지에 필요한 머리 운동에 관여하며, 상위 cervical cord 아래로는 내려오지 않는 것으로 보인다. Superior colliculus에서 시작되어 **tectospinal tract(덮개척수로)**를 이루는 소수의 fiber들도 이 높이 아래로는 내려오지 않는다.

Fasciculus Proprius(고유다발)

Fasciculus proprius는 세 funiculus 모두에서 gray matter에 바로 인접해 있으며, myelinated fiber와 unmyelinated fiber를 모두 포함한다(그림 5-10). 여기에는 **propriospinal fiber(척수고유섬유)**, 즉 **spinospinalis fiber(척수사이섬유)**들이 모여 있는데, 이 fiber들은 높이가 다른 척수분절들의 gray matter 사이를 연결한다. 이 fiber들은 긴 것보다 짧은 것이 gray matter에 더 가까이 위치한다. Propriospinal fiber는 올라가는 것과 내려가는 것이 모두 있으며, 이 fiber에서 갈라져 나온 collateral branch는 시작한 세포체가 있는 곳 근처 gray matter에서 끝난다. 이 branch는 척수분절 내에서 일어나는 반사에서 interneuron이 담당하는 것과 같은 기능을 한다. Axon이 fasciculus proprius를 통해 올라가는 neuron들 중 일부는 axon이 척수의 거의 전체 길이까지 이어져서 intersegmental spinal reflex(분절사이척수반사)가 일어나는 데 꼭 필요한 구성원으로 작용한다. 반면에 두 척수분절보다 멀리 내려가는 propriospinal fiber는 거의 없다.

Spinal Reflex(척수반사)

척수에서 형성되는 neuron들 사이 연결 중 일부를 통해 spinal reflex가 일어난다. 그 예로는 stretch reflex와 flexor reflex가 있다.

Stretch reflex(뻗침반사, 신장반사)는 monosynaptic reflex arc(단일연접반사활)인 two-neuron reflex arc(두신경세포반사활)를 이룬다(그림 5-11). 근육이 조금만 늘어나도 neuromuscular spindle에 있는 sensory ending이 자극을 받는다. 그 결과 생성된 흥분자극이 primary sensory neuron의 지름이 굵은 A군 axon을 통해 척수에 도달한다. Dorsal funiculus를 지나던 이 axon의 proximal branch에서 collateral branch가 시작되고, collateral branch가 alpha motor neuron을 흥분시키면 늘어났던 근육이 수축한다. 이 반사는 매우 중요한 postural reflex(자세반사)다. Neuromuscular spindle은 근육 길이 변화를 감지하는 매우 예민한 장치로, stretch reflex를 통해 근육의 tension(긴장)을 변화시키기 때문에 근육이 항상 일정한 길이를 유지할 수 있다. Stretch reflex는 진찰할 때 확인하는 **tendon jerk(힘줄반사)**의 근간이 된다. Tendon을 잠깐 두드리면 그 근육의 neuromuscular spindle들이 동시에 흥분자극을 방출하고, 결국 반사가 일어나서 즉시 근육이 수축한다. Tendon jerk가 감소하거나 없어지면 stretch reflex를 이루는 afferent neuron이나 efferent neuron을 침범하는 병을 의심해야 한다. Tendon jerk가 지나치게 강해진 경우는 뇌에서 내려와서 척수의 motor neuron을 억제하던 tract의 작용이 사라졌음을 뜻한다.

가장 간단하고 빠른 monosynaptic stretch reflex 외에 좀 더 긴 잠복기를 지난 후에 나타나는 반사가 있는데, 이 반사는 의도적으로 수축 중인 근육이 늘어날 때 일어난다. 생리학 연구에 의하면 이 느린 반사는 손에서 가장 쉽게 유발되며, cerebral cortex의 somatosensory area(몸감각영역)와 motor area(운동영역)를 거친다고 한다.

근육에 가해지는 tension은 Golgi tendon organ(힘줄기관)에 항상 감지된다. Tension이 한계치에 도달하면 Golgi tendon organ에서 일어나는 흥분 방출이 크게 증가한다. 그 결과 생성된 action potential은 척수 gray matter에 있는 interneuron에 도달하고, 이어서 이 neuron은 alpha motor neuron을 억제한다. 결국 해당 근육이 이완된다. 이 반사는 근육과 힘줄에 tension이 지나치게 가해지지 않도록 예방할 수 있다. Spasm(연축)이나 spasticity(강직)처럼 근육이 비정상적으로 수축하고 있을 때 피동적으로 근육을 늘이면 Golgi tendon organ을 자극하기 때문에 근육이 이완될 수 있다.

Flexor reflex(굽힘근반사)도 보호 기능이 있다. 이 반사에는 통증 자극에 대한 반응으로 한쪽 팔이나 다리를 빼는 동작이 있다. 이 반사는 neuron이 셋 이상 포함되기 때문에 polysynaptic reflex(다연접반사)에 속한다(그림 5-12). 이 반사의 피부수용기는 free nerve ending(자유신경종말)으로, 손상을 입을 가능성이 있는 자극에 반응하며, 그 afferent fiber의 proximal branch는 dorsal horn에서 interneuron과 synapse한다. 다시 이 interneuron은 여러 척수분절에 있는 alpha motor neuron들과 synapse한다. 여러 척수분절인 이유는 withdrawal(회피) 반응이 일어나려면 여러 근육 집단이 작용해야 하는 데 있다. Dorsal horn에 있는 neuron들 중 일부는 그 axon이 교차한 후 반대쪽 ventral horn에 있는 neuron에도 synapse해서 자극하는데, 그 결과로 반응이 완성되면 반대쪽 팔이나 다리의 extension(폄)이 일어난다. 이를 **crossed extensor reflex(교차폄반사)**라 한다.

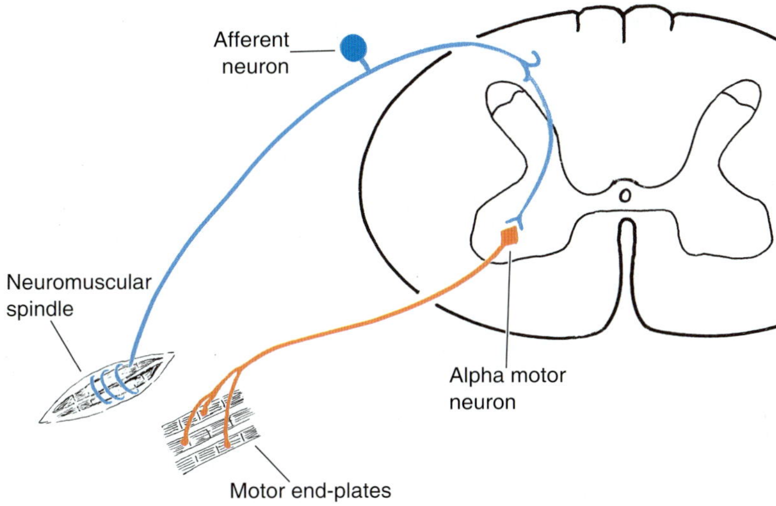

그림 5-11 Monosynaptic stretch reflex arc(단일연접뻗침반사활)를 구성하는 afferent neuron(청색)과 efferent neuron(적색).

임상노트

해부학과 임상의학의 연관성

척수 lesion(병터)의 원인으로는 외상, degenerative disorder(퇴행질환)나 demyelinating disorder(미엘린집탈락질환), 종양, 감염, 혈액공급 장애 등이 있다. 다음에 기술한 몇 가지 질병에 관한 설명을 읽고, 척수의 정상 구조를 이해해야만 척수 질환으로 인해 나타나는 징후와 증상을 해석할 수 있음을 깨닫기 바란다.

진찰

신경검사를 할 때 피부감각의 장애나 소실 여부도 꼭 확인해야 한다. 피부감각 검사는 특히 척수나 spinal nerve root을 침범한 병터가 어디에 일어났는지를 찾아내는 데 유용하다. Spinal nerve가 분포하는 피부영역 지도인 **dermatome(피부분절)**은 그림 5-13에 있다. 바로 위아래 순서인 spinal nerve가 분포하는 피부영역은 일부가 겹친다. 예를 들어 T6가 분포하는 영역 중 위절반에는 T5도 분포하며, 아래절반에는 T7도 분포한다. 따라서 spinal nerve나 dorsal root이 하나만 절단되면 감각소실이 거의 또는 전혀 나타나지 않는다. 이렇게 dermatome은 겹치지만 팔다리에서 cutaneous nerve(피부신경)가 분포하는 영역들은 경계가 명확하다. 이 nerve들은 팔다리의 plexus에서 여러 분절의 spinal nerve root가 혼합된 후에 형성된다.

근육의 반사적 수축 현상도 특정 분절의 척수와 spinal nerve가 온전한지를 검사하는 데 이용된다. 검사에 흔히 이용되는 **stretch reflex(뻗침반사)**, 즉 **tendon reflex(힘줄반사)**와 그에 포함되는 척수분절은 다음과 같다. Biceps reflex(위팔두갈래근반사), C5, C6; triceps reflex(위팔세갈래근반사), C6, C7, C8; quadriceps reflex(넙다리네갈래근반사), 일명 knee jerk(무릎반사), L2, L3, L4; gastrocnemius reflex(장딴지근반사), 일명 ankle jerk(발목반사), S1, S2.

특정 질병들을 공부하기 전에 motor neuron이 손상된 증상과 descending motor pathway가 손상된 증상을 구별할 필요가 있다. 척수의 **lower motor neuron(아래운동신경세포)**인 ventral horn에 있는 motor neuron이 파괴되거나 atrophy(위축)되면 해당 근육의 flaccid paralysis(이완마비)가 일어나고, tendon reflex가 감소하거나 없어지며, motor fiber가 차단된 근육이 점진적으로 atrophy된다. **Upper motor neuron lesion(위운동신경세포병터)**이라는 용어는 임상에서 자주 사용하지만 개선의 여지가 많다. 이 병터는 cerebral cortex에 있을 수도 있고, 또는 cerebral hemisphere의 다른 부위, brain stem이나 척수 등에 있을 수도 있다. 따라서 *upper motor neuron*(위운동신경세포)이라는 용어는 근육을 직접 지배하는 neuron의 작용을 조절하는 모든 descending pathway를 가리키는 포괄적 개념이다. Upper motor neuron이 손상된 후 나타났던 격심한 초기 반응들이 사라지면 다음 징후들이 나타난다. 즉 정도가 다양한 수의근육 마비(팔에서 가장 심함), 양성 Babinski's sign(바빈스키징후), spasticity와 항진된 tendon reflex 등이 나타난다. 양성 Babinski's sign이란 발

(계속)

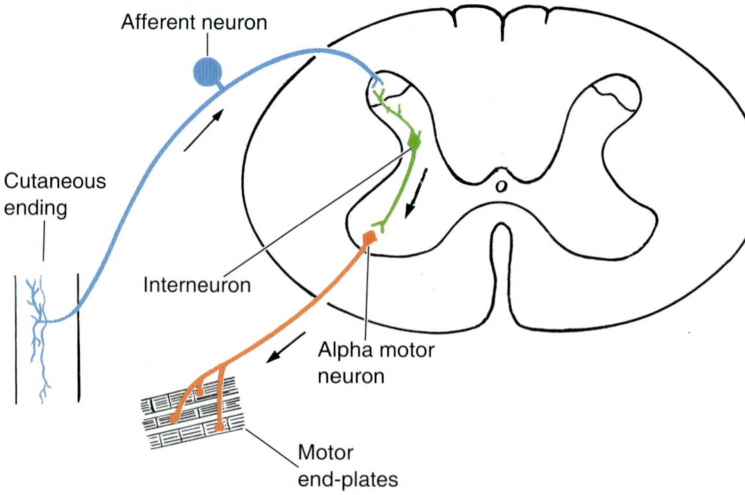

그림 5-12 Flexor reflex arc(굽힘근반사활)를 구성하는 afferent neuron(들신경세포; 청색)과 efferent neuron(날신경세포; 적색). Interneuron(사이신경세포; 녹색)도 이 reflex arc에 포함된다.

바닥을 긁었을 때 엄지발가락이 위를 향하고 나머지 발가락이 부챗살처럼 펼쳐지는 징후다.

Spinal Cord(척수)의 Transection(가로절단)

척수는 관통상이나 척추뼈 골절 또는 탈구 때문에 손상을 입기도 한다. 관통상의 원인은 칼이나 총 등이며 골절이나 탈구는 대표적으로 교통사고나 얕은 물에 다이빙할 때 일어난다. 척수가 완전히 transection 되면 병터 아래로 감각과 voluntary movement(수의운동)가 모두 상실된다. 상위 cervical cord가 transection 되면 좌우 팔다리가 모두 마비되는 **tetraplegia(quadriplegia, 팔다리마비, 사지마비)** 상태가 된다. Cervical enlargement와 lumbosacral enlargement 사이에서 transection이 일어나면 두 다리가 마비되는 **paraplegia(하반신마비)**가 된다. Transection 후 첫 며칠에서 몇 주까지 지속되는 초기 **spinal shock(척수쇼크)** 때는 somatic reflex(몸반사)와 visceral reflex(내장반사) 작용이 모두 사라진다. 반사 작용이 되돌아오면 근육에 spasticity가 나타나고 tendon reflex가 항진된다. 다리는 flexion 상태를 취하는데, 이는 절단된 descending pathway들 중에 extensor를 자극하던 vestibulospinal tract가 포함되어 있기 때문이다. 대소변도 본인의 의지대로 조절할 수 없게 된다.

척수가 불완전하게 transection 될 때 일어나는 증상은 병터의 크기와 위치에 따라 다르다. 척수가 정확히 절반만 절단되는 경우는 매우 드물지만 **hemisection(반쪽절단)**을 이해하면 신경해부학 공부에 도움이 된다. Hemisection 된 척수분절 아래에서 일어나는 신경징후들을 Brown-Sequard syndrome(브라운-세카르 증후군)이라 한다. Dorsal funiculus와 dorsolateral funiculus가 차단되기 때문에 병터쪽 position sense(자세감각), tactile discrimination(식별촉각), 진동감각 등이 사라진다. 또 spinothalamic tract가 차단되기 때문에 반대쪽 통증과 온도감각의 anesthesia(무감각)가 일어난다. Light touch(단순촉각)는 dorsal funiculus와 lateral funiculus 모두를 통해 전달되는 특성이 있기 때문에 큰 영향을 받지 않는다. 상위 cervical cord에 병터가 있으면 왼쪽 또는 오른쪽 팔다리가 마비되는 hemiplegia(반신마비)가 되지만, thoracic cord가 hemisection 되면 한쪽 다리만 마비되는 monoplegia(단일마비)가 된다. 이 마비는 병터와 같은쪽에서 일어나며 upper motor neuron type(위운동신경세포형) 마비에 속한다.

척수가 불완전하게 transection된 환자를 치료할 때, 초기에는 골절되거나 탈골된 척추뼈로 인해 더 이상 척수가 손상되지 않도록 보호하고 척수손상 후 며칠 동안 척수에서 일어나는 급격한 조직 파괴를 일으키는 염증반응을 억제하는 데 주력해야 한다. 장기적으로는 감각이 없는 피부에 bedsore(욕창)가 생기지 않도록 예방하고, urinary tract infection(요로감염)을 방지하며, 보존된 모든 운동 기능을 극대화하도록 환자를 관리해야 한다.

절단된 axon들이 손상으로 인해 생긴 흉터조직 너머로 자라도록 유도하는 방법을 비롯한 완치 가능성이 있는 치료법 개발을 목표로 지난 100년 이상 연구가 진행되어 왔다. 최근에는 환자의 olfactory mucosa(후각점막)에서 olfactory ensheathing cell(후각아교세포; 2장, 17장 참조)을 추출하는 시도를 하고 있다. 이 pluripotent glial cell(다능성신경아교세포)은 배양을 통해 증식시킨 후에 손상된 척수에 주입할 수 있다. 실험동물에서는 이식한 세포가 axon 성장을 촉진하고, 자가이식이기 때문에 거부반응이 없다. 이 치료법은 임상시험이 진행 중이다.

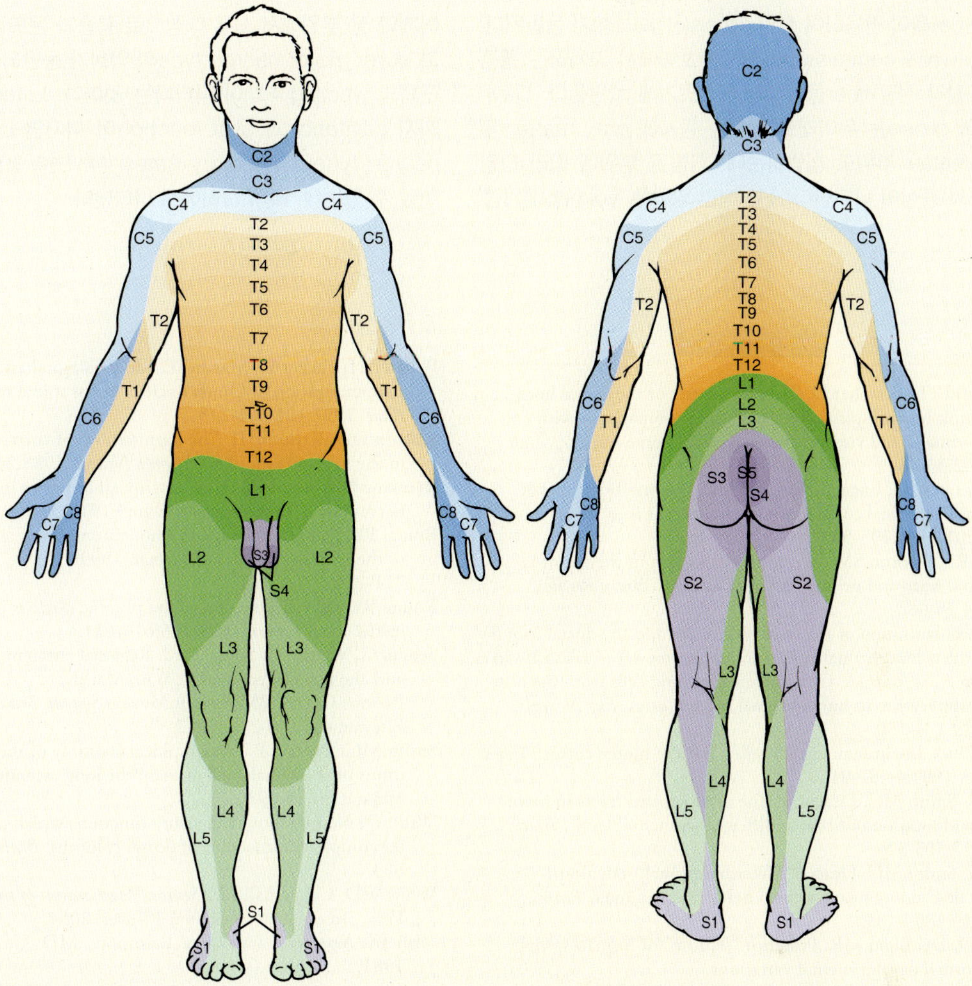

그림 5-13 Spinal nerve(척수신경)가 피부에 분포하는 양상인 dermatome(피부분절).

Degenerative Disease(퇴행병, 변성병)

다음 degenerative disease의 징후도 신경해부학을 잘 알아야 이해할 수 있다. **Subacute combined degeneration(아급성연합변성)** 환자는 좌우 dorsal funiculus와 dorsolateral funiculus에서 nerve fiber의 demyelination(미엘린집탈락)과 소실이 일어난다. 가장 큰 발병요인은 비타민 B_{12} 결핍이며, 대개는 pernicious anemia(악성빈혈)가 함께 일어난다. 그 결과 position sense, discriminative touch, 진동감각이 상실된다. 걸음은 다리 자세를 감지하지 못하기 때문에 coordination(조정)이 안 되는 ataxia(실조) 상태가 된다.

Amyotrophic lateral sclerosis(근육위축가쪽경화증)는 좌우 양쪽에서 일어나는 degenerative disease로, motor neuron disease(운동신경세포병)라고도 불린다. Degeneration은 대개 운동계통에 국한된다. 즉 corticobulbar tract(겉질핵로) 및 corticospinal tract에서, 그리고 아마도 다른 descending motor pathway에서도 일어나고, 이와 더불어 cranial nerve의 motor nucleus와 ventral horn의 motor neuron에서도 일어난다. 때문에 upper motor neuron과 lower motor neuron이 손상된 임상 징후가 함께 나타나는데, 말기가 되면 후자가 우세해진다. **Poliomyelitis(회색질척수염)**, 일명 소아마비의 원인 바이러스는 motor neuron들을 감염시킨 후 그 대부분을 파괴한다. 그 결과 lower motor neuron type 마비가 파괴된 neuron이 지배하던 근육에 나타난다. Poliomyelitis 환자의 진료기록과 사후 부검 소견을 비교 분석한 결과는 각 근육이 ventral horn의 어느 motor neuron의 지배를 받는지를 밝히는 데 큰 도움이 되었다.

Syringomyelia(척수물구멍증, 척수공동증)는 neuron의 degeneration이 근본적인 병적 변화가 아니라는 점에서 앞서 기술한 질환들과 다르다. 척수의 중심부에 cavitation(공간형성)이 일어나는데, 대개 cervical cord에서 시작되며 공간 주위에 glial cell들이 반응하여 생긴 gliosis(신경아교증)가 동반된다. Ventral white commissure(앞백색맞교차)에서 교차하는 통증 및 온도감각 전달 fiber들이 이 병의 초기에 차단된다. Cavitation과 gliosis는 위아래로 퍼지는 동시에 gray matter 및 white matter 부위도 침범하는데, 침범된 부위에 따라 다양한 징후와 증상이 나타난다. 전형적인 양상은 'yoke(멍에)처럼' 어깨와 팔 부위에서 좌우 대칭으로 통증과 온도감각이 사라지고 lower motor neuron type의 약화가 동반되며 그 결과 팔 근육의 wasting(수척)이 나타나는 것이다. Lateral funiculus까지 cavitation과 glial reaction이 퍼지면 upper motor neuron type의 voluntary paresis(수의근육 불완전마비)도 일어날 수 있는데, 특히 다리에서 나타난다.

참고문헌

Abdel-Maguid TE, Bowsher D. The gray matter of the dorsal horn of the adult human spinal cord, including comparisons with general somatic and visceral afferent cranial nerve nuclei. *J Anat.* 1985;142:33-58.

Boland RA, Lin CSY, Engel S, Kiernan MC. Adaptation of motor function after spinal cord injury: novel insights into spinal shock. *Brain.* 2011;134:495-505.

Coggeshall RE, Carlton SM. Receptor localization in the mammalian dorsal horn and primary afferent neurons. *Brain Res Rev.* 1997;24:28-66.

LaMotte C. Distribution of the tract of Lissauer and the dorsal root fibers in the primate spinal cord. *J Comp Neurol.* 1977;172:529-561.

Mackay-Sim A, St John JA. Olfactory ensheathing cells from the nose: clinical application in human spinal cord injuries. *Exp Neurol.* 2011;229:174-180.

Matthews PBC. The human stretch reflex and the motor cortex. *Trends Neurosci.* 1991;14:87-91.

Nathan PN, Smith MC, Deacon P. The corticospinal tracts in man: course and location of fibres at different segmental levels. *Brain.* 1990;113:303-324.

Nathan PN, Smith MC, Deacon P. Vestibulospinal, reticulospinal and descending propriospinal nerve fibers in man. *Brain.* 1996;119:1809-1833.

Parkinson D, Del Bigio MR. Posterior "septum" of human spinal cord: normal developmental variations, composition, and terminology. *Anat Rec.* 1996;244: 572-578.

Pullen AH, Tucker D, Martin JE. Morphological and morphometric characterization of Onufs nucleus in the spinal cord in man. *J Anat.* 1997;191:201-213.

Ralston DD, Ralston HJ. The terminations of corticospinal tract axons in the macaque monkey. *J Comp Neurol.* 1985;242:325-337.

Renshaw B. Central effects of centripetal impulses in axons of spinal nerve roots. *J Neurophysiol.* 1946;9:191-204.

Routal RV, Pal GP. A study of motoneuron groups and motor columns of the human spinal cord. *J Anat.* 1999;195: 211-224.

Routal RV, Pal GP. Location of the phrenic nucleus in the human spinal cord. *J Anat.* 1999;195:617-621.

Sengul G, Watson C: Spinal cord: Regional anatomy, cytoarchitecture and chemoarchitecture. Ch. 6 in: Mai JK, Paxinos G, eds. *The Human Nervous System*. 3rd ed. Amsterdam: Elsevier. pp. 186-232. 2012.

Smith MC, Deacon P. Topographical anatomy of the posterior columns of the spinal cord in man: the long ascending fibres. *Brain.* 1984;107:671-698.

Wall PD, Noordenbos W. Sensory functions which remain in man after complete transection of dorsal columns. *Brain.* 1977;100:641-653.

Willis WD, Coggeshall RE. *Sensory Mechanisms of the Spinal Cord.* 2 Vols, 3rd ed. New York, NY: Kluwer; 2004.

Wolf JK. *Segmental Neurology.* Baltimore, MD: University Park Press; 1981.

Chapter 6

뇌줄기: 외부 구조 Brain Stem: External Anatomy

박경한 역

요 점

- Ventral 정중선에서 시작해서 lateral 및 dorsal에 이르기까지 brain stem(뇌줄기)의 겉면에서 볼 수 있는 주요 구조들을 높이마다 다음과 같이 정리했다. 각 구조는 중요한 기능이 있는 brain stem 내부의 nucleus(신경핵)나 tract(신경로)를 나타낸다. 학생들은 이 구조들과 3번에서 12번까지 cranial nerve(뇌신경)가 출현하는 곳 사이의 위치관계도 파악해야 한다.
- **Medulla oblongata(숨뇌):** Pyramid(피라밋), olive(올리브), inferior cerebellar peduncle(아래소뇌다리); obex(빗장) 아래의 cuneate tubercle(쐐기결절)과 gracile tubercle(널판결절); obex 위의 floor of fourth ventricle(마름오목).
- **Pons(다리뇌):** Basal part of pons(다리뇌바닥부분), middle cerebellar peduncle(중간소뇌다리), superior cerebellar peduncle(위소뇌다리), floor of fourth ventricle.
- **Midbrain(중간뇌):** Interpeduncular fossa(대뇌다리사이오목), basis pedunculi(다리밑동), inferior colliculus(아래둔덕)와 superior colliculus(위둔덕).
- Floor of fourth ventricle에서는 일반적으로 sulcus limitans(경계고랑)의 medial에 cranial nerve의 motor nucleus(운동핵)가, lateral에 sensory nucleus(감각핵)가 분포한다. Floor of fourth ventricle에는 hypoglossal nerve(혀밑신경)나 vagus nerve(미주신경)나 vestibular nerve(안뜰신경)의 nucleus와 관련해서 개별 cranial nerve의 이름이 붙은 구역들이 존재한다. Facial colliculus(얼굴둔덕)의 내부에는 abducens nucleus(갓돌림신경핵)의 뒤를 지나는 facial nerve(얼굴신경)의 fiber들이 있다.
- Superior medullary velum(위숨뇌천장)과 inferior medullary velum(아래숨뇌천장)은 roof of fourth ventricle(넷째뇌실천장)을 이룬다. Fourth ventricle은 아래로 좁아져 central canal(중심관)과 연속되며, 위로 좁아져서 cerebral aqueduct(중간뇌수도관)로 이어진다.
- Cerebrospinal fluid는 cerebral aqueduct를 거쳐 fourth ventricle로 들어간 후 median aperture(정중구멍)와 lateral aperture(가쪽구멍)를 통해 빠져나간다.

Brain stem(뇌줄기, 뇌간)은 medulla oblongata와 pons와 midbrain으로 구성된다. 이 세 뇌 부분마다 특정 nucleus of cranial nerve(뇌신경핵)가 분포하는 등의 특징이 있지만 위아래로 이어지는 긴 tract(신경로)는 모든 높이에서 관찰된다. **Fourth ventricle(넷째뇌실)**은 일부는 medulla oblongata에, 나머지는 pons에 있다. 이 장에서는 brain stem의 표면에서 볼 수 있는 특징적 구조들을 다룰 것이다. 특정 nucleus나 tract 등과 같은 brain stem의 내부 특징에 관해서는 7장이나 색인을 참조하라. Cranial nerve의 CNS 내 연결경로나 기능은 8장에서 설명할 것이다.

Medulla Oblongata(숨뇌, 연수)

Medulla oblongata는 줄여서 medulla라고도 하며, 위아래 길이는 약 3 cm이고 좌우 너비는 위로 갈수록 점차 넓어진다. Medulla oblongata는 occipital bone의 정중 부분 위에 놓여 있으며, 뒷면은 cerebellum(소뇌)에 덮여 있다. Spinal cord와 medulla 사이의 이음부는 foramen magnum(큰구멍) 높이에 있다. Ventral surface에서는 눈에 잘 띄는 고랑 하나가 medulla의 rostral 경계를 나타낸다(그림 6-1, 6-2). Dorsal surface에서는 좌우 middle cerebellar peduncle(중간소뇌다리)의 caudal 모서리 사이를 잇는 가상 수평선이 medulla의 caudal 경계가 된다(그림 6-3). 그러므로 medulla의 dorsal surface에는 fourth ventricle의 caudal 절반이 포함되는데, medulla의 이 rostral 끝부분을 **open part(열린 부분)**라 한다. 왜냐하면 대개 해부하는 동안 얇은 roof of fourth ventricle(넷째뇌실천장)이 제거되어 fourth ventricle이 노출되기 때문이다. Medulla의 caudal 부분은 **closed part(닫힌 부분)**라 부르는데, 여기에는 척수의 central canal(중심관)이 이어진 구조가 들어 있다.

Medulla의 표면에는 몇 개의 특징적 융기가 있고, 융기의 경계에는 sulcus가 패어 있다. Ventral에는 **pyramid(피라밋;** 그림 6-1)라는 융기가 있는데, 이 융기는 corticospinal fiber(겉질척수섬유)들로 이루어져 있다. 이런 연유로 corticospinal tract(겉질척수로)를 *pyramidal tract*(피라밋로)

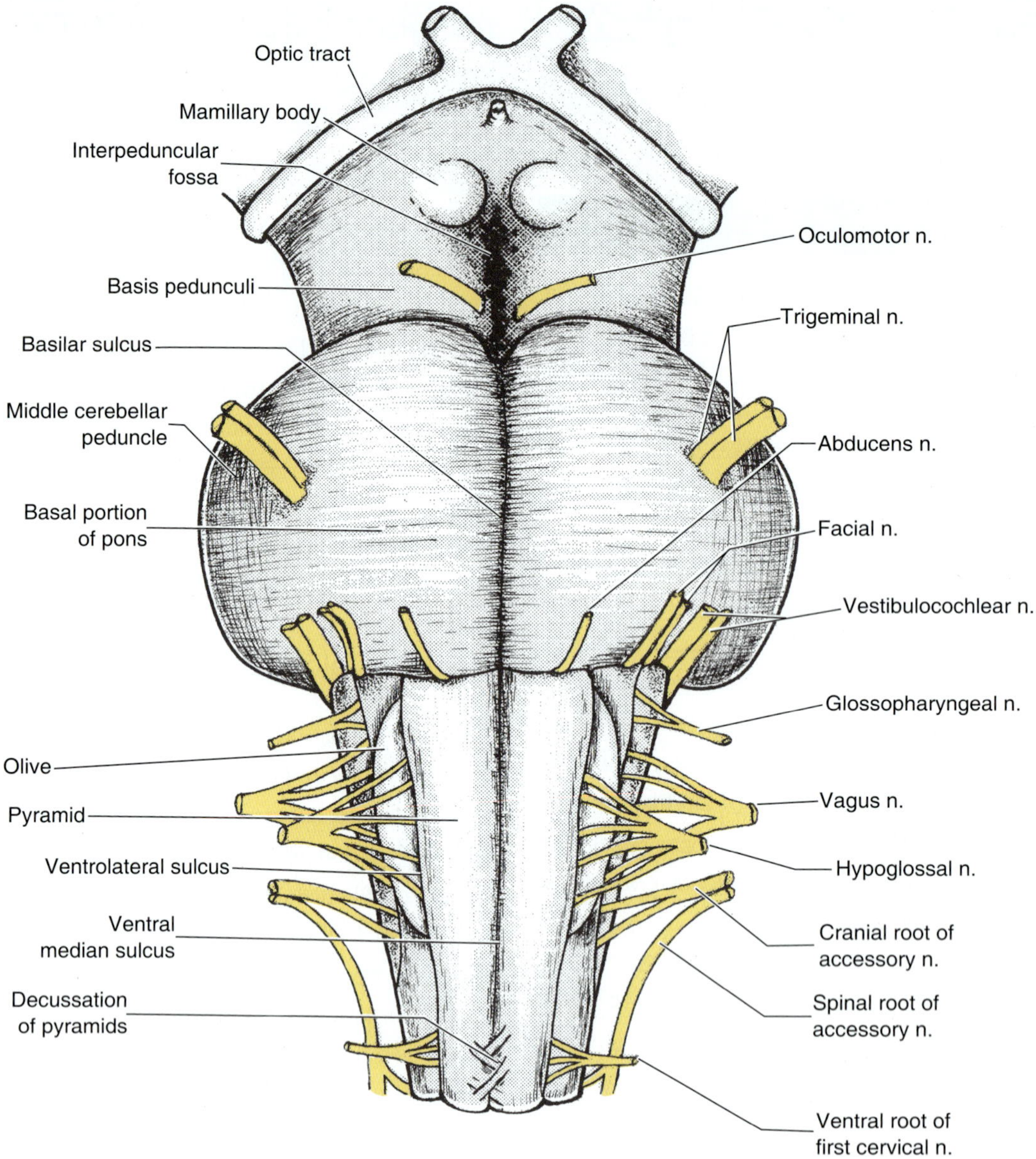

그림 6-1 Brain stem(뇌줄기)을 ventral(배쪽)에서 본 그림.

라고도 부른다. Medulla의 가장 caudal 부분에서 대부분의 pyramidal fiber(피라밋섬유)가 정중선을 지나 반대쪽으로 넘어가는데, 이 decussation하는 fiber들 때문에 ventral median sulcus(앞정중틈새)가 이 높이에서만 불분명하게 보인다. Pyramid의 양옆에는 달걀처럼 생긴 **olive**(**올리브**; 그림 6-2)가 튀어나와 있는데, 그 내부에는 inferior olivary nucleus(아래올리브핵)가 있다. 이어서 olive의 lateral에는 **inferior cerebellar peduncle(아래소뇌다리)**이 있다. White matter 덩어리로 이루어진 inferior cerebellar peduncle은 medulla를 cerebellum에 연결하며, fourth ventricle의 caudal 절반의 옆벽을 이룬다. Medulla 중 closed part의 dorsal surface에는 **gracile fasciculus(널판다발)**와 **cuneate fasciculus(쐐기다발)**가 척수에서부터 연장되어 있다(그림 6-2, 6-3). Gracile fasciculus 및 cuneate fasciculus를 이루는 axon들은 각각 **gracile nucleus(널판핵)**와 **cuneate nucleus(쐐기핵)**에서 끝난다. 이 두 nucleus로 인해 약간 튀어나온 **gracile tubercle(널판결절)**과 **cuneate tubercle(쐐기결절)**이 형성된다. **Tuberculum**

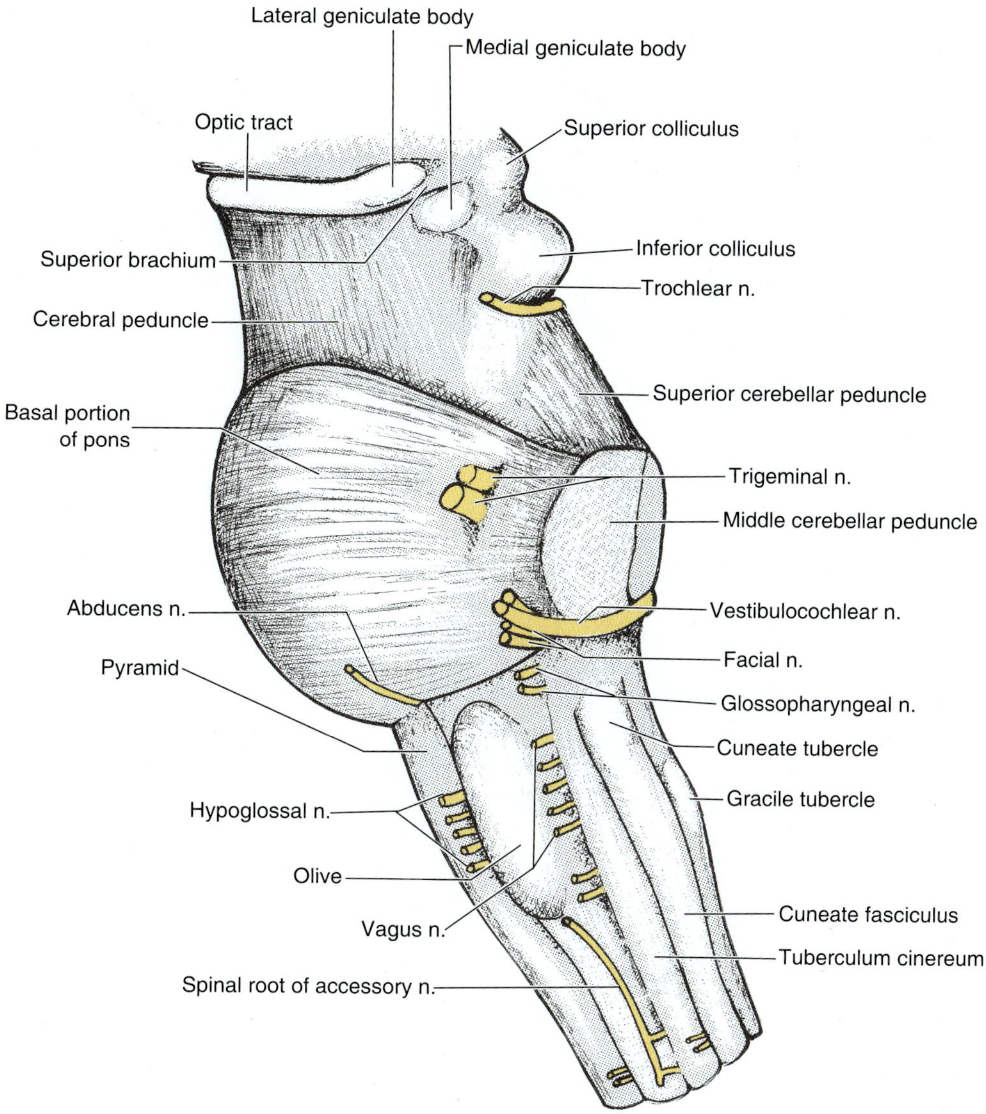

그림 6-2 Brain stem(뇌줄기)을 옆에서 본 그림.

cinereum(삼차결절)은 cuneate fasciculus와 cuneate tubercle의 lateral에 있으며(그림 6-1에서 6-3까지), 그 내부에 trigeminal spinal tract(삼차신경척수로)와 trigeminal spinal nucleus(삼차신경척수핵)가 있다. 이 tract와 nucleus는 7장과 8장에서 논의할 것이다. Fourth ventricle 중 아랫부분의 경계는 V자 모양인데, V자의 꼭지점 부분은 **obex(빗장)**라 한다. Obex는 아래쪽으로 접혀서 central canal 중 가장 위의 1~2 mm 부분을 덮고 있다.

7쌍의 cranial nerve가 medulla나 medulla와 pons의 경계에서 출현한다(그림 6-1~6-3). **Abducens nerve(갓돌림신경)**는 pons와 pyramid 사이에서 정중선 근처로 출현한다.

Facial nerve(얼굴신경)와 **vestibulocochlear nerve(속귀신경)**는 pons의 아래모서리에서 옆면에 부착되어 있다. 두 nerve 중 medial에 위치한 facial nerve는 두 root로 구성되어 있다. 두 root 중에 가는 sensory and parasympathetic root는 **nervus intermedius(중간신경)**라 불린다. 더 굵은 motor root와 vestibulocochlear nerve의 중간에 위치하기 때문이다. Vestibulocochlear nerve 중 cochlear division(달팽이신경)은 dorsal cochlear nucleus(뒤달팽이핵)와 ventral cochlear nucleus(앞달팽이핵)에서 끝난다. 이 nucleus들은 inferior cerebellar peduncle 중 아랫부분에 닿아 있다. Vestibular division(안뜰신경)은 inferior cerebellar

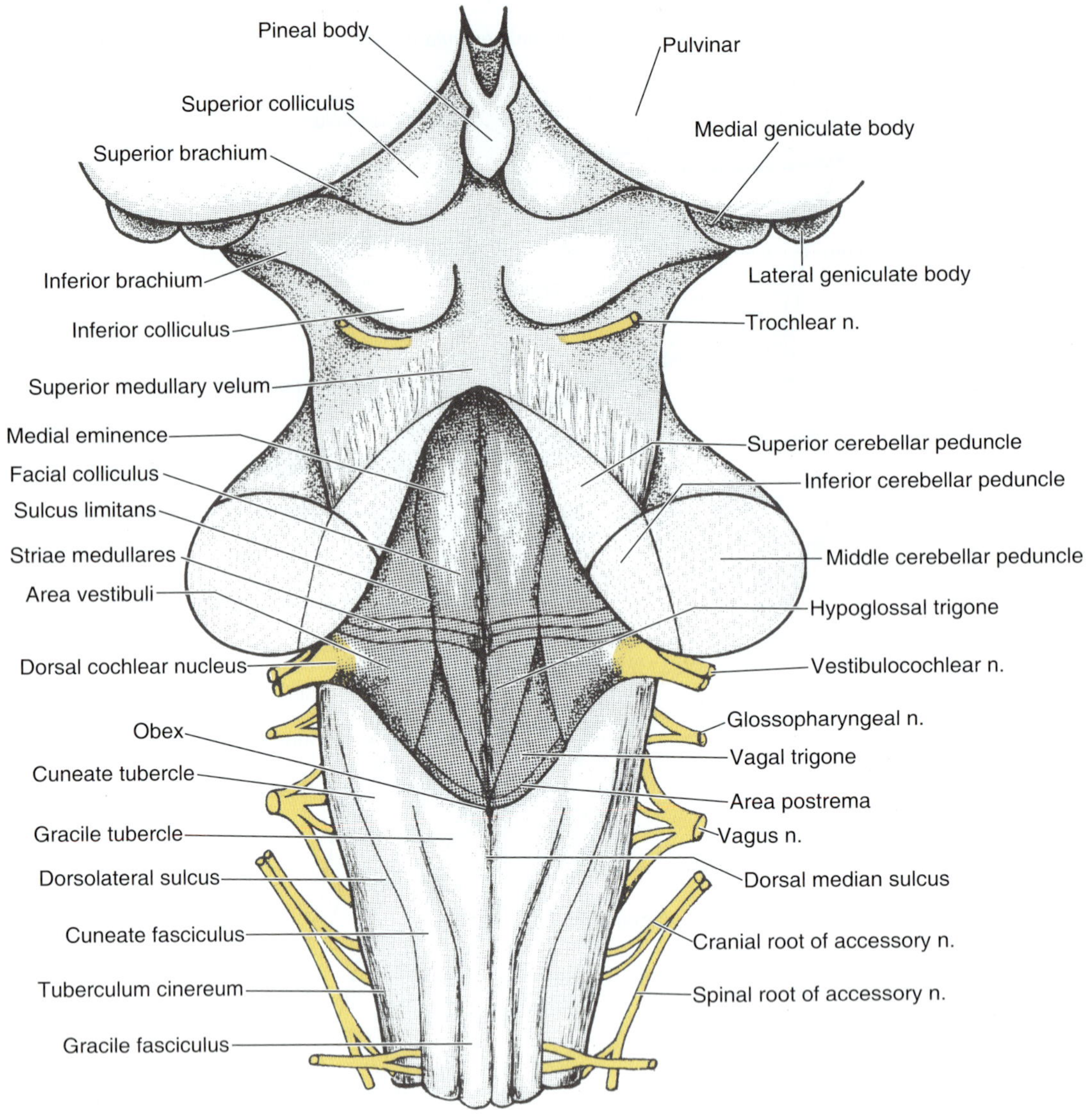

그림 6-3 Brain stem(뇌줄기)을 dorsal(등쪽)에서 본 그림.

peduncle의 뿌리 부분보다 깊이 brain stem 속으로 파고 들어간다.

Glossopharyngeal nerve(혀인두신경)와 **vagus nerve(미주신경)**의 root는 물론 **accessory nerve(더부신경)**의 cranial root(뇌뿌리)도 olive보다 dorsal에서 medulla에 부착되어 있다. Accessory nerve의 cranial root는 spinal root(척수뿌리)와 합쳐지고, glossopharyngeal nerve와 vagus nerve와 accessory nerve는 함께 jugular foramen(목정맥구멍)을 통해 posterior cranial fossa(뒤머리뼈우묵)를 빠져나간다. **Hypoglossal nerve(혀밑신경)**의 rootlet들은 pyramid와 olive 사이에 있는 sulcus를 따라서 출현한다.

Pons(다리뇌, 교뇌)

Pons의 위아래 높이는 약 2.5 cm이다. 그 ventral surface가 좌우 cerebellar hemisphere(소뇌반구)를 연결하는 교량처럼 보이기 때문에 이런 이름이 붙었다(그림 6-1). (그러나 나중에 설명하겠지만 교량처럼 생겼다는 표현은 사실이 아니다.) Pons는 basal part(ventral part)와 dorsal part로 확연히 구분된다(그림 7-9, 7-10).

Basal part(바닥부분)의 ventral 정중선에는 얕게 패인 **basilar sulcus(뇌바닥고랑)**가 하나 있는데, 이 고랑으로 basilar artery(뇌바닥동맥)가 지난다. Basal pons(다리뇌바닥부분)는 양옆에서 **middle cerebellar peduncle(중간소뇌다리)**로 이어지는데, **trigeminal nerve(삼차신경)**가 부착된 곳을 pons가 middle cerebellar peduncle로 이행하는 경계로 삼는다(그림 6-1, 6-2). Trigeminal nerve의 motor root(운동뿌리)는 더 굵은 sensory root(감각뿌리)에 대해 rostral 및 medial에 자리잡고 있다. Cerebral cortex에서 시작된 fiber들은 같은쪽 pontine nucleus(다리뇌핵)의 neuron에서 끝난다. 이 neuron의 axon은 정중선을 건너 반대쪽에서 middle cerebellar peduncle을 이룬다. 따라서 basal pons는 synapse가 일어나는 거대한 중계기지라 할 수 있는데, 이를 통해 각 cerebral hemisphere의 cortex가 반대쪽 cerebellar hemisphere에 연결된다. Corticospinal tract는 basal pons를 수직으로 통과한 후에 pyramid로 들어간다(그림 7-9).

Pons의 **dorsal part(등쪽부분)**인 **tegmentum(뒤판)**은 ascending tract 및 descending tract와 cranial nerve nucleus들이 포함된다는 점에서 medulla나 midbrain과 비슷한 점이 많다. Pons의 dorsal surface는 floor of fourth ventricle로 이루어진다. Pons 중 가장 rostral 부분은 **isthmus of brain stem(뇌줄기잘록)**이라 불린다. 이 부분은 midbrain의 cerebral peduncle(대뇌다리)과 inferior colliculus(아래둔덕)의 바로 아래에 위치한다(그림 6-2).

Fourth Ventricle(넷째뇌실, 제4뇌실)

세 쌍의 cerebellar peduncle을 잘라 cerebellum을 들어내면서 얇은 roof of fourth ventricle도 함께 제거하면 brain stem의 dorsal에 있는 **floor of fourth ventricle(마름오목)**이 드러난다(그림 6-3).

Floor of fourth ventricle은 다이아몬드 모양으로, **rhomboid fossa(마름오목)**라고도 불리며, obex 쪽으로 내려가면서 좁아지고 cerebral aqueduct를 향해 올라가면서도 좁아진다(그림 6-3). Floor of fourth ventricle은 median sulcus(정중고랑)를 기준으로 좌우 절반으로 나뉜다. 그리고 **sulcus limitans(경계고랑)**를 기준으로 medial area(안쪽구역)와 lateral area(가쪽구역)로 세분된다. Lateral area는 그 내부에 vestibular nuclear complex(안뜰핵복합체)가 있기 때문에 **vestibular area(안뜰구역)**라 불린다.

Medial area의 내부에는 운동신경핵과 부교감신경핵이 있다. Rhomboid fossa 중 caudal part에는 두 가지 세모꼴 구역이 존재한다. **Vagal trigone(미주신경삼각)**, 일명 ala cinerea는 dorsal nucleus of vagus nerve(미주신경뒤핵)의 위끝과 solitary nucleus(고립로핵)의 위끝이 있는 곳을 가리킨다. **Hypoglossal trigone(혀밑신경삼각)**은 **hypoglossal nucleus(혀밑신경핵)**의 위끝 위치에 해당된다. **Facial colliculus(얼굴둔덕)**는 **medial eminence(안쪽융기)**의 아래끝에 있는 융기부로서(그림 6-3), abducens nucleus(갓돌림신경핵)를 감고 돌아가는 motor nucleus of facial nerve(얼굴신경핵)의 fiber들로 인해 튀어나와 있다.

색조를 띤 **locus coeruleus(청색반점)**는 sulcus limitans의 위끝에 위치하는데, melanin 색소를 함유한 noradrenergic neuron(노르아드레날린 신경세포)들이 포도송이처럼 모여 있기 때문에 이렇게 보인다. Floor of fourth ventricle의 중간 높이에는 nerve fiber들로 이루어진 미세한 가닥들이 median sulcus에서 출현한 후 **striae medullares(넷째뇌실섬유줄)**가 되어 lateral로 진행해서 inferior cerebellar peduncle로 들어간다. 이 fiber들은 일부 뇌에서 더 뚜렷하게 나타나는데, 그 연결 경로는 7장에서 설명한다.

텐트처럼 생긴 roof of fourth ventricle은 dorsal로 소뇌를 향해 돌출되어 있다. Roof of fourth ventricle 중 윗부분의 양옆부분은 역 V자처럼 정렬한 좌우 **superior cerebellar peduncle(위소뇌다리)**로 이루어져 있다. Superior cerebellar peduncle은 주로 cerebellar nucleus(소뇌핵)에서부터 midbrain으로 전달되는 fiber들로 구성되어 있다. 좌우 superior cerebellar peduncle 사이의 간격은 얇은 white matter 판인 **superior medullary velum(위숨뇌천장)**이 메우고 있다. 나머지 roof of fourth ventricle은 superior medullary velum보다 얇으며 pia와 ependyma로 이루어진 막인 **inferior medullary velum(아래숨뇌천장)**이 차지하고 있다. 이 velum은 소뇌의 아랫면에 부착되어 있다. Inferior medullary velum에는 일정하지 않은 크기로 조직이 결여되어 **median aperture of fourth ventricle(넷째뇌실정중구멍)**이 생기는데, 이를 **foramen of Magendie**라고도 부른다. 이 구멍은 ventricular system과 subarachnoid space 사이를 잇는 가장 큰 통로가 된다(그림 6-4).

Fourth ventricle의 좌우 옆벽에는 **inferior cerebellar peduncle(아래소뇌다리)**이 있는데, 이 cerebellar peduncle은 medulla에서 시작해서 middle cerebellar peduncle의 medial 면을 따라 휘어지면서 소뇌로 이어진다(그림 6-3). Lateral recess of fourth ventricle(넷째뇌실 가쪽오목)은 medulla의 양옆을 감싸며 연장되어 medulla의 ventral에서 좌우 **lateral aperture of fourth ventricle(foramen of**

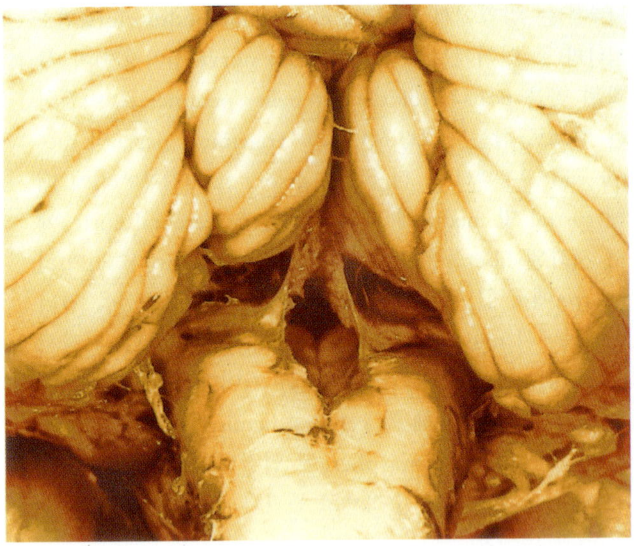

그림 6-4 Median aperture of fourth ventricle(foramen of Magendie, 넷째뇌실 정중구멍)이 fourth ventricle에서부터 subarachnoid space(거미막밑공간) 중 cerebellomedullary cistern(소뇌숨뇌수조)으로 열리고 있다(2.5배 확대 사진).

Luschka, 넷째뇌실 가쪽구멍)로 열린다. 이 구멍들을 통해서도 cerebrospinal fluid가 subarachnoid space로 배출된다(그림 6-5). 이 구멍은 vestibulocochlear nerve와 glossopharyngeal nerve가 출현하는 지점 근처에서 medulla와 pons와 cerebellum의 경계부인 cerebellopontine angle(소뇌다리뇌각)에 자리잡고 있다.

Fourth ventricle의 **choroid plexus(맥락얼기)**는 inferior medullary velum에 매달려 있는데, 좌우 lateral recess 속으로 연장된 후에 대개 lateral aperture를 통해 작은 덤불처럼 튀어나와 있다. Choroid plexus는 cerebrospinal fluid를 분비하는 조직이다(26장 참조). Cerebrospinal fluid는 대부분이 lateral ventricle(가쪽뇌실)과 third ventricle(셋째뇌실)에서 만들어져서 cerebral aqueduct를 통해 fourth ventricle로 흘러내려온다. Fourth ventricle의 choroid plexus는 이 ventricle 내로 흘러내려온 cerebrospinal fluid에 양을 조금 보태고, cerebellopontine angle 부위의 subarachnoid space로도 cerebrospinal fluid를 직접 분비해서 부피를 조금 늘인다(그림 6-5).

Midbrain(중간뇌, 중뇌)

Midbrain의 위아래 높이는 약 1.5 cm이다. 그 ventral surface는 pons에서부터 diencephalon(사이뇌)의 mamillary body(유두체)까지 이어진다(그림 6-1). Midbrain의 양옆에 버티고 있는 white matter 기둥은 **basis pedunculi(다리밑동)** 또는 crus cerebri(대뇌섬유다리)라 하는데, brain stem과 척수를 forebrain(앞뇌)에 연결하는 ascending fiber(오름신경섬유) 및 descending fiber(내림신경섬유)들로 구성되어 있다. 좌우 basis pedunculi 사이에 깊게 패인 오목은 **interpeduncular fossa(대뇌다리사이오목)**이다. 이 fossa의 바닥부분으로 수많은 작은 혈관들이 뚫고 들어가기 때문에 이 부위를 **posterior perforated substance(뒤관통질)**라 부른다. **Oculomotor nerve(눈돌림신경)**는 interpeduncular fossa의 옆면에서 출현한다.

Midbrain의 옆면은 주로 **cerebral peduncle(대뇌다리)**로 이루어져 있는데(그림 6-2), 이 구조는 midbrain의 양옆 대부분을 차지하고 있다. Cerebral peduncle은 (1) basis pedunculi와 (2) substantia nigra(흑색질)나 tegmentum(뒤판) 등의 일부 내부 구조들로 이루어져 있다. 이 내부 구조들은 7장에서 설명할 것이다.

Midbrain의 dorsal surface에는 둥근 융기가 네 개 있다. 좌우 **inferior colliculus(아래둔덕)** 및 **superior colliculus(위둔덕)**가 그것인데, 네 colliculus들을 합쳐서 **corpora quadrigemina(네둔덕체)**라고도 부른다. 네 colliculus들은 **tectum(덮개)**을 이루며, dorsal surface에서 midbrain의 위아래 범위를 나타낸다(그림 6-2, 6-3). Inferior colliculus를 thalamus(시상)의 일부분인 medial geniculate body(안쪽무릎체)에 연결하는 fiber들은 **inferior brachium(아래둔덕팔)**이라는 길게 솟은 구조를 형성한다(그림 6-3). Superior colliculus는 시각과 기타 자극에 반응하여 눈과 머리의 운동을 조절하는 데 관여한다. **Superior brachium(위둔덕**

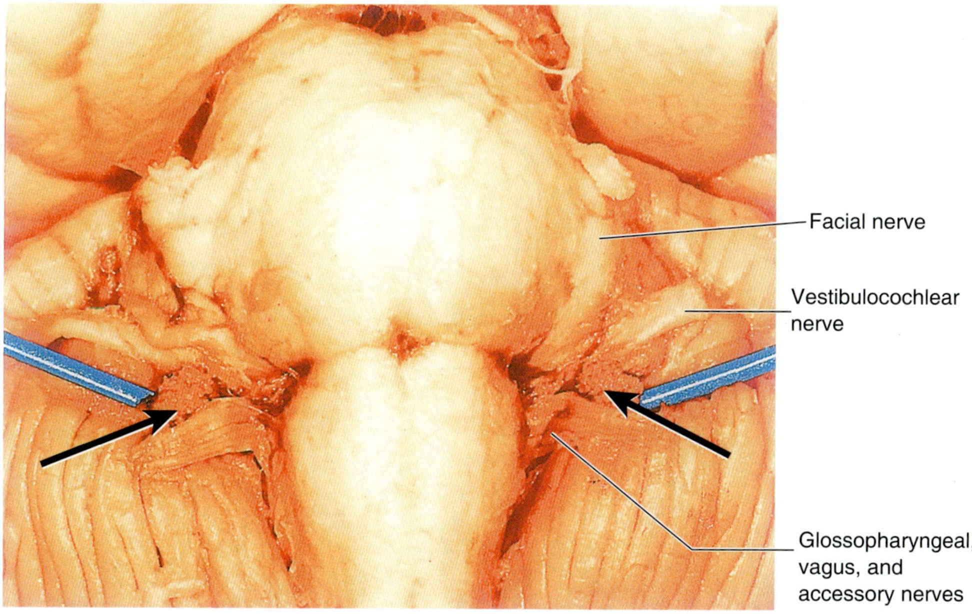

그림 6-5 좌우 lateral aperture of fourth ventricle(foramina of Luschka, 넷째뇌실 가쪽구멍). Choroid plexus(맥락얼기; 화살표) 뭉치가 이 구멍을 통해 삐져나와 있다. 구멍의 위치는 쇠막대를 삽입해서 표시했다.

팔)에는 cerebral cortex나 retina(망막)에서부터 superior colliculus로 전달되는 fiber들이 들어 있다(그림 6-3). Superior brachium에 있는 나머지 fiber들은 superior colliculus의 ventral 및 바로 rostral에 있는 **pretectal area(덮개앞구역)**에서 끝난다. 이 fiber들은 retina에서 시작되어 pupillary light reflex(동공빛반사)를 일으키는 경로의 일부분이다. **Trochlear nerve(도르래신경)**는 inferior colliculus의 바로 caudal에서 시작되어 midbrain 주위를 돌아 앞으로 orbit(눈확)를 향해 진행한다.

Thalamus 중 뒷부분은 diencephalon과 midbrain의 경계면을 넘어서 caudal로 돌출되어 있다(그림 6-3). 따라서 superior colliculus 높이에서 가로단면을 제작하면 thalamic nucleus(시상핵) 중 일부, 특히 medial geniculate body 및 lateral geniculate body의 nucleus와 pulvinar(시상베개)의 nucleus가 포함된다(그림 6-3, 7-14, 7-15). Pulvinar는 thalamus가 뒤로 불룩 튀어나온 부분이다.

참고문헌

Barr ML. Observations on the foramen of Magendie in a series of human brains. *Brain.* 1948;71:281-289.

Bruni JE, Montemurro DG: Human Neuroanatomy: a text, brain atlas and laboratory dissection guide. 3rd ed. New York: Oxford University Press. 2009

England MA, Wakely J. *Color Atlas of the Brain and Spinal Cord. An Introduction to Normal Neuroanatomy.* 2nd ed. Orlando, FL: Mosby; 2005.

Haines DE. *Neuroanatomy: An Atlas of Structures, Sections and Systems.* 5th ed. Philadelphia, PA: Lippincott, Williams & Wilkins; 2000.

Noback CR, Strominger NL, Demarest RJ, et al. *The Human Nervous System: Structure and Function.* 6th ed. Totowa, NJ: Humana Press; 2005.

Smith CG. *Serial Dissections of the Human Brain.* Baltimore, MD: Urban & Schwarzenberg; 1981.

Chapter 7

뇌줄기: 신경핵과 신경로 Brain Stem: Nuclei and Tracts

한후재 역

요 점

- Brain stem(뇌줄기)에는 ascending tract(오름신경로)들, descending tract(내림신경로)들, cranial nerve nucleus(뇌신경핵)들을 비롯한 신경핵들, 그리고 cerebellum(소뇌)으로 연결되는 신경섬유들이 위치한다.
- Spinothalamic tract(척수시상로)는 반대쪽 dorsal horn of spinal cord(척수뒤뿔)에서 기원한 축삭들로 구성된다. 이 축삭들은 척수에서 교차한다. Spinothalamic tract는 뇌줄기 전 높이에 걸쳐 가쪽부분에 자리한다.
- Medial lemniscus(안쪽섬유띠)는 반대쪽 gracile nucleus(널판핵)와 cuneate nucleus(쐐기핵)에서 기원한 축삭들로 구성된다. Medulla(숨뇌)에서는 정중선 가까이 위치하지만 pons(다리뇌)를 지나면서 점차 가쪽으로 이동하여, midbrain(중간뇌)에서는 tegmentum(뒤판)의 가쪽부분에 자리한다.
- Basis pedunculi(다리밑동)는 coticopontine fiber(겉질다리뇌섬유)들과 corticospinal fiber(겉질척수섬유)들로 구성된다. Corticopontine fiber는 pontine nucleus(다리뇌핵)들에 종지한다. Corticospinal fiber는 보다 아래쪽까지 내려가 pyramid(피라미드)를 이룬다. Pyramidal fiber(피라미드섬유)의 대부분은 medulla의 아래쪽 끝에서 교차한다.
- Inferior olivary nuclear complex(아래올리브복합체)와 pontine nuclei에서 기원한 섬유들은 정중선을 가로지른 후, 각각 inferior cerebellar peduncle(아래소뇌다리)과 middle cerebellar peduncle(중간소뇌다리)을 이루어 cerebellum(소뇌)으로 투사한다
- Superior cerebeller peduncle(위소뇌다리)은 cerebellum에서 기원한 섬유들이 주를 이루며, inferior colliculus(아래둔덕) 높이에서 교차한다. 일부는 superior colliculus(위둔덕) 높이에서 red nucleus(적색핵)에 종지한다; 대부분은 보다 위쪽으로 진행하여 thalamus(시상)에 종지한다.
- Substantia nigra(흑색질)와 periaqueductal gray matter(중심회색질)는 midbrain 전 높이에 걸쳐 관찰된다.
- 뇌줄기에서는 7개의 motor nucleus of cranial nerve(뇌신경운동핵)가 관찰된다: 중간뇌의 oculomotor nucleus(눈돌림신경핵)와 trochlear nucleus(도르래신경핵), 다리뇌의 trigeminal motor nucleus(삼차신경운동핵), pontomedullary junction(다리뇌숨뇌경계)의 facial motor nucleus(얼굴신경운동핵)와 abducens nucleus(갓돌림신경핵), 및 숨뇌의 nucleus ambiguus(의문핵)와 hypoglossal nucleus(혀밑신경핵).
- Preganglionic parasympathetic nucleus(신경절이전부교감신경핵)에는 Edinger-Westphal nucleus(덧눈돌림신경핵내장핵)와 dorsal nucleus of vagus nerve(미주신경뒤핵)가 있으며, nucleus ambiguus(의문핵)의 일부 신경세포들도 이에 속한다.
- General somatic sensory nucleus(일반몸감각신경핵)에는 trigeminal nuclear complex(삼차신경핵복합체)의 성분을 이루는 세 신경핵 – spinal nucleus(척수핵[삼차신경척수핵]), pontine nucleus(으뜸핵[삼차신경으뜸핵], 감각핵[삼차신경감각핵]), mesencephalic nucleus(중간뇌핵[삼차신경중간뇌핵]) – 만이 포함된다. Visceral sensory nucleus(내장감각신경핵)로는 solitary nucleus(고립핵)가 유일하다. 이 신경핵의 가장 윗부분이 바로 (미각을 담당하는) gustatory nucleus(미각핵)이다.
- 2개의 cochlear nucleus(달팽이핵)와 4개의 vestibular nucleus(안뜰핵)는 special somatic sensory fiber(특수몸감각섬유)를 받는다. Lateral lemniscus(가쪽섬유띠)는 다리뇌 전 높이에 걸쳐 나타난다. Medial longitudinal fasciculus(안쪽세로다발)는 뇌줄기를 지나는 동안 위치 변동 없이 뒤안쪽 자리를 고수한다.
- 손상된 뇌신경과 뇌신경핵을 알면 뇌줄기 병터의 높이를 알 수 있다. 한편 어느 ascending tract(오름신경로) 또는 descending tract(내림신경로)가 기능장애를 보이는가는 각 단면상에서 병터가 자리한 위치를 파악할 수 있는 단서가 된다.

이 장에서는 brain stem(뇌줄기)의 주요 nucleus(신경핵)들과 fiber tract(신경로)들을 다룬다. 뇌줄기를 지나는

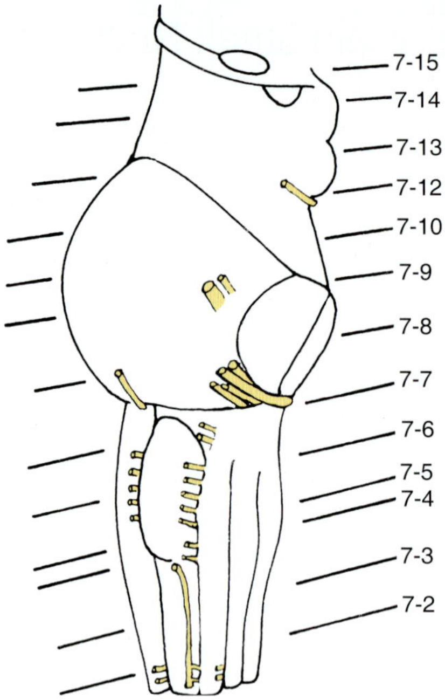

그림 7-1 각 그림에 제시된 brain stem section(뇌줄기 단면, Weigert stain)들의 높이를 나타낸 것이다.

긴 신경로들은 medulla(숨뇌), pons(다리뇌), 그리고 midbrain(중간뇌)에서 연속적으로 다루며, 그중 일부는 제19장과 제23장에서 기능적 계통별로 다시 정리하였다. 뇌신경핵들은 다른 세포무리들과 함께 기술한다. 각 cranial nerve(뇌신경)에 포함된 기능성분에 관한 내용은 제8장에서 체계적으로 다룬다. 그림에 나오는 사진들은 Weigert's method(바이게르트법)로 염색한 단면들이다. 신경섬유들로 구성된 구조인 신경로는 (축삭을 싸는) myelin sheath(말이집)가 염색되어 어둡게 나타나고, 상대적으로 myelinated axon(말이집축삭)의 수가 적고 주로 신경세포체들이 모여 있는 부위인 nucleus는 밝게 염색된다. 그림에 나오는 각 단면의 높이는 그림 7-1에 표시하였다. 모든 신경로들이 단면상에서 뚜렷이 구별되는 것은 아니다. 그러한 신경로의 위치와 기능은 환자의 임상증상과 병리소견 간의 연관성 연구나 동물 대상의 실험연구를 통해 확인되었다.

이 장에는 **reticular formation(그물체)**이라는 용어가 여러 차례 나온다. Reticular formation은 숨뇌와 다리뇌의 뒤쪽부분에 위치하며, 위쪽으로는 중간뇌뒤판(midbrain tegmentum)까지 이어진다. 이 부위에서는 작은 크기의 말이집축삭다발들이 거의 모든 방향으로 가로지르는 것을 볼 수 있다. 경계가 명확한 신경핵들도 다수 존재하지만 그 경계가 서로 겹쳐져서 구분이 쉽지 않은 신경세포무리들도 존재한다. 그물체는 매우 중요한 여러 기능을 지닌다; Consciousness level(의식수준)이나 alertness(각성) 정도에 영향을 미친다(ascending reticular activating system, 오름그물활성계통); 척수 및 motor nucleus of cranial nerve(뇌신경운동핵)들로 가는 연결을 통해 운동기능의 조절에도 관여한다; 또한 cardiovascular center(심장혈관중추)나 respiratory center(호흡중추)와 같이 'center(중추)'로 기능하는 신경세포무리들을 통해 visceral activity(내장활성) 등 불수의적 기능에도 영향을 미친다. 그 기능적 중요성과 독특한 특성 때문에, 그물체는 제9장에서 뇌줄기의 일부 기타신경핵들과 함께 따로 다룬다.

Medulla(숨뇌)

척수와 medulla(숨뇌)의 이행부에 해당하는 pyramidal decussation(피라미드교차) 높이에서는, gray matter(회색질)와 white matter(백색질)의 재배열이 광범위하게 일어난다. (척수의) **Ventral gray horn(앞회색질뿔)**은 pyramidal decussation 높이까지 이어지며, 이 부위의 motor cell(운동신경세포)에서 first cervical nerve(첫째목신경)와 spinal root of accessory nerve(더부신경척수뿌리)가 기원한다. Pyramid(피라미드)에서 나온 섬유다발은 이 부위의 회색질을 비스듬히 가로질러 lateral corticospinal tract(가쪽겉질척수로)를 형성한다(그림 7-2와 7-3). 척수의 dorsal gray horn(뒤회색질뿔)이 자리하던 부위에는 **spinal trigeminal nucleus(삼차신경척수핵)**가 위치한다. Dorsal funiculus(뒤섬유단)가 끝나는 피라미드교차 높이에는, **gracile nucleus(널판핵)**와 **cuneate nucleus(쐐기핵)**의 아래쪽 끝부분이 위치한다. 피라미드교차보다 위쪽의 medulla는, 척수와는 전혀 다른 복잡한 구조를 한다(그림 7-4~7-7). **Inferior olivary nucleus(아래올리브핵)**는 숨뇌의 상부 1/2 높이에서 관찰되는 가장 두드러진 구조로, 피라미드의 뒤쪽 그리고 가쪽으로 위치한다. 숨뇌의 뒤가쪽부분으로는 **inferior cerebellar peduncle(아래소뇌다리)** 바닥이 뚜렷한 백색질 구조로 나타난다.

Ascending Pathways(오름경로)

Medial Lemniscus System(안쪽섬유띠계통)

척수의 dorsal funiculus(뒤섬유단)는 같은쪽 몸에서 들어오는 discriminative touch(식별촉각)와 proprioception(고유감각) 정보를 전달한다. **Gracile fasciculus(널판다발)**

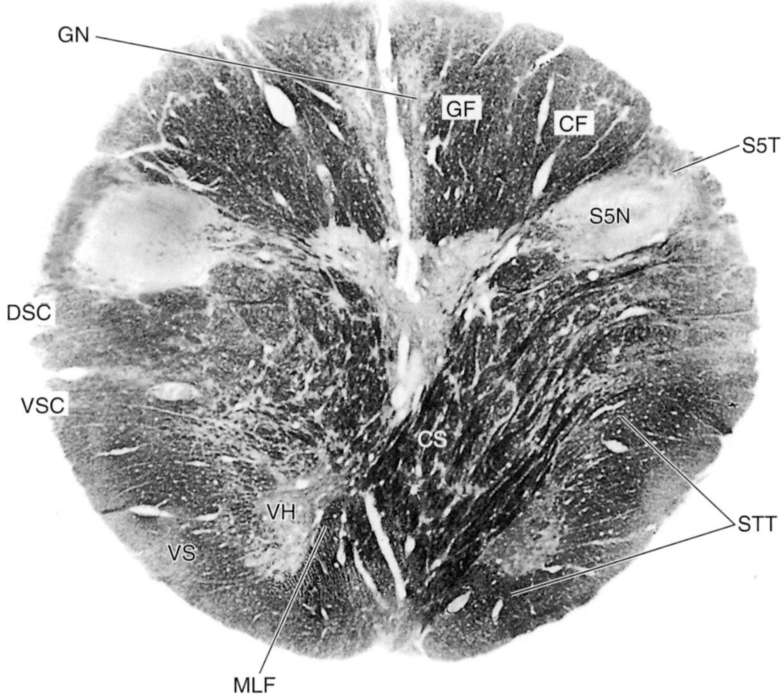

그림 7-2 Medulla(숨뇌)와 spinal cord(척수)의 경계부를 지나는 단면. Corticospinal fiber(겉질척수섬유)들이 pyramidal decussation(피라미드교차)을 지나 lateral corticospinal tract(가쪽겉질척수로)로 이어진다(바이게르트염색). **약어는 책 뒷표지 속면의 약어목록을 참조하라.**

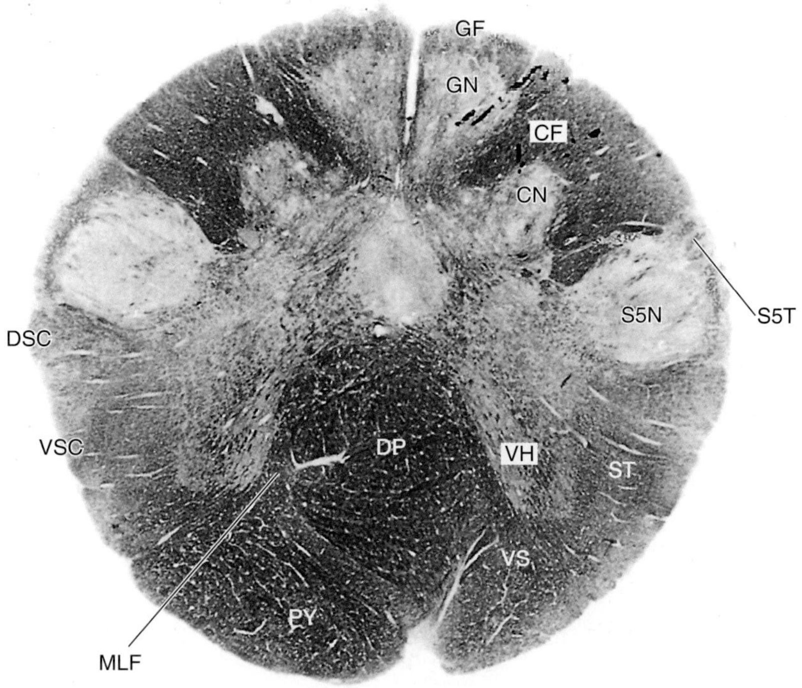

그림 7-3 Medulla(숨뇌)에서 pyramidal decussation(피라미드교차)의 위쪽 끝을 지나는 단면(바이게르트염색). **약어는 책 뒷표지 속면의 약어목록을 참조하라.**

는 몸통 아랫부분과 다리에서 들어오는 감각을 전달하고, **cuneate fasciculus(쐐기다발)**는 몸통 윗부분, 팔, 그리고 목에서 들어오는 신호를 전달한다. **Gracile nucleus(널판핵)**는 closed medulla(닫힌숨뇌, 제6장 참조) 전 높이에서 관찰되는 신경핵으로, gracile fasciculus 섬유들이 종지하는 곳이다. Cuneate fasciculus 섬유들은 **cuneate nucleus(쐐기핵)**에 종지한다. 이 신경핵은 gracile nucleus의 가쪽 그리고 약간 위쪽으로 위치한다(그림 7-3).

그림 7-4에 나온 것처럼, 널판핵과 쐐기핵에서 기원한 말이집축삭들은 정중선을 향해 활모양으로 휘어지는 **internal arcuate fiber(속활꼴섬유)**를 구성한다. 이 섬유들은 **decussation of medial lemnisci(안쪽섬유띠교차)**를 통해 정중선을 넘어 교차한 뒤, 위쪽으로 방향을 틀어 **medial lemniscus(안쪽섬유띠)**를 이룬다. Medial lemniscus는 뇌줄기에서 가장 뚜렷이 관찰되는 신경로 중 하나로, 숨뇌에서는 정중선과 inferior olivary nucleus 사이를 지난다(그림 7-6과 7-7). 반대쪽 발에서 들어오는 감각신호를 전달하는 섬유들이 가장 앞쪽으로 (피라미드에 인접하여) 위치한다. 이어서 반대쪽 몸부위들이 순서적으로 대응되어, 목에서 오는 섬유들이 안쪽섬유띠의 가장 뒷부분에 자리한다. 이 신경로는 다리뇌와 중간뇌를 지나 thalamus(시상)의 lateral division of ventral posterior nucleus(뒤가쪽배쪽핵, VPl)에 종지한다. 이 신경핵이 바로 general somatic sensation(일반몸감각)을 담당하는 thalamic nucleus(시상핵)이다.

Spinothalamic Tract(척수시상로)와 Spinotectal Tract(척수덮개로)

반대쪽 몸에서 들어오는 통증감각, 온도감각, 및 촉각을 전달하는 spinothalamic tract는 위치상의 큰 변화 없이 숨뇌까지 이어진다. Superior colliculus(위둔덕)와 reticular formation of midbrain(중간뇌그물체)으로 somesthetic data(몸감각정보)를 전달하는 spinotectal tract, 즉 spinomesencephalic tract(척수중간뇌로)의 경우도 마찬가지이다. 두 신경로는 곧 합쳐져서 **spinal lemniscus(척수섬유띠)**를 형성하여 아래올리브핵 뒤쪽의 숨뇌가쪽부분을 지난다(그림 7-4~7-7). 척수시상섬유들은 시상의 ventral posterior nucleus(배쪽바닥핵)로 이어진다. 이 신경로는 intralaminar nucleus(시상섬유판속핵)들과 posterior group

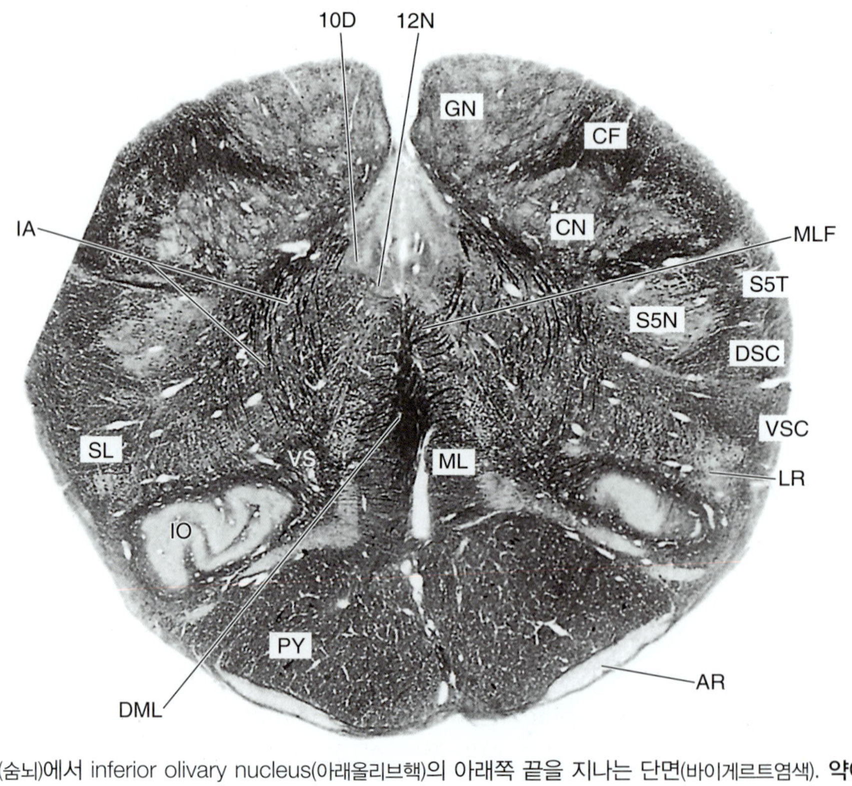

그림 7-4 Medulla(숨뇌)에서 inferior olivary nucleus(아래올리브핵)의 아래쪽 끝을 지나는 단면(바이게르트염색). **약어는 책 뒷표지 속면의 약어목록을 참조하라.**

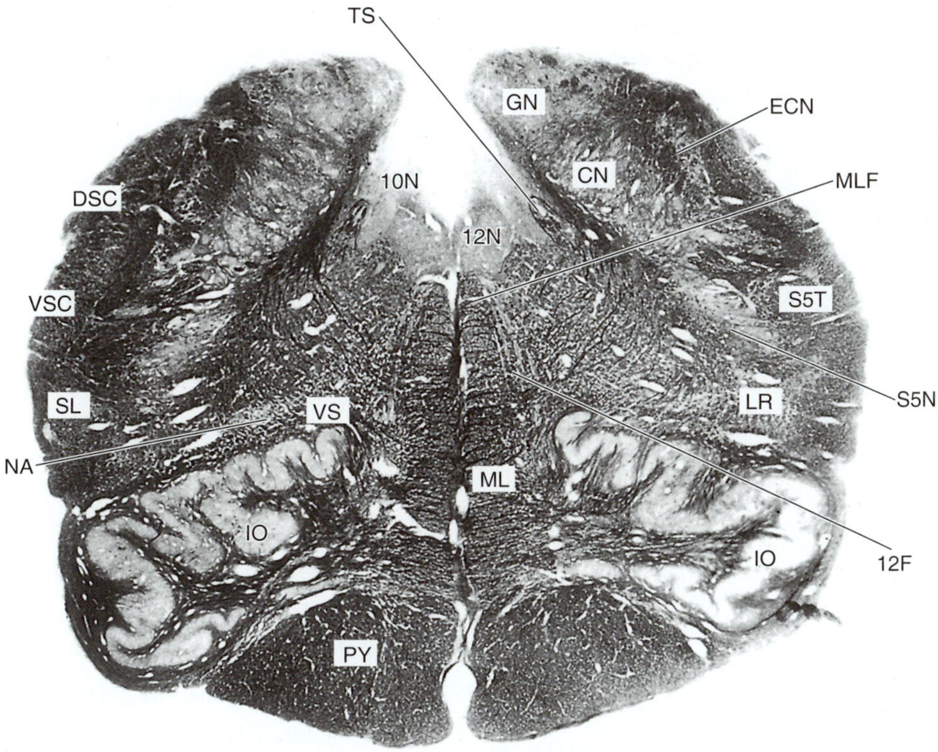

그림 7-5 Closed medulla(닫힌숨뇌)와 open medulla(열린숨뇌)의 이행부 높이를 지나는 단면(바이게르트염색). **약어는 책 뒷표지 속면의 약어목록을 참조하라.**

of nuclei(뒤핵무리)로도 가지를 보낸다. (시상핵은 제11장에서 다룬다.)

Spinoreticular Fibers(척수그물섬유)

척수백색질의 앞섬유단과 가쪽섬유단을 지나는 spinoreticular tract(척수그물로)를 구성하는 축삭들은 뇌줄기로 올라가 그물체세포에 연접한다. 자세한 내용은 제9장에서 다룬다. 이들은 감각정보, 특히 피부와 내장기관에서 들어오는 정보를 전달한다. 이중 일부는 spinothalamic tract 섬유들에서 나온 collateral branch(곁가지)이다. 그물체세포의 축삭들은 아래로는 척수까지 이어지고, 위로는 시상으로 투사한다.

척수는 적어도 3개의 경로를 통해 시상, 그리고 cerebral cortex(대뇌겉질)로 이어진다. **Medial lemniscus system(안쪽섬유띠계통)**은 다른 구조를 거치지 않고 직접 시상으로 이어지며, 주로 ventral posterior nucleus에 종지한다. 이 시상핵은 다시 대뇌겉질의 primary somatosensory area(일차몸감각영역)로 투사한다. **Neospinothalamic system(새척수시상계통)**은 포유류에서 관찰되며, 이를 구성하는 tract cell(신경로세포)들의 축삭은 그물체로 가는 곁가지를 내지 않는다. 감각신호들은 또한 **paleospinothalamic system(옛척수시상계통)**을 통해 시상의 intralaminar nucleus들에 도달한다. 모든 척추동물에 존재하는 이 신경로는, 척수에서 직접 시상으로 이어지는 것이 아니라 spinoreticular fiber(spinothalamic tract의 곁가지와는 별개이다)와 reticulothalamic fiber(그물시상섬유)로 구성된다. Reticulothalamic fiber들은 그물체신경세포에서 위쪽으로 투사하는 축삭들이다. 그물체에서 기원한 이 오름섬유들은 시상섬유판속핵들에 종지하고, 이어 이 시상핵들은 대뇌겉질로 투사한다. 대뇌겉질 전반에 광범위하게 퍼지는 이 경로는, consciousness level(의식수준)과 alertness degree(각성정도)에 영향을 미치며 (정확한 위치까지는 파악하지 못하지만) 통증을 인지하는데도 관여한다.

Spinocerebellar Tracts(척수소뇌로)

Dorsal spinocerebellar tract(뒤척수소뇌로)와 **ventral spinocerebellar tract(앞척수소뇌로)**는 주로 다리에서 들어오는 proprioceptive signal(고유감각신호)을 전달한다. 이 신경로들은 숨뇌의 가쪽표면 가까이 위치한다(그림 7-2~7-6). Dorsal spinocerebellar tract는 척수의 thoracic segment(가슴분절)와 upper lumbar segment(위허리분절)의 nucleus thoracicus(뒤가슴핵, nucleus dorsalis, Clarke's column)에서 기원하며, 교차하지 않는다. 반면 ventral spinocerebellar tract 섬유는 대부분 교차한다. 이 신경로의 기원이 되는 세포들은 대부분 lumbosacral enlargement(허리엉치팽대)에 위치한다. 뒤척수소뇌섬유들은 inferior cerebellar peduncle(아래소뇌다리, 그림 7-7과 7-8)로 들어가고, 앞척수소뇌로는 다리뇌를 지나 계속 진행하여 superior cerebellar peduncle(위소뇌다리)을 통해 소뇌로 들어간다. 이들 척수소뇌로는 다리에서 오는 감각을 전달한다. 이와 상응하게 팔에서 오는 고유감각을 전달하는 신경로는 external cuneate nucleus(덧쐐기핵)를 경유한다.

Cerebellum(소뇌)으로 이어지는 Medullary Nucleus(숨뇌신경핵)들

External Cuneate Nucleus(덧쐐기핵)

External cuneate nucleus, 즉 accessory cuneate nucleus는 쐐기핵의 가쪽에 위치한다(그림 7-5). 이 신경핵으로 들어오는 들신경섬유들은 대개 쐐기핵에 종지하는 축삭의 곁가지들로, cervical dorsal root(목신경뒤뿌리)를 통해 척수로 들어온다. 덧쐐기핵에서 기원한 날신경섬유들은 inferior cerebellar peduncle을 통해 소뇌로 들어간다. 목과 팔의 proprioceptive ending(고유감각종말)이나 기타 감각종말로부터 들어오는 정보는 이 **cuneocerebellar fiber(쐐기소뇌섬유)**들을 통해 소뇌로 전달된다. 덧쐐기핵과 cuneocerebellar tract의 기능은, 각각 nucleus thoracicus와 뒤척수소뇌로의 기능에 상응한다: 두 경로 모두 전도속도가 빠른 축삭을 통해 proprioceptive signal을 정중선과 그 인접 부위의 소뇌겉질영역으로 전달한다(제10장 참조).

Inferior Olivary Complex of Nuclei(아래올리브복합체)

숨뇌와 다리뇌에 위치한 몇 개의 신경세포무리는 **precerebellar nucleus(소뇌앞핵)**로 분류된다. 이들은 다양한 기원의 들신경섬유를 받으며 여기서 기원한 신경섬유들은 소뇌로 투사한다. Inferior olivary complex(아래올리브복합체)의 성분들도 이에 속한다. 이중 가장 큰 신경핵은 **inferior olivary nucleus(아래올리브핵)**로 주름진 지갑 모양을 하는데, hilus(문)는 안쪽을 향해 열려있다(그림 7-5~7-7). Inferior olivary complex는 모든 높이의 반대쪽 척수뒤

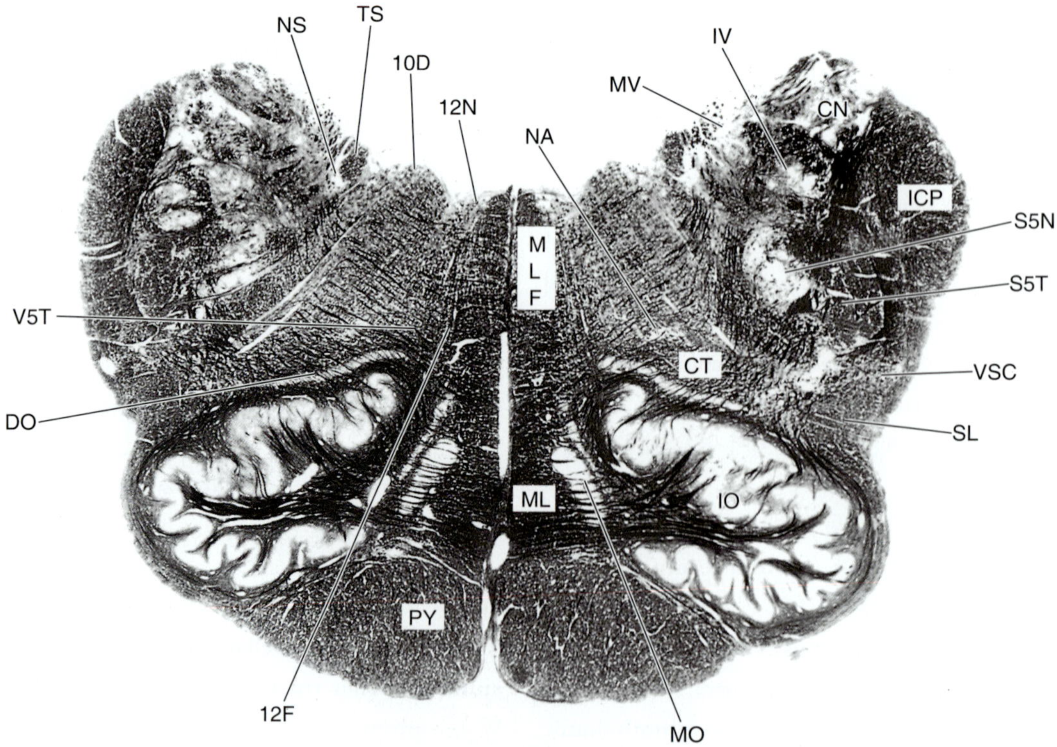

그림 7-6 Medulla(숨뇌)에서 mid-olivary level(아래올리브핵 중간높이)을 지나는 단면(바이게르트염색). **약어는 책 뒷표지 속면의 약어목록을 참조하라.**

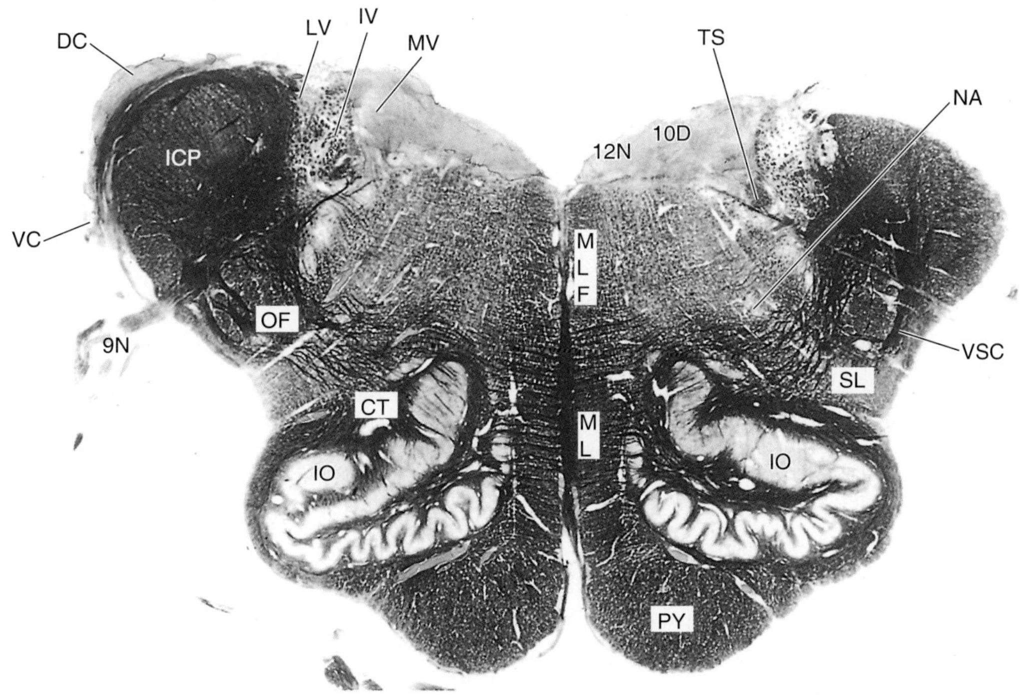

그림 7-7 Medulla(숨뇌)의 위쪽 끝을 지나는 단면(바이게르트염색). **약어는 책 뒷표지 속면의 약어목록을 참조하라.**

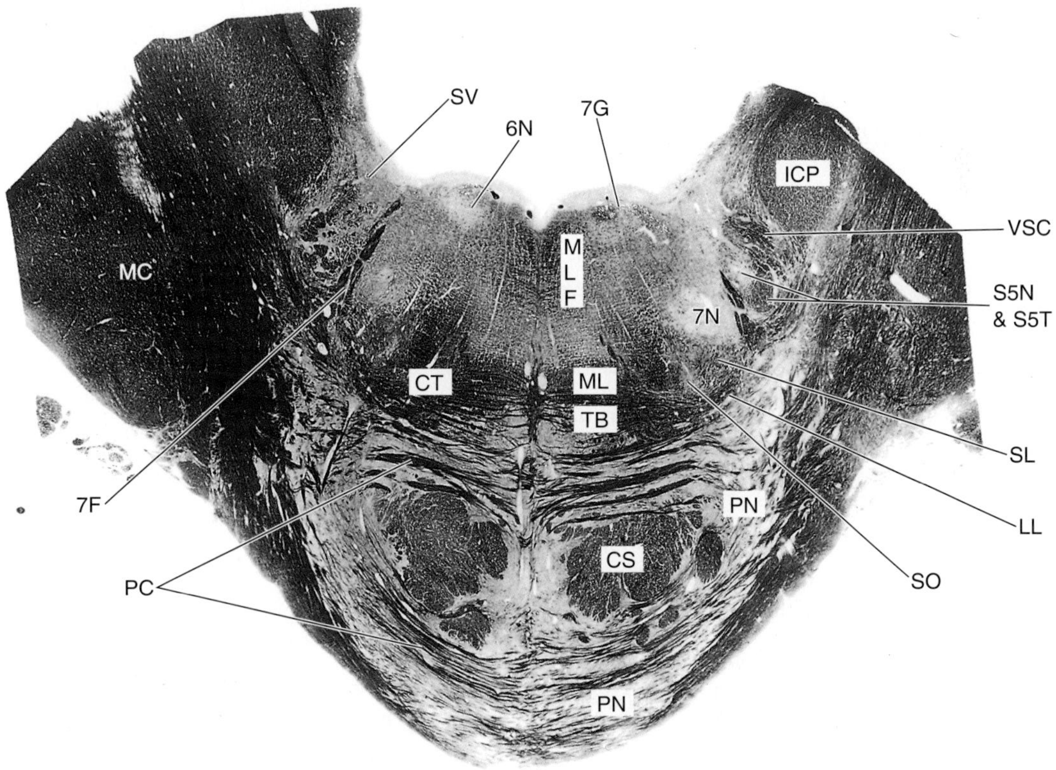

그림 7-8 Caudal pons(하위다리뇌)를 지나는 단면(바이게르트염색). **약어는 책 뒷표지 속면의 약어목록을 참조하라.**

뿔, (중간뇌에 위치하는) 같은쪽 red nucleus(적색핵), 그리고 대뇌겉질에서 오는 들신경입력을 받는다.

Central tegmental tract(중심뒤판로) 성분에는 중간뇌의 red nucleus와 periaqueductal gray matter(중심회색질)로부터 아래올리브복합체로 향하는 경로가 포함된다. Central tegmental tract는 아래올리브핵 뒤쪽 표면으로 치밀한 층을 형성하며 종지한다. 이는 그림 7-7에서 가장 잘 관찰된다. 이 신경로에는 뇌줄기그물체와 (숨뇌의) solitary nucleus(고립로핵, 고립핵)로부터 diencephalon(사이뇌)으로 향하는 오름섬유들도 포함된다.

Olivocerebellar fiber(올리브소뇌섬유)는 아래올리브복합체에서 기원하여 소뇌로 투사하는 섬유들로 구성된다. Principal olivary nucleus(으뜸올리브핵)에서 기원하는 섬유들은 이 신경핵의 안쪽면에 자리하며, hilus를 통해 신경핵을 벗어난다. 말이집섬유다발인 olivocerebellar fiber들은 정중선에서 교차한 뒤 그물체를 지나면서 뒤가쪽으로 휘어져 아래소뇌다리로 들어간다. 이 신경로가 아래소뇌다리를 구성하는 요소 중 단일성분으로는 가장 크다(그림 7-7). 아래올리브복합체는 **climbing fiber(오름섬유)**가 기원하는 부위이다. 이 섬유는 cerebellar cortex(소뇌겉질) 전 영역의 Purkinje cell(조롱박세포, 푸르키니에세포)에 종지하여 이 세포를 흥분시킨다. 생리학적 연구결과에 따르면, 아래올리브복합체는 학습을 통해 습득한 운동유형을 다음에도 조화롭게 잘 수행할 수 있도록 하는 지침 프로그램을 소뇌로 보내는 경로가 되는 것으로 보인다.

Arcuate Nucleus(활꼴핵)

Pyramid 표면에 위치한 arcuate nucleus(그림 7-4)로는 corticospinal fiber(겉질척수섬유)의 곁가지들이 들어온다. 이 신경핵에 위치한 신경세포의 축삭들은 아래소뇌다리를 거쳐 소뇌로 향하는데, 이들이 아래소뇌다리에 이르는 경로는 다음 두 가지이다. 일부는 **external arcuate fiber(바깥활꼴섬유)**를 이루어 숨뇌의 가쪽표면을 따라 진행한다. 나머지 축삭들은 숨뇌 정중선을 따라 뒤쪽으로 진행한 뒤 floor of fourth ventricle(넷째뇌실바닥)에서 **stria medullaris(숨뇌섬유줄**, 복수형은 striae medullares)를 이루어 가쪽으로 진행한다. 활꼴핵의 신경연결은 (ventral pons[다리뇌바닥]에 위치한) pontine nucleus(다리뇌핵, 제10장 참조)들의 연결과 유사하다. 두 신경핵 모두 같은쪽 대뇌겉질로부터 들신경을 받고, 정중선을 가로질러 반대쪽 소뇌로 투사한다.

Lateral Reticular Nucleus(가쪽그물핵)

그물체에 위치한 신경세포무리 중 예외적으로 뚜렷하게 구별되는 이 신경핵은, 숨뇌표면 가까이에 위치한다. 아래올리브핵의 뒤쪽으로 spinal lemniscus(척수섬유띠)의 안쪽으로 자리하는 이 신경핵은, 척수에서 들신경입력을 받으며 소뇌로 투사한다(그림 7-4~7-6). 나머지 precerebellar reticular nucleus(소뇌앞그물핵)들은 제9장에서 다룬다.

Descending Tracts(내림신경로)

Corticospinal (Pyramidal) Tract(겉질척수로, 피라미드로)

Corticospinal tract, 즉 pyramidal tract(피라미드로)의 기원이 되는 신경세포체들은, frontal lobe(이마엽)와 parietal lobe(마루엽)가 인접한 부위의 대뇌겉질영역에 위치한다. 그 축삭들은 corticospinal fiber를 이루어 subcortical white matter(겉질밑백색질), internal capsule(속섬유막), 그리고 뇌줄기를 차례로 지난다. 이들은 숨뇌 높이에서 피라미드라 불리는 치밀한 백색질 덩어리로 나타난다(그림 7-4~7-7).

대부분의 사람에서는, 겉질척수섬유의 약 85%가 **decussation of pyramids(피라미드교차)**에서 교차한다. 그림 7-3에는 이 교차섬유의 위쪽 끝부분이 나타나며, 그림 7-2에서는 피라미드에서 나온 축삭다발이 회색질을 가로질러 반대쪽 **lateral corticospinal tract(가쪽겉질척수로)**가 되는 것을 확인할 수 있다. 교차하지 않는 나머지 15%의 섬유들은 **ventral corticospinal tract(앞겉질척수로)**를 이루어 척수 앞섬유단으로 이어진다. 겉질척수섬유들은 뒤뿔바닥과 intermediate gray matter(중간회색질), 그리고 앞뿔에 종지한다; 적은 수의 섬유만이 직접 운동신경세포에 연접한다. 각 피라미드는 약 백만 개에 이르는 다양한 굵기의 축삭들로 이루어진다. 가장 굵고 (전도속도도) 가장 빠른 축삭들은 primary motor area(일차운동영역)의 giant pyramidal cell of Betz(거대피라미드세포)에서 기원한다. 이 신경섬유들이 spinal motor neuron(척수운동신경세포)의 세포체에 직접 연접할 것으로 여겨진다.

흔히 겉질척수로는 운동기능만 지닌 것으로 여겨진다. 물론 운동기능이 이 신경로의 가장 주된 기능인 것은 사실이다. 그러나 겉질에서 기원하는 축삭들 중 많은 수는 primary somatosensory area(일차몸감각영역)에서 기원한다(제15장 참조). 이들은 널판핵과 쐐기핵, 그리고 척수뒤뿔의 신경세포에 연접하여, 뇌로 가는 감각신호전달을 조절한다.

Midbrain(중간뇌)에서 기원하는 Tract(신경로)

Central tegmental tract(중심뒤판로)가 같은쪽 중간뇌의 적색핵과 일부 회색질영역에서 기원한다는 것은 이미 설명한 바 있다. 이 신경로는 아래올리브복합체에 종지한다. 반대쪽 적색핵에서 기원한 작은 축삭다발은 **rubrospinal tract(적색척수로)**가 되어 아래쪽으로 내려가며, lateral corticospinal tract(가쪽겉질척수로)의 앞쪽에 자리한다. 사람에서는 척수의 첫 두 목분절 높이에서 끝난다.

Tectospinal tract(덮개척수로)는 중간뇌의 superior colliculus(위둔덕)에서 기원하며, 기원한 그 높이에서 바로 반대쪽으로 교차한다. 이 신경로는 사람에서는 기능적으로 거의 의미가 없을 정도로 매우 작다(그림 5-10). **Tectobulbar fiber(덮개숨뇌섬유)**는 superior colliculus에서 기원하여 다리뇌와 상위숨뇌의 그물체로 향한다. 안구운동조절에 관여한다(제8장 참조).

Nuclei of Cranial Nerves(뇌신경핵) 및 연관신경로

Hypoglossal Nerve(혀밑신경), Accessory Nerve(더부신경), Vagus Nerve(미주신경), 및 Glossopharyngeal Nerve(혀인두신경)

혀의 근육을 지배하는 운동신경세포들이 위치하는 **hypoglossal nucleus(혀밑신경핵)**는, 숨뇌 거의 전 높이에 걸쳐 정중선 바로 가까이 관찰된다. Closed medulla(닫힌숨뇌), 즉 하위숨뇌에서는 central gray matter(중심회색질, 그림 7-4)에, rhomboid fossa(마름오목)에서는 hypoglossal trigone(혀밑신경삼각) 속에 위치한다(그림 7-5~7-7). 이 신경핵에서 나온 축삭들은 안쪽섬유띠와 아래올리브핵의 사이를 지나 앞쪽으로 진행한다(그림 7-5와 7-6). 이어 피라미드 가쪽면을 따라 진행하여 hypoglossal nerve(혀밑신경)의 rootlet(잔뿌리)가 되어 피라미드와 올리브 사이의 고랑을 따라 뇌줄기 표면으로 나온다. **Nucleus ambiguus(의문핵)**는 아래올리브핵의 뒤쪽으로 그물체에 자리한다(그림 7-5~7-7). 이 중요한 세포기둥은 cranial root of accessory nerve(더부신경뇌뿌리), vagus nerve, 그리고 glossopharyngeal nerve를 통해 soft palate(물렁입천장), pharynx(인두), larynx(후두), 및 esophagus(식도) 윗부분의 근육에 분포한다. 이 신경핵에는 parasympathetic neuron(부교감신경세포)들도 위치한다. 이들의 축삭은 cardiac ganglia(심장신경절)에 종지하여 심장박동수를 조절한다. Central canal(중심관, 그림 7-4) 주위 회색질에 위치한 **dorsal nucleus of vagus nerve(미주신경뒤핵)**는 뇌줄기의 parasympathetic nucleus(부교감신경핵) 중 가장 크다. 여기에는 가슴안장기와 배안장기의 민무늬근육과 샘조직의 활성을 조절하는 preganglionic neuron(신경절이전신경세포)들의 세포체가 위치한다. 이 신경핵은 hypoglossal nucleus의 가쪽 옆으로 자리하며, 위로는 마름오목의 vagal trigone(미주신경삼각)으로 이어져 있다(그림 7-5~7-7).

Solitary tract(고립로)라는 이름의 visceral afferent fiber(내장들섬유) 다발이 dorsal nucleus of vagus nerve의 가쪽면을 따라 위치한다(그림 7-5~7-7). 이 신경로는 inferior ganglion of vagus nerve(미주신경아래신경절), inferior ganglion of glossopharyngeal nerve(혀인두신경아래신경절) 및 geniculate ganglion of facial nerve(얼굴신경무릎신경절)에서 기원한 내림축삭들로 구성된다. 이 섬유들은 solitary tract의 바로 옆에서 이 신경로를 부분적으로 둘러싸는 세포기둥인 **solitary nucleus(고립로핵, 고립핵,** nucleus of solitary tract)에 종지한다. Solitary nucleus 중 아랫부분으로는 vagal afferent(미주들신경섬유)와 glossopharyngeal afferent(혀인두들신경섬유)가 들어오며, 이들은 visceral reflex(내장반사)에서 중요한 역할을 담당한다. 미각을 매개하는 섬유들은 (대부분 ganglion of facial nerve[얼굴신경절]와 ganglion of glossopharyngeal nerve[혀인두신경절]에서 기원하며) 이 신경핵의 위쪽 끝부분으로 들어온다.

Vestibulocochlear Nerve(속귀신경)

제VIII뇌신경의 cochlear division(달팽이부분)과 vestibular division(안뜰부분)에서 기원한 축삭들은 상위숨뇌에 위치한 dorsal cochlear nucleus와 ventral cochlear nucleus로 들어온다. **Dorsal cochlear nucleus(뒤달팽이핵)**는 아래소뇌다리바닥 위쪽에 면하고 있으며, 그림 7-7에서 관찰된다. 같은 그림에서 아래소뇌다리의 가쪽으로 **ventral cochlear nucleus(앞달팽이핵)**의 일부가 보인다. Cochlear nucleus(달팽이핵)들에서 기원하는 섬유들은 이 장의 뒷부분에서 다리뇌를 기술할 때 다룰 것이다.

Vestibular nucleus(안뜰핵)는 마름오목의 vestibular area(안뜰구역)에 자리하며, 세포구축과 신경연결이 서로 다른 **superior vestibular nucleus(위안뜰핵), lateral vestibular nucleus(가쪽안뜰핵), medial vestibular nucleus(안쪽안뜰핵)** 및 **inferior vestibular nucleus(아래안뜰핵)**로 구성된다. Superior vestibular nucleus는 다리뇌에(그림 7-8), 나머지 안뜰핵들은 숨뇌에 위치한다(그림 7-6과 7-7). Vestibular nerve(안뜰신경)는 아래소뇌다리의 앞쪽에

서 뇌줄기 속으로 들어가며, 그 위치는 cochlear nerve(달팽이신경)보다 안쪽, 그리고 약간 위쪽으로 자리한다. 안뜰신경섬유들은 대부분 안뜰핵에 종지하지만, 소수는 아래소뇌다리를 통해 직접 소뇌로 들어간다. Primary vestibulocerebellar fiber(일차안뜰소뇌섬유)뿐 아니라, 안뜰핵에서 기원한 상당수의 이차섬유들도 아래소뇌다리를 거쳐 소뇌로 진행한다.

안뜰핵에서 척수로 투사하는 경로는 다음 두 가지이다. 두 신경로 중 크기가 큰 신경로인 **vestibulospinal tract(안뜰척수로,** lateral vestibulospinal tract, 가쪽안뜰척수로)는 lateral vestibular nucleus에서 기원한다. 그림 7-4와 7-5에 표시된 바와 같이, 내림섬유인 vestibulospinal fiber(안뜰척수섬유)들은 아래올리브핵의 뒤쪽으로 지난다. 이 신경로는 피라미드교차 높이를 지나며 앞쪽으로 이동하여(그림 7-2와 7-3), 척수에서는 같은쪽 앞섬유단으로 이어진다.

Medial longitudinal fasciculus(안쪽세로다발)를 이루는 성분은 대부분 같은쪽 medial vestibular nucleus에서 기원한다. 위아래로 뻗는 이 신경다발은 정중선에 면해 있다(그림 7-2~7-7). 오름섬유에 관한 내용은 다리뇌와 중간뇌 부분에서 설명할 것이다. 내림섬유로 이루어진 작은 다발은 주로 같은쪽 신경핵에서 기원하며, 이를 medial vestibulospinal tract(안쪽안뜰척수로)라고도 한다. 이 신경로는, 피라미드교차 아래쪽에서, 가까이 지나는 ventral corticospinal tract(앞겉질척수로) 및 tectospinal tract(덮개척수로)와 합쳐진다.

Trigeminal Nerve(삼차신경)

숨뇌에는 trigeminal nerve와 관련된 신경로와 신경핵이 각각 하나씩 존재한다. 많은 수의 trigeminal sensory root(삼차신경감각뿌리) 섬유들은 다리뇌로 들어오자마자 아래쪽으로 방향을 바꾸어 **spinal trigeminal tract(삼차신경척수로)**를 이룬다. 이 명칭은 이 신경로를 구성하는 축삭 중 많은 수가 척수의 셋째목분절까지 내려가기 때문에 붙여진 것이다. 삼차신경척수로는 삼차신경이 분포하는 광범위한 영역(머리 대부분; 제8장 참조)으로부터 들어오는 통증감각, 온도감각, 및 촉각에 관한 정보를 전달한다. 그외에도 general somatic sensory function(일반몸감각기능)을 지닌 세 cranial nerve(facial nerve, glossopharyngeal nerve, vagus nerve)의 primary afferent fiber(일차들신경섬유)들이 이 신경로로 들어온다. 이 신경로의 축삭들은 하위다리뇌부터 척수의 둘째나 셋째목분절에 이르기까지 모든 높이에서 이 신경로를 나와 **spinal trigeminal nucleus(삼차신경척수핵,** nucleus of spinal trigeminal tract)에 종지한다. 이 신경핵은 삼차신경척수로의 전 길이를 따라 그 안쪽에 위치한다. 삼차신경척수로는 척수의 dorsolateral tract of Lissauer(뒤가쪽로)와, 삼차신경척수핵은 (그와 연속된 구조인) 척수뒤뿔의 맨바깥 4개 층판과 구조적, 기능적으로 여러 가지 특징을 공유한다.

삼차신경척수로 성분 중 가장 긴 내림섬유들은 민말이집섬유 또는 가는 말이집섬유의 형태를 하며, 통증 및 온도감각과 연관된 신호들을 전달한다. 그러므로 이러한 감각유형의 전달경로 상 첫째연접은 삼차신경척수핵의 가장 아랫부분, 즉 닫힌숨뇌와 척수의 상위목분절에 걸쳐있는 caudal part of spinal trigeminal nucleus(삼차신경척수핵꼬리부분)에 위치한다.

Ventral trigeminothalamic tract(앞삼차시상로, 그림 7-6)는 반대쪽 삼차신경척수핵 (그리고 pontine trigeminal nucleus[삼차신경으뜸핵]) 및 인접한 그물체영역의 신경세포들에서 기원하여 교차한 신경다발이다. 이 신경로는 시상의 medial division of ventral posterior nucleus(뒤안쪽배쪽핵, VPm)에 종지한다. Ventral trigeminothalamic tract는 spinothalamic tract(척수시상로)에 상응한 기능을 지닌다. Ventral trigeminothalamic tract는 반대쪽 머리로부터 들어오는 감각정보를, spinothalamic tract(척수시상로)는 목 아래쪽에서 들어오는 감각정보를 전달한다.

Dorsal Pons(다리뇌뒤판; Tegmentum, 뒤판)

다리뇌 단면의 주된 특징은, 이 부분이 basal region(바닥부분, ventral region)과 tegmental region(뒤판, dorsal region)으로 구분된다는 점과 소뇌다리가 두드러져 보인다는 점이다(그림 7-8과 7-9). Pontine tegmentum(다리뇌뒤판)의 구조는 숨뇌 및 중간뇌뒤판과 유사하다. 그러므로 여기서도 숨뇌단면에서 관찰되던 신경로들, 그리고 뇌신경성분들을 볼 수 있다.

Tracts(신경로)와 Cerebellar Peduncles(소뇌다리)

Medial lemniscus(안쪽섬유띠)는 숨뇌를 벗어나면서 방향을 틀어 회전하므로, 다리뇌뒤판 앞부분을 지날 때는 쐐기핵에서 온 섬유들이 널판핵에서 온 섬유들보다 안쪽으로 위치한다. 따라서, 이 부위에서는 안쪽부터 가쪽 방향으로 목, 팔, 몸통, 다리 순의 somatotopic representa-

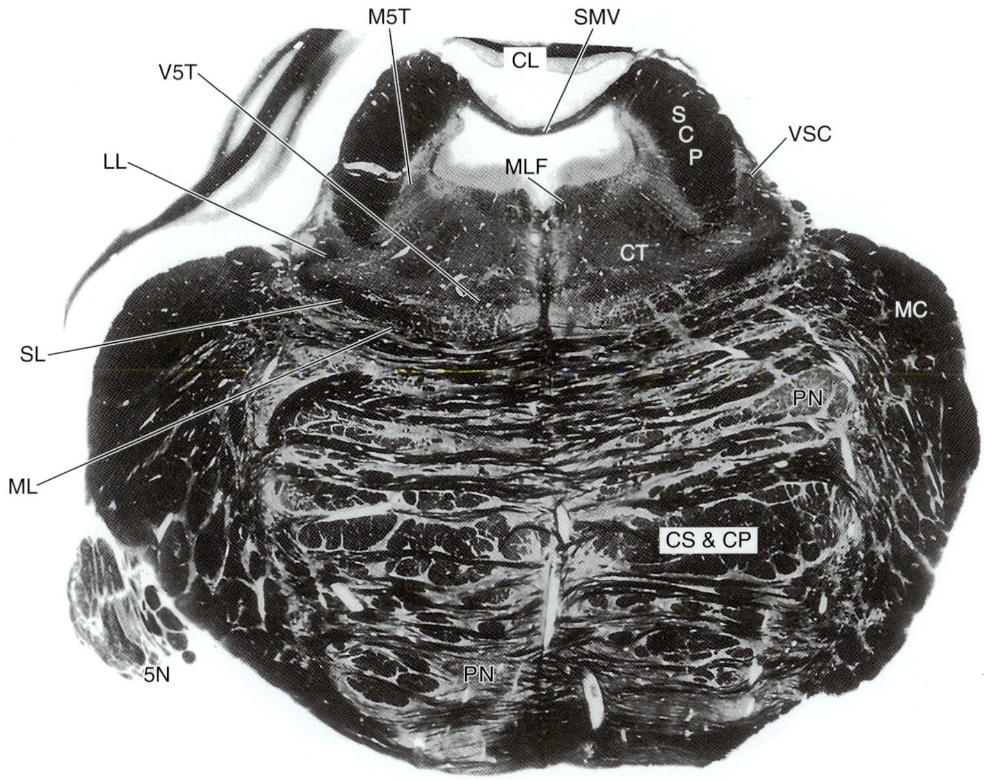

그림 7-9 Middle Pons(중간다리뇌)를 지나는 단면(바이게르트염색). **약어는 책 뒷표지 속면의 약어목록을 참조하라.**

tion(몸순서배열)을 보인다. **Spinal lemniscus(척수섬유띠)**는 다리뇌를 지나는 내내 안쪽섬유띠의 가쪽가장자리 부근에 위치한다(그림 7-8~7-10). **Ventral spinocerebellar tract(앞척수소뇌로)**는 뒤판의 맨가쪽부분을 지나다가(그림 7-8) 뒤쪽으로 방향을 틀어 위소뇌다리를 거쳐 소뇌로 들어간다(그림 7-9와 7-11).

내림경로들을 보면, **central tegmental tract(중심뒤판로)**는 pontine isthmus(다리뇌잘록) 높이에서는 위소뇌다리보다 안쪽으로 자리하고(그림 7-10), 중간다리뇌 높이에서는 뒤판 중앙을 지나며(그림 7-9), 하위다리뇌에서는 안쪽섬유띠의 뒤쪽으로 지난다(그림 7-8~7-10). Medial longitudinal fasciculus(안쪽세로다발)는 척수와 숨뇌에서와 같이 다리뇌뒤판에서도 정중선 가까이 위치한다.

Inferior cerebellar peduncle(아래소뇌다리)은 하위다리뇌에서 소뇌로 들어간다. 이 높이에서 inferior cerebellar peduncle은 middle cerebellar peduncle의 안쪽에 자리하며 넷째뇌실의 가쪽벽을 이룬다(그림 7-8). 아래소뇌다리를 이루는 가장 주된 성분은 olivocerebellar fiber(올리브소뇌섬유)이며, dorsal spinocerebellar tract(뒤척수소뇌로) 섬유가 그 뒤를 잇는다. 아래소뇌다리 성분 중 넷째뇌실에 바로 인접한 부위에는 안뜰신경과 안뜰핵들로부터 소뇌로 향하는 섬유들, 그리고 소뇌부위 중 평형유지에 관여하는 부위에서 기원한 섬유들이 자리한다. 후자의 섬유들은 대부분 안뜰핵에 종지한다.

Superior cerebellar peduncle(위소뇌다리, 그림 7-9)은 주로 cerebellar nucleus(소뇌핵)들에서 기원하는 섬유들로 이루어지며, 중간뇌의 inferior colliculus(아래둔덕) 바로 아래에서 뇌줄기로 들어간다. 이 섬유들은 inferior colliculus 높이에서 **decussation of superior cerebellar peduncles(위소뇌다리교차,** 그림 7-10, 7-12와 7-13)를 통해 정중선을 가로지른다. 대부분은 시상으로 올라가고, 나머지는 적색핵과 그물체에 종지한다. Superior cerebellar peduncle에는 소뇌로 들어가는 섬유들도 포함된다: 앞척수소뇌로, 그리고 mesencephalic trigeminal nucleus(삼차신경중간뇌핵)와 적색핵에서 기원한 일부 축삭들.

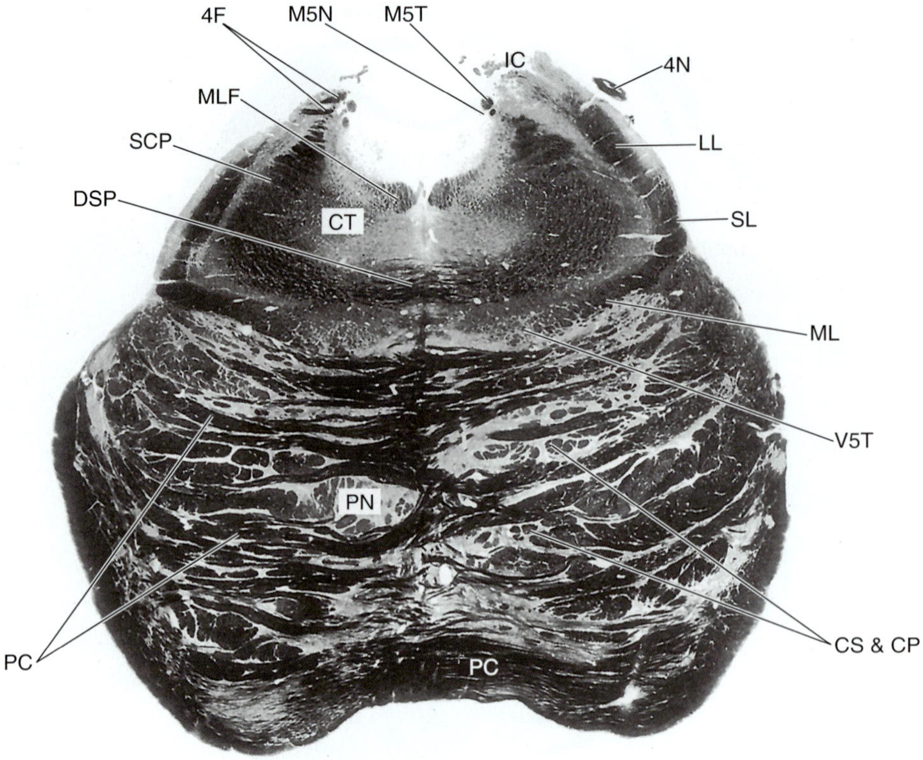

그림 7-10 Rostral pons(상위다리뇌)를 지나는 단면(바이게르트염색). Pontine tegmentum(다리뇌뒤판)의 isthmus region(잘록부분)을 포함하는 단면이다. **약어는 책 뒷표지 속면의 약어목록을 참조하라.**

Nuclei of Cranial Nerves(뇌신경핵) 및 연관신경로

Vestibulocochlear Nerve(속귀신경)

Dorsal cochlear nucleus와 ventral cochlear nucleus에서 나온 섬유들은, 다리뇌에서 정중선을 가로지른 뒤 반대쪽 lateral lemniscus(가쪽섬유띠)를 이루어 위쪽으로 올라간다. 대부분의 교차섬유들은 **trapezoid body(마름섬유체)**를 이루며(그림 7-8) 안쪽섬유띠를 가로지른다. 이 가느다란 acoustic fiber(청각섬유) 다발들과 주변의 pontocerebellar fiber(다리뇌소뇌섬유)들을 구별하는 것은 쉽지 않다. 앞달팽이핵에서 기원한 축삭들은 **superior olivary nucleus(위올리브핵**, 그림 7-8)에 종지하며, 이 신경핵에서 기원한 보다 많은 수의 오름섬유들이 auditory pathway(청각경로)에 더해진다. 뒤달팽이핵과 superior olivary nucleus에서 기원한 섬유들은 뒤판가쪽부분에서 위쪽으로 방향을 바꾸어 **lateral lemniscus(가쪽섬유띠)**를 형성한다(그림 7-8). 이 신경로는 경로 초반에는 안쪽섬유띠보다 가쪽에 위치하지만(그림 7-9) 점차 뒤쪽으로 이동하여 중간뇌의 아래둔덕에 종지한다(그림 7-10과 7-12). Auditory pathway는 시상과 대뇌겉질로 이어지며, 제21장에서 보다 총체적으로 다룬다.

네 개의 안뜰신경핵 중 하나인 **superior vestibular nucleus(위안뜰핵)**는 다리뇌로 뻗어있다(그림 7-8). 안뜰핵에서 기원한 섬유들은, 일부는 교차하고 일부는 교차하지 않은 채, **medial longitudinal fasciculus(안쪽세로다발)**의 성분을 이루어 위쪽으로 올라간다. 이 신경로는 다리뇌 전 높이에 걸쳐 넷째뇌실바닥 가까이 정중선에 면해 위치한다(그림 7-8~7-12). 이 섬유들은 주로 abducens nucleus(갓돌림신경핵), trochlear nucleus(도르래신경핵), 및 oculomotor nucleus(눈돌림신경핵)에 종지하며, 이 연결을 통해 얼굴이 향하는 방향으로 시선을 돌릴 수 있게 된다. 안쪽세로다발에는 안구운동에 관여하는 다른 신경섬유무리들도 포함된다. 이에 대한 내용은 제8장에서 다룬다.

Facial Nerve(얼굴신경)와 Abducens Nerve(갓돌림신경)

Facial motor nucleus(얼굴신경운동핵)는 muscle of expression(표정근육)들을 지배하는 전형적인 운동신경세포들로 구성된 신경핵으로, 뒤판 앞가쪽부분에 위치한 뚜렷한 세포무리로 나타난다(그림 7-8). 이 신경핵에서 기원

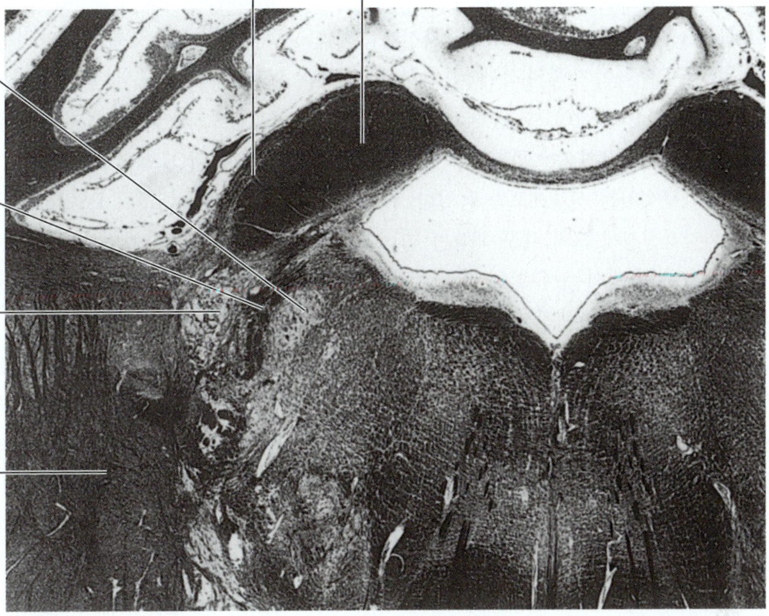

그림 7-11 Middle pons(중간다리뇌)를 지나는 단면(바이게르트염색). Pontine trigeminal nucleus(삼차신경으뜸핵)와 trigeminal motor nucleus(삼차신경운동핵)을 포함하는 단면이다.

한 축삭들은 뒤안쪽으로 진행한 뒤 치밀한 섬유다발인 **internal genu(속무릎)**를 형성하여, 마름오목의 facial colliculus(얼굴둔덕) 깊이 위치한 abducens nucleus의 아래쪽 끝부분을 고리 모양으로 감아돈다. 이어 이 섬유다발은 갓돌림신경핵의 안쪽면을 따라 앞쪽으로 진행하다가 그 위쪽 끝부분을 다시 한번 감아돈 뒤(그림 7-8 오른쪽), 자신이 기원한 신경핵과 삼차신경척수핵 사이를 지나 다리뇌–숨뇌 경계부에서 motor root of facial nerve(얼굴신경운동뿌리)로 뇌줄기를 나온다.

Abducens nucleus(갓돌림신경핵)는 눈의 lateral rectus muscle(가쪽곧은근)에 분포한다. 이 신경핵에는 운동신경세포들 외에 internuclear neuron들도 위치한다. 이미 설명한대로, 이 신경핵은 facial colliculus(얼굴둔덕) 깊이 위치한다(그림 7-8). 여기서 기원한 운동섬유들은 아래쪽으로 약간 비스듬히 앞쪽으로 진행하여 다리뇌와 숨뇌 피라미드 사이에서 abducens nerve(갓돌림신경)를 이루어 뇌줄기를 나온다(그림 6-1). **Internuclear neuron(핵사이신경세포)**의 축삭들은 반대쪽 안쪽세로다발의 성분을 이루어 medial rectus muscle(안쪽곧은근)을 지배하는 신경세포들이 위치한 division of oculomotor nucleus(눈돌림신경잔핵)로 간다. 이러한 연결을 통해 수평 방향으로 눈을 움직일 때 같은쪽 가쪽곧은근과 반대쪽 안쪽곧은근이 동시에 수축하게 된다.

Trigeminal Nerve(삼차신경)

Spinal trigeminal tract(삼차신경척수로)와 **spinal trigeminal nucleus(삼차신경척수핵)**는 하위다리뇌의 뒤판가쪽부분(그림 7-8)에 위치하며, 이곳을 지나는 얼굴신경섬유들보다는 가쪽으로 자리한다. 다리뇌뒤판에는 2개의 삼차신경핵이 더 존재한다. **Pontine trigeminal nucleus(삼차신경으뜸핵**, chief nucleus, principal nucleus)는 삼차신경척수핵의 위쪽 끝에 위치한다. 이 신경핵으로는 촉각, 특히 discriminative touch(식별촉각)를 담당하는 섬유들이 들어온다. Pontine trigeminal nucleus에서 기원한 섬유들은, 척수핵에서 기원한 섬유들과 함께 **ventral trigeminothalamic tract(앞삼차시상로)**를 이루어 시상으로 투사한다(그림 7-9와 7-10). **Dorsal trigeminothalamic tract(뒤삼차시상로)**는 교차 및 비교차섬유들로 구성되며, 삼차신경으뜸핵에서 기원한 섬유들로만 구성된다. (모든 trigeminothalamic fiber(삼차시상섬유)들이 **trigeminal lemniscus[삼차섬유띠]**를 구성한다고 하기도 한다.) **Trigeminal motor nucleus(삼차**

신경운동핵, 그림 7-11)는 삼차신경으뜸핵의 안쪽으로 위치하며, muscle of mastication(씹기근육)들과 소수의 다른 근육들을 지배하는 운동신경세포들로 구성된다.

Mesencephalic trigeminal nucleus(삼차신경중간뇌핵)는 넷째뇌실 윗부분의 가쪽가장자리에 위치하는 가느다란 세포기둥으로(그림 7-9와 7-10), 중간뇌까지 뻗어있다. 이 신경핵의 unipolar cell(홑극신경세포)들은 이들이 (spinal ganglion[척수신경절]을 구성하는 신경세포와 동일한) primary sensory neuron(일차감각신경세포)의 세포체라는 점, 그리고 primary sensory neuron 중에서는 유일하게 중추신경계통에 존재한다는 점에서 다른 신경핵들과 구별된다. 이들 홑극신경세포의 축삭들은 **mesencephalic tract of trigeminal nerve(삼차신경중간뇌로)**를 이룬다(그림 7-9와 7-10); 대부분은 삼차신경의 mandibular division(아래턱가지)을 통해 들어오는 씹기근육의 고유감각정보를 전달한다.

Ventral Pons(다리뇌바닥, Basal Pons)

Basal pons(그림 7-8~7-10)는 대뇌반구와 소뇌반구의 겉질 사이를 연결하는 구조이기 때문에, 사람에서는 유난히 크다. 이 부분은 longitudinal fiber bundle(세로섬유다발), transverse fiber bundle(가로섬유다발), 그리고 이들 사이에 개재하는 신경세포집단인 pontine nucleus들로 구성된다. 상위다리뇌에서는 세로다발의 수가 많고 크기가 작지만(그림 7-9와 7-10), 숨뇌에 근접할수록 많은 다발들이 서로 합쳐진다(그림 7-8).

Longitudinal fasciculus(세로다발)들은 중간뇌의 basis pedunculi(다리밑동)로부터 다리뇌로 들어오는 내림섬유들이다. 이중 많은 수는 **corticospinal fiber(겉질척수섬유)**들로, 다리뇌를 지난 뒤 숨뇌피라미드로 다시 모인다. **Corticopontine fiber(겉질다리뇌섬유)**들 역시 상당수 이에 포함되며, 대뇌겉질의 광범위한 영역에서 기원하여 같은쪽 **pontine nucleus(다리뇌핵)**들에 연접한다. 다리뇌의 하위 1/3 높이에서는 pontine gray matter(다리뇌회색질)가 넓은 영역들로 나타나지만(그림 7-8), 보다 위쪽의 다리뇌핵들은 세로다발과 가로다발들 사이에 흩어진 작은 세포무리들로 나타난다(그림 7-9와 7-10). 다리뇌핵 신경세포의 축삭들은 정중선을 가로질러 가로 방향의 뚜렷한 신경

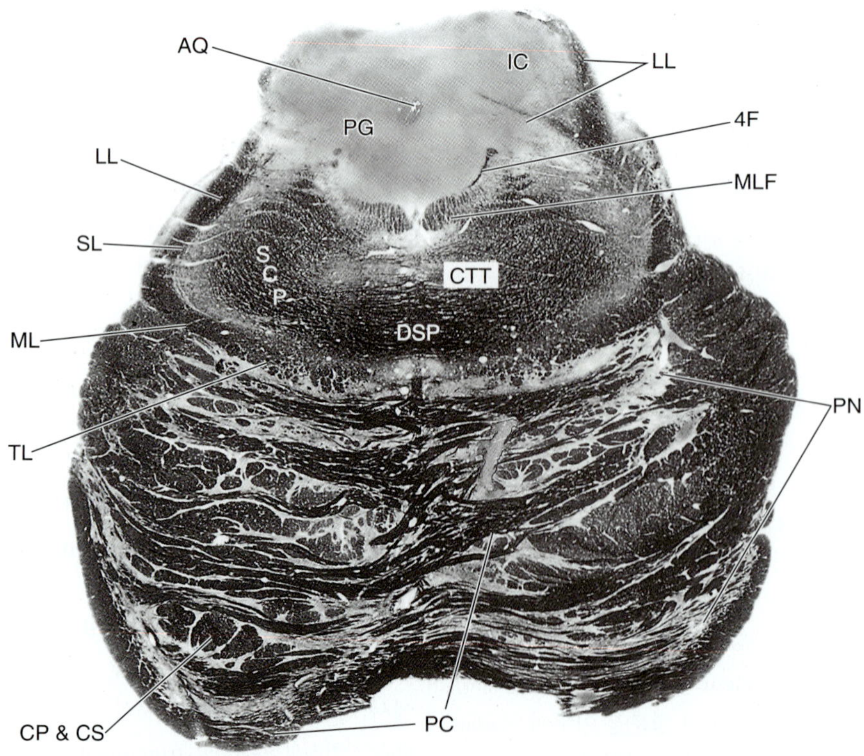

그림 7-12 Basal pons(다리뇌바닥)의 위쪽 끝과 midbrain(중간뇌)의 inferior colliculus(아래둔덕)의 아래쪽 끝을 지나는 단면(바이게르트 염색). **약어는 책 뒷표지 속면의 약어목록을 참조하라.**

다발, 즉 **pontocerebeller fiber(다리뇌소뇌섬유)** 다발을 형성하여 **middle cerebellar peduncle(중간소뇌다리)**을 거쳐 소뇌로 들어간다. 즉 대뇌겉질의 활성에 관한 정보는 다리뇌핵의 중계를 거쳐 소뇌겉질로 제공된다. 소뇌겉질은 소뇌의 dentate nucleus(치아핵)와 시상의 ventral lateral nucleus(가쪽배쪽핵)를 경유하여 대뇌반구 이마엽의 motor area(운동영역)들에 영향을 미친다. 대뇌겉질과 소뇌겉질을 이어주는 잘 발달된 이 회로를 통해, 정확하고 효율적인 voluntary movement(수의운동)가 가능해진다.

Midbrain(중간뇌)

중간뇌의 내부구조는 그림 7-12에서 7-15에 걸쳐 나와 있다. 그림 7-12와 7-13은 아래둔덕을 지나는 단면이다. 그림 7-12의 단면에는 다리뇌바닥이 같이 보이고, 그림 7-13에는 다리뇌바닥의 맨위쪽 가장자리가 관찰된다(그림 7-1). 그림 7-14와 7-15는 보다 위쪽을 지나는 단면으로, 동일한 가로단면상에서 위둔덕과 일부 thalamic nucleus(시상핵)들이 함께 나타난다.

중간뇌는 다음과 같이 구분한다(그림 7-14): **tectum(덮개)**–각각 쌍을 이루는 구조인 **inferior colliculus(아래둔덕)**와 **superior colliculus(위둔덕)**, 즉 corpora quadrigemina; **basis pedunculi(다리밑동)**–내림섬유들로 이루어진 치밀덩이; **substantia nigra(흑색질)**–basis pedunculi의 바로 뒤쪽으로 뚜렷이 구별되는 회색질부위. 이들을 제외한 중간뇌의 나머지 부분들은 **tegmentum(뒤판)**을 구성한다. 뒤판에는 신경로들, 이 부위의 특징적 구조인 red nucleus(적색핵), 그리고 cerebral aqueduct(중간뇌수도관, 대뇌수도관)를 둘러싼 periaqueductal gray matter(중심회색질)가 위치한다. **Cerebral peduncle(대뇌다리)**은 좌우 각각 하나씩 존재하며, 중간뇌에서 tectum을 제외한 나머지 전체를 가리키는 용어이다.

Tectum(덮개) 및 연관신경로

Inferior Colliculus(아래둔덕)

Inferior colliculus는 청각경로를 구성하는 큰 신경핵이다. 가쪽섬유띠 섬유는 이 신경핵을 감싸며 들어온다(그

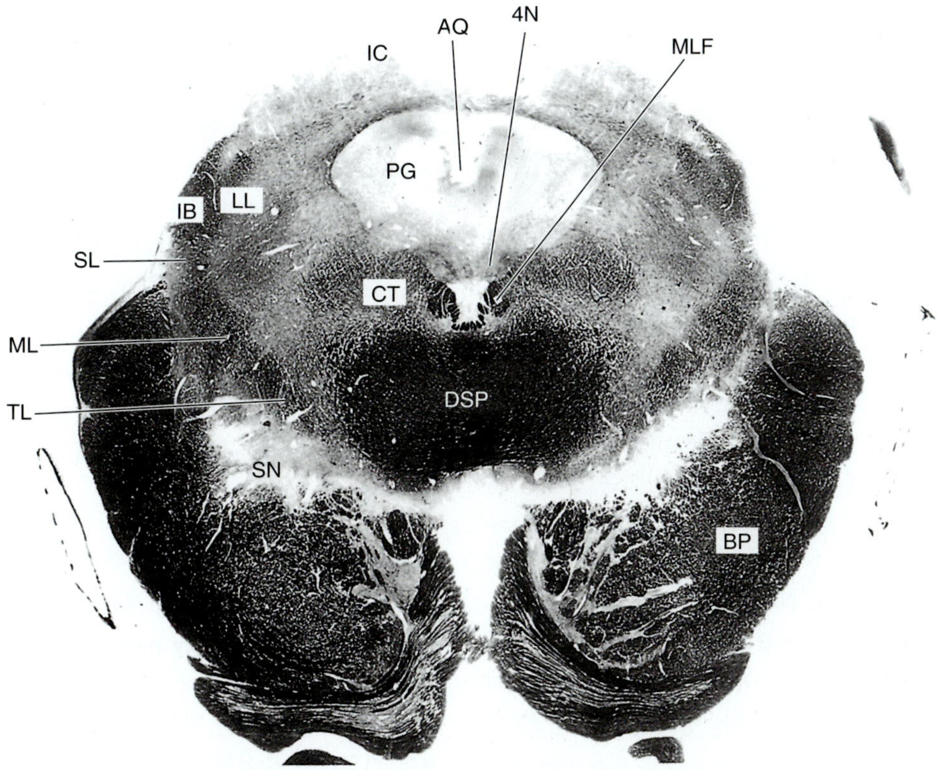

그림 7-13 Midbrain(중간뇌)에서 inferior colliculus(아래둔덕)의 위쪽 끝 높이를 지나는 단면(바이게르트염색). **약어는 책 뒷표지 속면의 약어목록을 참조하라.**

림 7-12). 아래둔덕에서 기원한 섬유들은 inferior brachium(아래둔덕팔)을 거쳐 시상의 medial geniculate body(안쪽무릎체)에 도달하며(그림 7-13~7-15), 이 시상핵은 다시 temporal lobe(관자엽)의 auditory cortex(청각겉질)로 투사한다. 좌우의 아래둔덕은 commissural fiber(맞교차섬유)로 서로 연결되며, 이 섬유들은 한쪽 귀로 들어온 청각자극이 양쪽 겉질로 투사하는데 부분적으로 기여한다.

아래둔덕에서 기원한 일부 축삭들은 위둔덕으로 진행한다. 청각신호들은, 제8장에서 나오는 polysynaptic pathway(다연접경로)를 통해 위둔덕으로부터 extraocular muscle(안구근육)을 지배하는 뇌신경핵들로 가고, 또한 소수의 tectospinal fiber(덮개척수섬유)를 통해 척수목분절의 운동신경세포에 영향을 준다. 이 연결을 통해 갑작스런 소리가 나는 방향으로 눈과 머리를 돌리게 하는 반사경로가 확립된다.

Superior Colliculus(위둔덕)

Superior colliculus(그림 7-14와 7-15)는 백색질과 회색질이 교대로 7개의 층으로 나타나는 복잡한 구조를 한다; 이 부위는 visual system(시각계통)과 연결된다. Corticotectal fiber(겉질덮개섬유)들은 occipital lobe(뒤통수엽)의 visual cortex(시각겉질), 인접한 parietal cortex(마루엽겉질), 그리고 frontal lobe(이마엽)의 frontal eye field(이마엽눈운동영역)에서 기원한다. **Superior brachium(위둔덕팔)** 성분은 대부분 (같은쪽에서 오는) corticotectal fiber들로 구성되며, 시상의 pulvinar(시상베개)와 medial geniculate body(안쪽무릎체) 사이를 지나 위둔덕에 도달한다(그림 7-14와 7-15). (뒤에서 설명하겠지만) 둔덕에서 기원하는 날신경들을 통해 이루어지는 겉질과 위둔덕 사이의 연결이, 주시방향을 빠르게 바꾸거나(saccadic movement, 홱보기) 또는 시야에서 움직이는 물체를 따라볼 때(smooth pursuit movement, 원활추종운동, 매끈눈따라보기), 수의적 또는 불수의적으로 눈과 머리를 움직일 수 있는 경로가 된다. Occipital cortex(뒤통수엽겉질)에서 기원한 겉질덮개섬유들은, 가까운 물체를 볼 때 눈이 안으로 모이고 동시에 ocular response of accommodation(안구조절반응, 즉 수정체가 두꺼워지고 동공이 수축하는 반응)이 나타나는데도 관여한다.

일부 optic tract(시각로) 섬유들은 superior brachium을 통해 위둔덕에 도달하며, 눈과 머리를 돌려 시야를 가로지르는 물체를 따라 보도록 도와주는 반사경로의 들성분을 이룬다. Spinotectal fiber(척수덮개섬유)들도 위둔덕에 종지한다. 이들은 일반몸감각신경종말, 특히 피부신경종말에서 들어오는 정보들을 전달하며, 이 연결을 통해 그 방향으로 눈과 머리를 돌리게 되는 것으로 보인다. Pars reticulata of substantia nigra(흑색질그물부분)도 위둔덕으로 투사하며, 이를 통해 눈과 머리의 움직임을 조절하는 이 중간뇌부분과 corpus striatum(줄무늬체, 제12장 참조) 사이의 연결이 이루어진다.

위둔덕에서 기원한 날신경섬유들은 척수와 뇌줄기의 신경핵들에 분포한다. 척수로 향하는 극소수의 섬유들은 periaqueductal gray matter 주변을 돌아 **dorsal tegmental decussation(뒤뒤판교차)**에서 반대쪽으로 교차한 뒤, 정중선 가까이에서 tectospinal tract(덮개척수로)를 형성하여 아래쪽으로 이어진다. 뇌줄기로 향하는 날신경섬유인 **tectobulbar fiber(덮개숨뇌섬유)**들은, 대부분 양쪽 뇌줄기로 이어진다. 이들은 pretectal area(덮개앞구역), accessory oculomotor nucleus(덧눈돌림신경핵)들, 그리고 paramedian pontine reticular formation(정중곁다리뇌그물체)으로 향하며, 이 부위들은 안구근육을 지배하는 뇌신경핵들로 투사한다. (안구근육의 신경조절에 관한 내용은 제8장에서 다룬다.) 위둔덕에서 기원하는 다른 날신경섬유들은 motor nucleus of facial nerve(얼굴신경운동핵) 주변의 그물체에 종지하여, 갑작스럽게 나타난 시각자극에 대한 보호반응으로 저절로 눈이 감기는 반사경로를 구성한다.

양쪽 위둔덕은 **commissure of superior colliculi(위둔덕맞교차**, 그림 7-14)에 의해 서로 연결된다. **Posterior commissure(뒤맞교차)**는 cerebral aqueduct가 third ventricle(셋째뇌실)로 이행되는 부위 바로 뒤쪽을 가로로 주행하는 큰 신경다발이다. 그림 7-15의 단면에서 posterior commissure의 일부가 관찰된다. 뒤맞교차 섬유들은 위둔덕과 그 주변의 작은 신경핵들 – pretectal area, (diencephalon[사이뇌]의 epithalamus[시상상부]에 위치한) habenular nucleus(고삐핵)들, 그리고 (제9장에서 다시 다루는) 중간뇌의 accessory oculomotor nucleus들 – 에서 기원한다.

Pretectal Area(덮개앞구역)

Pretectal area는 위둔덕의 가쪽가장자리 위쪽에 위치한 네 쌍의 작은 신경핵들로 구성된다. Pretectal nucleus(덮개앞핵) 중 하나인 **olivary pretectal nucleus(올리브덮개앞핵)**는 같은쪽 optic tract와 위둔덕팔을 통해 양쪽 망막에서 들어오는 섬유를 받는다. Olivary pretectal nucleus에서 기원하는 축삭들은 각각 같은쪽 Edinger-Westphal nucleus(덧눈돌림신경핵내장핵)로 간다. Edinger-Westphal

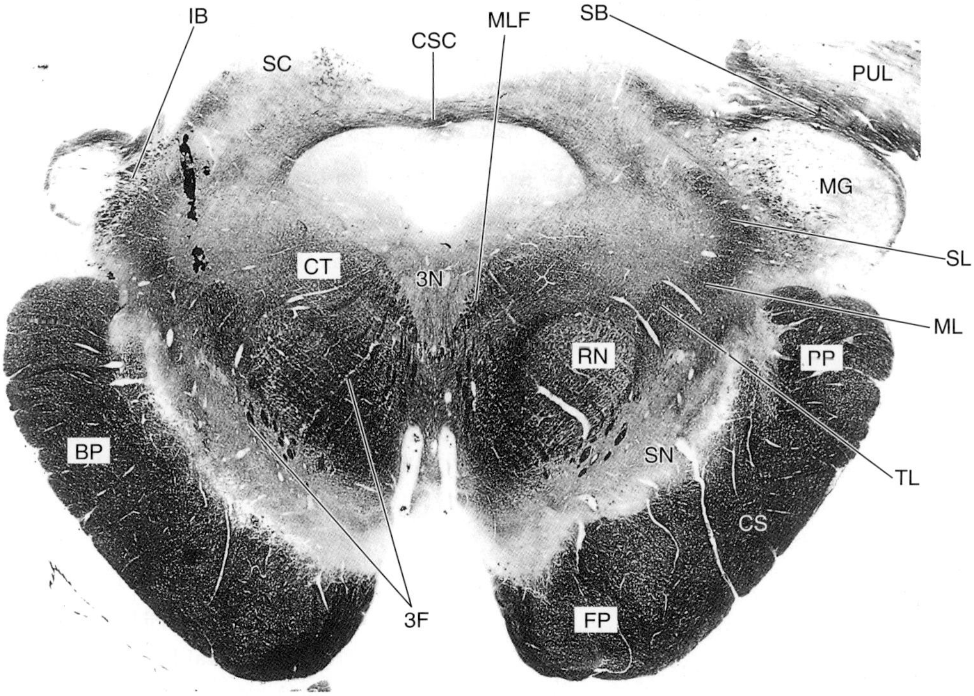

그림 7-14 Midbrain(중간뇌)에서 superior colliculus(위둔덕) 높이를 지나는 단면(바이게르트염색). **약어는 책 뒷표지 속면의 약어목록을 참조하라.**

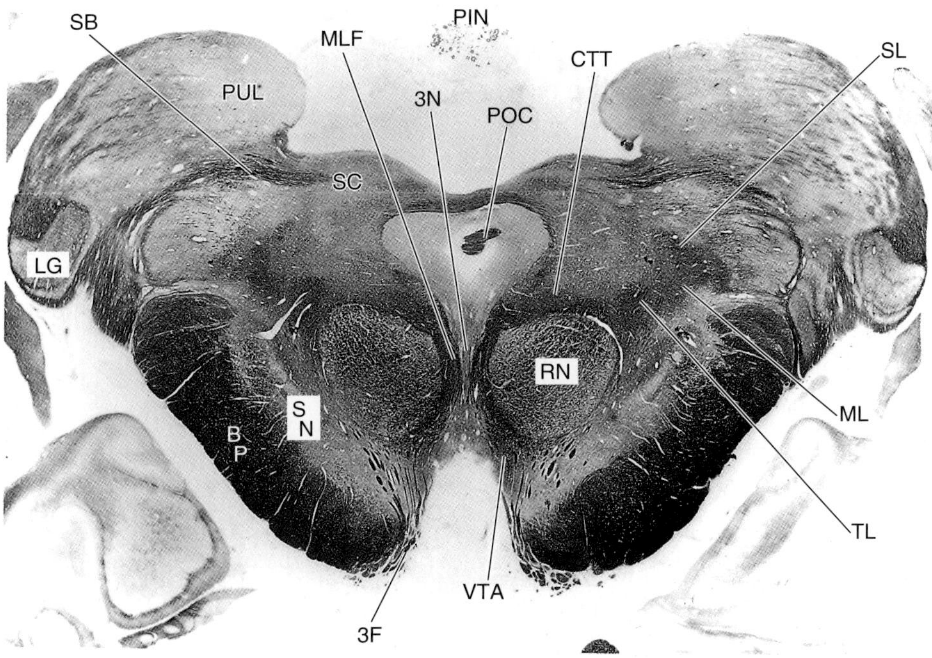

그림 7-15 Midbrain(중간뇌)에서 superior colliculus(위둔덕)의 위쪽 끝 높이를 지나는 단면. 단면상에서 thalamus(시상)와 cortex of temporal lobe(관자엽겉질)의 일부도 관찰된다(바이게르트염색). **약어는 책 뒷표지 속면의 약어목록을 참조하라.**

nucleus에서는 oculomotor nerve(눈돌림신경)의 preganglionic parasympathetic fiber(신경절이전부교감섬유) 성분이 기원한다. Pretectal area는 이러한 연결을 통해, 동공반사, 즉 빛의 세기가 강해질 때 그 반응으로 동공수축이 일어나는 반사경로의 한 부분을 이룬다. 덮개앞구역은 convergence(눈모음, 제8장 참조)를 포함하여, 안구운동의 조절경로들에도 관여한다.

Tegmentum(뒤판)

Thalamus(시상)로 진행하는 Fasciculus(섬유다발)들

Medial lemniscus(안쪽섬유띠)는 중간뇌에서 뒤판가쪽 부분을 지나 시상의 ventral posterior nucleus(배쪽바닥핵)에 종지한다(그림 7-13~7-15). **Spinal lemniscus(척수섬유띠)**는 다리뇌뒤판에서와 마찬가지로, 안쪽섬유띠의 뒤가쪽에 위치한다. Spinotectal fiber(척수덮개섬유)들은 spinal lemniscus에서 나와 위둔덕과 중심회색질로 들어간다. Spinothalamic fiber(척수시상섬유)들은 사이뇌로 이어져 ventral posterior nucleus를 비롯한 시상핵들에 종지한다. 일부 spinothalamic fiber들은 중간뇌의 중심회색질로 향하는 가지들을 낸다.

Red Nucleus(적색핵) 및 연관신경로

달걀모양(가로단면에서는 둥근 형태)을 하는 red nucleus는 위둔덕의 아래쪽 경계로부터 사이뇌의 subthalamic region(시상밑부)까지 뻗어 있다. 주변조직에 비해 혈관분포가 풍부하여 고정하지 않은 조직표본 상에서 붉은 빛을 띠기 때문에 red nucleus로 명명되었다. 적색핵은 이를 관통하는 말이집축삭들 때문에, Weigert stain(바이게르트염색) 상에서 작은 반점들을 지닌 형태로 나타난다(그림 7-14와 7-15).

반대쪽 소뇌로부터 적색핵으로 들어오는 신경섬유들은 위소뇌다리와 위소뇌다리교차를 경유한다(그림 7-13). Corticorubral fiber(겉질적색섬유)들은 같은쪽 대뇌겉질의 운동영역에서 기원한다. 동물에서는 이외에도 적색핵으로 이어지는 많은 들신경연결이 밝혀졌지만, 이들이 사람 뇌에서 어떤 중요성을 지니는지에 대해서는 아직 잘 알려져 있지 않다.

적색핵에서 기원한 소수의 축삭들은 **ventral tegmental decussation(앞뒤판교차)**에서 정중선을 지나 반대쪽 rubrospinal tract(적색척수로)를 형성하며, 뇌줄기를 거쳐 척수의 가쪽섬유단으로 이어진다. 사람 뇌에서는 임상적으로 중요하지 않으며, 극히 소수의 섬유들만 첫 두 척수 목분절의 회색질에 종지한다. 실험동물 연구에 의하면, 적색핵에서 기원한 일부 내림섬유들이, 소뇌로 투사하는 그물핵들과 facial motor nucleus(얼굴신경운동핵)에 종지한다고 한다. 반대쪽으로 교차하는 이 투사섬유들 외에도, 많은 수의 **rubro-olivary fiber(적색올리브섬유)**들이 같은쪽 **central tegmental tract(중심뒤판로)**를 거쳐 아래올리브복합체에 종지한다. 아래올리브복합체는 정중선을 가로질러 소뇌로 투사한다.

Nuclei of Cranial Nerves(뇌신경핵) 및 연관신경로

중간뇌에는 숨뇌 및 다리뇌의 뇌신경감각핵들로부터 기원한 특정신경로들뿐 아니라, 다음 세 뇌신경과 관련된 신경핵들이 위치한다.

Vestibulocochlear Nerve(속귀신경)

Lateral lemniscus(가쪽섬유띠)는 아래둔덕을 기술할 때 확인한 바 있다. **Medial longitudinal fasciculus(안쪽세로다발)**는 숨뇌와 다리뇌에서와 마찬가지로 정중선에 면한 위치를 그대로 고수한다(그림 7-12~7-15). 이를 구성하는 섬유들은 대부분 안뜰핵에서 기원하며, 중간뇌에서는 도르래신경핵, 눈돌림신경핵, 그리고 덧눈돌림신경핵들에 종지한다. 갓돌림신경핵, 도르래신경핵, 및 눈돌림신경핵 사이를 연결하는 **internuclear neuron(핵사이신경세포)**들의 축삭도 포함한다.

Trigeminal Nerve(삼차신경)

Trigeminal lemniscus(삼차섬유띠)는, 삼차신경척수핵과 삼차신경으뜸핵에서 기원한 섬유들로 구성되며, 안쪽섬유띠의 안쪽에 자리한다(그림 7-12~7-15). **Mesencephalic nucleus of trigeminal nerve(삼차신경중간뇌핵)**는 다리뇌에서 위둔덕 높이까지 이어지며, 중심회색질 가쪽부위에 자리한다.

Trochlear Nerve(도르래신경)와 Oculomotor Nerve(눈돌림신경)

Trochlear nucleus(도르래신경핵)는 아래둔덕 높이의 중심회색질에 위치하며, 안쪽세로다발 바로 뒤에 자리한다(그림 7-13). 이 신경핵에서 나온 섬유들은 아래쪽으로 비스듬히 중심회색질 주위를 돌아 뒤쪽으로 향한다(그림 7-10과 7-12). 이들은 뇌줄기의 뒤쪽표면에 다다른 뒤 superior medullary velum(위숨뇌천장)에서 교차하여 아래둔덕 바로 아래에서 trochlear nerve를 이루며 뇌줄기를 나온다. 도르래신경은 눈의 superior oblique muscle(위빗근)을 지배한다.

Oculomotor nucleus(눈돌림신경핵)는 실제로는 여러 subnucleus(잔핵)들이 모인 집단을 가리킨다. 위둔덕 높이의 중심회색질 앞부분에서 정중선상 그리고 그에 인접한 위치에 자리한다. 단면상에서 좌우의 눈돌림신경핵은 V-자 형태로 나타난다(그림 7-14와 7-15). 이 신경핵에서 나온 축삭다발은 앞쪽으로 휘어져 뒤판을 지나 진행하며, 많은 수는 적색핵을 관통한다(그림 7-14). 이어 이들은 interpeduncular fossa(다리사이오목)의 옆면을 따라 뇌줄기 표면으로 나와 oculomotor nerve를 이룬다(그림 6-1과 7-15). 눈돌림신경은 6개의 extraocular muscle(안구근육) 중 (가쪽곧은근과 위빗근을 제외한) 4개의 근육과 위눈꺼풀을 들어올리는 levator palpebrae superioris(눈꺼풀올림근)의 striated fiber(가로무늬섬유)들을 지배한다. 개개의 근육들은 각각 확실히 구분되는 subnucleus의 지배를 받는다. Oculomotor nuclear complex(눈돌림신경핵복합체)에는 기능적으로 다른 성분인 부교감신경핵, **Edinger-Westphal nucleus(덧눈돌림신경핵내장핵)**가 포함된다. 이 신경핵은 눈의 ciliary muscle(섬모체근)과 sphincter pupillae muscle(동공조임근)을 지배한다(제8장).

Substantia Nigra(흑색질)

Substantia niagra는 중간뇌 전 높이에 걸쳐 뒤판과 basis pedunculi(다리밑동) 사이에 위치하는 큰 신경핵으로(그림 7-13~7-15), diencephalon(사이뇌)의 subthalamic region(시상밑부)까지 뻗어 있다. 이 신경핵이 검은색을 띠는 것은 뒤판에 면한 **pars compacta(치밀부분)**의 dopaminergic neuron(도파민신경세포)들 때문이다. 이들의 세포질에는 melanin pigment(멜라닌색소)를 함유한 inclusion granule(봉입체과립)들이 들어 있다. 멜라닌과립은 출생시에는 거의 존재하지 않지만, 소아기 동안 그 수가 급격히 늘어나고 일생 동안 서서히 증가한다. 이 과립은 albinism 환자에서도 관찰되며, 이를 피부색소와 구분하여 neuromelanin(신경멜라닌)이라고도 한다. 이 색소는 도파민신경세포가 신경전달물질로 사용하는 **dopamine(도파민)**의 대사과정에서 생겨나는 부산물로 여겨진다. Substantia nigra는 forebrain(앞뇌)에 위치한 큰 회색질구조인 corpus striatum(줄무늬체)과 연결을 가지므로, 기능적으로 **basal ganglia(바닥핵)** 계통으로 분류한다(제12장과 제23장 참조).

Pars compacta로 들어오는 신경섬유들은 주로 striatum(새줄무늬체, corpus striatum[줄무늬체]의 한 부분. caudate nucleus[꼬리핵]와 lentiform nucleus[렌즈핵]의 putamen[조가비핵]으로 구성)에서 기원한다. 치밀부분에서 기원한 날신경섬유들은 striatum으로 투사한다. 이들 연결은 바닥핵회로의 일부분을 구성한다.

다리밑동에 면한 흑색질은 색소가 없는 세포들로 구성

임상노트

Parkinson's Disease(파킨슨병)

Substantia nigra의 기능적 중요성은 **Parkinson's disease**(paralysis agitans)에서 나타나는 운동기능장애를 살펴보면 명백해진다. 운동장애를 초래하는 이 질환의 임상소견으로는 muscular rigidity(근경직), 느린 tremor(떨림), bradykinesia(운동완만, poverty of movement)가 나타난다. Bradykinesia로 인해 운동(움직임)을 시작하는데 어려움이 있고 masklike face(가면양 얼굴)를 보인다. 걸을 때 자동적으로 팔을 흔들게 되는 것처럼 정상적으로 수반되는 불수의운동이 소실되는 것도 운동완만으로 초래되는 현상이다. 이 세 가지 임상양상이 복합되어 환자는 자꾸 앞으로 쓰러지고 일단 걷기 시작하면 걸음을 멈추기 어려워지는 shuffling gait(셔플링보행)를 보인다. 파킨슨병에서 나타나는 병리소견 중 가장 일관되게 관찰되는 것은 substantia nigra pars compacta에 위치한 멜라닌함유세포의 변성이다. 발병원인을 알 수 없는 경우가 대부분이지만, 소수의 증례는 망간화합물(일부 광산에서의 산업적인 노출) 또는 불법제조된 heroin(헤로인)에 포함된 화합물인 MPTP(1-methyl-4-phenyl-1,2,4,6-tetrahydropyridine)와 같은 독성물질에 의해 초래되기도 한다. (아래 설명한) 몇몇 약물들은, 연접에서 일어나는 dopamine의 정상적인 작용을 봉쇄함으로써 일시적으로 parkinsonian symptom(파킨슨병증상)들을 초래한다.

현대의학적 치료법은 1960년대에 진행된 생화학적, 조직화학적 연구들에 근거를 두고 있다. 정상인의 흑색질과 새줄무늬체에서는 도파민 농도가 높지만, 파킨슨병 환자에서는 매우 낮다. 도파민 투여로 줄무늬체에 대한 흑색질의 조절작용을 대체할 수 있을 것이라고 생각할 수 있으나, 실제로 도파민은 blood-brain barrier(혈액뇌장벽)를 통과하지 못하므로 이를 대신하여 뇌조직으로 침투가 가능한 대사전구물질을 사용해야 한다. 실제 치료에 사용되는 도파민의 전구물질이 바로

(계속)

L-dopa(L-도파, L-dihydroxyphenylalanine), 즉 levodopa(레보도파)이며, 이 물질은 흑색질치밀부분에 남아있는 신경세포들의 작용에 의해 도파민으로 전환된다. L-dopa 투여로 신경세포 소실이 더 이상 진행되는 것을 막을 수는 없지만, (L-dopa를 사용하여) 새줄무늬체에 도파민을 공급할 수 있을 만큼의 흑색질신경세포들이 남아있으면 파킨슨병의 운동기능장애는 호전된다.

Parkinsonism(파킨슨증)의 치료에 사용되는 다른 약물로는 anticholinergic agent(항콜린약물)와 도파민분해효소억제제가 있다. 항콜린약물은 새줄무늬체의 cholinergic interneuron(콜린사이신경세포)의 작용을 억제함으로써 간접적으로 작용한다.

파킨슨병에서 전통적으로 사용되는 수술적 치료법은, 줄무늬체에 대한 도파민의 조절작용이 불충분할 때 과도한 활성을 보이는 뇌부위들을 파괴하는 것이다. 1940년대와 1950년대의 임상실험을 통해 globus pallidus(창백핵)나 시상의 ventral lateral nucleus(배쪽가쪽핵)가 효과적인 시술부위로 결정되었다. 그러나 실제로는 대뇌반구바닥 중 어디라도 수술적으로 또는 자연적으로 손상되는 경우 파킨슨병의 임상증상들이 일시적으로 완화된다. MRI(자기공명영상; 제4장 참조)의 도입으로 사이뇌와 줄무늬체의 특정부위에 전극을 꽂아 자극하거나 또는 전기적 활성을 기록할 수 있게 되었고, 이를 통해 예전에 비해 훨씬 정확한 부위에 수술적으로 병터를 유발할 수 있게 되었다. 시상을 수술적으로 절제(**thalamotomy, 시상절제술**)하면 떨림과 경직은 완화되지만 운동완만은 호전되지 않는다. 창백핵의 앞안쪽부분에 병터를 유발(**pallidotomy, 창백핵절제술**)하면 경직과 운동완만이 호전된다. 최근에는 창백핵, 시상, 또는 subthalamic nucleus(시상밑핵)에 전극을 이식하여 장기적으로 자극을 주는 치료로 증상의 호전을 가져오기도 하였다.

1980년대와 1990년대에는 (유산된 태아에서 얻은) 도파민을 분비할 잠재력을 지닌 세포들을 줄무늬체에 이식함으로써, 파킨슨병 환자들을 치료하고자 하는 시도들이 많이 행해졌다. 그러나 임상추적검사와 사후표본을 통한 연구에 의하면, 증상의 호전은 대개 일시적이었고 또한 placebo effect(속임약효과)였음이 밝혀졌다. 최근 진행중인 연구들은, 도파민을 생성하고 또한 줄무늬체에서 적절한 신경연접을 형성할 수 있도록 유전적으로 조작된 세포들의 이용에 초점이 맞추어져 있다.

되며, 이를 **pars reticulata(그물부분)**라 한다. 이 부분은 줄무늬체의 일부인 internal segment of globus pallidus(안쪽창백핵)에서 분리되어 나온 구조이다(제12장 참조). Pars reticulata에 위치한 신경세포들은, pallidum(창백핵)으로부터 입력을 받는 같은 시상핵들로 투사한다. 이 부분은 위둔덕으로도 투사하며, basal ganglia는 이 경로를 통해 안구운동조절에 관여한다.

Ventral Tegmental Area(배쪽뒤판구역)

Ventral tegmental area는 흑색질과 적색핵의 사이에서, cerebral peduncle(대뇌다리)의 안쪽면에 자리하는 또 하나의 도파민신경세포집단을 가리킨다(그림 7-15). 이들 세포의 축삭들은 시상하부, 편도체, hippocampal formation(해마체), nucleus accumbens(기댐핵)를 비롯한 여러 부위에 종지한다. 이 투사섬유들을 가리켜 **mesolimbic dopaminergic system(중간뇌둘레도파민계통, 중뇌변연도파민계통)**이라고도 하는데, schizophrenia(조현병)를 비롯한 여러 정신질환의 치료약물들에 의해 그 작용이 봉쇄된다. 이러한 이유로 이 도파민계통에 대해서는 동물을 대상으로 한 연구들이 집중적으로 진행되어 왔다. 이 약물들은 postsynaptic receptor(연접이후수용체) 수준에서 도파민에 대해 antagonistic action(대항작용)을 나타내며, 가장 심각한 부작용으로는 파킨슨병 유사증후군이 출현할 수 있다.

Basis Pedunculi(다리밑동)

Basis pedunculi(crus cerebri)는 pyramidal system(피라미드계통)과 corticopontine system(겉질다리뇌계통)으로 구성된다(그림 7-13~7-15 및 제23장 참조).

Corticospinal fiber(겉질척수섬유)는 basis pedunculi의 중간 3/5을 차지한다; 안쪽에서 가쪽방향으로 목, 팔, 몸통, 다리로 향하는 섬유순으로 somatotopic arrangement(몸순서배열)를 한다.

Corticobulbar fiber(겉질숨뇌섬유, corticonuclear fiber, **겉질핵섬유)**들은 겉질척수로와 frontopontine tract(이마다리뇌로) 사이에 위치하지만, 이중 다수는 곧 다리밑동을 떠나 중간뇌와 다리뇌뒤판을 거쳐 정해진 목적지로 이어진다. Corticobulbar tract(겉질숨뇌로)는 주로 뇌신경운동핵(삼차신경운동핵, 얼굴신경운동핵, 의문핵, 및 혀밑신경핵)들 주변의 그물체에 종지한다. 소수의 섬유만이 이들 신경핵의 운동신경세포에 직접 연접한다. 이처럼 명백한 운동기능을 지닌 경로들 외에, 삼차신경으뜸핵, 삼차신경척수핵, 및 고립핵으로 향하는 겉질숨뇌섬유들도 존재한다. 겉질에서 기원하여 널판핵과 쐐기핵에 종지하는 축삭들도 겉질숨뇌섬유로 분류한다. 따라서, corticobulbar connection(겉질숨뇌연결)은 운동조절기능뿐 아니라, 뇌줄기로부터 상위뇌 부위로 감각정보가 전달되는 과정을 조절하는 기능도 지닌다.

Corticopontine fiber(겉질다리뇌섬유)들은 크게 두 개의 다발로 나뉜다. **Frontopontine tract(이마다리뇌로)**는 다리밑동의 안쪽 1/5을 차지한다. 가쪽 1/5은 parietal lobe(마루엽), occipital lobe(뒤통수엽), 및 temporal lobe(관자엽)로부터 오는 **parietotemporopontine tract(마루관자다리뇌로)**로 구성된다. Corticopontine fiber들은 다리뇌핵 신경세포에 연접을 형성하며 다리뇌바닥에 종지한다.

뇌줄기의 Visceral Pathways(내장경로)

Ascending visceral pathway(오름내장경로)들은 척수의 앞섬유단과 ventrolateral funiculus(앞가쪽섬유단)에 위치한다. 이 경로는 척수시상로와 척수그물로의 일부로 여겨지기도 한다. 내장에서 기원한 신호들은 그물체, 시상, 그리고 시상하부에 도달한다.

생리적으로 중요한 visceral sensory fiber(내장감각섬유)들은 미주신경과 혀인두신경을 통해 숨뇌의 **solitary nucleus(고립핵)**에 도달한다(제8장 참조). 미각을 전달하는 들신경들도 주로 혀인두신경과 얼굴신경을 통해 고립핵으로 들어온다. 고립핵에서 기원한 오름섬유들은 같은쪽 **central tegmental tract(중심뒤판로)**를 통해 시상의 ventral posterior medial nucleus(뒤안쪽배쪽핵)의 맨안쪽부분과 시상하부에 종지한다. 미각관련정보는 이 시상핵으로부터 parietal cortex(마루엽겉질)와 insular cortex(대뇌섬겉질)에 위치한 taste area(미각영역)로 중계된다. 고립핵과 그 주변의 그물체에서는 solitariospinal tract(고립척수로)라는 작은 신경로가 기원하여 척수의 preganglinoic autonomic neuron(신경절이전자율신경세포)들에 종지한다. 이 신경로는 호흡근육을 지배하는 신경세포들에도 종지하는 것으로 보인다. 그물체에서 기원한 일부 축삭들은 **dorsal longitudinal fasciculus(뒤세로다발)**를 통해 시상하부로 올라간다. 이 다발에는 내림섬유들도 포함되어 있다(다음 문단과 제11장 참조).

Hypothalamus에서는 2개의 내림경로가 기원한다. **Mamillotegmental fiber(유두뒤판섬유)**는 시상하부의 mamillary body(유두체)에서 기원하여 중간뇌그물체에 종지한다. 이어 중간뇌그물체는 뇌줄기와 척수의 autonomic nucleus(자율신경핵)들로 투사한다. 시상하부의 다른 신경핵들에서 기원한 섬유들은 **dorsal longitudinal fasciculus(뒤세로다발)**를 통해 내려간다. 대표적 기원부위로는 paraventricular nucleus(뇌실곁핵)를 들 수 있다. Dorsal longitudinal fasciculus는 민말이집신경섬유다발로, 중간뇌의 중심회색질을 지난다. 일부는 뇌줄기그물체와 dorsal nucleus of vagus nerve(미주신경뒤핵)에 종지하고, hypo-

임상노트

해부학과 임상증상과의 연관성

Vascular lesion(혈관성병터)은 뇌손상을 유발하는 매우 중요한 원인질환 중 하나이다. 뇌줄기에 **hemorrhage(출혈)**가 생기면 호흡, 순환, 의식과 같은 vital function(생명기능)을 조절하는 그물체 부위들이 파괴되며, 이로 인해 대개는 (급사 또는 coma[혼수]와 같이) 매우 심각한 결과가 초래된다. 크기가 큰 뇌줄기병터에서 나타나는 임상양상은 제9장에서 다룬다. **Vascular occlusion(혈관폐쇄)**은 그보다는 작은 크기의 파괴성 병터를 유발하며, 이로 인해 출현하는 neurological sign(신경학적 징후)들은 병터의 위치와 크기에 좌우된다. 환자의 임상증상과 징후를 통해 병터가 발생한 높이와 위치를 알 수 있다. 손상된 뇌신경핵들의 해부학적 위치를 알면 병터가 발생한 높이를 대략적으로 파악할 수 있다. 한편, 해당 높이의 뇌줄기에서 안쪽, 가쪽, 뒤쪽, 앞쪽 중 어디에 병터가 위치하는지는 운동경로나 감각경로, 또는 소뇌와 연결되는 경로들의 손상으로 인한 증상으로 파악할 수 있다. 뇌줄기 영상, 특히 MRI는 임상진단을 확진하는데 매우 유용하다.

다음은 임상증후군에서 뇌줄기에 발생한 병터위치와 임상양상 간의 상관관계를 보여주기 위한 몇 가지 예이며, 표 7-1은 이를 요약한 것이다. 제8장, 제9장 및 제10장의 내용을 참고할 필요가 있다.

Vertebral artery(척추동맥)의 medullary branch(숨뇌가지)가 막히면 **medial medullary syndrome(안쪽숨뇌증후군)**이 출현한다; infarction(경색증) 병터의 크기는 해당 동맥이 분포하는 영역의 범위에 따라 달라진다. 그림 7-16의 예는, 한쪽 피라미드와 같은쪽 안쪽섬유띠의 대부분에 경색이 발생한 경우이다. 가쪽으로는, 안쪽섬유띠와 아래올리브핵 사이를 통과하

(계속)

표 7-1 뇌줄기에 국한된 병터로 초래되는 임상증후군

Clinical Features	Site of Lesion	Name of Syndrome and Other Comments
Ipsilateral hypoglossal palsy with contralateral hemiplegia	Ventromedial medulla, including pyramid and axons of hypoglossal nerve	Medial medullary syndrome (see Fig. 7-16)
Vertigo, ataxia, paralysis of the ipsilateral palate and vocal cord, loss of pain and thermal sensation on the same side of face and opposite side of body, ipsilateral Horner's syndrome, and loss of facial sweating	Lateral medulla (territory of posterior inferior cerebellar artery), including the vestibular nuclei, inferior cerebellar peduncle, nucleus ambiguus, spinal trigeminal tract and nucleus, spinothalamic tract, and fibers descending to preganglionic sympathetic neurons	Wallenberg's syndrome (see Fig. 7-17 and Chapters 8 and 24); smaller lesions cause partial syndromes (see next row of this table for an example)
Paralysis of the ipsilateral palate and vocal cord and loss of pain and thermal sensation on same side of face and opposite side of body	Lateral medulla, including nucleus ambiguus, spinal trigeminal tract and nucleus, and spinothalamic tract	Avellis' syndrome, caused by a lesion in the ventral part of the shaded area in Figure 7-17
Ipsilateral lower motor neuron facial paralysis with contralateral hemiplegia	Pons, including facial motor nucleus and descending motor fibers	Millard-Gubler syndrome (see Fig. 7-19)
Ipsilateral lower motor neuron facial paralysis, ipsilateral conjugate gaze paralysis, and transient contralateral hemiparesis	Dorsomedial pons, including abducens nucleus, facial motor nucleus and axons, dorsal to the descending motor fibers	Foville's syndrome (see Figs. 7-20 and 8-5)
Ipsilateral abducens nerve palsy with contralateral hemiparesis	Ventral pons, including axons (not the nucleus) of the abducens nerve and descending motor fibers	Raymond's syndrome (see Fig. 7-18)
Ipsilateral oculomotor nerve palsy with contralateral hemiplegia or hemiparesis	Ventral part of cerebral peduncle, including axons of oculomotor nerve and descending motor fibers in the basis pedunculi	Weber's syndrome (see Fig. 7-21)
Ipsilateral oculomotor nerve palsy with contralateral hemiparesis and tremor	Cerebral peduncle, with oculomotor axons and descending motor fibers and extending dorsally to include the red nucleus and fibers from the contralateral side of the cerebellum	Benedikt's syndrome (see Fig. 7-21 and Chapter 10); the tremor resembles a cerebellar tremor
Paralysis of conjugate upward gaze without paralysis of convergence	Dorsal midbrain; typically a pineal tumor pressing on the posterior commissure, pretectal area, and superior colliculi	Parinaud's syndrome (see Chapter 8 and Fig. 8-6)

는 hypoglossal nerve(혀밑신경) 섬유들까지 손상범위에 포함된다. 반대쪽 몸에서는 sensation of position(위치감각), sensation of movement(운동감각), 및 식별촉각의 장애와 함께 hemiparesis(반신불완전마비, 반부전마비)가 나타나고, 같은쪽에서는 혀근육의 마비가 나타난다. 이 증후군은 목 아래쪽 몸부위에서는 병터와 반대쪽에 증상이 나타나고, 뇌신경의 지배를 받는 근육의 마비증세는 병터와 같은쪽에 발생하는 "crossed paralysis(교차마비, alternating paralysis, 교대마비)"의 한 예가 된다.

숨뇌의 가쪽구역에 분포하는 혈관이 막히면 **lateral medullary syndrome**(가쪽숨뇌증후군, **Wallenberg's syndrome**, 발렌베르크증후군)이 초래된다. 이 증후군에서 전형적으로 폐쇄

(계속)

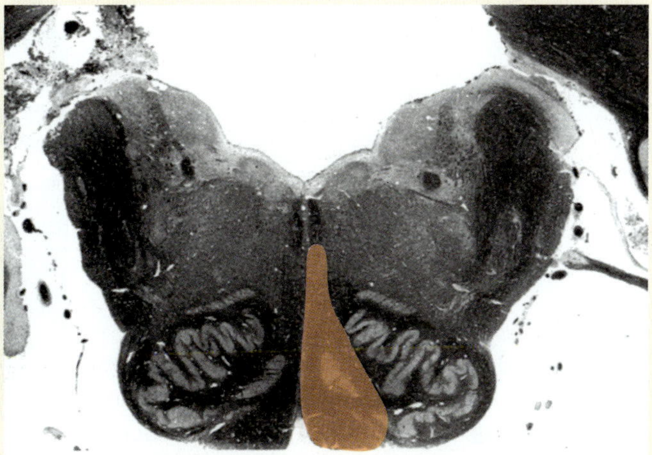

그림 7-16 Medial medullary syndrome(안쪽숨뇌증후군)을 초래하는 병터부위. Medial lemniscus(안쪽섬유띠), pyramid(피라미드), 및 hypogossal nerve(혀밑신경)의 축삭들이 손상된다.

되는 혈관은 posterior inferior cerebellar artery(뒤아래소뇌동맥)의 medullary branch(숨뇌가지)이다. 경색부위(그림 7-17)와 그 증상은 다음과 같다; (a) 아래소뇌다리의 바닥부분과 안뜰핵들의 침범으로 인해 dizziness(어지러움), cerebellar ataxia(소뇌조화운동불능), 및 nystagmus(눈떨림, 안진)가 초래된다; (b) 삼차신경척수로와 삼차신경척수핵의 침범으로 인해 같은쪽 삼차신경의 분포영역에 통증감각과 온도감각이 소실된다; (c) 척수시상로의 침범으로 인해 반대쪽 목 아래쪽 몸부위의 통증감각과 온도감각이 소실된다; 또는 (d) 의문핵의 침범으로 인해 같은쪽 물렁입천장, 인두 및 후두근육이 마비되어 음식물을 잘 삼키지 못하고 발성장애가 나타난다. 대개의 경우 척수의 intermediolateral cell column(중간가쪽세포기둥)으로 향하는 내림경로도 경색부위에 포함되므로, **Horner's syndrome(호너증후군)**이 나타난다. 즉, 위눈꺼풀이 처지고(ptosis, 눈꺼풀처짐) 동공이 수축되며 이와 함께 얼굴피부가 달아오르고 건조해지는 증상이 초래된다. 이 모든 증상은 병터와 같은쪽에 나타난다. 숨뇌뿐 아니라 소뇌부위의 경색(posterior inferior cerebellar artery thrombosis, 뒤아래소뇌동맥혈전증)이 동반되면 cerebellar sign(소뇌징후)들이 더 두드러진다. 숨뇌 가쪽부분에 좀 더 작은 병터가 발생하면 Avellis' syndrome(아벨리스증후군, 표 7-1)과 같은 partial syndrome(부분증후군)들이 초래된다.

다리뇌 또는 중간뇌의 basal region(바닥부분)에 생긴 병터의 경우 medial medullary syndrome에서 설명한 것과 유사한 alternating paralysis를 초래할 수 있다. 그림 7-18은 한쪽 하위다리뇌에 경색증이 발생한 것을 나타낸 것으로, basilar artery(뇌바닥동맥)의 pontine branch(다리뇌가지)가 폐쇄되어 **Raymond's syndrome(레이몽증후군)**이 초래된 경우이다. 겉질척수섬유를 비롯한 내림운동섬유들이 차단되어 반대쪽 몸의 hemiparesis(반신불완전마비)가 나타난다. 갓돌림신경섬유들도 손상되므로 같은쪽 가쪽곧은근의 마비로 인해 medial

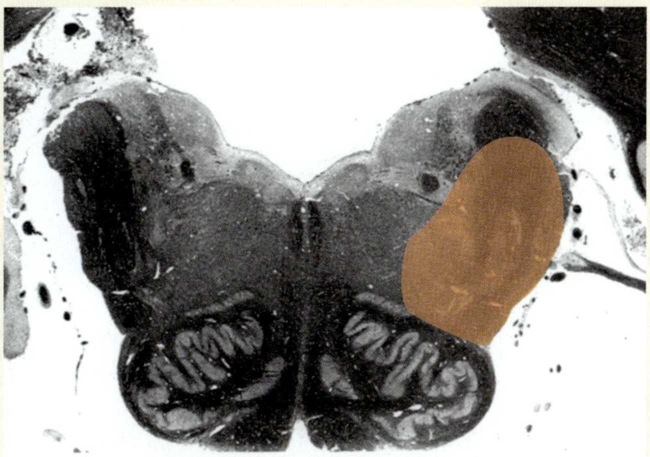

그림 7-17 Lateral medullary syndrome(가쪽숨뇌증후군, Wallenberg syndrome, 발렌베르크증후군)을 초래하는 병터부위. 이 병터의 범주에는 vestibular nucleus(안뜰핵)들과 inferior cerebellar peduncle(아래소뇌다리), spinal trigeminal nucleus(삼차신경척수핵), spinothalamic tract(척수시상로), nucleus ambiguus(의문핵), 그리고 눈과 얼굴의 교감신경을 조절하는 내림섬유들이 포함된다. 병터의 크기가 이보다 작은 경우에는, vestibular system(안뜰계통)과 소뇌, 후두와 인두근육들, 또는 홍채의 교감조절기능 같은 특정 기능들이 일부 보전된다.

(계속)

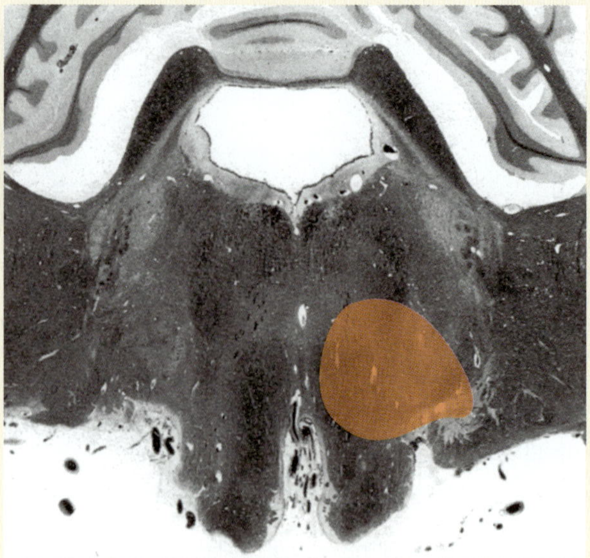

그림 7-18 Basal pons(다리뇌바닥)에 생긴 병터. Raymond's syndrome(레이몽증후군)을 초래한다. Corticospinal tract(겉질척수로)를 비롯한 내림운동섬유들과 abducens nerve fiber(갓돌림신경섬유)들이 손상된다. Abducens nucleus(갓돌림신경핵)와 motor nucleus of facial nerve(얼굴신경운동핵), facial nerve(얼굴신경) 축삭들은 손상되지 않는다.

strabismus(안쪽사시, medial squint)가 초래된다. 병터가 이보다 약간 가쪽, 그리고 뒤쪽으로 위치하면(그림 7-19) 내림운동섬유들과 얼굴신경운동핵, 그리고 얼굴신경축삭들이 침범된다. 이 경우 **Millard-Gubler syndrome(밀라-귀블러증후군)**이 발병하며 반대쪽 몸의 반신불완전마비와 함께 같은쪽의 facial paralysis(얼굴마비)가 나타난다.

다리뇌병터가 보다 뒤쪽, 그리고 안쪽으로 위치하면 갓돌림신경핵과 함께 갓돌림신경핵 근처의 motor fiber of facial nerve(얼굴신경운동섬유)들 또는 얼굴신경운동핵이 침범될 수 있으며(그림 7-8), 이 경우 초래되는 임상증후군을 **Foville's syndrome(포빌증후군)**이라 한다. 갓돌림신경의 지배를 받는 같은쪽 가쪽곧은근이 마비되고 얼굴근육의 마비도 함께 나타난다. Conjugate lateral eye movement(가쪽주시)를 시도할 때는 반대쪽 눈의 안쪽곧은근이 수축하지 않으나, 가까운 물체를 보려고 눈을 안쪽으로 모을 때는 수축이 일어난다. 반대쪽 안쪽곧은근에 나타나는 이러한 증상은 바로 핵사이신경세포들의 파괴로 일어나는 현상이다. 갓돌림신경핵 내의 운동신경세포들 곁에 나란히 존재하는 이 신경세포들의 축삭은 정중선을 넘어 반대쪽 안쪽세로다발을 통해 oculomotor nucleus로 올라가 안쪽곧은근을 지배하는 subnucleus(잔핵)의 운동신경세포들을 자극한다. (Conjugate eye movement[공동주시운동]에 관여하는 복잡한 신경연결은 제8장에서 설명되며, 그림 8-5에 요약되어

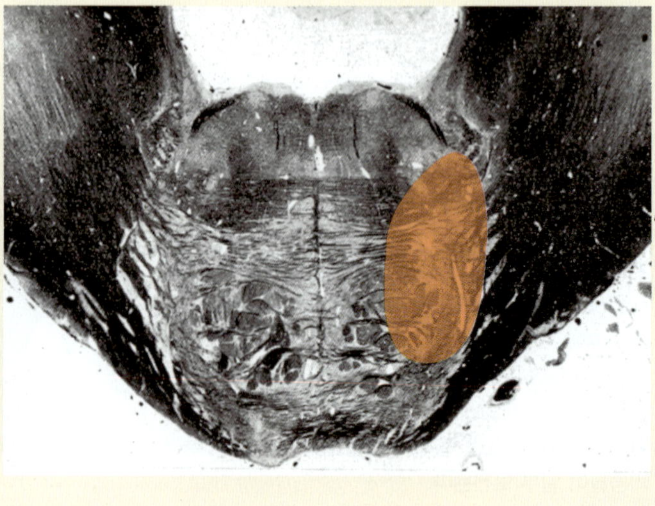

그림 7-19 Caudal pons(하위다리뇌)에 생긴 병터. Millard-Gubler syndrome(밀라-귀블러증후군)을 초래한다. 내림운동섬유들과 facial nerve axon(얼굴신경축삭)들, 그리고 motor nucleus of facial nerve(얼굴신경운동핵)는 손상되지만 abducens nucleus(갓돌림신경핵)와 그 축삭들은 보전된다.

(계속)

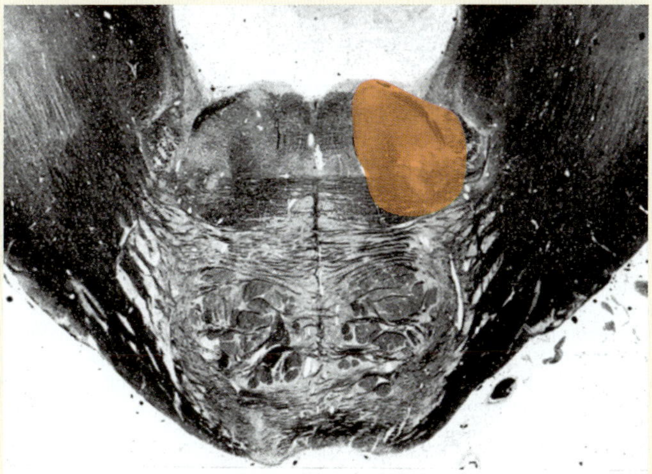

그림 7-20 Foville's syndrome(포빌증후군)을 초래하는 병터. Abducens nucleus(갓돌림신경핵)의 손상으로 인해 같은쪽 가쪽곧은근과 반대쪽 안쪽곧은근이 모두 마비된다. Motor nucleus of facial nerve(얼굴신경운동핵)와 facial nerve axon(얼굴신경축삭)들도 파괴되며, 병터가 앞쪽으로 확장되면 corticospinal tract(겉질척수로)를 비롯하여 앞쪽으로 지나는 내림운동신경로들까지 부분적으로 손상된다.

있다.) 감각신경로와 운동신경로들은 Foville's syndrome을 초래하는 병터부위보다 앞쪽에 위치하므로, 반대쪽 몸의 반신불완전마비는 일과성의 ischemia(허혈)나 압박에 의해 일시적으로 나타나는 것이 전형적인 경과이다.

Cerebral peduncle(대뇌다리)의 다리밑동에 생기는 혈관성병터는 posterior cerebral artery(뒤대뇌동맥)의 가지가 폐쇄되어 초래되며, 그림 7-21에 나와 있다. 이 경우 **Weber's syndrome(웨버증후군)**이 발생한다. 겉질척수섬유를 포함한 내림운동섬유들이 차단되어 반대쪽 몸에 반신불완전마비가 나타나고, 눈돌림신경섬유들이 경색부위에 포함되므로 같은쪽 안구근육들이 마비된다. 가쪽곧은근과 위빗근을 제외한 같은쪽의 모든 안구근육이 마비되며, 가장 뚜렷한 징후로는 위눈꺼풀처짐과 lateral strabismus(가쪽사시)가 나타난다. Sphincter pupillae muscle(동공조임근)을 조절하는 부교감섬유들도 차단되기 때문에 동공은 확대된다. 그림 7-21에 나타난 것보다 더 뒤쪽으로 병터가 커지면 cerebellar efferent fiber(소뇌날신경섬유)들이 침범되어, 소뇌질환에서 볼 수 있는 것과 유사한 tremor(떨림)가 반신마비된 반대쪽 팔다리에서 나타낸다. 이러한 상태를 **Benedikt's syndrome(베네딕트증후군)**이라 한다.

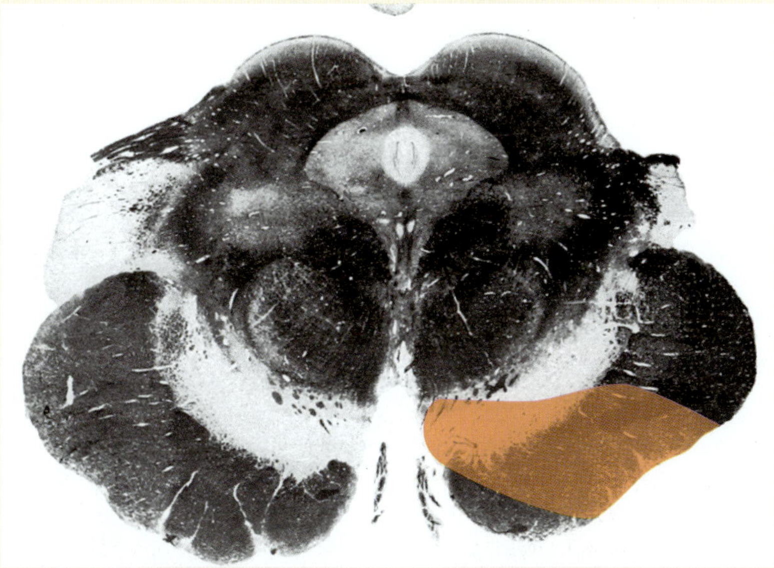

그림 7-21 Rostral midbrain(상위중간뇌)에 생긴 병터. Weber's syndrome(웨버증후군)을 초래한다. Corticospinal tract(겉질척수로)를 비롯한 내림운동섬유들과 oculomotor nerve axon(눈돌림신경축삭)들이 침범된다.

참고문헌

Bassetti C, Bogousslavsky J, Mattle H, Bernasconi A. Medial medullary stroke: report of seven patients and review of the literature. *Neurology.* 1997;48:882-890.

Cruccu G, Hallett M, eds. *Brainstem Function and Dysfunction.* Amsterdam: Elsevier; 2006.

Damier P, Hirsch EC, Agid Y, et al. The substantia nigra of the human brain. *Brain.* 1999;122:1421-1448.

Finnis KW, Starreveld YP, Parrent AG, et al. Three-dimensional database of subcortical electrophysiology for image-guided stereotactic functional neurosurgery. *IEEE Trans Med Imaging.* 2003;22:93-104.

Freed CR, Greene PE, Breeze RE, et al. Transplantation of embryonic dopamine neurons for severe Parkinson's disease. *N Engl J Med.* 2001;344:710-719.

Hirsch WL, Kemp SS, Martinez AJ, et al. Anatomy of the brainstem: correlation of in vitro MR images with histologic sections. *Am J Neuroradiol.* 1989;10:923-928.

Landau WM. Artificial intelligence: the brain transplant cure for parkinsonism. *Neurology.* 1990;40:733-740.

Nathan PW, Smith MC. The rubrospinal and central tegmental tracts in man. *Brain.* 1982;105:223-269.

Nathan PW, Smith MC. The location of descending fibres to sympathetic neurons supplying the head and neck. *J Neurol Neurosurg Psychiatr.* 1986;49:187-194.

Nieuwenhuys R, Voogd J, van Huijzen C. *The Human Central Nervous System. A Synopsis and Atlas.* 3rd ed. Berlin: Springer-Verlag; 1988.

Olszewski J, Baxter D. *Cytoarchitecture of the Human Brain Stem.* 2nd ed. Basel: S Karger; 1954; reprint 1982.

Riley HA. *An Atlas of the Basal Ganglia, Brain Stem and Spinal Cord.* New York: Hafner; 1960.

Vuilleumier P, Bogousslavsky J, Regli E. Infarction of the lower brainstem: clinical, aetiological and MRI-topographical correlations. *Brain.* 1995;118:1013-1025.

Wolf JK. *The Classical Brain Stem Syndromes.* Springfield, IL: Thomas; 1971.

Chapter 8

뇌신경 Cranial Nerves

한후재 역

요 점

- Cranial nerve(뇌신경; I-XII)들은 운동기능, parasympathetic function(부교감기능), 및 감각기능을 수행한다.

Eye Movement(안구운동)

- 제III, 제IV, 제VI뇌신경은 extraocular muscle(안구근육)들에 분포한다. 그 motor axon(운동축삭)들이 뇌줄기 내부를 지나는 경로 중에 손상되거나 또는 이들이 포함된 신경 자체가 차단되면 안구근육이 마비된다.
- Voluntary saccadic eye movement(수의적신속눈운동, 수의적핵보기)는 frontal eye field(이마엽눈운동영역)에서, smooth pursuit movement(원활추종운동, 매끈눈따라보기)는 posterior parietal cortex(뒤마루엽겉질)와 occipital cortex(뒤통수엽겉질)에서 관장한다.
- Conjugate horizontal gaze(공동수평주시, 동향수평주시, 공동수평안구운동)를 관장하는 경로는 cortex(겉질)와 superior colliculus(위둔덕)에서 반대쪽 paramedian pontine reticular formation(정중곁다리뇌그물체, PPRF)과 abducens nucleus(갓돌림신경핵)로 이어지는 내림연결, 그리고 이어 같은쪽 medial longitudinal fasciculus(안쪽세로다발, MLF)를 통해 oculomotor nucleus(눈돌림신경핵)의 medial rectus subnucleus(안쪽곧은근잔핵)로 이어지는 오름경로로 구성된다. PPRF나 abducens nucleus가 손상되면 lateral gaze palsy(가쪽주시마비)가 초래된다. MLF가 차단되면 internuclear ophthalmoplegia(신경핵사이눈근육마비)가 나타난다.
- Vertical eye movement(수직안구운동, 상하안구운동)를 조절하는 신경핵들은 rostral midbrain(상위중간뇌)에 위치한다.

기타 Motor Function(운동기능)

- Trigeminal motor nucleus(삼차신경운동핵)는 제V뇌신경의 mandibular division(아래턱가지)을 통해 masticatory muscle(씹기근육)들, 그리고 tensor tympani(고막긴장근)를 비롯한 소수의 기타 근육에 분포한다.
- Facial motor nucleus(얼굴신경운동핵)는 facial muscle(얼굴근육)들과 stapedius(등자근)에 분포한다. 아래쪽 절반의 얼굴근육들은 반대쪽 cerebral hemisphere(대뇌반구)의 지배를 받는다. 반면, 위쪽 절반의 얼굴근육들은 양쪽 cerebral hemisphere에 의해 지배되므로, "upper motor neuron lesion(위운동신경세포병터)"이 한쪽 반구에만 발생한 경우 마비증세를 보이지 않는다.
- Nucleus ambiguus(의문핵)의 신경세포들은, 주로 제X뇌신경을 통해, 후두, 인두, 그리고 식도 상부의 근육들에 분포한다.
- 제XI뇌신경을 구성하는 주성분은 C1-C5 척수분절에서 기원하는 motor fiber(운동섬유)들이며, trapezius(등세모근)와 sternocleidomastoid muscle(목빗근)에 분포한다.
- 제XII뇌신경의 지배를 받는 근육들이 약화되면, 혀를 내밀 때 손상된 쪽으로 혀가 돌아간다.

Preganglionic Parasympathetic Fiber(신경절이전부교감섬유)

- 제III뇌신경에는 Edinger-Westphal nucleus(덧눈돌림신경핵내장핵)에서 기원한 preganglionic fiber(신경절이전섬유) 성분도 포함된다. 이들은 ciliary ganglion(섬모체신경절)에 종지하고, 이어 이 신경절은 민무늬근육인 sphincter pupillae muscle(동공조임근)과 ciliary muscle(섬모체근)에 분포한다. 제III뇌신경 압박의 첫 징후는 light reflex(빛반사, 동공반사)의 소실이다.
- Salivary gland(침샘)들, 그리고 lacrimal gland(눈물샘)는 parasympathetic ganglia(부교감신경절)의 지배를 받는다. 이들 부교감신경절은 제VII뇌신경과 제IX뇌신경에서 오는 preganglionic fiber(신경절이전섬유)들을 받는다. 제X뇌신경의 preganglionic axon(신경절이전축삭)들은 숨뇌의 dorsal nucleus of vagus nerve(미주신경뒤핵)와 nucleus ambiguus(의문핵)에서 기원하며, 배안과 가슴안 장기에 분포한다.

General Sensory Function(일반감각기능)

- Cranial nerve ganglia(뇌신경절; 제V뇌신경과 제X뇌신경; 그리고 일부 제VII뇌신경 및 제IX뇌신경)에서 들어오는 모든 general somatic sensory fiber(일반몸감각섬유)들은 trigeminal nuclei(삼차신경핵)에 종지한다.

- 촉각은 pontine trigeminal nucleus(삼차신경으뜸핵)와 rostral part of spinal trigeminal nucleus(삼차신경척수핵입쪽부분)를 경유하여 중계된다.
- 통증감각과 온도감각섬유들은 같은쪽 spinal trigeminal tract(삼차신경척수로)를 타고 내려가 caudal part of spinal trigeminal nucleus(삼차신경척수핵꼬리부분)에 종지한다.
- Trigeminothalamic fiber(삼차시상섬유)들은 뇌줄기에서 정중선을 가로지른 뒤 반대쪽 thalamus(시상; ventral posterior medial nucleus[VPm], 뒤안쪽배쪽핵)로 올라간다.
- Cardiovascular reflex(심장혈관반사)와 respiratory reflex(호흡반사)를 담당하는 visceral afferent fiber(내장들섬유)들은, 제IX뇌신경과 제X뇌신경을 경유하여 solitary nucleus(고립핵)의 아랫부분으로 들어온다.

Special Sense(특수감각)

- 제I, 제II, 및 제VIII뇌신경은 제17장과 제20~제22장에서 다룬다.
- Taste fiber(미각섬유)들은 (제VII, 제IX, 그리고 소수의 제X뇌신경 성분들로 이루어지며) solitary tract(고립로)를 타고 solitary nucleus의 위쪽 끝부분으로 간다. Solitariothalamic fiber(고립시상섬유)들은 thalamus의 VPm nucleus(뒤안쪽배쪽핵)의 맨안쪽부분으로 이어진다.

다음은 cranial nerve(뇌신경)를 1798년 von Sommering이 붙인 번호 순서대로 나열한 것이다.

1. (or I) Olfactory(후각신경)
2. (or II) Optic(시각신경)
3. (or III) Oculomotor(눈돌림신경)
4. (or IV) Trochlear(도르래신경)
5. (or V) Trigeminal(삼차신경)
6. (or VI) Abducens(갓돌림신경)
7. (or VII) Facial(얼굴신경)
8. (or VIII) Vestibulocochlear(속귀신경)
9. (or IX) Glossopharyngeal(혀인두신경)
10. (or X) Vagus(미주신경)
11. (or XI) Accessory(더부신경)
12. (or XII) Hypoglossal(혀밑신경)

Nervus terminalis(종말신경)는 olfactory bulb(후각망울)와 olfactory tract(후각로)의 안쪽면을 따라 달리는 극히 가느다란 신경으로, cranial nerve 0(제0뇌신경)라고도 한다. Olfactory placode(후각기원판; 배아기의 코외배엽부위)에서 기원한 한 무리의 신경세포집단이 이 신경을 타고 hypothalamus(시상하부)의 preoptic area(시각앞구역)로 이주한다. 이 신경세포들은 남녀 모두에서 생식기능에 필수적이다(제11장 참조).

제I, 제II, 제VII뇌신경은 각각 olfactory system(후각계통), visual system(시각계통), 그리고 auditory system(청각계통)과 vestibular systems(평형계통)을 구성하며, 제17장, 제20장, 그리고 제21장과 제22장에서 다룬다. Special sense(특수감각)인 미각을 감지하는 primary sensory neuron(일차감각신경세포)들은 일반감각을 담당하는 다른 감각신경세포들과 함께 제VII, 제IX, 및 제X뇌신경절에 위치하므로, gustatory system(미각계통)은 이 장에서 다룬다.

이 장은 크게 두 부분으로 구성된다. 앞부분은 주로 안구운동에 할애하여, 제III, 제IV, 및 제VI뇌신경이 지배하는 근육의 조절에 관해 기술하고, 후반부에서는 이미 설명한 대로 제I, 제II, 제VIII뇌신경을 제외한 나머지 뇌신경들을 다룬다. Central gustatory pathway(중추미각경로)는 facial nerve(얼굴신경)와 연관 지어 기술한다.

Ocular Motor System(안구운동계통)

안구운동조절이라는 다소 복잡한 주제는, 이 장과 제22장에서 다룬다. 안구운동에 관여하는 근육들에 대한 해부학적 이해가 부족한 독자들을 위해, 그 작용을 그림 8-1에 정리하였다. Lateral rectus muscle(가쪽곧은근)에는 abducens nerve(갓돌림신경)가, superior oblique muscle(위빗근)에는 trochlear nerve(도르래신경)가 분포한다. 이 두 근육을 제외한 나머지 모든 안구근육에는 oculomotor nerve(눈돌림신경)의 가지가 분포한다. 이 신경은 levator palpebrae superioris(눈꺼풀올림근)에도 분포한다.

제III, 제IV, 그리고 제VI뇌신경은 안구근육에 분포하는 운동신경이다. 이들이 기원하는 신경핵에는 운동신경세포와 **internuclear neuron(핵사이신경세포)**이 존재한다. Internuclear neuron들의 축삭은 반대쪽 눈을 (자신이 기원한 신경핵의 운동신경세포가 분포하는 근육의 작용방향과) 같은 방향으로 향하게 하는 근육들을 지배하는 운동신경세포에 종지한다. 즉, 이 신경세포들은 양쪽 눈을 같은 방향으로 움직이는 conjugated movement(공동주시, 동향주시, yoked movement)를 관장하는 회로의 일부를 이룬다.

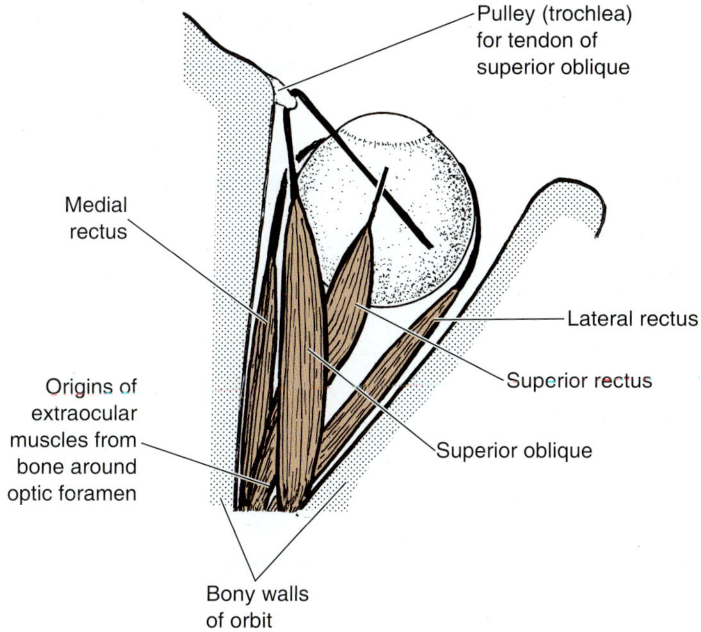

그림 8-1 오른쪽 눈의 안구근육을 위에서 본 그림이다. (이 방향에서 inferior rectus[아래곧은근]와 inferior oblique[아래빗근]는 보이지 않는다.) 그림에서와 같이, 정면을 주시한 상태에서 superior oblique muscle(위빗근)이 수축하면 동공은 아래쪽과 가쪽을 향한다. 안쪽을 주시한 상태에서 위빗근이 수축하면 동공이 아래로 향한다. 가쪽을 주시한 상태에서 위빗근이 수축하면 안구는 돌아가지만 주시방향은 바뀌지 않는다.

Oculomotor nucleus(눈돌림신경핵)에는 부교감성분도 포함되어 있다. 안구근육 중 어느 하나라도 기능 장애가 생기면, 양쪽 눈의 misalignment(정렬오류)로 인해 diplopia(복시, 겹보임, double vision)가 나타난다.

Oculomotor Nerve(눈돌림신경)

Oculomotor nucleus(눈돌림신경핵)는 superior colliculus(위둔덕) 높이의 중간뇌에 위치한다. 이 신경핵은 cerebral aqueduct(중간뇌수도관)의 앞쪽으로 periaqueductal gray matter(중심회색질) 내에 자리한다(그림 7-14, 7-15, 및 8-2). 각각의 oculomotor nucleus에서 기원한 myelinated axon(말이집축삭)들은 앞쪽으로 휘어져 tegmentum(뒤판)을 지난 뒤, cerebral peduncle(대뇌다리)의 안쪽면을 통해 interpeduncular fossa(다리사이오목)로 나온다. 이 신경은 subarachnoid space(거미막밑공간), cavernous sinus(해면정맥굴), 그리고 superior orbital fissure(위눈확틈새)를 차례로 가로지른다. 이 신경의 가지들은 orbit(눈확)로 들어가 superior rectus(위곧은근), medial rectus(안쪽곧은근), inferior rectus(아래곧은근), inferior oblique muscle(아래빗근) 및 (위 눈꺼풀을 들어올리는, 즉 눈을 뜨게 하는) levator palpebrae superioris muscle에 분포한다.

눈돌림신경핵 내에는 개개의 근육을 지배하는 운동신경세포집단들이 각각 뚜렷이 구분되는 무리, 즉 subnucleus(잔핵)를 이루고 있다. 하나의 (운동)신경세포가 약 6개의 근육섬유를 지배한다. 이와 같이 motor unit(운동단위)가 작은 것은, binocular vision(두눈보기)이 가능하려면 (양 눈의 조화로운 움직임에는) 고도의 정확성이 필요함을 확인시켜주는 것이다.

Edinger-Westphal nucleus(덧눈돌림신경핵내장핵)는 main oculomotor nucleus(눈돌림신경핵)의 등쪽에 위치한다. 눈돌림신경핵 신경세포들보다 크기가 작은 이 신경핵 신경세포들은 preganglionic parasympathetic neuron(신경절이전부교감신경세포)들이다(그림 8-2). Edinger-Westphal nucleus에서 기원한 축삭들은 다른 눈돌림신경섬유들과 함께 orbit로 들어가, 안구 뒤쪽에 있는 **ciliary ganglion(섬모체신경절)**에 종지한다. Postganglionic fiber(신경절이후섬유; 신경절세포의 축삭)들은 **short ciliary nerve(짧은 섬모체신경)**를 통해 안구로 들어가 iris(홍채)의 sphincter pupillae muscle(동공조임근)과 ciliary muscle(섬모체근)에 분포한다.

Trochlear Nerve(도르래신경)

Superior oblique muscle을 지배하는 **trochlear nucleus(도르래신경핵)**는, inferior colliculus(아래둔덕) 높이에서 관찰되며 눈돌림신경핵 바로 아래 위치한다(그림 7-13과 8-3). 도르래신경섬유는 특이한 경로를 취하며, 뇌줄기 뒤면으로 나오는 유일한 뇌신경이다. 작은 신경섬유다발들은 아래로 비스듬히 경사진 채 periaqueductal gray matter

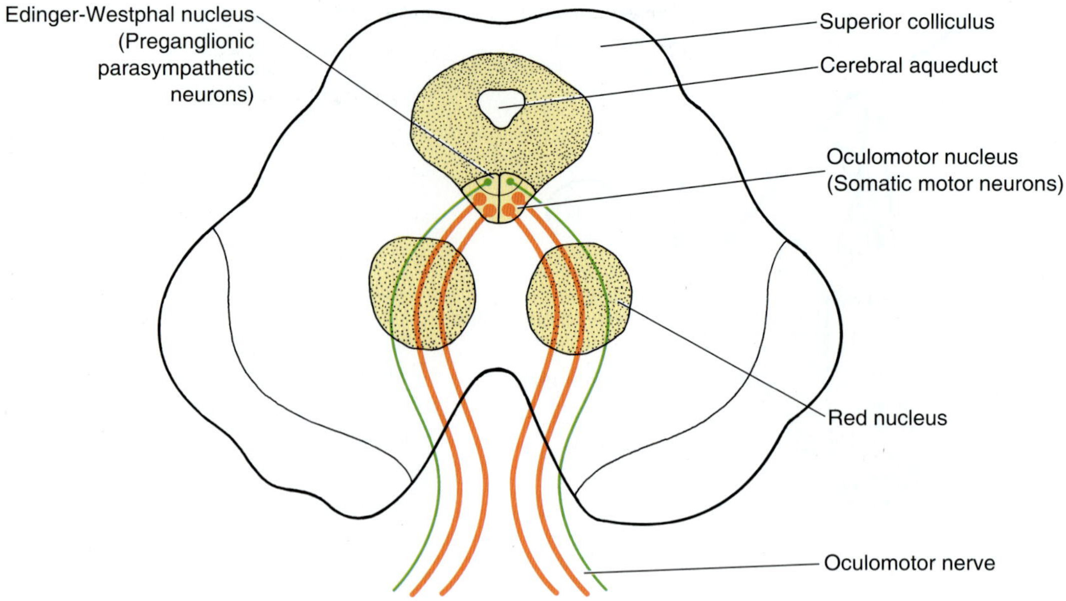

그림 8-2 Superior colliculus(위둔덕) 높이의 중간뇌에 위치하는 oculomotor nerve(눈돌림신경)의 기원부위. 운동신경세포들은 적색으로, preganglionic parasympathetic neuron(신경절이전부교감신경세포)들은 녹색으로 나타내었다.

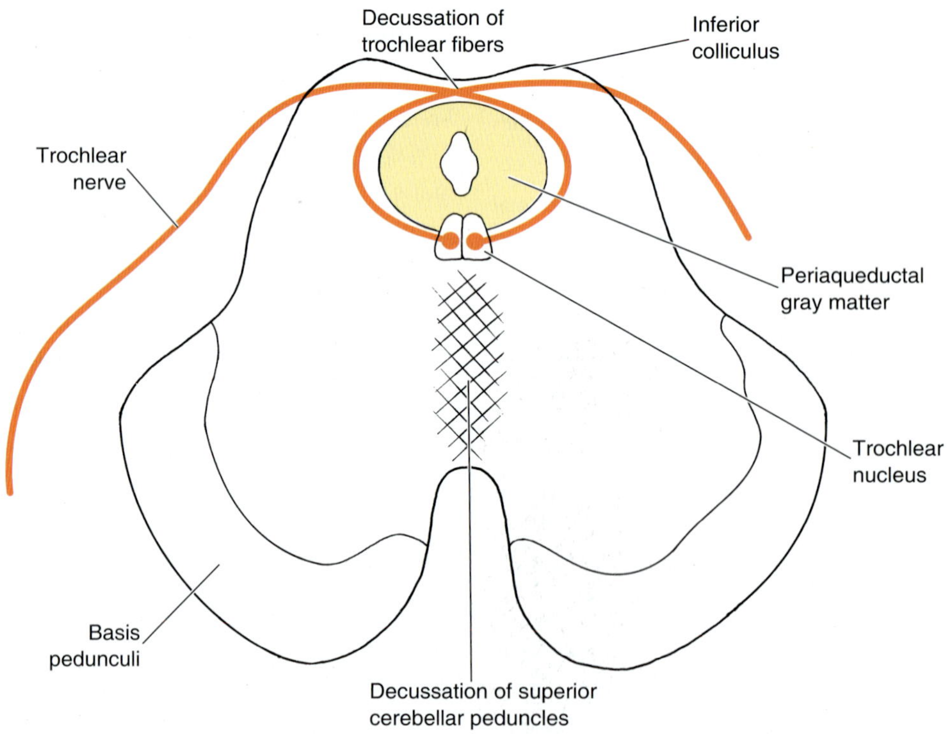

그림 8-3 중간뇌에 위치한 trochlear nerve(도르래신경)의 기원부위. 좌우의 trochlear nucleus(도르래신경핵)에서 나온 축삭들은 뒤쪽, 그리고 아래쪽으로 향한다; 이들은 inferior colliculus(아래둔덕) 아래의 superior medullary velum(위숨뇌천장)에서 교차한다.

의 주변을 돌아 superior medullary velum(위숨뇌천장) 부위에서 교차한다. 이 가느다란 신경은 아래둔덕 바로 아래에서 뇌줄기를 나온다. (이 신경은 뇌의 뒤쪽 표면으로 나오는 유일한 뇌신경이다.) 그림 1에 설명한 대로, 위빗근은 안구를 아래로 향하게 하고 안쪽으로 돌아가게 하며 또한 가쪽으로 벌리는 작용을 한다.

Abducens Nerve(갓돌림신경)

Lateral rectus muscle을 지배하는 **abducens nucleus(갓돌림신경핵)**는 floor of fourth ventricle(넷째뇌실바닥)의 facial colliculus(얼굴둔덕) 속에 자리한다(그림 7-8과 8-4). (Internal genu[속무릎]라 불리는) 얼굴신경섬유다발이 이 신경핵 위로 감아 돌면서 facial colliculus의 형성에 관여한다. Abducens nucleus의 운동신경세포에서 기원한 축삭들은 다리뇌에서 앞아래쪽으로 진행하여 다리뇌와 pyramid(피라미드) 경계부에서 뇌줄기 표면으로 나온다. 갓돌림신경핵에는 운동신경세포 외에 핵사이신경세포도 존재한다. 핵사이신경세포의 축삭들은 정중선에서 교차한 뒤 반대쪽 medial longitudinal fasciculus(안쪽세로다발)를 타고 반대쪽 안쪽곧은근을 지배하는 oculomotor subnucleus(눈돌림신경잔핵)로 올라간다(그림 8-5).

양 눈의 조화로운 운동

수의적으로 조절이 가능한 conjugate movement(공동주시운동)는 경치를 둘러보거나 책을 읽어 내려갈 때 나타나는 안구운동이다. 이 안구운동을 **saccadic eye movement(신속눈운동, 홱보기)**라고도 하며, 1회 움직임에 20~50 msec 정도로 매우 빠르게 일어나는 운동이다. 이 saccade를 통해 시야에 보이는 영상 또는 시각영역에 기억된 물체를 주시할 수 있다. 망막에 맺히는 상이 지속적으로 바뀔 때는 잦은 saccade가 나타나는데, 이를 **optokinetic movement(시선이동성운동)**라 한다. 보다 느리게 일어나는 공동주시운동은 시야에서 움직이는 물체를 따라볼 때만 일어난다. 주로 불수의적으로 일어나는 이 **smooth pursuit movement(원활추종운동, 매끈눈따라보기)**는 visual fixation(시선고정)과 연관 지어 뒷부분에서 다룬다. **Vergence movement(이향운동)**는 가까운 곳을 볼 때는 두 눈이 안쪽으로 모이고 먼 곳을 바라볼 때는 양 눈이 가쪽으로 벌어지는 움직임을 가리키며, 이 운동도 느리게 일어난다. **Vestibular eye movement(안뜰안구운동)**는, 속귀의 vestibular apparatus(안뜰기구)에서 들어오는 감각입력에 의해 유발되는 것으로, 제22장에서 다룬다.

안구근육들이 수축하는 정확한 타이밍은, 제III, 제IV, 제VI뇌신경핵에 종지하는 신경세포들의 활성에 의해 결정된다. 안구운동과 관련된 신경해부학적 연결은 이 장의 뒷부분, 그리고 제22장에서 다룬다. 이러한 신경해부학적 연결을 이해하는 것은 단일근육이나 단일뇌신경 손상을 넘어선 보다 복합적인 장애들을 임상적으로 분석하는데 꼭 필요하다.

Voluntary Eye Movement(수의안구운동)

Voluntary eye movement를 조절하는 cerebral cortical

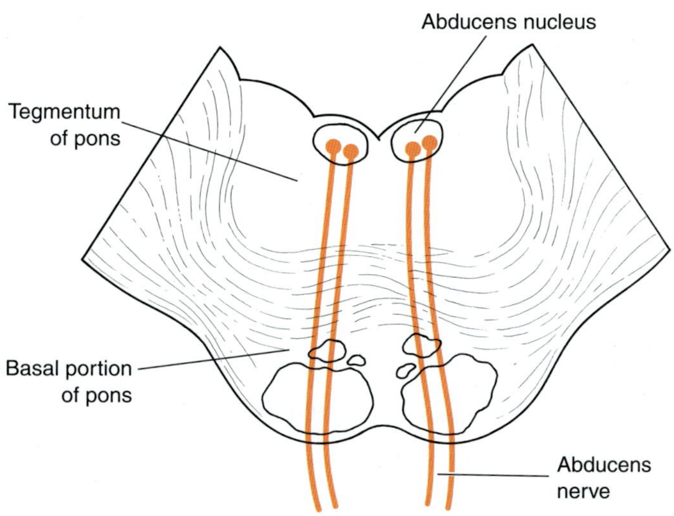

그림 8-4 하위다리뇌에 위치한 abducens nerve(갓돌림신경)의 기원부위.

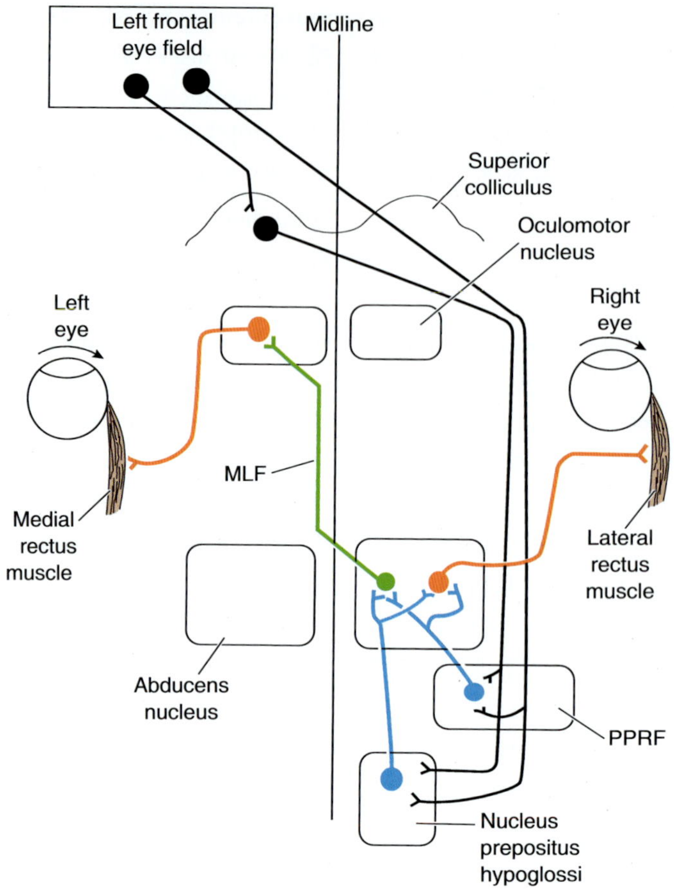

그림 8-5 안구의 conjugate lateral movement(공동수평주시, 동향수평주시, 공동수평안구운동)에 관여하는 일부 경로들. 운동신경세포들은 적색으로, internuclear neuron(핵사이신경세포)들은 녹색으로, 나머지 preoculomotor neuron(눈돌림신경핵이전신경세포)들은 청색으로, 기타 신경세포들은 흑색으로 나타내었다. MLF, medial longitudinal fasciculus(안쪽세로다발); PPRF, paramedian pontine reticular formation(정중곁다리뇌그물체).

area(대뇌겉질영역)는 Brodmann's area 8(브로드만영역 8)로 알려진 **frontal eye field(이마엽눈운동영역)**이다. 이 영역은 general motor cortex(일반운동겉질)의 앞쪽으로 위치한다(제15장 참조). 한쪽 반구의 frontal eye field를 자극하면 양눈 모두 반대쪽을 향한다. 안구운동의 수의조절은 prefrontal cortex(이마앞겉질), frontal eye field, superior colliculus(위둔덕), 기타 뇌줄기의 다양한 신경세포무리들, 그리고 눈돌림신경핵, 도르래신경핵, 갓돌림신경핵을 경유하는 polysynaptic pathway(다연접경로)에 의해 매개된다(그림 8-5 참조).

"기타 뇌줄기의 다양한 신경세포무리"란 pretectal area(덮개앞구역), superior colliculus, paramedian pontine reticular formation(정중곁다리뇌그물체; PPRF), nucleus prepositus hypoglossi(혀밑신경자리앞핵), rostral interstitial nucleus of medial longitudinal fasciculus(안쪽세로다발입쪽사이질핵), 및 interstitial nucleus of Cajal(카할사이질핵, 사이질핵)을 가리킨다. 이들의 위치는 제9장의 그림에 나와 있다. 이 신경핵들은 고정된 시선을 그대로 유지하거나(tonic activity, 긴장활성), 홱보기(phasic activity, 위상활성), 또는 눈을 수평 또는 수직방향으로 움직일지를 결정하는 등 안구운동에 다양하게 관여한다.

PPRF를 가리켜 "center for lateral gaze(가쪽주시중추)"라 한다. 이 부위는 (frontal eye field를 비롯한) 반대쪽 대뇌겉질, 반대쪽 위둔덕, 그리고 같은쪽 vestibular nucleus(안뜰핵)들에서 오는 들신경입력을 받는다. PPRF의 일부 신경세포들의 축삭은 같은쪽 갓돌림신경핵으로 이어지며, 운동신경세포와 핵사이신경세포 모두에 종지한다(그림 8-5). 핵사이신경세포의 축삭들은 정중선을 가로질러 반대

임상노트

Extraocular Muscle Weakness(안구근육약화)

뼈대근육 전반에 변화를 초래하는 질환의 경우 안구근육도 영향을 받을 수 있다. Myasthenia gravis(중증근육무력증)는 neuromuscular transmission(신경근육전달)이 억제되어 초래되는 질병이다(제3장 참조). 대개 처음 출현하는 증상은 ptosis(눈꺼풀처짐)이며, 눈꺼풀올림근의 근력이 약화되어 나타난다. 이어 다른 안구근육의 약화로 인한 증상도 나타난다.

때로는 단일 파괴성병터로 인해 제III, 제IV, 제VI뇌신경이 모두 손상되기도 한다. 위눈확틈새 부위에 생긴 원인불명의 염증이 원인이 되기도 하고, 또는 이 신경들이 cavernous sinus(해면정맥굴)를 지나는 경로 중에 압박되어 초래되기도 한다(제26장 참조).

양 눈의 정렬 결함을 squint(사시, strabismus)라 한다. 가장 흔히 볼 수 있는 squint는 근육마비나 근력약화에 의한 것이 아니다. 따라서 이 경우, 양눈 모두 정상범위 내의 움직임이 가능하다. 한쪽 눈이 안쪽으로 모이지 않을 때, 반대쪽 눈을 가려주면 눈이 안으로 모인다. 비교적 흔한 이 질환을 concomitant squint(일치사시, 공동사시)라고 한다.

하나 또는 그 이상의 안구근육에 기능장애가 생기면 paralytic squint(마비사시)가 초래된다. Complete paralysis(완전마비)에서는 대개 장애근육 또는 근육무리를 찾아내기가 어렵지 않다. 그러나 근력약화(paresis, 불완전마비)만 있는 경우에는, 해당근육의 작용방향을 주시하려 할 때만 사시가 뚜렷해진다. Diplopia(double vision, 겹보임, 복시)가 첫 증상으로 출현하는데, 이는 양눈의 central fovea(중심오목)에 동일한 물체상이 맺지 않기 때문에 일어난다. 그러나 시간이 지나면서 뇌는 점차 false image(거짓상)를 억제하게 되고 결국 diplopia 증상은 사라진다. 겹보임 진단에 있어 중요한 두 가지 기본원칙은 다음과 같다.

1. 약화된 근육/근육들의 작용방향으로 일어나는 움직임이 많을수록 상의 분리는 심해진다.
2. False image(비정상적으로 움직이는 눈에 맺는 상)는 약화 또는 마비된 근육/근육들의 작용방향으로 치우친다.

어느 쪽 눈에 맺는 상이 real image(실상)인지 확실하지 않은 경우, 한쪽 눈 앞에 색유리를 놓아보면 감별이 가능하다.

Third Nerve Palsy(제III뇌신경마비)

"Palsy(마비)"는 paralysis의 옛 용어로, 흔히 단일신경 또는 단일근육에 생긴 질환에 사용한다. Oculomotor nerve fiber(눈돌림신경섬유)들이 차단되면, 위빗근과 가쪽곧은근을 제외한 모든 안구근육이 마비된다. 이 경우 홍채의 동공조임근과 섬모체의 섬모체근에 분포하는 다른 신경(교감신경)은 온전하지만, 기능적으로는 이 근육들도 마비된 것과 같다. 이러한 병터로 초래되는 증상은 다음과 같다:

1. 위눈꺼풀이 처진다(ptosis, 눈꺼풀처짐).
2. 대항근의 견제를 받지 않는 가쪽곧은근의 작용으로 인해 lateral strabismus(가쪽사시)가 출현한다.
3. 눈을 안쪽으로 모으거나 수직방향으로 움직이지 못한다.
4. 대항근의 견제를 소실한 홍채의 dilator papillae(동공확대근; sympathetic innervation[교감신경지배]을 받는다)의 작용에 의해, pupillary dilatation(동공확대)의 정도가 심해진다.

가까운 물체를 보려 하거나(accommodation, 조절), 또는 눈에 비추는 빛의 강도가 강해져도 동공은 더 이상 수축하지 않는다. 가까운 물체에 초점을 맞추려 해도 섬모체근 수축이 일어나지 않아 수정체가 두꺼워지지 않는다.

Parasympathetic fiber(신경절이전부교감섬유)들은 이 신경 표면쪽으로 가장 얕게 위치하므로, 외부로부터 신경이 압박되는 경우 가장 먼저 영향을 받는다. 즉 눈돌림신경이 압박되어 나타나는 첫 징후는 같은쪽 동공의 light reflex(빛반사)가 느려지는 것이다.

Fourth Nerve Palsy(제IV뇌신경마비)

병터가 trochlear nerve(도르래신경)에만 국한된 경우는 매우 드물다. 이 경우 위빗근이 마비되어 vertical diplopia(수직복시, 상하복시)가 나타난다. 시선을 아래쪽으로 향한 상태에서 안구를 medial rotation(내회전)시켜야 할 때 겹보임이 가장 심해지므로, 환자들은 계단을 내려가기가 어렵다고 호소한다. 이는 peripheral neuropathy(말초신경병증, 예: 당뇨병)의 증상으로 나타나기도 하고, 때때로 head injury(두부외상) 후 합병증으로 나타나 지속되기도 한다. 중간뇌에 생긴 매우 작은 혈관성 병터는, 노인에서 단독 눈돌림신경마비 혹은 단독 도르래신경마비를 초래하는 가장 흔한 비외상성 원인이다.

Sixth Nerve Palsy(제VI뇌신경마비)

Abducens nerve(갓돌림신경)의 손상은 peripheral neuropathy로 인해 초래되기도 하고, 원인불명의 가쪽곧은근 변성이 원인이 되기도 한다. 그 결과 환자는 손상된 쪽 눈을 가쪽으로 돌리지 못하는데(medial squint, 안쪽사시), 이는 안구를 가쪽으로 향하게 하는 주된 근육이 바로 가쪽곧은근이기 때문이다. **Abducens nucleus(갓돌림신경핵)**가 파괴된 경우에는 반대쪽 안쪽곧은근도 동시에 마비되므로, 환자는 병터가 위치한 쪽으로 시선을 돌리지 못한다. Abducens nucleus에 병터가 생기면 주변의 motor nucleus of facial nerve(얼굴신경운동핵)나 그 축삭들까지 침범될 수 있으며, 이 경우 같은쪽의 모든 얼굴근육이 마비된다.

쪽 medial longitudinal fasciculus를 통해 반대쪽 (안쪽곧은근에 분포하는) 눈돌림신경핵으로 올라간다. 이 연결을 통해 수평방향으로 눈을 움직일 때 안쪽곧은근과 가쪽곧은근이 조화롭게 같은 방향으로 움직이게 된다.

PPRF 신경세포가 보내는 (초당 1000회에 이르는) 폭발적인 신경흥분은 운동신경세포와 핵사이신경세포에 작용하여 같은쪽 가쪽곧은근과 반대쪽 안쪽곧은근을 빠르게 수축시킨다. Ocular motor neuron들에 대한 그보다 느린 tonic stimulation(긴장성자극)은 주시방향을 유지할 정도의 속도로만 일어나는 신경흥분으로, 숨뇌의 hypoglossal nucleus(혀밑신경핵) 위쪽에 위치한 **nucleus prepositus hypoglossi([혀밑신경]자리앞핵)**에서 기원한다(그림 9-2B). 이 신경핵의 신경세포들은 반대쪽 대뇌겉질과 위둔덕으로부터 입력을 받는다. 이 신경핵에서 기원한 투사섬유는 안쪽세로다발을 통해 모든 안구운동신경핵들로 올라간다.

수직방향의 공동주시운동은 upper midbrain(상위중간뇌)에 위치한 세포무리들에 의해 조절된다. Vertical saccade(수직확보기)를 유발하는 폭발적인 신경흥분은 **rostral interstitial nucleus of medial longitudinal fasciculus(안쪽세로다발입쪽사이질핵**, 그림 9-7)에서 시작된다. 이 신경핵의 신경세포에서 기원한 축삭들은 위곧은근, 아래곧은근, 그리고 아래빗근을 지배하는 oculomotor subnucleus(눈돌림신경잔핵)들과 도르래신경핵에 종지한다. 반대쪽 안구운동신경핵으로 가는 축삭들은 posterior commissure(뒤맞교차)에서 교차한다. 수직주시를 유지하게 하는 tonic neuron(긴장성신경세포)은 **interstitial nucleus of Cajal(카할사이질핵, 사이질핵)**에 위치한다(그림 9-7). 그림 8-6에는 수의적인 수직안구운동을 매개하는 일부 신경연결을 나타내었다.

Smooth Pursuit Movement(원활추종운동, 매끈눈따라보기)

정상적으로 시선은 시야중심에 있는 물체를 향한다. 시야 중심의 물체가 움직이면, 우리는 양눈의 smooth pursuit movement를 통해 지속적으로 그 물체에 대한 **visual fixation(시선고정)**을 유지한다. 이는 머리의 위치를 인지하는데 있어 매우 중요하며, 또한 다른 감각신경정보들과 통합되어 몸의 평형을 유지하는데도 도움이 된다. 느린 속도의 이 안구운동은 거의 불수의적으로 일어난다. 이 운동을 주로 통제하는 부위는 occipital lobe(뒤통수엽) 가쪽면의 visual association cortex(시각연합겉질)에 인접한 **posterior parietal eye field(뒤마루엽눈운동영역)**이다. 마루엽의 이 안구영역에서 시작되는 내림연결은 이마엽눈운동

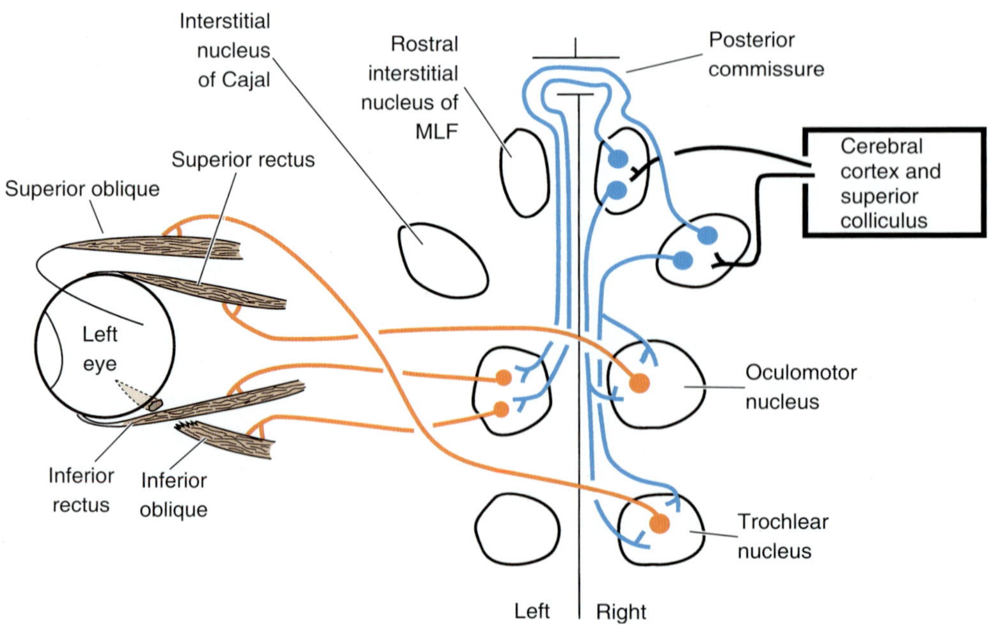

그림 8-6 Vertical eye movement(수직안구운동)에 관여하는 일부 경로들. 그림에는 왼쪽 눈과 관련된 연결만 나타내었다. 운동신경세포들은 적색으로, 나머지 preoculomotor neuron(눈돌림신경핵이전신경세포)들은 청색으로, 기타 신경세포들은 흑색으로 나타내었다.

영역에서 내려오는 경로와 기본적으로 같다(그림 8-5). 망막에서 직접 위둔덕으로 들어오는 시각자극 역시 시선고정에 필요한 반사적 안구운동에 관여한다. 원활추종운동을 담당하는 신경회로는 **cerebellum(소뇌)**과 **vestibular nucleus(안뜰핵)**들을 경유하며, 그 연결은 그림 8-7에 요약되어 있다. 달리는 차 안에서 창밖을 바라볼 때처럼 시선고정점의 위치가 지속적으로 변할 때 일어나는 짧은 saccade(optokinetic movement, 시선이동성운동)를 매개하는 **pretectal area(덮개앞구역)**의 일부 연결도 나와 있다. Vestibular nerve(안뜰신경)로부터 들어오는 감각입력에 의해 주로 유발되는 안구운동은 제22장에서 다룬다.

Vergence Movements(이향운동)

가까운 물체에 초점을 맞추고자 하면 양눈이 안쪽으로 모인다(**convergence, 눈모음**). 이 nonconjugate movement(비동향운동, 비공동운동)에는 동공수축과 수정체의 accommodation(조절, focusing, 초점맞춤)이 함께 수반된다. Convergence를 관장하는 경로는 시선고정에 관여하는 경로와 유사하다. 뒤통수엽겉질이 온전해야만 가까운 곳을 바라볼 때 convergence가 제대로 일어날 수 있다. 하지만, 이마엽눈운동영역이나 PPRF의 손상은 convergence와는 관계가 없다. Visual guidance(시선유도)를 담당하는 경로도 위둔덕을 경유한다. 위둔덕은 **pretectal area(덮개앞구역)**로 투사한다. 이 구역에는 하나 이상의 세포무리(nucleus of the optic tract, 시각로핵)가 위치하며, 여기서 기원한 축삭들은 양쪽 눈돌림신경핵의 medial rectus motor neuron(안쪽곧은근운동신경세포)들로 투사한다(그림 8-7).

Light Reflex(빛반사)와 Accommodation Reflex(조절반사)

Edinger-Westphal nucleus(덧눈돌림신경핵내장핵)에는 preganglionic parasympathetic neuron(신경절이전부교감신경세포)이 위치한다. 이들은 빛에 대한 반응으로 일어나거나 또는 accommodation의 한 과정으로 일어나는 민무늬근의 반사반응을 관장한다. 망막으로 들어오는 빛의 세기가 강해지면 **light reflex(빛반사)**가 일어나 동공이 수축한다. Reflex arc(반사활)의 구성분을 이루는 optic nerve(시각신경)와 optic tract(시각로) 섬유들은 superior brachium(위둔덕팔)을 통해 nuclei of pretectal area(덮개앞핵) 중 하나인 **olivary pretectal nucleus(올리브덮개앞핵)**로 들어온다(그

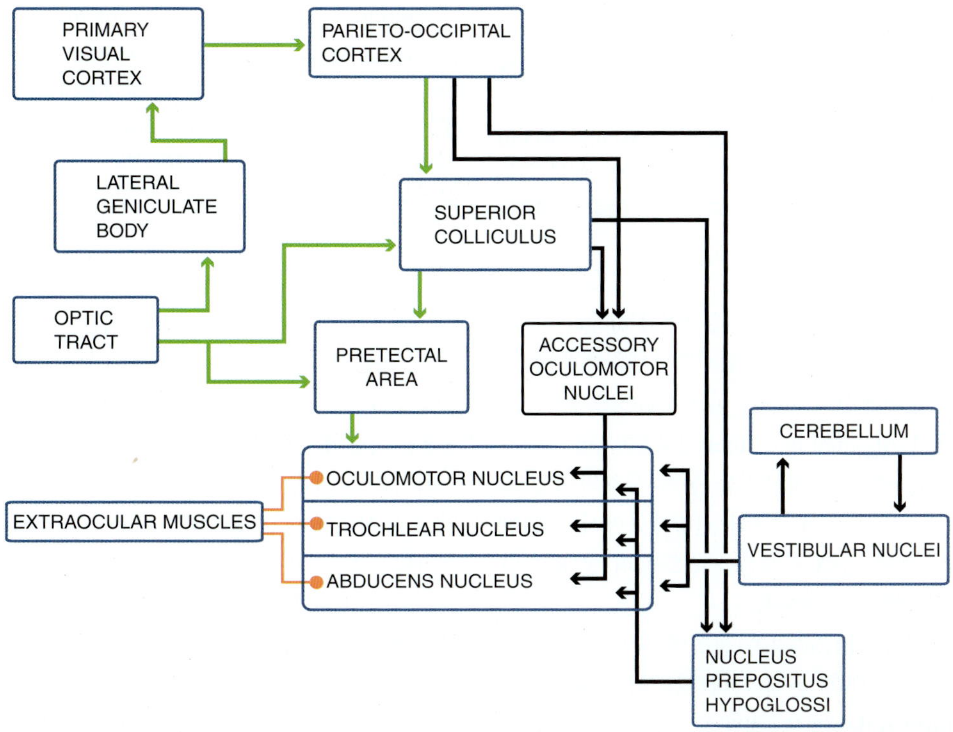

그림 8-7 Ocular pursuit movement(추종안구운동)와 vergence movement(이향운동)에 관여하는 일부 경로들. 녹색으로 표시한 경로들은 가까운 물체를 볼 때 일어나는 양눈의 convergence(눈모음)에 작용한다.

임상노트

Conjugate Gaze(공동주시, 동향주시)에 영향을 주는 Cortical Lesion(겉질병터)

Frontal eye field(이마엽눈운동영역)가 파괴되면 양눈 모두 cortical lesion이 위치한 쪽으로 치우친다. 환자는 병터가 있는 쪽의 반대방향을 주시(saccadic movement, 핵보기)하지 못한다. 흔히 대뇌겉질에 광범위하게 발생한 ischemic damage(허혈손상)가 원인이 된다. 대개의 경우 motor area(운동영역)와 premotor area(운동앞영역)도 경색부위에 포함되므로, 반대쪽 팔다리근육과 함께 아래쪽 절반의 얼굴근육이 마비된다. 두 눈은 마비가 일어난 몸쪽과 반대방향으로 치우친다.

Posterior parietal lobe(뒤마루엽)가 파괴되면 병터쪽에서 멀어지는 방향으로의 smooth pursuit movement가 일어나지 못한다. Voluntary saccade(수의적핵보기)는 정상적으로 일어난다. 시야에 있는 목표물을 따라보려고 하면 일련의 빠르고 미세한 안구운동이 일어난다.

Gaze(주시)에 영향을 주는 Brain stem(뇌줄기)의 병터

Abducens nucleus(갓돌림신경핵)의 파괴성병터로 초래되는 증상은 이미, 다리뇌바닥을 지나는 갓돌림신경의 운동축삭들이 손상되거나 또는 신경 자체가 절단되어 나타나는 결과들과 비교설명한 바 있다. 하위다리뇌 뒤쪽부분에 infarction(경색증)이 발생하면 **Foville's syndrome(포빌증후군)**이 출현한다. 경색부위와 같은쪽 얼굴에서는 nuclear sixth nerve palsy(핵성갓돌림신경마비)와 lower motor neuron facial palsy(아래운동신경세포성얼굴신경마비)가 나타나고, 반대쪽 몸의 hemiplegia(반신마비)도 동반된다(그림 7-20 참조). 대부분의 내림운동섬유들은 경색부위보다 앞쪽부분으로 지나므로, 팔다리마비는 회복된다.

Internuclear ophthalmoplegia(신경핵사이눈근육마비)는 제III뇌신경핵과 제VI뇌신경핵 사이를 연결하는 한쪽 안쪽세로다발에 생긴 작은 병터로 인해 초래되며, 흔히 multiple sclerosis(다발경화증)가 원인이 된다. 반대쪽 갓돌림신경핵에서 같은쪽 눈돌림신경핵으로 오는 섬유들이 차단되어, 병터가 있는 쪽 눈을 안으로 모으지 못한다. 눈은 가쪽으로 돌아간 채 nystagmus(눈떨림, 안진)를 보인다. Nystagmus가 발생하는 기전은 아직 확실히 밝혀지지 않았지만, 그 자체로 매우 유용한 진단적 가치를 지닌다. 이상징후들은 병터와 반대쪽을 주시하는 경우에만 명확해진다. 가까운 물체를 보기 위해 눈이 안쪽으로 모일 때는, 안쪽곧은근의 수축이 정상적으로 일어난다. 병터의 크기가 약간 더 커지면, 양쪽 안쪽세로다발을 침범하여 bilateral internuclear ophthalmoplegia(양쪽신경핵사이눈근육마비)를 초래할 수 있다.

PPRF에 파괴성병터가 생기면 핵보기 때 일어나는 가쪽곧은근과 반대쪽 안쪽곧은근의 조화운동에는 장애가 생기지만, pursuit movement(추종운동)와 vergence movement(이향운동)는 정상적으로 일어난다. PPRF에 생긴 불완전병터의 경우 핵보기가 일어나기는 하지만, 그 움직임이 비정상적으로 작고 느리다.

상위중간뇌 병터는 **paralysis of vertical gaze(수직주시마비)**를 유발할 수 있다. 주변구조에 생긴 종양에 의한 압박이 원인이 되기도 하고, 뇌에 전반적 변화를 초래하는 다양한 질환에서 이 부위가 침범되어 나타나기도 한다. Pineal gland(솔방울샘) 종양으로 인해 posterior commissure와 그 주변구조들이 압박되면 upward gaze(위쪽주시)가 마비된다(**Parinaud's syndrome, 파리노증후군**). 원숭이에서 rostral interstitial nucleus of medial longitudinal fasciculus에 국한된 매우 작은 병터가 발생한 경우에는 downward gaze(아래쪽주시)만 선택적으로 마비된다(그림 9-10); 사람에서도 보고된 바는 있지만 극히 드물다.

림 8-8). 덮개앞구역에 위치한 이 신경핵은 Edinger-Westphal nucleus로 투사하고, 덧눈돌림신경핵내장핵은 눈돌림신경을 통해 눈확공간의 ciliary ganglion(섬모체신경절)으로 이어진다. Postganglionic fiber(신경절이후섬유)들은 short ciliary nerve(짧은섬모체신경)를 통해 홍채의 동공조임근에 분포한다. 일부 덮개앞구역 신경세포에서 기원한 축삭들은 뒤맞교차를 통해 정중선을 가로질러 반대쪽 덧눈돌림신경핵내장핵으로 향한다.

한쪽 눈에만 빛을 비춰도 양쪽 동공이 모두 수축한다. 빛을 비추지 않은 반대쪽 눈에 나타나는 이 홍채반응을 **consensual light reflex(맞동공빛반사, 공감대광반사)**라 한다. Consensual light reflex의 기전으로 다음 두 가지 근거를 들 수 있다; (a) 각 optic tract에는 같은쪽 망막뿐 아니라 반대쪽 망막에서 들어오는 섬유들도 포함되어 있다(제20장 참조). (b) 덮개앞구역은 같은쪽과 반대쪽, 즉 양쪽 덧눈돌림신경핵내장핵으로 투사한다.

가까운 물체에 시선을 고정할 때는 두 눈이 안쪽으로 모이고 동시에 **lens(수정체)**의 **accommodation(조절)**이 일어난다. 이 두 작용은 망막과 뒤통수엽겉질에서 기원하여 위둔덕을 거쳐 덧눈돌림신경핵내장핵으로 이어지는 신호에 의해 촉발된다. 이 경로의 날성분은 덧눈돌림신경핵내장핵에서 기원한 신경절이전섬유, 그리고 이에 이어 섬모체신경절에서 기원한 신경절이후섬유로 구성된다. 신경절이후섬유들은 섬모체근에 분포하며, 이 근육이 수축하

임상노트

비정상 *Pupillary Reflex*(동공반사)

실명의 원인과 상관없이, 시력을 상실한 모든 눈에서는 pupillary reflex가 일어나지 않는다. 그러나 한쪽 눈만 실명한 경우, 정상인 눈에 빛을 비추면 양쪽 동공 모두 즉각적으로 수축한다. 또한 이 때 빠르게 실명한 눈 쪽으로 빛을 옮겨 비추면(swinging flashlight test, 교대불빛검사) 양쪽 동공이 모두 확대된다. 모순적으로 보이는 이 빛반사를 **Marcus Gunn pupil(마르커스건동공)**이라 하며, **optic neuritis(시각신경염)** 환자에서 특징적으로 관찰된다. 시각신경의 demyelinating lesion(말이집탈락병터)에 의해 며칠 만에 한쪽 눈의 시력을 급격하게 상실하는 optic neuritis는 흔히, 뇌와 척수의 여러 부위에 산발적으로 말이집탈락부위들이 생기는 **multiple sclerosis(다발경화증)**의 한 소견으로 나타난다.

동공반사이상은 **head injury(두부외상)**로 인한 의식장애 환자에서 가장 흔히 볼 수 있으며, 대개 uncus에 의해 눈돌림신경이 압박되는 것이 그 원인이다. Subdural hemorrhage(경막밑출혈) 또는 extradural hemorrhage(경막바깥출혈)로 인해 뇌압이 상승하면 uncus(갈고리이랑)가 tentorium cerebelli(소뇌천막)의 자유모서리 너머로 밀리면서 발생한다(제26장 참조).

Posterior communicating artery(뒤교통동맥)에 생긴 aneurysm(동맥류, 동맥자루)도 인접한 눈돌림신경 손상의 원인이 될 수 있다.

Holmes-Adie pupil(홈즈아디동공)은 젊은 여성에서 가장 흔히 발생하며, 빛반사와 조절반사 모두 반대쪽(정상쪽) 눈에 비해 느려진다. 이 질환은 바이러스감염으로 인해 일부 섬모체신경절 신경세포들이 소실되어 발생하는 것으로 여겨지며 (기전은 밝혀지지 않았지만) 전신의 stretch reflex(뻗침반사, 신장반사)도 느려진다. **Horner's syndrome(호너증후군)** 환자에서 정상보다 작은 크기의 동공을 보이는 것에 관한 부분은 제24장에서 다룬다.

빛반사와 조절반사에서 동공반응이 일어나는 경로는 서로 다르며, 따라서 질병에 따라 두 반사의 양상이 차이를 보일 수 있다. 예를 들어 **Argyll Robertson pupil(아르길로버트슨동공)**은 가까운 물체를 주시할 때는 수축하지만, 빛에는 반응하지 않는다. Argyll Robertson pupil은 중추신경계통의 syphilitic disease(매독성질환) 환자에서 나타난다. 덮개앞구역이나 periaqueductal region(중심회색질)에 작은 병터가 생겨 빛반사만 소실되는 것으로 여겨지지만, 이 부위에서 항상 병리소견이 발견되는 것은 아니다. 환자의 동공은 정상보다 작고 불규칙한 모양을 하는데, 이는 홍채 자체의 질환에 기인하는 것으로 보인다.

면 수정체가 두꺼워져 굴절력이 높아지고, 그 결과 가까운 물체에 초점을 맞출 수 있게 된다. 이와 동시에 동공조임근도 수축하여 동공 크기가 작아지며, 결과적으로 눈의 refractive media(굴절매체)가 갖는 spherical aberration(구면수차)이 줄어들어 보다 선명한 상을 맺게 된다.

기타 뇌신경

Trigeminal Nerve(삼차신경)

이 뇌신경은 머리속공간에서 세 갈래로 나뉘기 때문에 trigeminal nerve라 명명되었다. 머리부위 대부분 영역의 general sensory innervation(일반감각신경분포)을 담당하며(그림 8-9), mastication muscles(씹기근육)와 몇몇 더 작은 근육들로 가는 운동섬유를 낸다.

Sensory Component(감각성분)

Primary sensory neuron(일차감각신경세포)의 세포체 대부분은 **trigeminal ganglion(삼차신경절,** semilunar ganglion, gasserian ganglion)에 위치하고, 나머지는 mesencephalic trigeminal nucleus(삼차신경중간뇌핵)에 자리한다. 삼차신경절세포의 말초돌기들은 ophthalmic nerve(눈신경)와 maxillary nerve(위턱신경), 그리고 mandibular nerve(아래턱신경)의 감각성분을 구성한다. Trigeminal nerve는 얼굴과 이마의 피부, 그리고 뒤쪽으로 vertex(머리마루점)까지 이르는 scalp(머리덮개), 입안과 코안, paranasal sinus(코곁굴)의 점막, 및 치아의 감각을 담당한다(그림 8-9 참조). 삼차신경은 또한 dura mater(경막) 대부분과 cerebral artery(대뇌동맥)에도 감각성분을 보낸다(제26장 참조).

Trigeminal Sensory Nuclei(삼차신경감각핵)

삼차신경절세포의 중추돌기는 sensory root of trigeminal nerve(삼차신경감각뿌리)를 형성한다. 이 뿌리는 삼차신경의 두 뿌리 중 크기가 큰 것으로, 그 섬유들은 다리뇌로 들어가 pontine trigeminal nucleus와 spinal trigeminal nucleus(삼차신경척수핵)에 종지한다. 이들 감각축삭이 들어오는 높이의 다리뇌에는 **pontine trigeminal nucleus(삼차신경으뜸핵,** chief, principal, 또는 superior sensory nucleus)가 위치한다(그림 7-11과 8-10). 다리뇌뒤판의 뒤가쪽부분에 위치하는 이 신경핵에는, 직경이 큰 섬유들, 즉 discriminative touch(식별촉각)를 담당하는 신경섬유들이

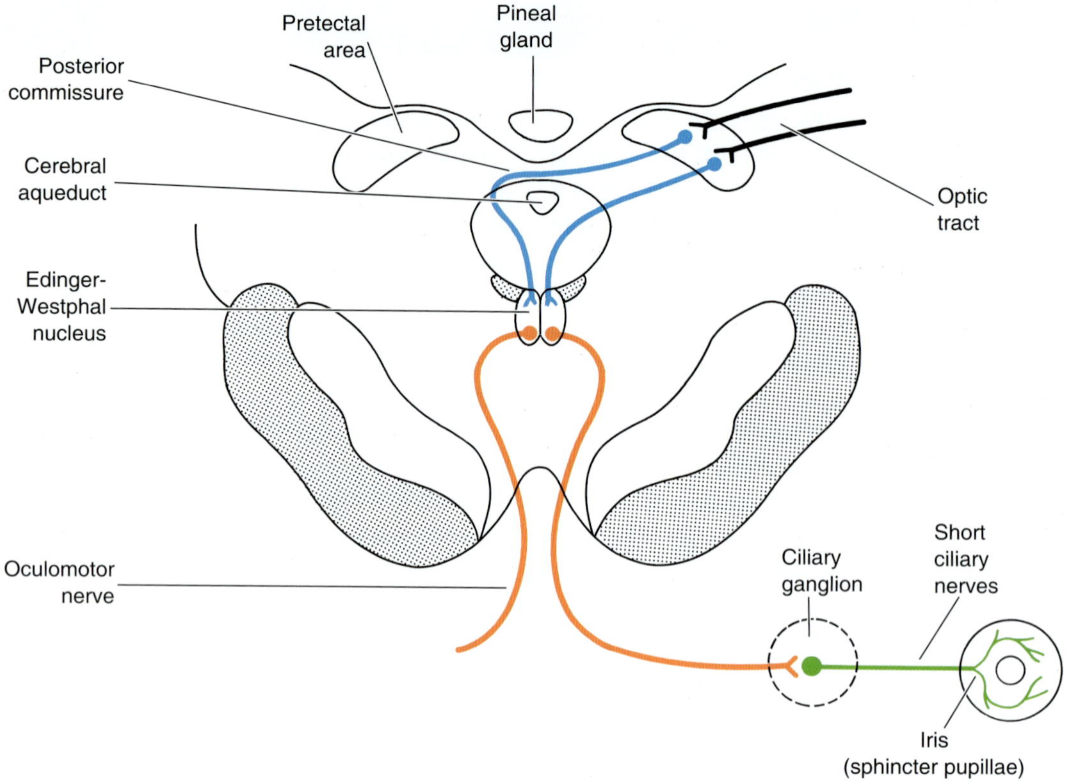

그림 8-8 Pupillary light reflex(동공빛반사), 망막에서 들어오는 축삭들은 흑색으로, central interneuron(중추사이신경세포)들은 청색으로, preganglionic parasympathetic neuron(신경절이전부교감신경세포)들은 적색으로, postganglionic parasympathetic neuron(신경절이후부교감신경세포)들은 녹색으로 나타내었다.

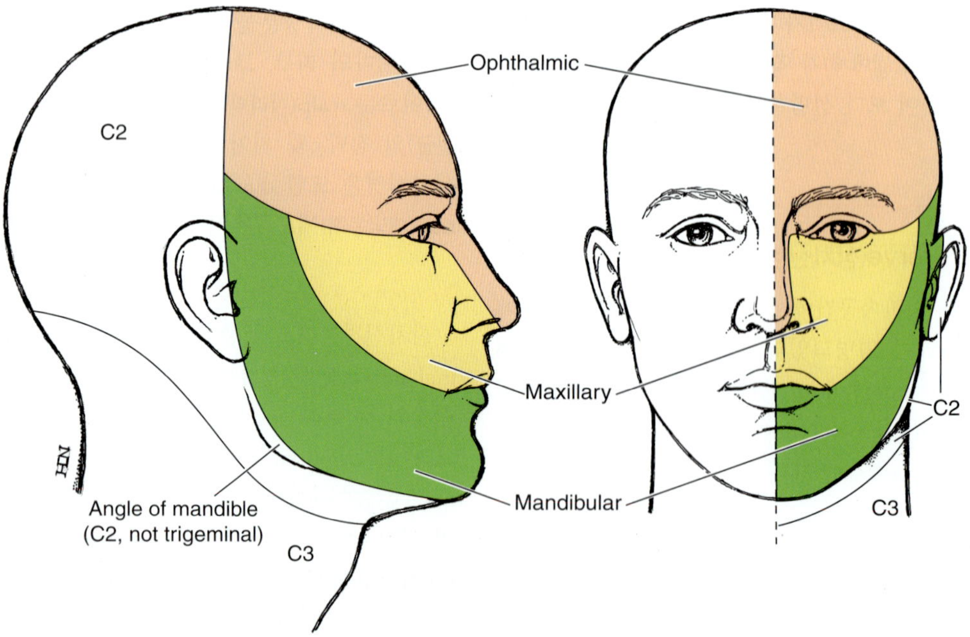

그림 8-9 머리와 목의 피부신경분포. Spinal dermatome(척수피부분절)과 달리, trigeminal nerve(삼차신경)의 세 갈래가 분포하는 영역들은 크게 중첩되지 않는다.

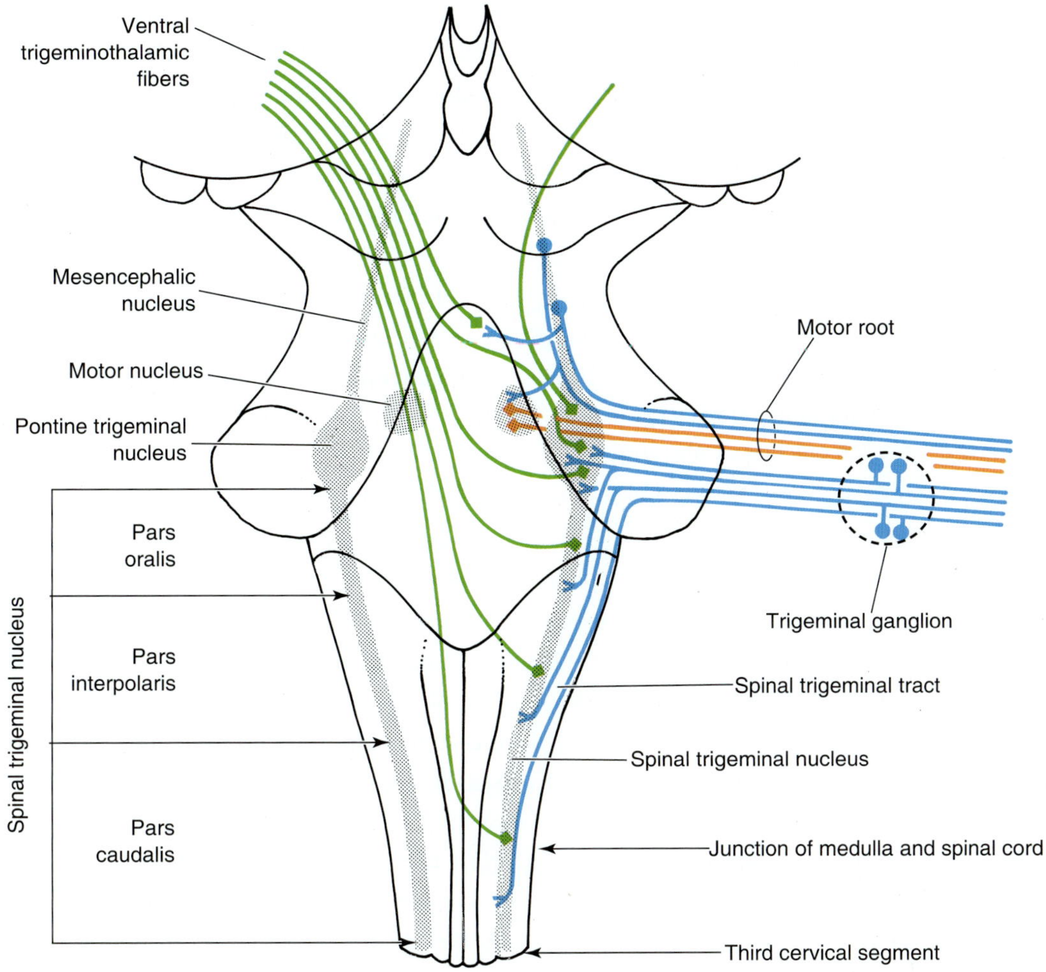

그림 8-10 Nuclei of trigeminal nerve(삼차신경핵)과 그 연결. Primary sensory neuron(일차감각신경세포)들은 청색으로, trigeminothalamic neuron(삼차시상신경세포)들은 녹색으로, 운동신경세포들은 적색으로 나타내었다. 이 신경의 운동뿌리에는 고유감각섬유들도 포함되어 있다.

종지한다. 다른 들축삭들은 두 개의 가지로 갈라져, 한 가지는 삼차신경으뜸핵으로 향하고 다른 가지는 아래쪽으로 방향을 틀어 spinal trigeminal tract(삼차신경척수로)를 따라 내려가 spinal trigeminal nucleus의 위쪽 끝부분에 종지한다. 이 들신경섬유들은 주로 단순촉각을 전달한다. 따라서 이 두 신경핵, 즉 삼차신경으뜸핵과 삼차신경척수핵 모두 촉각이라는 같은 감각유형을 전달한다. Mesencephalic trigeminal nucleus(삼차신경중간뇌핵)에서 기원한 축삭의 가지들도 일부 삼차신경으뜸핵으로 들어온다.

중간 직경을 갖는 다수의 sensory root fiber(감각뿌리섬유)들과 역시 많은 수의 가는 unmyelinated fiber(민말이집신경섬유)들은 다리뇌로 들어오자마자 아래쪽으로 방향을 바꾼다. 이들은 통증, 온도감각 및 단순촉각을 담당하는 섬유들이며, **spinal trigeminal tract(삼차신경척수로)**를 형성한다(그림 8-10). Facial nerve(얼굴신경), glossopharyngeal nerve(혀인두신경), 그리고 vagus nerve(미주신경)로부터 오는 신경섬유들도 이 신경로로 들어온다. 이들은 바깥귀의 피부 일부, 혀 뒷부분, 그리고 인두 및 후두점막에서 들어오는 general somatic sensation(일반몸감각)을 담당한다. 일부 삼차신경척수로 섬유들은 척수의 첫 두세 분절 높이까지 내려오며, 그곳에서 dorsolateral tract of Lissauer(뒤가쪽로)의 축삭들과 섞인다.

삼차신경척수로 섬유들은 바로 아래 인접한 삼차신경척수핵 부위에 종지한다(그림 8-10). 삼차신경척수핵은 삼차신경으뜸핵에서 숨뇌의 아래쪽 경계까지 뻗어있으며, 이 곳에서 spinal gray matter(척수회색질)의 dorsal horn(뒤뿔)과 섞인다. 이 신경핵은 세포구축학적으로 세 부분으로 구분된다(그림 8-10). **Pars caudalis(꼬리부분)**는 pyramidal decussation(피라미드교차) 높이에서 C3 척수분절까지 이어지며, 통증감각과 온도감각 섬유들이 들어온다. 머리부위의 통증감각을 인지하기 위해서는 같은쪽의 pars caudalis와 삼차신경척수로의 아래쪽 끝부분이 온전해야 한다. **Pars interpolaris(꼭대기사이부분)**는 inferior olivary nucleus(아래올리브핵)의 위쪽 1/3 높이로부터 피라미드교차 높이까지 뻗어 있다. **Pars oralis(입쪽부분)**는 pars interpolaris 위쪽으로 삼차신경으뜸핵까지 이어진다. 두 신경핵은 세포구축학적으로, 또한 촉각을 담당한다는 면에서 기능적으로도 서로 유사하다.

Sensory trigeminal nucleus들에서 기원한 일부 섬유들은 trigeminal motor nucleus(삼차신경운동핵), facial motor nucleus(얼굴신경운동핵), nucleus ambiguus(의문핵), 그리고 hypoglossal nucleus(혀밑신경핵)에 종지한다. 삼차신경의 분포부위에서 감지된 자극에 의해 촉발되는 반사반응은 이 연결을 통해 매개된다. 한 예로 **corneal reflex(각막반사)**를 들 수 있다. 각막에 뭔가 스치면 저절로 두 눈이 감긴다; 이 반사활의 들신경섬유들은 ophthalmic nerve에 포함되며 날신경성분은 얼굴신경에 위치한다. 눈 주위 어느 부위라도 유해한 자극이 가해지면, 자신도 모르게 양 눈을 감게 된다(blinking, 눈깜박임). 작은 뇌줄기병터를 가진 환자들을 대상으로 한 임상연구 결과에 의하면, 이 반사경로는 삼차신경척수핵꼬리부분에서 시작되어 뒤판가쪽부분을 지나 양쪽 facial motor nucleus로 이어지는 것으로 나타났다. 반대쪽 얼굴신경운동핵으로 투사하는 섬유들은 하위숨뇌에서 정중선을 가로지른다. 다른 예로는, 코점막이 자극될 때 유발되는 **sneezing(재채기)**을 들 수 있다. 이 반사의 들신경충동은 maxillary nerve를 통해 들어오며, motor nucleus of trigeminal nerve(삼차신경운동핵), motor nucleus of facial nerve(얼굴신경운동핵), nucleus ambiguus, 및 hypoglossal nucleus로 중계된다. 이들은 또한 (reticulospinal replay[그물척수중계]를 통해) intercostals muscle(갈비사이근)을 비롯한 호흡근육들에 분포하는 척수운동신경세포들, 그리고 phrenic nucleus(가로막신경핵)로도 중계된다.

삼차신경으뜸핵과 삼차신경척수핵에서 thalamus(시상)로 향하는 주된 오름신경로는 **ventral trigeminothalamic tract(앞삼차시상로)**이며, medial lemniscus(안쪽섬유띠)에 인접한 경로를 취한다(그림 8-10과 제7장 참조). 더 적은 수의 나머지 신경섬유들은, 같은쪽 또는 교차하여 반대쪽의 **dorsal trigeminothalamic tract(뒤삼차시상로)**를 이루어 thalamus로 진행한다. 상위다리뇌와 중간뇌를 지나는 이 두 신경로를 합하여 흔히 **trigeminal lemniscus(삼차섬유띠)**라 한다. 이 축삭들은 시상의 medial division of VPm(뒤안쪽배쪽핵안쪽부분)에 종지하고, 이 시상핵은 대뇌겉질의 primary somatosensory area(일차몸감각영역) 아래쪽 끝부분으로 투사한다.

Mesencephalic trigeminal nucleus(삼차신경중간뇌핵)는 삼차신경으뜸핵에서 중간뇌로 뻗는 가느다란 띠 모양의 신경핵으로, 큰 unipolar neuron(홑극신경세포)들로 구성된다(그림 8-10). 그러나 이 위치는 primary sensory neuron(일차감각신경세포)들이 통상적으로 관찰되는 부위는 아니다. 이 신경세포들이 본래 위치하는 곳은 신경절이며, mesencephalic trigeminal nucleus의 unipolar neuron들은 primary sensory neuron 중 유일하게 중추신경계통으로 유입된 경우에 해당한다. 이 세포의 말이집축삭들은 **mesencephalic tract of trigeminal nerve(삼차신경중간뇌로)**를 이루어, 같은 이름을 지닌 이 신경핵 옆으로 나란히 지나간다. 각각의 축삭들은 말초가지와 중추가지로 나뉜다. 대부분의 말초가지들은 motor root of trigeminal nerve(삼차신경운동뿌리)를 이루며, mandibular division을 통해 분포한다. 이 섬유들은 아래치아 주위 깊은 조직의 proprioceptive receptor(고유감각수용기)와 muscles of mastication(씹기근육)의 neuromuscular spindle(신경근육방추)에 종지한다. Mesencephalic trigeminal nucleus에서 기원한 일부 축삭들은 maxillary division에 포함되어 위치아뿌리 근처의 신경종말로 간다. 삼차신경중간뇌핵 신경세포들에서 기원한 축삭의 중추가지들은 삼차신경운동핵에 종지하며, 이 연결을 통해 씹는 힘이 반사적으로 조절된다. 씹기근육에 분포하는 신경근육방추들에 의해 촉발되는 stretch reflex(뻗침반사)도 이 연결을 통해 일어난다. 다른 중추가지들은 그물체와 삼차신경으뜸핵 신경세포들에 연접하며, 소수는 superior cerebellar peduncle(위소뇌다리)을 통해 소뇌로 들어간다.

Motor Component(운동성분)

Trigeminal motor nucleus(삼차신경운동핵)는 삼차신경으뜸핵의 안쪽으로 위치한다(그림 7-11과 8-10). 이 신경핵 신경세포의 축삭들은 motor root(운동뿌리)를 이루며,

임상노트

삼차신경과 삼차신경핵 관련질환

Trigeminal neuralgia(삼차신경통, tic douloureux)는 삼차신경을 침범하는 질환 중에서도 특히 중요하다. 감각뿌리를 이루는 축삭의 demyelination(말이집탈락)이 관찰되며, 대개는 작은 aberrant artery(이상동맥)에 의해 신경이 눌려 초래된다. 삼차신경의 세 가지 중 하나가 분포하는 영역에 발작적이고 참기 어려운 통증이 나타나며, 증상은 대개 악화와 완화를 반복한다. 위턱신경이 가장 흔히 침범되고, 아래턱신경과 눈신경의 순으로 발병한다. 유난히 민감한 피부부위가 있으며, 그 부위를 건드리면 통증발작이 유발된다. 사이사이 개재된 glial cytoplasm(신경아교세포질)이 거의 없이 빽빽하게 배열한 unmyelinated axon(민말이집탈락축삭)들 간에 전기적인 교통이 일어남으로 인해, 비정상적인 통증신호가 증폭되는 것으로 여겨진다. 대부분의 환자들은, (본래는) 간질치료약물인 carbamazepine(카르바마제핀) 투여에 반응한다. 약물치료에 반응하지 않는 심한 통증이 유발되는 경우, 수술을 고려해볼 수 있다. 삼차신경 감각뿌리로부터 이상동맥을 분리시키는 intracranial surgery(머리속수술)를 시행하면 대개 잘 치유된다. 해당피부영역에서 삼차신경척수핵으로 이어지는 통증경로를 차단하는 수술을 시행할 수도 한다. 각막민감도를 정상적으로 유지하는 것은 자칫 각막궤양을 초래할 수 있는 손상으로부터 각막을 보호하는데 매우 중요하다. 삼차신경절 또는 삼차신경감각뿌리에 병터가 생기는 경우 각막민감도 저하를 초래할 수 있다. 하위숨뇌 높이에서 삼차신경척수로가 가로절단되면 얼굴부위의 통증을 감지하지 못한다. 삼차신경척수로 섬유들은 somatotopic lamination(몸순서배열)을 보이므로, 병터의 크기가 작은 경우 analgesic area(통증을 감지하지 못하는 영역)는 삼차신경의 한 갈래가 분포하는 영역에 국한되어 나타난다.

삼차신경과 관련하여 통증을 유발하는 다른 장애로는 **herpes zoster(대상포진)**가 있다(제3장과 제19장 참조).

혈관폐쇄, 외상, 종양, 또는 뇌줄기 자체나 그 주변에 생긴 병터로 인해, 삼차신경감각핵들, 삼차신경운동핵, 그리고 머리속공간을 지나는 삼차신경섬유들이 손상될 수 있다. 운동섬유가 차단되면 씹기근육이 마비되고 결국 위축된다. 대항작용을 소실한 (턱을 앞으로 내미는 근육인) 반대쪽 가쪽날개근의 작용으로 아래턱은 병터쪽으로 돌아간다. 운동겉질에서 삼차신경운동핵으로 내려오는 섬유들은 같은쪽에서도 일부 기원하기 때문에, corticobulbar fiber들이 차단되어도 반대쪽 씹기근육에는 마비증세가 나타나지 않는다. 병터가 숨뇌 가쪽부분에 위치하면, 삼차신경척수로가 차단되어 얼굴과 입안의 통증 및 온도감각 장애가 나타난다; 이는 Wallenberg's syndrome(발렌베르크증후군)의 증상이다(제7장 참조).

trigeminal ganglion을 지나자마자 아래턱신경의 감각섬유들과 합쳐진다. 이 신경은 씹기근육들(masseter[깨물근], temporalis[관자근], lateral pterygoid[가쪽날개근], medial pterygoid[안쪽날개근])과 몇몇 더 작은 근육들(tensor tympani[고막긴장근], tensor veli palatini[입천장긴장근], anterior belly of digastic[두힘살근앞힘살], mylohyoid[턱목뿔근])에 분포한다. 삼차신경운동핵으로 내려오는 corticobulbar tract(겉질숨뇌로) 섬유들은 양쪽 대뇌겉질로부터 기원한다.

반사활의 들신경 성분은 삼차신경중간뇌핵을 포함한 삼차신경감각핵들이 주가 된다. 임상적으로 양쪽 씹기근육들의 stretch reflex는 **jaw jerk(턱반사)**를 통해 확인할 수 있다. (아래)턱을 아래방향으로 두드리면 위아래턱이 맞물리는데, 이 반사는 아래턱신경과 삼차신경중간뇌핵, 그리고 삼차신경운동핵을 경유하여 일어난다. 통증을 유발할 정도로 강한 압박이 치아에 가해지면, 깨물근, 관자근, 안쪽날개근의 수축이 억제되면서 턱이 저절로 벌어지게 된다. **Jaw-opening reflex(턱벌림반사)**라고 하는 이 반사는 삼차신경척수핵꼬리부분과 삼차신경운동핵, 그리고 그들 사이에 개재하는 그물체신경세포들을 경유하여 일어난다. Tensor tympani muscle에 분포하는 신경세포들에는 superior olivary nucleus(위올리브핵)에서 기원한 acoustic fiber(청각섬유)들이 들어온다. 큰 소리가 나면 고막긴장근이 반사적으로 수축하여 고막의 과도한 움직임을 저지한다.

Facial Nerve(얼굴신경)

Facial nerve는 두 가지 감각성분을 지닌다. 하나는 taste bud(맛봉오리)에 분포하는 성분이고, 다른 하나는 바깥귀 피부에 분포하는 cutaneous fiber(피부신경섬유)이다. 얼굴신경의 운동축삭은 muscle of facial expression(얼굴표정근)들을 지배한다. 신경절이전부교감섬유들은 눈물샘, 턱밑샘, 및 혀밑샘으로 이어지는 신경절로 연결된다. 감각축삭과 신경절이전부교감섬유는 **nervus intermedius(중간신경)**를 이루어, 운동뿌리와 vestibulocochlear nerve(속귀신경) 사이로 뇌줄기를 나온다(제6장 참조).

얼굴신경의 가지들

얼굴신경의 두 뿌리는 속귀길을 지난 뒤 **facial canal(얼굴신경관)**로 들어가 **geniculate ganglion(무릎신경절)**에 합류한다. 얼굴신경의 모든 감각신경세포체들은 이 신경절에 위치한다(그림 8-11). 미각섬유와 신경절이전섬유로 이루어진 **greater petrosal nerve(큰바위신경)**는 이 신경절 높이에서 얼굴신경으로부터 분지된다. 얼굴신경관, 그리고 그 속을 지나는 얼굴신경은 무릎신경절을 지나면서 뒤쪽과 아래쪽으로 급격하게 방향이 꺾여 **tympanic cavity(고실, middle ear cavity)**의 안쪽벽을 지난다. 매우 얇은 뼈층과 점막만을 사이에 두고 고실 속 공기와 접하고 있는 이 부위를 지나는 중에, **stapedius(등자근)**로 가는 운동가지가 분지한다. 고실뒤벽의 바닥 가까이에서, 미각섬유와 신경절이전섬유로 구성된 **chorda tympani nerve(고실끈신경)**가 분지한다. 이 신경은 고막의 속면점막 바로 밑을 지나 앞쪽으로 진행한 뒤, tympanic part of temporal bone(관자뼈고막틀부분)에 있는 작은 관을 통해 infratemporal fossa(관자아래우묵)로 들어간다. 가운데귀에서 내려온 얼굴신경의 main trunk(으뜸줄기)는 stylomastoid foramen(붓꼭지구멍)으로 들어간다. 얼굴신경은 이 구멍을 지나는 도중 somatic sensory branch(몸감각가지) 하나를 분지한다. 이 가지는 주변의 뼈 속으로 들어가 혀인두신경과 미주신경의 작은 가지들에 합류한다. 세 뇌신경 성분이 혼합된 이 작은 축삭무리는, 고막과 external acoustic meatus(바깥귀길)의 피부 일부, 그리고 귀 뒤쪽의 좁은 피부영역에 분포한다. 감각신경들이 분지하고 나면,

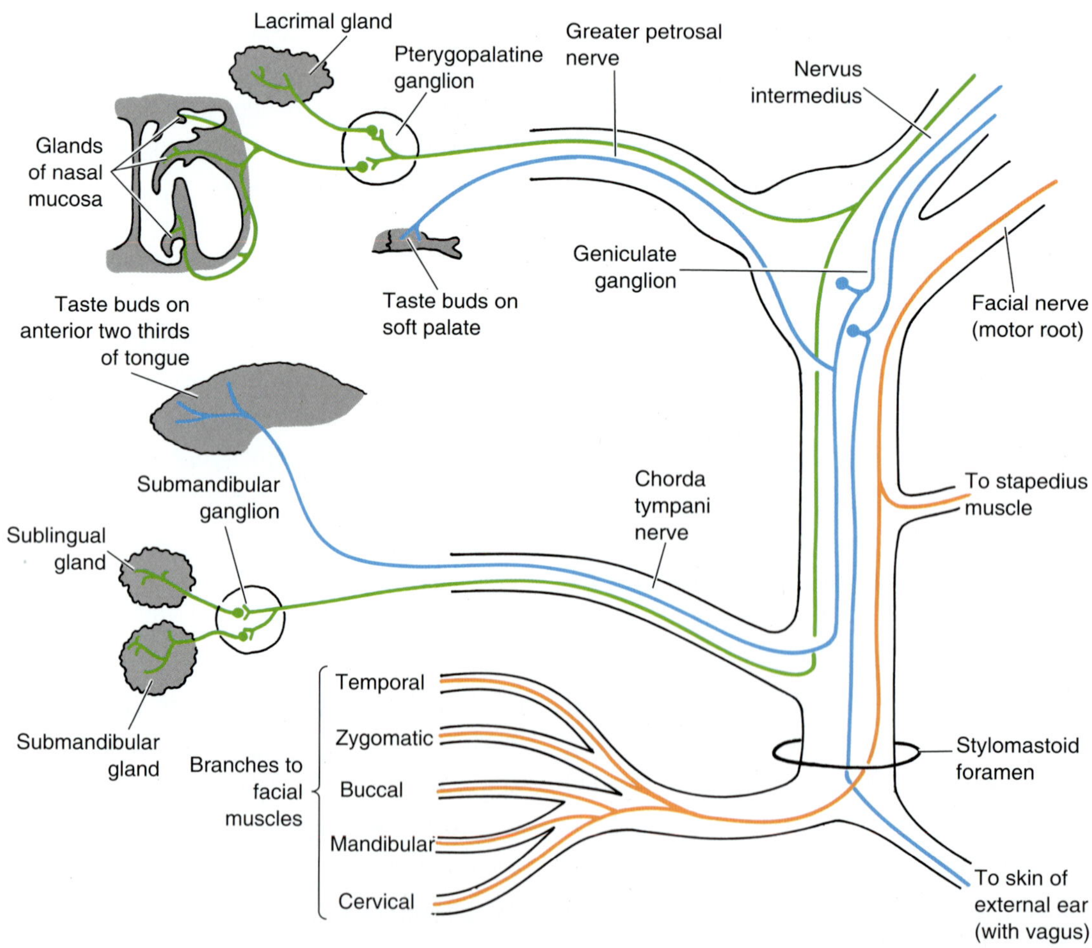

그림 8-11 Facial nerve(얼굴신경)의 말초가지에 포함된 성분. Primary sensory neuron(일차감각신경세포)들은 청색으로, 운동신경세포들은 적색으로, preganglionic parasympathetic neuron(신경절이전부교감신경세포)들 및 postganglionic parasympathetic neuron(신경절이후부교감신경세포)들은 녹색으로 나타내었다.

얼굴신경에는 운동신경세포에서 기원한 축삭들만 남는다. 얼굴신경은 styloid process(붓돌기)와 mastoid process(꼭지돌기) 사이를 지나 머리뼈바닥으로 나온다. 이 신경은 stylohyoid muscle(붓목뿔근)과 posterior belly of digastric muscle(두힘살근뒤힘살)로 가는 가지를 낸 뒤, 5개의 가지(temporal branch[관자가지], zygomatic branch[광대가지], buccal branch[볼가지], marginal mandibular branch[턱모서리가지], cervical branch[목가지])로 갈라져 머리덮개와 얼굴부위의 근육들에 분포한다.

감각성분

일차감각신경세포의 세포체들은 **geniculate ganglion(무릎신경절)**에 위치한다. 이 신경절은 얼굴신경이 petrous temporal bone(관자뼈바위부분)의 facial canal(얼굴신경관) 속을 지나며 꺾어지는 부위에 위치한다.

Gustatory Receptor(미각수용기)와 신경분포

미각기관인 **taste bud(맛봉오리)**의 구조는 그림 8-12에 나와있다. 맛봉오리는 pharyngeal endodermal cell(인두내배엽세포)에서 기원하며, 발생 8주경 처음 출현한다. 발생 5개월 경에는 입안과 인두 전체에 걸쳐 분포하지만 점차 그 수가 감소되어 출생 후 얼마 지나지 않으면 성인에서와 같이 soft palate(물렁입천장), epiglottis(후두덮개), 그리고 혀유두에만 분포한다. 맛봉오리는 혀유두에 가장 많이 분포하며, 실유두를 제외한 세 유형의 혀유두에서 모두 관찰된다. **Vallate papilla(성곽유두)**는, 각각 깊은 고랑으로 둘러싸인 10여개의 큰 유두로, 혀의 앞쪽 2/3와 뒤쪽 1/3 사이의 경계를 따라 나란히 배열한다. **Fungiform papilla(버섯유두)**는 현미경으로 관찰 가능한 정도의 작은 구조로, 혀의 윗면 전체에 걸쳐 훨씬 많은 수의 **filliform papilla(실유두)**들 사이사이에 위치한다. 혀의 표면이 거친 느낌을 갖는 것은 이 실유두의 존재로 인한 것이며, 이 유두에는 맛봉오리가 없다. 납작한 모양의 **foliate papilla(잎새유두)**는 혀의 양쪽 옆면을 따라 세로방향으로 배열하며, 여기에도 맛봉오리가 있다. Taste cell(미각세포)의 섬모(그림 8-12) 표면에는 특정한 맛을 내는 물질들과 결합하는 수용체가 존재한다. 이 수용체가 활성화되면 세포막의 depolarization(탈분극)이 일어나 화학적 전달이 시작된다. Taste cell은 미각을 전달하는 감각축삭에 대해 presynaptic com-

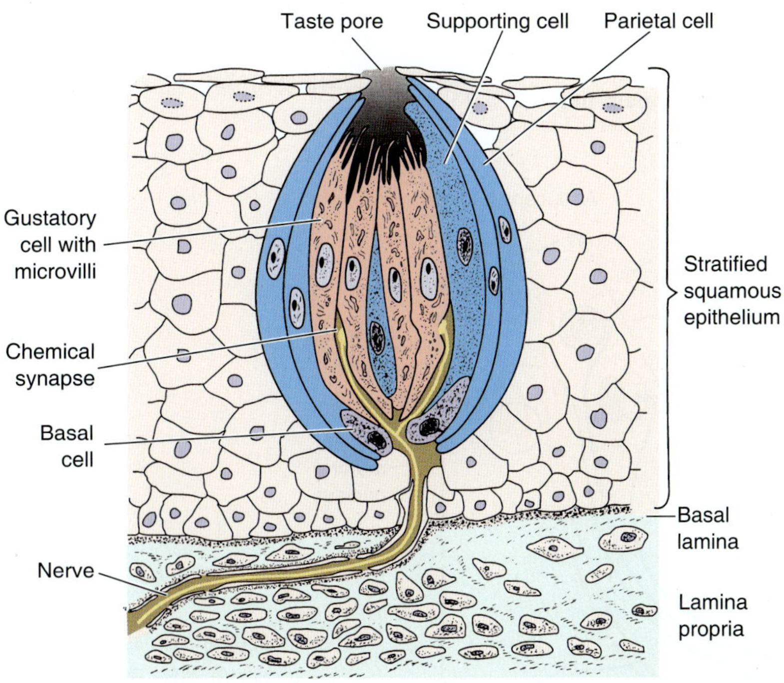

그림 8-12 Taste bud(맛봉오리)의 구조. Taste cell(미각세포)의 apical microvilli(꼭대기쪽미세융모)는 화학수용기로 작용한다. 이 세포들은 sensory axon(감각축삭)들과 chemical synapse(화학연접)로 연결된다. Taste cell과 supporting cell(버팀세포)들은 분열능력을 지닌 basal cell(바닥세포)들에 의해 2~3일마다 지속적으로 교체된다.

ponent(연접이전성분)로 작용한다. 개개의 맛봉오리는 서로 다른 종류의 화학자극에 반응한다. 생리학적, 약리학적, 그리고 생화학적 연구결과에 따르면 개개의 미각세포는 다음의 5가지 기본미각(elementary flavor) 중 하나에 반응한다: 짠맛(예. 염화나트륨), 신맛(산성), 단맛(예. 설탕), 쓴맛(알칼리성, 많은 유기화합물), 그리고 umami(우마미맛[아미노산, 특히 글루탐산]). 단 성분에 반응하는 맛봉오리들은 혀끝부분에 가장 많다. 신맛은 특히 혀의 가쪽가장자리에서, 쓴맛을 지닌 물질들은 주로 혀의 뒤쪽에서 감지된다. 다른 맛을 감지하는 수용기들은 혀 전반에 분포한다. 우리가 느끼는 일상적인 맛은 적어도 4종류 이상의 맛봉오리에서 들어온 혼합신호에 의해 유발되며, 또한 olfactory system(후각계통)을 통해 뇌로 들어온 정보와도 통합되어 느끼는 것으로 여겨진다.

미각은 제VII, 제IX, 제X뇌신경에 의해 전달된다. 무릎신경절 신경세포체의 대부분이 미각을 담당하는 일차신경세포들이며, 그 축삭의 말초가지들은 얼굴신경의 다음 두 가지 중 하나로 들어간다(그림 8-11):

1. Greater petrosal nerve(큰바위신경)는 입천장 위의 pterygopalatine fossa(날개입천장오목)로 들어간다. 이곳에서 미각축삭들은 삼차신경 위턱가지의 palatine nerve(입천장신경)들에 합류한다. 대개 물렁입천장 점막의 palatal taste bud(입천장맛봉오리)에 분포한다(그림 8-11).
2. 얼굴신경의 가지인 **chorda tympani nerve(고실끈신경)**는 아래턱신경의 가지인 lingual nerve(혀신경)에 합류한다. 이 섬유들은 혀의 앞쪽 2/3 부분의 맛봉오리에 분포한다. 맛봉오리는 대개 혀끝과 가쪽가장자리를 따라 존재한다. (나머지 미각신경들은 이 장의 후반부에서 혀인두신경 및 미주신경과 관련 지어 다룬다.)

미각을 전달하는 무릎신경절세포의 축삭들은 **nervus intermedius(중간신경)**를 통해 뇌줄기로 들어온 뒤 **solitary tract(고립로)**를 이루어 아래쪽으로 방향을 튼다(그림 7-6과 8-13). 이 섬유다발에 포함된 얼굴신경섬유들은 보다 아래쪽에서 들어오는 혀인두신경 및 미주신경의 미각축삭들과 합류한다. 세 뇌신경으로부터 기원한 이 섬유들은 **solitary nucleus(고립핵)**에 종지한다. 이 신경핵은 고립로 주변에서 이를 부분적으로 감싸는 세포기둥이다. 미각섬유들은 큰 세포들로 이루어진 고립핵 윗부분으로만 들어오며, 이 부위를 **gustatory nucleus(미각핵)**라고도 한다. (General visceral afferent[일반내장들신경섬유]들은 작은 크기의 세포들로 이루어진 고립핵 아랫부분으로 들어온다.)

Ascending Pathway for Taste(미각오름신경로)

Gustatory nucleus에서 기원한 섬유들은 같은쪽 **central tegmental tract(중심뒤판로)**의 성분을 이루어 위로 올라간다. 이들은 subthalamic region(시상밑구역)을 지나 시상의 **ventral posterior nucleus(배쪽바닥핵)**의 맨안쪽 부분에 종지하며, 이 시상핵은 **cortical area for taste(미**

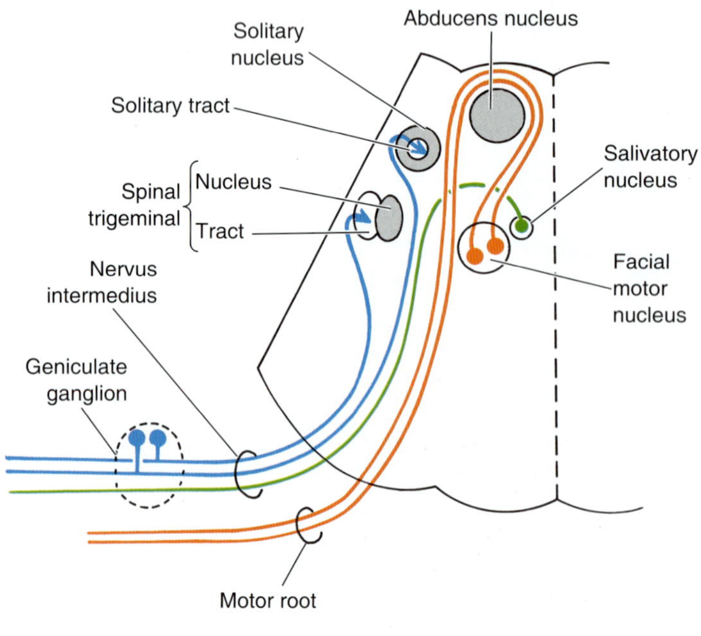

그림 8-13 뇌줄기에서 기원하는 facial nerve(얼굴신경)의 성분. Primary sensory neuron(일차감각신경세포)들은 청색으로, 운동신경세포들은 적색으로, preganglionic parasympathetic neuron(신경절이전부교감신경세포)들은 녹색으로 나타내었다.

각겉질영역)로 투사한다. 이 겉질영역은 혀의 general sensory area(일반감각영역)에 인접하고 있으며, insula(대뇌섬) 위로, 그리고 앞쪽으로는 frontal operculum(이마덮개)까지 뻗어있다. 생리학적으로 확인된 바에 의하면, 미각자극은 동물에서도 hypothalamus(시상하부), amygdala(편도), 그리고 cortex of limbic system(둘레계통겉질, 변연피질)에 영향을 미치지만, 사람에서처럼 뇌줄기에서 기원하는 특정오름투사경로를 경유하지는 않는 것으로 보인다. 기능적으로 밀접한 연관을 갖는 olfactory system(후각계통, 제17장 참조)과 마찬가지로, 미각경로도 정중선을 넘지 않는다(그림 8-14).

Cutaneous Fiber(피부섬유)

피부감각축삭들은, 얼굴신경관과 붓꼭지구멍의 경계부에서 얼굴신경으로부터 분지한다(그림 8-11). 이 섬유들은 concha of auricle(귀조가비), 귀 뒤쪽의 좁은 피부영역, 바깥귀길벽, 그리고 고막의 바깥표면에 분포한다. 피부감각을 전달하는 무릎신경절세포의 중추돌기들은 중간신경을 통해 뇌줄기로 들어간다. 이들은 삼차신경척수로(그림 8-13)로 이어져, 바로 아래 인접한 삼차신경척수핵에 종지한다.

Efferent Component(날신경성분)

Striated Muscle(가로무늬근)에 분포하는 성분

얼굴신경에서 임상적으로 가장 중요한 성분은 운동성분이다. **Facial motor nucleus(얼굴신경운동핵)**는 다리뇌의 하위 1/3 높이에 위치하며, 뒤판 앞가쪽부분에 자리한다. 이 신경핵에서 기원한 축삭들은 특이한 경로를 취한다(그림 7-8과 8-13). 이 축삭들은 처음에는 넷째뇌실바닥을 향해 abducens nucleus(갓돌림신경핵)의 안쪽면을 따라 진행하다가 이 신경핵의 아래쪽 끝부분을 감아 돈다. 이들은 이 신경핵의 위쪽 끝부분을 다시 한번 감아 돈 후 자신들이 기원한 신경핵과 삼차신경척수핵 사이를 지나 얼굴신경의 운동뿌리가 되어 뇌줄기 표면으로 나온다. 이 신경다발이 갓돌림신경핵 주위를 감아 도는 부분을 **internal genu(속무릎)**라 한다. (External genu of facial nerve[얼굴신경바깥무릎]는 얼굴신경관 속 무릎신경절 높이에 해당한다.)

얼굴신경의 운동뿌리를 구성하는 섬유들은 전적으로 얼굴신경운동핵에서 기원한다. 이들은 muscles of expression(표정근육, mimetic muscle), platysma(넓은목근)와 stylohyoid muscle(붓목뿔근), 그리고 posterior belly of digastric muscle에 분포한다. 얼굴신경은 가운데귀의 등자

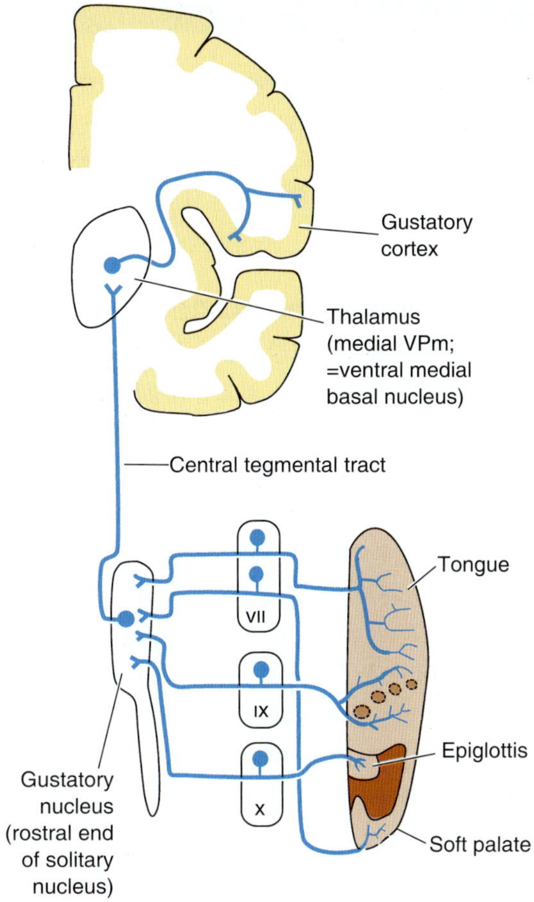

그림 8-14 맛봉오리에서 같은쪽 대뇌겉질로 이어지는 중추미각경로.

근에도 분포하는데, 이 작은 근육은 큰 소리가 날 때 반사적으로 수축하여 stapes(등자뼈)의 과도한 움직임을 막아준다. 반사와 관련된 주요신경연결을 포함하여, 여러 부위에서 기원한 들신경섬유들이 얼굴신경운동핵으로 들어온다.

1. Superior colliculus(위둔덕)에서 들어오는 tectobulbar fiber(덮개숨뇌섬유)는, 갑자기 눈앞으로 빠르게 다가오는 물체가 있을 때 또는 강한 빛이 비칠 때 눈이 저절로 감기는 반사경로를 이룬다.
2. 삼차신경감각핵들에서 들어오는 섬유들은 corneal reflex(각막반사)에 관여한다. 음식물이 입안에 들어올 때 나타나는 chewing response(씹기반사)와 sucking response(빨기반사)도 관장한다.
3. (청각경로의 한 부분인) Superior olivary nucleus(위올리브핵)에서 오는 섬유들은 등자근의 반사적 수축을 가능하게 한다.

임상노트

Facial Nerve(얼굴신경)과 Middle Ear(가운데귀)

가운데귀는 세균에 감염되기 쉽다. 또한 외과적인 수술도 흔하게 시행되는 부위이므로, 얼굴신경은 가운데귀를 지나는 경로 중에 손상되기 쉽다. 얼굴신경의 각 가지에 포함된 기능성분의 차이를 알면, 병터의 위치를 정확히 진단할 수 있다(그림 8-11).

Parasympathetic Nucleus(부교감신경핵)

침샘과 눈물샘에는 부교감신경절에서 오는 신경이 분포한다. 실험동물에서는 이들 부교감신경절로 신경섬유를 보내는 뇌줄기 신경세포들의 존재가 확인되었다. 사람 뇌의 상응한 부위에서도 조직화학적으로 이들과 동일한 성질(acetylcholinesterase[아세틸콜린에스테라아제]와 NADPH diaphorase를 포함한다)과 유사한 구조를 보이는 세포들이 나타난다. 이들 대부분은 얼굴신경운동핵의 뒤안쪽과 앞가쪽으로 위치하며(그림 8-13), 이 세포무리들이 **salivatory nucleus(침분비핵)**를 구성한다. 아마도 이 신경핵이 얼굴신경과 혀인두신경에 포함된 신경절이전부교감섬유의 기원일 것으로 여겨진다. (눈물핵, 위침분비핵, 및 아래침분비핵의 위치는 아직 확실하게 밝혀진 바 없다. 그러나 전통적으로 이렇게 부르는 근거는 이 부위가 날개입천장신경절, 턱밑신경절 및 귀신경절로 가는 신경절이전섬유가 기원하는 부위일 것이기 때문이다. 전통적인 이 개념은 관찰이나 실험연구를 통해 실제로 확인된 바는 없다.)

Salivatory nucleus(침분비핵)에는 턱밑샘, 혀밑샘, 그리고 눈물샘에 분포하는 신경절이전부교감신경세포의 세포체들이 위치한다. 침분비핵에서 기원한 축삭들은 중간신경이 되어 뇌줄기를 나온 뒤 얼굴신경의 성분이 되어 진행하다가 관자뼈바위부분의 얼굴신경관 속을 지날 때 얼굴신경에서 분지한다(그림 8-11). 신경절이후섬유들은 삼차신경의 가지를 타고 표적장기로 향하는 특이한 경로를 취한다.

눈물분비를 조절하는 섬유들은 **greater petrosal nerve(큰바위신경)**가 되어, pteygopalatine fossa에 위치한 **pterygopalatine ganglion(날개입천장신경절, sphenopalatine ganglion)**에 종지한다. 신경절이후섬유들은 위턱신경의 가지인 zygomatic nerve(관자신경)를 통해 눈물샘에 이르며, 샘분비를 자극하고 혈관확장을 일으킨다. 신경절이후섬유들은 nasal cavity(코안)와 paranasal sinus(코곁굴) 점막의 점액샘에도 분포한다.

Salivatory nucleus에서 기원한 다른 축삭들은 **chorda tympani nerve(고실끈신경)**를 이루어 얼굴신경에서 분지한다. 이 신경성분은 아래턱신경의 lingual nerve(혀신경)를 타고 입안바닥으로 간다. 이들은 **submandibular ganglion(턱밑신경절)**, 그리고 submandibular gland(턱밑샘) 속에 산재한 신경세포들에 연접한다. 여기서 나온 짧은 신경절이후섬유들은 턱밑샘과 sublingual gland(혀밑샘)의 실질에 분포하여 침분비를 촉진하고 혈관확장을 일으킨다.

침분비핵은 시상하부의 영향을 받으며, 시상하부로부터 오는 내림경로는 아마도 dorsal longitudinal fasciculus(뒤세로다발)를 경유할 것으로 여겨진다. 후각계통도 그물체의 중계를 거쳐 이 신경핵에 영향을 미친다. 입안점막에서 감지되는 미각과 일반감각은 각각 고립핵과 삼차신경감각핵들을 통해 침분비를 촉진한다.

Glossopharyngeal Nerve(혀인두신경), Vagus Nerve(미주신경), 및 Accessory Nerve(더부신경)

제IX, 제X, 및 제XI뇌신경은 숨뇌의 특정신경핵들을 서로 공유하며, 기능적으로도 많은 공통점을 지닌다. 반복적인 설명을 피하기 위해 이들을 함께 묶어 기술한다.

감각성분

Glossopharyngeal nerve와 vagus nerve는 special visceral sense(특수내장감각)인 미각을 감지하는 감각섬유; baroreceptor(압력수용기), chemoreceptor(화학수용기), 및 가슴안과 배안의 내장기관들로부터 들어오는 general visceral afferent(일반내장들섬유); 혀 뒷부분, 인두와 그 주변, 귀 부위의 일부 피부, 그리고 dura matter(경막)의 여러 부위로부터 들어오는 통증감각, 온도감각, 및 촉각을 전달하는 general sensory fiber(일반감각섬유)를 포함한다. 일차감각신경세포체들은 제IX뇌신경과 제X뇌신경의 superior ganglion(위신경절), 그리고 inferior ganglion(아래신경절)에 위치한다.

Visceral Afferent(내장들신경)

Gustatory fiber(미각섬유)의 기원이 되는 홑극신경세

임상노트

얼굴근육에 대한 내림조절

얼굴신경운동핵으로 오는 corticobulbar afferent(겉뇌숨뇌들신경)는 대개 교차하지만, frontalis muscle(이마근)과 orbicularis oculi muscle(눈둘레근)을 지배하는 신경세포에 종지하는 성분들은 예외적으로 교차섬유와 비교차섬유를 모두 받는다. **따라서 *upper motor neuron lesion*(위운동신경세포병터)에서 나타나는 수의근육마비는 병터부위와 반대쪽 얼굴의 아래쪽 절반에서만 나타난다.** 정상인을 대상으로 일차운동겉질의 얼굴근육 지배영역에 대해 자기자극검사(transcranial magnetic stimulation)를 시행한 바에 따르면, 각각 얼굴의 위쪽 절반과 아래쪽 절반의 근육들로 신경섬유를 보내는 얼굴운동신경핵의 운동신경세포들은, 이 겉질영역으로부터 양측성의 촉진성 투사와 억제성 투사를 모두 받는 것으로 나타났다. 임상적인 증상과 병리학적 소견, 그리고 영상의학적 소견을 연관시켜본 연구들에 의하면, 이마엽안쪽면에 경색이 온 경우 얼굴위쪽 절반의 근력약화가 종종 뒤따른다고 한다. 따라서 위운동신경세포병터의 경우 아래쪽 얼굴만 영향을 받는다는 전통적인 해부학적 개념은 틀린 것일 수도 있다.

대뇌겉질 또는 대뇌백색질에 생긴 병터로 인해 얼굴근육이 마비된 경우에도 기분이나 감정변화에 따라 일어나는 불수의적인 얼굴근육의 수축은 여전히 일어나며, 종종 오히려 과도하게 나타난다. 이와는 대조적으로 Parkinson's disease(파킨슨병) 환자에서는 얼굴근육의 수의조절기능이 유지됨에도 불구하고 감정에 따른 표정변화는 소실(masklike face, 가면양얼굴)되는 것이 전형적이다. 얼굴근육의 수의조절, 그리고 감정에 따른 표정변화와 관련된 신경해부학적 기전은 아직 잘 알려지지 않았지만, 대뇌반구에서 뇌줄기로 이어지는 별개의 내림경로가 관여하는 것만은 분명하다.

임상노트

Facial Paralysis(얼굴마비)

반대쪽 internal capsule(속섬유막) 또는 대뇌겉질의 motor area(운동영역)로 가는 동맥이 막혀서 초래되는 hemiplegia(반마비)의 경우 흔히 facial paralysis를 동반한다. 이미 설명한 기전에 의해, 마비는 얼굴의 아래쪽 절반에서만 나타난다. 한쪽 얼굴에서 입 주위뿐 아니라 눈 주위와 이마근육에도 마비가 나타나면, facial nucleus(얼굴신경핵)의 신경세포체 또는 그 축삭들이 손상된 것이다. **Bell's palsy(벨마비)**라 알려진 이 흔한 질환에서 나타나는 얼굴신경 손상은 이 신경이 관자뼈바위부분의 얼굴신경관을 통과하는 중에 발생하며, 같은쪽의 모든 얼굴근육이 갑작스럽게 마비되거나 약화(paresis, 불완전마비)된다. 얼굴신경관을 지나는 얼굴신경과 그 주변조직의 (바이러스감염에 의한) 부종이 원인일 것으로 여겨진다. Bell's palsy에서 나타나는 징후들은 축삭이 압박되는 정도뿐 아니라 (얼굴신경관을 지나는) 얼굴신경의 어느 부위가 손상되었는가에 따라 차이를 보인다(그림 8-11). 무릎신경절 높이 또는 그보다 위쪽에서 얼굴신경이 손상되면, 이 신경이 지니는 모든 기능이 상실된다. 얼굴근육들이 마비되고, 턱밑샘, 혀밑샘, 눈물샘의 분비장애가 나타나며, 손상된 부위와 같은쪽의 혀 앞쪽 2/3 부분과 입천장의 미각도 소실된다(ageusia, 미각상실). 등자근도 마비되어 소리가 비정상적으로 크게 들린다(**hyperacusis, 청각과민**). 그러나 이와는 대조적으로, 붓꼭지구멍 근처를 지나는 부분의 신경이 압박되면, 운동섬유들만 영향을 받는다. 축삭손상이 심하지 않은 경증 벨마비 환자의 경우 Wallerian degeneration(왈러변성)이 일어나지 않으며, 따라서 예후도 양호하다. 손상의 정도가 심해 축삭 재생을 필요로 하는 경우에는 회복속도가 늦고 완전회복도 어렵다. 무릎신경절보다 중추쪽으로 감각섬유가 절단되면 뇌줄기쪽으로는 신경재생이 일어나지 않는다. 얼굴신경의 상당히 위쪽부분이 손상된 경우, 재생되는 salivatory fiber(침분비섬유)의 일부가 큰바위신경으로 자라 들어가 날개입천장오목에 도달하기도 한다. 이 경우 후각 또는 미각 자극에 의해 위침분비핵 신경세포들이 자극될 때 침 대신 눈물이 분비된다(**crocodile tears, 악어의 눈물**).

포체들은 두 **glossopharyngeal ganglia(혀인두신경절**, 작은 superior ganglion과 큰 inferior ganglion)와 **inferior ganglion of vagus nerve(미주신경아래신경절)**에 위치한다. Inferior ganglion of vagus nerve를 **nodose ganglion**이라고도 한다. 축삭의 말초가지들은 혀인두신경을 통해 혀의 뒤쪽 2/3 부위의 맛봉오리들, 그리고 성곽유두와 인두점막에 위치한 적은 수의 맛봉오리에 분포한다. 미주신경섬유들은 epiglottis(후두덮개)에 있는 맛봉오리에 분포한다. 이들 신경절세포의 중추돌기들은 고립로에 합류하여 고립핵의 윗쪽 부분인 **gustatory nucleus(미각핵)**에 종지한다(그림 7-6과 8-15). 그림 8-14에는 오름미각경로를 얼굴신경의 내장들성분과 연관 지어 나타내었다.

General visceral afferent neuron(일반내장들신경세포) 들은 순환, 호흡, 소화기능의 반사조절과 관련된 신호를 수용한다. 그 세포체들은 미각신경세포들과 함께, glossopharyngeal ganglia와 inferior vagal ganglion에 위치한다. 혀인두신경에 포함된 이 섬유들은 common carotid artery(온목동맥)의 갈림부위에 있는 carotid sinus와 근처의 carotid body에 분포한다. **Carotid sinus(목동맥팽대)** 벽의 감각종말은 동맥압을 감시하는 **baroreceptor(압력수용기)**이고, **carotid body(목동맥토리)**에는 순환혈액의 산소농도를 감시하는 **chemoreceptor(화학수용기)**가 위치한다. 마찬가지로, 미주신경섬유들은 **aortic arch(대동맥활)**의 baroreceptor와 aortic arch 근처의 작은 **aortic body(대동맥토리)**들에 있는 chemoreceptor에 분포한다. 미주신경에는 또한 **가슴과 배안의 내장기관**들에서 오는 많은 들섬유들이 포함되어 있다. 이를 통해 중추로 전달되는 신경충동들은 순환, 호흡, 및 소화기능의 반사조절에 중요하다. General visceral afferent neuron의 축삭 중추가지들은 고립로를 따라 아래로 내려가 **solitary nucleus(고립핵)**의 아랫부분에 종지한다(그림 8-15와 8-16). 이 부분은 그물체의 여러 부위와 양쪽성으로 연결을 갖는다. Reticulobulbar projection(그물숨뇌투사섬유)과 reticulospinal projection(그물척수투사섬유), 그리고 작은 크기의 solitariospinal tract(고립척수로)는 부교감신경계통과 교감신경계통, 그리고 호흡근육들을 지배하는 몸운동신경세포들에 의해 매개되는 반사반응의 경로를 제공한다

고립핵에서 기원한 축삭들 중 일부는 위쪽으로 진행하여 시상하부에 이른다. 다른 축삭들은 시상의 ventral posteromedial nucleus(뒤안쪽배쪽핵)로 이어지는 것으로 보이며, 이 경로를 통해 위의 팽만감이나 공복감 같은 비통증성 감각들이 의식수준에서 인지된다.

Somatic Afferent Fiber(몸들신경섬유)

Glossopharyngeal nerve(혀인두신경)에는 혀의 뒤쪽 1/3 부분, (편도부위를 포함한) 인두 윗부분, auditory tube(귀관, 귀인두관, eustachian tube), 그리고 가운데귀 점막에서 들어오는 통증감각, 온도감각 및 촉각과 같은 일반감각을 전달하는 섬유들이 포함된다. **Vagus nerve(미주신경)**는 인두 아랫부분, 그리고 후두와 식도에서 같은 기능을 담당하는 섬유들을 포함한다. 이들 감각신경세포의 세포체들은 **glossopharyngeal ganglia(혀인두신경절)**, 그리고 **jugular ganglion(목정맥신경절)**이라고도 불리는 **superior ganglion of vagus nerve(미주신경위신경절)**에 위치한다. 이들의 축삭에서 분지된 중추가지들은 **spinal trigeminal tract(삼차신경척수로)**로 들어가 **spinal trigeminal nucle-**

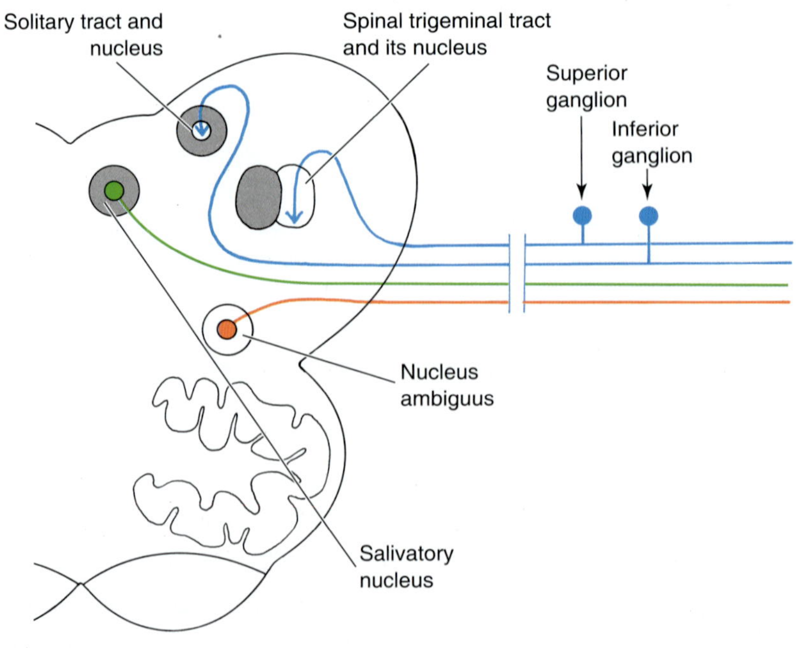

그림 8-15 숨뇌에서 기원하는 glossopharyngeal nerve(혀인두신경)의 성분. Primary sensory neuron(일차감각신경세포)들은 청색으로, 운동신경세포들은 적색으로, preganglionic parasympathetic neuron(신경절이전부교감신경세포)들은 녹색으로 나타내었다.

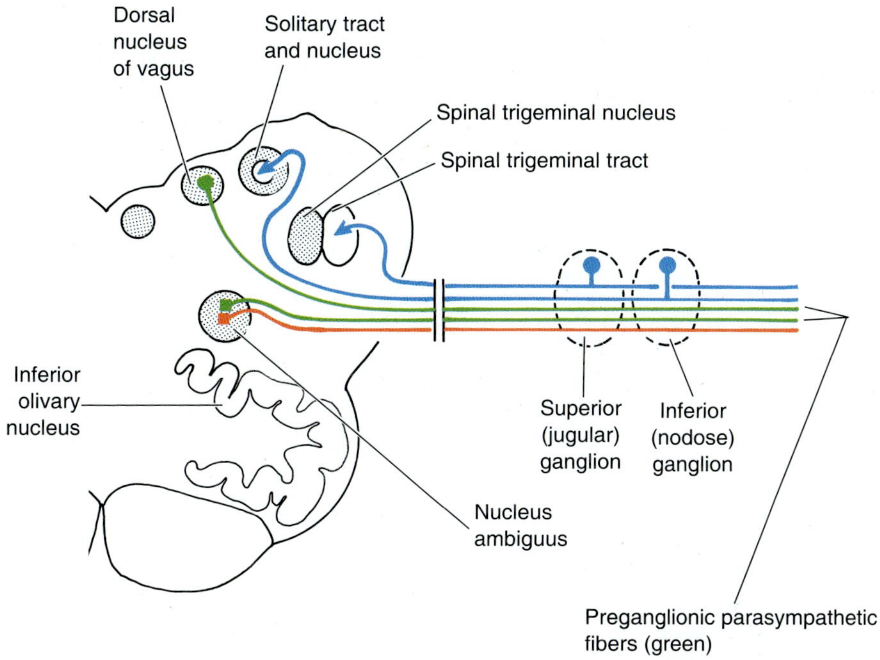

그림 8-16 숨뇌에서 기원하는 vagus nerve(미주신경)의 성분. Primary sensory neuron(일차감각신경세포)들은 청색으로, 운동신경세포들은 적색으로, preganglionic parasympathetic neuron(신경절이전부교감신경세포)들은 녹색으로 나타내었다.

us(삼차신경척수핵)에 종지한다(그림 8-15와 8-16). 인두의 촉각을 담당하는 들신경들은 **gag reflex(구역질반사)**의 유발에 중요하다; 인두가 자극되면 물렁입천장이 올라가고 혀가 움직인다. 이 반사는 nucleus ambiguus와 hypoglossal nucleus를 포함하는 경로를 통해 일어난다.

Vagus nerve의 일반감각(통증감각) 섬유들은 posterior fossa of cranial cavity(뒤머리뼈우묵)를 덮는 dura(경막)에 분포한다. 그 가지인 auricular branch(귓바퀴가지)의 감각섬유들을 통해, 미주신경은 바깥귀의 concha(귀조가비), 귀 뒤쪽의 좁은 영역, 바깥귀길벽, 그리고 고막에 분포한다. 그 세포체들은 superior ganglion of vagus nerve에 위치하며, 중추돌기들은 삼차신경척수로에 합류한다. 미주신경의 auricular branch와 얼굴신경, 이 두 신경이 분포하는 고막과 피부부위는 서로 중첩된다. 미주신경에는 또한 후두, 기관, 기관지, 및 식도로 가는 일반감각섬유들도 포함된다.

날신경성분

제IX, 제X, 제XI뇌신경의 성분에는 가로무늬근육으로 가는 운동섬유들이 들어있으며, 이 중 제IX와 제X뇌신경에는 parasympathetic efferent[부교감(날)신경성분]도 포함된다.

Striated Muscle(가로무늬근육)로 가는 성분

Nucleus ambiguus(의문핵)는 운동신경세포들로 이루어진 가느다란 세포기둥으로, inferior olivary nucleus(아래올리브핵)의 뒤쪽으로 위치한다(그림 7-5~7-7과 8-15~8-17). 이 신경핵에서 기원한 축삭들은 처음에는 뒤쪽을 향해 달리다가 급하게 방향을 바꾸어 혀인두신경과 미주신경의 다른 성분들과 섞이며, 일부는 독자적으로 cranial root of accessory nerve를 구성한다. Nucleus ambiguus는 식도 윗부분의 가로무늬근육섬유들을 비롯하여 물렁입천장, 인두 및 후두근육에 분포한다. (이 부위에서 이 신경핵의 지배를 받지 않는 근육은 tensor veli palatini[입천장긴장근]뿐이다. 이 근육에는 삼차신경이 분포한다.)

의문핵의 위쪽 끝부분에 있는 작은 세포무리는 **glossopharyngeal nerve(혀인두신경)**를 통해 stylopharyngeus muscle(붓인두근)에 분포한다(그림 8-15). **Vagus nerve(미주신경)**를 통해, 나머지 인두근육들, (후두의 external muscles[바깥기원근육, 외인근육] 중 하나인) cricothyroid(반지방패근, 그림 8-16), 그리고 식도의 가로무늬근육에 분포하는 성분은, 이 신경핵의 넓은 영역에서 기원한다. 의문핵의 아랫부분에서 기원한 섬유들은 **cranial root of accessory nerve(더부신경뇌뿌리)**가 되어 뇌줄기 밖으로 나온다(그림

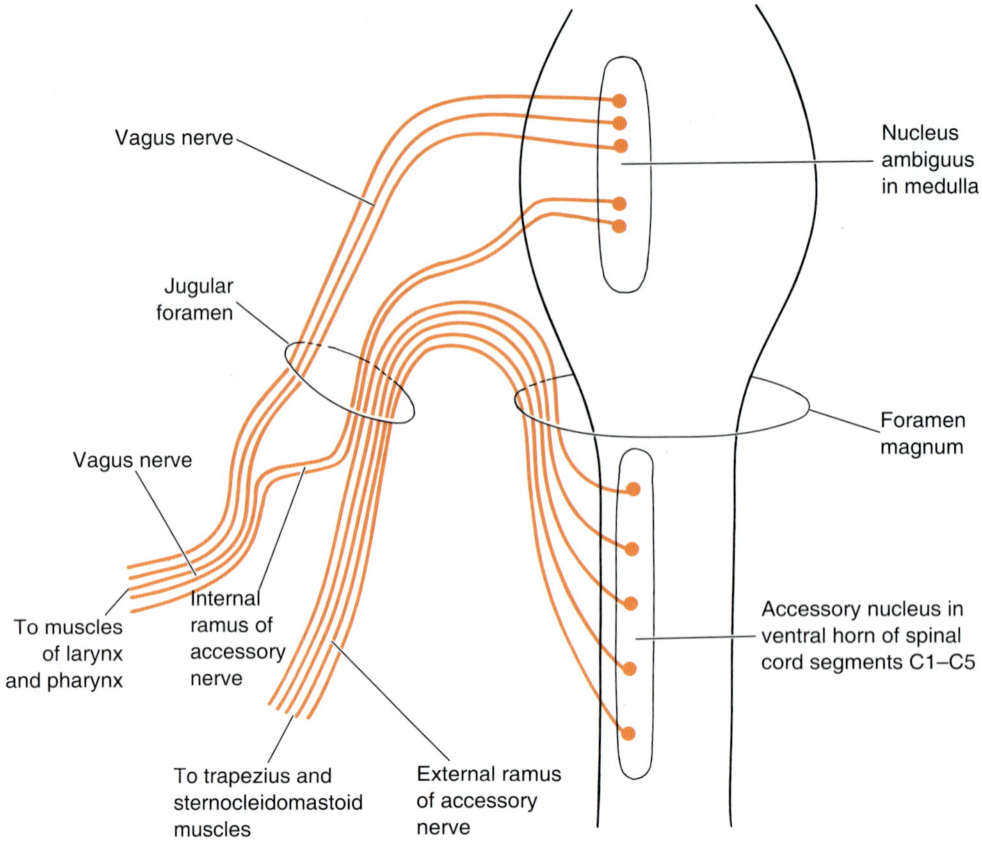

그림 8-17 Accessory nerve(더부신경)의 spinal root(척수뿌리)와 cranial root(뇌뿌리).

8-17). 이 섬유들은 spinal root of accessory nerve에 잠시 합류하여 더부신경의 internal ramus(속가지)를 구성하며, jugular foramen(목정맥구멍) 부위에서 미주신경에 합류한다. 이 섬유들은 물렁입천장근육들과 후두의 intrinsic muscles(자체기원근육, 내인근육)를 지배한다.

의문핵은 뇌줄기의 감각신경핵들로부터 들신경입력을 받는다. 이 중 삼차신경척수핵과 고립핵이 가장 중요하며, 이 신경연결은 호흡기점막과 소화관점막이 자극될 때 기침, 구역질, 및 구토가 유발되는 반사활을 구성한다. 이 신경핵으로 들어오는 *corticobulbar afferents*(겉질숨뇌들신경섬유)에는 교차섬유와 비교차섬유가 모두 포함된다; 따라서 의문핵의 지배를 받는 근육들은, 한쪽반구에만 국한된 upper motor neuron lesion(위운동신경세포병터)의 경우 마비증세를 보이지 않는다. 의문핵이 운동신경세포만으로 구성된 것은 아니다. 뒷부분에서 설명하겠지만, 이 신경핵의 일부 세포들은 심장박동수를 조절하는 신경절이전부교감신경세포이다.

Sternocleidomastoid(목빗근)와 trapezius(등세모근)를 지배하는 운동신경세포들은 척수(C1~C5 분절)의 ventral gray horn(앞회색질뿔)에서 **accessory nucleus(더부신경핵)**를 구성한다. **Spinal root of accessory nerve(더부신경척수뿌리)**는 denticulate ligament(치아인대)의 바로 뒤에서 척수의 옆면을 따라 일련의 rootlet(잔뿌리)들로 시작되어 위쪽으로 올라간다(그림 8-17). Spinal root가 foramen magnum(큰구멍)을 지나 숨뇌 옆에 이르면, cranial root와 합하여 accessory nerve(더부신경)가 된다. 그러나 이미 설명한 바와 같이, 이 신경이 jugular foramen(목정맥구멍) 부위에 도달하면 의문핵에서 기원한 섬유들은 미주신경에 합류한다. 척수에서 기원한 섬유들은 posterior triangle of neck(뒤목삼각)을 지나 sternocleidomastoid와 trapezius muscle에 분포한다.

부교감신경핵

혀인두신경과 미주신경에는 신경절이전부교감신경섬유

들도 포함된다. **Salivatory nucleus(침분비핵)**는 얼굴신경운동핵의 가쪽과 안쪽에 위치하는 신경세포무리들로 구성되며, 얼굴신경과 혀인두신경에 포함된 신경절이전섬유가 여기에서 기원한다. (위침분비핵과 아래침분비핵이 존재한다는 명백한 증거는 없다.) Salivatory nucleus에서 기원한 축삭들은 혀인두신경의 tympanic branch(고실가지), tympanic plexus(고실신경얼기), lesser petrosal nerve(작은바위신경)를 거쳐, foraman ovale(타원구멍) 아래쪽, 삼차신경의 아래턱신경 가까이 위치한 **otic ganglion(귀신경절)**으로 간다. 귀신경절 신경세포들의 축삭은 아래턱신경의 auriculotemporal branch(귓바퀴관자가지)에 합류하여 **parotid gland(귀밑샘)**에 도달한다. Parotid gland에 분포하는 부교감성분은 침분비를 자극하고 혈관확장을 일으킨다. 침분비핵은 시상하부, 후각계통, 고립핵, 및 삼차신경감각핵들로부터 영향을 받는다.

가장 큰 부교감신경핵은 **dorsal nucleus of vagus nerve (미주신경뒤핵,** *dorsal motor nucleus*라고도 하지만, 직접 근육에 분포하는 것은 아니다)이다. 이 세포기둥은 central canal(중심관) 가쪽의 회색질부위에 위치하며, 넷째뇌실바닥의 vagal triangle(미주신경삼각)로 이어진다(그림 7-4~7-7). 미주신경에 포함된 신경절이전부교감성분의 대부분은 이 신경핵 신경세포의 축삭들로 구성된다. 이들은 **pulmonary plexus(허파신경얼기)**, 그리고 stomach(위)를 비롯한 **배안내장기관**에 분포하는 작은 신경절들에 종지한다. 자세한 내용은 제24장을 참조하라.

미주신경의 나머지 부교감신경세포들은, **nucleus ambiguus(의문핵)**의 운동신경세포들 근처에, 그리고 그 사이에 위치한다. 이 신경세포의 축삭은 심장 주변의 작은 신경절들에 종지한다. 어떤 실험동물에서는, cardioinhibitory neuron(심장억제신경세포)들의 약 10%가 dorsal nucleus of vagus nerve에 위치한다. 한편, cardiac ganglion(심장신경절)으로 들어오는 들신경섬유들은 모두 의문핵에서 기원하며 미주신경뒤핵에서 오는 성분은 전혀 없는 경우도 있다. 사람에서는 심장박동을 조절하는 대부분 또는 모든 vagal neuron(미주신경세포)들이 의문핵에 위치하는 것으로 보인다.

미주신경뒤핵, 그리고 의문핵에 위치한 visceral efferent neuron(내장날신경세포)들은 고립핵, 시상하부, 후각계통, 그리고 그물체의 "autonomic center(자율신경중추)"들로부터 직간접적으로 영향을 받는다(제9장 참조). 미주신경에 포함된 내장들신경섬유와 신경절이전부교감섬유가 기능적으로 매우 중요하지만, 그럼에도 불구하고 미주신경 절단시 심장혈관증상이 초래되지는 않는다. Stomach의 미주신경절제술을 시행하면 위산분비가 억제되고, pylorus(날문)를 통한 gastric emptying(위비움)이 제대로 일어나지 못하여 gastric distention(위팽만)이 초래된다.

Hypoglossal Nerve(혀밑신경)

Hypoglossal nucleus(혀밑신경핵)는 숨뇌 정중선과 미주신경뒤핵 사이에 위치한다(그림 7-4~7-7과 8-18). 넷째뇌실바닥의 hypoglossal triangle(혀밑신경삼각)은 이 신경핵의 윗부분이 위치하는 곳이다. 혀밑신경세포의 축삭들은 안쪽섬유띠의 가쪽면을 따라 앞쪽으로 진행하며, pyramid(피라미드)와 olive(올리브) 사이의 고랑을 따라 뇌줄기를 나온다. Hypoglossal nerve는 혀의 intrinsic muscle들과 세 개의 extrinsic muscles(genioglossus[턱끝혀근], styloglossus[붓혀근], 및 hyoglossus[목뿔혀근])에 분포한다. 이 신경핵은 고립핵과 삼차신경감각핵들에서 오는 들신경섬유들을 받아들여, 입안과 인두점막에서 감지된 미각 또는 다른 형태의 자극들로 인해 유발되는 swallowing(삼키기), chewing(씹기), sucking response(빨기)와 같은 혀의 반사운동에 관여한다.

임상노트

Accessory Nerve Palsy(더부신경마비)

Accessory nerve(더부신경)가 손상되면 같은쪽 목빗근과 등세모근이 마비되거나 약화된다. (이러한 손상은 전형적으로는 목이나 어깨 뒤쪽으로 무거운 물건이 떨어질 때 발생한다.)

Spinal accessory neuron(척수더부신경세포)으로 오는 corticospinal fibers(겉질척수섬유)는 같은쪽으로 내려오는 성분과 교차된 성분을 모두 포함한다. 등세모근을 지배하는 신경세포들은 반대쪽 대뇌에서 기원한 섬유들을 받는다. 목빗근을 지배하는 신경세포들은 같은쪽 대뇌에서 기원한 섬유들을 받으며, 이러한 연결은 이 근육이 목을 돌려 머리를 반대쪽으로 향하도록 하는 작용을 지닌 것과 맞아 떨어지는 것이다. 그러므로 *upper motor neuron lesion*에서는 반대쪽 등세모근과 같은쪽 목빗근의 약화(*paresis*, 불완전마비)가 나타난다.

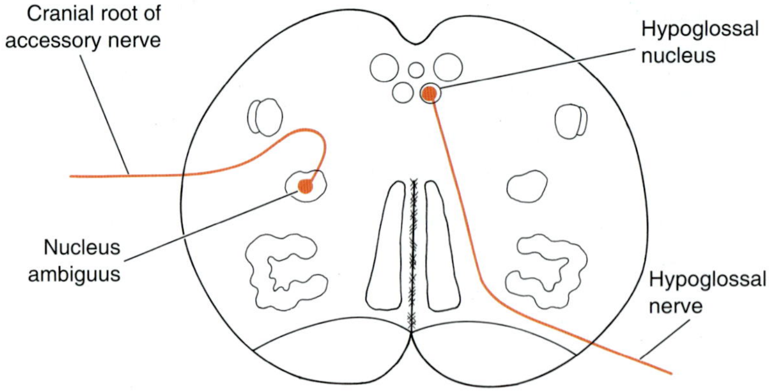

그림 8-18 숨뇌에 위치한 hypoglossal nerve(혀밑신경)와 cranial root of accessory nerve(더부신경뇌뿌리)의 기원부위를 각각 오른쪽과 왼쪽에 나타내었다.

임상노트

Hypoglossal Nerve Palsy(혀밑신경마비)

숨뇌의 hypoglossal nucleus가 파괴되거나 그 운동축삭들이 숨뇌를 지나는 경로 중에 손상된 경우 또는 혀밑신경 자체가 차단된 경우에는, 이 신경의 지배를 받는 근육들이 마비되고 위축이 뒤따른다. 혀를 앞으로 내밀어 보라고 하면 혀는 약화된 쪽으로 치우치는데, 이는 대항근의 견제작용을 소실한 반대쪽 genioglossus(턱끝혀근)의 작용 때문이다.

혀밑신경핵으로 내려오는 corticobulbar afferents는 대부분 교차하지만, 모두 교차하는 것은 아니다. 한쪽 위운동신경세포들이 손상되면 처음에는 반대쪽 혀의 paresis가 나타나지만, 손상된 내림경로의 기능을 점차 같은쪽 대뇌반구가 대신하게 되면서 대개 매우 빠르게 회복된다.

뇌신경핵에 포함된 성분 요약

뇌신경의 각 성분을 이루는 섬유들이 기원하거나 또는 종지하는 신경핵들은 각각 고유의 분명한 기능을 지닌다. 표 8-1은 각 신경핵의 기능을 요약한 것이다. 한 신경핵에서 여러 뇌신경들이 기원하는 경우도 유의해서 보도록 한다.

참고문헌

Beckstead RM, Morse JR, Norgren R. The nucleus of the solitary tract in the monkey: projections to the thalamus and brain stem nuclei. *J Comp Neurol.* 1980;190: 259-282.

Bender MB. Brain control of conjugate horizontal and vertical eye movements: a survey of the structural and functional correlates. *Brain.* 1980;103:23-69.

Bianchi R, Rodella L, Rezzani R, et al. Cytoarchitecture of the abducens nucleus of man: a Nissl and Golgi study. *Acta Anat.* 1996;157:210-216.

Blessing WW. Lower brain stem regulation of visceral, cardiovascular and respiratory function. In: Paxinos G, Mai JK, eds. *The Human Nervous System.* 2nd ed. Amsterdam: Elsevier Academic Press; 2004:464-478.

Cagan RH, ed. *Neural Mechanisms in Taste.* Boca Raton, FL: CRC Press; 1989.

Cattaneo L, Saccani E, De Giampaulis P, Crisi G, Pavesi G. Central facial palsy revisited: a clinical-radiological study. *Ann Neurol.* 2010;68:404-408.

Davies AM, Lumsden A. Ontogeny of the somatosensory system: origins and early development of primary sensory neurons. *Annu Rev Neurosci.* 1990;13:61-73.

Gai WP, Blessing WW. Human brainstem preganglionic parasympathetic neurons localized by markers for nitric oxide synthesis. *Brain.* 1996;119:1145-1152.

Horn AKE, Büuttner-Ennever JA. Premotor neurons for vertical eye movements in the rostral mesencephalon of monkey and human: histologic identification by parvalbumin immunostaining. *J Comp Neurol.* 1998;392: 413-427.

Horn AKE, Büuttner-Ennever JA, Suzuki Y, et al. Histological identification of premotor neurons for horizontal saccades in monkey and man by parvalbumin immunostaining. *J Comp Neurol.* 1995;359:350-363.

Ito S, Ogawa H. Cytochrome oxidase staining facilitates unequivocal visualization of the primary gustatory area in the fronto-operculo-insular cortex of macaque monkeys. *Neurosci Lett.* 1991;130:61-64.

Jenny A, Smith A, Decker J. Motor organization of the spinal accessory nerve in the monkey. *Brain Res.* 1988;441: 352-356.

Kourouyan HD, Horton JC. Transneuronal retinal input to the primate Edinger-Westphal nucleus. *J Comp Neurol.* 1997;381:68-80.

표 8-1 뇌신경핵, 뇌신경절 및 기능

Nucleus	Nerve	Ganglion	Muscles, Glands, or Sensory Functions
Oculomotor	III		Levator palpebrae superioris and all extraocular muscles except superior oblique and lateral rectus
Edinger-Westphal	III	Ciliary	Sphincter pupillae and ciliary muscle
Trochlear	IV		Superior oblique muscle
Motor trigeminal	V (mandibular)		Chewing muscles; tensor tympani
Mesencephalic trigeminal	V (maxillary and mandibular)	None	Proprioception from muscles of mastication and temporomandibular joint; pressure around roots of teeth
Pontine trigeminal	V (all divisions)	Trigeminal	Touch (face, mouth, etc.)
Spinal trigeminal	V (all divisions)	Trigeminal	Touch, pain, temperature (face, mouth, etc.)
	VII	Geniculate	Cutaneous sensation from parts of external ear (together with cranial nerve X)
	IX	Glossopharyngeal ganglia	General sensation from pharynx, posterior third of tongue, middle ear
	X	Superior vagal (jugular) ganglion for ear; inferior (nodose) ganglion for others	General sensation from parts of external ear, larynx, etc.
Abducens	VI		Lateral rectus muscle
Facial motor	VII		Facial muscles and stapedius
Salivatory	VII (greater petrosal and nervus intermedius)	Pterygopalatine	Lacrimal and nasal glands
	VII (chorda tympani and nervus intermedius)	Submandibular	Submandibular and sublingual glands
	IX	Otic	Parotid gland
Cochlear nuclei	VIII (cochlear)	Spiral	Hearing (see Chapter 21)
Vestibular nuclei	VIII (vestibular)	Vestibular	Equilibration (see Chapter 22)
Nucleus ambiguus	IX		Stylopharyngeus
	X and cranial root of XI		Muscles of larynx, pharynx, esophagus
Solitary: rostral end (gustatory nucleus)	VII (greater petrosal and chorda tympani branches and nervus intermedius)	Geniculate	Taste, soft palate, and anterior two thirds of tongue
	IX	Glossopharyngeal	Taste, posterior third of tongue
Solitary: caudal end	IX	Glossopharyngeal, inferior vagal (nodose)	Carotid sinus and body
	X		Regulatory sensation (not pain) from thoracic and abdominal organs
Dorsal nucleus of vagus	X	Numerous, near thoracic and abdominal organs	See Chapter 24
Nucleus ambiguus	X	Cardiac ganglia	Heart (reduced rate and output)
Accessory nucleus	XI (spinal root)		Sternocleidomastoid and trapezius
Hypoglossal	XII		Tongue muscles

Lekwuwa GU, Barnes GR. Cerebral control of eye movements, 1: the relationship between cerebral lesion sites and smooth pursuit deficits. *Brain.* 1996;119:473-490.

Love S, Coakham HB. Trigeminal neuralgia: pathology and pathogenesis. *Brain.* 2001;124:2347-2360.

Lui F, Gregory KM, Blanks RHI, et al. Projections from visual areas of the cerebral cortex to pretectal nuclear complex, terminal accessory optic nuclei, and superior colliculus in macaque monkey. *J Comp Neurol.* 1995;363:439-460.

May M. ed. *The Facial Nerve. 2nd ed.* New Youk, Thieme; 2000.

O'Rahilly R. On counting cranial nerves. *Acta Anat.* 1988;133:3-4.

Paradiso GO, Cunic DI, Gunraj CA, Chen R. Representation of facial muscles in human motor cortex. *J Physiol.* 2005;567:323-336.

Plecha DM, Randall WC, Geis GS, et al. Localization of vagal preganglionic somata controlling sinoatrial and atrioventricular nodes. *Am J Physiol.* 1988;255:R703-R708.

Pritchard TC, Norgren R. Gustatory system. In: Paxinos G, Mai JK, eds. *The Human Nervous System.* 2nd ed. Amsterdam: Elsevier Academic Press; 2004:1171-1196.

Robinson FR, Phillips JO, Fuchs AF. Coordination of gaze shifts in primates: brainstem inputs to neck and extraocular motoneuron pools. *J Comp Neurol.* 1994;346:43-62.

Routal RV, Pal GP. Location of the spinal nucleus of the accessory nerve in the human spinal cord. *J Anat.* 2000;196:263-268.

Ruskell GL, Simons T. Trigeminal nerve pathways to the cerebral arteries in monkeys. *J Anat.* 1987;155:23-37.

Tarozzo G, Peretto P, Fasolo A. Cell migration from the olfactory placode and the ontogeny of the neuroendocrine compartments. *Zool Sci.* 1995;12:367-383.

Tehovnik E, Sommer MA, Chou IH, et al. Eye fields in the frontal lobes of primates. *Brain Res Rev.* 2000;32:413-448.

Thömke F. Brainstem diseases causing isolated ocular motor palsies. *Neuro-ophthalmology.* 2004;28:53-67.

Urban PP, Hopf HC, Connemann B, et al. The course of cortico-hypoglossal projections in the human brainstem: functional testing using transcranial magnetic stimulation. *Brain.* 1996;119:1031-1038.

Wilson-Pauwels L, Akesson EJ, Stewart PA, et al. *Cranial Nerves in Health and Disease.* 2nd ed. Toronto, BC: Dekker; 2002.

Witt M, Reutter K. Innervation of developing human taste buds: an immunohistochemical study. *Histochem Cell Biol.* 1998;109:281-291.

Zakrzewska JM. *Trigeminal Neuralgia.* London: Saunders; 1995.

Chapter 9

그물체 Reticular Formation

한후재 역

요 점

- Brain stem(뇌줄기) 중심부에 위치한 reticular formation(그물체)은, 여러 개의 nucleus(신경핵)들과 이들을 둘러싸는 그물 모양의 myelinated axon(말이집축삭) 다발로 이루어져 있다. 이 부위의 신경세포들은 특징적으로 긴 가지돌기를 지닌다.
- **Precerebellar reticular nuclei(소뇌앞그물핵)**는 근육들 간의 수축이 조화롭게 일어나도록 하는데 관여하는 것으로 보인다.
- **Raphe nuclei(솔기핵)**는 많은 수의 serotonergic neuron(세로토닌신경세포)들로 구성되며, 그 축삭들은 넓은 영역에 걸쳐 광범위하게 분포한다. 오름투사하는 세로토닌신경세포들은 수면 시에 활성을 보인다. 내림투사하는 신경세포들은 통증감각의 조절에 관여하며, periaqueductal gray matter(중심회색질)에서 오는 신경입력을 받는다.
- **Central group of nuclei(그물핵중심무리)**에 위치한 신경세포들에서는 운동신경로인 reticulospinal tracts(그물척수로)가 기원한다. 오름투사섬유는 안구운동과 conscious state(의식상태)에 관여한다.
- **Cholinergic reticular nuclei(콜린그물핵)**는 central group, 그리고 forebrain(앞뇌)에 위치한 basal ganglia(바닥핵)와의 연결을 통해 stereotyped movement(정형화된 운동)에 영향을 미친다. 이 신경핵은 REM sleep(빠른눈운동수면) 중에도 활성을 띤다. 의식과 수면을 조절하는 neuronal circuit(신경회로)는 hypothalamus(시상하부), thalamus(시상), 그리고 cerebral cortex(대뇌겉질)를 거친다.
- Locus coeruleus(청색반점)를 비롯한 몇몇 부위에 위치한 **catecholaminergic neuron(카테콜아민신경세포)**들은 뇌와 척수 대부분의 영역으로 투사한다. 전반적인 각성수준 및 reflex response(반사반응)의 속도를 높이는 것으로 보인다.
- 뇌줄기 가쪽부분에 위치하는 **parvocellular reticular nuclei(작은세포그물핵)**, **parabrachial nuclei(팔곁핵)**, 그리고 superficial medullary reticular area(얕은숨뇌그물구역)는, 상응하는 감각신경세포, 운동신경세포, 그리고 자율신경세포와의 연결을 통해, 섭식, 호흡, 그리고 순환계통의 조절에 관여한다.
- **Area postrema(맨아래구역)** 부위의 혈관은 물질 투과도가 높다. 따라서 이 부위는 drug-induced vomiting(약물유발구토)과 같이 혈액을 타고 오는 자극에 의해 유발되는 일부 생리적 반응을 중개하는 chemoreceptor(화학수용기)로 작용한다.
- **Paramedian pontine reticular formation(정중곁다리뇌그물체)**, **perihypoglossal nuclei(혀밑주위핵)**, 그리고 **accessory oculomotor nuclei(덧눈돌림신경핵)**는 안구운동의 조절에 관여한다.

이 장에서는 뇌줄기 그물체를 구성하는 신경세포무리들의 연결과 해부학을 다룬다. 감각기능과 운동기능을 비롯하여, sleep(수면)과 consciousness(의식)에 있어서 그물체의 역할을 돌아보고, 제7장과 제8장에서 설명하지 않은 '뇌줄기의 기타 신경핵들'에 관한 내용도 다룬다.

넓은 의미의 **reticular formation(그물체, 망상체)**이란 뇌줄기 뒤쪽부분 중 상당한 면적을 차지하는 영역을 가리키는 것으로, 이 부위의 신경세포무리와 그 사이를 가로지르는 섬유다발들은 가로단면상에서 그물모양의 배열을 보인다. Cranial nerve nuclei(뇌신경핵), 뇌줄기를 지나는 긴 tracts(신경로), 보다 명확히 구분되는 회색질부위들은 여기에서 제외된다. 하지만, medial lemniscus(안쪽섬유띠)나 nucleus ambiguus(의문핵)처럼 그물체로 간주하지 않는 일부 '배제된' 구조들은, 여전히 그물체의 경계 내에 위치한다. Reticular nucleus(그물핵)들의 모든 신경세포들은 이례적으로 긴 가지돌기를 내어 (세포체로부터) 멀리 떨어진 뇌줄기 영역들로 뻗고 있다. 이러한 구조적 특징은, 그 신경세포들로 하여금 뇌줄기로 투사하거나 또는 통과하는 대부분의 축삭들, 심지어 모든 축삭들과 연접을 형성하여 정보를 받고 통합하는 것을 가능하게 한다.

그물체는, 모든 높이의 central nervous system(중추신경계통, CNS)과의 직·간접적인 연결을 통해, sleep-arousal cycle(수면-각성주기), 통증감각의 인지, 운동의 조절, visceral activity(내장활성도)의 조절과 같은, 다양한 기능에 관여한다. 그물체에는 흔히 "primitive(원시적)" 또는 "diffuse(퍼진)" 같은 수식어가 붙지만, 그렇다고 해서 이 구조가 질서 없이 서로 연결된 신경세포집합체에 불과한 것은 아니다. 그물체의 각 부위는 그 성분을 이루는 세포의 구조나 연결, 생리적 기능 면에서 서로 다르다. 그물체의 모든 신경세포무리가 다른 뇌부위의 nucleus(신경핵)들처럼 분명한 경계를 가지는 것은 아니나, 그럼에도 불구하고 우리는 이들을 모두 nucleus로 간주하여 명명한다. 그물체에 관한 연구가 진행될수록, 이 부위도 신경계통의 다른 모든 부위들과 마찬가지로, 과거 생각했던 것보다 훨씬 고도의 질서정연한 구조체계를 가지고 있음이 밝혀지고 있다.

그물체의 신경핵

그물체의 신경핵은 다음과 같이 분류한다(그림 9-1); precerebellar nuclei(소뇌앞신경핵), raphe nuclei(솔기핵), central group of nuclei(그물핵중심무리), cholinergic cell group(콜린세포무리), catecholamine cell group(카테콜아민세포무리), lateral parvocellular reticular area(가쪽작은세포그물구역), parabrachial area(팔결구역), 및 superficial medullary neurons(얕은숨뇌그물신경세포). 이외에도, 그물체에는 동물실험을 통해 그 기능이 확인된 "center(중추)"들이 존재한다. 모든 center가 해부학적으로 구분되는 (신경세포체집단의) 형태로 나타나는 것은 아니다.

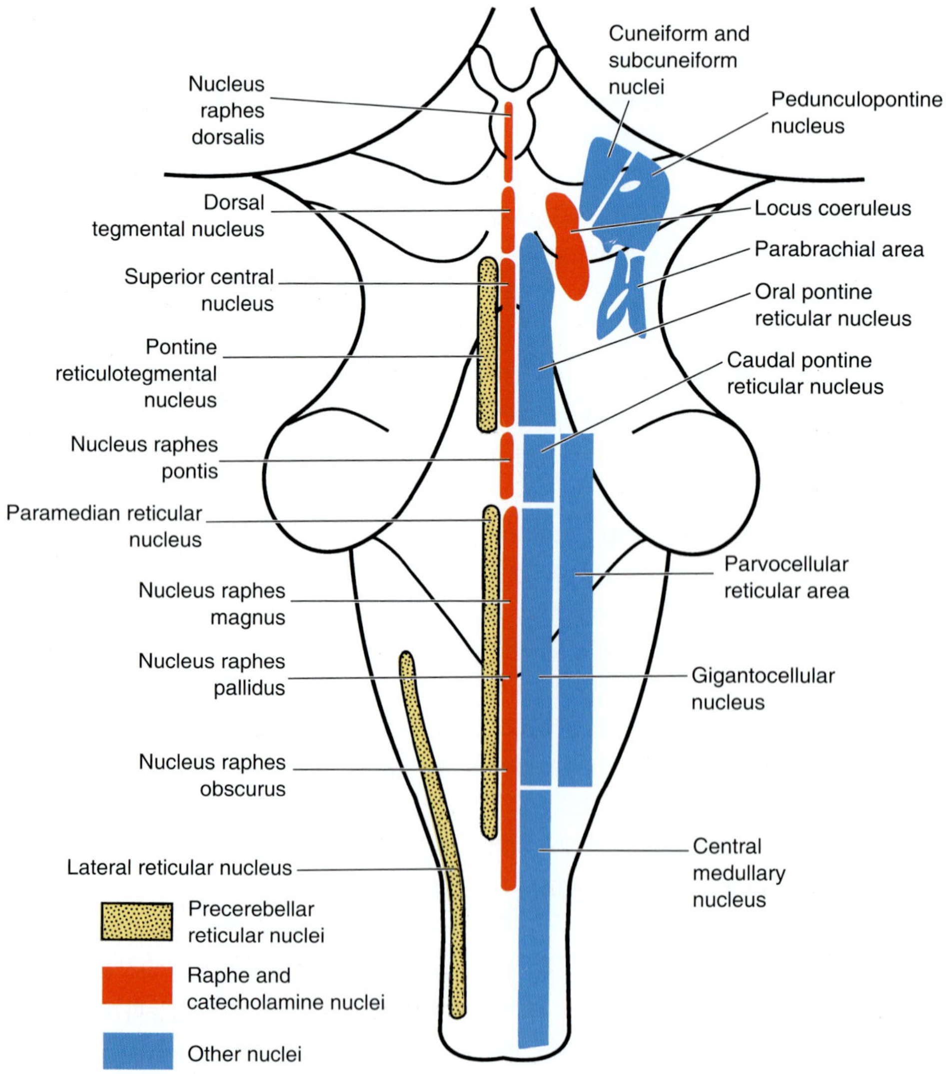

그림 9-1 Brain stem(뇌줄기)의 reticular formation(그물체)에서 비교적 크기가 큰 신경핵들의 위치를 나타낸 그림.

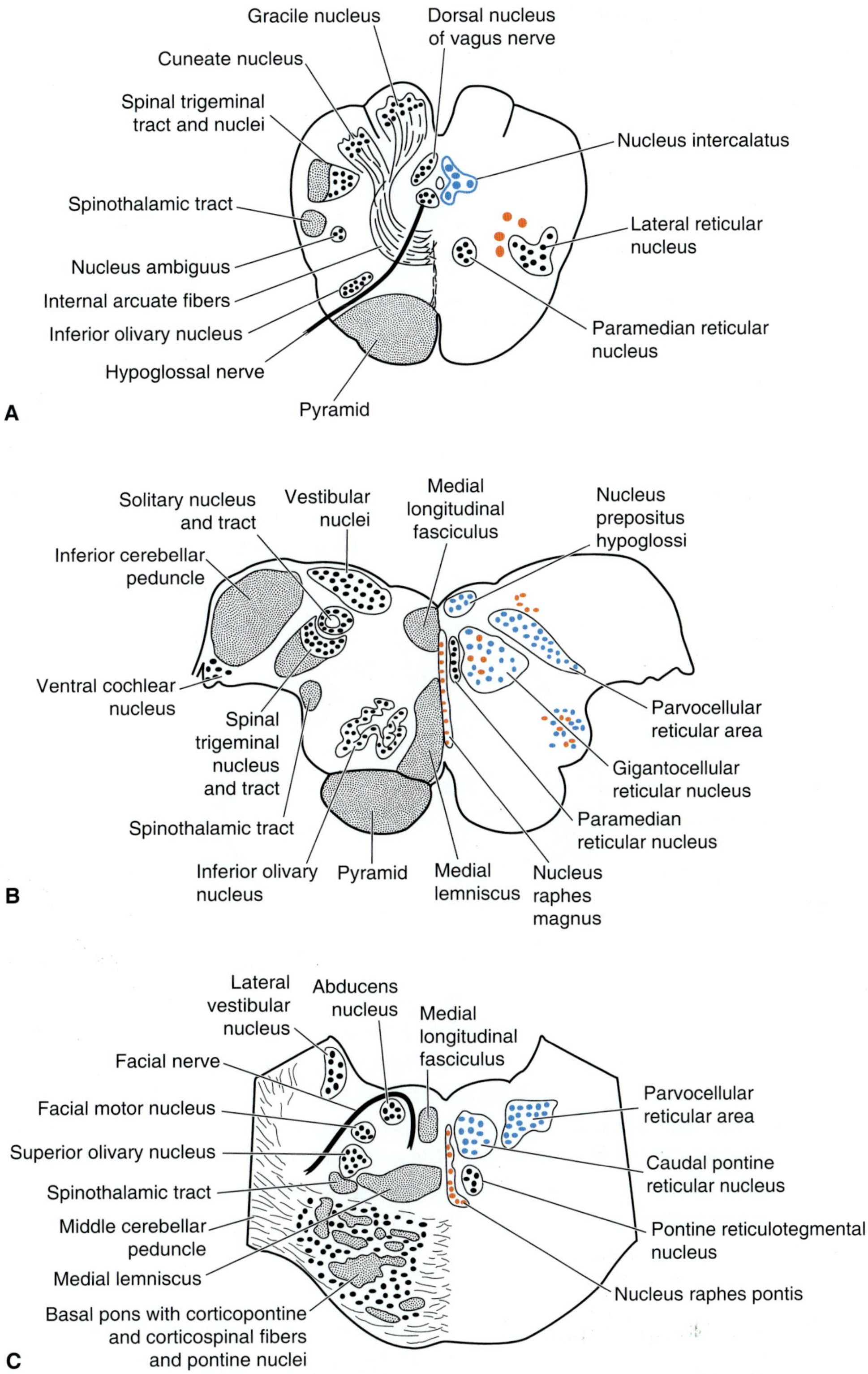
Gracile nucleus
Dorsal nucleus of vagus nerve
Cuneate nucleus
Spinal trigeminal tract and nuclei
Nucleus intercalatus
Spinothalamic tract
Lateral reticular nucleus
Nucleus ambiguus
Internal arcuate fibers
Inferior olivary nucleus
Paramedian reticular nucleus
Hypoglossal nerve
A
Pyramid
Solitary nucleus and tract
Vestibular nuclei
Medial longitudinal fasciculus
Nucleus prepositus hypoglossi
Inferior cerebellar peduncle
Ventral cochlear nucleus
Spinal trigeminal nucleus and tract
Parvocellular reticular area
Gigantocellular reticular nucleus
Spinothalamic tract
Paramedian reticular nucleus
Inferior olivary nucleus
Pyramid
Medial lemniscus
Nucleus raphes magnus
B
Lateral vestibular nucleus
Abducens nucleus
Medial longitudinal fasciculus
Facial nerve
Facial motor nucleus
Parvocellular reticular area
Superior olivary nucleus
Caudal pontine reticular nucleus
Spinothalamic tract
Middle cerebellar peduncle
Pontine reticulotegmental nucleus
Medial lemniscus
Nucleus raphes pontis
Basal pons with corticopontine and corticospinal fibers and pontine nuclei
C

그림 9-2 (계속)

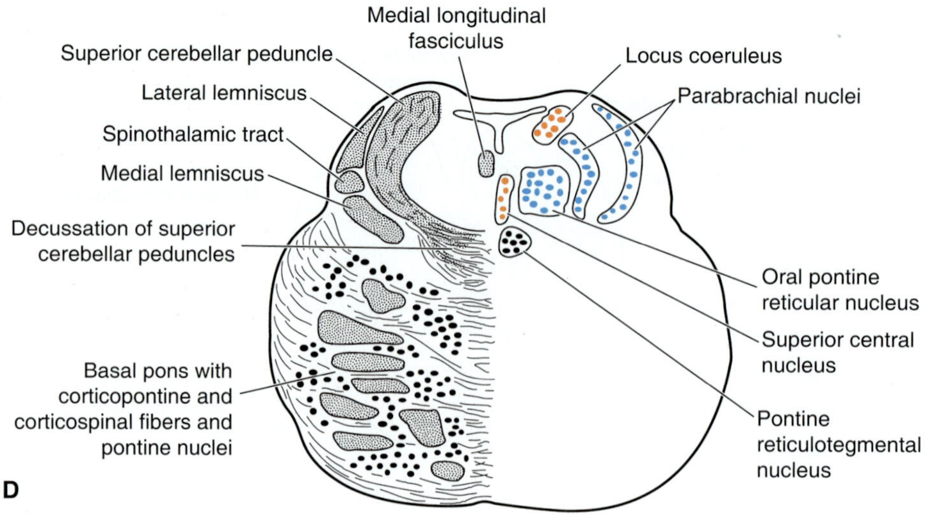

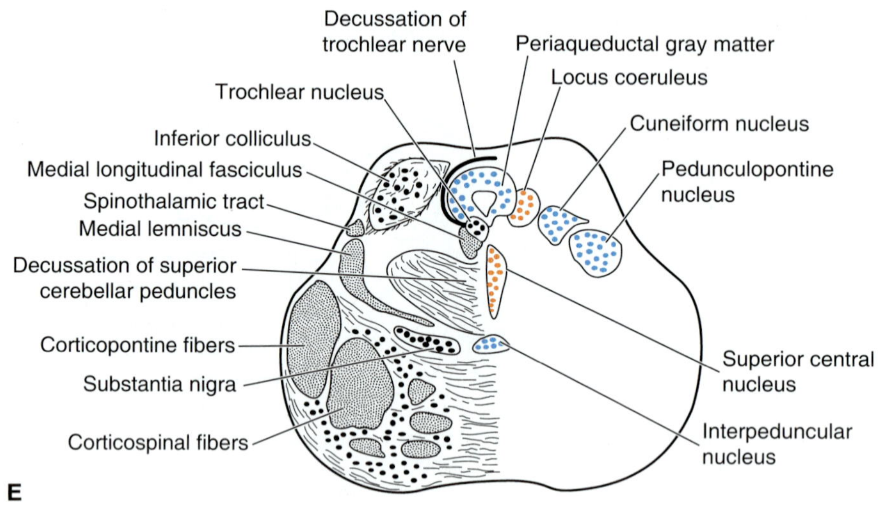

그림 9-2 뇌줄기의 가로단면. 각 단면 왼쪽에는 해부학적 기준이 되는 주요 nucleus(신경핵)들과 tract(신경로)들을 나타내었고, 오른쪽에는 이 장에서 다루는 reticular nucleus(그물핵)들과 기타 신경핵들의 위치를 나타내었다. Precerebellar nucleus(소뇌앞핵)들은 검은 점으로, serotonin(세로토닌)과 catecholamine(카테콜아민)을 포함하는 신경세포들은 붉은 점으로, 기타 신경핵들은 파란 점으로 나타내었다. **(A)** Closed medulla(닫힌숨뇌)에서 inferior olivary nucleus(아래올리브핵)의 아래쪽 끝 높이를 지나는 단면. (명칭을 표기하지 않은 붉은 점은 산발적으로 흩어져 있는 adrenergic neuron[아드레날린신경세포]들을 나타낸 것이다). **(B)** Open medulla(열린숨뇌)에서 inferior olivary nucleus의 위쪽 끝 높이를 지나는 단면. (명칭을 표기하지 않은 붉은 점들은 noradrenergic neuron[노르아드레날린신경세포] 무리들과 adrenergic neuron 무리들을 가리킨다. 아래올리브핵의 뒤가쪽으로 보이는 파란 점들은 ventral superficial reticular area of medulla[배쪽얕은숨뇌그물구역]로 여겨지는 부분을 나타낸 것이다). **(C)** Internal genu of facial nerve(얼굴신경속무릎) 높이의 하위 pontine tegmentum(다리뇌뒤판) 단면. **(D)** Trigeminal motor nucleus(삼차신경운동핵) 높이보다 위쪽의 상위 pontine tegmentum 단면. **(E)** Inferior colliculus(아래둔덕)의 아래쪽 끝 높이를 지나는 단면.

Precerebellar Reticular Nuclei(소뇌앞그물핵)

Lateral reticular nucleus(가쪽그물핵; 그림 9-1과 9-2A), **paramedian reticular nucleus(정중곁그물핵**; 그림 9-2A). 그리고 **pontine reticulotegmental nucleus(다리뇌뒤판그물핵**; 그림 9-1과 9-2D)는 모두 소뇌로 투사한다. 이들은 그물체의 다른 영역들과는 기능적으로 확연히 구별된다; 이 신경핵들은 제10장 소뇌 편에서 간단히 다룬다.

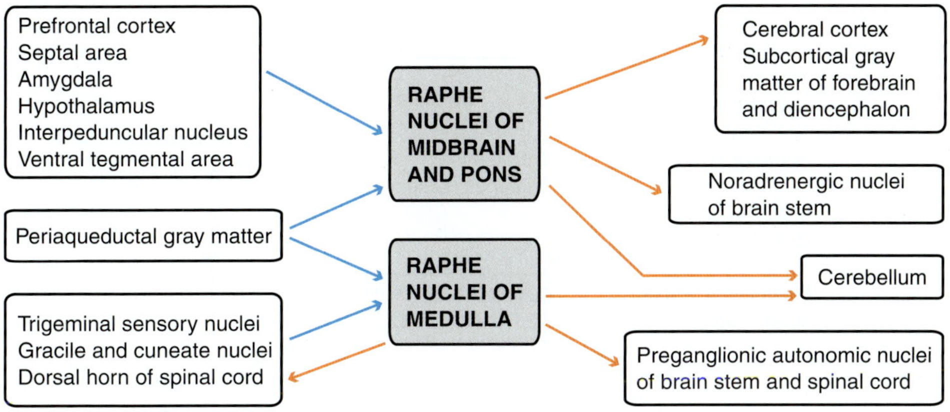

그림 9-3 Serotonergic raphe nucleus(세로토닌솔기핵)들의 주요연결.

Raphe Nuclei(솔기핵)

Raphe nuclei는 뇌줄기의 정중선상(raphe, 솔기) 또는 그에 인접하여 존재하는 신경세포무리를 가리키며, 이들 역시 교차하는 축삭다발들 사이에 흩어져 있다. 뇌줄기 상에 위치하는 높이에 따라 각 솔기핵의 세포구성이나 efferent fiber(날섬유)의 투사부위는 서로 다르다(그림 9-1과 9-2). 많은 수의 raphe neuron(솔기핵신경세포)들은 **serotonin(세로토닌**, 5-hydroxytryptamine)을 합성, 분비하며, 이 amine(아민)이 이들의 주된 신경전달물질일 것으로 여겨진다. 솔기핵 세로토닌신경세포의 축삭들은 가느다란 unmyelinated fiber(민말이집섬유)의 형태를 하며, 매우 많은 가지를 낸다. 이들은 중추신경계통 전반의 gray matter(회색질)로 투사한다. 솔기핵의 핵심투사부위는 그림 9-3에 요약되어 있다.

숨뇌에 위치한 솔기핵들과 periaqueductal gray matter(중심회색질), spinal dorsal horn(척수뒤뿔) (그리고 trigeminal sensory nuclei[삼차신경감각핵]) 등과의 연결은 임상적으로 매우 중요한데, 그 이유는 이 경로가 활성을 띠면 의식수준에서의 통증 인지가 억제되기 때문이다(제19장 참조). 다리뇌와 중간뇌의 솔기핵들은 cerebral cortex(대뇌겉질), basal ganglia(바닥핵), limbic system(둘레계통; 변연계)을 포함한 모든 대뇌부위들, 그리고 소뇌로 투사한다.

보다 상위뇌줄기에 위치하는 솔기핵들의 기능으로 가장 잘 알려진 것은 수면관련기능이다. 이에 관한 내용은 이 장의 후반부에서 다룬다.

Central Group of Reticular Nuclei(그물핵중심무리)

숨뇌와 다리뇌의 안쪽부분에 위치하는 신경핵들이 여기에 속한다. 중간뇌의 **cuneiform nucleus(쐐기핵)**와 **subcuneiform nucleus(쐐기밑핵)**도 그물핵중심무리로 분류한다(그림 9-1과 9-2). (후자의) 이 두 신경핵은 위치상으로는 가쪽부분에 자리하지만, 연결이나 기능적인 측면으로는 그물핵중심무리의 나머지 신경핵들과 유사하므로 이에 포함시킨다. **Paramedian pontine reticular formation(정중곁다리뇌그물체; PPRF)**은 안구의 conjugate lateral movement(가쪽주시운동)에 있어 중요한 역할을 담당한다(제8장 참조). 해부학적으로 PPRF는 두 pontine reticular nuclei(다리뇌그물핵)의 안쪽부분에 자리한 신경세포들을 가리킨다. Gigantocellular reticular nucleus(거대세포그물핵, 그림 9-2B)는 세로토닌신경세포들을 일부 포함한다. 이들은 근처에 위치한 nucleus raphes magnus(거대솔기핵)의 신경세포들과 거의 같은 부위로 투사한다.

그물핵중심무리는 모든 general sensory system(일반감각계통), special sensory system(특수감각계통), 중간뇌그물체, cholinergic reticular nuclei(콜린그물핵), hypothalamus(시상하부), 그리고 cerebral cortex의 premotor area(운동앞영역)로부터 들신경입력을 받는다(그림 9-4).

그물핵중심무리를 구성하는 신경세포들의 축삭은 전형적으로 긴 오름가지와 내림가지를 지닌다. 이들의 축삭은 뇌줄기 속을 수평방향으로 달리는 많은 수의 곁가지들을 내고, 이 곁가지들은 솔기핵과 카테콜아민신경핵의 신경세포들을 포함한, 다른 그물신경세포들의 긴 가지돌기에 연접을 형성한다(그림 9-5). 긴 내림축삭들은 척수백색질의 ventral funiculus(앞섬유단)와 lateral funiculus(가쪽섬유단)를 지나는 매우 중요한 운동신경경로인 **reticulospinal tracts(그물척수로)**를 구성한다(그림 5-10) (이 장의 뒷부분, 제5장, 제23장에서 다룬다). 그물핵중심무리에서 기원한 오

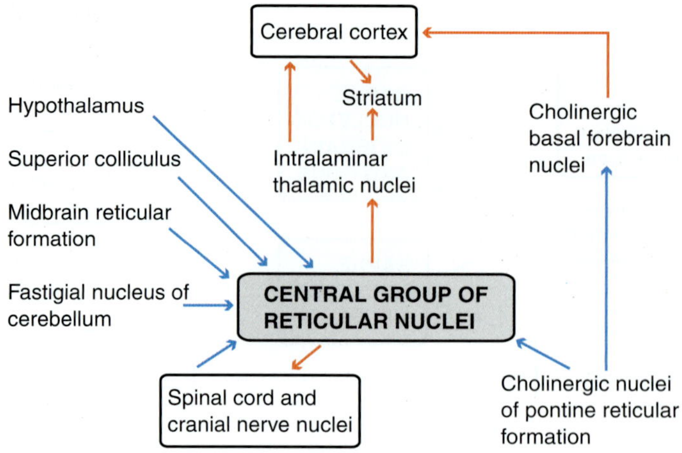

그림 9-4 Central group of reticular nuclei(그물핵중심무리)의 주요연결.

름축삭들은 **central tegmental tract(중심뒤판로)**의 성분을 이룬다. 의식 유지에 관여하는 이 오름투사섬유의 기능은 이 장의 뒷부분에서 다시 다룬다. 이 부위는 또한 reticulothalamic projection(그물시상투사)을 통해, 운동기능 등을 수행하는 corpus striatum(줄무늬체)과 상호작용한다(제12장과 제23장 참조).

Cholinergic Neurons(콜린신경세포)

상위그물체에는 acetylcholine(아세틸콜린)을 신경전달물질로 사용하는 두 무리의 신경세포집단이 존재한다. 이

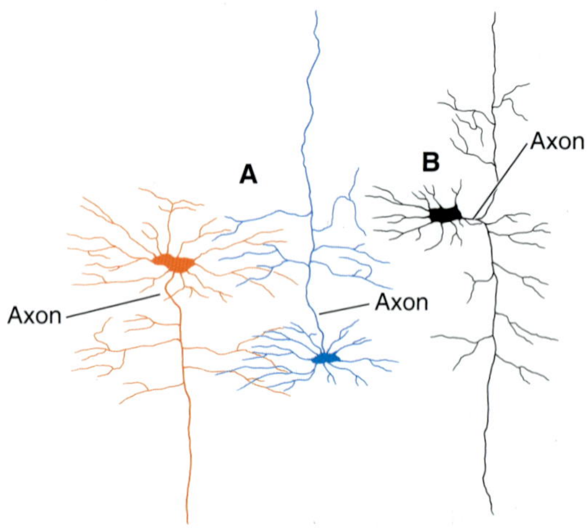

그림 9-5 그물체신경세포. **(A)** 그물체신경세포의 가지돌기와 축삭곁가지들이 ascending projection(오름투사섬유, 청색) 및 descending projection(내림투사섬유, 적색)들과 상호작용하는 것을 보여준다. **(B)** 그물체신경세포의 축삭이 긴 오름가지와 내림가지로 분지하는 것을 나타낸 그림이다.

중 큰 신경핵이 상위다리뇌와 하위중간뇌에 걸쳐 있는 **pedunculopontine nucleus(다리다리뇌뒤판핵**; 그림 9-1, 9-2, 9-6)이다. 이 신경핵 가까이 위치하는 보다 작은 크기의 **lateral dorsal tegmental nucleus(뒤가쪽뒤판핵)**는, 다리뇌의 periventricular gray(뇌실주위회색질)에서 중간뇌의 periaqueductal gray matter까지 이어진다. 이 신경핵들은 인접한 noradrenergic nucleus(노르아드레날린신경핵; locus coeruleus, 청색반점), serotonergic nuclei(세로토닌신경핵; raphe nuclei, 솔기핵), 그리고 시상하부의 histaminergic neuron(히스타민신경세포)들로부터 들신경입력을 받는다. Pallidum(창백핵, 제12장 참조)과 preoptic area(시각앞구역)에서 오는 억제성(GABA) 내림섬유들도 이 신경핵들로 들어온다. 그물체의 콜린신경세포들은 길고 분지하는 축삭을 내며, 이 축삭들은 다리뇌의 그물핵중심무리와 청색반점 신경세포들에 연접한다. 또한 다리뇌의 콜린신경세포에서 기원한 축삭들은 위쪽으로 substantia nigra(흑색질), subthalamic nucleus(시상밑핵), intralaminar thalamic nuclei(시상섬유판속핵), 및 basal cholinergic nuclei of forebrain(앞뇌바닥콜린핵)까지 이어지는 것이 확인된 바 있다(제12장 참조). 전기생리학적 연구결과에 의하면, cholinergic reticular nucleus(콜린그물핵)들은 보행과 같이 자동적으로 반복되는 stereotyped motor function(정형화된 운동기능)과 consciousness(의식) 및 arousal(각성)에 관여한다고 한다.

Catecholamine Nuclei(카테콜아민신경핵)

Catecholamine(카테콜아민)에는 dopamine(도파민), nor-

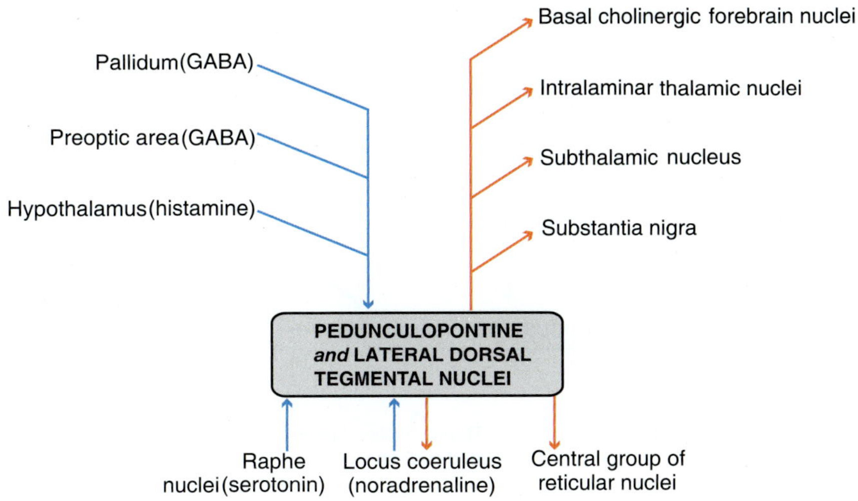

그림 9-6 뇌줄기의 cholinergic nucleus(콜린신경핵)들의 주요연결.

adrenaline(노르아드레날린, norepinephrine, 노르에피네프린), adrenaline(아드레날린, epinephrine, 에피네프린)이 있다. Dopaminergic neuron(도파민신경세포)은 pars compacta of substantia nigra(흑색질치밀부분, 제7장)과 시상하부(제11장)에 위치한다.

중추신경계통에서 가장 큰 noradrenergic nucleus(노르아드레날린신경핵)는 다리뇌와 중간뇌의 경계부에 위치한 **locus coeruleus(청색반점,** nucleus pigmentosus)이다. 이 신경핵은 카테콜아민신경핵 중에서는 유일하게 통상적인 조직표본에서도 쉽게 구분된다(그림 9-2C와 9-2D). 숨뇌, 다리뇌, 그리고 중간뇌의 그물체 가쪽부분에는 6개의 작은 노르아드레날린신경세포무리가 존재한다. 숨뇌에는 ventrolateral reticular formation(앞가쪽그물체)과 solitary nucleus(고립핵)에 각각 하나씩 2개의 아드레날린신경세포무리가 위치한다(그림 9-2A와 9-2B).

Locus coeruleus를 비롯한 노르아드레날린신경핵들로 이어지는 들신경연결에 관해 지금까지 알려진 내용은 영장류와 다른 동물들의 실험결과에 따른 것이고, 사람 뇌에서는 아직 밝혀진 바가 없다.

이들 연구에 의하면 noradrenergic neuron(노르아드레날린신경세포)은 자발적으로 즉 스스로 흥분하지만, 다른 그물체부위나 시상하부, 그리고 이마엽눈확면과 띠이랑앞부분의 대뇌겉질에 위치한 신경세포들에 의해서 그 활성이 조절된다고 한다. 노르아드레날린투사섬유의 분포에 관해서는 잘 알려져 있는데, 그 이유는 그 축삭과 종말가지들을 조직화학적인 방법으로 확인가능하기 때문이다.

노르아드레날린신경세포들은 각각 하나의 unmyelinated axon(민말이집축삭)을 내며, 이에서 분지된 많은 수의 긴 가지들은 중추신경계통의 여러 부위로 투사한다. 청색반점에서 나온 대부분의 efferent axon(날축삭)들은 central tegmental tract(중심뒤판로)와 medial forebrain bundle(안쪽앞뇌다발)을 통해 위쪽으로 올라간다. Descending noradrenergic axon(노르아드레날린내림축삭)들은 대부분 숨뇌 가쪽부분의 카테콜아민신경핵들에서 기원한다. Central noradrenergic system(중추노르아드레날린계통)의 분포는 그림 9-7에 요약되어 있다.

청색반점 및 그와 연관된 신경세포무리에서 기원한 축삭말단에서 유리되는 노르아드레날린은, 주로 다른 신경세포들 사이의 연접에서 modulator(조절자)로 기능하는 것으로 보인다. Spinal reflex(척수반사)와 alertness(각성)에 대해서는 일반적으로 excitatory effect(흥분효과)를 낸다. 그러나 청색반점의 파괴가 의식소실을 초래하지는 않는다.

Parvocellular Reticular Area(작은세포그물구역)

Parvocellular reticular area는 숨뇌와 다리뇌에 위치한다. 그물핵중심무리보다는 가쪽으로, 삼차신경핵들보다는 안쪽으로 자리한다(그림 9-1과 9-2), 이 구역은 이 감각신경핵들과 대뇌겉질로부터 오는 들신경입력을 받는다. Parvocellular reticular area 신경세포들의 축삭은 운동신경핵인 hypoglossal nucleus(혀밑신경핵), motor nucleus of facial nerve(얼굴신경운동핵), motor nucleus of trigeminal nerve(삼차신경운동핵)로 투사한다. 이러한 연결이 존재한다는 것은 이 구역이 섭식관련반사에 관여함을 나타낸다. 동물을 대상으로 한 전기자극실험을 통해, 숨뇌의 작은세

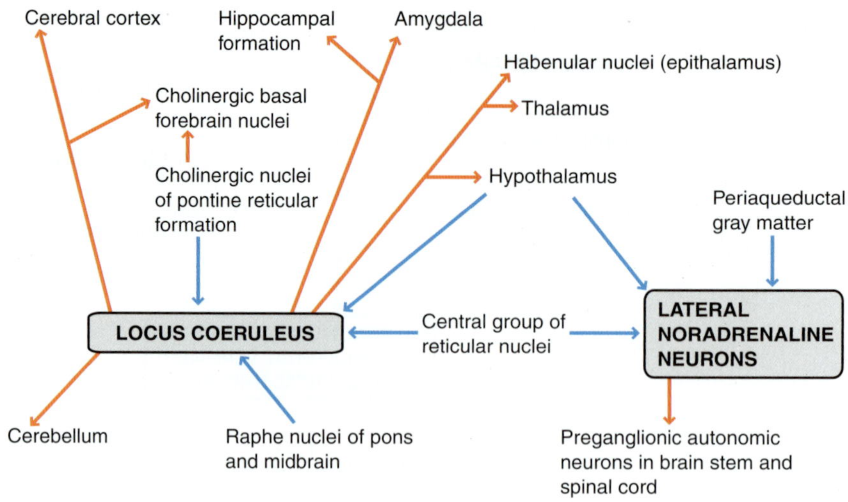

그림 9-7 뇌줄기의 noradrenergic nucleus(노르아드레날린신경핵)들의 주요연결.

포그물구역에서 "**expiratory center(날숨중추, 호기중추)**"의 존재가 확인되었다. 이 부위를 자극하면 심장박동이 빨라지고 동맥압도 상승한다.

Parabrachial Area(팔곁구역)

Parabrachial nuclei는 작은세포그물구역의 위쪽으로 위치한다. 하위중간뇌 그물체의 가쪽부분, superior cerebellar peduncle(위소뇌다리) 가까이에 medial **parabrachial nucleus(안쪽팔곁핵)**와 lateral **parabrachial nucleus(가쪽팔곁핵)**가 자리한다. 이 구역은 여러 부위와 연결되어 있다. Parietal cortex(마루엽겉질) 중 insula와 인접한 부위들, insular cortex(대뇌섬겉질), 그리고 solitary nucleus로부터 들신경입력을 받는다. 팔곁핵신경세포의 축삭들은 위쪽으로는 시상하부, preoptic area, 시상섬유판속핵들, 그리고 amygdala(편도체)로 투사한다. 또한 팔곁핵은 영장류를 제외한 많은 포유류에서 미각경로의 일부를 구성한다. 따라서 parabrachial area는 visceral sensation(내장감각)을 전달하는 오름경로 상의 정거장과 같은 기능을 한다. 또한 이 구역에는 생리학자들에 의해 호흡리듬의 조절에 관여하는 것으로 밝혀진 "**pneumotaxic center(호흡조정중추)**"가 위치하는 것으로 보인다. 다리뇌 뒤쪽부분에 병터가 생기면, 최대한 공기를 들이마신 뒤 날숨이 시작되기까지 약 2~3초간 호흡이 멎는 **apneustic respiration(지속적흡입호흡)**이 나타난다.

Superficial Medullary Reticular Neurons(얕은숨뇌그물신경세포)

숨뇌의 ventral superficial reticular area(배쪽얕은그물구역)도 순환계통과 호흡계통의 조절에 관여하는 부위이다. 이 부위는 척수와 고립핵으로부터 **afferent(들신경섬유)**를 받는다. Carotid sinus(목동맥팽대)와 aortic sinus(대동맥굴)의 baroreceptor(압력수용기), 그리고 carotid body(목동맥토리)와 aortic body(대동맥토리)의 산소민감성 chemoreceptor(화학수용기)에 의해 활성화되는 섬유들이 여기에 포함된다. 이 부위의 일부 숨뇌신경세포들은 주변을 지나는 cerebrospinal fluid(뇌척수액)의 pH 또는 이산화탄소 농도 변화에 직접적으로 반응한다. Ventral superficial reticular area에서 기원한 **efferent projection(날투사섬유)**은 시상하부, 그리고 숨뇌와 척수의 preganglionic autonomic neuron(신경절이전자율신경세포)들로 투사한다. 호흡근육을 지배하는 운동신경세포들과도 기능적으로 연결되어 있다.

그물체의 기능

Sleep(수면)과 Arousal(각성)

Consciousness(의식)의 생리학적 측면

의식이란 자신 그리고 자신을 둘러싼 환경을 인지하는 것으로, 대뇌겉질 전반에 걸친 신경세포의 활성이 수반된다. 정상적으로도 sleep(수면) 시, 즉 잠을 자는 동안에는 의식이 없다. 비정상적인 의식소실은 뇌손상이나 뇌질환에서 발생한다. 광범위한 대뇌겉질 손상이 있는 경우 또

임상노트

Glasgow Coma Scale(글라스고혼수척도)

의식장애의 정도를 양적으로 표시하기 위해 단순화한 이 평가척도는, 자극의 강도를 변화시키면서 환자가 이에 반응하여 눈을 뜨거나 말을 하고 몸을 움직이는 정도를 점수화한 것이다.

(의식이 완전히 명료한 경우에 해당하는) 15점 만점은 E4 V5 M6로 기록한다. **Coma(혼수)**는 자극에 대해 거의 또는 전혀 반응하지 않는 unconsciousness(무의식) 상태를 가리키는 것으로, 혼수상태인 경우 total Glasgow score(글라스고총점)는 8점 이하로 나타난다. 항상 세 가지 요소를 다 평가할 수 있는 것은 아니므로, 각각의 요소는 따로따로 기록한다. 예를 들어, 얼굴부위의 손상과 부종이 심한 경우 (자극을 인지하여도) 눈을 뜰 수 없고, [trachea(기관)에] intubation(삽관)이 된 상태에서는 vocal response(발성반응)를 평가할 수 없다. 또한 spinal injury(척수손상)나 multiple fracture(다발골절)가 동반된 환자에서는 motor response(운동반응)를 평가하기 어렵다. 대개 2세 미만의 어린이에서는 제대로 된 평가가 어렵다.

Glasgow coma scale은 임상적으로 매우 유용한데, 그 이유는 이 평가법이 비교적 간단하면서도 brain injury(뇌손상) 환자의 임상경과를 잘 반영하기 때문이다. Deep coma(깊은혼수) 환자의 예후가 대개 좋지 않은 것은 놀라운 일이 아니다.

표 9-1 *Glasgow 혼수척도*

Eye Opening (E)	Vocal Response (V)	Motor Response (M)
Spontaneous = 4	Conversation normal = 5	Normal = 6
To voice = 3	Converses but disoriented = 4	Localized response to pain = 5
To pain = 2	Says words but incoherent = 3	Withdrawal from pain (flexion) = 4
Absent = 1	Makes incomprehensible sounds = 2	Rigidity with limb flexion ("decorticate posture") = 3
	Absent = 1	Rigidity with limb extension ("decerebrate posture") = 2
		Absent = 1
		Total = E + V + M

는 대뇌겉질의 광범위한 영역으로 투사하는 뇌줄기의 특정부위들에 국소적인 파괴성병터가 발생한 경우, 심각한 정도의 의식소실이 초래될 수 있다. 감각자극에 대한 반응정도를 검사함으로써, 의식장애의 심각도를 임상적으로 평가할 수 있다(임상노트의 **Glasgow coma scale[글라스고혼수척도]** 참조).

정상적으로 수면과 각성상태는 밤낮의 변화와 동일한 주기로 반복된다. Nocturnal phase(야간주기)에는 (쉽게 깨울 수 있는) light sleep(얕은수면, 선잠)과 (깨우기 위해서는 강력한 감각자극을 필요로 하는) deep sleep(깊은수면)이 있다. 빠른 안구운동을 동반하는 **REM sleep(빠른눈운동수면)**도 간간히 여러 차례 나타난다. REM sleep 시에는 몸통과 팔다리의 근육이 이완된다. 각성을 유도하기 위해서는 상당한 강도의 감각자극이 요구되지만, 사실 이 수면상태에서 대뇌겉질이 띠는 활성은 매우 높다. 빠른눈운동수면 중에 (갑자기) 깨어난 사람들은 대개 꿈을 꾸었다고 이야기한다. REM sleep에서 깨기 힘든 이유는, 이 수면중에는 시상으로부터 대뇌겉질로 향하는 모든 특정감각경로(예: somatic[몸감각], auditory[청각])의 전달과정이 억제되기 때문이다. 이때 나타나는 근육이완은 척수의 운동신경세포를 억제하는 그물체신경세포들에 의해 매개된다.

Consciousness level(의식수준)의 각 단계는, 대뇌겉질의 활성을 그대로 반영하는 표지기인 **electroencephalogram(뇌파도, 뇌전도, EEG)** 상의 변화와 일치한다. Scalp(머리덮개)의 한 지점에서 기록되는 전위 변동은 해당지점의 scalp 바로 밑에 위치하는 다양한 대뇌겉질신경세포들의 dendritic potential(가지돌기막전위) 값을 합한 것에 해당한다(제14장 참조). Dendritic potential이란 대뇌겉질신경세포들이 자신이 받아들이는 들축삭들의 활성에 대해 나타내는 반응이다. 대뇌겉질로 들어오는 대부분의 들축삭은 시상신경세포에서 기원한다. 즉 시상신경세포무리들이 동시에 흥분할 때는 기록되는 전위가 높아지고, cortical neuron(겉질신경세포)들이 (그들이 받아들이는) 개개의 thalamic afferent(시상들신경섬유)에 대해 각각 서로 다르게 반응하면 전위는 낮아진다. 의식이 가장 명료한 상태의 뇌파는 낮은 전위파가 높은 빈도로 나타나며, 이는 **desynchronization(비동기화)**, 즉 thalamocortical circuit(시상겉질회로)가 동시에 흥분하지 않는 것을 의미한다. 점차 deep sleep에 빠져들수록 전위는 높아지고(synchronization, 동기화) 파장은 길어진다("slow-wave sleep", 느린파수면). 빠른눈운동수면은 감각자극에 대해 무딘 반응을 보인다는 점에서는 deep sleep에 해당하지만, 뇌파상으로는 desynchronization 소견을 보인다. Coma(혼수) 환자의 뇌파에서는 다양한 이상－대표적으로는 전위와 빈도의 감소－이 나타난다. EEG 상에서 전기적인 활성이 전혀 나타나지 않는 경우(flat EEG)는 대뇌겉질의 죽음을 의미한다.

의식과 수면의 신경해부학적 측면

각성 상태, 즉 사람이 깨어 있으려면 cerebral cortex(대뇌겉질)가 전반적으로 활성을 띠어야만 한다. 그리고 이러한 상태는, (세포체가) 뇌줄기와 시상에 위치하는 신경세포들에 의해 적절한 정도의 대뇌겉질 흥분이 유발되는 경우에만 가능하다. 겉질 전반을 광범위하게 자극하는 ascending pathway(오름경로)들은, 특정감각계통(제17장, 제19~22장 참조), 또는 cerebellum(제10장 참조)이나 basal ganglia(바닥핵, 제12장, 제23장 참조)로부터 들어오는 corticopetal projection(겉질들투사섬유)과는 해부학적으로 구분되는 (다른) 경로를 취한다. 상위다리뇌 높이 또는 보다 위쪽의 뇌줄기에서 안쪽부분이 좌우 모두 파괴되면 비가역적인 혼수상태가 촉발된다. 그러나 (혼수를 초래하는) 이러한 병터에서, 보다 가쪽으로 지나는 sensory pathway(감각경로)들은 보전되며, 따라서 이를 통한 감각전달은 차단되지 않는다. 의식상태를 유지하기 위해서는, rostral pontine reticular formation(입쪽다리뇌그물체)과 central tegmental tract(중심뒤판로)가 온전해야 한다. 중간뇌와 상위다리뇌 높이를 지나는 central tegmental tract에는, 그물체에서 기원하여 대뇌겉질 전반을 직접 또는 간접적으로 자극하는 3종류의 축삭집단이 포함되어 있다.

1. **Noradrenergic neuron(노르아드레날린신경세포**, 그림 9-7)에서 기원한 ascending projection(오름투사섬유)은 대뇌겉질 전반에 걸쳐 신경세포들을 흥분시킨다. 청색반점 세포들는, 각성상태로 주의를 집중하고 있는 동물에서 가장 높은 활성을 보인다; non-REM sleep(느린눈운동수면)에서는 활성이 약하고, REM 수면에서는 전혀 활성을 띠지 않는다.
2. Pedunculopontine nucleus(다리다리뇌뒤판핵)의 **cholinergic neuron(콜린신경세포**, 그림 9-6)들은 시상하부, 앞뇌바닥콜린핵들, 그리고 시상섬유판속핵들로 투사한다. 이들 부위에서는 성글지만 모든 대뇌겉질 영역으로 광범위하게 투사하는 섬유들이 기원한다. 이 신경세포들은 각성시와 REM 수면 시에는 활성을 띠지만, non-REM 수면 시에는 활성이 정지된다.
3. **Central group of reticular nuclei(그물핵중심무리**, 특히 oral pontine reticular nucleus[입쪽다리뇌그물핵])의 축삭들은 시상섬유판속핵들과 앞뇌바닥콜린핵들로 향한다. 그물핵중심무리는 여러 종류의 세포들이 혼합된 집단이다. 모든 단계의 의식수준에서 이들 각각이 나타내는 활성의 정도는 서로 다르다.

Diencephalon(사이뇌)과 telencephalon(끝뇌)의 신경세포무리들은 대뇌겉질 전반을 자극한다. **Intralaminar thalamic nuclei(시상섬유판속핵**, 제11장 참조)는 각성상태 및 REM 수면과 관련된 대부분의 오름경로들이 꼭 거쳐가는 연결구조이다(그림 9-8). 이미 언급한 연결 외에도, 이 신경핵들은 다른 시상핵으로 향하는 모든 감각신경로의 곁가지를 받는다. 수면상태로부터 (깨어나도록) 각성을 유도하는 감각자극들은 이 가지들을 통해 그 기능을 달성한다. 시상섬유판속핵들이 양쪽 모두 손상되면 혼수상태가 초래된다. **Hypothalamus(시상하부**, 제11장 참조)의 뒷부분에 위치한 **tuberomamillary nucleus(융기유두핵)**는 **histamine-secreting neuron(히스타민분비신경세포)**들로 구성된다. 이 신경세포의 축삭들은 시상을 지나면서 많은 가지를 낸 뒤, 대뇌겉질을 포함한 중추신경계통의 여러 영역으로 이어진다. 약리학적 연구들을 통해, 신경세포에서 발견되는 histamine(히스타민)이 각성에 관여함이 확인되었다. 전통적인 antihistaminic drug(항히스타민제, H1-receptor blocker[H1-수용체차단제])들의 부작용으로 sedative effect(진정작용)가 나타나는 것은, 아마도 겉질신경세포에 대한 histamine의 작용을 이 약물들이 경쟁적으로 억제하

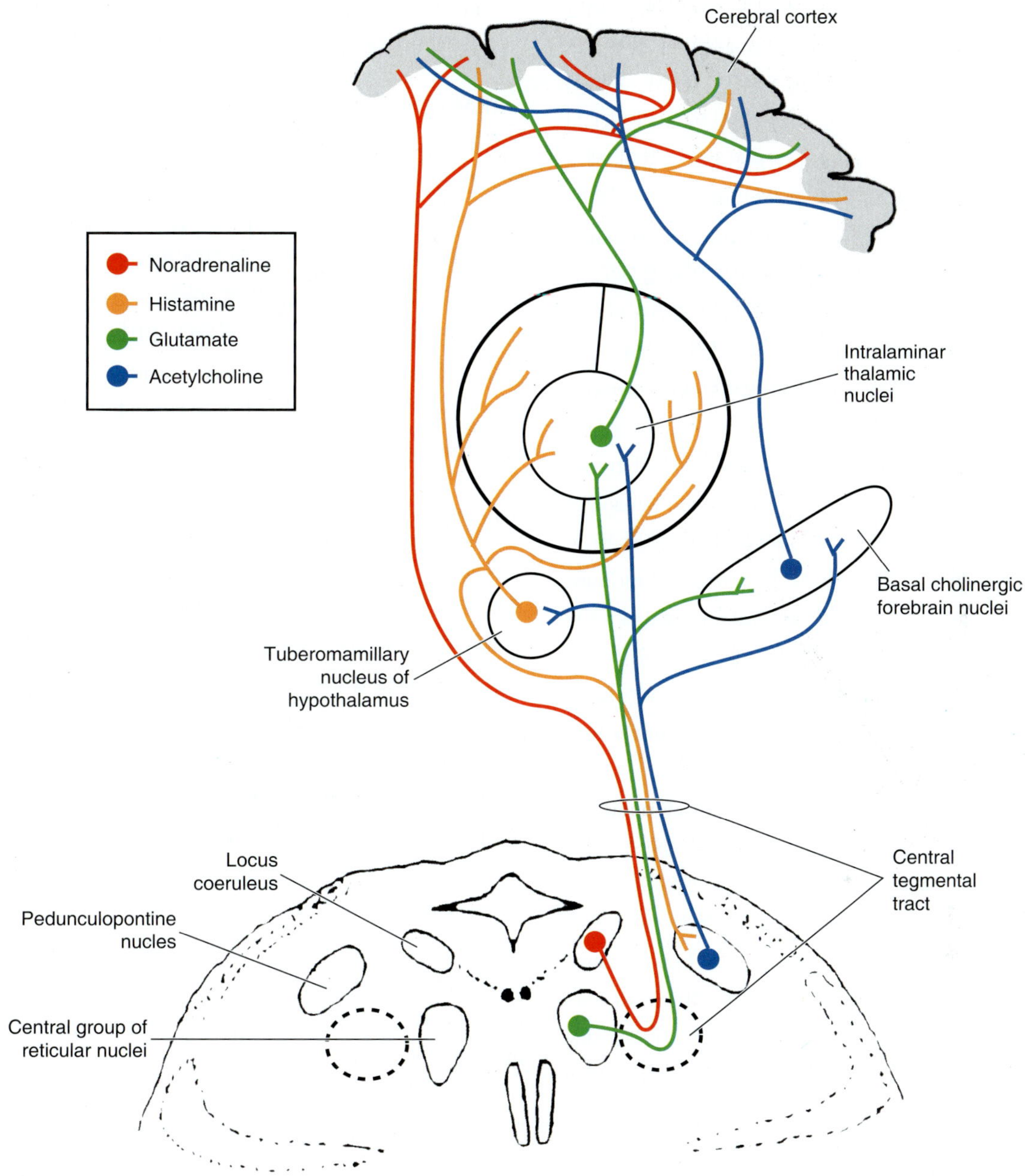

그림 9-8 Ascending reticular-activating system(오름그물활성계통). 이 그림에는 alert state(각성상태)에서 높은 활성을 보이고 slow wave sleep(느린눈운동수면, non-REM sleep)에서는 활성정도가 약한 신경세포무리를 나타내었다. 이들은 REM sleep(빠른눈운동수면) 상태에서도 활성을 띠는데, 예외적으로 locus coeruleus(청색반점)만 활성을 띠지 않는다.

기 때문인 것으로 보인다. **Basal cholinergic nuclei of forebrain(앞뇌바닥콜린핵**, 제12장 참조)도 대뇌겉질 전반에 걸쳐 신경세포들을 자극한다.

Deep sleep, 즉 non-REM sleep(느린눈운동수면) 상태는 방금 언급한 계통들의 활성이 감소되는 것과 관련이 있다. 이에 더하여, 뇌줄기와 시상하부의 일부 신경세포들은 능동적으로 수면을 유도한다.

1. **Serotonergic raphe neuron(솔기핵세로토닌신경세포)**의 축삭들은 모든 CNS 영역으로 투사한다. 솔기핵의 신경세포들은 deep sleep 시에 활성을 나타낸

다. Deep sleep의 유도에는, 시상과 대뇌겉질에 대한 serotonin(세로토닌)의 광범위한 억제작용이 부분적으로 관여한다. Deep sleep 시에 비하면, REM 수면 시에 세로토닌신경세포들이 띠는 활성은 낮다. REM 수면은 telencephalic neuron(끝뇌신경세포)들이 세로토닌의 억제작용으로부터 간간히 풀려나는 것과도 부분적으로 관련이 있다. Caudal pontine reticular nucleus(꼬리쪽다리뇌그물핵, PPRF)의 억제정도도 감소하는데, 이것이 안구운동이 수반되는 기전이다.

2. **Lateral hypothalamus**의 일부 신경세포들은 각성 시에 활성을 띠는 **orexin-A(오렉신-A)**와 **orexin-B(오렉신-B)**라는 2종류의 peptide(펩티드)를 생산한다. 이들 각각을 **hypocretin-1(히포그레틴-1)**과 **hypocretin-2(히포그레틴-2)**라고도 한다. Orexin neuron(오렉신신경세포)의 긴 축삭들은 대부분의 뇌영역들로 퍼져나간다. 이들의 작용 중 하나는 pedunculopontine nucleus(다리다리뇌뒤판핵)의 cholinergic neuron(콜린신경세포)들을 자극하는 것이다. 개, 생쥐, 인간에서 orexin이 결핍되면, 짧게 발작적으로 나타나는 REM 수면에 의해 각성상태가 자주 중단되는 **narcolepsy(발작수면, 기면증)**가 나타난다.
3. Hypothalamus의 **suprachiasmatic nucleus(교차위핵**, 제11장 참조)에는 뇌의 생체시계로 작용하는 신경세포들이 위치하며, 이들은 24시간 주기의 흥분양상을 보인다. Suprachiasmatic nucleus에서 기원한 축삭들은 가쪽 시상하부와 dorsomedial hypothalamic nucleus(시상하부등쪽안쪽핵, 그림 11-14)의 orexin neuron으로 이어지고, 이들은 청색반점으로 내림투사한다. 이러한 연결회로를 통해 낮보다는 밤에 수면이 촉진된다.
4. Pedunculopontine nucleus(다리다리뇌뒤판핵)와 lateral dorsal tegmental nucleus(뒤가쪽뒤판핵)의 **cholinergic neuron(콜린신경세포)**들은 각성상태뿐 아니라 REM 수면 시에도 활성을 띤다.
5. **Preoptic area(시각앞구역)**는 시상하부 바로 앞쪽에 위치하며, 이 부위에는 galanin(갈라닌)이라는 펩티드를 함유한 GABA신경세포집단이 자리한다. 이 inhibitory neuron(억제신경세포)들은 deep sleep 즉 non-REM 수면 시에 활성을 보이며, tuberomamillary nucleus, 청색반점, cholinergic reticular nucleus(콜린그물핵)들로 투사한다. 시각앞구역이 파괴되면 insomnia(불면증)가 초래되는데, 이는 이 부위가 수면을 취하는데 반드시 필요한 부위임을 나타낸다.

REM 수면 중에는, 특정감각경로들을 통한 감각전달이 억제되므로, 각성유발에 필요한 감각자극의 threshold(문턱값)가 높아진다. 이러한 현상은 reticular nucleus of thalamus(시상그물핵)로 오름투사하는 콜린신경세포(그림 9-9)들에 의해 매개되는 것으로 보인다(제11장 참조). 이 신경핵의 GABA신경세포들에 의해, 다른 시상핵들로부터 대뇌겉질로 가는 정보전달이 억제된다. REM 수면 중에 나타나는 팔다리근육의 이완은 reticulospinal fiber(그물척수섬유)들에 의해 매개되며, 이중 일부는 glycine(글리신)을 inhibitory neurotransmitter(억제신경전달물질)로 사용한다.

Pain(통증)

그물핵중심무리는, 척수로부터 들신경입력을 받아 시상으로 투사한다. 이 연결을 통해, 그물핵중심무리는 부위를 명확하게 알 수 없는 통증감각의 인지와 관련된 **ascending pathway(오름경로)**의 한 부분을 구성한다. 이러한 유형의 통증감각은 spinothalamic tract(척수시상로, 제19장 참조)가 절단된 후에도 여전히 남아있다.

Descending inhibitory pathway(내림억제경로)는 dorsal horn(뒤뿔)과 spinal trigeminal nucleus(삼차신경척수핵)로 투사하는 솔기핵세로토닌신경세포의 축삭들로 구성된다. 이 계통은 통증과 관련된 action potential(활동전위)이 중추쪽으로 전달되는 것을 억제한다. (숨뇌의 솔기핵들로 투사하는) 중심회색질을 전기적으로 자극하면, 손상 또는 질환 부위로부터 들어오는 통증감각을 느끼지 못한다. 이 내림경로는 제19장에서 다룬다.

Somatic Motor Function(몸운동기능)

Reticulospinal tracts(그물척수로)는 운동조절과 관련된 주요 decending pathway(내림경로) 중 하나다. 다른 주요 내림경로에는 corticospinal tracts(겉질척수로)와 vestibulospinal tracts(안뜰척수로)가 있다. 이에 상응하는 reticulobulbar connections(그물숨뇌연결)가 뇌신경운동핵들로 이어진다. 동물실험을 통해 reticulospinal fiber(그물척수섬유)들 중 많은 수가 caudal pontine reticular nucleus와 oral pontine reticular nucleus, 그리고 숨뇌의 gigantocellular nucleus(거대세포핵)에서 기원하는 것으로 밝혀졌다. 이들 대부분은 정중선에서 교차하지 않고 척수까지 내려간다.

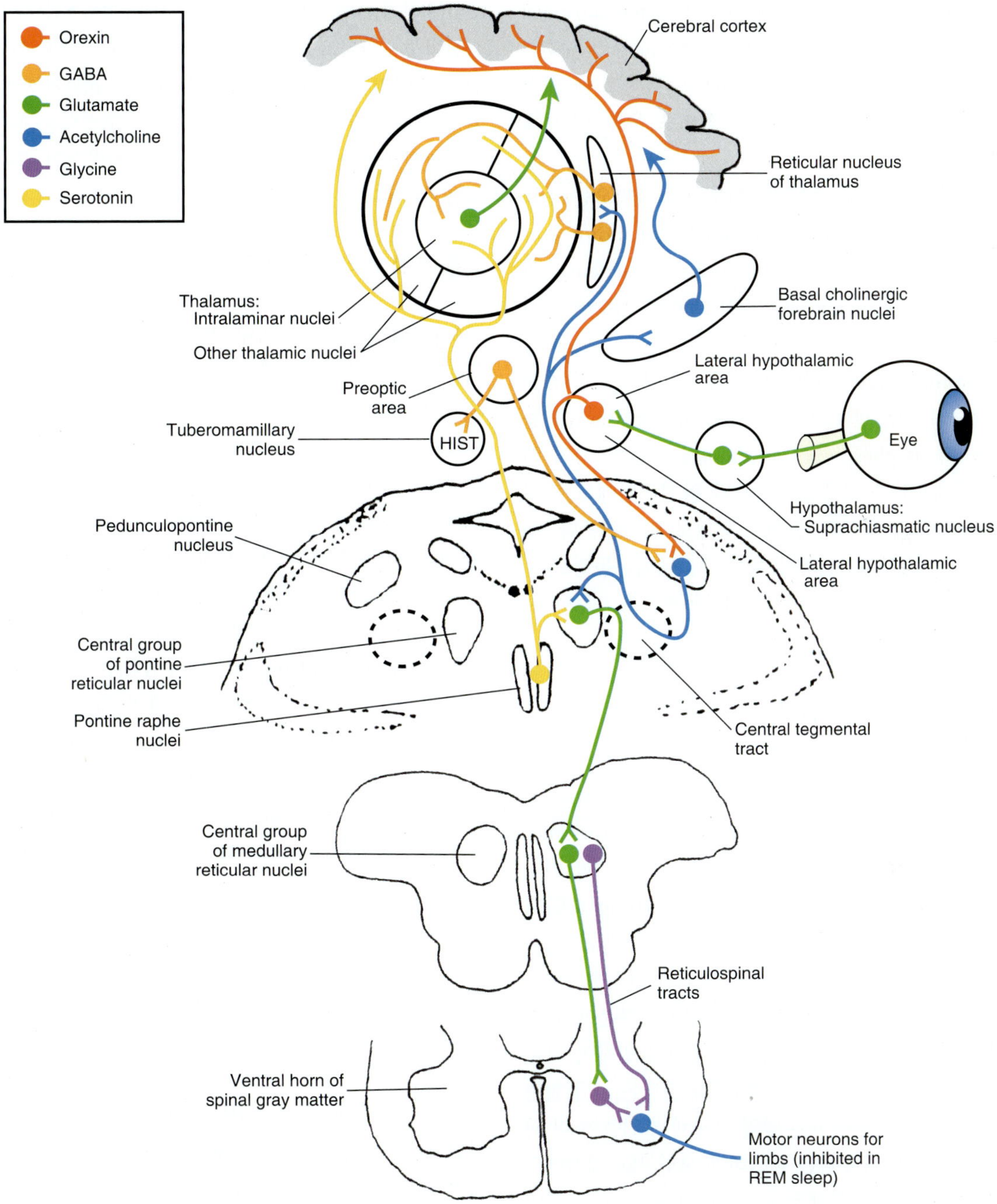

그림 9-9 수면시에 활성을 띠는 신경세포무리를 나타낸 그림. Serotonergic neuron(세로토닌신경세포)들과 시상하부의 GABA신경세포들은 slow wave sleep(느린눈운동수면, non-REM sleep)시에 더 높은 활성을 띤다. Orexin neuron(오렉신신경세포)들의 생리적 역할은 아직 불분명하지만, 나머지 경로들은 REM sleep(빠른눈운동수면) 시에 활성을 보인다. 위로 향하는 화살표는 axonal branch(축삭가지)들이 cortex(겉질)에 광범위하게 분포하는 것을 나타낸다. REM sleep 중에 나타나는 motor activity(운동활성)의 억제는 descending pathway(내림경로)들에 의해 매개되는 것이다.

일부 섬유들은 같은쪽 ventral horn(앞뿔)에 종지하고, 나머지는 종지하기 전 교차한다. 결과적으로, reticulospinal tracts는 (같은쪽뿐 아니라) 양쪽 spinal gray matter(척수회색질)로 투사한다. 이들은 interneuron(사이신경세포)에 종지하며, 척수내 연접중계를 통해 간접적으로 운동신경세포들에 영향을 준다.

운동기능과 관련하여, 그물핵중심무리로 들어오는 주요 들섬유들은 cerebral hemisphere(대뇌반구)의 motor cortex(운동겉질), 콜린성의 pedunculopontine nucleus(그림 9-2D와 9-6), cerebellar nuclei(소뇌핵), 그리고 척수에서 기원한다.

Raphespinal tract(솔기척수로)는 통증감각의 조절에 관여하는 것으로 가장 잘 알려진 reticulospinal pathway(그물척수경로)이다. Raphespinal projection(솔기척수투사)의 세로토닌신경세포들은 운동신경세포의 활성조절에도 관여하여, 이들을 보다 흥분하기 쉬운 상태로 만들어준다. 세로토닌의 작용을 봉쇄하는 약물들은 주요내림운동경로 손상 후 출현하는 spasticity(강직)의 치료목적으로 (임상에서) 사용된다.

Visceral Activity(내장활성)

그물체의 특정영역들은, 위쪽으로는 편도체와 시상하부, 아래쪽으로는 자율신경운동핵들, phrenic nucleus(가로막신경핵)와 thoracic cord(척수가슴분절)의 respiratory motor neuron(호흡운동신경세포)들과 연결을 가지며, 이 연결을 통해 **visceral function(내장기능)**과 **breathing(호흡)**의 조절에 관여한다. 얕은숨뇌그물신경세포들이 (기능적으로) systemic blood pressure(전신혈압)와 혈액의 산소포화도와 관련된 반사반응을 매개한다는 것은 이미 앞부분에서 설명한 바 있다. 동물의 뇌줄기 속에 전극을 삽입하여 자극하는 실험을 통해, 흔히 "center(중추)"라 불리는, 심장혈관기능 및 호흡기능에 관여하는 몇몇 그물체 부위들이 더 확인된 바 있다. 일부 중추들은 치밀하게 모인 세포체집단의 형태를 취하지 않고 그물체의 가지돌기그물 내에 한 영역으로 나타나기도 한다. 숨뇌의 gigantocellular nucleus를 자극하면 **inspiratory response(들숨반응)**가 최대로 나타나고, 작은세포그물구역을 자극하면 **expiratory response(날숨반응)**가 최대로 나타난다. Respiratory rhythm(호흡리듬)은 팔곁구역의 pneumotaxic center(호흡조정중추)에 의해 조절된다.

숨뇌그물체의 안쪽부분을 자극하면 **circulatory system(순환계통)**에 대한 depressor effect(강하효과)가 나타나 심장박동수가 느려지고 혈압이 떨어진다. 한편 가쪽으로 위치한 영역들을 자극하면 이와 상반된 효과가 나타난다. 뇌줄기에는 vital function(생명기능)을 조절하는 부위들이 위치하기 때문에, 뇌줄기 손상은 매우 치명적인 결과를 초래할 수 있다.

뇌줄기의 기타 신경핵들

Area postrema(맨아래구역)는 obex(빗장) 근처의 넷째뇌실바닥 아래부분에 위치하는 좁은 띠 모양의 신경조직이다(그림 6-3). 다른 뇌부위들과 달리, blood-brain barrier(혈액뇌장벽), 즉 혈중의 특정물질이 신경조직으로 들어오지 못하도록 막아주는 장치가 이 부위에는 없다. Area postrema는 고립핵과 상호연결을 갖는다. 이 영역은 apomorphine(아포모르핀)과 digoxin(디곡신) 같은 emetic drug(구토제)들이 작용하는 chemoreceptor region(화학수용기영역)임이 실험적으로 밝혀졌다.

Perihypoglossal nuclei(혀밑주위핵)는 caudal medulla(닫힌숨뇌, 하위숨뇌)에 위치한 3개의 매우 뚜렷한 신경세포집단으로 구성된다: nucleus intercalatus(사이핵, 그림 9-2A), (hypoglossal nucleus[혀밑신경핵]의 앞가쪽으로 위치하는) nucleus of Roller(롤러핵, 혀밑신경밑핵)와 nucleus prepositus hypoglossi([혀밑신경]자리앞핵). 세 신경핵 중 nucleus prepositus hypoglossi가 가장 크다. 이 신경핵의 위쪽 끝은 PPRF로 이어진다(그림 8-5).

이 신경핵들은 대뇌겉질, vestibular nuclei(안뜰신경핵), accessory oculomotor nuclei(덧눈돌림신경핵), 그리고 PPRF를 포함한 다양한 부위로부터 기원한 들신경섬유를 받는다. 날신경섬유는 medial longitudinal fasciculus(안쪽세로다발)를 통해, 주로 제III, 제IV, 제VI뇌신경핵으로 투사한다. Perihypoglossal nuclei는 안구운동을 관장하는 복잡한 회로의 한 부분을 구성한다. 자리앞핵이 손상된 경우 conjugate eye movement(공동주시운동)에는 전혀 문제가 없으나, 주시하고자 하는 물체에 시선을 지속적으로 고정하지 못한다.

Accessory oculomotor nuclei(덧눈돌림신경핵)에는 interstitial nucleus of Cajal(사이질핵), nucleus of Darkschewitsch(다크쉐비치핵), nucleus of posterior commissure(뒤맞교차핵), rostral interstitial nucleus of medial

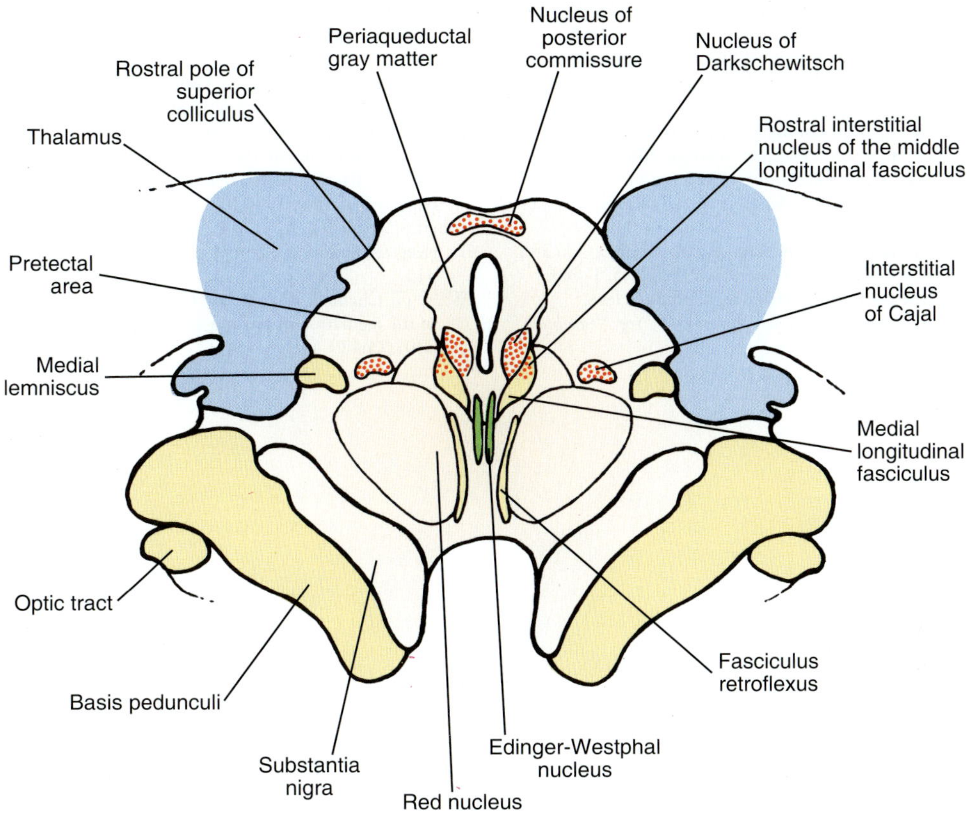

그림 9-10 Midbrain(중간뇌)과 diencephalon(사이뇌)의 경계부에서 관찰되는 일부 신경핵들. 그림 7-15와 11-7에 해당하는 단면 높이에서 관찰된다. Accessory oculomotor nucleus(덧눈돌림신경핵)들은 적색으로, 부교감신경핵인 Edinger-Westphal nucleus는 녹색으로 나타내었다. 이 단면에서는 시상(하늘색)도 일부 관찰된다. 일부 주요신경로는 노란색으로 나타내었다.

longitudinal fasciculus(안쪽세로다발입쪽사이질핵)가 속한다. 이들은 중간뇌와 사이뇌의 경계부에 위치하며(그림 9-10), 수직방향의 안구운동에 관여한다(제8장 참조).

Periaqueductal gray matter(중심회색질)는 중간뇌의 cerebral aqueduct(중간뇌수도관)를 둘러싼 영역을 가리킨다. 동물실험을 통해, 이 부위가 척수에서 telencephalon(끝뇌)에 이르기까지 여러 영역들과 들신경 및 날신경 연결을 갖는 것이 밝혀진 바 있으나 그 생리적 기능은 거의 알려져 있지 않다. 앞에서 언급한 바대로, 중심회색질을 전기자극하면 analgesia(진통) 효과가 나타나며, 이는 숨뇌의 nucleus raphes magnus(큰솔기핵)에서 기원하는 descending projection(내림투사)을 통해 매개된다. Nucleus of Darkschewitsch는 중심회색질 내에 위치하지만, 일반적으로 덧눈돌림신경핵 중 하나로 간주한다.

Interpeduncular nucleus(대뇌다리사이핵)는 interpeduncular fossa(대뇌다리사이오목)의 맨윗부분 천장 가까이 중심회색질 앞쪽 정중선상에 위치한다. 이 신경핵은 limbic system(둘레계통, 변연계통)이 뇌줄기와 척수의 자율신경핵들로 투사하는 경로 상에 자리한다. Interpeduncular nucleus의 가쪽, cerebral peduncle(대뇌다리)의 안쪽부분에는 dopamine-secreting neuron(도파민신경세포)들로 이루어진 **ventral tegmental area(배쪽뒤판구역)**가 위치한다. 이 신경핵도 limbic system과 연결을 가지며, 제18장에서 다룬다.

참고문헌

Aston-Jones G, Chen S, Zhu Y, et al. A neural circuit for circadian regulation of arousal. *Nat Neurosci.* 2001;4:732-738.

Aston-Jones G, Cohen JD. An integrative theory of locus coeruleus-norepinephrine function: adaptive gain and optimal performance. *Annu Rev Neurosci.* 2005;28:403-450.

Bogen JE. On the neurophysiology of consciousness, 1: an overview. *Conscious Cogn.* 1995;4:52-62.

Crabtree JW. Intrathalamic sensory connections mediated by the thalamic reticular nucleus. *Cell Mol Life Sci.* 1999;56: 683-700.

Ferguson AV. The area postrema: a cardiovascular control centre at the blood-brain interface? *Can J Physiol Pharmacol.* 1991;69:1026-1034.

Haas H, Panula P. The role of histamine and the tuberomamillary nucleus in the nervous system. *Nat Rev Neurosci.* 2003;4:121-130.

Hauw JJ, Hausser-Hauw C, Di Girolami U, Hasboun D, Seilhean D. Neuropathology of sleep disorders: a review. *J Neuropathol Exp Neurol.* 2011;70:243-252.

Huang XF, Paxinos G. Human intermediate reticular zone: a cyto and chemoarchitectonic study. *J Comp Neurol.* 1995; 360:571-588.

Inglis WL, Winn P. The pedunculopontine tegmental nucleus: where the striatum meets the reticular formation. *Prog Neurobiol.* 1995;47:1-29.

Maquet P, Peters JM, Aerts J, et al. Functional neuroanatomy of human rapid eye-movement sleep and dreaming. *Nature.* 1996;383:163-166.

Nieuwenhuys R, Voogd J, van Huijzen C. *The Human Central Nervous System. A Synopsis and Atlas.* 3rd ed. Berlin: Springer-Verlag; 1988.

Ohno K, Sakurai T. Orexin neuronal circuitry: role in the regulation of sleep and wakefulness. *Front Neuroendocrinol* 2008;29:70-87.

Olszewski J, Baxter D. *Cytoarchitecture of the Human Brain Stem.* 2nd ed. Basel: Karger; 1982.

Taheri S, Zeiter JM, Mignot E. The role of hypocretins (orexins) in sleep regulation and narcolepsy. *Annu Rev Neurosci.* 2002;25:283-313.

Willie JT, Chemelli RM, Sinton CM, et al. To eat or to sleep? Orexin in the regulation of feeding and wakefulness. *Annu Rev Neurosci.* 2001;24:429-458.

Chapter 10

소뇌 Cerebellum

윤 호 역

요 점

- Cerebellar cortex(소뇌겉질)에서 관찰할 수 있는 주요 구조에는 hemisphere(소뇌반구), vermis(소뇌벌레), flocculus(타래), nodule(결절), tonsil(소뇌편도) 등이 있다.
- Cerebellum으로 들어온 신경섬유는 세 층으로 구성된 cerebellar cortex에 연접한다. Purkinje cell(조롱박세포)은 cerebellar nuclei(소뇌핵)를 향해 axon을 뻗는다.
- Cerebellum으로 들어온 모든 afferent fiber의 곁가지와 cerebellar cortex에서 나온 efferent fiber는 fastigial nucleus(꼭지핵), interposed nucleus(자리사이핵), dentate nucleus(치아핵)에 연접한다. 이들 cerebellar nuclei에 위치한 신경세포의 axon은 cerebellum 밖으로 뻗는다.
- Superior cerebellar peduncle(위소뇌다리)에는 cerebellum의 efferent fiber, ventral spinocerebellar tract(앞척수소뇌로), tectocerebellar fiber(덮개소뇌섬유) 등이 포함되어 있다. Middle cerebellar peduncle(중간소뇌다리)은 반대쪽 pontine nuclei(다리뇌핵)에서 나온 신경섬유로 이루어져 있다. Inferior cerebellar peduncle(아래소뇌다리)에는 olivocerebellar fiber(올리브소뇌섬유), dorsal spinocerebellar tract(뒤척수소뇌로), vestibulocerebellar fiber(안뜰소뇌섬유), fastigiobulbar fiber (꼭지숨뇌섬유) 등이 포함되어 있다.
- Vestibulocerebellum(안뜰소뇌)은 flocculonodular lobe(타래결절엽)과 fastigial nucleus로 이루어져 있다. Vestibulocerebellum은 같은쪽 vestibular system(안뜰계통)에서 오는 정보를 받으며, fastigial nucleus에서 나온 신경섬유는 같은쪽 vestibular nuclei(안뜰핵) 또는 reticular formation(그물체)으로 연결된다.
- Spinocerebellum(척수소뇌)은 vermis(소뇌벌레), paravermal zone(벌레옆구역), interposed nucleus(자리사이핵)로 이루어져 있는데, 이곳으로는 같은쪽 신체 부위로부터 고유감각 정보가 들어온다. Interposed nucleus에서 나온 신경섬유는 반대쪽 red nucleus(적색핵) 또는 thalamus의 posterior ventrolateral nucleus(VLp, 뒤배쪽가쪽핵)로 연결된다. VLp에 위치한 신경세포의 axon은 cerebral cortex의 primary motor area(일차운동영역)로 뻗는다.
- Cerebral cortex 전체 영역 및 tectum(덮개)에서 나온 신경섬유는 pontine nuclei(다리뇌핵)의 중계를 거쳐 반대쪽 cerebellar hemisphere와 dentate nucleus 즉, pontocerebellum(다리뇌소뇌)으로 들어간다. Dentate nucleus의 신경세포에서 나온 axon은 반대쪽 thalamus의 VLp로 연결된다.
- 이와 같은 연결을 통해, 우리 몸의 각 부위는 cerebellum의 같은쪽 부위와 대응연결을 이루고 있다. Cerebellum의 정중면 근처 부위는 몸의 자세 유지와 관련된 기능을 한다.
- Cerebellum은 운동명령을 학습하고 학습된 명령을 수행하여 근육 수축의 강도, 범위, 수축시간을 조절한다.
- Cerebellum의 정중면 근처 부위가 손상되면 자세이상과 보행장애가 생긴다. 반면 cerebellar hemisphere가 손상되면 같은쪽 팔다리의 운동조절장애 즉, neocerebellar syndrome(새소뇌증후군)이 초래된다. Cerebellum의 손상 등으로 인한 운동조절기능의 장애를 **ataxia(실조)**라고 한다.
- Pontocerebellum은 운동조절 이외의 기능도 담당하며, 손상 시 인지장애 또는 정동장애가 나타날 수 있다.

Cerebellum(소뇌)은 운동기능을 담당하는 뇌의 한 부분으로, 평형을 유지하고 근육의 수축을 조절하는 기능을 한다. Cerebellum은 근육의 협동작용에 있어서 특히 중요한 역할을 하며, 여러 근육들이 동시에 수축하거나 이완하여 적절한 움직임을 만들어 내도록 도와준다. Cerebellum은 각각의 근육이 적절한 시기에 적절한 강도로 수축할 수 있게 해준다. 또한 cerebellum은 운동에 관련된 학습과, 학습된 운동명령의 실행에도 관여하는 것으로 알려져 있다.

Cerebellum의 구조는 매우 복잡하여 아직 밝혀지지 않은 부분이 많지만, 오래 전부터 cerebellum의 기능은 무의식적으로 일어난다고 믿어 왔다. 그 이유는 cerebellum의 질환이 있을 때 운동장애가 발생하기는 하지만 근육의 마비는 일어나지 않기 때문이다. 그러나 이와 같은 전통적인 개념이 전부 다 맞는 것은 아니다. 예를 들어, 어떤 운동을 머릿속으로 상상했을 때 cerebral cortex의 운동영역보다 cerebellum의 혈류가 더 많이 증가한다. 또한 cerebellum이 감각과 인지기능에 관여한다는 실험적 증거도 발견됐다.

Cerebellum은 가로 방향으로 주름진 folia(소뇌이랑) 표면에 위치한 회색질 즉 cortex(겉질)와 그 속의 백색질로 이루어져 있다. Cerebellum의 백색질 안에는 네 쌍의 cerebellar nuclei(소뇌핵)가 들어 있다. Cerebellum은 말이집신경섬유로 이루어진 세 쌍의 cerebellar peduncle(소뇌다리)에 의해 brain stem(뇌줄기)과 연결되어 있다.

육안해부학

Cerebellum의 윗면은 posterior cranial fossa(뒤머리뼈우묵)의 천장을 이루는 경막주름 즉, tentorium cerebelli(소뇌천막)로 덮여 있다. Cerebellum의 아랫면은 posterior cranial fossa의 바닥에 놓여 있는데, 전체적으로 아래쪽으로 볼록한 모양이지만 정중선 부위에는 깊은 고랑이 패여 있다(그림 10-1).

Cerebellum의 표면 각 부위마다 이를 지칭하는 용어가 정해져 있다. 정중면에 인접한 부위를 **vermis(소뇌벌레)**라고 하며, 나머지 부위를 **hemisphere(소뇌반구)**라고 한다. Cerebellum의 윗면에는 vermis와 hemisphere 사이에 뚜렷한 경계 구조가 없지만, 아랫면에서는 vallecula(소뇌계곡)라고 하는 깊은 고랑 속에 vermis가 위치하며 vermis와 hemisphere 사이의 경계가 뚜렷하다. Cerebellar hemisphere의 안쪽 1~2 cm 부위를 **paravermal zone(벌레옆구역)**이라고 부른다.

Cerebellum은 세 엽으로 나뉜다(그림 10-1). Flocculonodular lobe(타래결절엽)은 cerebellum 아랫면 가장 앞쪽에 위치한 작은 구획이다. 주름져 있는 cerebellum을 펼

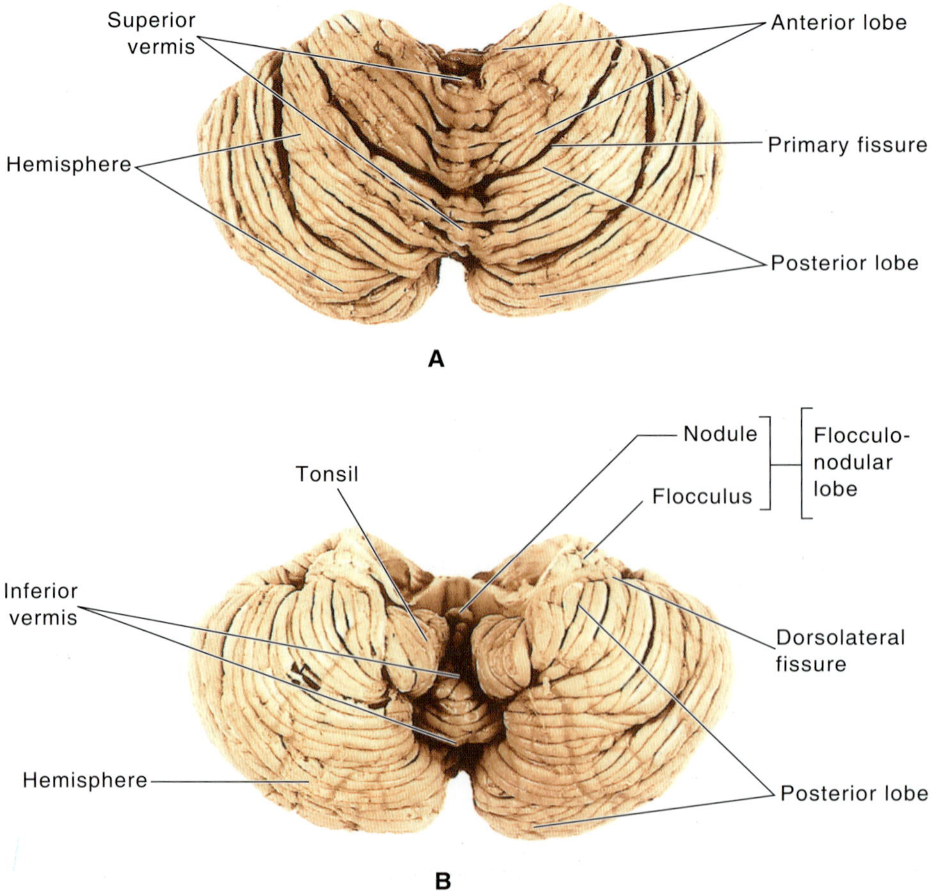

그림 10-1 Cerebellum. **(A)** 윗면. **(B)** 아랫면.

친 가상도에서 flocculonodular lobe은 cerebellum의 가장 뒷부분에 해당한다. Nodule(결절)은 vermis 아랫부분의 끝에 위치하며, flocculus(타래)는 그 양쪽 옆에 있는 불규칙한 모양의 구조이다. Cerebellum의 표면에는 수많은 가로 방향의 fissure(틈새)가 있다. Dorsolateral fissure(posterolateral fissure, 뒤가쪽틈새)는 cerebellum의 발생 과정 중 최초로 나타나는 fissure로, flocculonodular lobe의 경계가 된다. Flocculonodular lobe을 제외한 나머지 부위는 anterior lobe(소뇌앞엽)과 posterior lobe(소뇌뒤엽)으로 구분된다. Anterior lobe은 cerebellum 윗면에 있는 primary fissure(일차틈새)보다 앞쪽 부분이다. Flocculonodular lobe과 anterior lobe을 제외한 cerebellum의 윗면과 아랫면 전체가 posterior lobe에 해당한다. 세 엽 중 posterior lobe이 가장 크다.

Fourth ventricle 윗부분의 천장은 양쪽 superior cerebellar peduncle(위소뇌다리)과 그 사이의 superior medullary velum(위숨뇌천장)으로 이루어져 있다(그림 10-2, 7-10). Fourth ventricle 아랫부분의 천장은 pia mater(연막)와 ependyma(뇌실막)로 이루어져 있는데, 이 얇은 막을 inferior medullary velum(아래숨뇌천장)이라고 부른다. Inferior medullary velum은 vermis 아랫면에 붙어 있는 경우가 많다(그림 6-4). Flocculonodular lobe과 anterior lobe 사이에는 세 쌍의 cerebellar peduncle이 붙어 있다.

Cerebellum, 특히 posterior lobe은 몇몇 fissure에 의해 여러 개의 lobule(소엽)로 구분된다. 이 lobule들의 위치는 그림 10-3에 표시되어 있으니 참고하기 바란다. **Tonsil(소뇌편도)**의 위치는 임상적으로 매우 중요하다. Tonsil은 hemisphere의 각 부위 중 medulla에 가장 가까이 위치하기 때문에, posterior cranial fossa 속의 구조들이 foramen magnum(큰구멍)으로 탈출할 때 tonsil에 의해 medulla가 압박손상을 입을 수 있다. 또한 posterior inferior cerebellar artery(뒤아래소뇌동맥)가 tonsil 주위를 지날 때 휘어지는 모양이 특징적이어서, angiography(혈관조영상)의 표지점으로서 중요한 의미를 갖는다.

Cerebellar Cortex(소뇌겉질)

소뇌의 표면에는 수많은 folia(소뇌이랑)가 있으며, cortex의 85%는 folia 사이의 고랑 속에 감춰져 있다. Cerebellar cortex의 면적은 cerebral cortex의 약 3/4 정도이다.

신경세포의 배열

Cerebellar cortex는 세 층으로 이루어져 있으며, 조직표본에서 각 층이 뚜렷이 구분된다(그림 10-4). Purkinje cell layer(조롱박세포층)는 한 층으로 배열된 Purkinje cell(조롱박세포)의 cell body로 이루어져 있다. Purkinje cell은 cerebellar cortex의 출력을 담당하는 커다란 신경세포이다. Purkinje cell layer보다 표면 쪽의 층을 molecular layer(분자층)라고 한다. Purkinje cell은 dendrite을 molecular layer

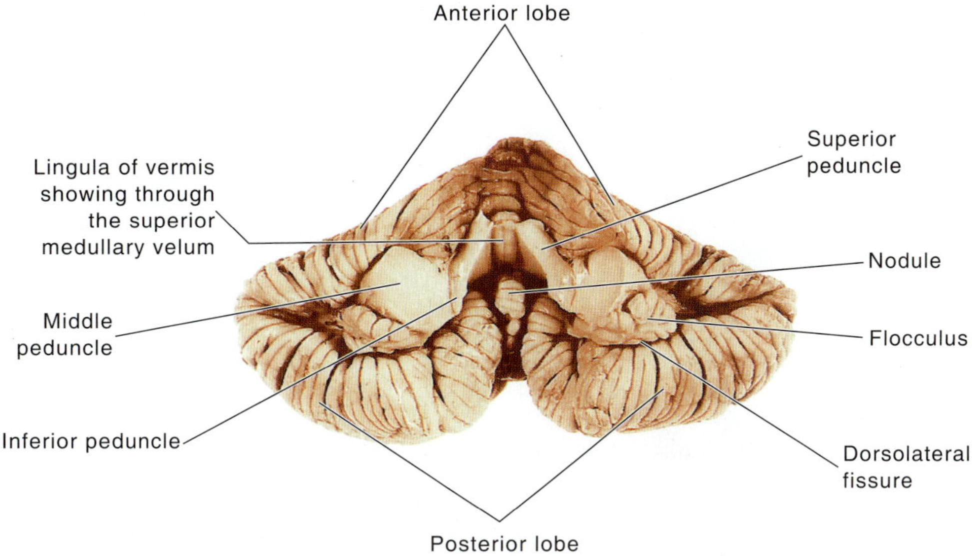

그림 10-2 Cerebellum을 앞아래쪽에서 본 모습. Cerebellar peduncle의 잘린 면이 관찰된다.

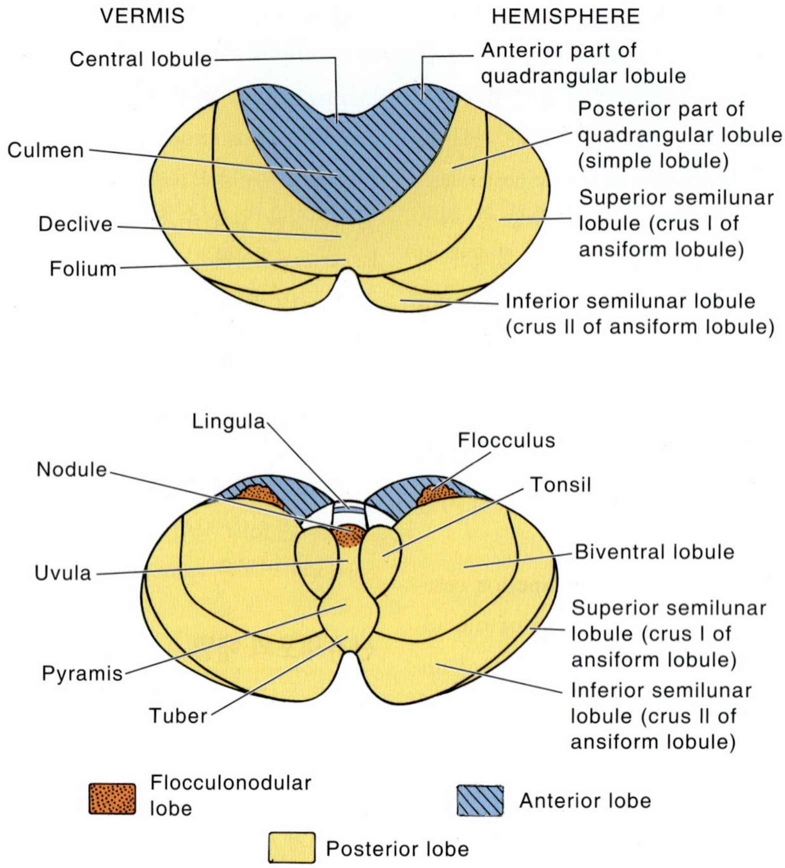

그림 10-3 Cerebellum 각 부위의 명칭. (윗그림에는 lingula를 표시하지 않았다. Lingula는 vermis의 윗면, central lobule의 아래쪽에 위치한 작고 납작한 구역이며 superior medullary velum에 붙어 있다. 그림 10-2 참조.)

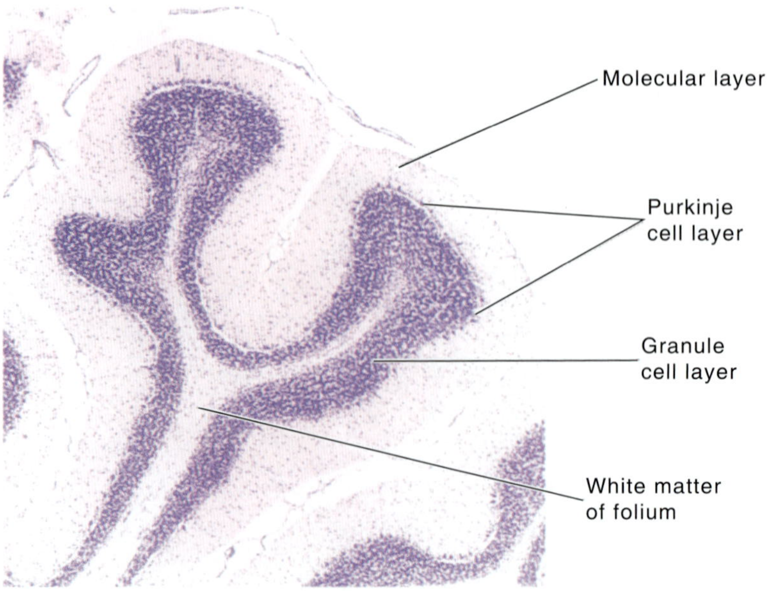

그림 10-4 Folia의 가로단면. Cortex의 세 층과 백색질이 관찰된다(Cresyl violet 염색).

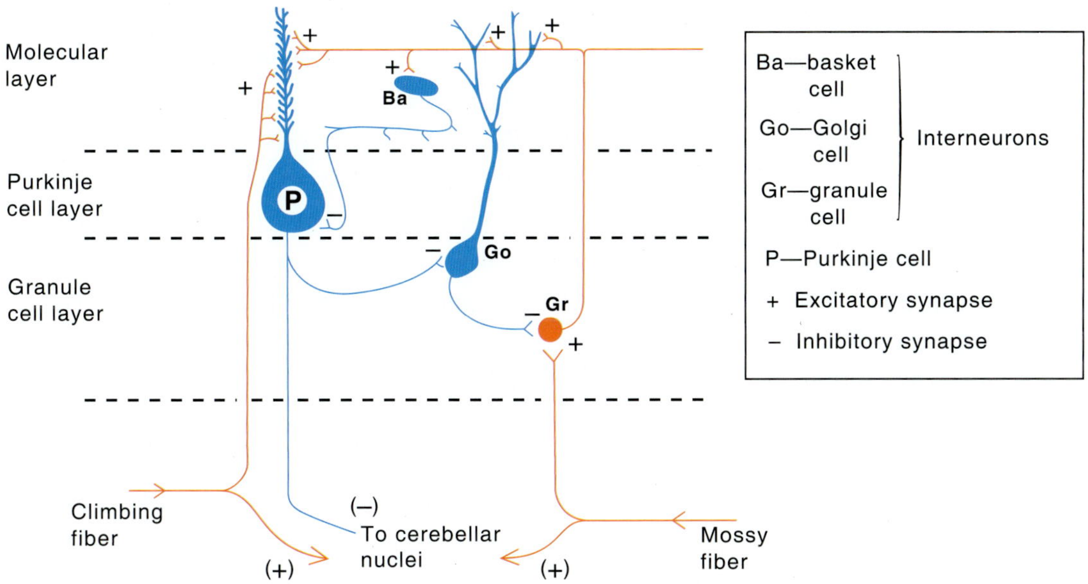

그림 10-5 Cerebellar cortex 신경세포 사이의 흥분연접과 억제연접. Folia에 평행하게 자른 단면의 모식도이며, 따라서 Purkinje cell의 dendrite 분지들도 그에 맞게 표시하였다. Glutamate 신경세포(흥분성)는 빨간색, GABA 신경세포(억제성)는 파란색으로 표시하였다.

로 뻗으며, 이곳에서 수많은 연접을 형성한다. Purkinje cell의 dendrite은 folia의 장축에 대해 직각 방향의 평면상에서 복잡하게 분지하는 특징을 보인다. Granule cell layer(과립층)는 Purkinje cell layer보다 깊은 곳에 위치한 층으로, 여기에는 molecular layer를 향해 axon을 뻗는 interneuron(사이신경세포)들이 빽빽하게 밀집해 있다. 그 밖에도 여러 종류의 interneuron들이 molecular layer와 granule cell layer에 흩어져 있다(그림 10-5).

Cerebellum으로 들어오는 afferent fiber 중 climbing fiber(오름섬유)는 inferior olivary complex(아래올리브복합체)에서 나온 신경섬유이며, Purkinje cell의 dendrite 시작 부위에 연접한다. 다른 여러 부위에서 오는 afferent fiber는 mossy fiber(이끼섬유)라고 하며, granule cell layer의 신경세포와 연접을 이룬다. Mossy fiber의 연접 부위를 흔히 glomerulus(토리)라고 부른다(그림 10-6). Granule cell(과립세포)의 axon은 molecular layer로 올라간 뒤 분지를 내어 folia의 장축에 평행한 방향으로 길게 뻗는데, 이를 parallel fiber(평행섬유)라고 부른다. Purkinje cell의 dendrite은 folia의 장축에 직각 방향의 평면상에서 분지하기 때문에 parallel fiber는 여러 개의 Purkinje cell에 접촉하게 된다. Purkinje cell에는 단 하나의 climbing fiber만이 연접을 이룬다. 그러나 parallel fiber는 여러 개가 하나의 Purkinje cell에 연접할 뿐 아니라, 하나의 parallel fiber가 여러 개의 Purkinje cell에 연접하는 특징을 보인다. (Brain stem에서 오는 아드레날린성 신경섬유 및 세로토닌성 신경섬유도 cerebellum으로 들어온다. 이들 신경섬유에 대해서는 9장에서 설명

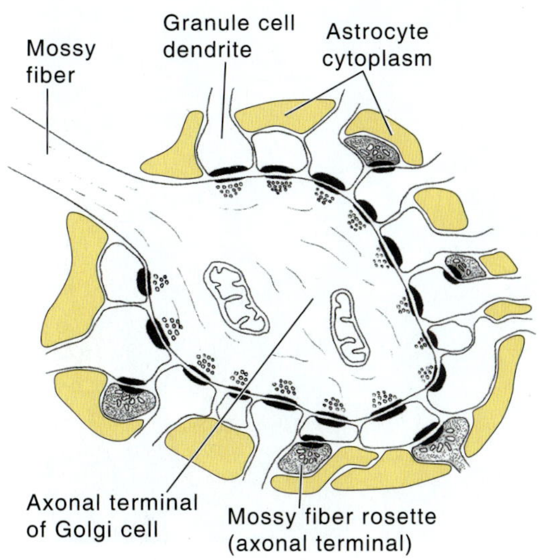

그림 10-6 Granule cell layer에 위치한 glomerulus의 미세구조. Astrocyte의 돌기(노란색)들이 둘러싸 신경전달물질이 주위의 다른 연접으로 확산되는 것을 막아준다.

하였으므로 여기서는 생략하도록 하겠다.) Cortex의 신경세포들 중 Purkinje cell의 axon만이 cortex 밖으로 나간다. 이 axon의 대부분은 cerebellar nuclei(소뇌핵)에 연접하지만, flocculonodular lobe에서 나온 일부 axon은 brain stem까지 뻗기도 한다.

오래 전부터 cerebellar cortex의 연접에 대한 많은 연구가 이루어져 왔으며, 미세전극을 이용한 연구를 통해 각 신경세포 사이의 흥분연접과 억제연접이 대부분 밝혀져 있다. 또한 cerebellar cortex의 신경전달물질과 그 수용체에 대한 면역조직화학 및 약리학적 연구를 통해서도 많은 정보가 밝혀졌다.

Cerebellum으로 들어오는 afferent fiber들은 모두 흥분연접을 이룬다. 이 신경섬유들은 cortex로 들어가기 전에 곁가지를 내어 cerebellar nuclei의 신경세포에 연접한다. Granule cell의 axon과 Purkinje cell 사이의 연접도 역시 흥분연접이며, glutamate를 신경전달물질로 사용한다. Cerebellum에 존재하는 그 밖의 신경세포들은 모두 억제연접을 이루는데, 이 경우 신경전달물질은 gamma-aminobutyric acid(GABA)가 사용된다. Cerebellar cortex로 들어온 흥분자극은 cortex 내 회로를 거치게 된다. 이 회로는 Purkinje cell을 억제하여 cortex에서 cerebellar nuclei로 가는 자극을 감소시킨다. Cerebellum의 interneuron 중 가장 많은 수를 차지하는 것은 granule cell이며, 그 밖의 interneuron으로는 Golgi cell(큰별세포), basket cell(바구니세포) 등이 있다(그림 10-5). 예를 들어, parallel fiber는 basket cell에 excitatory postsynaptic potential(EPSP, 흥분연접이후전위)을 일으키고, basket cell은 Purkinje cell에 inhibitory postsynaptic potential(IPSP, 억제연접이후전위)를 유발한다. 또한 parallel fiber는 Golgi cell을 흥분시키며, Golgi cell은 다시 granule cell을 억제한다. Parallel fiber는 folia의 장축과 평행하게 뻗으면서 수많은 Purkinje cell의 dendrite과 연접하지만, basket cell의 axon은 이에 직각 방향으로 뻗어 소수의 Purkinje cell과 연접한다(그림 10-5, 10-7). 억제성 회로는 흥분성 회로에 비해 더 많은 연접을 형성하며, mossy fiber의 연속적인 자극을 받았을 때 흥분이 일어나는 cortex의 영역과 그 흥분강도를 제한하는 역할을 한다.

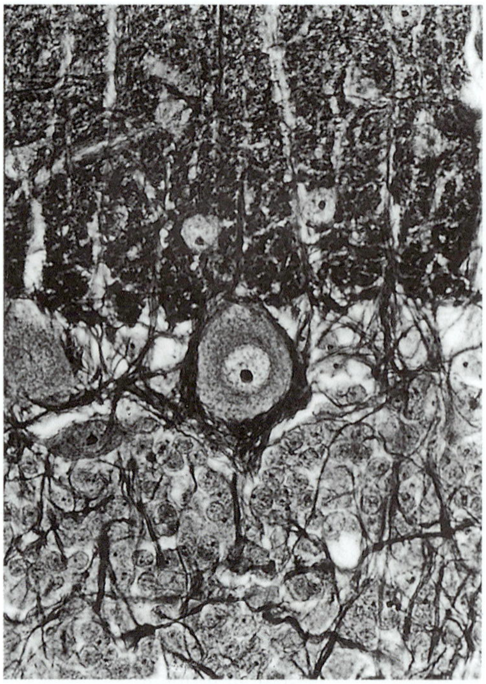

그림 10-7 Molecular layer와 granule cell layer 사이에 위치한 Purkinje cell의 cell body. Purkinje cell 주위의 신경섬유들은 대부분 basket cell의 axon이다(Cajal's silver nitrate 염색법으로 제작한 표본).

Cerebellar Nuclei(소뇌핵)

Cerebellum의 백색질에는 네 쌍의 신경핵이 들어 있는데, 안쪽에서 가쪽의 순으로 fastigial nucleus(꼭지핵), globose nucleus(둥근핵), emboliform nucleus(마개핵), dentate nucleus(치아핵)라고 부른다(그림 10-8).

Fastigial nucleus는 정중면 근처에 위치하며, fourth ventricle의 천장과 매우 가까운 위치에 놓여 있다. Globose nucleus와 emboliform nucleus를 합쳐 **interposed nucleus(자리사이핵)**라고 부르기도 한다. Interposed nucleus는 fastigial nucleus와 dentate nucleus 사이에 위치한다. **Dentate nucleus**는 찌부러진 주머니 모양의 신경핵으로, inferior olivary nucleus와 비슷한 형태를 띠고 있다. Dentate nucleus의 터진 부분(정중면을 향함)을 hilus(치아핵문)라고 한다. Dentate nucleus에서 나온 신경섬유들은 신경핵의 내부를 향해 뻗으며, hilus를 지나 다른 부위의 신경핵으로 연결된다.

Cerebellar nuclei는 cerebellum의 외부에서 오는 신경섬유와 cerebellar cortex의 Purkinje cell에서 나온 신경섬유를 통해 정보를 받는다. 외부에서 오는 신경섬유에는 pontocerebellar fiber(다리뇌소뇌섬유), spinocerebellar fiber(척수소뇌섬유), olivocerebellar fiber(올리브소뇌섬유), precere-

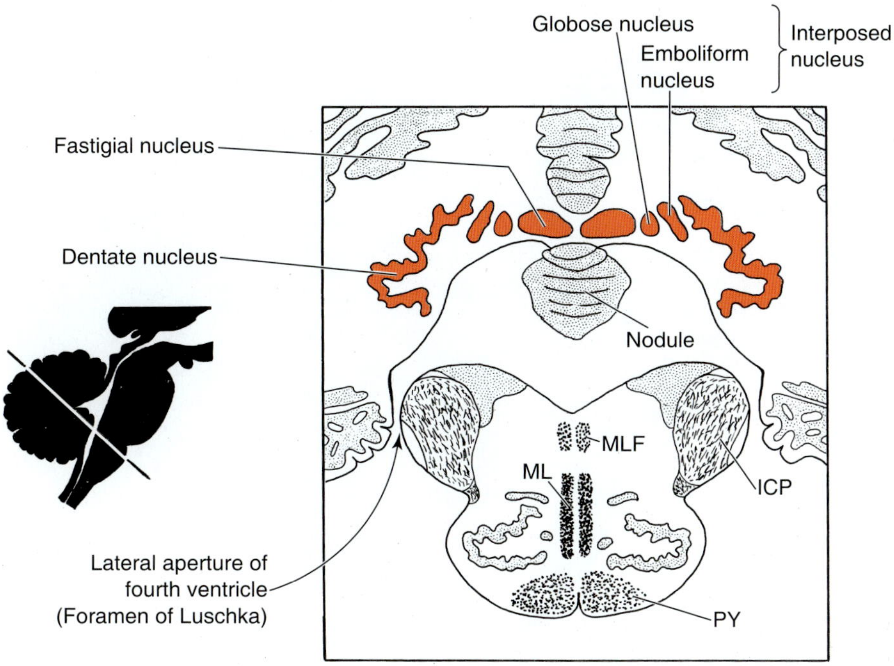

그림 10-8 Medulla 윗부분의 가로단면에서 관찰한 cerebellar nuclei. ICP, inferior cerebellar peduncle; ML, medial lemniscus; MLF, medial longitudinal fasciculus; PY, pyramid.

bellar reticular nuclei(소뇌앞그물핵)에서 오는 신경섬유 등이 있다. 이런 신경섬유의 대부분은 cerebellar cortex로 들어가지만, 이로부터 분지한 곁가지가 cerebellar nuclei에 연접하는 것이다. 소수의 rubrocerebellar fiber(적색소뇌섬유)가 interposed nucleus에 연접하며, fastigial nucleus는 vestibular nerve(안뜰신경)와 vestibular nuclei(안뜰핵)에서 오는 신경섬유를 통해서도 정보를 받는다. Fastigial nucleus에서 나온 신경섬유는 inferior cerebellar peduncle(아래소뇌다리)을 통해 brain stem으로 연결되고, 나머지 cerebellar nuclei에서 나온 신경섬유들은 superior cerebellar peduncle(위소뇌다리)을 통해 brain stem과 thalamus로 연결된다.

Cerebellum 외부에서 오는 신경섬유는 cerebellar nuclei에 흥분연접을 이루지만, Purkinje cell의 axon은 GABA를 신경전달물질로 사용하여 cerebellar nuclei에 억제연접을 이룬다. 외부에서 들어온 정보는 cerebellar nuclei에서 처리되며, 이는 다시 cerebellar cortex에서 오는 억제성 조절을 받아 세밀하게 다듬어진다. 이와 같은 두 가지 입력정보의 조합에 의해 cerebellar nuclei의 출력이 조절되어 brain stem과 thalamus로 정보가 보내진다. Cerebellar nuclei의 출력정보는 cerebellum으로 들어오는 신경섬유의 자극에 따라 매순간 변화한다.

Cerebellar Peduncle(소뇌다리)

Vermis의 시상단면에서 백색질은 나뭇가지 모양으로 분지하는 양상을 띠는데, 이를 *arbor vitae cerebelli*(소뇌나무)라고 부른다(그림 10-9). 양쪽 hemisphere에는 백색질이 많으며, 그 속에 dentate nucleus가 들어 있다(그림 10-10). 백색질은 cerebellar cortex와 cerebellar nuclei의 afferent fiber와 efferent fiber로 구성되어 있다. 각각의 afferent fiber와 efferent fiber에 대해서는 "소뇌의 기능적 구획" 단락에 설명되어 있다. 여기서는 cerebellar peduncle을 기준으로 각 신경섬유를 구분해 보도록 하겠다.

Inferior cerebellar peduncle(아래소뇌다리)은 주로 cerebellum으로 들어오는 afferent fiber로 구성되어 있는데, 그중에서도 반대쪽 inferior olivary complex에서 오는 신경섬유가 가장 많다. 그 밖에도 dorsal spinocerebellar tract, vestibular nerve와 vestibular nuclei에서 오는 신경섬유, medulla의 여러 신경핵에서 오는 신경섬유 등이 포함되어 있다(표 10-1). Inferior cerebellar peduncle에는 일부 efferent fiber도 포함되어 있는데, 이 신경섬유들은

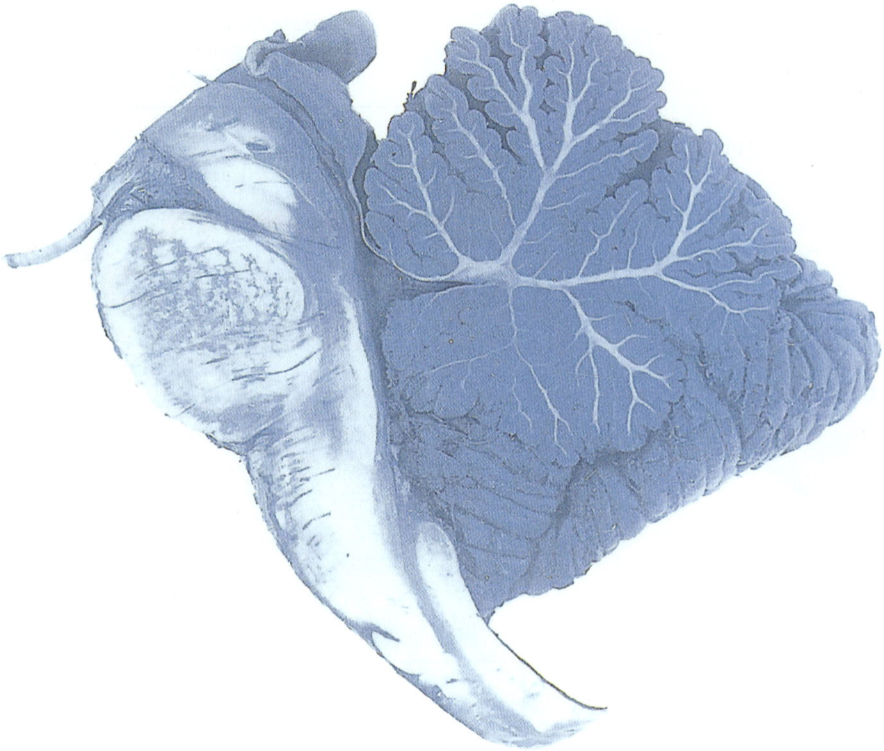

그림 10-9 Brain stem과 cerebellum의 정중단면. Vermis의 단면에서 arbor vitae cerebelli가 관찰된다. 회색질(짙은색)과 백색질(옅은색)이 뚜렷이 구분되도록 염색했다.

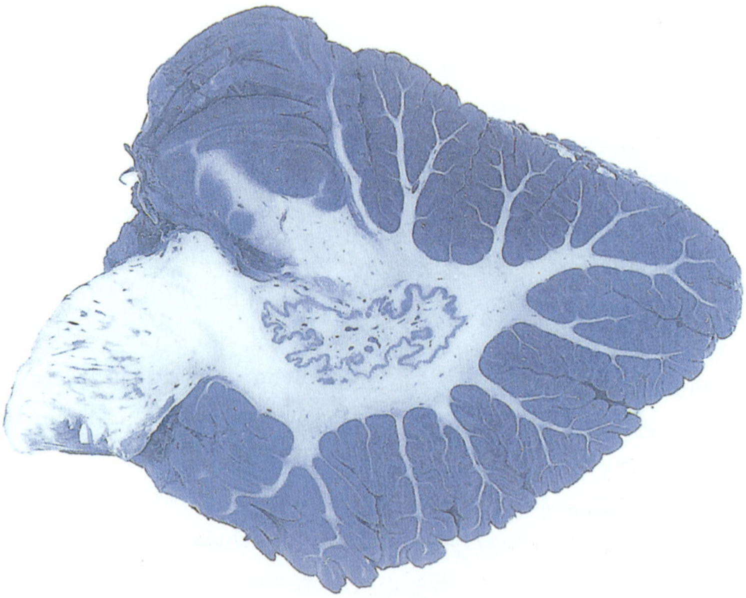

그림 10-10 Cerebellar hemisphere의 시상단면. 회색질(짙은색)과 백색질(옅은색)이 뚜렷이 구분되도록 염색했다. Hemisphere의 백색질 속에서 dentate nucleus가 관찰된다.

표 10-1 Cerebellar Peduncle의 구성

Name of Peduncle	Cerebellar Afferents	Cerebellar Efferents
Inferior cerebellar peduncle	Olivocerebellar fibers Dorsal spinocerebellar tract Cuneocerebellar fibers Vestibulocerebellar fibers (from vestibular nerve and nuclei) Arcuate nucleus (7장 참조) Trigeminal sensory nuclei (pontine and spinal) Precerebellar reticular nuclei	Cerebellovestibular fibers (to vestibular nuclei) Cerebelloreticular fibers (to central group of reticular nuclei in medulla and pons)
Middle cerebellar peduncle	Pontocerebellar fibers	None
Superior cerebellar peduncle	Ventral spinocerebellar tract Trigeminocerebellar fibers (from mesencephalic trigeminal nucleus) Tectocerebellar fibers (from superior and inferior colliculi) Noradrenergic fibers from the locus coeruleus	Cerebellothalamic fibers (to ventral lateral nucleus of contralateral thalamus) Cerebellorubral fibers (mostly from interposed nucleus, going to ipsilateral red nucleus)

flocculonodular lobe과 fastigial nucleus에서 나와 vestibular nuclei 또는 medulla와 pons의 reticular formation(그물체)으로 뻗는다.

Middle cerebellar peduncle(중간소뇌다리)은 반대쪽 pontine nuclei(다리뇌핵)에서 나온 pontocerebellar fiber로 구성되어 있다.

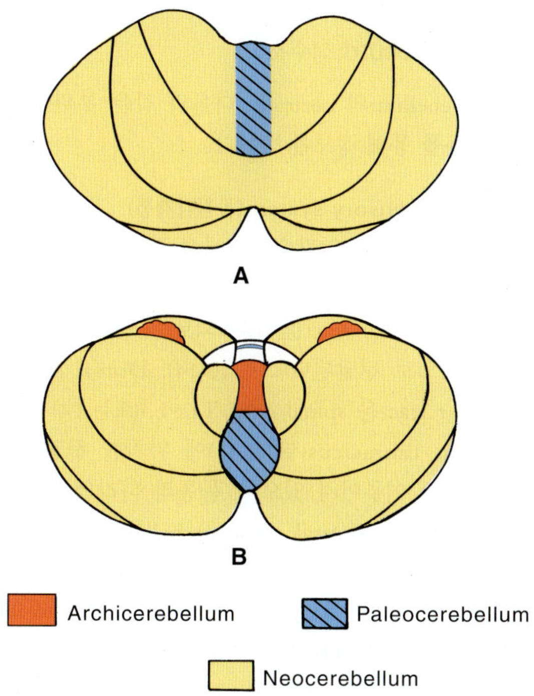

그림 10-11 Cerebellum의 계통발생학적 구획. (A) 윗면. (B) 아랫면.

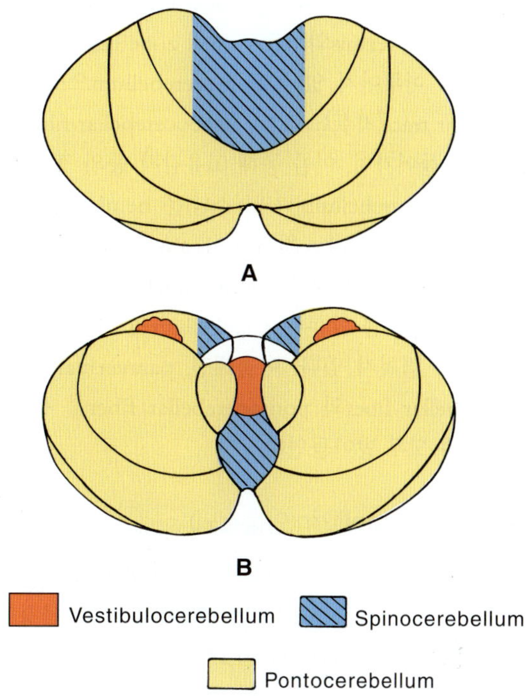

그림 10-12 Cerebellum의 기능적 구획. (A) 윗면. (B) 아랫면.

Superior cerebellar peduncle(위소뇌다리)은 주로 interposed nucleus와 dentate nucleus에서 나와 thalamus로 향하는 efferent fiber로 이루어져 있다. Superior cerebellar peduncle을 구성하는 그 밖의 신경섬유들은 표 10-1에 요약되어 있으니 참고하기 바란다.

소뇌의 기능적 구획

비교해부학적 관점에서 cerebellum을 세 부위로 나눌 수 있다. Archicerebellum(원시소뇌)은 어류와 하등 양서류에서 볼 수 있는 cerebellum의 부위를 말하며, paleocerebellum(옛소뇌)은 고등 양서류, 파충류 및 조류에서 발견되는 cerebellum의 부위를 말한다. Neocerebellum(새소뇌)은 포유류에만 나타나는 cerebellum의 부위로, 사람에서 가장 크게 발달해 있다. 이와 같은 cerebellum의 계통발생학적 구획(그림 10-11)은 cerebellum으로 들어오는 mossy fiber의 시작점을 기준으로 하는 기능적 구획(그림 10-12)과 상당 부분 일치한다. (Inferior olivary complex에서 오는 climbing fiber는 cerebellum의 모든 부위로 연결된다.)

Cerebellum의 기능적 구획은 다음과 같다. Vestibulocerebellum(안뜰소뇌)은 flocculonodular lobe에 해당하며, vestibular nerve와 vestibular nuclei에서 오는 신경섬유를 통해 정보를 받는다. Spinocerebellum(척수소뇌)은 anterior lobe의 vermis와 paravermal zone(hemisphere의 안쪽 부분)으로 이루어져 있다. Spinocerebellum으로는 spinocerebellar tract(척수소뇌로)과 cuneocerebellar fiber(쐐기소뇌섬유)가 들어가며, 이를 통해 고유감각 등의 정보가 전달된다. Pontocerebellum(다리뇌소뇌)은 hemisphere의 가쪽 부분과 posterior lobe 윗면의 vermis로 이루어져 있다. Pontocerebellum은 반대쪽 pontine nuclei에서 오는 신경섬유를 통해 정보를 받는다. Cerebellum의 기능적 구획은 서로 약간씩 겹쳐져 있다. 이를테면, paravermal zone은 spinocerebellar fiber와 pontocerebellar fiber를 통해 두 가지 정보를 모두 받아들인다.

Vestibulocerebellum(안뜰소뇌)

Vestibulocerebellum은 같은쪽 vestibular ganglion(안뜰신경절)과 vestibular nuclei(안뜰핵)에서 오는 신경섬유를 통해 정보를 받는다(그림 10-13). 이들 신경섬유는 곁가지를 내어 fastigial nucleus에 연접하며, 일부 신경섬유는 cortex로 가지 않고 fastigial nucleus에서 끝나기도 한다. Vestibulocerebellum은 또한 반대쪽 accessory olivary nuclei(덧올리브핵)에서 오는 신경섬유를 통해서도 정보를 받는다. 이 신경섬유는 fastigial nucleus에 연접하는 곁가지를 낸 뒤, climbing fiber가 되어 flocculonodular lobe의 cortex로 들어간다.

Vestibulocerebellum의 cortex에 위치한 Purkinje cell의 axon은 대부분 fastigial nucleus에 연접하지만, 일부는 직접 brain stem으로 뻗는다(Cerebellar cortex에서 나온 신경섬유는 cerebellar nuclei로 가는 것이 일반적인데, 이는 매우 예외적인 경우이다). Cerebellar cortex와 fastigial nucleus에서 나온 신경섬유는 inferior cerebellar peduncle을 지나 vestibular nuclei 및 reticular formation의 central group으로 뻗는다(그림 10-13).

결국 vestibulocerebellum은 vestibulospinal tract(안뜰척수로), medial longitudinal fasciculus(안쪽세로다발), reticulospinal fiber(그물척수섬유)를 통해 운동신경세포에 영향을 미친다. Vestibulocerebellum은 vestibular nerve의 자극에 따라 근육의 긴장도를 조절하는 기능을 한다. Vestibulocerebellum은 평형을 유지하는 근육을 조절하며, vestibular nerve의 자극에 따른 안구의 운동 등에 관여한다(22장 참조). Vermis의 뒷부분도 안구 운동의 조절에 관여한다.

Spinocerebellum(척수소뇌)

Spinocerebellum의 cortex는 다음과 같은 부위에서 오는 신경섬유를 통해 정보를 받는다.

1. **Somatic sensory system(몸감각계통).** 고유감각수용기, 촉각수용기, 압각수용기에서 감지한 감각정보가 dorsal spinocerebellar tract(뒤척수소뇌로)과 ventral spinocerebellar tract(앞척수소뇌로)을 통해 spinocerebellum으로 전달된다(그림 10-14). Dorsal spinocerebellar tract은 spinal cord T1~L3(또는 L4) 분절의 nucleus thoracicus(뒤가슴핵)에 위치한 신경세포의 axon으로 이루어져 있으며, 몸통과 다리의 감각정보를 전달한다. Ventral spinocerebellar tract은 spinal cord 허리엉치분절의 회색질 여러 부위에서 나온 신경섬유로 이루어져 있으며(5장 참조), 주로 다리의 감각정보를 전달한다. Accessory cuneate nucleus(덧쐐기핵, 7장 참조)에서 나온 cuneocerebellar fiber(쐐기소뇌섬유)는 목과 팔의 감각정보를 전달하며, dorsal spi-

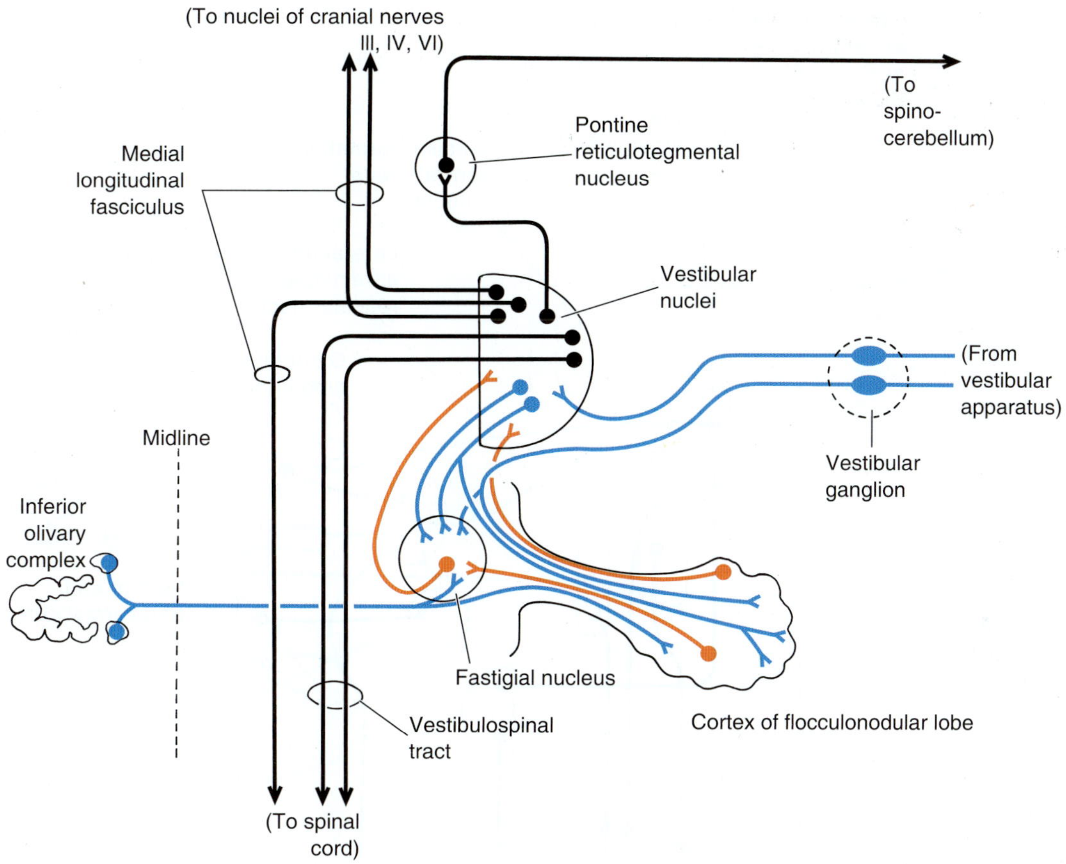

그림 10-13 Vestibulocerebellum과 vestibular nuclei의 연결. Cerebellum으로 들어오는 신경섬유는 파란색, cerebellum에서 나가는 신경섬유는 빨간색, 기타 신경섬유는 검은색으로 표시하였다.

nocerebellar tract과 기능적으로 거의 유사한 신경로이다. Spinocerebellar tract과 cuneocerebellar tract은 spinal cord의 dorsal funiculus를 따라 상행하여 각각의 신경핵에 연접하는 신경섬유를 통해 대부분의 정보를 받아들인다. 세 trigeminal sensory nucleus(삼차신경감각핵, 8장 참조)에서 나온 일부 신경섬유도 spinocerebellum으로 연결되는데, 이는 머리의 감각정보를 전달하는 spinocerebellar tract(또는 cuneocerebellar tract)이라고 할 수 있다.

2. **Precerebellar reticular nuclei(소뇌앞그물핵)**. 피부의 감각수용기에서 받아들인 감각정보는 spinoreticular tract을 통해 lateral reticular nucleus(가쪽그물핵) 및 paramedian reticular nucleus(정중곁그물핵, 그림 9-1, 9-2)로 전달되며, 이들 신경핵은 다시 cerebellum으로 axon을 보낸다. 이들 두 precerebellar reticular nucleus는 cerebral cortex의 일차운동영역 및 일차감각영역에서 나온 신경섬유를 통해서도 정보를 받는다. 그 외에 pons의 reticulotegmental nucleus(다리뇌뒤판그물핵, 그림 9-1)도 precerebellar reticular nucleus에 속하며, 여기서 나온 신경섬유는 vermis 및 hemisphere의 안쪽 부분으로 연결된다. Reticulotegmental nucleus는 cerebral cortex와 vestibular nuclei에서 오는 신경섬유를 통해 정보를 받는다(그림 10-13).
3. **Inferior olivary complex(아래올리브복합체)**. Accessory olivary nuclei(덧올리브핵, spino-olivary tract이 끝나는 곳)에서 나온 신경섬유가 spinocerebellum으로 들어간다. 이 olivocerebellar fiber는 climbing fiber가 되어 cerebellar cortex의 신경세포에 연접한다.
4. **Special sense(특수감각)**. Midbrain의 superior colliculus(위둔덕)와 inferior colliculus(아래둔덕)에서 나온 tectocerebellar fiber가 spinocerebellum으로 들어간다. 이 신경섬유들은 시각정보와 청각정보를 전달한다.

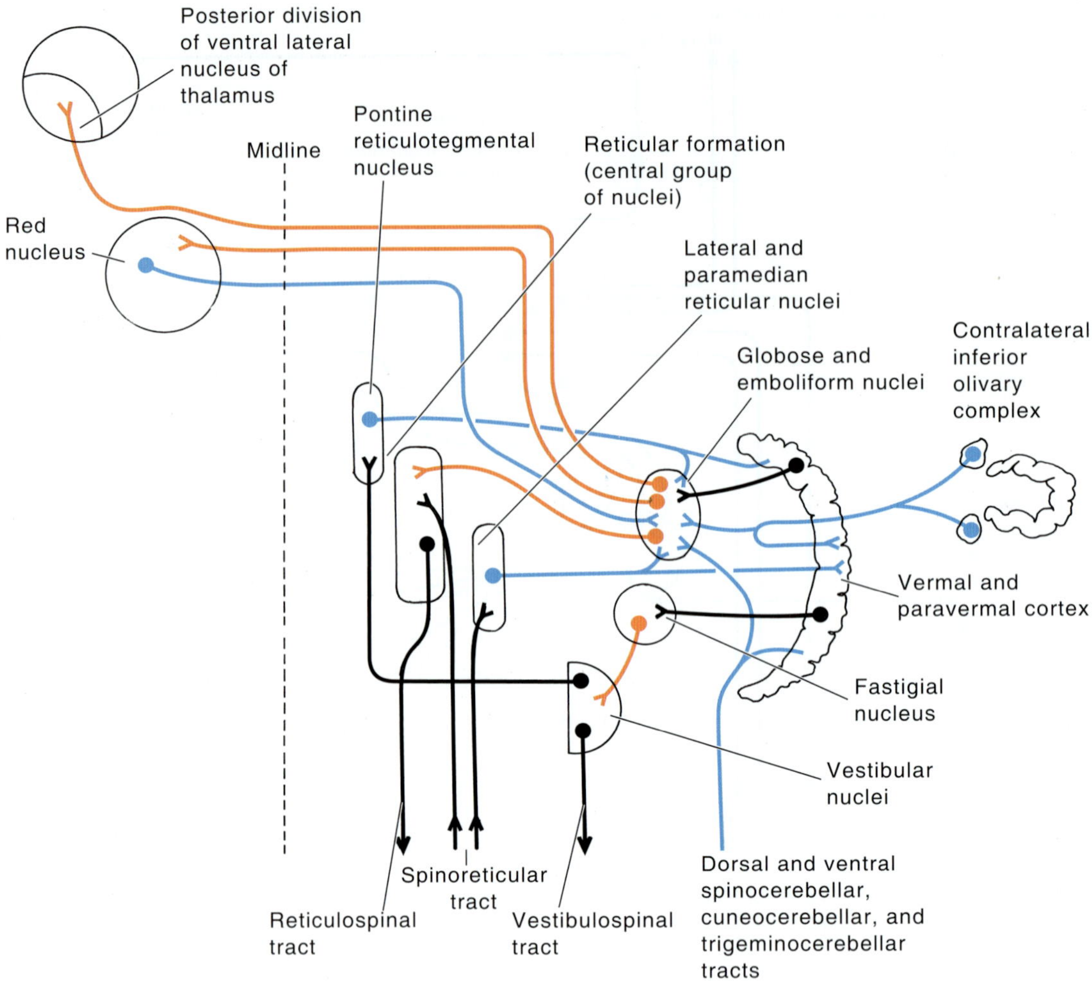

그림 10-14 Spinocerebellum의 연결. Cerebellum으로 들어오는 신경섬유는 파란색, cerebellum에서 나가는 신경섬유는 빨간색, 기타 신경섬유는 검은색으로 표시하였다.

모든 afferent fiber들은 곁가지를 뻗어 interposed nucleus에 연접한다. 또한 red nucleus(적색핵)에서 나온 신경섬유 중 일부도 interposed nucleus에 연접한다.

우리 몸의 각 부위는 같은쪽 cerebellar cortex와 대응연결을 이루고 있다. 아래쪽에서 이미 교차한 afferent fiber는 cerebellum의 백색질 속에서 다시 한 번 교차하여 결국 같은쪽 cortex로 들어간다. 원숭이와 사람의 경우, 한쪽 신체 부위는 cerebellar cortex의 두 영역에 대응연결되어 있다. 첫 번째 영역은 anterior lobe의 vermis와 그 인접부위에 위치하며, 몸의 위아래가 뒤집힌 방향으로 대응연결이 이루어져 있다. 두 번째 영역은 posterior lobe 아랫면의 hemisphere 안쪽 부분에 위치하는데, 이곳은 몸의 위아래 방향대로 대응연결이 이루어져 있다. 두 대응연결 부위 중 머리의 감각을 받는 부위는 vermis 및 그에 인접한 posterior lobe의 cortex에 위치하며, 두 영역 사이에는 tectum(덮개)으로부터 청각 및 시각 정보를 받는 영역이 놓여 있다. Tectum에서 오는 청각정보와 시각정보는 직접적인 경로를 통하기도 하고 tecto-ponto-cerebellar circuit을 통해 전달되기도 한다. Spinocerebellum의 몸순서배열은 cerebral cortex에 비해 덜 뚜렷한 편이다. 여러 afferent fiber들이 같은 영역으로 들어와 중첩되며, 따라서 다양한 부위에서 온 자극이 하나의 Purkinje cell에 영향을 미친다.

Spinocerebellum의 cortex에서 나온 신경섬유는 cerebellar nuclei로 향한다. 그중 vermis에서 나온 신경섬유는 fastigial nucleus로, paravermal zone에서 나온 신경섬유는 interposed nucleus(globose nucleus와 emboliform nucleus)로 들

어가 연접한다. Vestibulocerebellum 단락에서 설명했듯이, fastigial nucleus는 fastigiobulbar fiber를 통해 근육의 협동작용과 긴장도를 조절한다. Interposed nucleus에서 나온 axon은 superior cerebellar peduncle을 지나 reticular formation의 central group으로 들어가 연접한다. 따라서 spinocerebellum은 reticulospinal fiber 또는 cranial nerve 운동핵으로 가는 신경로를 통해 운동신경세포에 영향을 미칠 수 있다. Cerebellum은 α motor neuron과 γ motor neuron에 모두 영향을 미치며, 이를 통해 같은쪽 골격근의 작용을 조절한다.

Interposed nucleus에서 나온 신경섬유 중 일부는 superior cerebellar peduncle을 통해 red nucleus(적색핵)의 신경세포에 연접한다. Red nucleus의 신경세포는 axon을 뻗어 inferior olivary nucleus로 연결된다. 또한 interposed nucleus에서 나온 일부 신경섬유는 red nucleus 주위를 지나거나 관통하여 thalamus의 ventral lateral nucleus(배쪽가쪽핵)에 연접한 뒤, cerebral cortex의 primary motor area로 연결된다.

정리해 보면 spinocerebellum은 고유감각 및 외수용감각을 감지하는 감각신경종말로부터 정보를 받으며, 간접적인 경로를 통해 cerebral cortex에서 오는 정보도 받아들인다. 시각자극과 청각자극도 spinocerebellum과 pontocerebellum의 cortex 일부 영역으로 들어간다. 이와 같은 정보들은 cerebellar cortex의 회로를 거쳐 가공되며, 이렇게 가공된 정보는 cerebellar nuclei의 출력신호 변화 또는 미세조정에 이용된다. Spinocerebellum은 vestibular nuclei, reticular formation, primary motor area의 중계를 거쳐 운동신경세포에 영향을 미친다. 결국 spinocerebellum은 몸의 자세를 유지하거나 여러 가지 운동을 할 때 상황에 맞게 근육의 긴장도와 협동작용을 적절히 조절하는 역할을 한다.

Pontocerebellum(다리뇌소뇌)

Middle cerebellar peduncle은 반대쪽 pontine nuclei(다리뇌핵)에서 온 pontocerebellar fiber로 이루어져 있다. Pontocerebellar fiber는 dentate nucleus에 연접하는 곁가지를 낸 뒤, cerebellar hemisphere와 posterior lobe의 vermis 윗면의 cortex 이곳저곳으로 들어간다. Corticopontine fiber는 반대쪽 cerebral cortex의 광범위한 영역에서 나와(frontal lobe과 parietal lobe에서 나온 신경섬유가 많지만 temporal lobe과 occipital lobe에서도 약간의 신경섬유가 나옴) pontine nuclei에 연접한다. Cerebellar hemisphere의 cortex는 corticopontine fiber와 pontocerebellar fiber를 통해 수행 중 또는 수행 직전의 수의운동에 대한 정보를 받는다. Pontine nuclei의 일부 신경세포는 superior colliculus에서 오는 정보를 받아 cerebellum으로 중계해 줌으로써, 시각과 관련된 운동의 조절을 돕는다.

Pons에서 오는 신경섬유 이외에도, posterior lobe의 vermis 윗면에는 spinocerebellum과 마찬가지로 superior colliculus와 inferior colliculus에서 나온 tectocerebellar fiber가 들어온다. 또한 반대쪽 inferior olivary nucleus에서 오는 afferent fiber도 있다.

Pontocerebellum의 cortex에 위치한 Purkinje cell의 axon은 dentate nucleus의 신경세포에 연접한다. Dentate nucleus에서 나온 신경섬유는 superior cerebellar peduncle로 뻗는다. Superior cerebellar peduncle의 신경섬유 대부분이 dentate nucleus의 efferent fiber로 구성되어 있다. Dentate nucleus에서 나온 신경섬유는 decussation of superior cerebellar peduncle을 지나 red nucleus로 가는 가지를 낸 뒤, red nucleus 주위를 지나거나 관통하여 thalamus의 ventral lateral nucleus(배쪽가쪽핵)에 연접한다. Ventral lateral nucleus는 다시 cerebral cortex의 frontal lobe에 위치한 primary motor area로 신경섬유를 보낸다. 이와 같은 연결을 통해 pontocerebellum은 corticospinal tract(겉질척수로), corticoreticular tract(겉질그물로), reticulospinal tract(그물척수로)의 활성을 조절한다(그림 10-15).

Dentate nucleus에서 나오는 신경섬유의 활성은 다른 cerebellar nuclei와 마찬가지로, cerebellum 바깥에서 오는 흥분자극과 Purkinje cell의 억제작용에 따라 시시때때로 변한다. Pontocerebellum은 cerebral cortex의 운동영역에 영향을 미쳐, 수의운동 시 여러 근육이 순차적으로 부드럽게 수축할 수 있게 해 줄 뿐 아니라 수축력, 운동의 방향과 범위 등을 세밀하게 조절해 준다. 이런 기능은 팔을 움직일 때 특히 중요하다. Pontocerebellum의 efferent fiber는 superior cerebellar peduncle을 지나 반대쪽 cerebral cortex로 연결되기 때문에, 결국 cerebellar hemisphere는 같은쪽 신체 부위의 근육에 영향을 미치게 된다.

기타 cerebellum의 연결 및 기능

Inferior olivary complex(아래올리브복합체)에서 나온 climbing fiber는 수행 직전의 운동에 관한 정보를 전달하는 것으로 알려져 있다. Cerebellum에는 운동의 패턴 또

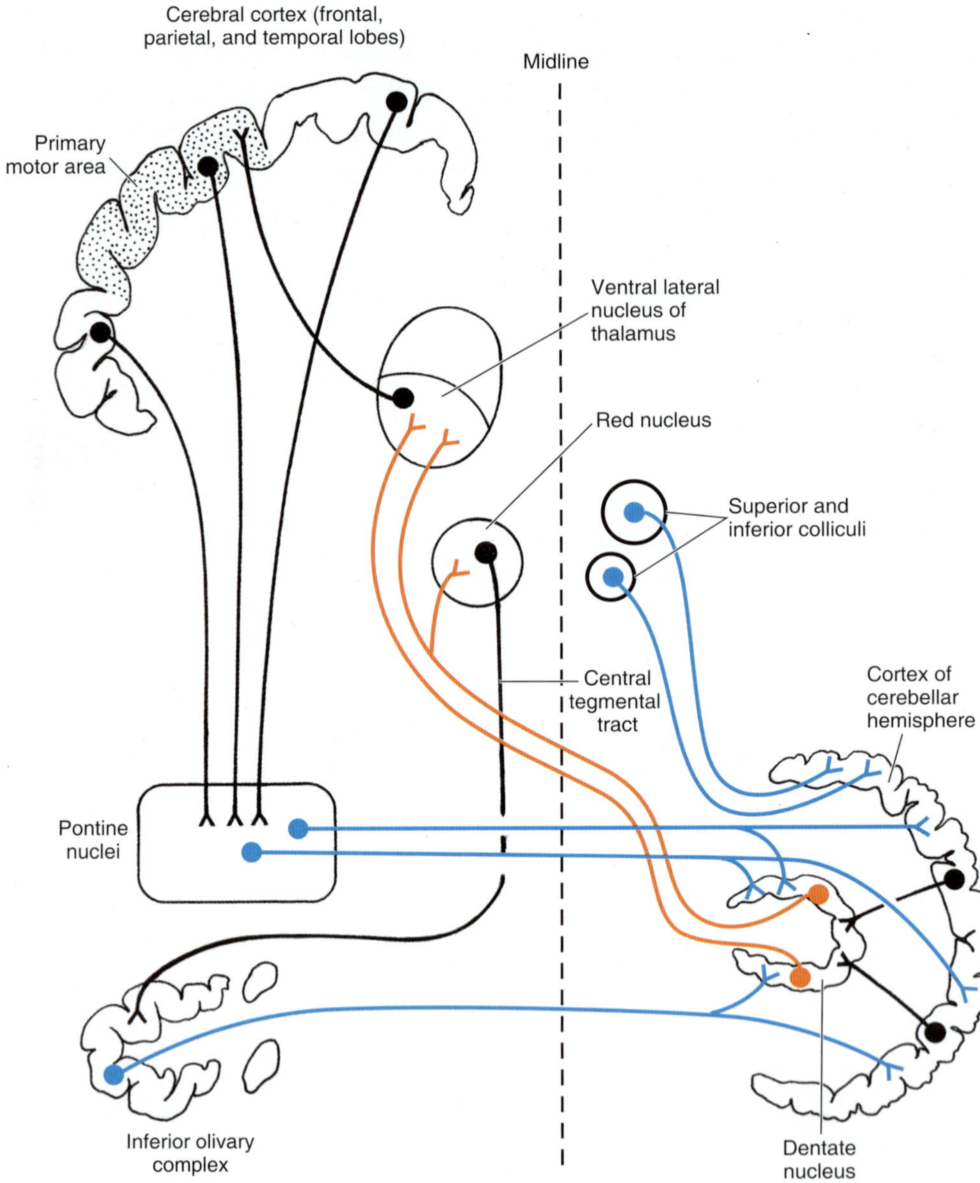

그림 10-15 Pontocerebellum의 연결. Cerebellum으로 들어오는 신경섬유는 파란색, cerebellum에서 나가는 신경섬유는 빨간색, 기타 신경섬유는 검은색으로 표시하였다.

임상노트

*Cerebellum*의 질환

Cerebellum의 질환은 크게 나누어 vermis와 flocculonodular lobe(vestibulocerebellum과 spinocerebellum)의 손상에 의한 것과 hemisphere(pontocerebellum)의 손상에 의한 것으로 분류할 수 있다.

정중면 부위의 손상

Cerebellum의 정중면 부위는 종양이 잘 생기는 부위이다. 어린이의 경우 특히 **medulloblastoma(속질모세포종)**라고 하는 악성종양이 이 부위에 잘 발생한다. 성인의 경우, 만성알코

(계속)

올중독으로 인해 vermis의 변성이 일어나 비슷한 증상이 유발될 수 있다. 이런 환자들은 다리를 넓게 벌리고 좌우로 비틀거리면서 걷는 **ataxic gait(흔들걸음)**가 특징이다. 또한 수평 방향의 **cerebellar nystagmus(소뇌눈떨림)**가 나타나는데, 이는 측면을 주시할 때 더욱 심해진다. Nystagmus가 나타나는 이유는 안구운동을 담당하는 신경핵과 vermis의 연결(vestibular nuclei 및 reticular formation을 경유함)이 단절됐기 때문이다. 초기에는 평형장애만 나타나지만, 종양이 cerebellum의 다른 부위로 퍼지면 여러 가지 다양한 징후가 나타나게 된다.

Neocerebellar Syndrome(새소뇌증후군)

Cerebellar hemisphere의 경우 afferent fiber의 손상, cortex 또는 백색질의 손상, cerebellar nuclei 또는 superior cerebellar peduncle을 지나는 efferent fiber의 손상 등에 의해 여러 가지 기능장애가 나타날 수 있다. Cerebellar nuclei 또는 superior cerebellar peduncle이 손상됐을 때 운동장애가 가장 심하게 나타난다. 병터가 한쪽에 국한되어 있을 경우, 운동장애는 같은쪽 신체 부위에만 나타난다.

Neocerebellar syndrome의 주요 징후는 다음과 같다.

1. **Ataxia(실조)**: 운동이 부드럽게 이어지지 않고 간헐적으로 끊어진다. 또한, 손가락으로 어떤 물체를 짚으려고 할 때 목표지점을 지나치거나 엉뚱한 곳을 짚는 **dysmetria(겨냥이상증)**도 나타난다.
2. **Adiadochokinesis(연속반복운동불능증)**: 손가락을 굽혔다 폈다 하거나 아래팔을 엎쳤다 뒤쳤다 하는 등의 빠르게 반복되는 운동을 잘 하지 못한다.
3. **Asynergy(협동운동불능증)**: 운동이 부드럽게 이어지지 않고 끊어져 기계 또는 꼭두각시와 같은 움직임을 보인다.
4. **Hypotonia(근육긴장저하)**가 나타나거나 근육이 쉽게 피로해진다.
5. **Intention tremor(활동떨림)**: 수의운동이 끝날 때 tremor(떨림)가 나타난다. Intention tremor는 특히 cerebellar peduncle 부위에 말이집탈락병이 있을 때 가장 잘 나타난다.
6. **Dysarthria(조음장애)**: 말을 하는 데 관련된 근육에 asynergy가 있을 경우 음성이 낮고 단조로운 어조를 띠게 된다.
7. 병터가 vermis까지 퍼지면 nystagmus(눈떨림)가 나타날 수 있다.

이런 기능장애가 나타날 때, 해당 근육의 수의운동 자체에는 이상이 없다.

Posterior lobe만 선택적으로 손상됐을 때에는 **cerebellar cognitive affective syndrome(소뇌인지정동증후군)**이 초래될 수 있다. Neocerebellar syndrome으로 인한 운동장애가 있을 때, cerebral cortex 손상 시 나타나는 증상이 동반되는 경우가 많다. 예를 들어 행동억제, 계획, 추론, 유창한 언어 등의 기능에 이상이 나타나기도 하는데, 이런 기능들은 frontal lobe 앞부분의 cerebral cortex에서 담당하는 기능이다. 또한 감정이 무뎌지고, 시공간지각 및 기억의 장애가 나타나며, 감정을 나타내는 목소리의 억양이 없어지고, 단어를 조합하여 문법에 맞는 문구를 만들지 못하는 등의 증상이 나타나기도 한다. 이와 같은 증상들은 temporal lobe과 parietal lobe의 여러 부분이 손상된 환자에서 볼 수 있는 것들이다(15장, 18장 참조).

는 프로그램이 저장되어 있다. 여기서 "저장"되어 있다는 것은 연접의 구조적 또는 기능적 변화를 의미한다. Climbing fiber는 Purkinje cell의 dendrite을 흥분시킴과 동시에 parallel fiber의 흥분자극에 대한 감수성을 낮추는 작용을 한다. 기억이 저장되는 기전은 연접의 신호전달 효율에 가역적인 변화가 일어나는 것이라고 알려져 있다. 학습된 운동의 수행과 조절은 mossy fiber를 통해 매개되는데, 영장류의 경우 mossy fiber의 대다수는 pontine nuclei에서 나온 신경섬유이다. 원숭이를 대상으로 한 실험결과를 보면, 수의운동을 할 때 dentate nucleus(pontine nuclei에서 오는 흥분자극을 받음)의 신경세포가 흥분한 뒤 몇 밀리초 후에 primary motor area(dentato-thalamo-cortical fiber를 통해 흥분자극을 받음)가 흥분하는 것을 알 수 있다.

Pontocerebellum의 조절을 받는 운동은 특수감각, 그중에서도 특히 시각정보의 영향을 받는다. Vermis는 tecto-cerebellar fiber와 tecto-ponto-cerebellar fiber를 통해 시각과 청각 정보를 받는다. 또한 눈과 귀에서 감지된 자극은 cerebral cortex의 시각영역 및 청각영역에서 나온 corticopontine fiber를 통해서 cerebellum에 영향을 미칠 수도 있다.

동물실험 결과를 살펴보면, cerebellum은 내장의 기능에도 영향을 미칠 것으로 여겨진다. 특정 조건에서 spinocerebellum의 cortex에 전기자극을 가하면 호흡계통, 순환계통, 동공, 방광 등에서 반응이 나타난다. Anterior lobe을 자극했을 때는 교감신경이 흥분한 것 같은 반응이 나타나며, posterior lobe의 tonsil(소뇌편도, 그림 10-3)을 자극했을 때는 부교감신경이 흥분한 것 같은 반응이 나타난다. 이런 내장 반응을 일으키는 경로는 interposed nucleus, reticular formation, hypothalamus 등을 거칠 것으로 추정된다.

Cerebellum의 운동 외 기능

사람의 cerebellar hemisphere는 매우 크며, pontine nuclei의 중계를 통해 모든 대뇌엽으로부터 정보를 받는다. 이런 연결관계로 보아, cerebellum은 단순히 운동조절 기능만 하는 것이 아니라 다른 여러 뇌기능에도 관여할 것으로 여겨진다. Positron emission tomography(PET, 양전자방출단층촬영술)나 functional nuclear magnetic resonance imaging(fMRI, 기능자기공명영상법) 등의 기능적 영상진단법(4장 참조)을 이용하여 cerebellum의 기능을 연구해 보면, 다양한 감각 및 인지 기능이 일어날 때 cerebral cortex의 특정 부위와 함께 cerebellum의 활성도 증가하는 것을 알 수 있다. 예를 들어, 몸을 움직여 어떤 물체의 표면을 스칠 때에 비해 가만히 있는 사람의 피부에 촉각을 유발시켰을 때 cerebellar cortex, dentate nucleus, red nucleus의 산소소모량이 4배 높게 나타난다. 또한 단어나 사람의 얼굴을 인식(parietal lobe과 temporal lobe의 기능)할 때에도 cerebellum의 활성이 증가한다.

참고문헌

Buckner RL, Krienan FM, Castellanos A, Diaz JC, Yeo BTT. The organization of the human cerebellum estimated by intrinsic functional connectivity. *J Neurophysiol.* 2011;106:2322-2345.

Decety J, Sjööholm H, Ryding E, et al. The cerebellum participates in mental activity: tomographic measurements of regional cerebral blood flow. *Brain Res.* 1990;535: 313-317.

Glickstein M, Gerrits N, Kraljhans I, et al. Visual pontocerebellar projections in the macaque. *J Comp Neurol.* 1994;349:51-72.

Ito M. Cerebellar circuitry as a neuronal machine. *Prog Neurobiol.* 2006;78:272-303.

Kim JJ, Andreasen NC, O'Leary DS, et al. Direct comparison of the neural substrates of recognition memory for words and faces. *Brain.* 1999;122:1069-1083.

Leiner HC, Leiner AL, Dow RS. Cognitive and language functions of the human cerebellum. *Trends Neurosci.* 1993;16:444-447.

Liu YJ, Pu YL, Gao JH, et al. The human red nucleus and lateral cerebellum in supporting roles for sensory information processing. *Hum Brain Mapp.* 2000;10:147-159.

Llinás RR, Walton KD, Lang EJ. Cerebellum. In: Shepherd GM, ed. *The Synaptic Organization of the Brain.* 5th ed. New York, NY: Oxford University Press; 2004:271-310.

Nitschke MF, Kleinschmidt A, Wessel K, et al. Somatotopic motor representation in the human anterior cerebellum: a high-resolution functional MRI study. *Brain.* 1996;119:1023-1029.

Ohtsuka K, Enoki T. Transcranial magnetic stimulation over the posterior cerebellum during smooth pursuit eye movements in man. *Brain.* 1998;121:429-435.

Robinson FR, Fuchs AF. The role of the cerebellum in voluntary eye movements. *Annu Rev Neurosci.* 2001;24: 981-1004.

Schmahmann JD, Sherman JC. The cerebellar cognitive affective syndrome. *Brain.* 1998;121:561-579.

Tredici G, Barajon I, Pizzini G, et al. The organization of corticopontine fibres in man. *Acta Anat.* 1990;137: 320-323.

Young PA, Young PH, eds. The cerebellum: ataxia. In: *Basic Clinical Neuroanatomy. 1st ed.* Baltimore, MD: Williams & Wilkins; 1997:99-115.

Chapter 11

사이뇌 Diencephalon

박경한 역

요 점

- Thalamus(시상)와 epithalamus(시상상부)와 hypothalamus(시상하부)는 third ventricle의 벽과 바닥을 형성한다. Thalamus는 lateral ventricle의 바닥도 이룬다.
- Reticular nucleus of thalamus(시상그물핵)는 thalamic nucleus(시상핵)들과 cerebral cortex(대뇌겉질) 사이의 신호 교환 과정을 조절한다.
- Thalamus의 neuron들은 cerebral cortex와 연결을 주고받는다. 대부분의 시상핵은 subcortical afferent(겉질밑들신경섬유)도 받는다.
- 시상핵 중 ventral group(배쪽군)에는 각각 청각계통과 시각계통의 일부인 medial geniculate body(안쪽무릎체) 및 lateral geniculate body(가쪽무릎체)와 somatosensory(몸감각) 계통인 ventral posterior nucleus(배쪽바닥핵)가 포함된다. Ventral lateral nucleus(배쪽가쪽핵)와 ventral anterior nucleus(배쪽앞핵)는 cerebral cortex의 motor area(운동영역)로 전달되는 신경경로의 일원이다.
- Intralaminar nucleus of thalamus(시상섬유판속핵)는 척수와 brain stem의 reticular formation(그물체)을 포함한 여러 곳으로부터 afferent fiber를 받는다. 이 시상핵은 neocortex(새겉질) 전체와 striatum(새줄무늬체)으로 투사된다. Arousal(각성), awareness(인식), 운동 조절 등이 이 시상핵의 기능인 것으로 추정된다.
- Anterior nuclei of thalamus(시상앞핵)와 lateral dorsal nucleus(가쪽등쪽핵)는 limbic system(둘레계통)의 일원이다. Limbic system은 temporal lobe(관자엽)에 있는 hippocampus(해마) 및 amygdala(편도체)와 이 구조들과 연결된 뇌의 다른 부분들로 구성된다.
- Thalamus의 mediodorsal nucleus(안쪽등쪽핵)는 amygdala, entorhinal area(후각뇌속영역), 척수, corpus striatum(줄무늬체) 등으로부터 afferent fiber를 받으며, prefrontal cortex(이마앞겉질)로 투사된다. Lateral posterior nucleus(가쪽뒤핵)와 pulvinar(시상베개)는 시각계통으로부터 정보를 받고 parietal lobe(마루엽) 및 frontal lobe(이마엽)와 cingulate gyrus(띠이랑)의 cortex로 투사된다.
- Subthalamus(시상밑부)에는 subthalamic nucleus(시상밑핵), thalamus에 연결되는 여러 종류의 fiber(신경섬유) 다발들, rostral로 연장된 일부 midbrain(중간뇌)의 nucleus 등이 포함된다. Subthalamic nucleus는 pallidum(창백핵)과 연결되며, 파괴되면 반대쪽에서 hemiballismus(반도리깨질증)가 일어난다.
- Epithalamus는 stria medullaris thalami(시상섬유줄), habenular nucleus(고삐핵), posterior commissure(뒤맞교차), pineal gland(솔방울샘)로 구성된다.
- Hypothalamus에는 nucleus들이 여러 개 있다. Hypothalamus로 들어오는 afferent fiber는 limbic forebrain(둘레앞뇌)과 brain stem 등으로부터 시작된다. Hypothalamus의 일부 neuron들은 호르몬 농도, 삼투압, 혈액 온도 등의 변화를 직접 감지한다.
- Hypothalamus에서 시작된 efferent fiber들은 brain stem이나 척수로 전달되어 자율신경과 기타 불수의 기능을 조절한다.
- Hypothalamus의 일부 neuron들은 호르몬을 분비한다. 이 호르몬에는 posterior lobe of pituitary gland(뇌하수체 뒤엽) 호르몬도 포함된다. Releasing hormone(분비호르몬)은 hypophysial portal vessel(뇌하수체문맥)로 들어가서 anterior pituitary(뇌하수체 앞엽)의 호르몬 분비를 조절한다.

Diencephalon(사이뇌)과 telencephalon(끝뇌)은 함께 cerebrum(대뇌)을 구성하는데, diencephalon은 cerebrum의 중심을, telencephalon은 cerebral hemisphere를 이룬다. Diencephalon은 cerebral hemisphere가 거의 완전히 둘러싸기 때문에 그 ventral surface만이 겉으로 드러난다. Ventral surface는 hypothalamus(시상하부)의 구조들이 포함된 영역이다(그림 11-1). 이 영역의 경계는 앞에서는 optic chiasma(시각교차) 및 좌우 optic tract(시각로)가, 뒤에서는 internal capsule(속섬유막)이 midbrain(중간뇌)의 basis pedunculi(다리밑동)로 이어지는 부위가 형성한다. Diencephalon은 갈라진 틈처럼 생긴 third ventricle(셋째 뇌실)에 의해 좌우 절반으로 나뉜다. 그림 11-2의 정중단

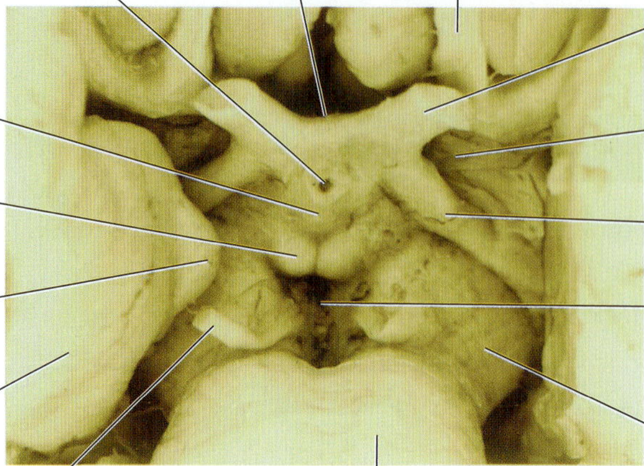

그림 11-1 뇌의 ventral surface로 노출된 diencephalon(사이뇌)의 주요 구조들. 왼쪽 temporal lobe(관자엽; 이 그림에서 오른쪽)의 일부분은 잘라서 제거한 상태이다.

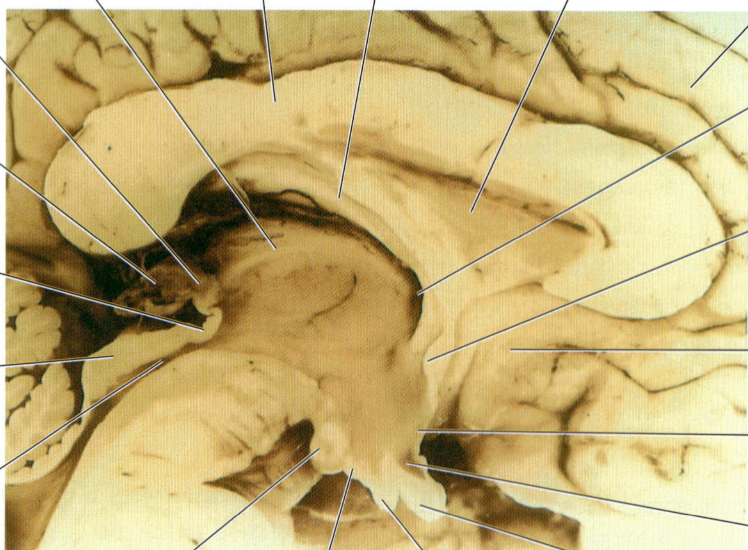

그림 11-2 뇌의 정중단면 표본 중 중심부분.

면에서 볼 수 있듯이 midbrain과 diencephalon의 경계는 posterior commissure(뒤맞교차)를 지나는 가상선에 해당되며, mamillary body(유두체)의 바로 caudal에 위치한다. Diencephalon과 telencephalon의 경계는 interventricular foramen(뇌실사이구멍)과 optic chiasma를 지나는 가상선이다.

육안 구조

Diencephalon(사이뇌)의 면

Diencephalon을 구성하는 좌우 절반마다 다음과 같은 특징적 구조들이 존재한다. Diencephalon의 medial surface는 **wall of third ventricle(셋째뇌실벽)**을 이룬다(그림 11-2). 약 70%의 뇌에서 좌우 thalamus를 교량처럼 연결하는 gray matter인 **interthalamic adhesion(massa intermedia, 시상사이붙음)**이 있다. Diencephalon의 medial surface와 dorsal surface가 이어지는 곳을 따라 **stria medullaris thalami(시상섬유줄)**라 불리는 nerve fiber 다발이 능선처럼 도드라져 있다. Third ventricle의 속면을 덮고 있는 ependyma(뇌실막)는 stria medullaris thalami를 따라 한쪽 벽에서 반대쪽 벽으로 반전되어 **roof of third ventricle(셋째뇌실천장)**을 이루는데, 이곳에 작은 choroid plexus(맥락얼기)가 매달려 있다.

Dorsal surface의 일부분은 **fornix(뇌활, 뇌궁)**에 가려 있다(그림 11-3). Fornix는 temporal lobe(관자엽)의 hippocampal formation(해마체)에서 시작된 fiber들로 이루어진 튼튼한 다발로서, thalamus의 위로 휘어진 후 대부분이 mamillary body에서 끝난다. 좌우 fornix 사이에는 혈관이 발달된 결합조직인 **tela choroidea(맥락조직)**가 있다. 이 조직은 lateral ventricle과 third ventricle의 choroid plexus 속에 포함된 조직(혈관이 발달된)과 연속되어 있다. Thalamus의 dorsal surface는 fornix의 lateral에서 **floor of central part of lateral ventricle(가쪽뇌실중심부분 바닥)**을 이루는데, 이 바닥은 choroid plexus에 덮여 있다(그림 11-3).

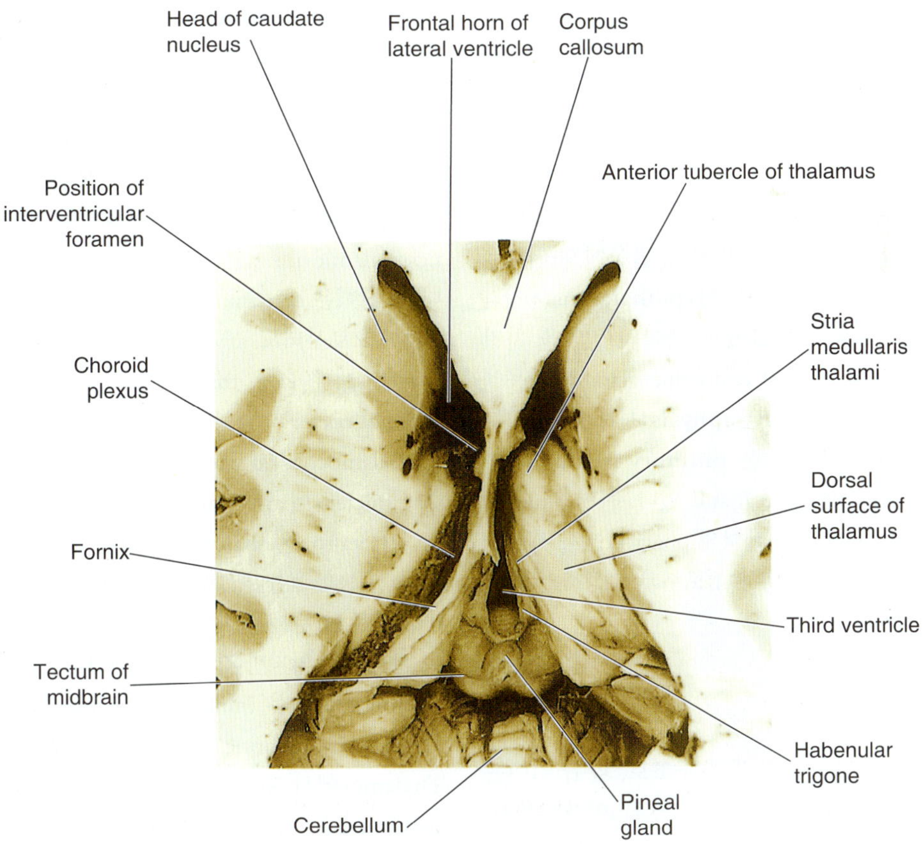

그림 11-3 Corpus callosum(뇌들보)을 대부분 제거한 후 노출된 diencephalon(사이뇌)을 dorsal 방향에서 촬영한 사진. 오른쪽 fornix(뇌활)와 choroid plexus of lateral ventricle(가쪽뇌실 맥락얼기)은 제거된 상태이다.

Diencephalon의 lateral은 **internal capsule(속섬유막)**이 가로막고 있다. Internal capsule은 cerebral cortex(대뇌겉질)를 thalamus와 기타 CNS 부위에 연결하는, 두툼한 판처럼 생긴 nerve fiber 집단이다. Diencephalon은 ventral surface가 밖으로 드러나 있음은 앞서 설명한 바 있다.

주요 구성원

좌우 diencephalon은 각각 thalamus, subthalamus, epithalamus, hypothalamus의 네 부분으로 구성된다. **Thalamus(시상)**는 그 중에서 가장 큰 부분으로, 여러 nucleus들로 세분된다. 이 nucleus들은 각각 다른 afferent fiber를 받고 efferent fiber를 낸다. 일부 thalamic nucleus(시상핵)들은 후각을 제외한 모든 감각경로로부터 정보를 받는다. 이 시상핵들은 저마다 cerebral cortex의 해당 sensory area(감각영역)에 투사된다. 그 밖에 일부 시상핵들은 cerebral cortex 중 motor area와 association area에 연결되고, 나머지 시상핵은 기억, 수면, 정신활동 등에 작용한다. **Subthalamus(시상밑부)**는 thalamus의 ventral에 위치하며, 성분이 복잡하다. Subthalamus에는 운동에 관여하는 nucleus인 subthalamic nucleus(시상밑핵)와 brain stem이나 소뇌나 corpus striatum(줄무늬체) 등에서 시작하여 thalamus에서 끝나는 tract들이 포함되어 있다. **Epithalamus(시상상부)**는 thalamus의 dorsal 및 medial에서 roof of third ventricle 근처에 위치하며, pineal gland(솔방울샘)와 감정 변화에 대한 자율신경 및 행동 반응에 관여하는 nucleus와 tract를 포함하고 있다. **Hypothalamus(시상하부)**는 third ventricle과 subthalamus 사이의 영역을 차지하며, 자율신경계통과 몇 가지 endocrine gland의 작용을 통합하고 조절한다. **Neurohypophysis(신경뇌하수체)**는 hypothalamus에서 자라 내려온 **pituitary gland(뇌하수체)**의 posterior lobe(뒤엽)를 포함하고 있다. 반면 pituitary gland의 anterior lobe(앞엽)는 배아의 pharynx에서 자라나온 **Rathke's pouch(뇌하수체주머니)**로부터 발생하기 때문에 뇌의 일부가 아니다.

Thalamus(시상)

Thalamus는 대략 달걀처럼 생긴 구조로, 앞뒤 길이는 약 3 cm, 위아래 높이나 좌우 폭은 약 1.5 cm이다. Thalamus의 좁은 앞끝 부분인 **anterior tubercle(시상앞결절)**은 interventricular foramen의 뒤벽을 이루고, 넓은 뒤끝 부분인 **pulvinar(시상베개)**는 fornix와 splenium of corpus callosum(뇌들보 팽대)의 아래이자 pineal gland와 tectum(중간뇌 덮개)의 위에서 subarachnoid space(거미막밑공간)에 노출되어 있다. White matter로 이루어진 얇은 판들이 thalamus의 일부 윤곽을 이루는데, dorsal surface에는 **stratum zonale(띠층)**가(그림 11-13), lateral에는 **external medullary lamina(바깥섬유판)**가 있다(그림 11-10, 11-12, 11-13). External medullary lamina와 internal capsule 사이에는 얇은 gray matter 층이 존재하는데, 이 층이 reticular nucleus of thalamus(시상그물핵)를 구성한다. **Internal medullary lamina(속섬유판**; 그림 11-4B, 11-10, 11-12)는 thalamus를 여러 nucleus 집단들로 구분한다. **Geniculate body(무릎체**; 11-4A,C)들은 **metathalamus(시상후부)**라 부르기도 한다.

Thalamus(시상)의 구성 체계 개요

Reticular nucleus를 제외한 thalamus의 모든 nucleus에서부터 cerebral cortex로 axon이 전달되는데, 경계가 명확히 제한된 cerebral cortex 영역으로 전달되거나 넓은 영역으로 흩어져서 전달된다. Cerebral cortex의 모든 영역은 각각 thalamus로부터 afferent fiber를 받는데, 둘 이상의 시상핵으로부터 받는 것으로 보인다. 이 thalamocortical projection(시상겉질투사섬유)마다 반대방향으로 corticothalamic fiber(겉질시상섬유)가 빠짐없이 연결되어 있다. 시상핵은 cerebral cortex 외에 subcortical region(겉질밑부위)으로부터도 afferent fiber를 받는다. Striatum(새줄무늬체; 12장 참조)은 thalamus로부터 afferent fiber를 받는, cerebral cortex 외의 유일한 구조로 여겨진다.

Thalamocortical axon과 corticothalamic axon은 reticular nucleus에 있는 neuron에 collateral branch를 보낸다. 이 neuron은 thalamus의 다른 nucleus에 투사되어 그 neuron을 억제한다(그림 11-5). 과거 이론과는 달리 thalamus의 주된 부분을 이루는 여러 nucleus들 사이에는 연결이 존재하지 않지만 각 nucleus마다 interneuron들이 있다. 이 interneuron은 inhibitory synapse를 형성하는데, 대부분이 dendrodendritic synapse(가지돌기사이연접)에 속한다. Thalamus에서 형성되는 다른 synapse들은 glutamate를 transmitter로 사용하는 excitatory synapse이며, thalamocortical projection도 마찬가지다(그림 11-5).

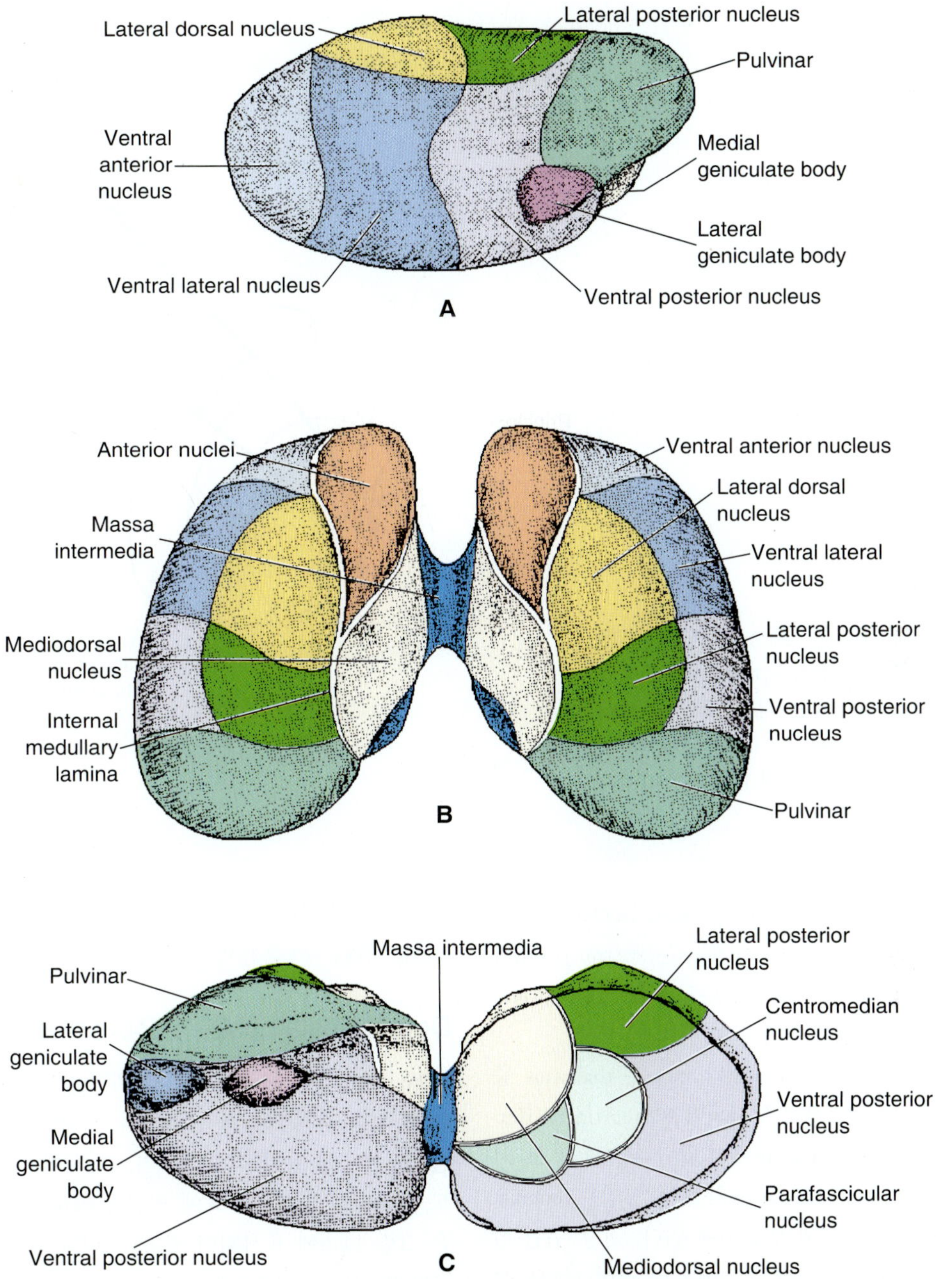

그림 11-4 Thalamus(시상). 주요 thalamic nucleus(시상핵)의 위치를 확인하라. **(A)** 옆에서 본 그림. **(B)** Dorsal에서 본 그림. **(C)** 뒤에서 본 그림. 오른쪽 thalamus의 뒤절반은 잘라서 제거한 상태이다. Ventral group(배쪽군)에 속한 시상핵들은 연보라 계열 색상으로, lateral group(가쪽군)은 녹색이나 노랑 계열 색상으로, medial group(안쪽군)은 빨강 계열 색상으로, midline nucleus(시상정중핵)나 intralaminar nucleus(시상섬유판속핵)는 파랑 계열 색상으로 표시했다. Internal medullary lamina(속섬유판)는 흰색으로 표시했다.

Reticular Nucleus(시상그물핵)

앞서 설명한 바와 같이, reticular nucleus는 external medullary lamina와 internal capsule 사이에 위치하는 얇은 판처럼 생긴 nucleus로, GABA를 transmitter로 사용하는 inhibitory neuron(억제신경세포)들로 구성된다(그림 11-10). 이 nucleus는 excitatory fiber(흥분신경섬유)인 corticothalamic fiber와 thalamocortical fiber 중 일부로부터 collateral branch를 받는다. Reticular nucleus가 받는 ex-

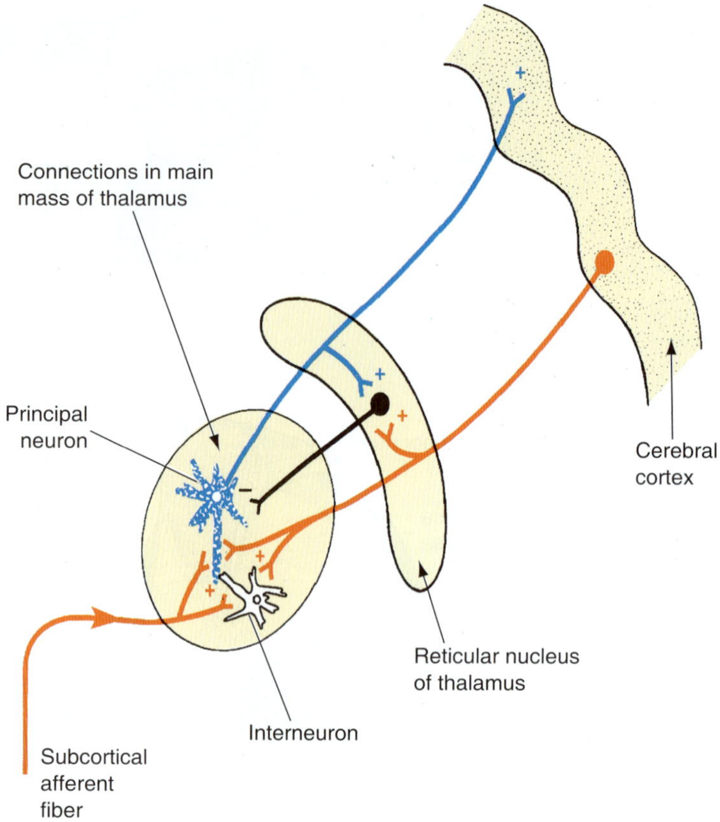

그림 11-5 Thalamus(시상) neuron의 연결 상태를 간단히 표현한 그림. Excitatory synapse(흥분연접)와 inhibitory synapse(억제연접)는 각각 +와 −로 표시했다. Interneuron(사이신경세포)은 dendrodendritic synapse(가지돌기사이연접)를 통해 principal neuron(으뜸신경세포)을 억제한다.

citatory fiber 중 일부는 pedunculopontine nucleus(다리다리뇌뒤판핵)로부터도 오는데, 이 nucleus는 rostral pontine reticular formation(입쪽다리뇌그물체)에 모여 있는 cholinergic neuron(콜린 신경세포)의 집단이다.

Reticular nucleus에 있는 neuron의 axon은 thalamus 중에서 더 깊이 위치한 부분으로 투사되어 이 neuron에 afferent fiber를 보낸 바로 그 nucleus에서 끝난다(그림 11-5). 다른 모든 시상핵들과 cerebral cortex의 모든 영역은 reticular nucleus에 있는 대응 부위와 연결되어 있다. 정상 수면 상태의 electroencephalogram(뇌파도)에서 확연히 나타나는 몇 가지 특징들은 reticular nucleus에 있는 neuron들의 활동에 따라 결정되는데, 이 neuron들은 오름감각경로에서 시상핵을 통한 신호 전달 과정을 억제할 수 있다(9장 참조).

Reticular nucleus는 이름과는 달리 brain stem의 reticular formation과 연결되어 있지 않으며, **perithalamus(시상주위부)**가 더 적합한 이름이긴 하지만 좀처럼 쓰이지 않는다. 때로는 reticular nucleus와 그 밖의 몇몇 작은 nucleus들을 합쳐서 **ventral thalamus(배쪽시상)**라 부르기도 한다. 이 경우 다른 시상핵들은 **dorsal thalamus(등쪽시상)**라 총칭한다. (하지만 일반적으로 ventral thalamus는 subthalamus를 가리킨다 – 옮긴이.)

Dorsal Thalamus(등쪽시상)의 Nucleus(신경핵)들

Thalamic nucleus(시상핵)의 위치는 11-4와 11-7에서부터 11-13까지의 그림을 참조하라. 시상핵의 주요 연결경로는 표 11-1에 요약되어 있으며, 각 시상핵과 관련된 기능도 정리되어 있다. 이 표에 언급된 cerebral cortex의 영역은 그림 11-6에 표시되어 있다. (자세한 설명은 11장 끝에 첨부된 참고문헌을 참조하라.)

Subthalamus(시상밑부)

Subthalamus에는 sensory fasciculus들, 소뇌나 globus pallidus(창백핵)에서 시작된 fiber 다발들, rostral로 연장된 midbrain의 nucleus들, subthalamic nucleus 등이 포함된다.

양면이 볼록한 **subthalamic nucleus(body of Luys, 시상밑핵)**는 internal capsule의 medial에 밀착해 있다(그림

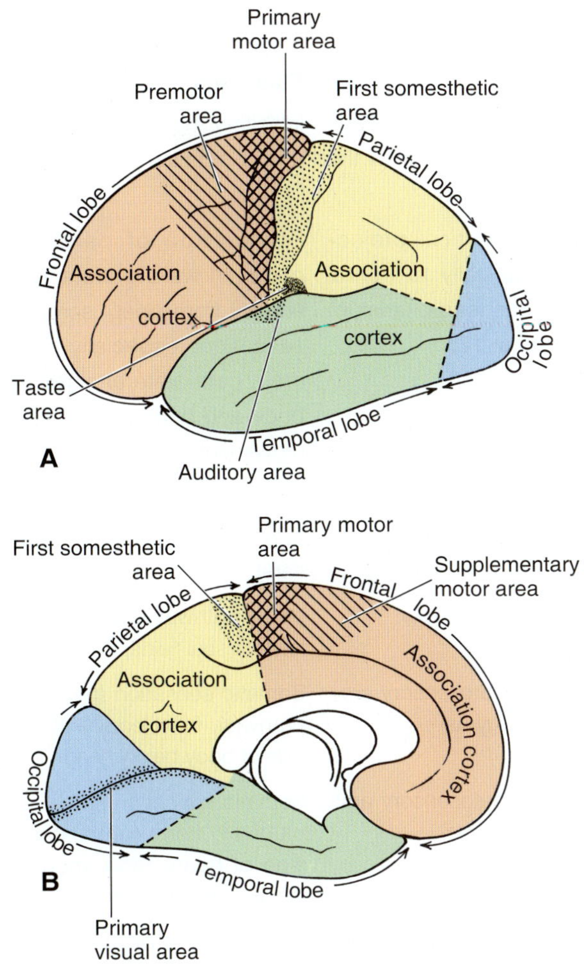

그림 11-6 표 11-1에 기술한 thalamic nucleus(시상핵)와 연결된 cerebral cortex(대뇌겉질)의 영역. **(A)** 왼쪽 cerebral hemisphere(대뇌반구)의 lateral surface. **(B)** 왼쪽 cerebral hemisphere의 medial surface.

11-8~11-10). 이 nucleus는 globus pallidus와 서로 연결을 주고 받는데, 이 연결에 대해서는 12장과 23장에서 더 자세히 설명할 것이다. 이 연결 fiber들이 **subthalamic fasciculus(시상밑다발)**를 이루는데, 이 fasciculus는 internal capsule을 직접 관통해서 가로지른다.

Sensory fasciculus(감각섬유다발)는 medial lemniscus(안쪽섬유띠), spinothalamic tract(척수시상로), trigeminothalamic tract(삼차시상로)를 가리킨다. 이 tract들은 thalamus의 ventral posterior nucleus(배쪽바닥핵)의 바로 밑에서 부챗살처럼 펼쳐진 후 이 시상핵에서 끝난다(그림 11-7, 11-8). 소뇌의 dentate nucleus(치아핵)와 interposed nucleus(자리사이핵)에서 시작된 **cerebellothalamic fiber(소뇌시상섬유)**는 decussation of superior cerebellar peduncle(위소뇌다리교차)에서 반대쪽으로 교차한다(그림 7-13). 이 신경섬유는 red nucleus(적색핵)를 통과하거나 그 주위를 지난 후에 prerubral area(적색앞구역), 즉 **field H of Forel(포렐 H 구역)**을 이룬다(그림 11-9, 11-10). 여기에서 H는 독일어 *Haube*(두건을 뜻함)를 가리킨다. Cerebellothalamic fiber는 thalamus의 ventral lateral nucleus(배쪽가쪽핵) 중 뒷부분인 posterior ventrolateral nucleus(VLp, 뒤배쪽가쪽핵)에서 끝난다. Globus pallidus에서 시작된 efferent fiber는 **lenticular fasciculus(렌즈다발)**와 **ansa lenticularis(렌즈고리)**를 이루어 subthalamus를 지난 후에(그림 11-10, 11-11, 12-5) thalamus의 anterior ventrolateral nucleus(VLa 앞배쪽가쪽핵)와 ventral anterior nucleus(VA, 배쪽앞핵)에서 끝난다(표 11-1). Pallidothalamic fiber(창백시상섬유)와 cerebellothalamic fiber는 thalamus 밑에서 합쳐져 **thalamic fasciculus(시상다발)**를 이룬다(그림 11-10). Globus pallidus에서 시작된 axon들 중 소수는 caudal로 방향을 바꾼 후 pedunculopontine nucleus에서 끝난다. 이 nucleus는 brain stem의 reticular formation에 있는 cholinergic nucleus(콜린 신경핵) 중 하나이다(9장, 23장 참조).

Substantia nigra(흑색질)와 **red nucleus(적색핵)**의 일부는 midbrain에서부터 subthalamus로 연장되어 있다(그림 11-8, 11-9). Mesencephalic reticular formation(중간뇌그물체)도 subthalamus로 연장되어 있는데, lenticular fasciculus와 thalamic fasciculus 사이에서 **zona incerta(불확정구역)**로 나타난다(그림 11-10). Zona incerta는 갈증을 인식하고 물 마시기를 자극하는 신경회로의 구성원이다.

Epithalamus(시상상부)

Epithalamus는 habenular nucleus들과 이와 연결된 tract, 그리고 pineal gland로 구성된다.

Habenular Nucleus(고삐핵)

Habenular trigone(고삐삼각)에서 약간 돌출된 부분 내부에 medial habenular nucleus(안쪽고삐핵) 및 lateral habenular nucleus(가쪽고삐핵)가 있다(그림 11-3, 11-8). 이 nucleus들은 **stria medullaris thalami(시상섬유줄)**를 통해 afferent fiber를 받는다. Stria medullaris thalami는 앞서 설명한 바와 같이 thalamus의 dorsal 및 medial 모서리

표 11-1 Thalamic nucleus(시상핵)의 연결 상태와 관련 기능

Nucleus	Afferents	Efferents	Functions
Reticular nucleus	Collateral branches of thalamocortical and corticothalamic axons	To each thalamic nucleus that sends afferents to the reticular nucleus	Inhibitory modulation of thalamocortical transmission
Intralaminar nuclei (the centromedian, parafascicular, and central lateral nuclei are the members of this group)	Cholinergic and central nuclei of reticular formation, locus coeruleus, collateral branches from spinothalamic and trigeminothalamic tracts, parabrachial nuclei, cerebellar nuclei, pallidum	Extensive cortical projections, especially to frontal and parietal lobes; striatum (see Chapter 12)	Stimulation of cerebral cortex in waking state and arousal from sleep; somatic sensation, especially pain (from contralateral sides of body and head); control of movement
Ventral group of nuclei:			
Medial geniculate body	Inferior colliculus	Primary auditory cortex (transverse temporal gyri)	Auditory pathway (from both ears)
Lateral geniculate body	Ipsilateral halves of both retinas	Primary visual cortex	Visual pathway (from contralateral visual fields)
Ventral posterior lateral	Contralateral gracile and cuneate nuclei; contralateral dorsal horn of spinal cord	Primary somatosensory area (postcentral gyrus)	Somatic sensation (principal pathway, from contralateral side of body below head)
Ventral posterior medial	Contralateral trigeminal sensory nuclei	Primary somatosensory area (postcentral gyrus)	Somatic sensation (principal pathway, from contralateral side of head: face, mouth, larynx, pharynx, dura mater)
Ventral lateral, posterior division	Contralateral cerebellar nuclei	Primary motor area (precentral gyrus)	Cerebellar modulation of commands sent to motor neurons
Ventral lateral, anterior division	Pallidum	Premotor and supplementary motor areas (see Chapter 15)	Planning commands to be sent to motor neurons
Ventral anterior	Pallidum	Frontal lobe, including premotor and supplementary motor areas	Motor planning and more complex behavior
Posterior group of nuclei	Spinothalamic and trigeminothalamic tracts	Insula and nearby temporal and parietal cortex, including second somatosensory area	Visceral and other responses to somatic sensory stimuli
Lateral group of nuclei:			
Lateral dorsal	Hippocampal formation; pretectal area, and superior colliculus	Cingulate gyrus; visual association cortex (occipital, posterior parietal, and temporal lobes)	Memory; interpretation of visual stimuli
Lateral posterior	Superior colliculus	Parietal, temporal, and occipital association cortex	Interpretation of visual and other sensory stimuli, formulation of complex behavioral responses

Pulvinar	Pretectal area; primary and all association cortex for vision; retinas	Parietal lobe, anterior frontal cortex, cingulate gyrus, amygdala	Interpretation of visual and other sensory stimuli, formulation of complex behavioral responses
Medial group of nuclei:			
Mediodorsal	Entorhinal cortex, amygdala, collaterals from spinothalamic tract, pallidum (ventral parts and substantia nigra pars reticulata)	Prefrontal cortex	Behavioral responses that involve decisions based on prediction and incentives
Medioventral ("midline nuclei")	Amygdala, hypothalamus	Hippocampal formation and parahippocampal gyrus	Behavior, including visceral and "emotional" responses
Anterior group of nuclei	Mamillary body	Cingulate gyrus	Memory

복잡한 설명을 피하기 위해 intralaminar nucleus(시상섬유판속핵), anterior nucleus(시상앞핵), mediodorsal nucleus(안쪽등쪽핵) 등의 일부 시상핵 집단은 각각 하나의 nucleus만으로 이루어진 것처럼 표시했다. 이 표에 요약한 기능은 각 시상핵이 참여하는 전반적 신경회로의 기능에 해당된다.

를 따라 진행하며(그림 11-2, 11-3, 11-10), epithalamus의 일부분으로 간주된다. Stria medullaris thalami가 시작되는 neuron들 중 대부분은 septal area(사이막구역)에 위치한다. 이 구역은 대뇌 frontal lobe의 medial surface에서 corpus callosum의 rostral end 밑에 위치하면서(그림 11-2) limbic system의 일부분을 이루는데, 18장에서 공부하게 된다.

Habenular nucleus에서 **habenulointerpeduncular tract(fasciculus retroflexus of Meynert, 고삐다리사이로)**라

임상노트

Thalamic Syndrome(시상증후군)과 *Central Neurogenic Pain*(중추신경통증)

Thalamic syndrome, 일명 Dejerine-Roussy syndrome (데제린-루시 증후군)은 thalamus의 ventral posterior nucleus 부분에 병터가 생긴 후 나타나는 thalamus의 somatosensory(몸감각) 기능 장애로, 병터의 원인은 대개 혈관 질환이다. 이 때 internal capsule 같은 이웃 구조들도 침범된다. 증상은 손상의 정도와 위치에 따라 다르다. 반대쪽 신체에서 proprioception(고유감각)과 촉각, 통증, 온도감각 등의 감각에 장애가 나타나는 경우가 가장 많다. 어느 정도 이상의 자극이 가해지면 과장되고, 아프며, 이상하고, 유달리 불쾌한 감각이 일어난다. 예를 들어 바늘로 살짝 찌르기만 해도 타는 듯이 심한 통증을 호소하며, 즐거운 음악을 들려주어도 불쾌해한다. 일부 환자에서는 통증이 저절로 나타나기도 하는데, 진통제가 안 듣기도 한다. 갑자기 저절로 또는 억지로 웃거나 우는 emotional instability(감정불안정)가 나타나기도 한다. 이 증상들은 특정 시상핵이 파괴된 것과는 무관하다.

Thalamus 이외에 척수, brain stem, parietal lobe(마루엽)의 cortex와 white matter 등의 부위가 병터로 인해 파괴되어도 통증이 나타날 수 있다. 이 경우들 모두에서 somatosensory pathway의 손상으로 인해 실제 감각자극을 인식하는 데 장애를 겪게 된다(19장 참조). 중추신경계통 이상으로 인해 통증이 일어나는 기전에 대해서는 별로 알려진 바가 없다. 그러나 정상 afferent fiber 자극이 차단된 thalamus 및 cerebral cortex의 neuron이 비정상 작용을 보이기 때문에 통증이 일어난다는 가설이 제기된 바 있다.

Thalamus(시상)의 기타 질환

Thalamus부터 침범하는 드문 질병으로 **fatal familial insomnia(치명적 가족불면증)**가 있다. 이는 prion disease(프리온병)이다. **Prion(프리온, 프라이온)**이란 정상 동물 단백질 분자가 비정상적으로 변형된 물질로서, 감염체로 작용한다. Prion은 바이러스와 비슷하지만 작용은 바이러스에 비해 느리다. Prion 분자는 감염된 조직을 섭취하거나 이식함으로써 사람들끼리 전염될 수 있다. Prion 단백질을 합성하는 유전자는 다음 세대로 유전될 수 있다. Fatal familial insomnia 환자에서는 thalamus의 mediodorsal nucleus에서, 그리고 anterior nucleus 군의 일원인 anterior ventral nucleus(앞배쪽핵)에서 파괴를 일으키는 병터가 발생한다. 병이 진행되면 dementia(치매)와 기타 신경증상이 나타난다. 퇴행성 변화는 cerebral cortex와 medulla(숨뇌)의 inferior olivary nucleus(아래올리브핵)에서도 관찰된다. 이 병터들과 수면 신경회로 사이의 상관관계는 명확하지 않다.

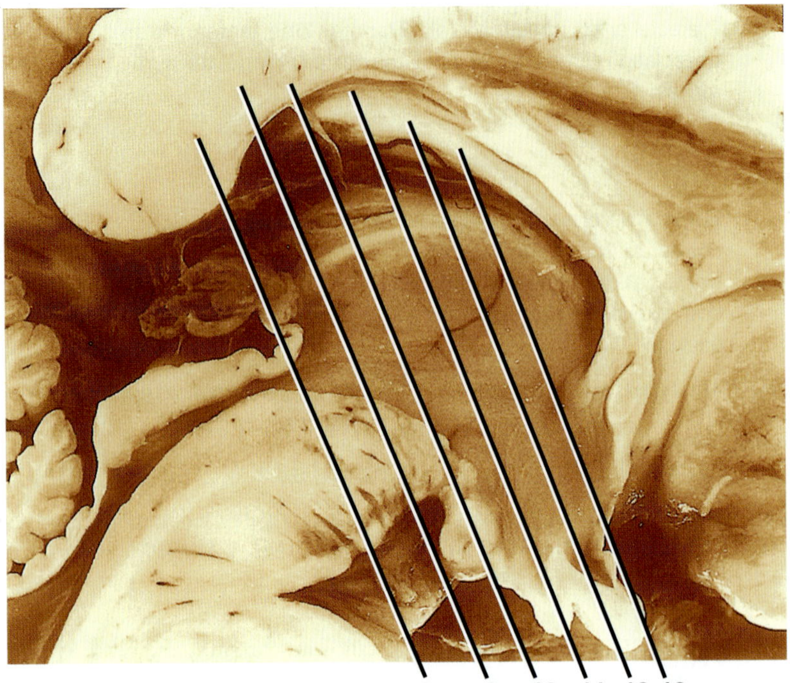

그림 11-7 그림 11-8에서부터 11-18까지 제시된 사진의 단면 위치. 기준이 되는 구조들의 이름은 그림 11-2와 11-3을 참조하라. (이 사진의 오른쪽이 앞에 해당된다.)

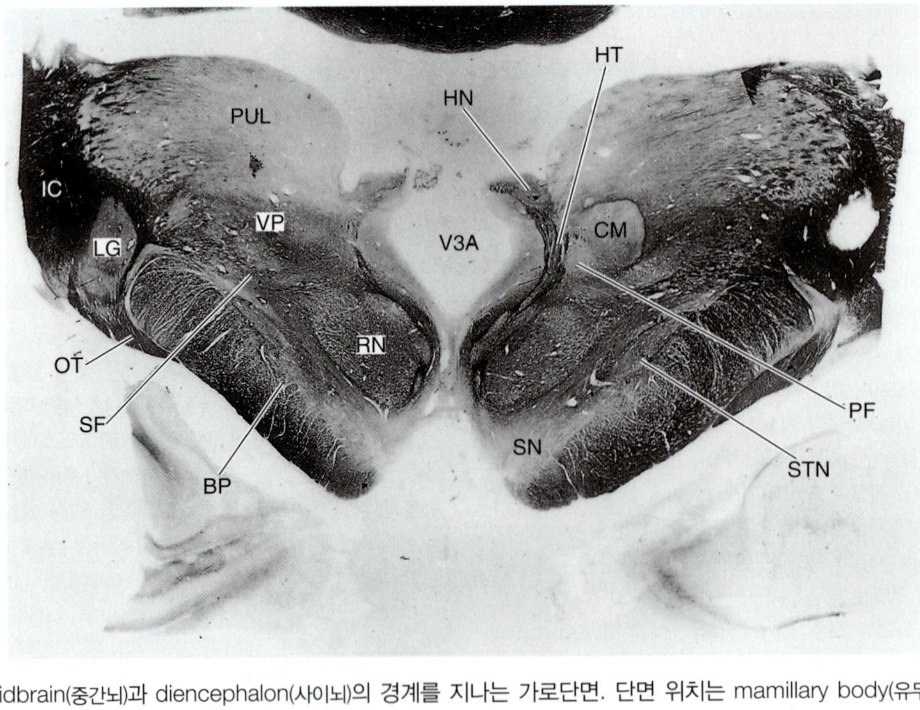

그림 11-8 Midbrain(중간뇌)과 diencephalon(사이뇌)의 경계를 지나는 가로단면. 단면 위치는 mamillary body(유두체)의 바로 caudal에 해당된다(Weigert myelin 염색). **11장에 나오는 약어는 부록의 약어 목록을 참조하라.**

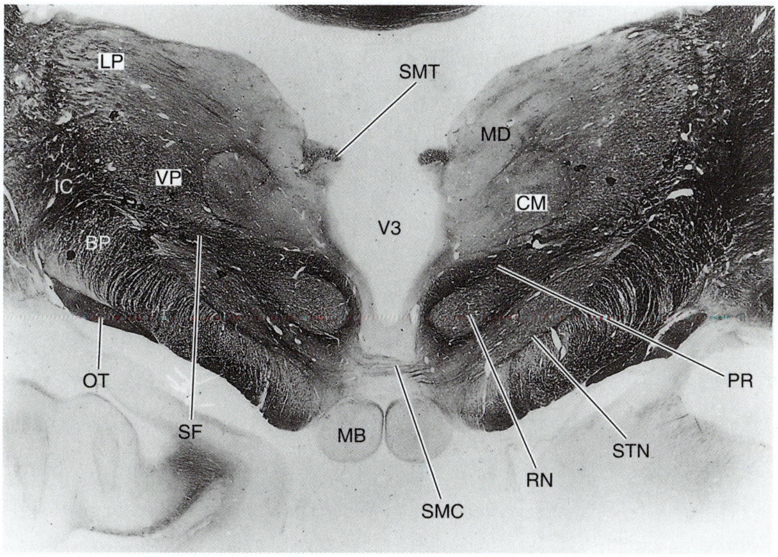

그림 11-9 Mamillary body(유두체) 위치의 diencephalon(Weigert myelin 염색).

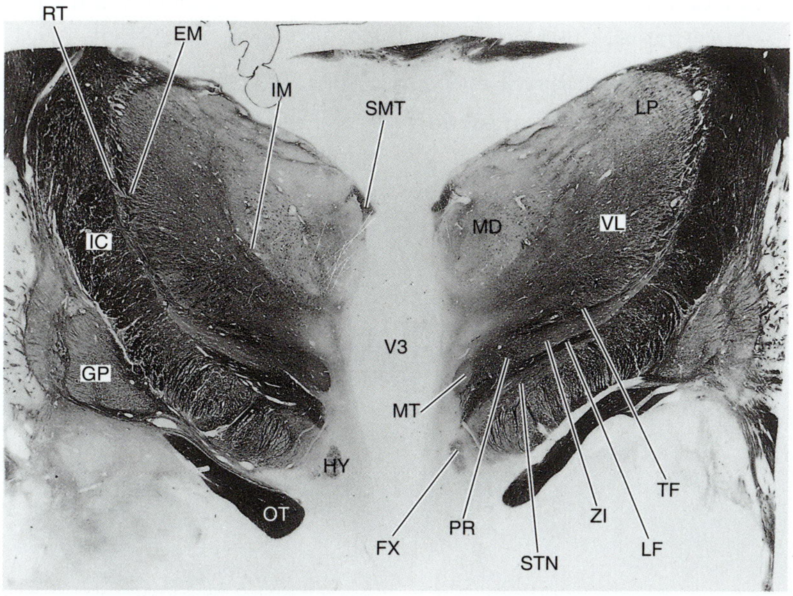

그림 11-10 Tuber cinereum(회색융기)의 중간 부분 위치의 diencephalon(Weigert myelin 염색).

임상노트

Hemiballismus(반도리깨질증)

Subthalamic nucleus에 병터가 생기는 주된 원인은 이곳을 담당하는 혈관의 폐쇄이다. 그 결과 반대쪽 신체에서 운동장애가 일어나는데, 이를 **ballism(도리깨질증)** 또는 **hemiballismus**라 한다. 이 장애의 특징은 걷잡을 수 없는 운동이 갑자기 강력하고 빠르게 일어나는 것이다. 이는 대개 무언가를 던지거나 도리깨질 시늉을 하는 무의미한 운동이다. 이 운동은 팔다리(특히 팔)의 proximal 관절에서 가장 심하게 일어난다. 얼굴과 목의 근육에서 일어나는 경우도 가끔 있다.

불리는 경계가 뚜렷한 fiber 다발이 시작된다(그림 11-8). 이 tract가 주로 끝나는 곳은 midbrain의 interpeduncular fossa(대뇌다리사이오목)의 천장 중 정중선 부분에 있는 interpeduncular nucleus(대뇌다리사이핵)이다. Interpeduncular nucleus는 midbrain의 reticular formation에서의 중계를 거쳐 hypothalamus의 neuron과 preganglionic autonomic neuron에 영향을 미친다. 현재까지 habenular nucleus의 기능이라고 확정된 것은 없다.

Pineal Gland(솔방울샘, 송과체)

Pineal gland(pineal body)는 **epiphysis**라고도 불리며, 솔방울을 닮았다. Pineal gland는 pineal stalk(솔방울샘줄기)를 통해 diencephalon에 연결되어 있는데, third ventricle이 pineal stalk 속으로 연장되어 pineal recess(솔방울오목)를 이룬다(그림 11-2, 11-3). Pineal gland와 pineal stalk는 third ventricle의 ependyma(뇌실막)로 덮인 천장 부분으로부터 자라나와 발생한다. Pineal stalk의 dorsal 벽에 있는 **habenular commissure(고삐맞교차)**에는 반대쪽 habenular nucleus에서 끝나는 stria medullaris thalami의 fiber들이 포함되어 있다. Pineal stalk의 ventral 벽은 **posterior commissure(뒤맞교차)**에 부착되어 있는데, pupillary reflex(동공반사)와 안구 운동에 관여하는 axon들이 이 commissure를 통과한다(8장 참조).

Pineal Gland(솔방울샘)의 구조

포유동물의 pineal gland는 endocrine organ(내분비기관)의 구조를 취하고 있다. Pineal gland는 sympathetic trunk(교감신경줄기)의 superior cervical ganglion(위목신경절)에서부터 **nervus conarii(pineal nerve, 솔방울샘신경)**를 통해 afferent fiber를 받는데, 이 nerve는 tentorium cerebelli(소뇌천막)에 있는 straight sinus(곧은정맥굴)의 endothelium(내피) 밑을 지난 후 dura를 뚫고 가지를 내어 pineal gland의 실질에 분포한다. Pineal gland의 실질 세포인 **pinealocyte(솔방울샘세포)**는 세포질에 과립을 많이 함유하고 있으며, 돌기는 공 모양으로 확장되어 혈관 근처에서 끝난다. Pineal gland는 third ventricle에 접해 있는 네 **circumventricular organ(뇌실주위기관)** 중 하나인데, 그 모세혈관 endothelium에 fenestration(창)들이 뚫려 있기 때문에 큰 분자도 통과할 수 있다. 나머지 circumventricular organ은 11장의 끝부분에서 공부할 것이다. 약 16세 이후로 pineal gland에 칼슘염과 마그네슘염 과립이 나타나고, 나중에 이 과립들이 뭉쳐서 더 큰 **brain sand(뇌모래)**를 형성한다. Brain sand는 그 덕분에 머리의 단순방사선사진에서 pineal gland가 space-occupying lesion(공간점유병터)으로 인해 정중선에서 옆으로 밀려났는지 여부를 확인할 수 있기 때문에 쓸모가 있다.

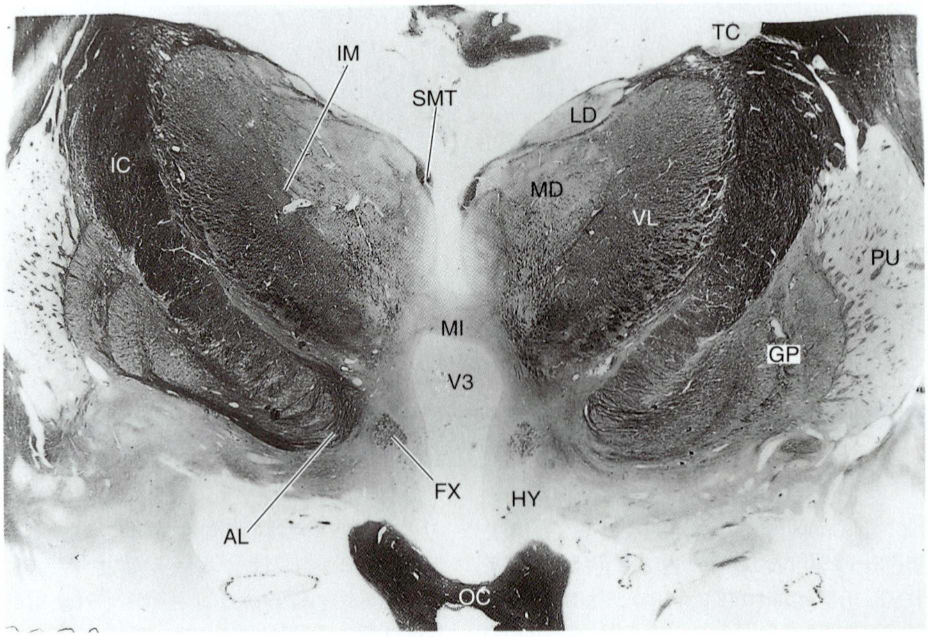

그림 11-11 Optic chiasma(시각교차) 위치의 diencephalon(Weigert myelin 염색).

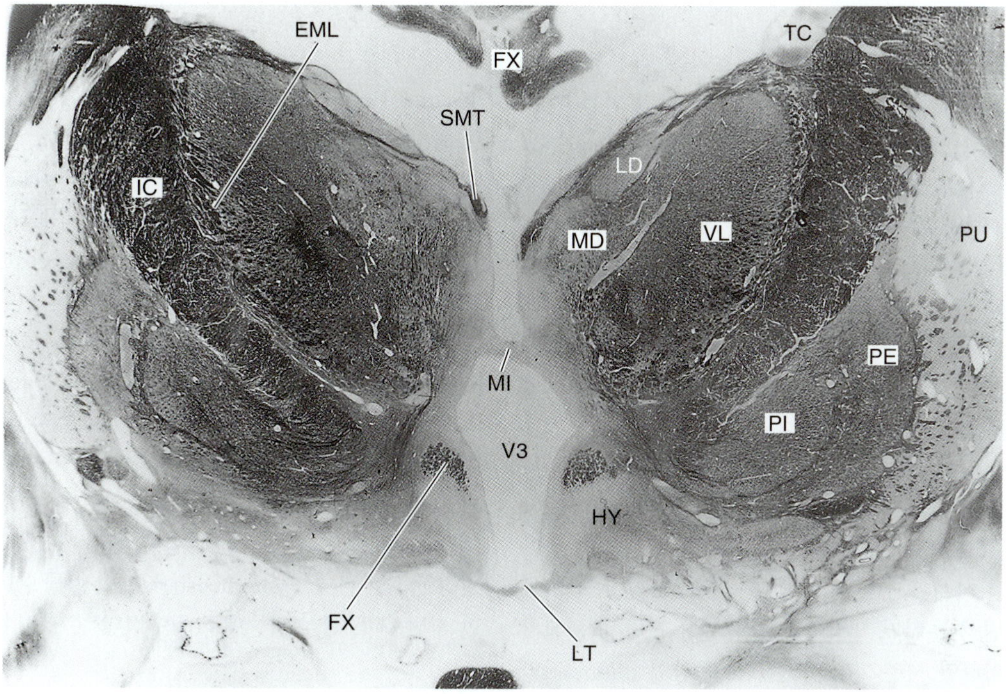

그림 11-12 Optic chiasma(시각교차) 위치보다 rostral인 diencephalon(Weigert myelin 염색).

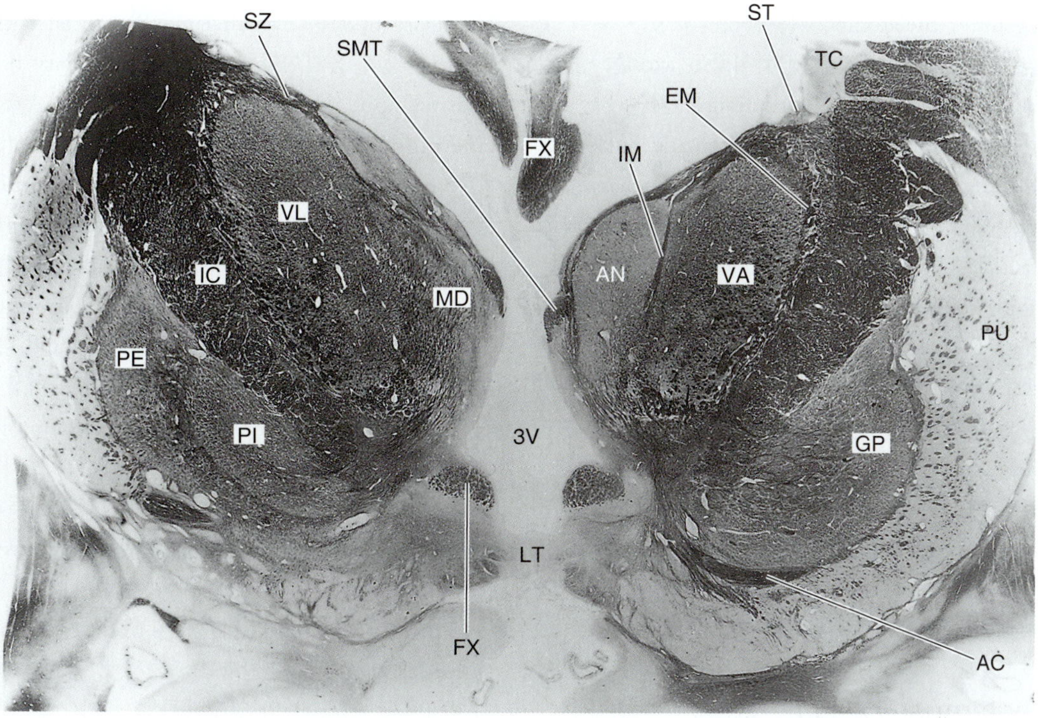

그림 11-13 Diencephalon의 rostral end(Weigert myelin 염색).

Pineal Gland(솔방울샘)의 기능

동물의 pineal gland를 제거한 후 효과를 관찰하고, 이어서 pineal gland 추출물을 투여한 후 다시 효과를 관찰하는 실험을 한 결과, pineal gland의 분비물에 antigonadotrophic action(항생식샘촉진작용)이 있음이 밝혀졌다. Pineal gland에서 추출한 물질 중에는 몇 가지 유효 성분 후보물질이 있는데, 그 중에서 serotonin과 구조가 비슷한 indolamine의 일종인 **melatonin(멜라토닌)**이 가장 중요하다. 사람은 사춘기가 시작되면 혈중 melatonin 농도가 급격히 낮아진다. 가임기 여성은 melatonin 농도가 주기적으로 변동하는데, 배란이 일어날 때 최저가 된다.

Pineal gland에 antigonadotrophic action이 있음을 시사하는 증거는 환자에서도 나타난다. 사춘기가 시작되어야 할 즈음에 pineal gland 종양이 발병하면 사춘기 변화가 시작되는 나이가 변한다. 종양이 pinealocyte를 파괴하는 것이라면 사춘기가 일찍 시작되지만 pinealocyte에서 유래한 것이라면 사춘기가 지연된다. 종양이 midbrain의 tectum을 압박하여 눈의 수직 운동에 장애를 초래할 수도 있는데, 자세한 내용은 8장에서 Parinaud's syndrome(파리노증후군)을 참조하라.

Pineal gland가 melatonin을 분비하는 과정은 주위 빛의 영향을 받는다. Retina(망막)에서 시작된 axon들 중 일부는 optic chiasma 근처에서 optic tract를 빠져 나온 후 근처에 있는 hypothalamus의 suprachiasmatic nucleus(교차위핵)에서 끝난다. 이어서 suprachiasmatic nucleus는 다른 시상하부핵에 투사되고, 이 시상하부핵에서 시작된 axon은 caudal로 진행하여 thoracic cord(가슴척수)에 있는 preganglionic sympathetic neuron에 전달된다. Suprachiasmatic nucleus는 뇌와 내분비계통의 주기적 활동을 조절하는 시계로 작용한다. Melatonin은 이 시계의 속도를 변화시킬 수 있는데, 이를 근거로 시차 극복이나 기타 수면장애 치료를 위해 널리 이용되고 있다. 대개 누워서 잠을 청하기 전에 이 호르몬을 한번 복용한다. Melatonin은 간편하게 먹어서 복용할 수 있으며 큰 부작용이 없는 것으로 보이는데다가 생쥐에 투여하면 수명을 연장한다는 보고가 1980년대에 있은 후로 더 큰 인기를 얻게 되었다.

Hypothalamus(시상하부)

Hypothalamus는 작다. 그러나 기능은 크기에 비해 엄청나게 중요하다. Limbic system(둘레계통)에서 오는 정보는 행동에 매우 중요하며, brain stem에서 오는 afferent fiber는 대부분 내장에서 시작된 정보를 전달한다. Hypothalamus는 신경계통의 영향만 받지는 않는데, 그 neuron들 중 일부는 혈액의 특성에 직접 반응한다. 그 예로는 혈액의 온도, 삼투압, 호르몬 농도 등이 있다. Hypothalamus의 작용은 brain stem이나 척수에 있는 자율신경핵에 전달되는 efferent pathway들과 **neurosecretory cell(신경분비세포)**을 매개로 한 pituitary gland와의 밀접한 관계를 통해 드러난다. 이 세포들은 pituitary gland의 posterior lobe(뒤엽)에서 분비될 호르몬을 생산하며 anterior lobe(앞엽)를 조절할 releasing hormone(분비호르몬) 등도 만든다. Hypothalamus는 이상과 같은 수단들을 이용해서 감정 변화에 대한 반응을 일으키고 배고픔과 갈증이 유발한 욕구에 반응하는 데 주도적인 역할을 한다. Hypothalamus는 일정한 내부환경, 즉 homeostasis(항상성)를 유지하는 중요한 수단이며, 생식 기능에도 필수적인 존재이다.

구조와 용어

Hypothalamus는 hypothalamic sulcus(시상하부고랑)의 ventral에서 third ventricle의 벽을 이룬다(그림 11-2). Mamillary body는 hypothalamus의 ventral surface에 돌출된 한 쌍의 융기이다(그림 11-1). Mamillary body, optic chiasma, optic tract의 시작부분에 둘러싸인 부위를 **tuber cinereum(회색융기)**이라 한다. **Pituitary stalk(뇌하수체줄기)**는 optic chiasma의 바로 뒤에서 **median eminence(정중융기)**로부터 시작된 후 확장되어 **pituitary gland(뇌하수체)**의 neural lobe(신경엽)인 posterior lobe를 이룬다. Median eminence와 pituitary stalk 및 pituitary gland의 신경 성분은 세포와 기능에 공통점이 있으며, 둘이 합쳐 **neurohypophysis(신경뇌하수체)**를 이룬다. 이상의 용어들과 그 밖에 hypothalamo-hypophysial system(시상하부-뇌하수체계통)에 적용되는 용어들을 표 11-2에 정리했으니 참고하기 바란다. Neurohypophysis는 혈관에 투과성이 있기 때문에 third ventricle에 접해 있는 circumventricular organ에 속한다.

Lamina terminalis(종말판)는 optic chiasma에서부터 anterior commissure(앞맞교차)까지 정중선을 따라 이어지며, third ventricle의 앞경계를 이룬다(그림 11-2, 11-14). Third ventricle에 접해 있는 네 circumventricular organ 중 하나가 이 lamina terminalis에 묻혀 있다. 이것이 바로 **organum vasculosum laminae terminalis(OVLT,**

표 11-2 Hypothalamo-hypophysial system(시상하부-뇌하수체계통)의 용어[a]

Name	Definition
Adenohypophysis	The structures derived from the ectoderm of Rathke's pouch: pars distalis (i.e., anterior lobe), pars intermedia, and pars tuberalis
Anterior lobe	The largest part of the adenohypophysis, excluding the pars intermedia and pars tuberalis
Anterior pituitary	A term commonly applied to the anterior lobe and its hormones
Hypophysis	All the parts of the adenohypophysis and neurohypophysis (full name is hypophysis cerebri)
Infundibular process	The neural lobe of the pituitary gland
Infundibular stem	The nervous tissue joining the median eminence to the neural lobe; the major component of the pituitary stalk
Infundibulum	The most ventral part of the hypothalamus, with the third ventricle extending into the median eminence; in some animals, the infundibular recess of the ventricle continues through the infundibular stem into the neural lobe
Median eminence	The part of the neurohypophysis that is a small lump in the midline of the tuber cinereum of the hypothalamus; it contains the primary capillaries of the hypophysial portal system
Neural lobe	The larger part of the posterior lobe, excluding the pars intermedia
Neurohypophysis	The parts of the pituitary gland derived from the infundibulum of the embryonic diencephalon: median eminence, infundibular stem, and neural lobe (i.e., infundibular process or pars nervosa)
Neurosecretion	An activity of certain neurons that have synapse-like contacts with blood vessels and release physiologically important substances (hormones) into the blood
Pars distalis	The anterior lobe of the pituitary gland
Pars intermedia	The part of the adenohypophysis that intervenes between the anterior lobe and the neural lobe; it is smaller in humans than in most other animals and consists of several tiny cystic structures
Pars nervosa	The neural lobe of the pituitary gland
Pars tuberalis	A part of the adenohypophysis consisting of a thin layer of cells on the surface of the median eminence and pituitary stalk
Pituitary gland	The hypophysis cerebri, consisting of the neurohypophysis and adenohypophysis
Pituitary stalk	The infundibular stem, together with the adjacent parts of the pars tuberalis and the hypophysial portal veins
Posterior lobe	The part of the pituitary gland posterior (in humans) or dorsal (in most other animals) to the anterior lobe, from which it is separated by the pars intermedia
Posterior pituitary	A term commonly applied to the neural lobe and its hormones

[a]이 표에 열거한 용어 중에는 이 책에 나오지 않는 것도 있지만 학생이 임상내분비학이나 임상신경학을 공부할 때 접하게 될 수도 있다.

종말판혈관기관)이다. OVLT는 fever(열)가 일어나는 기전에 관여하는 것으로 보이며, 소금 섭취 욕구를 조절함으로써 나트륨 대사에도 관여한다. Lamina terminalis와 anterior commissure는 telencephalon에 속하는데, **preoptic area(시각앞구역)**도 마찬가지다. Preoptic area는 lamina terminalis의 내부와 바로 lateral에, 그리고 뒤에 위치하는 gray matter이다. Preoptic area의 연결 상태와 기능은 hypothalamus의 medial zone 중 앞부분과 불가분의 관계를 갖는다. Preoptic area에 있는 진하게 염색되는 neuron 집단 중 하나는 남성이 여성에 비해 두 배 이상 많은 neuron을 포함하고 있다는 점 때문에 주목을 받고 있다.

좌우 column of fornix(뇌활기둥)는 hypothalamus를 가로질러 mamillary body에 도달하며, 좌우 hypothalamus를 각각 medial zone과 lateral zone으로 나누는 sagittal plane의 기준이 된다. **Medial zone(안쪽구역)**은 다시 ventral surface에 있는 구조들을 기준으로 **suprachiasmatic region(교차위구역, 앞시상하부구역), tuberal region(융기구역, 중간시상하부구역), mamillary region(유두구역, 뒤시상하부구역)**으로 세분한다. 이 구역에는 여러 개의 뚜렷한 nucleus들과 third ventricle의 ependyma 밑을 지나는 얇은 판이 포함된다. 이 판은 가는 myelinated axon과 unmyelinated axon들로 구성되어 있다. **Lateral zone(가쪽구역)**은 신경세포체가 적지만 fiber가 많은데, 이 fiber들 중 대부분은 세로 방향으로 진행한다.

Hypothalamic Nucleus(시상하부핵)와 연결

시상하부핵은 그 neuron의 특성과 연결 관계를 기준으로 몇 개로 구분된다. 그림 11-14에는 medial zone에 있는 주요 nucleus들의 위치가 표시되어 있으니 참조하기 바란다. Hypothalamus의 lateral zone에는 **lateral nucleus(가쪽시상하부핵)**와 **lateral tuberal nucleus(가쪽융기핵)**가 있다. 전자의 neuron들은 수많은 myelinated axon들 사이에 흩어져 있으며, 후자는 tuber cinereum의 표면 근처에 있는 소규모 neuron 집단들로 이루어져 있다(그림 11-1).

일부 시상하부핵은 기능이 독특한데, 이 기능들을 일부만 설명하겠다. Hypothalamus의 기능을 이해하려면 hypothalamus를 하나의 단위 또는 미지의 '블랙박스'로 간주하는 것이 편리하며, 각 기능은 시상하부핵 하나가 아니라 그보다 큰 구역을 기반으로 일어난다고 간주한다. Hypothalamus는 자율신경계통 및 내분비계통과 skeletal muscle의 여러 가지 불수의 작용을 통합하는 주된 중추로서, 몸감각 및 내장감각, 특수감각(미각, 후각) 등과 같이 다양한 곳에서 시작한 정보를 받아들인다. Amygdala(편도체)와 hippocampus(해마)에서 온 fiber는 temporal cortex(관자겉질)와 prefrontal cortex(이마앞겉질)의 작용에서 비롯된 정보를 제공한다. Temporal cortex와 prefrontal cortex의 작용은 감정 충동이나 기억과 관련이 있다. Hypothalamus에서 시작된 fiber들은 caudal로 진행하여 brain stem과 척수로 전달되고, rostral로는 thalamus와 cerebral cortex에 투사된다. Hypothalamus의 afferent connection 및 efferent connection 중 일부는 그림 11-15에 요약했다.

Hypothalamus의 afferent fiber들은 **anterior limb of internal capsule**(**속섬유막앞다리**; 그림 11-15, 16-7), **fornix**(**뇌활**; 그림 11-11부터 11-13까지, 11-16, 16-7), **stria terminalis**(**분계섬유줄**; 그림 11-13, 16-9), anterior perforated substance(앞관통질)에 있는 **diagonal band(대각섬유줄)**, medial forebrain bundle, dorsal longitudinal fasciculus 등을 통해 온다. **Medial forebrain bundle(안쪽앞뇌다발)**은 forebrain의 septal area와 anterior perforated substance에서부터 hypothalamus의 lateral zone까지 이어지는, 길이가 다양한 ascending 및 descending myelinated axon들로 구성된다. **Dorsal longitudinal fasciculus(뒤세로다발)**는 hypothalamus의 medial zone에 있는 unmyelinated axon인 periventricular fiber(뇌실주위섬유)들로 이루어져 있다. 이 axon들은 모여서 midbrain의 periaqueductal gray matter(수도관주위회색질)에서 뚜렷한 다발을 형성한 후 fourth ventricle의 바닥 중 medial 부분에서 계속 caudal로 이어진다. Hypothalamus에서 시작되어 상위로 올라가는 efferent fiber들은 **mamillothalamic fasciculus**(bundle of Vicq d'Azyr, **유두시상다발**; 그림 11-16)를 통해 thalamus에 전달되거나, diagonal band를 통해 basal cholinergic forebrain nucleus(앞뇌바닥콜린핵)에 전달된다(12장 참조). 아래로 내려가는 efferent fiber들은 medial forebrain bundle과 dorsal longitudinal fasciculus나 mamillotegmental tract(유두뒤판다발)를 지난다. Mamillotegmental tract는 mamillothalamic fasciculus에서 갈라져 나온 가지이다.

Hypothalamus가 작용을 나타내는 또 다른 수단은 neurosecretory cell이 혈관으로 분비하는 호르몬이다. 이에 대해서는 나중에 hypothalamus에 의한 뇌하수체의 조절과 연계하여 설명할 것이다.

Hypothalamus(시상하부)의 자율신경 기능과 기타 관련 기능

Hypothalamus의 기능에 관한 지식 중 일부는 환자의 임상증상과 병리소견을 비교함으로써 밝혀졌지만 대부분은 동물실험을 통해 축적되었다. 전기 자극이나 파괴 병터의 효과를 해석하려면 hypothalamus의 medial zone 중 앞부분에 있는 neuron의 axon들은 medial zone의 뒷부분을 통과한 후에 lateral zone을 거쳐 brain stem으로 투사된다는 사실을 감안해야 한다. 따라서 개별 시상하부핵을 자극하거나 파괴한 후에 일어나는 비정상 소견만을 바탕으로 그 시상하부핵의 기능이 뭐라고 단정하기는 어렵다.

Preoptic area와 anterior nucleus(시상하부앞핵) 등을 포함하는 **anterior hypothalamus(앞시상하부구역)를 자극**한 후 주로 일어나는 반응으로는 심장박동수 감소, vasodilation(혈관확장), 혈압 저하, 침 분비, gastrointestinal

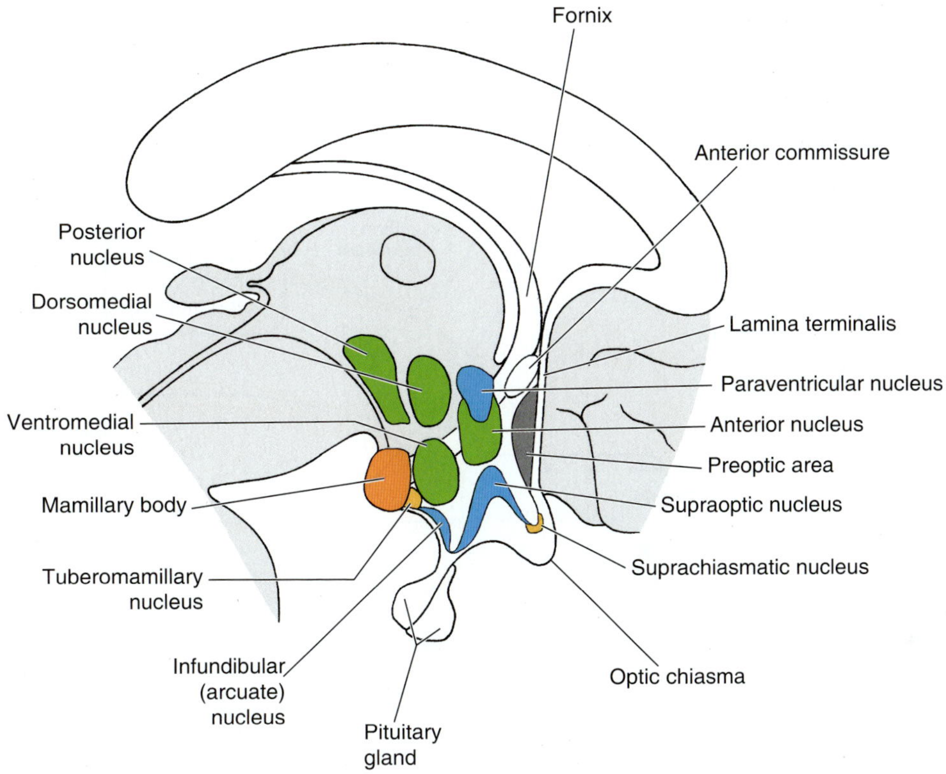

그림 11-14 Hypothalamus(시상하부)의 medial zone(안쪽구역)에 분포하는 nucleus(신경핵)들 중 일부.

tract(GI tract, 위창자관)의 peristalsis(꿈틀운동) 증가, 방광 수축, 땀 분비 등이 있다. 이 반응은 말초에서 cholinergic neuron을 통해 표현되는데(24장 참조), 여기에는 부교감신경계통의 cholinergic neuron이 포함된다. **Posterior hypothalamus(뒤시상하부구역)**와 **lateral hypothalamus(가쪽시상하부구역)를 자극**하면 noradrenergic neuron을 통한 교감신경 반응이 일어난다. 이 반응에는 cardiac acceleration(심장촉진), 혈압 상승, GI tract의 peristalsis 중단, 동공 확장, hyperglycemia(고혈당증) 등이 있다.

체온 조절은 hypothalamus가 담당하는 homeostasis 유지 기능을 잘 설명해주는 사례이다. 특정 hypothalamus 세포들은 혈액 온도를 감시하고 정상 체온을 유지하는 데 필요한 신체 변화를 일으킨다. Anterior hypothalamus에 있는 thermosensitive neuron(체온민감신경세포)은 체온 상승에 반응해서 열 손실을 촉진하는 반응을 활성화시키는데, 반응의 예로는 피부의 vasodilation과 땀 분비 등이 있다. 따라서 anterior hypothalamus에 병터가 생기면 hyperthermia(고열)가 일어날 수 있다. Posterior hypothalamic nucleus(시상하부뒤핵; 그림 11-14)의 neuron은 혈액 온도 저하에 반응하여 피부의 vasoconstriction(혈관수축)을 유발함으로써 열을 보존하고 shivering(떨림)을 일으킴으로써 열 생산에 기여한다. Hypothalamus 중 뒷부분에 병터가 생기면 열 보존과 생산에 관여하는 neuron이 파괴되며, heat-dissipating region(열발산구역)에서부터 caudal로 진행하는 fiber들도 차단된다. 그 결과 춥거나 더운 환경에서 체온을 조절하는 데 심각한 장애가 일어난다.

비정상적으로 높은 체온인 **fever(열)**는 감염병의 증상으로 나타나는 경우가 많다. 세균이 분해되어 생긴 물질인 pyrogen(발열원)은 혈액으로 들어간 후 OVLT에 있는 투과성 높은 혈관을 거쳐 preoptic area로 들어간다. Pyrogen이 anterior hypothalamus에 있는 neuron의 dendrite에 접촉하면 열 손실 반응이 억제되어 체온이 오른다.

Hypothalamus가 **음식과 물 섭취를 조절**하는 반응은 hypothalamus를 전기 자극하거나 작은 병터를 만드는 실험을 함으로써 확인할 수 있다. 음식 섭취는 혈중 포도당 농도뿐 아니라 visceral sensory neuron(내장감각신경세포), 후각계통, limbic system 등에서 시작되는 다양한 afferent fiber들에 의해서도 조절된다. **Leptin(렙틴)**은 지방조직에서 분비되는 호르몬으로, hypothalamus의 neuron에 작용해서 음식 섭취를 줄인다. Hypothalamus의 lateral zone

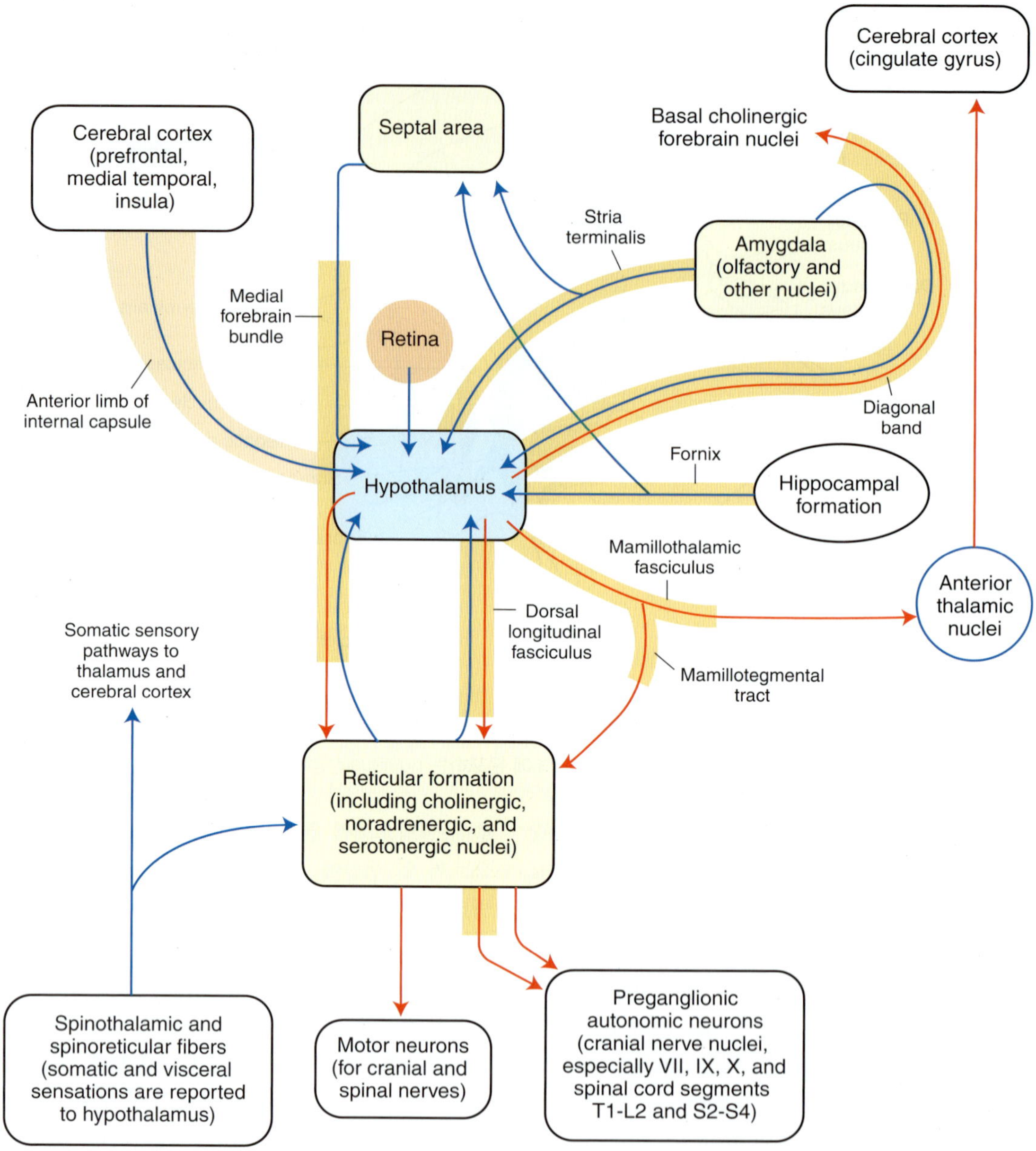

그림 11-15 Hypothalamus(시상하부)가 뇌의 다른 부위와 척수에 직접 또는 간접으로 연결되는 양상을 요약한 그림.

에 있는 hunger center(기아중추), 즉 feeding center(섭식중추)는 **orexin-secreting neuron(오렉신 분비 신경세포)**들을 포함하는 것으로 현재 알려져 있다. Orexin을 실험동물의 ventricle(뇌실)로 주입하면 음식 섭취가 증가한다. 음식 섭취를 억제하는 'satiety center(포만중추)'는 ventromedial hypothalamic nucleus(시상하부배쪽안쪽핵)가 있는 구역에 존재한다고 증명된 바 있다. 실험동물에서 이 nucleus를 파괴하면 음식 섭취가 지나치게 증가해서 비만이 일어난다.

Subthalamus의 zona incerta, lateral hypothalamic nucleus(시상하부가쪽핵) 및 ventromedial hypothalamic nucleus, subfornical organ(뇌활밑기관)은 서로 연결되어 **water intake(수분 섭취)**를 조절한다. [11장의 끝부분에 있는 'Third Ventricle(셋째뇌실)' 설명도 참조하라.] 소변으로 배설되는 물의 양은 뇌하수체의 posterior lobe 호르몬 중 하나의 조절을 받는다. 자세한 내용은 'Hypothalamus(시상하부)의 Pituitary Gland(뇌하수체) 조절' 단원 설명을 참조하라.

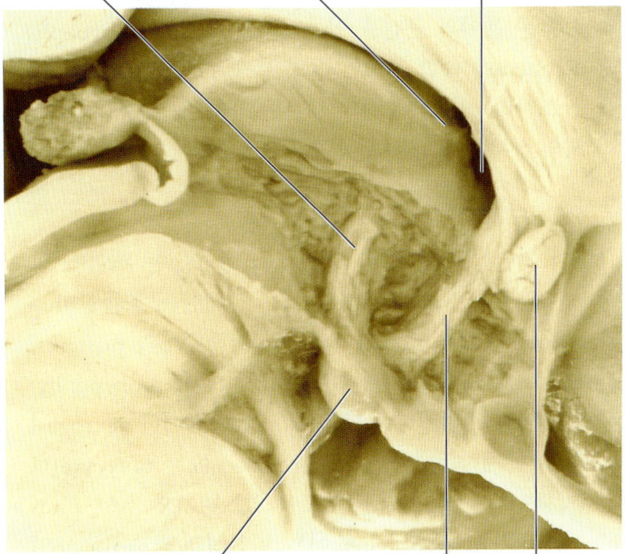

그림 11-16 왼쪽 뇌를 해부하여 fornix(뇌활)와 mamillothalamic fasciculus(유두시상다발)를 노출시켰다. Third ventricle(셋째뇌실) 벽을 이루는 gray matter(회색질)를 조금씩 제거해서 그 속을 지나는 myelinated fiber(미엘린집섬유) 다발이 관찰된다.

Hypothalamus(시상하부)와 수면

Posterior hypothalamus의 두 nucleus는 깨어 있을 때 활발히 작용하며, preoptic area의 한 nucleus는 잠잘 때 활발히 작용한다. (수면과 의식에 관한 자세한 설명은 9장을 참조하라.)

Tuberomamillary nucleus(융기유두핵; 그림 11-14)에는 뇌에서 유일하게 **histaminergic neuron(히스타민 신경세포)**들이 있다. 이 neuron의 axon은 갈라진 후 caudal로 연장되어 brain stem의 reticular formation에 전달되고, rostral로 연장되어 thalamus와 cerebral cortex의 모든 영역에 투사된다. 이 neuron들은 우리가 깨어 있는 상태에서 활발히 작용하고 잠들었을 때 휴식한다. 이 neuron은 9장에서 설명한 ascending arousal system(오름각성체계)의 일부를 이룬다. Lateral hypothalamic area 중 뒷부분에는 *orexin*, 일명 *hypocretin*이라는 peptide를 excitatory transmitter로 이용하는 neuron들이 존재한다. **Orexin neuron**은 사람이 깨어 있을 때 활발히 작용한다. 이 neuron의 axon은 thalamus, basal cholinergic nucleus of forebrain, cerebral cortex 등에서 수많은 가지를 형성한다. 또 이 neuron은 tuberomamillary nucleus에 있는 histaminergic neuron과 rostral pontine reticular formation에 있는 cholinergic neuron과 adrenergic neuron도 자극한다.

Ventrolateral preoptic area(배쪽가쪽시각앞구역)에는 GABA와 galanin(갈라닌)이라는 peptide를 생산하는 neuron들로 이루어진 nucleus가 있다. 이 neuron은 깊이 잠들었을 때 가장 왕성하게 작용한다. 그 axon은 caudal로 연장되어 tuberomamillary nucleus에서 histaminergic neuron을 억제하고, reticular formation의 cholinergic neuron으로도 연장되어 억제한다.

Hypothalamus의 Pituitary Gland(뇌하수체) 조절

Neurohypophysis(신경뇌하수체) 호르몬은 hypothalamus에서 합성되고, anterior lobe of pituitary gland(뇌하수체 앞엽)의 호르몬 생산은 hypothalamus에서 생산된 호르몬들이 조절한다. 뇌하수체 앞엽 호르몬 중 일부는 다른 내분비기관들에 작용하거나 이 기관들과 상호작용한다. 따라서 hypothalamus neuron의 neurosecretion(신경분비) 기능을 통해 뇌가 내분비계통의 상당 부분을 조절할 수 있다. 이 책에서는 hypothalamo-hypophysial system의 특징 중 대표적인 것만을 다룰 것이다. 이 주제는 이 책에서 다루기에 너무 방대하며, neuroendocrinology(신경내분비학)라는 학문 분야의 근간을 이룬다. Hypothalamo-hypophysial system에 속한 구조의 설명은 표 11-2와 그림 11-17을 참조하라. 임상의학 용어와 내분비학 용어 중 일부는 이 책의 끝부분에 있는 용어집에 설명되어 있다.

Neurohypophysis(신경뇌하수체)

앞서 기술한 바와 같이, neurohypophysis는 배아가 발생하는 과정에서 diencephalon에서 유래한 구조들인 median eminence와 pituitary stalk와 뇌하수체의 posterior lobe(neural lobe)로 구성된다(그림 11-17). Neurohypophysis에는 혈관 주위에서 끝나는 axon들과 특이한 neuroglial cell들이 존재하는데, median eminence에는 **tanycyte(띠뇌실막세포)**라는 neuroglial cell이 있으며(2장 참조), pituitary stalk와 posterior lobe에는 비전형적인 astrocyte인 **pituicyte(뇌하수체세포)**가 있다. 뇌하수체의 neural lobe에서 분비된 호르몬은 전신으로 순환되어 kidney(콩팥), mammary gland(젖샘), uterus(자궁) 등에 작용한다. Median eminence에서 분비된 hypothalamus 호르몬은 뇌하수체 앞엽 세포에 작용한다.

Posterior Lobe Hormone(뒤엽 호르몬)

뇌하수체 뒤엽에서 분비되는 두 호르몬은 **vasopressin(바소프레신)**과 **oxytocin(옥시토신)**인데, vasopressin은 **antidiuretic hormone(ADH, 항이뇨호르몬)**이라고도 불린다. 두 호르몬은 hypothalamus의 supraoptic nucleus(시각위핵)와 paraventricular nucleus(뇌실곁핵)에 있는 큰 neurosecretory cell의 세포체에서 합성된다. Vasopressin을 만드는 neuron은 supraoptic nucleus에 가장 많고, oxytocin을 만드는 neuron은 paraventricular nucleus에 가장 많다. 두 nucleus의 neuron들에서 시작된 unmyelinated axon들은 **hypothalamo-hypophysial tract(시상하부뇌하수체로)**를 이루며, axon의 끝부분은 확대되어 neurohypophysis에 있는 모세혈관과 접촉한다(그림 11-17). 호르몬은 이 확대된 부분에 저장되어 있는데, 이 부분을 **Herring body(신경분비소체)**라 한다. Herring body의 기능적 특성은 presynaptic terminal(연접이전종말)과 같아서 action potential이 도착하면 그 내용물 중 일부가 방출된다. 분비된 호르몬은 근처 모세혈관의 투과성 높은 endothelium을 통과한 후 혈액을 따라 온몸을 순환한다.

Vasopressin(바소프레신)의 분비와 작용

혈액의 삼투압이 조금만 변해도 supraoptic nucleus에 있는 osmoreceptive cell(삼투압수용신경세포)의 impulse가

임상노트

Encephalitis Lethargica(기면뇌염)와 *Narcolepsy*(발작수면)

제1차 세계대전이 끝나면서 매우 치명적인 influenza(인플루엔자)가 전세계를 강타해서 수많은 사람들이 사망했는데, 그 수가 전쟁 때 피살된 사람보다 훨씬 많았다. 곧 이어 2차 유행이 전세계적으로 일어났다. 이 유행병은 **encephalitis lethargica**라는 신경질환으로 명명되었었는데, 현재 대부분의 학자들은 바이러스 감염이었을 것으로 추정하고 있다. 감염된 환자는 대개 매우 심하게 졸았다. 그 밖에도 매우 다양한 신경 증상이 일부 환자에서 나타났는데, 몇 가지 증상은 급성기가 지난 후 수십 년까지도 지속되었다. 소수 환자에서는 somnolence(졸림) 대신 오히려 insomnia(불면증)가 주된 증상이었다. Encephalitis lethargica 환자 중 상당수가 사망했기 때문에 부검에서 밝혀진 손상 부위와 생전의 임상 증상을 비교하는 연구가 수행되었다. 대규모 연구는 von Economo가 수행했는데, 그는 insomnia 증상을 preoptic area의 병터에 연관 짓고 각성상태를 유지하는 데 필요한 neuron이 posterior hypothalamus에 분포한다는 결론을 내렸다.

Encephalitis lethargica가 오래 진행되면 parkinsonism(파킨슨증; 7장, 23장 참조)이 자주 나타났었는데, 그 원인은 substantia nigra(흑색질)에 생긴 병터였다.

Narcolepsy(발작수면, 기면증)

Narcolepsy는 깨어 있던 환자가 자주 REM sleep(rapid eye movement sleep, 빠른눈운동 수면; 9장 참조)으로 잠깐 빠져들곤 하는 고질적인 질환이다. 이 병은 개와 기타 몇 종의 포유동물에서도 일어날 수 있으며, orexin이나 그 두 receptor 단백질 중 하나를 만들지 못하도록 유전자를 조작한 생쥐에서도 나타난다. Narcolepsy를 앓는 사람이나 개의 뇌를 조사한 결과, hypothalamus에서 orexin이 들어 있는 neuron의 수가 현저히 감소해 있음이 확인된 바 있다. Gliosis(신경아교증) 소견도 있는 것으로 보아 이 neuron들은 degenerative disease(퇴행병)나 autoimmune disease(자가면역질환)가 진행함으로 인해 죽었을 것으로 추정하고 있다.

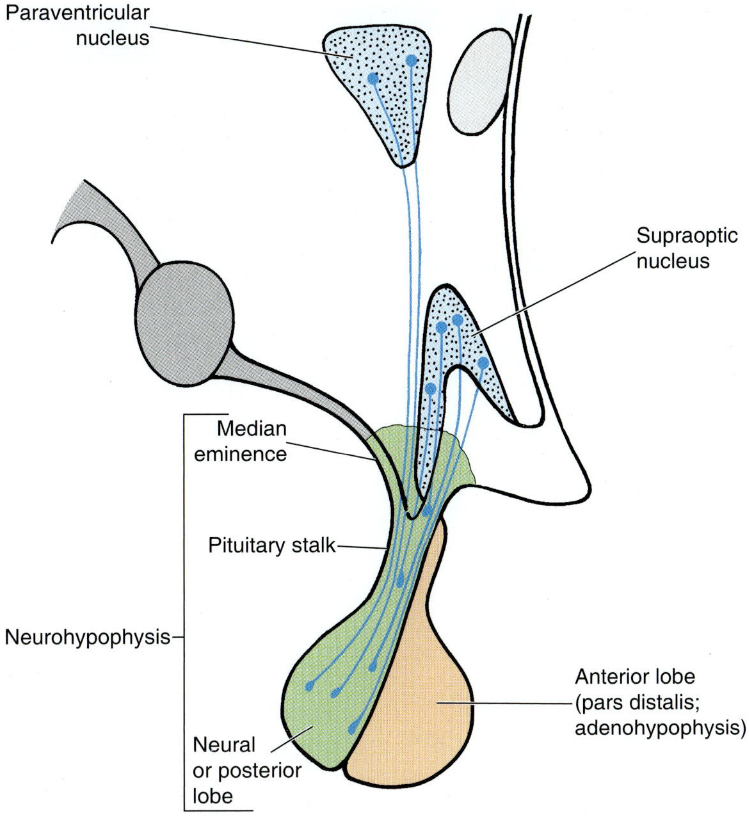

그림 11-17 Hypothalamo-hypophysial tract(시상하부뇌하수체로)와 neurohypophysis(신경뇌하수체)의 일부분.

전파되는 빈도가 높아진다. 이 impulse가 axonal terminal에 도달하면 ADH가 neurohypophysis의 모세혈관 내로 분비된다. ADH의 작용에 의해 kidney의 distal tubule(먼쪽세관)과 collecting tubule(집합세관)에서의 수분 재흡수가 촉진되며, 그 결과 plasma(혈장)의 osmolarity(삼투질농도)는 정상으로 회복된다. 이렇게 수분 균형의 homeostasis를

임상노트

Vasopressin(바소프레신) 분비 장애

Supraoptic nucleus나 hypthalamo-hypophysial tract나 neurohypophysis가 파괴되면 **neurogenic diabetes insipidus(신경성 요붕증)**가 일어난다. 이 병의 특징은 묽은 소변을 대량 배설하는 polyuria(다뇨)와 이를 보상하기 위해 지나치게 갈증을 느끼고 물을 마시는 polydipsia(다음증)이다. 파괴 병터가 뇌하수체 뒤엽에 국한되면 diabetes insipidus(요붕증)가 일어나지 않는 것이 일반적이다. 왜냐하면 median eminence와 pituitary stalk에서도 약간의 ADH가 혈액으로 분비되기 때문이다(그림 11-17). Diabetes insipidus의 원인으로 ADH 분비 장애만 있는 것도 아니다. Kidney 질환이 있으면 kidney가 ADH에 반응하지 못해서 **nephrogenic diabetes insipidus(콩팥기원 요붕증)**가 일어날 수 있다.

Meningitis(수막염)나 머리 손상 등과 같이 hypothalamus를 자극하는 질병이 있으면 ADH가 지나치게 많이 분비될 수 있다. 널리 이용되는 몇몇 약물의 부작용으로, 또는 몇 가지 비신경질환에서도 ADH가 지나치게 많이 분비될 수 있다. 예를 들어 lung(허파), pancreas(이자), thymus(가슴샘) 등에 발생한 종양 조직이 ADH나 이와 비슷한 peptide를 분비하기도 한다. **SIADH(syndrome of inappropriate secretion of antidiuretic hormone, 항이뇨호르몬 부적절분비 증후군)**는 적절한 생리적 자극이 없음에도 불구하고 vasopressin의 혈중 농도가 높아진다. 그 결과 hyponatremia가 일어나서 환자가 쇠약해지며 confusion(착란)이 일어나고, 치료하지 않으면 coma(혼수)와 seizure(발작)까지 일어날 수 있다.

임상노트

약물로서의 *Posterior Pituitary Hormone*(뇌하수체 뒤엽 호르몬)

Vasopressin은 neurogenic diabetes insipidus의 replacement therapy(대치요법)에 이용된다. Esophageal varix(식도정맥류) 등으로 인해 출혈이 일어날 때 vasoconstriction을 일으켜 지혈하려고 vasopressin을 대량 투여하는 경우도 가끔 있다. Oxytocin은 분만을 유도하는 약물로 이용된다. 두 호르몬 모두 8개의 아미노산으로 구성된 octapeptide이다. Oxytocin과 vasopressin은 1950년대에 Du Vigneaud가 최초로 아미노산 서열을 밝히고 인공합성한 peptide 호르몬이다. 이 업적은 노벨상 수상으로 이어졌다.

유지하기 위해 매우 정교한 기전이 동원되고 있다. 그 밖에 내분비작용을 통해서 kidney의 Na^+ 배설도 결정하는데, Na^+도 혈장의 osmolarity와 소변의 양을 결정하는 데 기여한다. ADH는 단독으로 작용하면 수분을 재흡수하여 plasma를 희석시킴으로써 혈중 Na^+ 농도를 낮추는, 즉 hyponatremia(저나트륨혈증)를 일으키는 경향이 있다.

Oxytocin(옥시토신) 분비와 그 작용

Oxytocin은 정상 분만 과정에 작용한다. Uterine cervix(자궁목)가 확장되면 oxytocin이 반사적으로 분비되고, 분비된 oxytocin은 자궁 수축을 일으킨다. 아기가 젖꼭지를 빠는 자극에도 엄마의 oxytocin 분비가 유도된다. Oxytocin은 mammary gland(젖샘)의 myoepithelial cell(근육상피세포)이 수축하도록 자극한다. 그 결과 젖이 젖샘관으로 분출되어 젖꼭지 끝에 있는 작은 구멍들을 통해 흘러나온다. 동시에 자궁도 수축하기 때문에 분만 후 몇 시간 동안 자궁이 쭈그러들어 임신 전 크기로 작아지는 involution(퇴축)에 도움이 된다. 자궁이 involution 되면 placenta(태반) 배출 후에 일어날 수 있는 자궁 출혈이 예방된다.

Pituitary Portal System(뇌하수체문맥계통)

뇌하수체 앞엽에서 호르몬이 분비되는 과정은 hypothalamus의 조절을 받는데, 신경 연결이 아니라 혈관을 통해서 조절이 일어난다(그림 11-18).

Anterior Lobe Hormone(앞엽 호르몬)

다음 호르몬들이 앞엽에서 생산된다.

1. **Follicle-stimulating hormone(FSH, 난포자극호르몬)**은 ovarian follicle(난포)을 자극하여 성장하게 하고 ovarian follicle 세포가 estradiol(에스트라디올)과 기타 estrogen(에스트로겐)들을 분비하도록 유도한다. 남성에서는 FSH가 seminiferous tubule(정세관) 세포로 하여금 testosterone(테스토스테론)에 반응하도록 만든다. 이 작용은 spermatozoa(정자)를 생산하는 데 필요하다.
2. **Luteinizing hormone(LH, 황체형성호르몬)**은 ovary(난소)에서 ovulation(배란)이 일어난 후 corpus luteum(황체) 형성을 촉진하며 luteal cell(황체세포)이 progesterone(프로게스테론)을 분비하도록 유도한다. FSH와 LH는 함께 작용하여 ovulation을 유도한다. LH는 남성에서 *interstitial cell-stimulating hormone*(사이질내분비세포자극호르몬)이라고도 불리는데, 왜냐하면 이 호르몬이 testis(고환)의 interstitial cell(Leydig cell, 사이질내분비세포)로 하여금 testosterone과 기타 androgen(남성호르몬)을 분비하도록 유도하기 때문이다.
3. **Prolactin(프로락틴)**은 mammary gland 발달과 lactation(젖분비)을 자극한다. 남성에서의 작용은 있다 해도 알려진 바가 없다.
4. **Thyrotrophic hormone(thyroid-stimulating hormone, TSH, 갑상샘자극호르몬)**은 thyroid gland(갑상샘)를 자극하여 thyroxine(티록신)과 triiodothyronine(삼요드티로닌)을 합성 및 분비하게 한다.
5. **Adrenocorticotrophic hormone(ACTH, 부신겉질자극호르몬)**은 adrenal cortex(부신겉질)를 자극하여 cortisol(코티솔, hydrocortisone 히드로코르티손) 등의 glucocorticoid(글루코코르티코이드)를 생산하고 분비하게 한다. Glucocorticoid는 탄수화물 대사를 조절하고 여러 가지 스트레스 작용에 대항하여 인체를 보호하는 호르몬이다. Aldosterone(알도스테론) 분비는 뇌하수체의 조절을 받지 않는데, 이 호르몬은 나트륨 배설을 제한하는, 생명 유지에 꼭 필요한 호르몬이다.
6. **Growth hormone(성장호르몬)**, 일명 **somatotrophic hormone(STH)**은 long bone(긴뼈)의 epiphysis(뼈끝)와 기타 부위에서 성장을 촉진한다. 이 호르몬의 작용

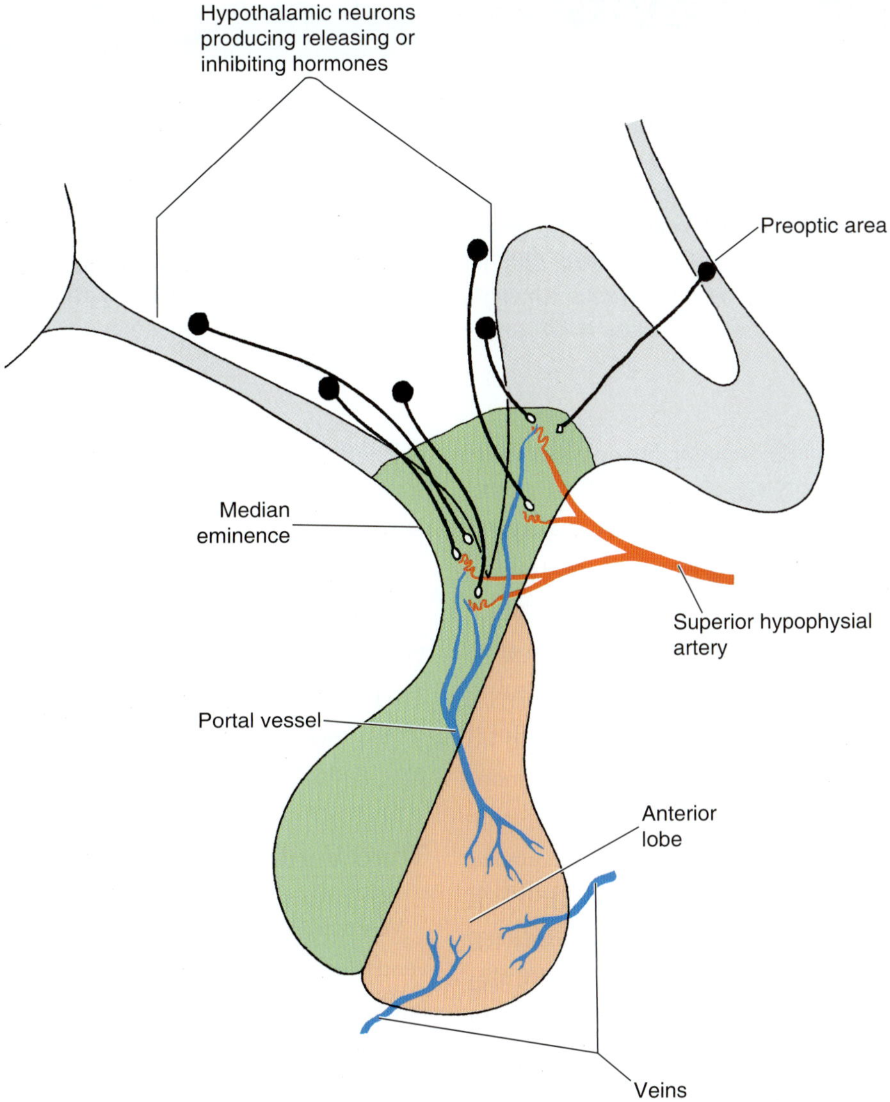

그림 11-18 Pituitary portal system(뇌하수체문맥계통). 동맥은 붉은색, 정맥은 파란색, releasing hormone(분비호르몬)이나 inhibiting hormone(억제호르몬)을 분비하는 neuron은 검은색으로 표시했다.

은 주로 **insulin-like growth factor 1(ILGF-1, 인슐린유사성장인자 1)**이라는 또 다른 단백질 호르몬의 매개를 거쳐 나타난다. ILGF-1은 STH의 작용을 받은 세포에서 분비되는데, 주로 간에서 생산된다.

임상노트

Hypothalamic Obesity(시상하부 비만)

사람 anterior hypothalamus에 인위적이 아닌 병터가 발생했을 때에도 obesity(비만)가 일어날 수도 있다. 이때 뇌하수체 앞엽에서 gonadotrophic hormone(생식샘자극호르몬) 분비를 조절하는 neuron의 세포체나 axon이 함께 파괴되기도 한다. 그 결과 비만과 secondary sex characteristics(이차성징) 발달 장애가 함께 나타나는 병을 **adiposogenital syndrome**(지방증생식기퇴행위축 증후군) 또는 **Fröhlich's syndrome**(프뢸리히 증후군)이라 부른다.

임상노트

Kallman's Syndrome(칼만 증후군)

LHRH(GnRH)를 생산하는 neuron은 배아 때 매우 특이한 곳에서 발생한다. 이 neuron은 olfactory placode(후각기원판)에서 발생하는데, 이곳은 코의 olfactory epithelium(후각상피)과 olfactory nerve(후각신경)의 glial cell과 아주 가는 nervus terminalis(종말신경)가 발생하는 ectoderm(외배엽) 영역이다(17장 참조). LHRH를 합성하는 neuron은 nervus terminalis를 따라 CNS로 이동하여 lamina terminalis 부위에 도달한 후 preoptic area와 anterior hypothalamic area로 들어간다. LHRH는 gonadotrophin이 분비되도록 자극하기 때문에 이 neuron들은 testis나 ovary가 제대로 기능하는 데 꼭 필요하다. Kallman's syndrome은 olfactory placode의 발생 결함으로 인해 anosmia(후각상실)와 gonad(생식샘) 기능 상실이 일어나는 희귀 질환이다. 이 증후군 환자의 hypothalamus에는 LHRH neuron이 없는 특징이 있다.

Pituitary portal system은 superior hypophysial artery(위뇌하수체동맥)로부터 시작되는데, 이 동맥은 뇌의 바닥에서 internal carotid artery(속목동맥)의 가지로 시작된 후 median eminence에서 모세혈관 얼기를 형성한다(그림 11-18). 이 모세혈관은 정맥으로 배출되는데, 이 정맥은 pituitary stalk를 따라서 내려간 후 뇌하수체 앞엽으로 들어간다. 이곳에서 정맥은 호르몬을 생산하는 세포 주위에서 sinusoid(굴모세혈관)라는 확장된 모세혈관으로 이어진다. Preoptic area와 hypothalamus에는 releasing hormone을 생산하는 neuron들이 분포하는데, 이 hormone은 peptide이며, release-inhibiting hormone(inhibiting hormone, 억제호르몬)을 생산하는 neuron도 최소한 두 가지가 있다. 그 중 하나는 STH 분비를 억제하는 *somatostatin*(성장억제호르몬)이고, 다른 하나는 prolactin 분비를 억제하는 catecholamine인 dopamine(도파민)이다. 뇌하수체 앞엽의 각 호르몬마다 hypothalamus의 releasing hormone이 하나씩 있지만 FSH만은 예외이다. FSH는 LH-releasing hormone(LHRH, 황체형성호르몬분비호르몬)에 반응하여 분비된다. 이 호르몬은 GnRH(gonadotrophin-releasing hormone, 생식샘자극호르몬분비호르몬)라고도 불린다. Releasing hormone과 inhibiting hormone은 이 호르몬을 생산하는 각 neuron의 axon을 따라 운반되어 median eminence에 있는 portal system의 모세혈관으로 들어간다. 그 후 뇌하수체 앞엽 세포들에 전달되어 이 세포들 주위에서 고농도로 분포한다. 이곳에서 releasing hormone과 inhibiting hormone은 adenohypophysis 호르몬이 합성되고 혈관으로 분비되는 과정을 조절한다.

Releasing hormone과 release-inhibiting hormone을 생산하는 neurosecretory cell은 hypothalamus로 유입되는 여러 가지 afferent fiber의 영향을 받는다. 그러나 이 호르몬들의 작용은 뇌하수체 호르몬의 target organ(표적기관)에서 분비되는 호르몬에 의해 더욱 직접적인 조절을 받는다. 예를 들어 triiodothyronine의 혈중 농도가 높으면 thyrotrophin-releasing hormone(TRH, 갑상샘자극호르몬분비호르몬)을 생산하는 hypothalamus의 neuron이 억제된다. 반대로 thyroid hormone(갑상샘호르몬)의 농도가 낮으면 TRH가 더 많이 생산된다. 그 결과 TSH 분비가 늘어나고, 이어서 thyroid gland가 thyroid hormone을 더 많이 합성하고 분비하도록 유도된다.

Third Ventricle(셋째뇌실, 제3뇌실)

Ventricular system 중 diencephalon 부분은 좁은 third ventricle을 이룬다(그림 11-2). Third ventricle의 앞벽은 **lamina terminalis(종말판)**가 형성하는데, **anterior commissure(앞맞교차)**는 lamina terminalis의 dorsal 부분에서 정중선을 지나 반대쪽으로 가로지른다. Third ventricle의 lateral wall은 비교적 넓은데, 이 벽에 **hypothalamic sulcus(시상하부고랑)**가 패어 있다. 이 고랑은 interventricular foramen에서부터 opening of cerebral aqueduct(중간뇌수도관구멍)까지 이어지며, third ventricle의 lateral wall을 thalamus와 hypothalamus 부위로 나눈다. **Interthalamic adhesion(massa intermedia, 시상사이붙음)**은 교량처럼 third ventricle을 가로지르는데, 70%의 사람 뇌에서 관찰된다. Third ventricle의 바닥은 **optic chiasma(시각교차)**로 인해 움푹 패어 있다. **Optic recess(시각위오목)**는 optic chiasma의 앞에 위치하고, optic chiasma의 뒤에는 **infundibular recess(깔때기오목)**가 median eminence와 pituitary stalk의 시작부분 속으로 연장된다. 그 후 third ventricle의 바닥은 위로 비스듬히 올라가다가 cerebral aqueduct로 이어지는데, cerebral aqueduct의 입구 위에서 **posterior commissure(뒤맞교차)**가 약간 돌출되어 있다. **Pineal recess(솔방울샘오목)**는 pineal stalk 속으로 연장되고 pineal stalk의 dorsal wall에는 작은 **habenular commissure(고삐맞교차)**가 있다. Body of fornix의 바로 ventral에는 얇은 막처럼 생긴 **roof of third ventricle(셋째뇌실천장)**이 **stria medullaris thalami(시상섬유줄)**를 따라 부착되어 있다. 작은 choroid plexus 하나가 roof of third ventricle에 매달려 있다. **Body of fornix(뇌활몸통)**는 roof of third ventricle의 바로 위에 위치한다(그림 11-12, 11-13).

Cerebrospinal fluid는 좌우 lateral ventricle(가쪽뇌실)에서부터 **interventricular foramen(foramen of Monro, 뇌실사이구멍)**을 통해 third ventricle로 들어간다. 초승달처럼 생긴 이 foramen은 fornix와 anterior tubercle of thalamus(시상앞결절)가 경계를 형성하며, 뒤로는 fornix와 thalamus 사이에 있는 ependyma가 반전되어 커튼처럼 덮고 있다. 이 장의 앞부분에서 언급했던 **subfornical organ(뇌활밑기관)**은 column of fornix의 medial surface에서 interventricular foramen 위로 돌출된 작은 융기이다. Subfornical organ은 circumventricular organ 중 하나인 일종의 nucleus로, 그 속에 분포하는 혈관은 다른 대부분의 뇌혈관과는 달리 혈액을 순환하는 macromolecule도 통과시킨다. 실험동물의 subfornical organ은 혈액을 순환하는 angiotensin II에 반응한다. Angiotensin II는 peptide의 일종으로, 혈중 나트륨 및 칼륨 이온 농도와 혈액량 변화에 따라 그 혈중 농도가 변한다. Subfornical organ에 있는 neuron들은 zona incerta와 hypothalamus로 투사되는데, 이 neuron들이 작용하면 마시는 행동에 영향이 미친다.

Cerebrospinal fluid는 **cerebral aqueduct(중간뇌수도관)**를 통해 third ventricle을 벗어난 후 fourth ventricle(넷째뇌실)에 도달하고, 이어서 뇌와 척수를 에워싸고 있는 subarachnoid space로 빠져나간다.

참고문헌

Braak H, Braak E. Anatomy of the human hypothalamus (chiasmatic and tuberal region). *Prog Brain Res.* 1992;93:3-16.

Caldani M, Antoine M, Batailler M, et al. Ontogeny of GnRH systems. *J Reprod Fertil.* 1995;49(suppl):147-162.

Dai J, Swaab DF, Van Der Vliet J, et al. Postmortem tracing reveals the organization of hypothalamic projections of the suprachiasmatic nucleus in the human brain. *J Comp Neurol.* 1998;400:87-102.

Grieve KL, Acuna C, Cudeiro J. The primate pulvinar nuclei: vision and action. *Trends Neurosci.* 2000;23:35-39.

Guilleminault C, Lugaresi E, Montagna P, et al., eds. *Fatal Familial Insomnia.* New York, NY: Raven Press; 1994:27-31.

Gutierrez C, Cola MG, Seltzer B, et al. Neurochemical and connectional organization of the dorsal pulvinar complex in monkeys. *J Comp Neurol.* 2000;419:61-86.

Hirai T, Jones EG. A new parcellation of the human thalamus on the basis of histochemical staining. *Brain Res Rev.* 1989;14:1-34.

Hofman MA, Swaab DF. The sexually dimorphic nucleus of the preoptic area in the human brain: a comparative morphometric study. *J Anat.* 1989;164:55-72.

Ikeda H, Suzuki J, Sasani N, et al. The development and morphogenesis of the human pituitary gland. *Anat Embryol.* 1988;178:327-336.

Jones EG. *The Thalamus.* 2nd ed. New York, NY: Cambridge University Press; 2007.

Karasek M. Melatonin, human aging, and age-related diseases. *Exp Gerontol.* 2004;39:1723-1729.

Mark MH, Farmer PM. The human subfornical organ: an anatomic and ultrastructural study. *Ann Clin Lab Sci.* 1984;14:427-442.

McCormick DA, Bal T. Sleep and arousal: thalamocortical mechanisms. *Annu Rev Physiol.* 1997;20:185-215.

Morel A, Magnin M, Jeanmonod D. Multiarchitectonic and stereotactic atlas of the human thalamus. *J Comp Neurol.* 1997;387:588-630.

Ohno K, Sakurai T. Orexin neuronal circuitry: role in the regulation of sleep and wakefulness. *Front Neuroendocrinol.* 2008;29:70-87.

Percheron G. Thalamus. In: Paxinos G, Mai JK, eds. *The Human Nervous System.* 2nd ed. Amsterdam: Elsevier Academic Press; 2004:592-675.

Raisman G. An urge to explain the incomprehensible: Geoffrey Harris and the discovery of the neural control of the pituitary gland. *Annu Rev Neurosci.* 1997;20:533-566.

Sherman SM, Guillery RW. *Exploring the Thalamus and Its Role in Cortical Function.* 2nd ed. Cambridge, MA: MIT Press; 2006.

Thannickal TC, Siegel JM, Nienhuis R, et al. Pattern of hypocretin (orexin) soma and axon loss, and gliosis, in human narcolepsy. *Brain Pathol.* 2003;13:340-351.

Willie JT, Chemelli RM, Sinton CM, et al. To eat or to sleep? Orexin in the regulation of feeding and wakefulness. *Annu Rev Neurosci.* 2001;24:429-458.

Chapter 12

줄무늬체(선조체) Corpus Striatum

김호정 역

요 점

- Corpus striatum(줄무늬체)은 telencephalon(끝뇌)에서 기원한 회색질로서 lateral ventricle(가쪽뇌실) 가까이에 위치한다. 이를 이루는 것은 striatum(새줄무늬체)과 pallidum(옛줄무늬체)이다. Striatum은 caudate nucleus(꼬리핵), nucleus accumbens(기댐핵), putamen(조가비핵)으로 이루어지며, pallidum은 globus pallidus(창백핵)가 이루는데, 다시 external division(가쪽창백핵)과 internal division(안쪽창백핵)으로 나눌 수 있다.
- 임상적 및 생리적인 관점에서 *basal ganglia*(바닥핵, 기저핵)라는 용어는 corpus striatum, subthalamic nucleus(시상밑핵), substantia nigra(흑색질)를 모두 다 가리킨다. Basal ganglia의 가장 잘 알려진 기능은 운동을 구현하는 것이지만, temporal cortex(관자겉질) 및 anterior frontal cortex(앞이마겉질)와 잘 연결되어 있어 기억, 감정, 기타 인지 기능에도 관여할 것으로 생각된다.
- Striatum, subthalamic nucleus, substantia nigra는 cerebral cortex(대뇌겉질)에서 흥분성 입력을 받는다. Substantia nigra와 ventral tegmental area(배쪽뒤판구역)에 있는 dopamine(도파민) 신경세포는 striatum의 세포 중 일부는 흥분시키고, 일부는 억제한다.
- Striatum의 주된 출력은 pallidum으로 가며 주로 억제성이다. Pallidum에 흥분성 입력을 보내는 것은 subthalamic nucleus이다.
- Pallidum의 출력도 또한 억제성인데, thalamus(시상)의 여러 핵으로 보내진다. 이 thalamic nucleus(시상핵)들은 cerebral cortex의 premotor area(운동앞영역)와 supplementary motor area(보조운동영역), 및 안구 운동에 관여하는 prefrontal cortex(이마엽앞겉질), temporal cortex의 일부에 투사하여 흥분성 출력을 보낸다.
- Pallidum에서는 subthalamic nucleus, superior colliculus(위둔덕), pedunculopontine nucleus(다리다리뇌뒤판핵)를 억제하는 섬유도 나온다. Pedunculopontine nucleus는 reticular formation(그물체)에 위치하는데, descending motor pathway(내림운동경로), 각성 상태, 대뇌겉질의 활동에 영향을 줄 수 있는 광범위한 투사섬유를 보낸다. 대뇌겉질 전체에 걸쳐 신경세포를 조절하는 것은 basal forebrain(앞뇌바닥)에 있는 cholinergic nucleus(콜린신경핵)를 경유하여 도달한다.
- 운동이 일어나지 않을 때는, striatum의 신경세포가 비활성상태이며, 대신 활성화된 pallidum의 신경세포가 thalamus를 억제하여 motor cortex(운동겉질)가 흥분되지 않게 한다. 반대로 움직임이 일어나기 직전이나 일어나는 동안에는, 활성화된 striatum이 pallidum을 억제하여, thalamic nucleus가 흥분되고 이어서 motor cortex도 함께 흥분된다.
- Corpus striatum은 대개 학습된 운동을 이루는 단편들의 정보를 기억하였다가 꺼내는 곳인 동시에, 이 정보를 motor cortex로 보내는 곳이기도 하다. Motor cortex에서 이 운동 정보를 재조합하여 corticospinal tract(겉질척수로) 및 reticulospinal pathway(그물척수로)를 통해 척수의 motor neuron(운동신경세포)에 보내면 마침내 운동이 실행된다. 안구를 움직이는 운동에 대해서도 비슷한 회로가 존재한다.
- Nucleus accumbens와 pallidum의 배쪽 끝부분이 활성화되는 경우는 다양한 종류의 보상이나 쾌락을 제공하는 자극에 행동으로 반응을 보일 때이다. 이들 신경핵 및 이들과 연결된 대뇌겉질 영역을 경유하는 conditioned reflex(조건반사)가 약물 탐닉과 관련이 있을 것으로 생각된다.
- Basal ganglia의 운동 회로에 장애가 생긴 dyskinesia(운동이상증)에는 여러가지가 있는데, substantia nigra의 dopamine 신경세포가 변성되는 Parkinson's disease(파킨슨병), striatum이 변성되는 Huntington's chorea(헌팅톤무도병), subthalamic nucleus가 손상되는 ballism(도리깨질증) 등이 그것들이다. 운동에 영향을 미치는 신경 회로의 파괴에 대한 지식을 통해서, 이런 질병의 특징을 이해할 수 있다.
- Basal forebrain에 있는 basal nucleus(바닥핵)는 acetylcholine(아세틸콜린) 신경세포로 이루어지는데, corpus striatum의 배쪽 anterior perforated sub-

stance(앞관통질)의 안에 있다. 이들의 축삭은 cerebral cortex 전체로 투사한다. 이 basal nucleus로 들어오는 입력은 amygdala(편도체), pallidum, 뇌줄기의 reticular formation에서 기원한다. Alzheimer's disease(알츠하이머병)와 일부 다른 dementia(치매) 환자의 경우, 겉질 밑에 있는 이들 choline 신경세포의 변성이 일어난다.

Corpus striatum(줄무늬체)은 양쪽 대뇌반구의 바닥에 가까이 있는 커다란 회색질이다. 이를 이루는 것은 **caudate nucleus(꼬리핵, 미상핵)**와 **lentiform nucleus(렌즈핵)**인데, 뒤의 것은 다시 **putamen(조가비핵, 피각)**과 **globus pallidus(창백핵, 담창구)**로 이루어진다. Telencephalon(끝뇌, 종뇌) 중에서 해부학자들이 전통적으로 basal nucleus 즉 "basal ganglia(바닥핵, 기저핵)"라고 지칭한 구조는 corpus striatum, claustrum, amygdaloid body이다. 한편, caudate nucleus와 putamen이 함께 **striatum(새줄무늬체, 신선조체)**을 이루며, globus pallidus는 **pallidum(옛줄무늬체, 구선조체)**이 된다. 이들 가까이에 **claustrum(담장, 전장)**과 **amygdaloid body(편도체, amygdala)**가 있다. Claustrum은 putamen과 insula(대뇌섬) 겉질 사이에 있는 얇은 회색질 층이다. Amygdaloid body는 temporal lobe에 있으며, olfactory system(후각계통)과 limbic system(둘레계통, 변연계통)의 일부이기도 하다(17장, 18장 참조).

임상 분야에서, **basal ganglia**라는 말은 corpus striatum, subthalamic nucleus(시상밑핵), substantia nigra(흑색질, 흑질)를 가리키는 경우가 대부분이다(그림 12-1). 이들 다양한 회색질 집단을 하나의 그룹으로 묶을 수 있는 것은, 먼저 이들이 밀접하게 연결되어 있어 하나의 기능 단위를 이루기 때문이고, 이들 구조 중 어느 하나라도 거기에 파괴성 병터가 생기면 운동 기능에 있어 비슷한 조절 장애가 나타나기 때문이다. 이런 종류의 운동 장애의 특징은 akinesia(운동못함증, 무운동증)와 같은 수의운동의 감소와, rigidity(경직), dyskinesia(운동이상증)와 같은 목적없는 불수의운동이 일어나는 것이다.

용어

다음 등식을 기억하면 corpus striatum과 "basal ganglia"의 용어를 이해하는 데 도움이 될 것이다:

- Corpus striatum(줄무늬체) = lentiform nucleus(렌즈핵) + caudate nucleus(꼬리핵) + nucleus accumbens(기댐핵)

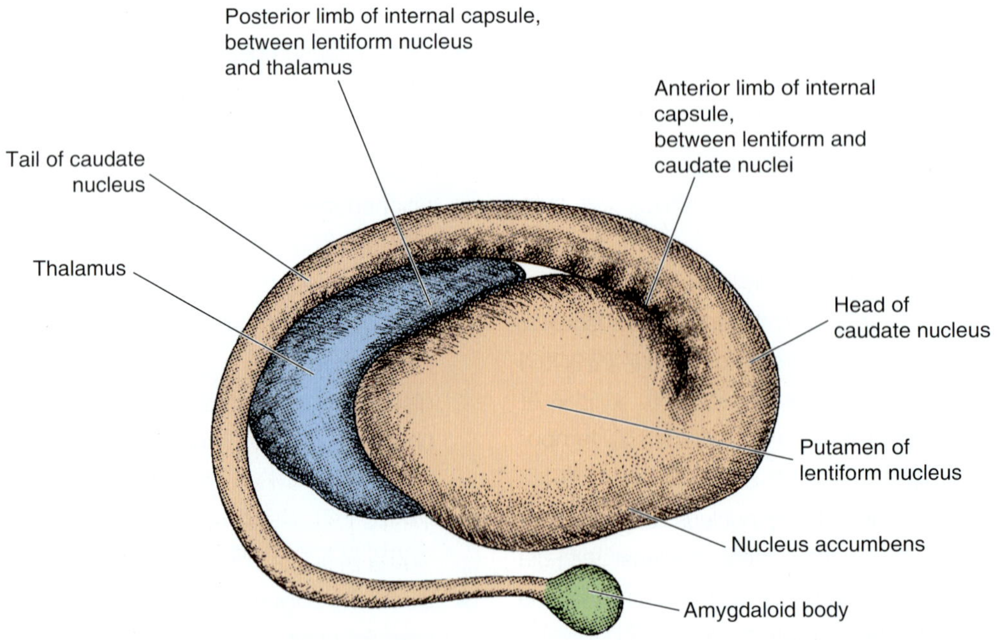

그림 12-1 오른쪽 corpus striatum(줄무늬체)을 가쪽에서 본 것. Thalamus(시상)와 amygdala(편도체)도 함께 관찰된다. Globus pallidus(창백핵)는 더 큰 putamen(조가비핵)에 가려서 보이지 않는다.

- Lentiform nucleus = putamen(조가비핵) + globus pallidus(창백핵). Globus pallidus = external division(가쪽창백핵) + internal divisions(안쪽창백핵)
- Striatum(새줄무늬체) = putamen + caudate nucleus + nucleus accumbens
- Pallidum(옛줄무늬체) = globus pallidus(가쪽창백핵 + 안쪽창백핵). Substantia nigra pars reticulata(흑색질그물부분)는 기능적으로 internal pallidum(안쪽창백핵)과 밀접하다.
- Basal ganglia(임상적 및 생리적 의미) = corpus striatum + substantia nigra + subthalamic nucleus

Lentiform Nucleus(렌즈핵)와 Caudate Nucleus(꼬리핵)

Lentiform nucleus 및 caudate nucleus의 형태와 둘 사이의 위치 관계는 16장에 기술한 대로 lateral ventricle(가쪽뇌실) 및 cerebral white matter(대뇌백색질)의 입체 구조에 반영되어 있다. 이것을 가장 잘 이해할 수 있는 방법은 직접 해부를 해 보는 것이다. 이들 구조가 주고 받는 연결을 이해하기 위해서는, corpus striatum을 기능에 따라 pallidum(옛줄무늬체)과 striatum(새줄무늬체)으로 나누는 것이 더 편리하다.

Lentiform Nucleus(렌즈핵)

Lentiform nucleus는 쐐기 모양으로 대략 브라질 호두와 비슷한 크기와 형태라고 기술되어 왔다(그림 12-2 및 12-3). 쐐기의 가장 뾰족한 부분은 안쪽을 향하고 있는데, 이 부분이 **globus pallidus(창백핵)**이다. 이것은 그 가운데 있는 백색질 층을 경계로 해서 external pallidum(가쪽창백핵)과 internal pallidum(안쪽창백핵)으로 나뉜다. **Putamen(조가비핵)**은 lentiform nucleus의 가쪽 부분이며, 바닥을 제외하고는 모든 방향으로 globus pallidus보다 경계가 더 퍼져 나와 있다. External pallidum과 putamen 사이에도 얇은 백색질 층이 두 구조를 분리하고 있다.

Lentiform nucleus의 가쪽에는 **external capsule(바깥섬유막)**이라는 백색질의 얇은 층이 있다(그림 12-2 및 12-3 참조). 그 가쪽에는 다시 얇은 회색질 층인 **claustrum(담장)**이 놓여 있는데, putamen의 가쪽면과 규모가 거의 같

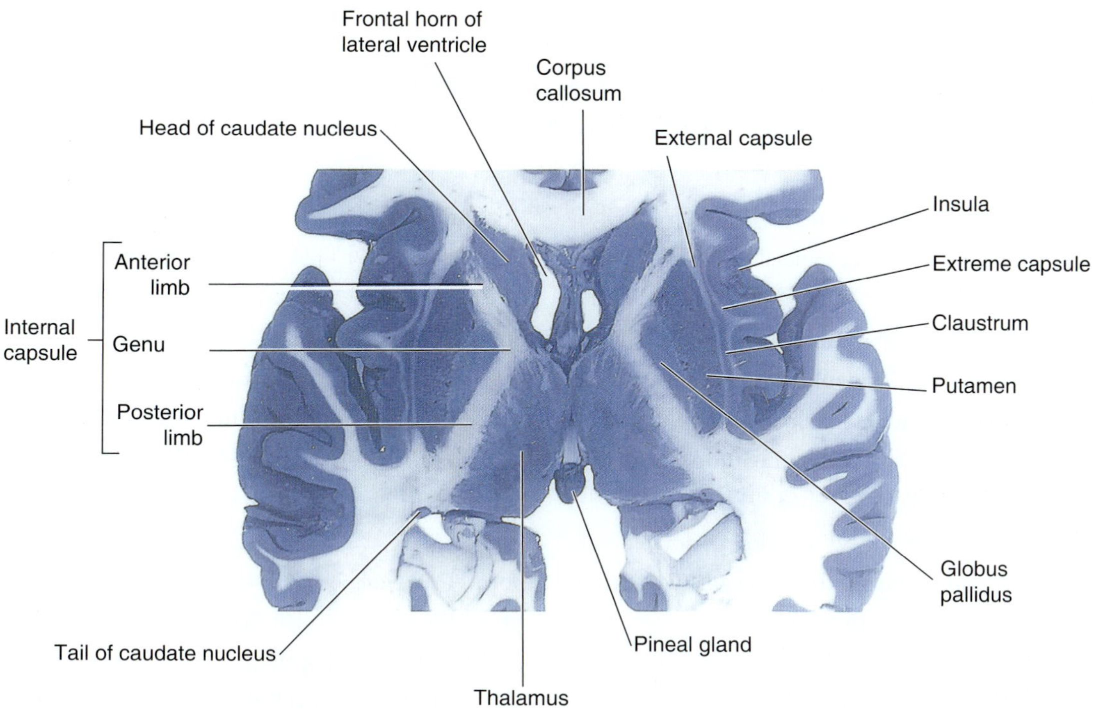

그림 12-2 Gray matter(회색질)를 짙은색으로, white matter(백색질)를 옅은색으로 염색하여 두 부분이 구분되도록 한 cerebrum(대뇌)의 수평단면. Corpus striatum(줄무늬체) 및 internal capsule(속섬유막)의 부분과 위치관계를 알 수 있다.

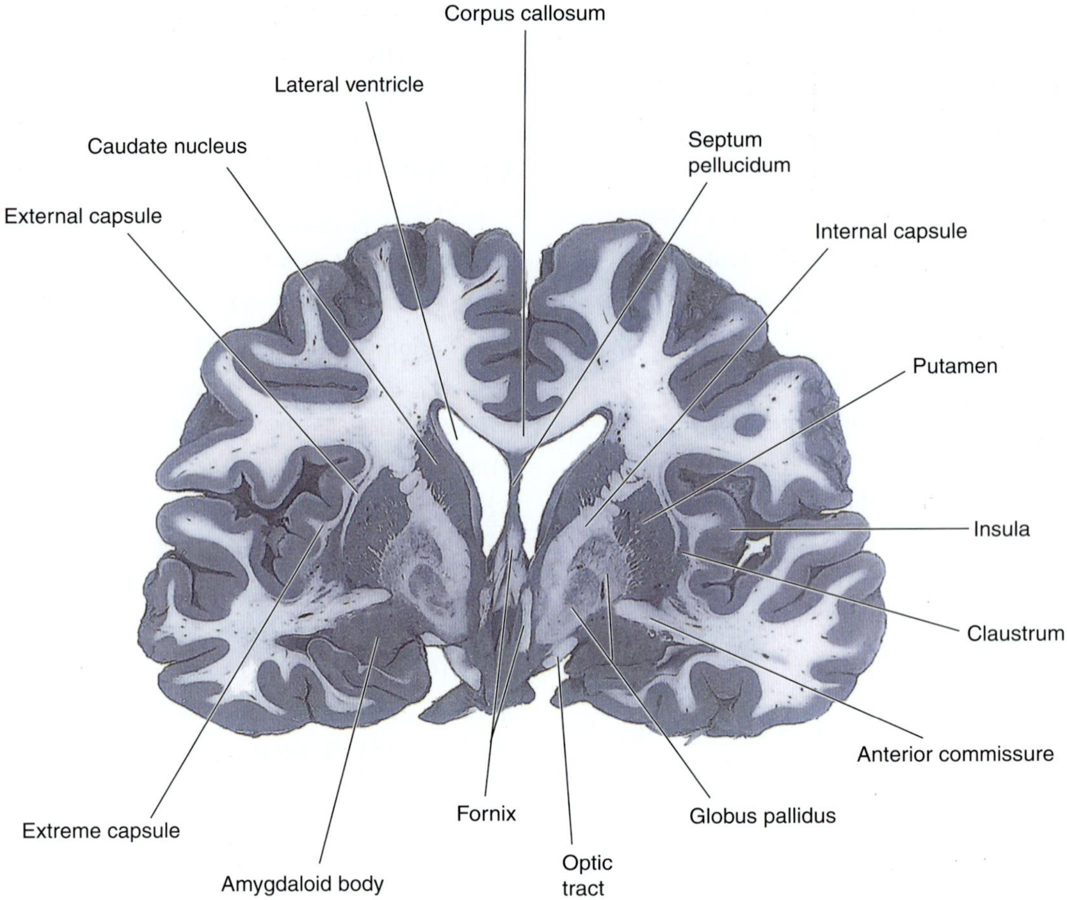

그림 12-3 Thalamus(시상)보다 더 앞부분이 나오도록 자른 대뇌의 관상 절단면. 구분이 잘 가도록 하기 위해 회색질은 짙게, 백색질은 밝게 염색하였다. Corpus striatum(줄무늬체)의 부분과 위치관계를 알 수 있다.

은 얇은 회색질 층이다. Claustrum의 연결 중에서 가장 유명한 것은 frontal lobe(이마엽), parietal lobe(마루엽), temporal lobe(관자엽)과 연결을 주고 받는 것이지만, 그 기능적 의미는 아직 확실치 않다. **Extreme capsule(맨바깥섬유막, 최외포)**은 claustrum과 **insula(대뇌섬**, island of Reil)를 나누는 경계가 된다. Insula는 lateral sulcus(가쪽고랑) 사이의 깊은 곳에 위치한 대뇌겉질이다. Lentiform nucleus의 내측면은 internal capsule(속섬유막)에 맞닿아 있으며, 배쪽면은 대뇌반구의 바닥에 위치한 anterior perforated substance(앞관통질), optic tract(시각로), amygdaloid body(편도체) 등과 가까이 있다(그림 12-3 참조).

Caudate Nucleus(꼬리핵, 미상핵)

Caudate nucleus를 이루는 부분으로는 앞부분을 이루는 **head**(**머리**, anterior portion)와, head의 굵기가 점점 가늘어진 **tail(꼬리)**이 있다. Tail의 방향은 처음엔 뒤를 향하지만, 얼마가지 않아 다시 앞을 향해서 temporal lobe(관자엽) 안으로 들어가며(그림 12-1 참조), 끝부분에는 amygdaloid body(편도체)가 붙어 있다.

Head of caudate nucleus(꼬리핵머리)는 lateral ventricle(가쪽뇌실)의 frontal horn(이마뿔, anterior horn) 안으로 돌출해 있으며, tail의 시작 부분은 가쪽뇌실 central part(중심부분, body)의 가쪽 모서리를 따라 위치한다(그림 12-2 및 12-3 참조). 그 이후에도 tail은 가쪽뇌실 temporal horn(관자뿔, inferior horn)의 천장에 이르기까지 가쪽뇌실의 곡선과 거의 일치하며 따라간다. Tail of caudate nucleus의 안쪽면을 따라 놓여 있는 두 개의 구조가 있다. 그 하나는 **stria terminalis(분계섬유줄)**로, amygdaloid body에서 기원하는 축삭 다발이며, 다른 하나는 caudate nucleus, thalamus(시상), internal capsule(속섬유막)과 그 외의 인

접한 구조들로부터 혈액을 받아들이는 **thalamostriate vein([위]시상줄무늬체정맥, vena terminalis, 종말정맥)**이다(그림 11-12 참조). Stria terminalis 속에는 신경세포체의 그룹이 있는데 이를 **bed nucleus of stria terminalis(분계섬유줄핵)**라고 하며, 기능에 있어 amygdala와 관련있는 핵이다.

Internal capsule(속섬유막)의 anterior limb(앞다리)은 head of caudate nucleus와 lentiform nucleus 사이를 지나간다. Internal capsule이 대뇌반구의 백색질로 이행되면서 tail of caudate nucleus는 internal capsule보다 안쪽에 있게 된다. 그런데, striatum(새줄무늬체)의 두 부분은 internal capsule을 구성하는 대뇌겉질의 들신경섬유와 날신경섬유에 의해 완전히 분리되지는 않는다. 즉, head of caudate nucleus와 putamen(조가비핵)은 internal capsule의 anterior limb 밑에 위치한 회색질 연결부위를 통해 서로 이어져 있다(그림 12-1 참조). 또한, internal capsule을 뚫고 지나가며 caudate nucleus와 putamen을 이어주는 가느다란 실같은 회색질도 존재한다(그림 12-3 참조). 이 부위에서 striatum의 가장 배쪽 부분을 **nucleus accumbens**(기댐핵, nucleus accumbens septi)라고 부르며, 또 **ventral striatum(배쪽줄무늬체)**이라고 하기도 한다.

Nucleus accumbens의 배쪽에는 **substantia innominata(무명질)**가 있는데, 여기에는 globus pallidus(창백핵)의 배쪽 끝부분, 즉 **ventral pallidum(배쪽창백핵)**과 이 단원

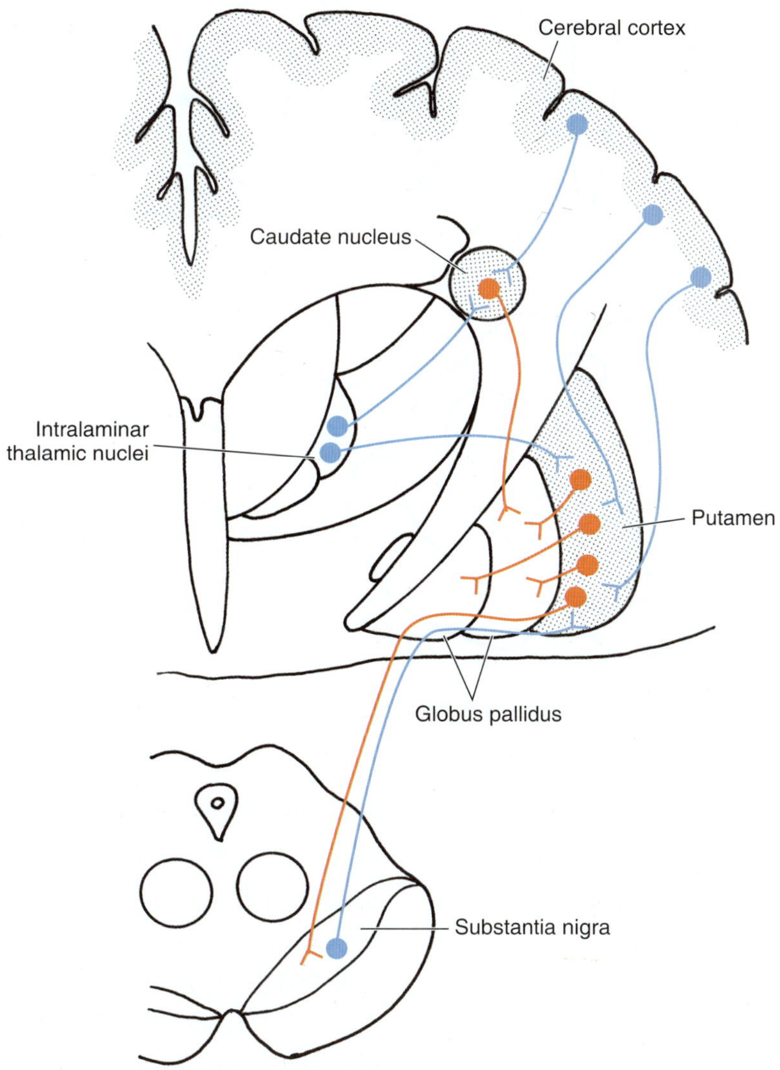

그림 12-4 Striatum(새줄무늬체)의 들신경섬유(파란색)와 날신경섬유(빨간색)를 나타내었다.

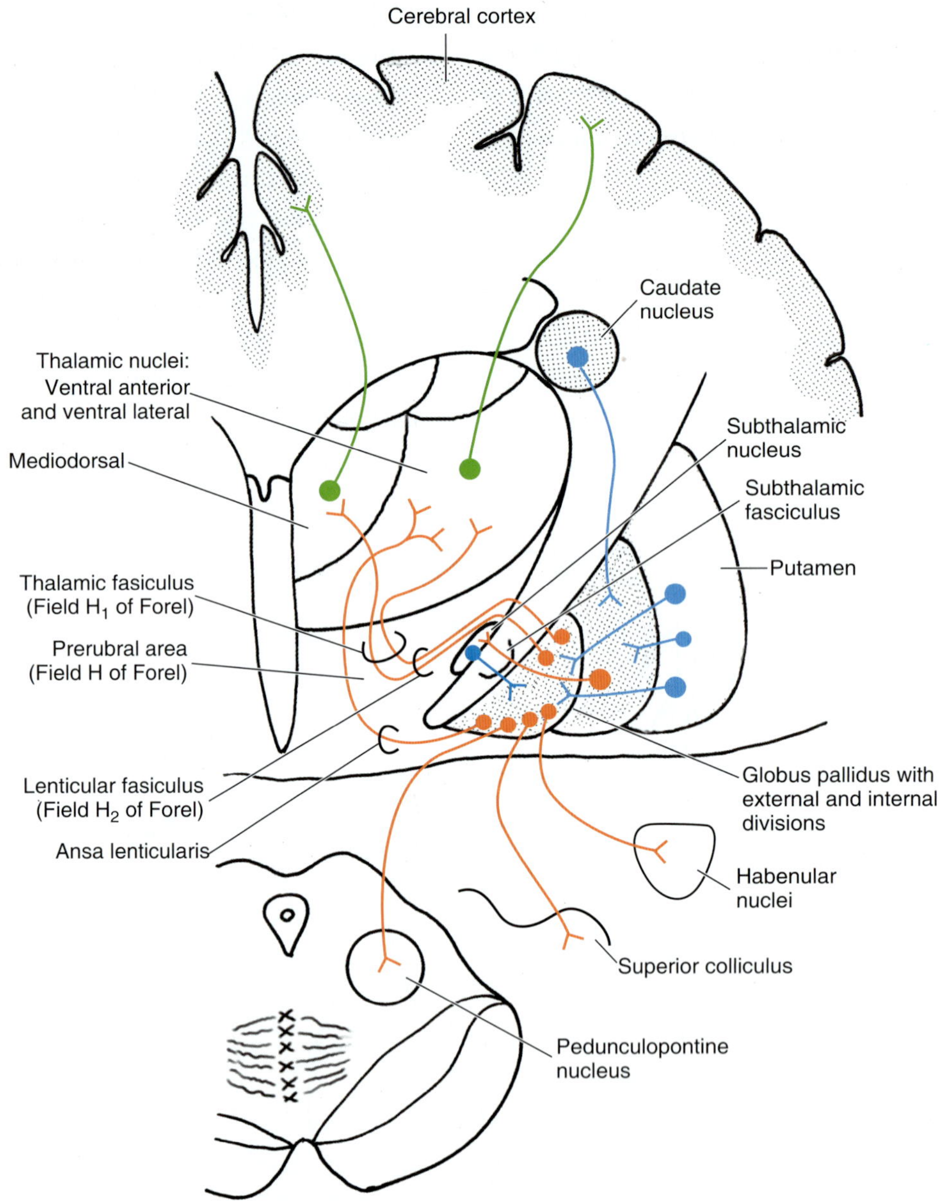

그림 12-5 Pallidum으로 들어오는 들신경성분(파란색)과 pallidum에서 나가는 날신경성분(붉은색).

마지막에 설명할 basal forebrain(앞뇌바닥)의 cholinergic nucleus(콜린핵)가 있다.

연결

Corpus striatum 각 부분 사이의 주요 연결은 그림 12-4 및 12-5에 요약되어 있으며, 다음에 설명한다.

Striatum(새줄무늬체)

Striatum이 들신경섬유를 받는 구조에는 대뇌겉질, thalamus(시상), substantia nigra(흑색질)가 있다(그림 12-4 참조). **Corticostriate fiber(겉질줄무늬체섬유)**는 흥분성이며, 대뇌겉질의 네 엽에서 모두 기원한다. 하지만 특히 많은 섬유를 보내는 곳은 frontal lobe(이마엽)과 parietal lobe(마루엽)이다. Corticostriate fiber는 다음과 같이 부위별로 대응된 연결을 하고 있다. Somatosensory area(몸감각영역)와 motor area(운동영역)는 putamen(조가비핵)으로 투사한다. Cingulate gyrus(띠이랑)와 parahippocampal gyrus(해마곁이랑)를 포함한 limbic lobe(둘레엽)은 nucleus accumbens(기댐핵), 즉 ventral striatum(배쪽줄무늬체)으로 투사한다. 대뇌겉질의 association area(연합영역)은 주로 caudate nucleus(꼬리핵)로 투사한다. 이들 섬유는 주로 internal capsule(속섬유막)을 통해서 들어가지만, putamen으로 들어가는 섬유 중에는 external capsule(바깥섬유막)을 경유하는 섬유도 상당수 존재한다. **Amygdala(편도체,** 18장 참조**)**도 nucleus accumbens와 caudate nucleus로 들신경섬유를 보내는 부위이다. Amygdalostriate fiber 중 일부는 substantia innominata(무명질)를 통과하며, 그 외는 stria terminalis(분계섬유줄)를 경유해서 온다. **Thalamostriate fiber(시상줄무늬체섬유)**도 흥분성이며, thalamus의 intralaminar nuclei(섬유판속핵), 그 중에서도 특히 centromedian nucleus(중심정중핵)에서 기원한다. Pars compacta of substantia nigra(흑색질치밀부분)에서 기원한 **nigrostriate fiber(흑색질줄무늬체섬유)**는 neurotransmitter(신경전달물질)가 dopamine이며, striatum의 어떤 신경세포는 흥분시키고 어떤 신경세포는 억제하는 특징이 있다. 이 단원 뒷부분에 언급되는 Parkinson's disease에서는, pars compacta의 신경세포가 변성되어 striatum으로 가는 dopamine성 신경 분포가 사라지게 된다. Nucleus accumbens에 분포하는 dopaminergic afferent(도파아민성들신경성분)는 substantia nigra의 안쪽에 위치하는 **ventral tegmental area(배쪽뒤판구역)**에서 기원한다(그림 7-15 참조).

Striatum에서 나가는 섬유로는 **striopallidal fiber(줄무늬체창백핵섬유)**가 있는데, 이를 통해 globus pallidus(창백핵)의 두 부분 즉, 안쪽핵, 가쪽핵 모두 striatum의 지배 아래 있어 그 영향을 받는다. 또 다른 섬유는 **strionigral fiber(줄무늬체흑색질섬유)**로서, globus pallidus를 통과하여 midbrain(중간뇌)으로 가서 substantia nigra(흑색질)의 두 부분에 모두 분포한다. Substantia nigra pars reticulata(흑색질그물부분)는 pars compacta(치밀부분)의 배쪽에 있으며, internal segment of globus pallidus(안쪽창백핵)와 그 연결이 비슷하다.

Striatum의 날신경섬유는 모두 γ-aminobutyric acid(감마아미노부티르산, GABA)를 neurotransmitter(신경전달물질)로 사용하는 억제성 섬유이다. Striatum의 주를 이루는 신경세포는 GABA 이외에도 그 종류에 따라 다양한 peptide와 calcium-binding protein(칼슘결합단백질)을 함유하고 있다. Striatum에는 또한 많은 interneuron이 있는데, 이들은 GABA, acetylcholine, 여러가지 peptide를 신경전달물질로 사용한다. 효소조직염색을 통해서 "matrix(바탕질)" 사이에 특성이 다른 작은 세포 그룹인 "patch" 즉, "striosome(줄무늬소체)"이 위치하는 것을 발견하였다. Corticostriate fiber와 nigrostriate fiber는 striatum 전체에 분포하며 끝나지만, thalamus(시상)의 intralaminar nucleus(섬유판속핵)에서 오는 들신경섬유는 matrix에서 끝난다.

Pallidum(창백핵, 옛줄무늬체)

Globus pallidus에는 그 자체 신경세포의 myelinated axon(미엘린집축삭)뿐만 아니라 myelin(미엘린)에 싸인 striopallidal fiber(줄무늬체창백핵섬유) 및 strionigral fiber(줄무늬체흑색질섬유)도 많이 존재한다. Myelin이 많기 때문에 흰 빛깔로 관찰되며, 따라서 "globus pallidus(창백핵)"라는 이름을 얻게 되었다. Pallidum(옛줄무늬체, 창백핵)의 특징은 striatum(새줄무늬체)으로부터 GABA가 함유된 억제성 분포를 받으며, 그 자체의 주요 신경세포 역시 GABA를 함유하고 억제성으로 작용한다는 점이다. Midbrain(중간뇌)의 **substantia nigra pars reticulata(흑색질그물부분)**도 연결에 있어 globus pallidus와 비슷하며, internal segment of globus pallidus(안쪽창백핵)가 아래쪽으로 연장된 구조라고 생각되고 있다.

앞에서 언급한 GABA를 함유한 억제성 striopallidal fiber가 globus pallidus의 주된 들신경섬유이다(그림 12-5 참조). 이들이 끝나는 곳은 external segment of globus pallidus(가쪽창백핵, lateral segment)와 internal segment of globus pallidus(안쪽창백핵, medial segment)이다. 앞으로 "pallidofugal(창백핵원심성, 옛줄무늬체원심성)"이란 용어를 사용하면 이것은 globus pallidus, ventral pallidum(배쪽창백핵), substantia nigra pars reticulata에서 나오는 날신경섬유를 모두 의미한다.

Globus pallidus에서 나오는 섬유가 처음에 택하는 경로는 둘 중 하나이다(그림 12-5 참조). 일부는 internal capsule(속섬유막)을 가로질러 subthalamus(시상밑부)에 있는 **lenticular fasciculus(렌즈다발)**를 형성한다. 이것을 field H_2 of Forel이라고도 하며 subthalamic nucleus(시상밑핵)의 등쪽에 위치한다. 다른 섬유는 internal capsule의 안쪽 가장자리를 돌아서 **ansa lenticularis(렌즈고리)**를 형성한다. 이들 두 다발(그림 11-9 및 11-10)은 주로 **pallidotha-**

lamic fiber(창백핵시상섬유)로 이루어지며, internal segment of globus pallidus(안쪽창백핵)에서 기원한다. 이들은 함께 subthalamus에 있는 prerubral area(적색핵앞구역, field H of Forel)로 들어가서, 가쪽으로 방향을 바꿔 **thalamic fasciculus(시상다발**, field H_1 of Forel)에 통합된 다음, 최소한 세 개의 thalamic nuclei(시상핵)에 분포하며 끝난다. 그 중 하나인 **ventral lateral nucleus(배쪽가쪽핵)**의 앞부분(**VLa**, VLo, pars oralis)에서는 겉질의 frontal lobe(이마엽)에 있는 premotor area(운동앞영역)로 투사하고, 대뇌반구의 안쪽면으로 넘어가면서 premotor area와 인접해 있는 supplementary motor area(보완운동영역)로 알려진 곳으로도 투사한다(15장, 24장 참조). **Ventral anterior nucleus(배쪽앞핵, VA**, VApc, pars parvocellularis)는 이들 VLa가 투사하는 motor area(운동영역)뿐만 아니라 frontal pole(이마극)과 이마엽의 orbital surface(눈확면)를 포함하는 frontal eye field(이마엽눈운동영역)와 prefrontal cortex(이마엽앞겉질)의 일부에도 투사한다. **Mediodorsal nucleus(안쪽등쪽핵, MD)**는 몇 개의 subnucleus(잔핵)로 이루어지는데 이들 대부분은 prefrontal cortex와 cingulate gyrus(띠이랑)의 앞쪽 끝으로 투사하지만, 그 중에는 frontal eye field와 연결되는 핵도 있다. Pallidum에서 들신경섬유를 받는 VL nucleus의 부분(VLa, 또는 VLo)은 크게는 소뇌의 들신경섬유를 받는 부분(VLp, 또는 VLc)과 분리되어 있지만, 약간은 겹치기도 한다.

앞에 설명한, pallidum에서 thalamus로 투사하는 주요 출력부와 함께 나오는 섬유 중 일부는 stria medullaris thalami(시상섬유줄)로 계속되어 habenular nucleus(고삐핵)에 분포하며 끝나는 것도 있다. Corpus striatum은 이 연결을 통해서 limbic system(둘레계통)의 하행성 출력을 변환시켜, 자율신경계통의 기능과 불수의적 활동에 영향을 줄 수 있다.

그 밖에 다른 pallidofugal fiber(창백핵원심섬유)는 주로 substantia nigra pars reticulata에서 기원하여 superior colliculus(위둔덕)로 가서 끝나는데, superior colliculus는 안구 운동을 조절하는 데 관여하는 다른 핵과 많이 연결되어 있다.

Internal segment of globus pallidus(안쪽창백핵, medial segment)의 날신경섬유다발은 주로 thalamus의 VLa, VA, MD에 분포하지만, 꼬리쪽으로 가서 brain stem의 reticular nucleus(그물핵) 중 choline성 신경세포 그룹인 **pedunculopontine nucleus(다리다리뇌뒤판핵**, 9장 참조)로 가는 날신경섬유도 있다. Pedunculopontine nucleus에서 나오는 섬유는 central nucleus of reticular formation(그물체중심핵)으로 내려가거나 substantia nigra pars compacta, subthalamic nucleus, thalamic intralaminar nucleus(섬유판속핵), pallidum, striatum, basal forebrain(앞뇌바닥)의 cholinergic nucleus(콜린성핵)로 올라가기도 한다.

External segment of globus pallidus(가쪽창백핵, lateral

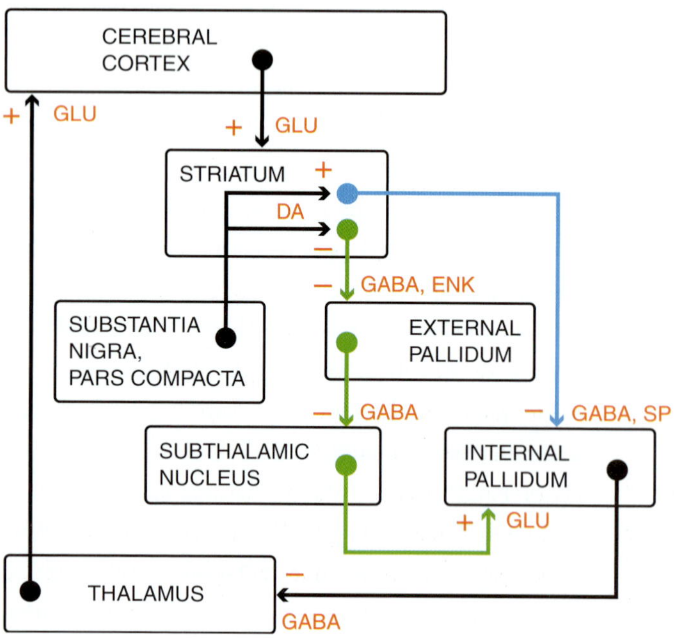

그림 12-6 Basal ganglia에 있는 신경 회로의 개요. Neurotransmitter와 그 작용을 나타내었다. 녹색은 direct loop(직접회로)을 이루는 신경세포이다. (+ = 흥분, − = 억제, DA = dopamine, ENK = enkephalin, GABA = γ-aminobutyrate, GLU = glutamate, SP = substance P.)

segment)는 subthalamic nucleus에 억제성으로 투사한다. 이 섬유는 **subthalamic fasciculus(시상밑다발)**에서 internal capsule(속섬유막)을 가로지르는 축삭으로 이루어져 있다(그림 12-5 참조). 이 섬유 다발에는 subthalamic nucleus 신경세포의 축삭도 포함되어 있으며, 이들은 안쪽창백핵은 물론, 이와 밀접한 관련이 있는 substantia nigra pars reticulata(흑색질그물부분)에도 가서 분포한다.

Basal Ganglia의 생리와 신경화학

Direct loop(직접회로)와 Indirect Loop(간접회로)

Basal ganglia에 있는 흥분성 및 억제성 연접에 대한 지식을 얻게 된 덕분에 basal ganglia가 이루는 계통의 질병에서 나타나는 몇 가지 증상을 이해하게 되었을 뿐 아니라, neurotransmitter(신경전달물질)의 작용을 모방하거나 길항하는 약물을 통해서 일부 질병의 치료가 가능해졌다. 이들 연결의 일부를 그 기능 및 밝혀지거나 유력한 신경전달물질과 함께 그림 12-6에 나타내었다.

대뇌겉질의 운동 영역 및 기타 다른 영역에서 기원하는 섬유 중에는 striatum에 분포하는 corticostriate fiber(겉질줄무늬체섬유), subthalamic nucleus에 분포하는 corticosubthalamic fiber(겉질시상밑핵섬유), substantia nigra pars compacta에 분포하는 corticonigral fiber(겉질흑색질섬유)가 있다. 이들 겉질에서 온 투사섬유는 흥분성으로서 neurotransmitter가 glutamate이다.

Pallidum의 신경세포는 자발적으로 활성화된 상태에 있다. Medial segment of globus pallidus(안쪽창백핵)와 substantia nigra pars reticulata는 subthalamic nucleus의 glutamate 신경세포로부터 흥분성 입력을 추가로 받아들인다. 따라서, subthalamic nucleus의 활성이 증가하면, thalamocortical neuron(시상겉질신경세포)의 활성이 감소한다. Striatum은 pallidum의 두 부분을 모두 억제하며, pallidum에서 나가는 신경섬유는 thalamocortical neuron을 억제한다. 두 신경세포 모두 억제성 신경세포로 신경전달물질은 GABA이다. External division of globus pallidus(가쪽창백핵)와 internal division of globus pallidus(안쪽창백핵)의 연결이 다르기 때문에 대뇌겉질에 정반대의 효과를 내는 두 회로가 존재하게 된다. **Direct loop(직접회로)**은 GABA, substance P(서브스탠스P, SP)를 함유한 striatum의 신경세포에서 시작된다. Striatum의 이들 신경세포가 활동을 시작하면, pallidum에 의해 억제되어 있던 thalamic neuron(시상신경세포)의 disinhibition(탈억제)이 유발되어, 이 세포들이 대뇌겉질을 자극하게 된다. GABA와 enkephalin(엔케팔린, ENK)을 함유한 striatum의 또 다른 신경세포는 subthalamic nucleus가 관여하는 **indirect loop(간접회로)**을 형성한다. Striatum에 있는 이 GABA-ENK neuron의 활동이 증가하면, thalamus가 억제되고 대뇌겉질의 흥분이 줄어든다. Nigrostriate fiber(흑색질줄무늬체섬유)의 작용은 GABA-ENK neuron을 흥분시키고 GABA-SP neuron을 억제하는 것이다. 이것이 가능한 이유는 세포 표면에 발현된 dopamine receptor(도파민수용체)의 종류가 다르기 때문이다. Dopamine의 두 작용을 종합하면 thalamocortical neuron의 활성이 증가하는 결과로 나타난다.

Motor Function(운동 기능)

Corpus striatum의 기능 중에서 가장 잘 알려진 것은 운동에서의 역할이다. 운동이 일어나지 않을 때에는 striatum(새줄무늬체)의 신경세포는 활동하지 않고 있으며, 대신 pallidum(옛줄무늬체)의 신경세포가 활동하고 있다. 운동이 일어나기 직전이나 일어나는 동안에는, 이 상황이 역전된다. 먼저 pallidum의 억제가 제거되고 thalamus(시상)의 VLa, VA 핵은 대뇌겉질의 premotor area(운동앞영역), supplementary motor area(보조운동영역)에서 온 다른 들신경섬유의 자극으로 활성화된다. Thalamocortical neuron도 이들 영역에 대해 흥분성으로 작용한다.

Dopamine을 함유한 nigrostriatal neuron(흑색질줄무늬체신경세포)도 항상 활성화되어 있다. 반대쪽 몸에 있는 뼈대근육의 활동이 증가하면 이들 신경세포가 정보를 보내는 횟수도 함께 증가한다.

임상적인 관찰 소견이나 동물 실험을 통해서 유추한 것은 corpus striatum이 학습된 운동의 단편에 대한 정보의 저장소라는 것이다. 운동이 수행되기 시작할 때에, corpus striatum이 부호화한 명령이 pallidum에서 thalamus(VLa, VA)로 전달된 다음, supplementary motor area 및 premotor cortex로 보내어질 것으로 추측된다. 그 다음에 motor neuron(운동신경세포)을 조절하는 것은 corticospinal tract(겉질척수로), corticoreticular tract(겉질그물로), reticulospinal tract(그물척수로)이다. Pallidum에서 pedunculopontine nucleus(다리다리뇌뒤판핵)로 투사하는 섬유에 의해서도 reticulospinal tract가 기원하는 central nucleus of reticular formation(그물체중심핵)에 기능적인 연결이 가

능해진다. Basal ganglia에 질병이 생기면 불수의적 운동이 나타나는데, 이것이 시사하는 바는 자극에 대한 stereotyped movement(정형화된 움직임)로 반응할 때 보다는 여러가지 중 하나의 운동 반응을 선택하여야 하는 경우에 corpus striatum의 회로가 기능한다는 것이다.

Corpus Striatum(줄무늬체)의 다른 기능

Striatum(새줄무늬체)의 각 부분이 대뇌겉질의 영역과 부위별로 대응되는 것은 pallidum(옛줄무늬체)과 thalamus(시상)를 통과하는 평행하지만 개별적인 회로와 관련이 있다. Basal ganglia에는 4가지의 이런 회로가 있다고 생각되는데, 이들을 표 12-1에 요약하였다.

인간에서 corpus striatum의 크기가 특히 큰 것은 운동의 성분을 정형화하는 것보다 훨씬 더 복잡한 기억과 사고의 과정에 있어서도 대뇌겉질과 협동하고 있음을 의미한다. 이런 고도의 기능은 striatum 및 pallidum이 시상의 mediodorsal nucleus(MD) 및 대뇌겉질의 prefrontal area(이마엽앞영역), cingulate area(띠이랑영역), temporal cortex(관자겉질)와 이루고 있는 연결과 관련이 있으리라고 추측된다. Basal ganglia에는 많은 연결이 있다고 알려지지만, 표 12-1에 요약한 네 회로의 기능조차 간단히 설명하기가 매우 힘들다. Basal ganglia의 질병은 운동 장애로 나타나는 경우가 대부분으로, 이 단원 뒷부분에 기술되어 있다.

Ventral tegmental area(배쪽뒤판구역)나 lateral hypothalamus(가쪽시상하부)에 전극을 삽입한 후 이 부위에 작은 전기자극을 가하여 만족감을 느끼도록 한 동물에서는 자극을 계속 얻기 위해 끊임없이 스위치를 누르는 반응을 보이며, 이것에 열중하여 먹이를 먹고 마시는 것까지도 지나칠 정도이다. Ventral tegmental area는 lateral hypothalamic area를 통과하여 nucleus accumbens(기댐핵)로 가는 dopamine성 축삭이 기원하는 부위이다. Lateral hypothalamic area를 지나가는 섬유가 바로 medial forebrain bundle(안쪽앞뇌다발)이다. 자극에 대한 행동 반응에서 보상이라고 지각되는 경우가 바로 이 nucleus accumbens로 투사하는 dopamine성 축삭임을 제시하는 실험 결과가 많이 있다. 게다가, 탐닉을 유발하는 약물도 이 회로를 활성화한다. 예를 들어, amphetamine(암페타민)은 presynaptic terminal(연접이전종말)에서 dopamine의 분비가 촉진되도록 하며, cocaine(코카인)은 presynaptic terminal에서 dopamine의 재흡수를 차단함으로써 그 기능을 증강시킨다. Opiate(아편류)는 ventral tegmental area와 striatum의 신경세포에 작용한다. Nicotine(니코틴)과 ethanol은 nucleus accumbens에서 dopamine의 농도를 상승시키는 것으로 알려졌다.

표 12-1 Corpus Striatum(줄무늬체)이 관여하는 신경 회로

Channel	Sources of Cortical Input to Striatum	Striatal Nuclei	Pallidal Nuclei	Thalamic Nuclei Relaying Pallidal Input to Cortex	Cortical Areas Receiving Thalamic Input
Motor	Primary somatic sensory and motor areas; premotor area	Putamen	Globus pallidus	Ventral lateral and ventral anterior nuclei	Supplementary and primary motor areas and premotor area
Ocular motor	Prefrontal and posterior parietal cortex	Caudate nucleus (tail)	Globus pallidus; substantia nigra pars reticulata	ventral anterior and mediodorsal nuclei	Frontal eye fields
Prefrontal	Premotor area and posterior parietal cortex	Caudate nucleus (head)	Globus pallidus	Ventral anterior and mediodorsal nuclei	Prefrontal cortex
Limbic	Temporal lobe; hippocampal formation; amygdala	Nucleus accumbens	Ventral pallidum	Mediodorsal nucleus	Cingulate gyrus and orbital prefrontal cortex

Substantia Innominata(무명질)와 Basal Cholinergic Nucleus(콜린성바닥핵)

Substantia innominata는 internal capsule(속섬유막), nucleus accumbens(기댐핵), anterior commissure(앞맞교차)의 배쪽에 위치한 부위이며, anterior perforated substance(앞관통질)의 등쪽에 있다. 또, amygdala(편도체)의 안쪽, hypothalamus(시상하부)의 가쪽에 있다. 이 부위에는 모든 방향으로 향하는 축삭이 있으며, amygdala에서 ventral striatum(배쪽줄무늬체) 및 hypothalamus로 가는 커다란 섬유를 포함한다. Substantia innominata에는 ventral pallidum(배쪽창백핵), 적은 수의 dopamine 합성 신경세포, **basal forebrain nucleus(앞뇌바닥핵)**도 있다. Basal forebrain nucleus는 세 종류의 커다란 choline 신경세포로 이루어진다. 가장 커다란 cholinergic cell(콜린신경세포)의 그룹은 **nucleus basalis of Meynert(마이네르트바닥핵)**이다. 나머지에는 **nucleus of diagonal band(대각섬유줄핵)**와 **septal area(사이막구역)**의 부분이 있다. 이 세포의 그룹이 들신경섬유를 받는 구조는 amygdala, temporal lobe(관자엽), insula(대뇌섬), frontal lobe(이마엽)의 orbital surface(눈확면), hypothalamus, 및 reticular formation(그물체)에 속하는 central nucleus(중심핵), choline 신경핵, noradrenaline 신경핵 등이다. Basal forebrain nucleus의 choline 신경세포의 축삭은 여러 가지로 갈라져서 대뇌겉질의 모든 영역뿐 아니라, hippocampus(해마)와 basal ganglia의 모든 부분에 분포한다. 이들이 보내는 섬유는 대뇌겉질에 분포하는 cholinergic innervation(콜린신경지배) 중 유일한 것이며, 아마도 limbic system(둘레계통)과 neocortex(새겉질) 사이의 중요한 연결을 의미할 것으로 생각된다. Basal forebrain nucleus에서 hippocampal formation(해마체)으로 투사하는 choline 투사섬유가 외과적으로 파괴되는 경우 amnesia(기억상실)가 생길 수 있는데, 이는 이 연결이 learning(학습)과 recall(회상)에 관여한다는 것을 의미한다. Basal cholinergic nucleus는 뇌줄기의 핵에서도 입력을 받으며(9장 참조) 각성 상태 및 의식 수준에서도 하는 역할이 있을 것으로 추측된다.

임상노트

Dyskinesia(운동이상증)와 Corpus Striatum(줄무늬체)

Corpus striatum은 운동계통 신경회로의 근간을 이루고 있지만(23장 참조), basal ganglia에 병터가 생겨도 paralysis(마비)는 생기지 않는다. 대신 원하지 않는 불수의운동이 나타난다.

Dyskinesia의 종류

Corpus striatum과 관련된 dyskinesia에서 관찰되는 불수의운동은 여러가지 형태가 있다. **Choreiform** movement(**무도병운동**)는 여러 근육의 운동으로 나타날 수 있다. 이들은 빠르고, 목표없이, 경련하는 듯한 움직임을 가리키며, 그 움직임이 의미있는 운동의 한 단편처럼 보인다. 나타나는 시간도 일정하지 않고, 팔과 얼굴에서 가장 뚜렷하며, 억지로 나타나지 않게 할 수 없다. 근육이 수축하지 않을 때는 수축했던 근육의 hypotonia(근육긴장저하)를 보이기도 한다.

Dystonic movement(**근육긴장이상운동**)는 골격근의 지속적인 수축이 일어나서 자세가 이상해지고 목, 몸통, 팔다리가 비틀어지는 운동이 일어나는 것이다. **Dystonia musculorum deformans(변형근육긴장이상증**, generalized dystonia)는 특히 장애 정도가 심한 운동 이상이며 몸통과 팔다리의 근육을 천천히 비비 꼬는 불수의운동이 지속되다가, 드물게는 영구적인 contracture(구축) 상태가 되기도 한다. 증상이 처음 나타나는 시기는 사춘기 전후이다. 병터는 corpus striatum을 비롯하여 어디에나 생길 수 있다. 하지만, 병리는 아직 확실하지 않다. 가장 흔한 종류의 dystonia는 **spasmodic torticollis(연축기운목)**인데, 목의 회전과 가쪽 굽힘이 그 특징이다. **Athetosis(느린비틀림운동)**는 느리고, 물결치는 듯한 움직임이 팔다리의 크고 작은 근육에 나타나는 일종의 dystonia이다. 이런 불수의적 움직임은 서로 혼합되어 연속적인 운동성 spasm(연축)으로 나타나고 다양한 정도로 paresis(불완전마비) 및 spasticity(강직)와 동반되는 것이 보통이다. 얼굴, 목, 혀의 근육이 영향을 받아, 얼굴의 찡그리기, 혀 내밀기, 혀 꿈틀거리기가 나타날 수 있고 말하는 것과 삼키는 것이 힘들어질 수도 있다. 불수의운동인 무도병운동과 느린비틀림운동이 혼합된 경우에는 **choreoathetosis(무도느림비틀림운동)**란 말을 쓰기도 한다.

Myoclonus(근육간대경련)의 특징은 갑작스럽고 강한 근육 수축이다. 이런 근육수축은 독립적으로, 또는 반복적으로, 아니면 어떤 리듬을 가지고 나타날 수도 있다. 규칙적으로 반복되는 진폭이 작은 운동을 **tremor(떨림, 진전)**라고 한다. 무작위로 나타나는 정형화되고 목표없는 움직임을 tic(틱, habit spasm)이라 하며, 팔다리를 끊임없이 움직이고 가만히 있지 못하는 상태를 **akathisia(좌불안석증)**라고 한다. 불수의운동

(계속)

중에서 가장 큰 것은 **ballism(도리깨질증)**에서 볼 수 있으며, shoulder joint(어깨관절)나 hip joint(엉덩관절)를 움직이는 근육의 수축에 의해 팔다리가 휘둘리는, 운동의 범위가 크고 불규칙하게 일어나는 형태의 무도병이라고 할 수 있다.

Dyskinesia의 원인이 되는 병터는 아직 확실히 밝혀지지 않았다. Chorea가 있는 경우, 크게 파괴되는 곳은 striatum(새줄무늬체)이다. 일부 dystonia는 반대쪽 putamen(조가비핵)에 tumor나 혈관성 병터가 있을 때 나타나기도 하며, myoclonus는 thalamus(시상) 배쪽 부분의 병터와 관련이 있다. Dystonia 환자에서는 영상의학적 관찰을 통해서 병적 변화를 볼 수 없는 경우가 오히려 더 흔하다. Ballism이 있는 경우에는 반대쪽 subthalamic nucleus(시상밑핵)에 작은 파괴성 병터가 있을 때가 많다. 주체할 수 없은 움직임은 internal division of globus pallidus(안쪽창백핵)를 흥분시키는 입력의 소실로 추정되기도 하는데, 이로 인하여 thalamus의 VLa, VA 핵을 억제하지 못하기 때문이다. 이들 thalamic nucleus의 활동이 지나치게 커지면 대뇌겉질의 premotor area(운동앞영역)를 흥분시킨다. 이는 팔다리 몸쪽 관절의 과도한 운동을 유발한다. Ballism의 가장 흔한 유형은 **hemiballismus(반도리깨질증)**로 11장에 서술하였다. Substantia nigra pars compacta(흑색질치밀부분)에 병터가 생기면, 7장에 기술된 대로 tremor(떨림), bradykinesia(운동완만)를 포함하는 **Parkinson's disease(파킨슨병)**의 다른 증상을 볼 수 있다.

Corpus striatum의 질환

Choreiform movement(무도병운동)는 많은 질병에서 가장 중요한 징후이다. **Huntington's chorea(헌팅톤무도병,** Huntington's disease)는 우성 유전질환으로서 중년이 되어서야 처음 임상 징후가 나타난다. 환자에서 striatum(새줄무늬체)의 atrophy(위축)가 나타나는데, caudate nucleus(꼬리핵)가 가장 뚜렷하다. Choreiform movement는 시간이 갈수록 더 심해지고, 정신의 퇴행성 변화가 점진적으로 나타난다. 이런 정신의 퇴행성 변화의 원인은 striatum의 비운동성 부분의 변성과 여기에 함께 동반된 대뇌겉질 신경세포의 소실 때문이다. **Sydenham's chorea(시덴함무도병,** St. Vitus' dance)는 지금은 보기 드문 질병이다. 이 질병은 hemolytic streptococcus(용혈사슬알균, 용혈성연쇄구균)에 의해 감염되었던 소아에서 잘 발생한다. 이 병으로 사망하는 경우가 드물기 때문에 Sydenham's chorea의 병리는 잘 알려져 있지 않다. 가장 흔한 소견은 corpus striatum에 미세한 hemorrhage(출혈)와 embolus(색전)가 있는 것이다.

발달이 끝나지 않은 뇌의 metabolic disorder(대사장애)나 birth injury(분만손상)에 의해 초래된 복합적인 신경학적 징후의 일부분으로서 athetosis와 choreoathetosis가 관찰되는 경우가 많다. Athetoid movement의 경우, 간혹 병터가 globus pallidus(창백핵)와 thalamus(시상)에 있기도 하지만, 가장 흔한 것은 striatum(새줄무늬체)과 대뇌겉질에 병리적 소견이 있는 경우이다. **Cerebral palsy(뇌성마비)**란 말은 출생에 근접하여, 또는 출생 과정 중에 발생한 뇌손상으로 인해 야기되는 운동 장애를 가리킨다. Spastic paresis(강직불완전마비) 또는 spastic paralysis(강직마비)는 내림운동경로의 손상으로 인하여 발생하는데(23장 참조), cerebral palsy의 흔한 유형이다.

Wilson's disease(윌슨병, hepatolenticular degeneration)는 구리 대사에 유전적인 결함이 있어 생긴다. Wilson's disease의 징후는 10~25세 사이에 처음 나타나며 muscle rigidity(근육경축), dystonia(근육긴장이상), tremor(떨림), 말하기를 포함한 수의운동의 장애, 얼굴 표정의 소실 등의 소견을 보인다. 뚜렷한 이유없이 주체할 수 없는 웃음과 울음을 터뜨리기도 하고, 그냥 질병을 방치할 경우 dementia(치매)로 이어진다. 신경조직의 변성은 putamen(조가비핵)에서 가장 뚜렷하며 lentiform nucleus(렌즈핵)의 cavitation(공간형성)으로 발전한다. 대뇌겉질, 시상, red nucleus(적색핵), 소뇌에도 신경세포의 변성이 나타날 수 있다. 신경학적 이상 외에도, 환자에서는 liver cirrhosis(간경화증)가 동반된다. 구리를 배출촉진제로 소변을 통해 배출시키면, 이 질병의 신경계통 및 간 증상이 호전된다.

Psychiatry(정신의학)에서 사용되는 약의 일부는 striatum(새줄무늬체)에서 dopamine의 작용을 억제한다. 이런 약을 장기간 대용량으로 복용할 경우, 또는 특별히 민감한 환자에서는, 이들 약물이 여러가지의 acute parkinsonian reaction(급성파킨슨증후군반응) 또는 dystonic reaction(근육긴장이상반응) 즉, dyskinesia(운동이상증)를 유발할 수 있다. 이것은 치료가 원인이 되어 발생하는 iatrogenic disorder(의인질병)의 하나로서, **tardive dyskinesia(지연성이상운동증)**가 가장 흔하다.

Corpus striatum(줄무늬체)의 풍부한 연결 중에서 운동과 관련된 부분의 비중을 볼 때, 몸운동의 조절은 대뇌반구의 이 커다란 부분의 기능 중 하나일 뿐임을 암시한다. 하지만 dyskinesia 이외의 질병에 대해서는 자세히 언급된 것이 거의 없다. 그 중 하나로서, **abulia(의지상실증)**라는 질병에서는 환자가 의지력과 자주성을 잃어버리고, 질문을 해도 오랜 시간이 지나야 대답을 들을 수 있는 증상을 보인다. 이 질병은 caudate nucleus에 국한된 작은 병터가 있는 환자에서 보고된 적도 있으나, 오히려 양쪽 frontal lobe에 커다란 병터가 있는 환자에서 관찰되는 경우가 더 흔하다.

임상노트

Alzheimer's Disease(알츠하이머병)

세포의 크기가 큰 basal forebrain nucleus(앞뇌바닥핵)의 일부는 **Alzheimer's disease(알츠하이머병)**에서 변성이 일어나는 몇 부분들 중 하나이다. 노인들에서 발병하는 dementia(치매, mental deterioration)의 흔한 원인이 되는 이 질병의 처음 증상은 최근의 사건에 대해 기억하지 못하는 것이다. Basal forebrain에 있는 커다란 cholinergic neuron(콜린신경세포)이 변성되고, 따라서 대뇌겉질에 분포하는 choline 들신경섬유도 소실된다. 신경조직의 심한 변성은 entorhinal cortex(후각뇌속겉질), hippocampus(해마), locus coeruleus(청색반점)에서도 나타난다. Alzheimer's disease 말기에는, 신경세포의 상당한 손실이 생기게 되고, 대뇌겉질 전체적으로 gryus(이랑)가 위축되는데, temporal lobe(관자엽)과 parietal lobe(마루엽)에서 가장 심하다. 질병이 침범한 뇌의 모든 부위의 신경세포체에서는 fibrillary tangle(신경원섬유매듭)이 관찰되며, *plaque*(판)로 알려진 섬유성 축적물이 세포바깥에 나타난다. Dementia를 유발하는 다른 많은 질병에서도 이와 유사한 병리학적 소견을 관찰할 수 있다.

참고문헌

Albin RL, Young AB, Penney JB. The functional anatomy of basal ganglia disorders. *Trends Neurosci.* 1989;12:366-375.

Bhatia KP, Marsden CD. The behavioural and motor consequences of focal lesions of the basal ganglia in man. *Brain.* 1994;117:859-876.

Haber SN, Adler A, Bergman, H. The basal ganglia. Ch. 20 in Mai JK, Paxinos G (eds) *The Human Nervous System,* 3rd ed. Amsterdam: Elsevier-Academic Press. 2012; pp. 678-738.

Hedreen JC, Struble RG, Whitehouse PJ, et al. Topography of the magnocellular basal forebrain system in the human brain. *J Neuropathol Exp Neurol.* 1984;43:1-21.

Heimer L. Basal forebrain in the context of schizophrenia. *Brain Res Rev.* 2000;31:205-235.

Heimer L. A new anatomical framework for neuropsychiatric disorders and drug abuse. *Am J Psychiatry.* 2003;160: 1726-1739.

Holt DJ, Graybiel AM, Saper CB. Neurochemical architecture of the human striatum. *J Comp Neurol.* 1997;384:1-25.

Ikemoto K, Nagatsu I, Kitahama K, et al. A dopamine-synthesizing cell group demonstrated in the human basal forebrain by dual labeling immunohistochemical technique of tyrosine hydroxylase and aromatic Lamino acid decarboxylase. *Neurosci Lett.* 1998;243:129-132.

Inase M, Tanji J. Thalamic distribution of projection neurons to the primary motor cortex relative to afferent terminal fields from the globus pallidus in the macaque monkey. *J Comp Neurol.* 1995;353:415-426.

Lehericy S, Vidailhet M, Dormont D, et al. Striatopallidal and thalamic dystonia: a magnetic resonance imaging anatomoclinical study. *Arch Neurol.* 1996;53:241-250.

Ma TP. The basal ganglia. In: Haines DE, ed. *Fundamental Neuroscience.* New York, NY: Churchill Livingstone; 1997:363-378.

Mesulam M-M, Geula C. Nucleus basalis and cortical cholinergic innervation in the human brain: observations based on the distribution of acetylcholinesterase and choline acetyl transferase. *J Comp Neurol.* 1988;275:216-240.

Morris MK, Bowers D, Chatterjee A, et al. Amnesia following a discrete basal forebrain lesion. *Brain.* 1992;115:1827-1847.

Parent A, Hazrati LN. Functional anatomy of the basal ganglia, 1: the corticobasal ganglia-thalamo-cortical loop. *Brain Res Rev.* 1995;20:91-127.

Parent A, Hazrati LN. Functional anatomy of the basal ganglia, 2: the place of subthalamic nucleus and external pallidum in basal ganglia circuitry. *Brain Res Rev.* 1995;20:128-154.

Perry RH, Candy JM, Perry EK, et al. The substantia innominata and adjacent regions in the human brain: histochemical and biochemical observations. *J Anat.* 1984;138:713-732.

Sakai ST, Inase M, Tanji J. Comparison of cerebellothalamic and pallidothalamic projections in the monkey (*Macaca fuscata*): a double anterograde labeling study. *J Comp Neurol.* 1996;368:215-228.

Ulfig N. Configuration of the magnocellular nuclei in the basal forebrain of the human adult. *Acta Anat.* 1989;134:100-105.

Wilson CJ. Basal ganglia. In: Shepherd GM, ed. *The Synaptic Organization of the Brain.* 5th ed. New York, NY: Oxford University Press; 2004:361-413.

Chapter 13

대뇌반구의 국소해부학

Topography of the Cerebral Hemispheres

윤 호 역

요 점

- 사람의 cerebral cortex(대뇌겉질)는 표면적이 매우 넓어 주름져 있으며, gyrus(이랑)와 sulcus(고랑)를 형성하고 있다. 그중 몇몇 gyrus와 sulcus는 기능영역을 구분하는 중요한 표지점이 된다.
- Cerebral hemisphere는 다섯 개(insula 포함)의 엽으로 구분된다.
- Cerebral hemisphere의 안쪽면은 parieto-occipital sulcus(마루뒤통수고랑)에 의해 parietal lobe(마루엽)과 occipital lobe(뒤통수엽)으로 나뉜다.
- Occipital lobe의 calcarine sulcus(새발톱고랑) 부위에 primary visual cortex(일차시각영역)가 위치한다.
- Parietal lobe의 postcentral gyrus(중심뒤이랑)는 primary somesthetic area(일차몸감각영역)에 해당한다. Supramarginal gyrus(모서리위이랑)와 angular gyrus(모이랑)는 연합영역이며, receptive language area(수용언어영역)의 일부가 이곳에 위치한다. Receptive language area는 superior temporal gyrus(위관자이랑)의 뒷부분과 parietal lobe의 일부 영역에 걸쳐 있다.
- Central sulcus(중심고랑)는 parietal lobe과 frontal lobe(이마엽) 사이에 위치하며, primary somesthetic area와 primary motor area를 구분하는 경계가 된다.
- Frontal lobe의 precentral gyrus(중심앞이랑)는 primary motor area(일차운동영역)에 해당한다. Frontal lobe의 아랫면에는 olfactory bulb(후각망울)와 olfactory tract(후각로)이 놓여 있다.
- Lateral sulcus(Sylvian fissure, 가쪽고랑)는 frontal lobe, parietal lobe, temporal lobe(관자엽)의 경계가 된다.
- Insula(대뇌섬, insular lobe 섬엽)는 lateral sulcus 속에 위치하며, insula의 깊은 곳에는 corpus striatum(줄무늬체)이 들어 있다. Insula의 cortex는 내장과 관련된 기능을 담당한다.
- Superior temporal gyrus(위관자이랑)의 윗면에는 primary auditory area(일차청각영역)가 위치해 있다.
- Parahippocampal gyrus(해마곁이랑)에는 uncus(갈고리이랑)와 entorhinal area(후각뇌속겉질)가 포함되어 있는데, 이 부위는 후각 및 기억과 관련된 기능을 담당한다.
- Parahippocampal gyrus와 cingulate gyrus(띠이랑)는 limbic lobe(둘레엽)을 이룬다. Limbic lobe은 limbic system(둘레계통)의 일부분을 구성한다.

Cerebral hemisphere(대뇌반구)의 표면은 복잡하게 주름져 있어서 표면적이 매우 넓으며, 이 넓은 표면에 cerebral cortex(대뇌겉질)가 발달해 있다. 표면 쪽으로 융기된 부위를 **gyrus(이랑)**라고 하며, 그 사이의 고랑을 **sulcus(고랑)**라고 부른다. 전체 cortex의 약 2/3는 sulcus의 양쪽 벽을 이루고 있어서 표면에서 관찰되지 않는다. 일부 gyrus는 모든 사람에게 공통적으로 나타나지만, 어떤 gyrus는 사람마다 모양이 크게 다르다. 심지어는 한 사람의 좌우 hemisphere에서 큰 차이를 보이는 gyrus도 있다. Gyrus 및 sulcus와는 달리, cerebral cortex의 표면이 살짝 함몰된 부위를 notch(패임)라고 한다. Notch는 dura mater(경막)의 venous sinus(정맥굴) 또는 머리뼈와 같은 외부 구조에 의해 형성된 것이다.

Cerebral hemisphere의 표면이 주름져 들어간 곳은 sulcus라고 부르지만, 뇌의 각 부위 사이에 깊게 패인 곳은 **fissure(틈새)**라고 한다. 이와 같이 sulcus와 fissure는 서로 다른 용어이지만, 특별히 깊게 패인 sulcus의 경우 두 용어를 혼용하기도 한다.

신경해부학에 처음 입문하는 학생들은, 우선 대뇌엽의 구분과 각 부위의 표지점이 되는 주요 sulcus, fissure, gyrus의 이름과 위치를 익혀야 한다. 세세한 sulcus와 gyrus들은 일부 기능적으로 중요한 것들 이외에는 대부분 큰 의미를 갖지 않는다.

주요 Sulcus(고랑)와 Fissure(틈새)

Lateral sulcus(가쪽고랑)와 parieto-occipital sulcus(마루뒤통수고랑)는 태아초기에 형성되며, 성인 뇌의 sulcus 중

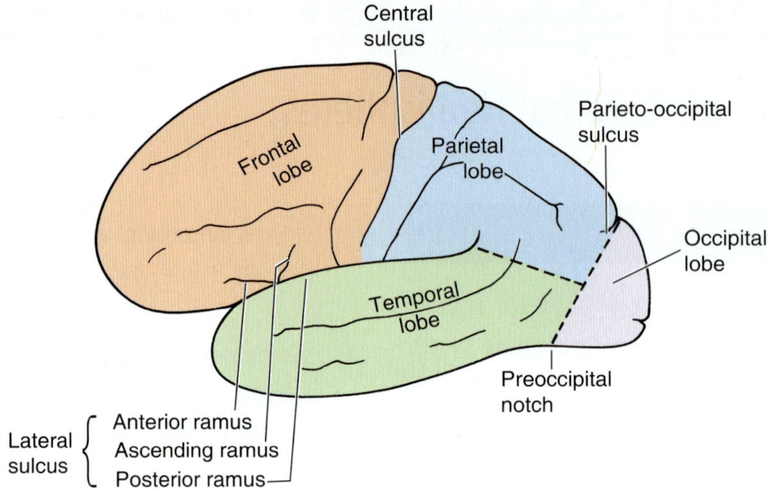

그림 13-1 Cerebral hemisphere의 엽(가쪽면).

가장 깊게 패여 있다. 이 두 sulcus와 central sulcus(중심고랑), circular sulcus(둘레섬고랑)는 cerebral hemisphere를 frontal lobe(이마엽), parietal lobe(마루엽), insular lobe(섬엽), temporal lobe(관자엽), occipital lobe(뒤통수엽)으로 나누는 경계가 된다(그림 13-1, 13-2).

Lateral sulcus(Sylvian fissure, **가쪽고랑**)는 cerebral hemisphere 아랫면의 깊은 고랑에서 시작하는데, 이 부위를 lateral sulcus의 **stem(줄기)**이라고 한다. Lateral sulcus는 frontal lobe과 temporal lobe 사이를 따라 가쪽으로 뻗어 cerebrum의 가쪽면에 이르며, 이곳에서 세 가지로 나뉜다. **Posterior ramus(뒤가지)**는 lateral sulcus의 주 가지로 cerebral hemisphere의 가쪽면을 따라 길게 뻗지만, **anterior ramus(앞가지)**와 **ascending ramus(오름가지)**는 frontal lobe 쪽으로 짧게 뻗다가 끝난다. **Insular lobe**(insula, island of Reil, 섬엽)은 lateral sulcus 깊은 곳에 위치한 cortex로, cerebrum의 표면에서는 관찰되지 않는다. 배아말기 및 태아초기의 발생과정 중에는 insula의 cortex가 corpus striatum(줄무늬체)에 붙어 있다. 이 시기에 insula 주위의 cortex는 빠른 속도로 성장하며, 그 결과 lateral sulcus가 형성된다.

Central sulcus(Rolandic sulcus, **중심고랑**)는 감각영역과 운동영역을 구분짓는 매우 중요한 경계구조이다. Central

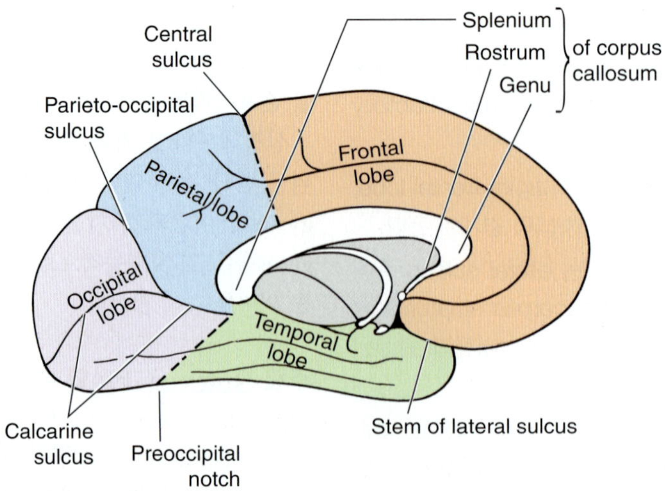

그림 13-2 Cerebral hemisphere의 엽(안쪽면과 아랫면).

sulcus 바로 뒤에 primary somesthetic area(일차몸감각영역)가 있고, central sulcus 바로 앞에 primary motor area(일차운동영역)가 있기 때문이다. Central sulcus는 cerebral hemisphere 위모서리의 중앙 약 1 cm 뒤에서 시작하여 앞아래쪽으로 비스듬히 뻗으며, 두 번 정도 휘어져 내려오다가 lateral sulcus 바로 위에서 끝난다. Central sulcus의 깊이는 약 2 cm 정도이며, sulcus의 벽을 이루는 cortex도 primary somesthetic area 및 primary motor area에 포함된다.

Calcarine sulcus(새발톱고랑)는 cerebral hemisphere의 안쪽면에서 관찰되는 sulcus이며, corpus callosum(뇌들보)의 뒤쪽 끝 바로 밑에서 시작하여 활처럼 휘면서 occipital pole(뒤통수극)까지 뻗는다. Calcarine sulcus가 occipital pole을 지나 hemisphere의 가쪽면으로 짧게 뻗어 있는 경우도 있다. Primary visual area(일차시각영역)의 대부분이 calcarine sulcus의 벽에 위치한다.

Parieto-occipital sulcus(마루뒤통수고랑)는 calcarine sulcus에서 시작하여 cerebral hemisphere의 위모서리로 뻗으며, occipital pole에서 약 4 cm 떨어진 곳에서 끝난다.

Longitudinal cerebral fissure(대뇌세로틈새)와 transverse cerebral fissure(대뇌가로틈새)는 cerebral hemisphere의 내부에 있는 구조가 아니며, 따라서 앞에서 설명한 sulcus들과는 성격이 전혀 다른 구조이다. **Longitudinal cerebral fissure**는 좌우 hemisphere 사이의 틈새를 말하며, falx cerebri(대뇌낫)라고 부르는 dura mater 주름이 틈새 안으로 뻗어 있다. Longitudinal cerebral fissure의 깊은 곳에는 양쪽 hemisphere를 연결하는 맞교차섬유인 corpus callosum(뇌들보)이 있다. **Transverse cerebral fissure**는 cerebral hemisphere와 아래쪽의 cerebellum, midbrain, diencephalon 사이에 위치한 틈새이다. Transverse cerebral fissure의 뒷부분 즉, cerebral hemisphere와 cerebellum 사이의 틈새에는 tentorium cerebelli(소뇌천막)라고 부르는 dura mater 주름이 들어 있다. Transverse cerebral fissure의 앞부분은 corpus callosum과 diencephalon 사이로 뻗어 있다. 이 부위는 앞쪽이 좁은 삼각형이며, 뇌를 덮는 pia mater에서 유래한 혈관이 풍부한 결합조직을 포함하고 있는데 이를 **tela choroidea(맥락조직)**라고 한다. Tela choroidea는 lateral ventricle과 third ventricle의 choroid plexus(맥락얼기) 속 결합조직과 이어져 있다. Tela choroidea에서 연장된 결합조직의 표면에 ependyma(뇌실막)에서 유래한 상피가 덮여 choroid plexus를 이룬다. Choroid plexus는 cerebrospinal fluid(뇌척수액, 26장 참조)를 분비한다.

Lobe of Cerebral Hemisphere(대뇌엽)

Cerebral hemisphere의 가쪽면, 안쪽면, 아랫면에서 각 대뇌엽의 경계는 다음과 같다(그림 13-1, 13-2).

Cerebral hemisphere의 가쪽면에서 central sulcus의 앞, lateral sulcus의 위쪽 전체 영역이 **frontal lobe(이마엽)**에 해당한다. 안쪽면에서는 frontal lobe이 corpus callosum의 앞부분을 둘러싸고 있으며, central sulcus와 corpus callosum을 잇는 가상의 선이 frontal lobe의 뒤쪽 경계가 된다. Frontal lobe의 아랫면은 frontal bone의 orbital plate(눈확판) 위에 놓여 있다.

Cerebral hemisphere의 가쪽면에서 **parietal lobe(마루엽)**의 경계를 이루는 구조는 central sulcus와 lateral sulcus이다. 그 외에 parieto-occipital sulcus와 preoccipital notch(뒤통수앞패임)를 잇는 선과, 이 선의 중앙과 lateral sulcus를 잇는 가상의 선도 parietal lobe의 경계가 된다. (**Preoccipital notch**는 temporal bone의 petrous part에 의해 cerebrum의 아랫부분이 약간 함입된 곳으로, 그 위치는 그림 13-1 및 13-2에 표시되어 있다.) Hemisphere의 안쪽면에서 parietal lobe은 frontal lobe, corpus callosum, calcarine sulcus, parieto-occipital sulcus에 의해 경계지어진다.

가쪽면에서 **temporal lobe(관자엽)**은 lateral sulcus와 앞에서 설명한 가상의 선에 의해 경계지어진다. 아랫면에서는 calcarine sulcus의 앞쪽 끝과 preoccipital notch를 잇는 선에서부터 temporal pole(관자극)에 이르는 부위가 temporal lobe에 해당한다. **Occipital lobe(뒤통수엽)**의 대부분은 cerebral hemisphere의 안쪽면에서 관찰된다. Occipital lobe과 temporal lobe의 경계는 앞에서 설명한 것과 같고, parietal lobe과는 parieto-occipital sulcus에 의해 경계지어진다. 가쪽면에서는, parieto-occipital sulcus와 preoccipital notch를 잇는 선 뒤쪽의 좁은 영역이 occipital lobe에 해당한다.

Corpus callosum(뇌들보)의 정중면 부위를 **trunk of corpus callosum(뇌들보줄기)**이라 하고, 이로부터 양쪽 hemisphere로 뻗어 나온 신경섬유들을 **radiation of corpus callosum(뇌들보부챗살)**이라고 한다. Trunk of corpus callosum의 각 부위에 대해서도 용어가 정해져 있는데(그림 13-2), 뒤쪽의 팽대부를 **splenium(팽대)**이라 하

고 앞부분을 **genu(무릎)**라고 부른다. Genu는 배쪽으로 휘어져 점점 가늘어지는데, 이 부위를 **rostrum(부리)**이라고 한다. Rostrum은 third ventricle의 앞쪽 경계인 lamina terminalis(종말판)로 이어진다.

Gyrus(이랑)와 Sulcus(고랑)

Cerebral hemisphere 표면의 일부 구조들은 특정 기능영역을 구분하는 경계가 된다. 예를 들어 central sulcus(중심고랑)는 감각영역과 운동영역을 구분하는 경계가 되고, calcarine sulcus(새발톱고랑)는 시각영역의 표지점이 된다. 이와 같이 몇몇 특수한 것들 이외에 대부분의 sulcus와 gyrus는 cortex의 영역에 대한 대략적인 위치를 나타내는 정도의 의미를 가진다. Cerebral hemisphere의 가쪽면에서는 각 대뇌엽에 따라 gyrus와 sulcus를 구분할 수 있지만, 안쪽면과 아랫면에서는 대뇌엽에 따른 구분이 어렵다.

주요 sulcus와 gyrus의 위치와 명칭은 다음과 같다. Cerebral cortex의 기능영역을 공부할 때 이 단원의 그림과 설명을 참고하기 바란다(15장 참조).

가쪽면

Frontal Lobe(이마엽)

Precentral sulcus(중심앞고랑)는 central sulcus와 나란히 뻗어 있는 sulcus로, 둘 또는 그 이상의 짧은 sulcus로 나뉘어 있는 경우도 많다. Precentral sulcus와 central sulcus 사이의 부분을 **precentral gyrus(중심앞이랑)**라고 하는데, 이 부위는 primary motor area(일차운동영역)에 해당한다(그림 13-3). Frontal lobe 가쪽면 중 precentral sulcus 앞쪽 부분에는 **superior frontal sulcus(위이마고랑)**와 **inferior frontal sulcus(아래이마고랑)**가 있으며, 이 두 sulcus에 의해 **superior frontal gyrus(위이마이랑)**, **middle**

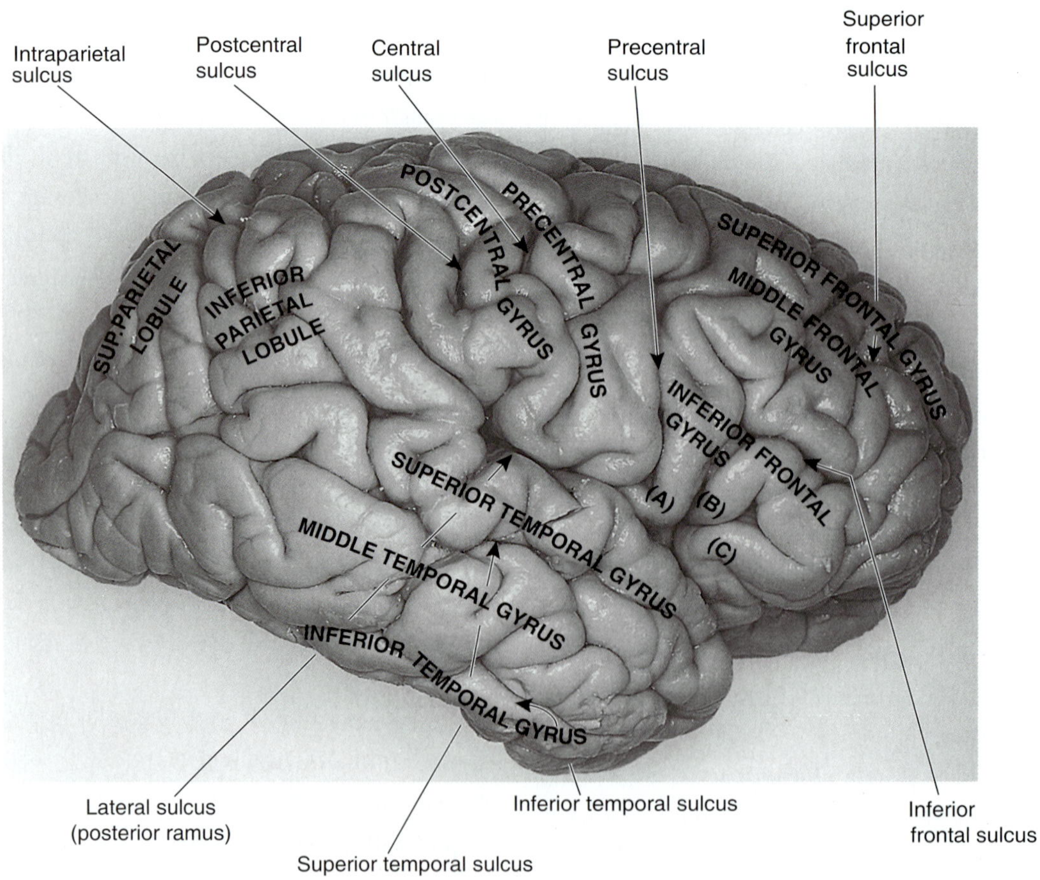

그림 13-3 오른쪽 cerebral hemisphere 가쪽면의 gyrus와 sulcus. (A), (B), (C)는 각각 inferior frontal gyrus의 opercular part, triangular part, orbital part를 가리킨다.

frontal gyrus(중간이마이랑), **inferior frontal gyrus**(아래이마이랑)가 구분된다. Inferior frontal gyrus는 lateral sulcus의 anterior ramus와 ascending ramus에 의해 **opercular part**(덮개부분), **triangular part**(세모부분), **orbital part**(눈확부분)로 나뉜다. 왼쪽 hemisphere의 opercular part와 triangular part는 motor speech area(운동언어영역)에 해당한다. 다른 대뇌엽과 마찬가지로, frontal lobe에도 사람마다 다양한 형태의 작은 gyrus와 sulcus가 나타난다.

Parietal Lobe(마루엽)

Postcentral sulcus(중심뒤고랑)는 central sulcus와 나란히 뻗어 있는 sulcus이다. Postcentral sulcus와 central sulcus 사이의 부분을 **postcentral gyrus**(중심뒤이랑)라고 하는데, 이 부위는 primary somesthetic area(일차몸감각영역)에 해당한다. **Intraparietal sulcus**(마루속고랑)는 postcentral sulcus에서 시작하여 뒤쪽으로 뻗으며, parietal lobe의 postcentral sulcus 뒷부분을 **superior parietal lobule**(위마루소엽)과 **inferior parietal lobule**(아래마루소엽)로 나누어 준다. Inferior parietal lobule 중 lateral sulcus와 superior temporal sulcus의 끝 부분을 둘러싸는 부위를 각각 **supramarginal gyrus**(모서리위이랑), **angular gyrus**(모이랑)라고 부른다. 왼쪽 hemisphere의 supramarginal gyrus와 angular gyrus는 receptive language area(수용언어영역)에 해당하며, 말과 글을 받아들여 해석하는 기능을 한다.

Insular Lobe(섬엽, Insula 대뇌섬)

Insula(대뇌섬)는 **frontal operculum**(이마덮개), **parietal operculum**(마루덮개), **temporal operculum**(관자덮개)으로 덮여 있다. 따라서 insula를 관찰하기 위해서는 이 부분들을 젖히거나 잘라내야 한다(그림 13-4). Insula의 경계를 따라 **circular sulcus**(둘레섬고랑)가 있으며, 중앙에는central sulcus(중심섬고랑)가 있어서 insula를 두 영역으로 나누어 준다. Central sulcus 앞쪽에는 몇 개의 short gyri(짧은섬이랑)가 있고, 뒤쪽에는 한두 개의 long gyri(긴섬이랑)가 있다. Insula의 아랫부분은 lateral sulcus의 stem과 인접해 있는데, 이 부위를 **limen insulae**(섬문턱)라고 부른다. Insula의 cortex는 자율신경계통에 의한 내장 기능의 조절과 같은 불수의기능을 담당하고 있다. 또한 insula의 일부 영역은 미각, 후각 등의 특수내장감각을 받아들이는 감각영역에 포함된다.

Insula는 cerebral hemisphere 내부 구조의 위치를 나타내는 표지점이 되기도 한다. Insula의 cortex 깊은 곳에는 corpus striatum(줄무늬체)의 구성요소인 lentiform nucleus(렌즈핵)가 들어 있다. Insula와 lentiform nucleus 사이에는 extreme capsule(맨바깥섬유막)과 external capsule(바깥섬유막)이라고 하는 두 층의 백색질이 있으며, 두 백색질 층 사이에는 claustrum(담장)이라고 하는 얇은 회색질 층이 있다.

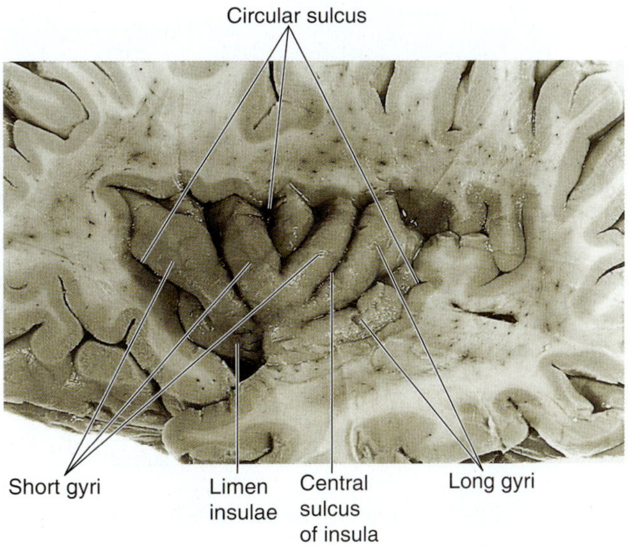

그림 13-4 왼쪽 cerebral hemisphere의 insula. Frontal operculum(왼쪽), parietal operculum(오른쪽), temporal operculum(아래쪽)을 제거한 모습.

Temporal Lobe(관자엽)

Temporal lobe의 가쪽면은 **superior temporal sulcus(위관자고랑)**와 **inferior temporal sulcus(아래관자고랑)**에 의해 **superior temporal gyrus(위관자이랑), middle temporal gyrus(중간관자이랑), inferior temporal gyrus(아래관자이랑)**로 나뉜다. 사람에 따라 sulcus의 모양이 다른데, inferior temporal sulcus가 여러 개로 끊어져 있어서 구분하기 어려운 경우도 있다. Inferior temporal gyrus는 cerebral hemisphere의 아랫면으로 이어져 있으며, 아랫면에서 보았을 때에는 *lateral occipitotemporal gyrus*(가쪽뒤통수관자이랑)라고 부른다. Superior temporal gyrus의 윗면은 lateral sulcus의 바닥을 이룬다. 이 부위는 표면적이 상당히 넓으며, 그 앞부분에는 **transverse temporal gyri**(Heschl's convolutions, **가로관자이랑**)가 lateral sulcus 깊은 곳까지 뻗어 있다. Transverse temporal gyri는 primary auditory area(일차청각영역)에 해당한다. Superior temporal gyrus의 뒷부분은 **planum temporale(관자널판)**라고 하는데, 남자의 경우 왼쪽 hemisphere의 planum temporale가 오른쪽에 비해 넓다. Receptive language area는 parietal lobe과 temporal lobe에 걸쳐 있으며, planum temporale에도 receptive language area의 일부분이 포함되어 있다.

Occipital Lobe(뒤통수엽)

사람을 제외한 영장류와 일부 사람의 경우, calcarine sulcus가 occipital pole을 지나 cerebral hemisphere의 가쪽면으로 짧게 뻗어 있다. 이 경우 calcarine sulcus의 끝 부위는 **lunate sulcus(초승달고랑)**라고 하는 구부러진 sulcus로 둘러싸여 있다. 이런 사람을 제외한 대부분의 경우,

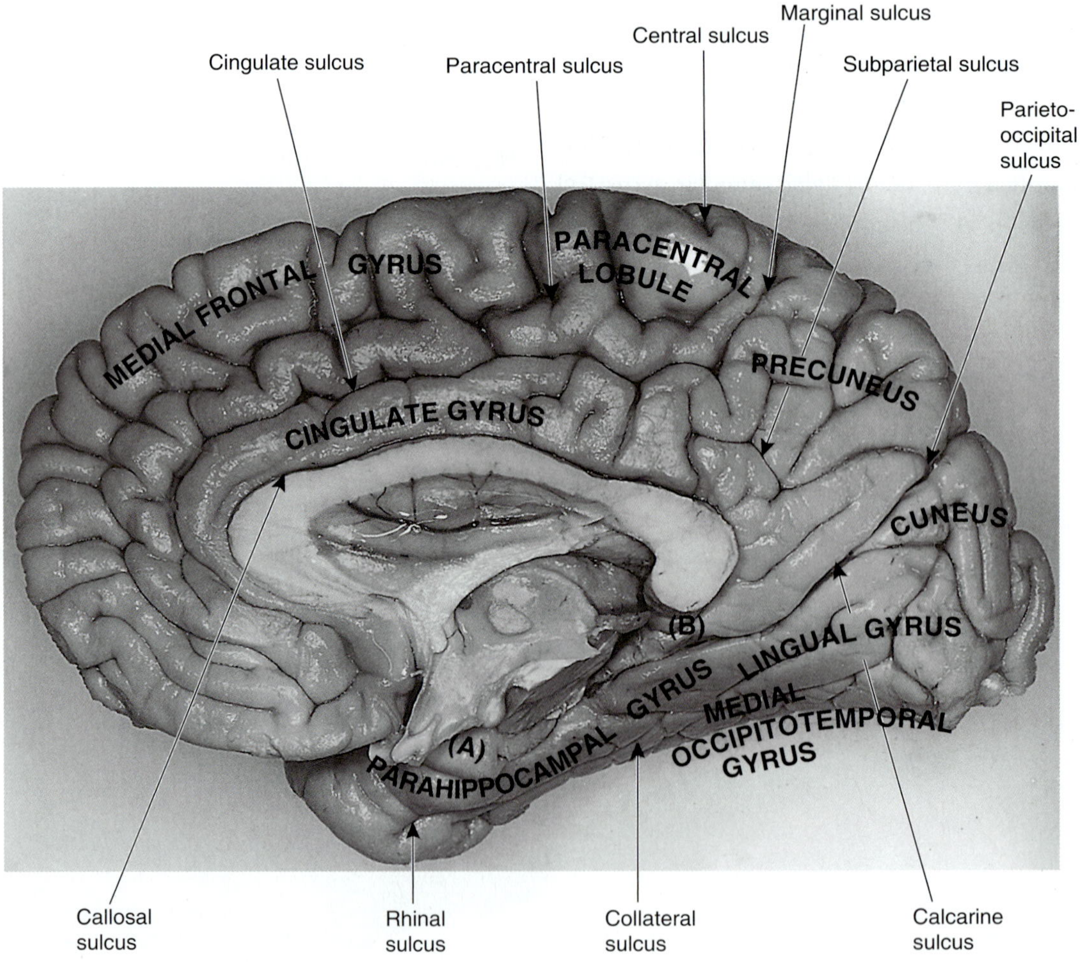

그림 13-5 오른쪽 cerebral hemisphere 안쪽면과 아랫면의 gyrus와 sulcus. **(A)** Uncus. **(B)** Cingulate gyrus와 parahippocampal gyrus를 이어주는 isthmus(retrosplenial cortex).

occipital lobe의 가쪽면에는 별로 중요하지 않은 작은 sulcus와 gyrus들이 있을 뿐이다. Primary visual area는 calcarine sulcus와 그 주위의 cortex에 위치한다. 나머지 occipital lobe의 cortex는 시각정보의 해석에 관여하는 연합영역의 기능을 한다. Visual association cortex(시각연합영역)는 parietal lobe과 temporal lobe까지 연장되어 있다(15장, 20장 참조).

안쪽면과 아랫면

Cingulate gyrus(띠이랑)는 corpus callosum의 genu 아래에서 시작하여 corpus callosum 위쪽을 따라 뒤로 뻗어 splenium 근처까지 이른다(그림 13-5). **Cingulate sulcus(띠고랑)**는 cingulate gyrus의 위쪽 경계를 이루며, cingulate sulcus 위쪽의 cortex는 **medial frontal gyrus(안쪽이마이랑)**라고 부른다. Medial frontal gyrus는 cerebral hemisphere 가쪽면의 superior frontal gyrus와 이어져 있다. Cingulate sulcus는 **paracentral sulcus(중심곁고랑)**를 분지한 뒤 parietal lobe으로 뻗어 **marginal sulcus(모서리고랑)**와 **subparietal sulcus(마루밑고랑)**로 나뉜다. Paracentral sulcus와 marginal sulcus로 경계지어지는 영역을 **paracentral lobule(중심곁소엽)**이라고 부른다. Paracentral lobule의 위모서리에는 살짝 패인 곳이 있는데, 이곳은 central sulcus의 시작부분에 해당한다. Paracentral lobule의 앞부분은 hemisphere 가쪽면의 precentral gyrus와 이어져 있으며, 뒷부분은 postcentral gyrus와 이어져 있다. Subparietal sulcus 위쪽의 cortex는 **precuneus(쐐기앞소엽)**라고 하는데, 이 부위는 가쪽면의 superior parietal lobule과 이어져 있다. Parieto-occipital sulcus와 calcarine sulcus로 경계지어진 부위는 **cuneus(쐐기소엽)**라고 부르는데, 이 부위는 occipital lobe에 속한다.

Frontal lobe의 안쪽면, corpus callosum의 rostrum 아래쪽 부위는 **subcallosal gyrus(뇌들보밑구역)** 또는 *parolfactory area*(후각곁구역)라고 부른다. 이 부위는 limbic system(둘레계통)의 **septal area(사이막구역)**에 속한다(18장 참조).

Cerebral hemisphere의 아랫면에는(그림 13-5, 13-6), occipital pole에서 시작하여 temporal pole 근처까지 길게 뻗은 gyrus가 관찰된다. 이 gyrus의 뒷부분을 **lingual gyrus(혀이랑)**라 하고, 앞부분을 **parahippocampal gyrus(해마곁이랑)**라고 한다. Parahippocampal gyrus의 안쪽 부분은 뒤쪽으로 휘어져 **uncus(갈고리이랑)**를 이루는

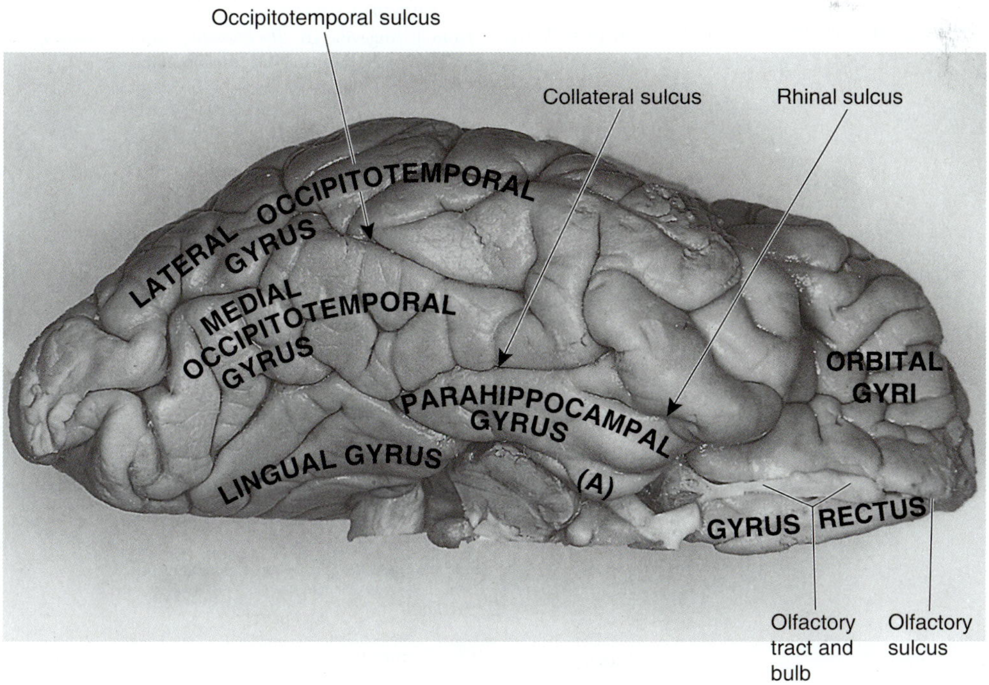

그림 13-6 오른쪽 cerebral hemisphere 아랫면의 gyrus와 sulcus. (A) Uncus.

데, 이 부위로 olfactory tract(후각로)의 신경섬유가 들어온다. Lingual gyrus와 parahippocampal gyrus의 가쪽 경계를 이루는 sulcus를 **collateral sulcus(곁고랑)**라고 부른다. Parahippocampal gyrus 앞부분의 가쪽에는 **rhinal sulcus(후각뇌고랑)**라고 하는 짧은 sulcus가 있다. Rhinal sulcus에 의해 경계지어진 부위를 **entorhinal area(후각뇌속겉질)**라고 하는데, 이는 후각계통 및 둘레계통에 속한 구조이다. Collateral sulcus의 가쪽에는 **medial occipitotemporal gyrus**(fusiform gyrus, **안쪽뒤통수관자이랑**)가 위치한다. Medial occipitotemporal gyrus는 불규칙한 작은 sulcus들에 의해 여러 개의 gyrus로 나뉘어 있으며, 그 가쪽 경계를 이루는 sulcus는 **occipitotemporal sulcus(뒤통수관자고랑)**라고 부른다. Occipitotemporal sulcus의 가쪽에는 **lateral occipitotemporal gyrus(가쪽뒤통수관자이랑)**가 있는데, 이는 hemisphere 가쪽면의 inferior temporal gyrus와 이어져 있다.

Frontal lobe의 아랫면은 흔히 **orbitofrontal cortex(눈확이마겉질)**라고 부른다. 이 부위에는 **olfactory sulcus(후각고랑)**가 세로 방향으로 뻗어 있으며, 이 sulcus를 따라 **olfactory bulb(후각망울)**와 **olfactory tract(후각로**, 그림 13-6)이 놓여 있다. Olfactory sulcus 안쪽의 cortex를 **gyrus rectus(곧은이랑)**라고 부른다. Olfactory sulcus의 가쪽에는 H자 모양의 sulcus가 있으며, 이에 의해 네 개의 불규칙한 **orbital gyri(눈확이랑**; medial, anterior, posterior, lateral orbital gyrus로 나뉨)가 구분된다.

Limbic Lobe(둘레엽)

Cingulate gyrus(띠이랑)와 parahippocampal gyrus(해마곁이랑)는 corpus callosum의 splenium 뒤아래쪽에서 가늘게 연결되어 있는데, 이 부위를 **isthmus(띠이랑잘록)** 또는 **retrosplenial cortex(팽대뒤겉질)**라고 한다. 하나로 이어진 이 gyrus들을 묶어 limbic lobe(둘레엽)이라고 부른다. Limbic lobe은 hippocampus(해마), dentate gyrus(치아이랑), amygdaloid body(편도체), hypothalamus(시상하부), septal area(사이막구역), thalamus의 일부 신경핵 등과 함께 **limbic system(둘레계통)**을 구성한다(18장 참조). Limbic system이라는 용어는 아직까지는 많이 쓰이고 있지만, 머지않아 쓸모없는 용어가 될 가능성이 크다. Limbic system은 학습, 기억, 방어, 생식과 관련된 행동, 주관적인 느낌에 대한 반응 등 매우 다양한 기능과 관련된 신경회로를 모두 포함하는 포괄적인 개념이다.

참고문헌

Bruni JE, Montemurro DG. *Human Neuroanatomy. A Text, Brain Atlas, and Laboratory Dissection Guide.* 3rd ed. New York, NY: Oxford University Press; 2009.

Haines DE. *Neuroanatomy. An Atlas of Structures, Sections and Systems.* 8th ed. Baltimore, MD: Lippincott, Williams & Wilkins; 2011.

Hanke J. Sulcal pattern of the anterior parahippocampal gyrus in the human adult. *Ann Anat.* 1997;179:335–339.

Kiernan JA. Anatomy of the temporal lobe. *Epilepsy Res Treat.* 2012;2012:176157.

Nolte J, Angevine JB. *The Human Brain in Photographs and Diagrams.* 3rd ed. St. Louis, MO: Mosby; 2007.

Chapter 14

대뇌겉질의 조직학적 구조

Histology of the Cerebral Cortex

윤 호 역

요 점

- Cerebral hemisphere의 표면은 archicortex(원시겉질), paleocortex(옛겉질), neocortex(새겉질)로 구분할 수 있다. Archicortex는 hippocampal formation(해마체)의 cortex이고, paleocortex는 olfactory system(후각계통)과 limbic system(둘레계통)의 일부 cortex를 말한다. Neocortex는 여섯 층으로 이루어져 있으며, 사람의 경우 약 10^{10}개의 신경세포를 포함하고 있다.
- Neocortex에는 pyramidal cell(피라밋세포)과 여러 종류의 interneuron(사이신경세포)이 들어 있다. Pyramidal cell은 주로 cortex의 셋째 층과 다섯째 층에 분포한다. Cerebral cortex의 조직학적 구조에 따라 각 구역을 나눈 것을 Brodmann's area(브로드만영역)라고 한다.
- Neocortex의 여섯 층은 연합영역에서 가장 뚜렷하게 구분된다. Primary sensory area(일차감각영역)에는 넷째 층에 stellate cell(별세포)이라는 interneuron이 많은 것이 특징이다. 반대로 motor area(운동영역)에는 stellate cell이 거의 없다. Primary motor area에는 giant pyramidal cell(Betz cell, 거대피라밋세포)이 분포한다.
- Cerebral cortex로 들어오는 afferent fiber는 다른 부위의 cerebral cortex, thalamus, basal forebrain(앞뇌바닥)의 콜린성 신경핵, brain stem의 노르아드레날린성 신경세포와 세로토닌성 신경세포, hypothalamus의 히스타민성 신경세포와 펩티드성 신경세포 등에서 온다. Corticocortical fiber, thalamocortical fiber, 콜린성 신경섬유, 펩티드성 신경섬유는 cerebral cortex의 pyramidal cell을 흥분시킨다. 아민성 신경섬유는 흥분연접을 이루기도 하고 억제연접을 이루기도 한다.
- Cerebral cortex는 세로 방향으로 연결된 신경세포들의 집단(mini-column)으로 이루어져 있으며, 이와 같은 단위구조가 모여 더 큰 column(회색질기둥) 또는 module(모듈)을 구성한다. 하나의 module은 단 한 가지 종류의 자극에 대해서만 반응한다. 이와 같은 cortex의 단위구조가 정상적으로 형성되기 위해서는, 출생 후 일정시기 이내에 적절한 감각자극에 노출되어야 한다.
- Electroencephalogram(뇌파도)은 pyramidal cell의 dendrite 시작부위와 끝부위 사이의 막전위 차이를 보여 준다. 이 dendrite의 막전위는 thalamocortical fiber와 corticocortical fiber의 활성에 따라 변한다.

Cerebral hemisphere 표면의 회색질 층을 **cortex(pallium, 대뇌겉질)**라고 한다. Cerebral cortex에는 신경세포의 cell body와 axon이 일정한 층을 이루며 배열되어 있다.

Histology(조직학)는 현미경을 이용하여 조직의 구조를 연구하는 학문이다. 뇌의 표면에 수직 방향으로 자른 조직 표본을 현미경으로 관찰했을 때, cerebral cortex는 세 종류로 구분된다. Cerebral cortex 유형의 이름은 동물의 종에 따른 구조의 차이 즉, 계통해부학적 관점을 기준으로 명명되었다. **Paleocortex(옛겉질)**는 후각계통의 cortex이며, **archicortex(원시겉질)**는 hippocampal formation(해마체)의 cortex를 말한다. 이들 구조의 위치는 17장과 18장에 설명되어 있으니 참고하기 바란다. 대뇌겉질의 나머지 부위는 모두 **neocortex(새겉질)**로 분류된다.

Paleocortex와 archicortex를 구성하는 신경조직 층은 부위마다 조금씩 다르다. Paleocortex의 경우 최대 다섯 층까지 나눌 수 있지만, 표면에 가까운 층은 뚜렷이 구분하기 어렵다. Archicortex의 경우에는 최대 세 층까지 구분할 수 있다. 이 단원에서는 주로 neocortex에 중점을 두어 설명할 예정이다. 발생과정 중 일정 시기의 neocortex는 모두 여섯 층으로 구성되어 있지만, 성인의 neocortex 중 일부영역에서는 전형적인 여섯 층이 구분되지 않는다.

Cerebral Cortex의 신경세포

사람의 cerebral cortex에 들어 있는 신경세포의 수는 2.6×10^9에서 1.6×10^{10}까지 연구자마다 큰 차이를 보이는데, 이는 연구방법의 한계 때문에 정확한 산출이 어렵기 때문이다.

Cerebral cortex의 주 신경세포(긴 axon을 가진 신경세포)를 **pyramidal cell(피라밋세포)**이라고 부른다. 대부분의 pyramidal cell은 세포체의 높이가 10~50 μm 정도이다. 하지만 **giant pyramidal cell**(Betz cell, **거대피라밋세포**)의 경우에는 세포체의 높이가 100 μm에 이른다. 이 세포는 frontal lobe의 primary motor area에만 나타나는데, 그 수는 많지 않지만 매우 커서 쉽게 구분된다. Pyramidal cell(그림 14-1)의 apical dendrite와 basal dendrite(lateral dendrite)는 수많은 가지로 분지하는데, 그 표면에는 dendritic spine(가지돌기가시)이 발달해 있다. Pyramidal cell의 axon은 cell body의 바닥부분 또는 큰 dendrite에서 나오며, 수많은 곁가지를 낸 뒤 백색질로 뻗는다. Pyramidal cell은 cerebral cortex에 분포하는 신경세포 수의 약 2/3를 차지하는데, frontal lobe의 motor area에서는 pyramidal cell의 비율이 더 높고 primary sensory area에서는 더 낮은 비율을 보인다. Pyramidal cell의 axon은 흥분연접을 이루며, 신경전달물질은 glutamate인 것으로 알려져 있다. **Fusiform cell(방추세포)**은 cortex의 가장 깊은 층에 위치하며, cell body의 모양이 방추형으로 변형된 일종의 pyramidal cell이다. 또한 사람, 유인원, 코끼리, 고래의 cingulate gyrus 앞부분, insula 앞부분, orbitofrontal cortex의 경우 다섯째 층에 **spindle neuron of von Economo**라고 하는 특수한 fusiform cell이 있다.

Pyramidal cell과 fusiform cell의 axon은 cortex 내에서 짧은 곁가지를 내어 주위의 신경세포와 연접할 뿐 아니라, 길게 뻗어 다른 부위의 신경세포와도 연접을 이룬다. Pyramidal cell과 fusiform cell은 axon의 연결관계를 기준으로 다음과 같이 세 유형으로 분류할 수 있다. **Projection neuron(투사신경세포)**은 corpus striatum, brain stem, spinal cord 또는 thalamus(fusiform cell의 axon을 받음) 등의

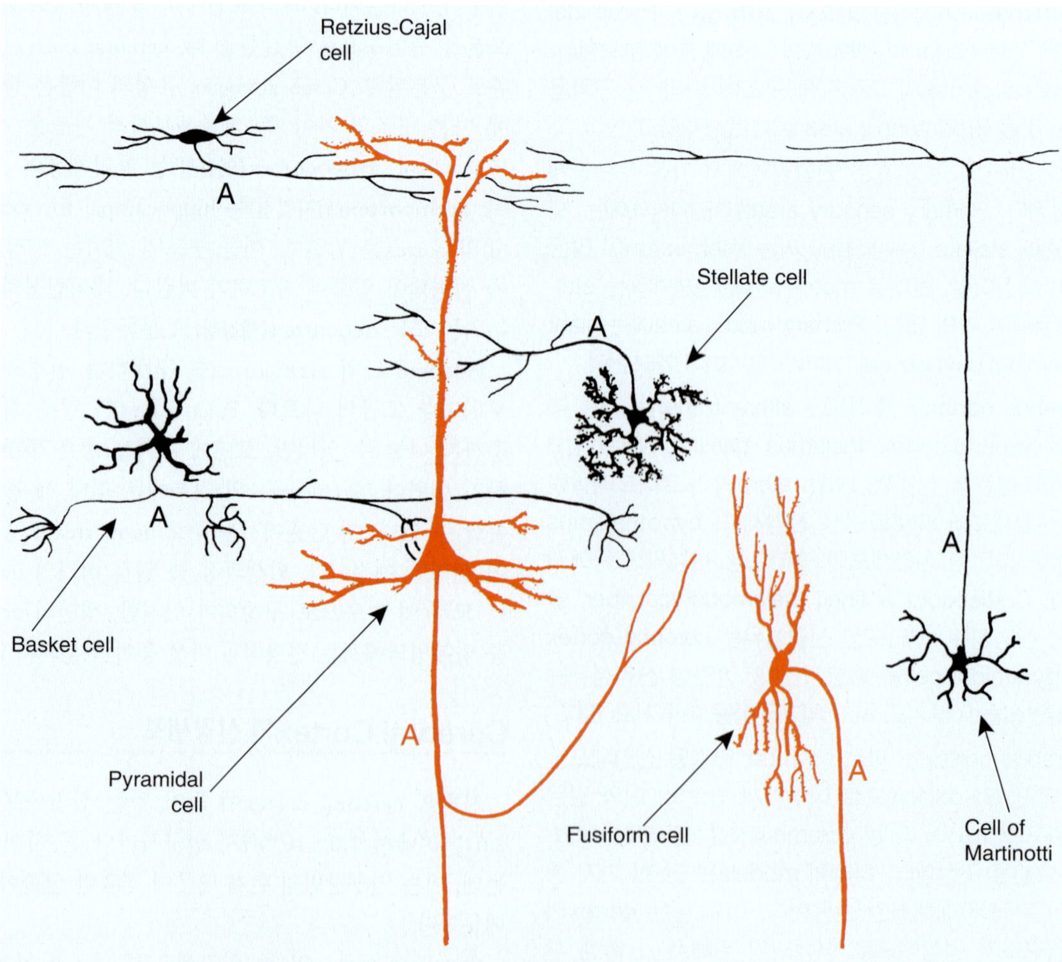

그림 14-1 Cerebral cortex의 신경세포. Cortex의 출력을 담당하는 신경세포는 빨간색, interneuron은 검은색으로 표시하였다. 실제로는 이 그림에 비해 dendrite의 수가 많고 더 복잡하게 분지한다(A는 axon을 가리킨다).

하부구조로 axon을 뻗어 자극을 전달한다. **Association neuron(연합신경세포)**은 같은쪽 hemisphere의 cortex에 위치한 신경세포와 연접한다. **Commissural neuron(맞교차신경세포)**의 axon은 반대쪽 hemisphere의 cortex로 뻗는다. Commissural fiber의 대부분은 corpus callosum을 지난다. 양쪽 temporal lobe의 cortex를 연결하는 소수의 신경섬유들은 anterior commissure(앞맞교차)를 지난다.

Cerebral cortex에 분포하는 interneuron(사이신경세포)은 dendrite의 형태(Golgi 염색 표본에서 연구되었음)에 따라 약 30종류로 분류된다. 이들 중 일부가 그림 14-1에 표시되어 있다. **Stellate cell(별세포)**은 cortex의 넷째 층(다음 단락 참조)에만 나타나는 신경세포로, dendritic spine이 잘 발달한 것이 특징이다. Stellate cell은 흥분성 interneuron이며, 신경전달물질은 glutamate로 추정된다. 나머지 interneuron들은 모두 억제성 연접을 이루며, axon 말단에서 γ-aminobutyric acid(GABA)를 방출한다. **Basket cell(바구니세포)**은 axon을 옆으로 뻗어 pyramidal cell의 cell body를 둘러싼다. **Retzius-Cajal cell(레치우스-카할세포)**은 cortex의 가장 표면쪽 층에만 분포한다. **Cell of Martinotti(마르티노티세포)**는 가장 깊은 층에 cell body가 위치하며, 뇌의 표면쪽으로 axon을 뻗는다.

Cerebral Cortex의 층

Neocortex의 두께는 부위에 따라 매우 다양하다. Frontal lobe에 위치한 primary motor area는 매우 두꺼워 그 두께가 4.5 mm에 이르지만, occipital lobe의 visual area는 1.5 mm에 불과하다. 또한 sulcus 깊숙한 곳보다 gyrus 부위의 cortex가 더 두껍다. 발생 18째 주가 되면, cerebral cortex의 신경세포가 모두 만들어진다. 발생 7개월경에는 cerebral cortex의 여섯 층을 구분할 수 있는데, 부위에 따라 세포의 밀도 및 신경세포의 크기와 모양이 다르다. 일반적으로 cerebral cortex는 다음과 같은 층으로 이루어져 있다(그림 14-2A).

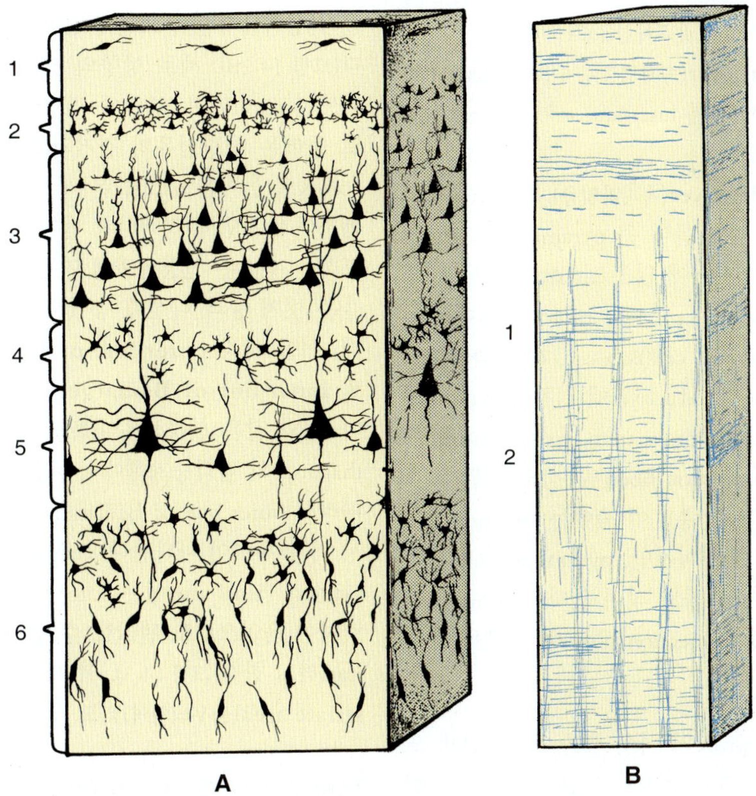

그림 14-2 Cerebral cortex의 조직학적 구조. **(A)** Golgi 염색법: **1.** Molecular layer. **2.** External granular layer. **3.** External pyramidal layer. **4.** Internal granular layer. **5.** Internal pyramidal layer. **6.** Multiform layer. **(B)** Weigert 염색법: **1.** Outer line of Baillarger. **2.** Inner line of Baillarger.

1. **Molecular layer(분자층)**. 가장 표면 쪽에 위치한 층으로, 주로 dendrite와 axon의 종말가지로 이루어져 있다. 신경섬유에 대한 염색을 하였을 때 dendrite와 axon이 점상으로 관찰된다. 이 층에 분포하는 dendrite은 pyramidal cell에서 뻗어 나온 것이 대부분이다. 반면 axon은 같은쪽 및 반대쪽 hemisphere의 cortex 또는 thalamus에서 나온 것들로 구성되어 있다. 깊은 층에 위치한 cell of Martinotti의 axon도 이 층에 들어와 분포한다. 이런 axon과 dendrite들 사이에 소수의 Retzius-Cajal cell이 흩어져 있다. 요약하면, molecular layer는 수많은 연접이 일어나는 층이라고 할 수 있다.
2. **External granular layer(바깥과립층)**. 작은 pyramidal cell과 interneuron들이 많은 층이다.
3. **External pyramidal layer(바깥피라밋층)**. 전형적인 pyramidal cell로 구성된 층으로, 표면에서 깊은 쪽으로 갈수록 큰 신경세포가 많아지는 특징을 보인다. 이 층에 위치한 pyramidal cell의 axon은 cerebral cortex의 다른 부위로 뻗는 association fiber(연합섬유) 또는 commissural fiber(맞교차섬유)가 된다.
4. **Internal granular layer(속과립층)**. 주로 stellate cell로 이루어진 층이며, 다른 interneuron이나 pyramidal cell도 약간 섞여 있다.
5. **Internal pyramidal layer(속피라밋층)**. External pyramidal layer에 비해 지름이 큰 pyramidal cell이 분포하는 층으로, 사이사이에 많은 interneuron들이 섞여 있다. Frontal lobe의 primary motor area에서는, 이 층에 giant pyramidal cell(Betz cell, 거대피라밋세포)이 있다. Internal pyramidal layer에 위치한 pyramidal cell의 axon은 striatum, brain stem, spinal cord 등의 하부구조로 뻗는 projection fiber(투사섬유)가 된다.
6. **Multiform layer(뭇모양층)**. 이 층에는 fusiform cell이 분포하는 것이 특징이지만, pyramidal cell과 여러 종류의 interneuron들도 섞여 있다. Thalamus와 claustrum으로 가는 projection fiber가 이 층에서 나온다.

이와 같은 cerebral cortex의 여섯 층은 Nissl 염색 또는 Golgi 염색 표본에서 잘 구분되어 보인다(4장 참조). 반면 은 염색법으로 axon을 염색하거나 Weigert 염색법으로 myelin sheath를 염색한 표본에서는, 세로 방향으로 뻗은 신경섬유다발과 표면에 평행한 짙은 띠를 관찰할 수 있다(그림 14-2B). 세로 방향의 신경섬유다발은 cortex로 드나드는 axon이며, 표면에 평행한 짙은 띠는 대개 cortex로 들어온 신경섬유의 곁가지와 종말가지이다. Cerebral cortex로 들어온 axon들은 세로 신경섬유다발을 따라 주행하다가 표면에 평행하게 뻗는 분지를 내어, cortex에 분포하는 수많은 신경세포에 연접한다. 표면에 평행한 axon들은 넷째 층과 다섯째 층에서 뚜렷한 짙은 띠를 이루는데, 이를 각각 **outer line of Baillarger(속과립층섬유줄)** 및 **inner line of Baillarger(속피라밋층섬유줄)**라고 부른다. 이와 같은 신경섬유띠(특히 outer line of Baillarger)에는 thalamus의 감각중계핵에서 나온 axon이 많이 들어 있다. 따라서 outer line of Baillarger는 primary sensory area에서 가장 뚜렷이 나타난다. Calcarine sulcus의 벽에 위치한 primary visual area에는 outer line of Baillarger가 매우 뚜렷하여 육안으로도 관찰할 수 있는데, 이를 **line of Gennari**라고 한다(그림 14-3). 이 때문에 primary visual area를 **striate area(줄무늬영역)**라고 부르는 것이다.

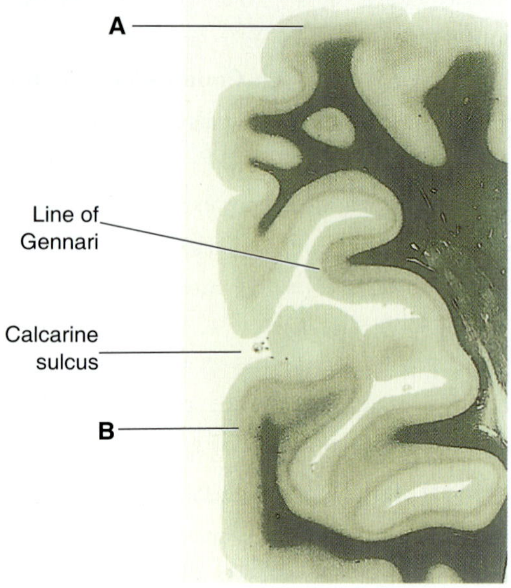

그림 14-3 Occipital lobe 안쪽면에 위치한 calcarine sulcus 부위의 세로단면. A에서 B 지점까지 line of Gennari가 관찰되는 곳이 primary visual area 즉, striate cortex이다(Weigert 염색법).

부위에 따른 층 구조의 차이

Neocortex는 대부분 여섯 층이 뚜렷이 구분된다. 그러

표 14-1 조직학적 구조에 따라 구분한 cerebral cortex의 영역과 각 영역의 기능

Brodmann's Numbers (Cytoarchitecture)	Area Defined by Functional Studies
1, 2, 3	Primary somatic sensory cortex(15장, 19장 참조)
4	Primary motor area(15장, 23장 참조)
6	Premotor and supplementary motor areas(15장, 23장 참조)
8	Frontal eye field(15장, 8장 참조)
17	Primary visual area(15장, 20장 참조)
28, 34	Olfactory cortex(15장, 17장 참조)
42	Primary auditory area(15장, 21장 참조)
43	Gustatory cortex(15장, 8장 참조)
44, 45	Broca's expressive speech area(15장, 25장 참조)

나 primary auditory area와 primary somatic sensory area의 일부, primary visual area 등에서는 둘째~다섯째 층이 작은 interneuron들로 이루어져 있어서 각 층이 구분되지 않고 하나의 층으로 관찰된다. 반면 frontal lobe의 primary motor area와 premotor area는 interneuron에 비해 pyramidal cell이 월등히 많아 둘째~여섯째 층이 하나의 층으로 보인다. 이 부위의 cortex는 거의 pyramidal cell로만 구성된 것처럼 보이는데, 지름이 큰 신경세포일수록 깊은 층에 분포하는 양상을 보인다.

Cerebral cortex는 각 층의 두께, 신경세포의 형태, 신경섬유다발의 분포 등의 차이에 따라 여러 영역으로 나눌 수 있다. 과거 여러 학자들이 저마다의 기준으로 cerebral cortex를 20~200영역으로 나누었다. 그중 cortex를 52영역으로 구분한 Brodmann's map(1909)이 현재 가장 널리 사용되고 있다. 이 책의 여러 단원에 Brodmann's map의 영역이 인용되어 있는데, 그림 15-1과 15-2에 그 내용이 요약되어 있으니 참고하기 바란다.

조직학적 구조에 따른 cerebral cortex 영역 중 일부는 임상연구 및 실험연구를 통해 밝혀진 기능영역과 밀접한 연관을 갖고 있다(15장 참조). 이와 같이 구조와 기능이 일치하는 영역들을 표 14-1에 정리해 놓았으니 참고하기 바란다.

Cortex 속 회로

Golgi 염색법, 전자현미경법, 면역조직화학법 등의 형태학적 연구와 미세전극을 이용한 전기생리학적 연구를 통해 cerebral cortex 속 회로의 많은 부분이 밝혀졌다. Cortex 속 회로의 개요가 그림 14-4에 요약되어 있으니 참고하기 바란다.

Afferent Fiber(들신경섬유)와 Efferent Fiber(날신경섬유)

Cerebral cortex로 들어오는 주요 afferent fiber는 다음과 같다.

1. 같은쪽 및 반대쪽 hemisphere의 **cerebral cortex**: Cerebral cortex의 afferent fiber 중 가장 많은 수를 차지하는 것은 다른 부위의 cortex에서 오는 corticocortical fiber이다. Corticocortical fiber는 glutamate(또는 aspartate)를 신경전달물질로 사용하며, pyramidal cell에 흥분연접을 이룬다.
2. **Thalamus(시상)**: 하부구조로부터 오는 afferent fiber 중 가장 잘 밝혀져 있는 것이 thalamocortical fiber이다. Thalamocortical fiber도 흥분연접을 이루는데, 그 신경전달물질은 glutamate일 것으로 추정된다.
3. **Claustrum(담장**, 12장 참조): 주로 parietal lobe 및 occipital lobe과 양방향 연결을 이루고 있다.
4. Substantia innominata(무명질)의 **basal cholinergic forebrain nuclei(콜린성앞뇌바닥핵**, 9장 및 12장 참조): 수많은 가지를 내어 neocortex의 전체 영역으로 들어가 흥분연접을 이룬다.

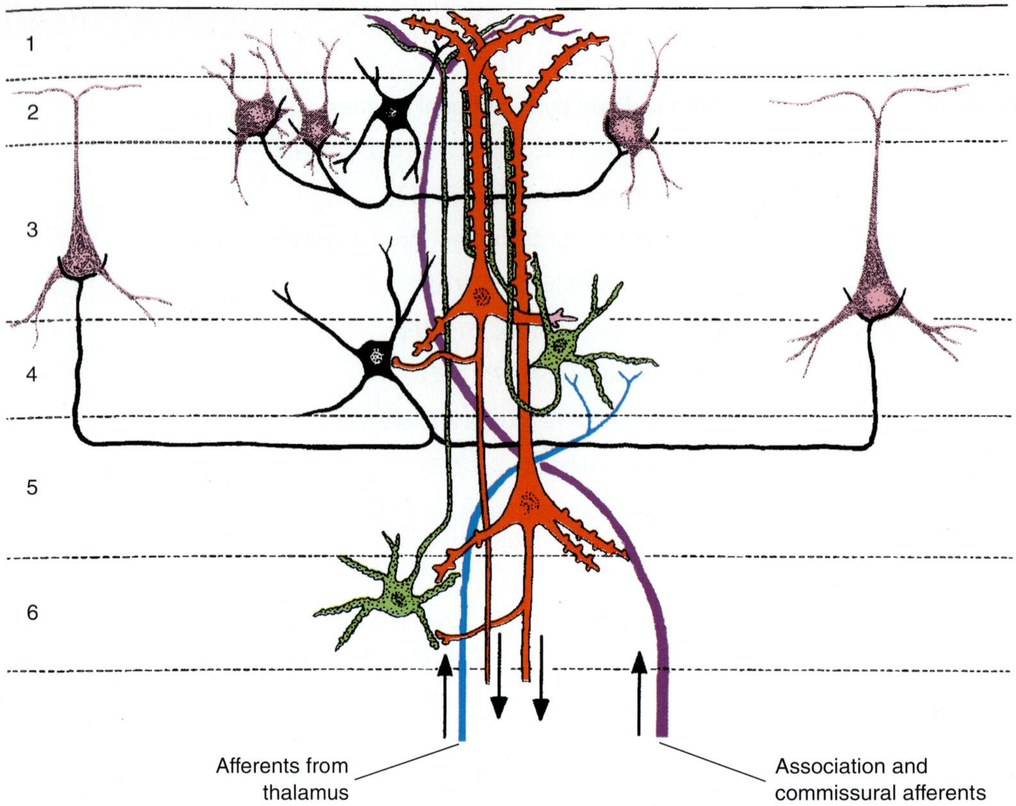

그림 14-4 Cortex 내 신경세포들의 연결관계. 다른 부위의 cortex에서 온 axon(자홍색)은 pyramidal cell의 apical dendrite을 흥분시킨다. Thalamus의 감각중계핵에서 나온 afferent fiber(파란색)는 셋째, 다섯째, 여섯째 층에 분포하는 pyramidal cell의 basal dendrite과 넷째 층에 위치한 stellate cell(녹색)을 흥분시킨다. Stellate cell은 다시 같은 column에 포함된 pyramidal cell(빨간색)을 흥분시킨다. 또한 pyramidal cell의 axon과 thalamocortical fiber의 가지는 넷째 층에 위치한 basket cell(검은색)을 흥분시킨다. Basket cell은 인접한 column(분홍색)의 pyramidal cell을 억제한다. (Reprinted with permission from Martin JH chapter 50, The collective electrical behavior of cortical neurons: the electroencephalogram and the mechanisms of epilepsy. In: Kandel ER, Schwartz JH, Jessell TM, eds. *Principles of Neural Science*. 3rd ed. New York, NY: Elsevier; 1991:781.)

5. Locus coeruleus(청색반점, 9장 참조)에 위치한 **노르아드레날린성 신경세포**의 **axon**: Cerebral cortex의 신경세포를 억제한다.
6. Brain stem의 raphe nuclei(솔기핵, 9장 참조)에 위치한 **세로토닌성 신경세포의 axon**: 노르아드레날린성 신경섬유보다 많으며, cortex의 신경세포에 억제연접을 이룬다.
7. Hypothalamus의 일부 신경핵(9장 및 11장 참조)에 위치한 **히스타민성 신경세포의 axon**과 **펩티드성 신경세포의 axon**(orexin을 신경전달물질로 사용함): 수면과 각성에 관여한다.

Cerebral cortex의 **efferent fiber**(지름이 큰 신경세포 즉, pyramidal cell과 fusiform cell의 axon)는 cerebrum의 백색질로 뻗어 projection fiber(투사섬유), association fiber(연합섬유) 또는 commissural fiber(맞교차섬유)가 된다(16장 참조).

Cerebral cortex의 단위구조

Cortex에 미세전극을 꽂아 전기적 변화를 연구해 보면, cerebral cortex는 여섯 층 전체를 포함하는 작은 단위구조로 이루어져 있음을 알 수 있다. 이와 같은 cortex의 기능적 단위구조를 column(회색질기둥) 또는 module(모듈)

이라고 한다. Cortex의 module은 감각영역에서 가장 뚜렷하다. 하나의 module 안에 있는 모든 신경세포는 같은 자극에 의해 흥분된다. "같은 자극"이란 이를테면 위치와 유형이 같은 피부수용기에서 오는 자극이나 망막의 같은 지점에서 오는 자극을 말한다. 각각의 module은 지름 200~500 μm 정도의 크기이며, 약 100개의 mini-column(미세회색질기둥)으로 구성되어 있다. Mini-column은 발생 과정 중 신경세포의 이동에 의해 형성된 것으로, 여러 개의 신경세포가 세로 방향으로 연결된 구조이다.

미세전극을 이용하여 구분한 기능적 단위구조인 module은 autoradiography(자가조직방사선촬영술, 4장 참조)로도 확인할 수 있다. 이를 위해 동위원소로 표지된 아미노산을 thalamus의 특정 신경핵에 주입하거나, 자극을 가하면서 동위원소로 표지된 2-deoxyglucose를 정맥주사하는 방법 등이 이용된다. 또한 cytochrome oxidase(세포 내 산소 이용을 돕는 효소)에 대한 조직화학법을 이용하여 대사활성이 증가한 module을 확인할 수도 있다.

Neocortex의 단위구조는 태아기에 만들어지지만, 그 속에 위치한 신경세포들은 출생 후 외부자극을 받아 점차 더 많은 연접을 형성한다. 이와 같은 성숙 과정은 출생 후 일정 시기에만 일어나며, 적절한 감각자극을 필요로 한다. 출생 후 처음 1년 동안 감각자극의 빈도와 종류가 충분하지 않을 경우, cerebral cortex의 정상적인 기능적 발달이 이루어지지 않는다. 예를 들어 굴절이상이나 사시가 있을 때 조기에 교정해 주지 않으면, occipital lobe에 위치한 primary visual area의 신경회로가 제대로 발달하지 않아 영구적인 시력저하가 초래된다.

시각자극은 실험적인 조절이 쉽기 때문에, cerebral cortex의 신경세포 배열과 구성에 대한 연구가 primary visual area에서 가장 많이 이루어져 왔다. Primary visual area에는 한쪽 또는 양쪽 눈에서 들어온 신경자극에 반응하는 module(ocular dominance column)이 뚜렷하게 구분되는데, 각 module은 모서리, 수평선, 직각으로 꺾인 선 등 특정 형태의 영상에 반응을 보인다. 여러 종류의 module들이 줄무늬 형태로 모여 calcarine sulcus 부위의 cortex에 분포하고 있다.

Electroencephalography(뇌파검사)

머리덮개(두피) 표면의 한 지점에서 관찰된 전기적 변화는 수천 개의 pyramidal cell에서 뻗어 나온 apical dendrite의 막전위 변화가 합쳐진 것이다. Thalamocortical fiber는 cortex 넷째 층의 dendrite을 흥분시키는 반면, association fiber와 commissural fiber는 첫째 층의 dendrite을 흥분시킨다(그림 14-4). Cortex의 두께를 가로질러 흐르는 전류의 강도와 방향은 apical dendrite 시작 부위와 끝 부위의 막전위차에 따라 결정된다.

임상노트

Electroencephalography(EEG, 뇌파검사)의 임상적 응용

Epilepsy(간질) 환자를 진단할 때 EEG는 매우 중요한 검사 방법이 된다. 간질은 신경세포의 흥분이 비정상적으로 뇌 전체에 퍼지는 일련의 질환을 말하며, 대개 의식상실과 경련을 동반한다. EEG 소견에 따라 간질의 유형을 분류할 수 있을 뿐 아니라, 비정상적인 신경흥분이 발생한 간질유발병터를 찾는 데에도 EEG가 중요한 역할을 한다. 또한 EEG는 수면(9장 참조)에 대한 연구를 할 때에도 유용한 수단이 된다. **Magnetoencephalography**(자기뇌파검사)는 cortex의 전류와 관련된 자기장 변화를 검사하는 방법이다. 이 방법을 이용하면 일반적인 EEG에 비해 더 세밀한 위치를 찾아낼 수 있다.

심장이 멎은 환자에게 소생술을 시행한 뒤 EEG에서 아무 반응이 없는 상태(flat EEG)가 2일 이상 지속되었다면, 이는 cerebral cortex의 산소 소모량이 크게 감소되었다는 뜻이고 결국 cortex의 기능이 영구적으로 손실되었음을 의미한다. 혼수상태의 환자에게 **brain death**(뇌사) 판정을 내리는 것은 brain stem의 기능 유무를 기준으로 한다. 뇌사 환자의 경우 자가호흡이 없고 뇌신경과 관련된 모든 반사가 나타나지 않는다. 뇌사와 **vegetative state**(식물상태)는 명확히 구분해야 한다. 식물상태는 brain stem과 cerebrum의 통신이 단절된 상태로 호흡, 삼키기, 씹기, 뇌신경반사 등은 거의 정상이다. 식물상태는 영구적인 경우가 대부분이지만, 오랜 기간 식물상태에 있던 환자가 회복되는 경우도 간혹 있다. 그렇지만, 영구적인 식물상태와 회복 가능한 식물상태를 구분할 수 있는 방법은 아직 없다.

참고문헌

Braak H. *Architectonics of the Human Telencephalic Cortex.* Berlin: Springer-Verlag; 1980.

Dinopoulos A, Dori I, Parnevelas JG. Immunohistochemical localization of aspartate in corticofugal pathways. *Neurosci Lett.* 1991;121:25-28.

Douglas R, Markram H, Martin K. Neocortex. In: Shepherd GM, ed. *The Synaptic Organization of the Brain.* 5th ed. New York, NY: Oxford University Press; 2004: 499-558.

Hubel TH, Wiesel TN. Functional architecture of macaque monkey visual cortex. *Proc R Soc Lond [Biol].* 1977;198: 1-59.

Jones EG. Neurotransmitters in the cerebral cortex. *J Neurosurg.* 1986;65:135-153.

Jones EG, Friedman DP, Endry SHC. Thalamic basis of place- and modality-specific columns in monkey somatosensory cortex: a correlative anatomical and physiological study. *J Neurophysiol.* 1982;48:545-568.

Mountcastle VB. The columnar organization of the neocortex. *Brain.* 1997;120:701-722.

Nieuwenhuys R. The neocortex: an overview of its evolutionary development, structural organization and synaptology. *Anat Embryol.* 1994;190:307-337.

Ong WY, Garey LJ. Neuronal architecture of the human temporal cortex. *Anat Embryol.* 1990;181:351-364.

Pakkenberg B, Gundersen HJG. Neocortical neuron number in humans: effect of sex and age. *J Comp Neurol.* 1997;384:312-320.

Young B, Blume W, Lynch A. Brain death and the persistent vegetative state: similarities and contrasts. *Can J Neurol Sci.* 1989;16:388-393.

Zilles K. Architecture of the human cerebral cortex. Regional and laminar organization. In: Paxinos G, Mai JK, eds. *The Human Nervous System.* 2nd ed. Amsterdam: Elsevier; 2004:997-1055.

Chapter 15

대뇌겉질의 기능영역

Functional Localization in the Cerebral Cortex

윤 호 역

요 점

- 전기자극, 외과적 절제, 전기생리학적 검사, 국소혈류 및 대사활성 측정 등의 방법을 통해 cerebral cortex 각 부위의 기능을 알 수 있게 되었다.
- Primary sensory area(일차감각영역)는 감각자극을 인지하고 자극의 위치를 감지하는 부위로, 신체 각 부위와 대응연결을 이루고 있다. Primary sensory area들은 각각 association cortex(연합영역)로 둘러싸여 있다. Association cortex는 들어온 정보를 해석하는 기능을 하며, cortex의 다른 부위와 적절한 연결관계를 맺고 있다. Sensory association cortex가 손상되면 다양한 유형의 agnosia(인식불능증)와 apraxia(행위상실증)가 나타난다.
- 일반몸감각을 전달하는 신경로는 postcentral gyrus(중심뒤이랑)로 연결된다. 시각을 전달하는 신경로는 calcarine sulcus(새발톱고랑) 주위의 cortex로 연결된다. Primary auditory cortex(일차청각영역)는 superior temporal gyrus(위관자이랑)의 윗면에 위치한다. 미각을 인지하는 영역은 parietal lobe의 앞아래쪽 부위 및 그와 인접한 insula 부위에 위치한다. Primary olfactory area는 uncus(갈고리이랑) 및 그와 인접한 insula와 frontal operculum(이마덮개) 부위에 위치한다.
- Supplementary motor area(보조운동영역)와 cingulate motor area(띠운동영역)는 운동의 계획과 개시에 관여한다. Premotor cortex(운동앞영역)는 몸쪽 관절의 움직임을 조절하는 기능을 한다. Primary motor area(일차운동영역)는 precentral gyrus(중심앞이랑)에 위치하며, 앞의 세 운동영역으로부터 정보를 받는다. Primary motor area는 신체 각 부위의 근육과 대응연결을 이루고 있는데, 얼굴과 손의 근육을 조절하는 부위가 특히 넓은 면적을 차지하고 있다. 모든 운동영역으로부터 내림신경로가 나와 brain stem과 spinal cord로 뻗는다.
- Frontal eye field(이마엽눈운동영역)는 conjugate saccadic eye movement(동향신속눈운동)를 조절한다. 반면 parieto-occipital eye field(마루뒤통수엽눈운동영역)는 불수의적인 느린 눈운동을 조절한다. 한쪽 hemisphere의 눈운동영역이 흥분하면 양쪽 눈이 반대쪽 측면을 주시하게 된다.
- 대부분의 사람들은 왼쪽 hemisphere의 frontal lobe에 motor speech area(운동언어영역)가 있고, 왼쪽 temporal lobe과 parietal lobe에 receptive language area(수용언어영역)가 있다. 언어영역이 손상되면 다양한 유형의 aphasia(언어상실증)가 나타난다.
- 대부분의 경우 오른쪽 cerebral hemisphere의 cortex는 위치감각, 공간지각, 말의 운율(언어적 의미를 제외한 목소리의 특성), 음악적 재능 등의 기능을 담당한다.
- Frontal lobe의 앞부분은 판단, 예지, 사회적 행동 등의 고차원적인 정신기능을 담당한다. Cingulate gyrus(띠이랑)의 앞부분은 통각을 인지하는 데 관여한다. Cingulate gyrus와 temporal lobe의 나머지 기능(기억 등)에 대해서는 18장에서 설명하도록 하겠다.

많은 연구자들이 100년 이상의 오랜 기간 동안 뇌의 기능에 대한 임상연구와 동물실험에 노력을 기울여 왔으며, 그 결과 cerebral cortex 각 부위의 기능에 대해 많은 것을 알게 됐다. 예를 들어, cerebral cortex에는 일반몸감각, 후각, 시각, 청각 등을 인지하는 **primary sensory area(일차감각영역)**가 있다. 이보다 좁은 영역이긴 하지만, 미각과 평형감각(머리의 위치와 움직임에 대한 감각)을 인지하는 영역도 있다. 또한, cerebral cortex의 **motor area(운동영역)**는 전기자극을 주었을 때 골격근을 수축시키는 부위이다. 감각영역과 운동영역을 제외한 나머지 neocortex 부위는 **association cortex(연합영역)**라고 부른다. 세 종류의 기능영역 중 association cortex가 가장 넓은 면적을 차지하고 있다. 일부 association cortex는 감각영역과 관련 깊은 기능을 하지만 행동, 의사소통, 지능 등 더 복잡하고 고차원적인 기능을 담당하는 association cortex도 있다.

운동영역과 감각영역의 위치, 그리고 이 영역 내 세세한 부위의 기능을 알아내기 위해 초기에는 수술적 방법이 이용됐다. 감각영역을 찾아내기 위해서는 국소마취를 하여 환자의 의식이 깨어 있는 상태에서 수술을 해야 한다. 뇌는 다른 신체 부위와는 달리 손상을 입어도 통각을 느끼지 않기 때문에 이와 같은 시술이 가능하다. 뇌의 일부분이 파괴되거나 질병에 걸린 환자의 증상을 관찰함으로써 대뇌 각 부위의 기능을 유추하는 연구도 수행됐으며, cerebral cortex 각 부위의 전기자극을 통해 더욱 자세한 정보들이 밝혀졌다.

1980년대 이후, 새로운 비침습적 방법(4장 참조)들이 개발되어 고전적인 방법으로 연구한 cerebral cortex 각 부위의 기능이 확증되었을 뿐 아니라 더 많은 내용이 새로이 밝혀지게 됐다. 예를 들어 외부에서 가한 자기장에 의해 cerebral cortex를 자극할 수도 있고, 머리덮개 표면에 부착한 전극을 통해 말초신경 자극 시 나타나는 전위변화를 측정할 수도 있다. 일부 연구기관에서는 magnetoencephalography(4장 참조)를 이용하여 cortex 각 부위(특히 sulcus의 벽)의 기능을 세세하게 연구하고 있다. Single-photon emission computed tomography(SPECT, 단일광자방출단층촬영술)와 positron emission tomography(PET, 양전자방출단층촬영술)는 cortex 각 부위의 혈류를 측정하거나 산소 또는 포도당 흡수율을 측정하는 방법으로, 이를 통해 정상 cerebral cortex의 활성을 알 수 있을 뿐 아니라 기능적으로 비정상인 곳을 찾아낼 수도 있다. Functional nuclear magnetic resonance imaging(fMRI, 기능자기공명영상법)을 이용하면 cerebral cortex의 활성에 대한 더욱 세밀한 영상정보를 얻을 수 있다.

Parietal Lobe(마루엽), Occipital Lobe(뒤통수엽), Temporal Lobe(관자엽)의 Cortex

Parietal lobe, occipital lobe, temporal lobe에는 여러 감각기관으로부터 감각정보를 받아들이는 primary sensory area(일차감각영역)가 있다. 각각의 primary sensory area 주위에는 association cortex가 있어서, 들어온 정보를 해석하고 활용하는 기능을 한다. Frontal lobe의 대부분은 association cortex로 이루어져 있다. 이 부위는 감각영역으로부터 정보를 받고 운동영역에 명령을 전달할 뿐 아니라 주관적인 느낌, 생각, 판단, 계획 등에도 관여한다.

General Somatic Sensation(일반몸감각)

Primary somesthetic area(primary somatic sensory area, **일차몸감각영역**)는 cerebral hemisphere 가쪽면의 postcentral gyrus(중심뒤이랑)와 안쪽면의 paracentral lobule(중심곁소엽) 뒷부분에 위치한다(그림 15-1, 15-2). 이 부위는 Brodmann's map의 3, 1, 2영역에 해당한다. Primary somesthetic area에 전기자극을 가하면 저릿저릿하는 듯한

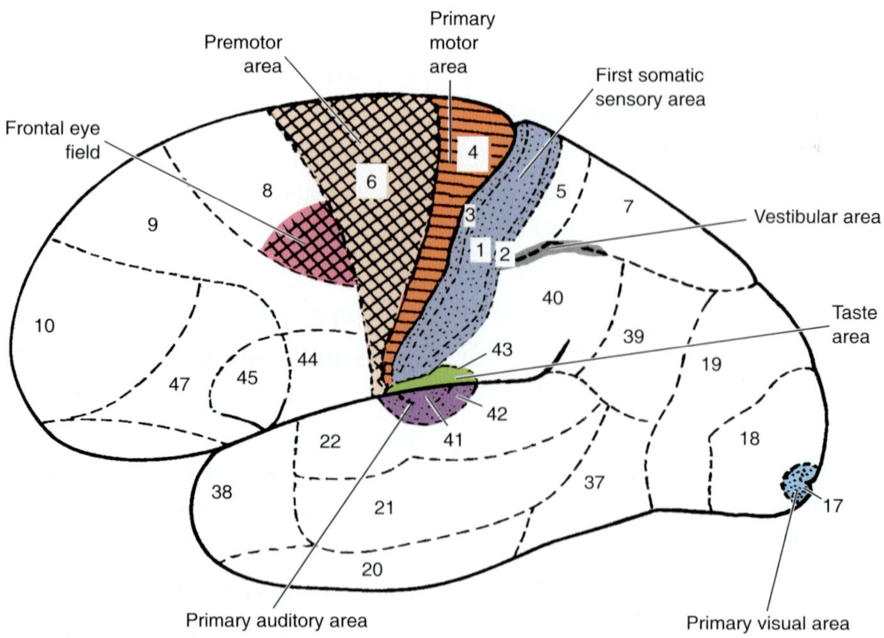

그림 15-1 왼쪽 cerebral hemisphere 가쪽면의 운동영역과 일차감각영역. 조직학적 구조에 따른 Brodmann's area(브로드만 영역)의 일부를 표시하였다.

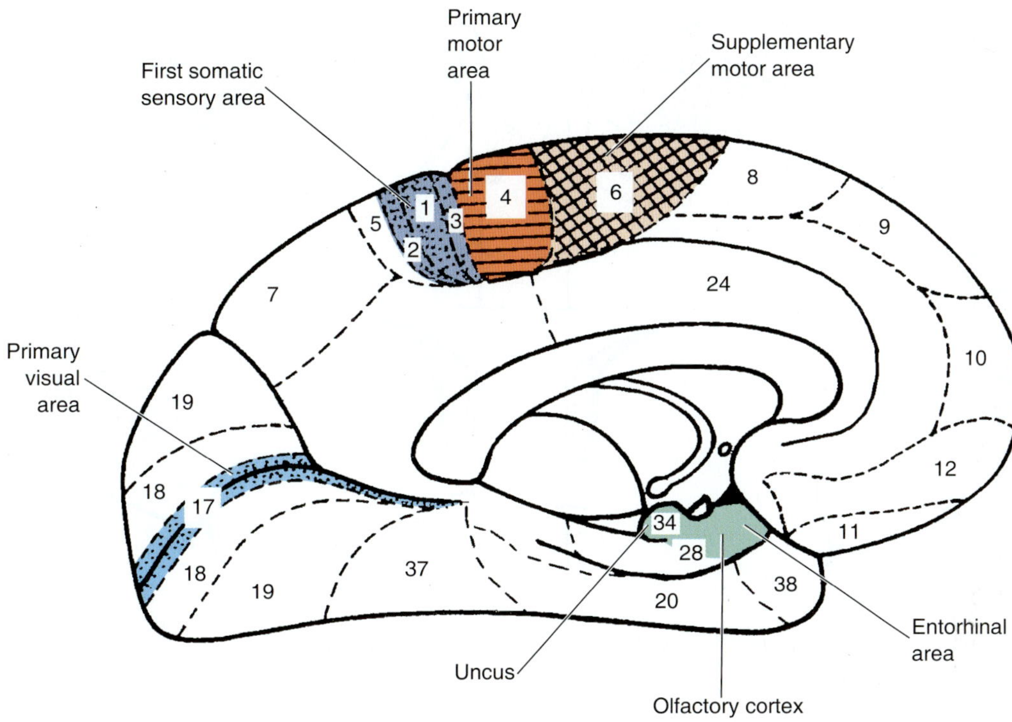

그림 15-2 왼쪽 cerebral hemisphere 안쪽면의 운동영역과 일차감각영역. 조직학적 구조에 따른 Brodmann's area(브로드만 영역)의 일부를 표시하였다.

촉각과 유사한 감각을 느끼게 된다. Primary somesthetic area를 자극했을 때 운동반응이 나타나기도 한다. 반대로 precentral gyrus(중심앞이랑)의 운동영역을 자극했을 때 감각반응이 나타날 수 있다. 두 영역은 기능적으로 약간 중첩되어 있으며, 따라서 central sulcus(중심고랑) 앞뒤의 두 gyrus를 합쳐 **sensorimotor strip(감각운동영역)**이라 부르기도 한다. 이와 같은 sensorimotor strip의 기능적 중첩은 사람에 비해 실험동물에서 더욱 뚜렷하다. Postcentral gyrus와 paracentral lobule 뒷부분을 primary somesthetic area라고 부르는 것은, 전기자극 시 감각을 일으키는 유발점이 가장 많이 포함되어 있기 때문이다.

Primary somesthetic area로 들어오는 afferent fiber 중 가장 많은 수를 차지하는 것은 thalamus의 ventral posterior nucleus(배쪽뒤핵)에서 나온 thalamocortical fiber이다. 이 신경핵은 medial lemniscus(안쪽섬유띠)의 모든 신경섬유와 spinothalamic tract(척수시상로) 및 trigeminothalamic tract(삼차시상로)의 신경섬유 대부분이 끝나는 곳이다. 여기서 시작한 thalamocortical fiber는 internal capsule(속섬유막)과 대뇌 백색질을 지나 primary somesthetic area에 다양한 종류의 몸감각을 전달한다. 피부의 감각을 전달하는 thalamocortical fiber는 주로 primary somesthetic area의 앞부분으로 들어가고, proprioception(고유감각) 등 신체 깊은 곳으로부터의 감각을 전달하는 thalamocortical fiber는 primary somesthetic area의 뒷부분으로 들어간다.

신체의 각 부위는 반대쪽 cerebral hemisphere의 primary somesthetic area와 부위별 대응연결을 이루고 있다. 인두, 혀, 턱 부위의 감각을 받는 부위가 가장 배쪽에 위치하며 이곳으로부터 얼굴, 손, 팔, 몸통, 넓적다리의 순으로 몸순서배열이 이루어져 있다. 종아리와 샅 부위의 감각은 hemisphere 안쪽면의 primary somesthetic area로 전달된다. 신체 각 부위를 담당하는 감각영역의 면적은 해당 신체 부위의 기능적 중요성과 감각의 민감도에 따라 결정된다. 얼굴, 그중에서도 특히 입술을 담당하는 감각영역은 매우 넓은 면적을 차지하고 있다. 또한 손, 특히 엄지손가락과 검지손가락을 담당하는 감각영역도 넓은 편이다. Primary somesthetic area에 대응연결을 이루는 신체부위들을 겉질영역의 면적에 비례하여 그린 것을 **homunculus**(그림 15-3)라고 부른다.

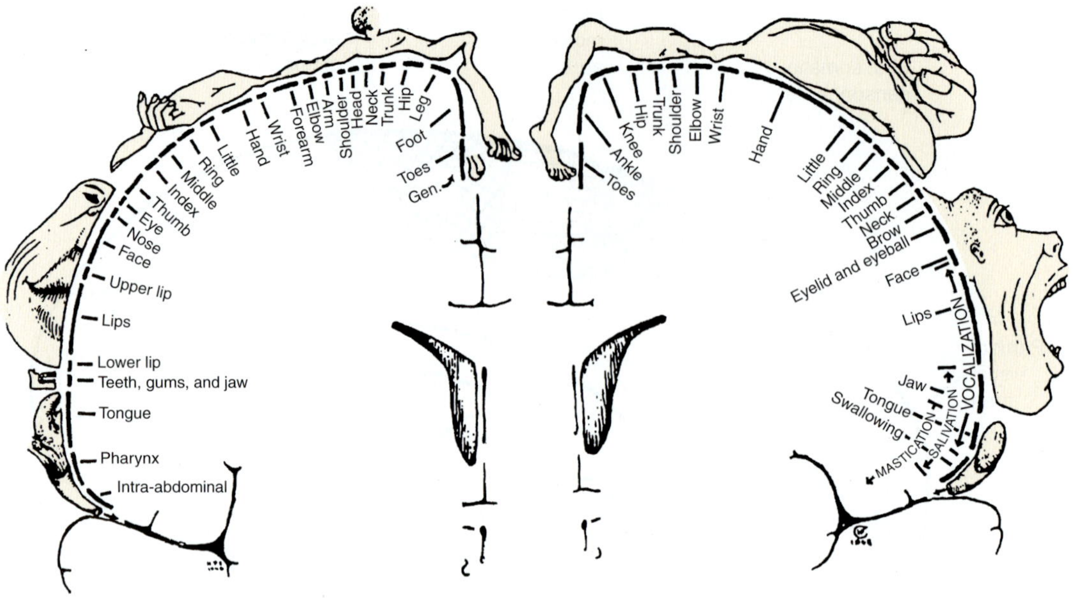

그림 15-3 Primary somesthetic area(왼쪽)와 primary motor area(오른쪽)의 몸순서배열.

Primary somesthetic area가 파괴되어도 반대쪽 신체 부위에서 어느 정도의 통각과 온도감각을 느낄 수 있다. 이때의 감각은 자극이 가해진 위치를 잘 분별하지 못하며, 자극의 양적 및 질적 해석이 거의 이루어지지 않는다. 세밀한 촉각, 위치감각, 운동감각 등을 제대로 감지하기 위해서는 primary somesthetic area의 기능이 필수적이다.

사람을 포함한 영장류의 cerebral cortex에는 **second somesthetic area(이차몸감각영역)**가 있다. Second somesthetic area는 postcentral gyrus 연장선상의 lateral sulcus 등쪽벽에 위치하며, insula의 일부 영역에까지 연장되어 있는 경우도 있다. Second somesthetic area는 신체 양쪽으로부터 감각정보를 받지만 반대쪽의 정보가 더 많은 비중을 차지한다. Second somesthetic area는 intralaminar nuclei(시상섬유판속핵)와 posterior nuclear group(시상뒤핵)에서 나온 thalamocortical fiber를 통해 정보를 받는다. Thalamus의 intralaminar nuclei는 reticular formation(그물체)으로부터 정보를 받으며, posterior nuclear group은 spinothalamic tract(척수시상로)과 trigeminothalamic tract(삼차시상로)으로부터 정보를 받는다. 이런 연결관계 때문에 second somesthetic area는 식별력이 낮은 감각정보를 받게 된다. Primary somesthetic area가 파괴됐을 때 약간의 감각이 남아 있는 것도 바로 second somesthetic area의 기능 때문일 것으로 추정된다. Second somesthetic area의 손상에 의한 임상질환은 알려진 것이 없다.

Somesthetic association cortex(몸감각연합영역)는 cerebral hemisphere 가쪽면의 superior parietal lobule(위마루소엽)과 안쪽면의 precuneus(쐐기앞소엽)에 위치한다. Somesthetic association cortex는 브로드만 5, 7영역과 거의 일치한다. Somesthetic association cortex는 primary somesthetic area에서 오는 afferent fiber를 통해, 그리고 thalamus의 lateral posterior nucleus(가쪽뒤핵)와 pulvinar(시상베개)에서 오는 thalamocortical fiber를 통해 정보를 받는다. 일반감각에 대한 정보는 somesthetic association cortex로 모아진 후 여기서 종합적인 해석이 이루어진다. 예를 들어, 손에 쥔 물건을 보지 않고도 무엇인지 알 수 있는 것은 somesthetic association cortex에서 여러 가지 감각정보의 분석이 일어나기 때문이다.

Vision(시각)

Primary visual area(일차시각영역)는 occipital lobe 안쪽면의 calcarine sulcus(새발톱고랑) 주위에 위치하며, occipital pole을 지나 가쪽면까지 연장되어 있는 경우도 있다(그림 15-2). Primary visual area의 대부분은 calcarine sulcus의 벽에 위치한다. Calcarine sulcus는 매우 깊게 패여 있을 뿐 아니라 그 내부에 이차적인 주름이 형성되어 있기 때문에, 실제 primary visual area의 면적은 그림

임상노트

*Parietal Lobe*의 손상

Primary somesthetic area는 온전하고 somesthetic association cortex만 손상된 경우, 감각정보의 의미를 이해하지 못하게 되는데 이를 **agnosia(인식불능증)**라고 한다. 이런 경우 일반감각 자체는 정상적으로 감지되지만, 이전의 경험을 바탕으로 이 정보에 의미를 부여하지 못하게 된다. 장애가 발생한 감각의 종류에 따라 agnosia를 몇 가지 유형으로 분류할 수 있다. Somesthetic association cortex의 대부분이 손상되었을 경우에는 **tactile agnosia(촉각인식불능증)**와 **astereognosis(입체인식불능증)**가 나타난다. 환자는 눈을 감고 가위 등의 일반적인 사물을 손에 쥐었을 때, 그것이 무엇인지 알지 못한다. 사물의 표면재질, 모양, 크기, 무게 등의 정보를 종합하고 이전의 경험과 비교하는 기능에 장애가 발생했기 때문이다. Astereognosis 환자의 경우, 손상 반대쪽 신체 각 부위 간의 위치관계를 제대로 인식하지 못할 수 있다. 극단적인 경우 신체의 반쪽이 없다고 느끼거나 시야의 반쪽을 무시하기도 하는데, 이를 **cortical neglect(겉질무시)**라고 한다. 오른쪽 hemisphere의 parietal lobe 윗부분이 크게 손상됐을 때 이런 증상이 흔히 나타난다.

Somesthetic association cortex는 연합섬유에 의해 frontal lobe의 운동영역과 연결되어 있으며, 고유감각 및 기타 감각정보를 해석하여 운동영역에 전달함으로써 적절한 운동이 일어날 수 있게 해준다. 따라서 parietal lobe이 손상되면 **apraxia(행위상실증)**가 나타날 수 있다. Apraxia에 대한 자세한 내용은 premotor cortex(운동앞영역) 단락에 설명되어 있으니 참고하기 바란다.

15-2에 표시된 것보다 훨씬 넓다. Primary visual area는 Brodmann's map의 17영역에 해당하며, 육안으로도 line of Gennari(14장 참조)가 뚜렷이 보이기 때문에 **striate area(줄무늬영역)**라고 부르기도 한다. Primary visual area로 들어오는 afferent fiber의 대부분은 thalamus의 lateral geniculate body(가쪽무릎체)에서 나온 geniculocalcarine fiber(무릎새발톱섬유)이다.

Primary visual area는 lateral geniculate body의 중계를 거쳐, 같은쪽 눈의 망막 가쪽 부분과 반대쪽 눈의 망막 안쪽 부분으로부터 시각정보를 받는다. 즉 시야의 왼쪽 절반이 오른쪽 cerebral hemisphere의 primary visual area로 투영되고, 시야의 오른쪽 절반이 왼쪽 primary visual area로 투영된다(20장 참조). 시야의 각 부위에서 들어온 시각정보는 primary visual area의 특정 위치로 전달된다. 망막의 아랫부분(위쪽 시야)에서 온 시각정보는 calcarine sulcus의 아래벽으로 전달되며, 망막의 윗부분(아래쪽 시야)에서 온 시각정보는 calcarine sulcus의 위벽으로 전달된다. 또한 중심시야와 주변시야에 대해서도 일정한 대응연결 규칙이 있다. 망막의 중심 부분에 상이 맺히는 범위를 중심시야라고 한다. 중심시야의 시각정보는 primary visual area의 뒷부분(occipital pole 근처), 주변시야의 시각정보는 primary visual area의 앞부분으로 전달된다. 망막의 중심 부분은 주변부에 비해 훨씬 명료한 시각정보를 감지하는데, 이는 중심시야의 정보를 받는 cortex 영역이 상대적으

임상노트

*Primary Visual Area*의 손상

Primary visual area가 손상되면 반대쪽 시야의 일부에 시각상실이 초래된다. 이때 손상 부위의 위치와 범위에 따라 시각상실이 나타나는 시야의 위치와 범위가 결정된다. 한쪽 hemisphere의 occipital lobe에 광범위한 손상(예: posterior cerebral artery의 혈전에 의한 뇌경색증)을 입었음에도 불구하고 중심시야의 시각은 온전한 경우가 있는데, 이런 현상을 **macular sparing(황반보존)**이라고 한다(망막의 한 가운데 지점을 macula lutea라고 부른다). Primary visual area 중 중심시야를 담당하는 영역은 매우 넓기 때문에, 일부 손상을 입지 않은 부위가 남아 이런 현상이 나타나는 것이다. 또한 middle cerebral artery(중간대뇌동맥)와 posterior cerebral artery(뒤대뇌동맥)의 가지가 서로 연결되어 있어서, posterior cerebral artery가 폐쇄됐을 때 primary visual area의 뒷부분이 손상을 입지 않은 경우도 생각할 수 있다. Occipital lobe 및 그와 인접한 parietal lobe 뒷부분의 cortex는 눈의 움직임에도 관여하기 때문에(8장 참조), 시야검사 시 환자의 눈이 잘못 움직여 macular sparing과 유사한 검사결과가 나타날 수도 있다.

로 넓은 면적(primary visual area의 약 1/3)을 차지하고 있기 때문이다.

Primary visual area를 둘러싸는 **visual association cortex(시각연합영역)**는 cerebral hemisphere의 안쪽면, 가쪽면, 아랫면에 걸쳐 넓은 면적을 차지하고 있다(그림 15-1, 15-2). 즉 occipital lobe의 브로드만 18, 19영역과 parietal lobe의 뒷부분, 그리고 temporal lobe의 가쪽부분과 아랫부분이 visual association area에 해당한다. Visual association area는 primary visual area로부터 정보를 받으며, 다른 부위의 cortex 및 pulvinar(시상베개)와 양방향 연결을 이루고 있다. Visual association area는 들어온 시각정보를 과거의 경험과 비교하여 해석하고 그 중요성을 파악하는 기능을 한다. 원숭이를 대상으로 한 실험과 뇌손상 환자의 기능장애 분석을 통해, visual association area는 기능이 다른 두 부위로 이루어져 있음을 알게 됐다. Occipital lobe 윗부분과 parietal lobe 뒷부분은 시각의 위치해석을 담당하고, occipital lobe과 temporal lobe의 아랫부분은 의미해석을 담당한다. **위치해석**을 담당하는 등쪽 부분은 사물의 움직임과 위치 관계를 분석하며, **의미해석**을 담당하는 배쪽 부분은 색과 정형화된 모양(얼굴, 글자 등)을 식별하는 역할을 한다. Visual association area가 손상되면 다양한 유형의 **visual agnosia(시각인식불능증)**가 나타난다.

Primary visual area, visual association area 및 parietal lobe 뒷부분의 cortex는 **corticotectal fiber(겉질덮개섬유)**에 의해 midbrain의 superior colliculus(위둔덕)와 연결되어 있다. Superior colliculus는 간접적인 경로를 통해 oculomotor nucleus(눈돌림신경핵), trochlear nucleus(도르래신경핵), abducens nucleus(갓돌림신경핵)의 활성을 조절한다(8장 참조). 이 경로는 시야의 어떤 지점을 응시하거나 움직이는 물체를 추적하는 것을 돕는 기능을 하며, 가까운 물체를 볼 때 accommodation(조절) 및 convergence(눈모음)에도 관여한다. 이와 같은 occipital lobe과 parietal lobe의 운동기능은 뒤에 설명할 frontal eye field(이마엽눈운동영역)의 기능과도 관련이 있다.

Hearing(청각)

Primary auditory area(일차청각영역)는 lateral sulcus(가쪽고랑)의 배쪽벽에 위치하기 때문에, cerebral cor-

임상노트

Visual Agnosia(시각인식불능증)

Visual associatioin cortex가 손상되면 시각정보의 위치해석과 의미해석 과정에 문제가 발생한다. 양쪽 hemisphere의 브로드만 19영역 윗부분이 손상되면 시야의 범위를 인식하지 못하고 움직이는 물체를 식별하지 못하게 되는데, 이를 **visual disorientation(시각지남력장애)**이라고 한다. Occipital lobe 윗부분의 손상 시 인접한 parietal lobe의 visual association cortex가 함께 손상되는 경우가 많다. 이 경우 원하는 표적을 주시하지 못하는 **ocular apraxia(안구행위상실증)**가 나타나는데, 이는 rapid eye movement(빠른눈운동, 8장 참조)가 정확하게 일어나지 못하기 때문이다. Ocular apraxia가 있을 때, 시각에 의존한 손의 움직임에도 장애가 생기는데 이를 **optic ataxia(시각실조)**라고 부른다. Visual disorientation, ocular apraxia, optic ataxia가 함께 나타나는 경우를 **Balint's syndrome**이라고 한다.

Occipital lobe 아랫면의 cortex 중 primary visual area보다 앞쪽 부분이 손상되면 양쪽 눈의 반대쪽 시야에서 색을 인식하지 못하게 되는데, 이를 **acquired achromatopsia(후천완전색맹)**라고 한다. 따라서 이 부위의 cerebral cortex가 색각에 관여함을 알 수 있다.

Temporal lobe의 아래가쪽면(inferior temporal gyrus, lateral and medial occipitotemporal gyri)도 visual association cortex에 포함된다. 이 부위에 전기자극을 가하면 과거에 보았던 광경에 대한 생생한 환각이 유발된다. 이와 같은 실험결과는 이 부위의 cortex가 **visual memory(시각기억)**의 저장 또는 회상에 관여한다는 것을 의미한다. Occipital lobe과 temporal lobe 아랫면의 손상과 visual association cortex 윗부분의 손상이 동반된 경우에는 다양한 유형의 **apperceptive visual agnosia(무지각시각인식불능증)**가 나타난다. 대개 양쪽 hemisphere가 모두 손상됐을 때 이런 증상이 나타나지만, 오른쪽에만 손상이 있는 경우도 있다. **Prosopagnosia(얼굴인식불능증)**는 친숙한 사람의 얼굴을 알아보지 못하는 것을 말한다. 물체의 모양을 제대로 식별하지 못하기 때문에 이런 증상이 나타나는 것이며, 환자는 간단한 조각그림 맞추기조차 하지 못한다. Apperceptive visual agnosia의 다른 예로, 건물이나 기타 익숙한 물체를 특이한 각도에서 바라봤을 때 이를 제대로 식별하지 못하는 경우도 있다. Medial occipitotemporal gyrus의 뒷부분(fusiform gyrus)은 얼굴인식에 특히 중요한 역할을 하기 때문에 **fusiform face area(방추얼굴영역)**라고 부르기도 한다.

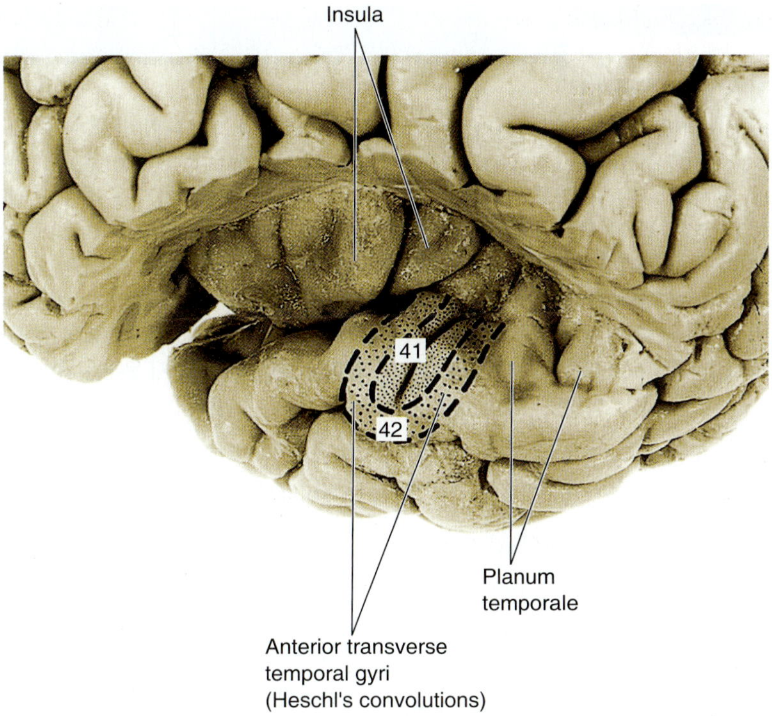

그림 15-4 왼쪽 cerebral hemisphere의 temporal lobe 윗면에 위치한 primary auditory area. Frontal operculum(이마덮개)과 parietal operculum(마루덮개)을 제거한 모습.

tex의 표면에서는 관찰되지 않는다(그림 15-4, 15-1). Lateral sulcus의 바닥 측, superior temporal gyrus(위관자이랑)의 윗면에는 여러 개의 gyrus들이 가로 방향으로 뻗어 있는데 이를 transverse temporal gyri(가로관자이랑)라고 한다. Transverse temporal gyri 중 앞쪽 두 개를 **Heschl's convolution**이라고 부르는데, 이 부위가 primary auditory area(브로드만 41, 42영역)에 해당한다. 뇌수술을 받는 환자의 cerebral cortex에서 시행한 전기생리학적 연구결과에 따르면, Heschl's convolution의 안쪽뒷부분만이 primary auditory area의 기능을 하는 것으로 추정된다.

Primary auditory area로 들어오는 신경섬유의 대부분은, thalamus의 medial geniculate body(안쪽무릎체)에서 나온 auditory radiation(청각부챗살) 섬유이다. Primary auditory area는 소리의 고저에 따라 일정한 배열을 이루고 있다. 저주파의 청각자극은 primary auditory area의 가쪽앞부분으로 들어오며, 고주파의 청각자극은 안쪽뒷부분으로 들어온다. 한쪽 귀에서 감지한 청각자극은 양쪽 medial geniculate body의 중계를 거쳐 cerebral cortex로 전달되기 때문에 primary auditory area는 양쪽 귀의 청각자극을 모두 받아들이게 된다(21장 참조).

임상노트

Primary Auditory Area의 손상

Primary auditory area에서 발생한 간질 발작의 경우, 대개 발작이 시작할 무렵 해당 부위의 반대쪽 어딘가에서 시끌벅적한 소리가 들리는 것 같은 증상이 나타난다. 그 외의 다른 temporal lobe epilepsy(관자엽간질)에서는 환자 스스로 환청의 방향을 느끼지 못한다.

한쪽 hemisphere의 primary auditory area가 손상됐을 때 반대쪽 귀의 청력에는 거의 문제가 없고, 복잡하게 뒤섞인 소리의 해석에만 장애가 발생하기도 한다. 드물기는 하지만, 양쪽 temporal lobe이 광범위하게 손상되면 양쪽 귀의 청력이 상실되고 그 외에 다양한 증상들이 동반된다.

임상노트

Auditory Agnosias(청각인식불능증)

Auditory association cortex는 lateral sulcus 바닥의 primary auditory area 뒤쪽 부위(그림 15-4의 planum temporale 부위)와 superior temporal gyrus 가쪽면의 브로드만 22영역 뒷부분에 위치하며, 청각자극을 정교하게 분석하여 인지하는 기능을 한다. 대부분의 사람에서 왼쪽 hemisphere의 auditory association cortex는 **Wernicke's area(베르니케 영역)**라고도 불리는데, 이 부위는 언어와 관련된 중요한 기능을 한다. 양쪽 auditory association cortex가 파괴되면 복잡한 소리의 인식과 그에 대한 반응에 장애가 초래되는데, 이를 **auditory agnosia(청각인식불능증)**라고 한다. 심한 경우에는 말과 다른 소리를 구분하지 못할 수도 있다. 언어기능을 담당하는 hemisphere(대개 왼쪽)의 auditory association cortex가 손상되면 receptive aphasia(수용언어상실증)가 초래된다(자세한 내용은 나중에 설명하도록 하겠다). 반면, 오른쪽 hemisphere의 auditory association cortex가 손상된 경우에는, 친숙한 음성이나 음악을 인식하지 못하는 **amusia(음치증)**가 나타난다.

Taste(미각)

Taste area(gustatory area, **미각영역**)는 혀의 감각을 담당하는 primary somesthetic area 근처 즉 postcentral gyrus의 아래쪽 끝부위(그림 15-1)와 그에 인접한 insula 및 frontal operculum(이마덮개) 일부 구역에 위치한다. Taste bud(맛봉오리)에서 발생한 신경자극은 brain stem의 gustatory nucleus(미각핵) 즉, solitary nucleus(고립로핵)의 윗부분(7장, 8장 참조)으로 전달된다. Gustatory nucleus에서 나온 신경섬유는 같은쪽 central tegmental tract(중심뒤판로)을 따라 올라가 thalamus의 ventral posteromedial nucleus(배쪽뒤안쪽핵) 안쪽 부위에 연접하며, 여기서 나온 thalamocortical fiber가 taste area로 연결된다.

Olfaction(후각)

Olfactory tract(후각로, 17장 참조)의 신경섬유 대부분은 limen insulae(섬문턱)와 uncus(갈고리이랑, 브로드만 34영역)의 cortex 및 그 깊은 곳에 위치한 amygdaloid body(편도체)로 들어간다. 일부 신경섬유는 limbic system(18장 참조)에 속한 구조인 entorhinal cortex(후각뇌속겉질, 브로드만 28영역)로도 들어간다. Insula 부위의 olfactory area와 taste area는 매우 가까이 있으며, 이 부위에서 두 특수감각의 통합이 일어나 섭식에 영향을 미칠 것으로 추정된다. Insula의 cortex는 또한 내장 기능의 조절에도 관여한다. Frontal lobe 아랫면의 가쪽 부분은 primary olfactory area로부터 정보를 받으며, 후각과 관련된 행동조절에 관여할 것으로 추정된다.

Vestibular Representation(평형감각)

동물을 대상으로 한 신경로 추적 연구결과를 보면, vestibular nuclei(안뜰핵)에서 나와 반대쪽 medial lemniscus(안쪽섬유띠) 근처를 따라 상행하여 thalamus의 ventral posteromedial nucleus(VPm, 배쪽뒤안쪽핵)로 향하는 신경섬유가 존재한다. VPm은 머리의 몸감각을 전달하는 신경섬유가 연접하는 곳이기도 하다. 원숭이의 vestibular nerve(안뜰신경)에 전기자극을 가하면 intraparietal sulcus(마루속고랑, 그림 13-3, 15-1)의 앞쪽 끝부위와 여기에 인접한 somatosensory cortex, 그리고 insula 뒷부분에 전위변화가 유발된다. 이런 부위에서 평형감각과 머리를 움직이는 근육의 고유감각정보가 통합되는 것으로 추정된다. 사람의 vestibular nerve를 자극했을 때도 PET 또는 fMRI를 통해 비슷한 영역이 흥분하는 것을 확인할 수 있다. 평형감각의 자극만으로 흥분하는 cerebral cortex 영역은 없는 것으로 알려져 있다. 평형감각을 담당하는 cerebral cortex 영역은 운동조절과 공간지각을 돕지만, 과다한 평형감각 자극이 있을 때에는 vertigo(현기증) 또는 nausea(구역)를 유발한다.

기타 연합영역

앞에서 설명한 바와 같이, 감각영역 주위에 위치한 연합영역은 인접한 감각영역과 기능적으로 밀접한 상관관계를 갖고 있다. 이와 같은 감각연합영역 이외에, temporal lobe 뒷부분과 parietal lobe에는 또 다른 연합영역이 있다. 감각영역으로 들어와 인접한 연합영역에서 분석된 정보는, 이 부위의 연합영역으로 전달되어 현재의 주위 환경에 대한 종합적인 판단이 이루어지게 해준다. 감각 기능을 담당하는 parietal lobe, temporal lobe, occipital lobe에 위치한 연합영역은 대뇌 백색질의 신경섬유다발에 의해 frontal lobe의 cortex와 연결되어 있다(16장 참조). 이와 같은 연결을 통해 과거의 경험과 현재의 정서상태를 바탕으로 행동 양상이 결정되고, 운동계통을 통해 반응이 나타나게 된다.

Temporal lobe의 아래가쪽면이 시각기억을 담당하는 것처럼, temporal lobe의 앞부분도 생각과 기억에 관련된 기능을 할 것으로 추정된다. 의식이 있는 상태에서 이 부위에 전기자극을 가하면 과거에 보았던 광경이나 음악, 최근 또는 오래 전의 여러 가지 기억 등을 떠올리게 된다. Temporal lobe에 종양이 있는 환자의 경우, 과거에 보고 들었던 것에 대한 환청이나 환각이 나타나곤 한다. Temporal lobe 안쪽 부분의 연결과 기능에 대해서는 18장에서 자세히 설명하도록 하겠다.

Parieto-occipitotemporal lobe과 frontal lobe의 연합영역은 사람의 뇌에서만 볼 수 있는 여러 가지 특성과 깊은 관련이 있다. 기억은 cerebral cortex 여러 부위의 신경세포 내 거대분자의 변화와 연접의 구조 변화에 의해 저장되는 것으로 알려져 있다. 이와 같은 변화를 **engram(기억흔적)**이라고 하는데, 이것이 지식과 연습을 통한 기술의 학습에 대한 이론적 배경이 된다. 여러 engram이 cortex의 복잡한 신경회로를 통해 합쳐지면 구체적 또는 추상적인 생각이 형성된다. 양쪽 cerebral hemisphere의 limbic system(18장 참조)이 손상되면, 새로 받아들인 정보를 long-term memory(장기기억)로 저장하지 못하게 된다. 어떤 부위의 질환으로 인해 기억이 상실되는 경우는 없는 것으로 보아, engram은 뇌의 여러 부위에 분산되어 있을 것으로 추정된다. 머리에 손상을 입은 환자에서 드물게 영구적인 기억상실이 나타나지만, 이는 기억을 떠올리는 기전에 장애가 생긴 것일 가능성이 높다. 왜냐하면, 기억상실 환자의 대부분이 나중에 기억을 회복하기 때문이다. Alzheimer's disease(알츠하이머병) 등의 중증 치매 환자에서 지능장애가 나타나는 것은 cerebral cortex 전체 영역과 여러 하부구조의 신경세포 수가 크게 감소하기 때문이다. 기억에 대해서는 18장에 더 자세히 설명되어 있으니 참고하기 바란다.

Frontal Lobe(이마엽)

Frontal lobe의 neocortex는 운동, 판단 및 예지, 기분 또는 감정 등과 관련된 기능을 담당한다.

Primary Motor Area(일차운동영역)

Primary motor area(일차운동영역)는 낮은 강도의 전기자극을 주었을 때 운동반응을 일으키는 cortex 부위이다. Primary motor area는 precentral gyrus(중심앞이랑), central sulcus(중심고랑)의 앞벽, 그리고 hemisphere 안쪽면의 paracentral lobule(중심곁소엽) 앞부분에 위치한다(브로드만 4영역, 그림 15-1, 15-2). 이 부위의 cortex는 거의 pyramidal cell(피라밋세포)로만 이루어져 있어서, 일반적인 neocortex의 여섯 층을 구분하기 어렵다. 또한 primary motor area의 cortex 다섯째 층에는 소수의 giant pyramidal cell(Betz cell, 거대피라밋세포)이 있다.

Primary motor area는 다른 운동영역, 몸감각영역, thalamus의 posterior ventrolateral nucleus(VLp, 뒤배쪽가쪽핵) 등으로부터 정보를 받는다. VLp는 cerebellum으로부터 정보를 받는 신경핵이다. Primary motor area에서 나온 신경섬유는 여러 운동신경로를 통해 뻗지만, 그중 기능적으로 가장 중요하게 생각되는 것은 **pyramidal tract(피라밋로)**이다. Pyramidal tract은 corticospinal tract(겉질척수로)과 corticobulbar tract(겉질숨뇌로)을 합쳐 부르는 용어이다. 원숭이의 경우, pyramidal tract에는 브로드만 4영역에서 나온 신경섬유(약 30%)뿐 아니라, 브로드만 6영역(약 30%) 및 parietal lobe의 primary somesthetic area(약 40%)에서 나온 신경섬유도 포함되어 있다. 사람의 경우 Betz cell에서 나온 30,000개 정도의 굵은 myelinated axon이 양쪽 corticospinal tract을 따라 뻗어 내려간다. Betz cell의 axon은 전체 corticospinal tract의 약 3%를 차지하며, 종말가지를 내어 운동신경세포에 직접 연접한다. Primary motor area의 신경세포들 중 Betz cell 이외의 것들은 axon을 뻗어 reticular formation(그물체, 23장 참조)에 연접한다.

Primary motor area에 전기자극을 가하면 대개 반대쪽 신체 부위의 근육 수축이 유발된다. 예외적으로 머리의 근육이나 일부 몸통근육의 경우에는, 자극을 받은 cortex와 같은쪽에서 운동이 일어난다. Primary motor area는 신체 각 부위와 대응연결을 이루고 있는데, 그 몸순서배열 양상은 primary somesthetic area와 비슷하다(그림 15-3). 배쪽에서 등쪽 방향으로 인두, 후두, 혀, 얼굴, 목, 손, 팔, 어깨, 몸통, 넓적다리의 근육을 담당하는 영역이 배열되어 있으며, hemisphere 안쪽면에는 종아리와 발의 근육을 담당하는 영역이 위치한다. 머리의 근육을 담당하는 부위는 전체 primary motor area의 약 1/3을 차지한다. 손의 근육을 담당하는 부위도 상당히 넓은데, 어느 쪽 손을 더 많이 사용하는지에 따라 좌우의 차이를 보인다.

전기자극을 주었을 때 골격근의 수축을 유발하는 cortex 부위 중, primary motor area가 가장 낮은 강도의 자극에 반응한다. 앞에서 언급했듯이 대개 반대쪽 근육이 수축하며, 자극을 가한 위치에 따라 수축하는 근육이 결정된다. 각각의 근육이 단독으로 수축하는 경우도 있지만, 기능적으로 묶여 있는 근육들이 함께 수축하는 경우가 많다. 실험동물을 대상으로 한 미세전극 연구를 통해, 각각의 근육을 지배하는 cortex의 단위구조가 있음이 밝혀졌다.

Supplementary Motor Area(보조운동영역)와 Cingulate Motor Area(띠운동영역)

전기자극 실험을 통해, 영장류와 사람의 cerebral cortex에는 **supplementary motor area(보조운동영역)**와 **cingulate motor area(띠운동영역)**가 있음이 밝혀졌다. Supplementary motor area는 hemisphere 안쪽면의 브로드만 6영역에 위치하며(그림 15-2), cingulate motor area는 cingulate sulcus(띠고랑) 앞부분 주위의 cortex에 위치한다. 이들 두 영역은 cerebral cortex의 여러 부위와 thalamus의 ventral anterior nucleus(VA, 배쪽앞핵) 및 anterior ventrolateral nucleus(VLa, 앞배쪽가쪽핵)로부터 정보를 받는다. 두 영역에서 나온 axon은 corticospinal tract(겉질척수로)과 corticobulbar tract(겉질숨뇌로), reticular formation(그물체) 및 primary motor area로 뻗는다(그림 15-5).

전기자극 실험 결과, 사람의 supplementary motor area도 몸순서배열을 이루고 있음이 밝혀졌다. Supplementary motor area의 앞쪽 부위는 얼굴, 뒤쪽 부위는 다리와 대응 연결을 이루고 있다. Supplementary motor area에 전기자극을 가하면 주로 반대쪽 근육의 수축이 일어나는데, 근육 수축 직전에 그 운동에 대한 강한 욕구가 나타나는 것이 특징이다. 또한 운동 실행 직전에 supplementary motor area의 혈류가 증가하는 것도 확인된 바 있다. Cingulate motor area는 운동 실행 직전 또는 운동에 대한 생각을 할 때 활성이 증가한다. fMRI를 이용한 뇌기능 연구 결과에 따르면 supplementary motor area의 앞부분은 안구의 수의운동 직전에 활성이 증가하며, 이 때문에 이 부위를 **supplementary eye field**라고 부른다. 원숭이를 대상으로 한 실험결과를 보면, upper motor neuron(위운동신경세포)이 손상됐을 때 supplementary motor area의 손상이 동반되면 마비된 근육에 spasticity(강직)가 나타난다. 사람의 경우, 한쪽 cerebral hemisphere의 supplementary motor area와 cingulate motor area에 뇌경색증이 생기면 대부분의 수의운동이 사라지고 말에 힘이 없어지게 된다. 움직이거나 말하고자 하는 의지가 상실됐기 때문이며, 이런 상태를 **akinetic mutism(무운동함구증)**이라고 한다. 손상을 입은 지 몇 주 후에 이런 증상이 완전히 회복되는 경우도 종종 있다. 양쪽 hemisphere의 손상이 있을 때에는 akinetic mutism이 더 심하고 오래 지속된다. Pons 윗부분과 midbrain의 reticular formation(그물체) 안쪽 부분에 경색증이

임상노트

운동영역의 손상

머리뼈골절 시의 뼛조각이나 종양 등에 의해 primary motor area가 손상을 입을 수 있다. 그 결과 cerebral cortex에 흉터조직이 생기면, 신경세포의 비정상적인 흥분이 유발되어 해당 부위의 근육에 불수의운동이 일어날 수 있다. 이런 현상은 입, 혀, 엄지손가락 등의 부위에 잘 발생하는데, 그 이유는 이에 해당하는 부위가 precentral gyrus의 넓은 면적을 차지하고 있기 때문이다. 이와 같은 불수의운동은 **jacksonian seizure(초점간질)**의 전조증상으로 나타나는 경우가 많다. Cortex의 비정상적인 흥분이 precentral gyrus의 전 영역으로 확산되면, 다른 근육에까지 경련성 운동이 퍼져 결국 전신발작이 일어난다. John Hughlings Jackson(1835~1911, 영국의 신경과 전문의)은 이와 같은 간질 환자를 연구하여, precentral gyrus와 postcentral gyrus가 반대쪽 신체 부위를 담당한다는 사실을 밝혀 냈다. 간질에 대해서는 9장과 18장에 더욱 자세히 설명되어 있으니 참고하기 바란다.

주위의 cortex와 백색질의 손상 없이 primary motor area만 선택적으로 손상되는 경우는 실제로는 거의 볼 수 없다. 이런 손상에 의한 기능장애는 영장류의 동물실험이나, 초점간질 등의 치료 목적으로 primary motor area의 일부를 제거한 사람의 증상을 통해 유추할 수밖에 없다.

Primary motor area가 손상되면 반대쪽 해당 부위 근육의 paresis(불완전마비)가 초래된다. Precentral gyrus만 선택적으로 손상된 경우에는, 해당 근육이 이완된 상태로 마비된다. 그러나 대개의 경우에는 primary motor area 주위의 cortex 또는 cortex 바로 밑의 백색질이나 internal capsule이 함께 손상을 입는데, 이런 경우에는 spastic paralysis(강직마비)가 초래된다. 시간이 지남에 따라 기능장애의 상당 부분이 회복되지만, 팔다리 먼쪽 부분의 근육 마비는 잘 회복되지 않는다.

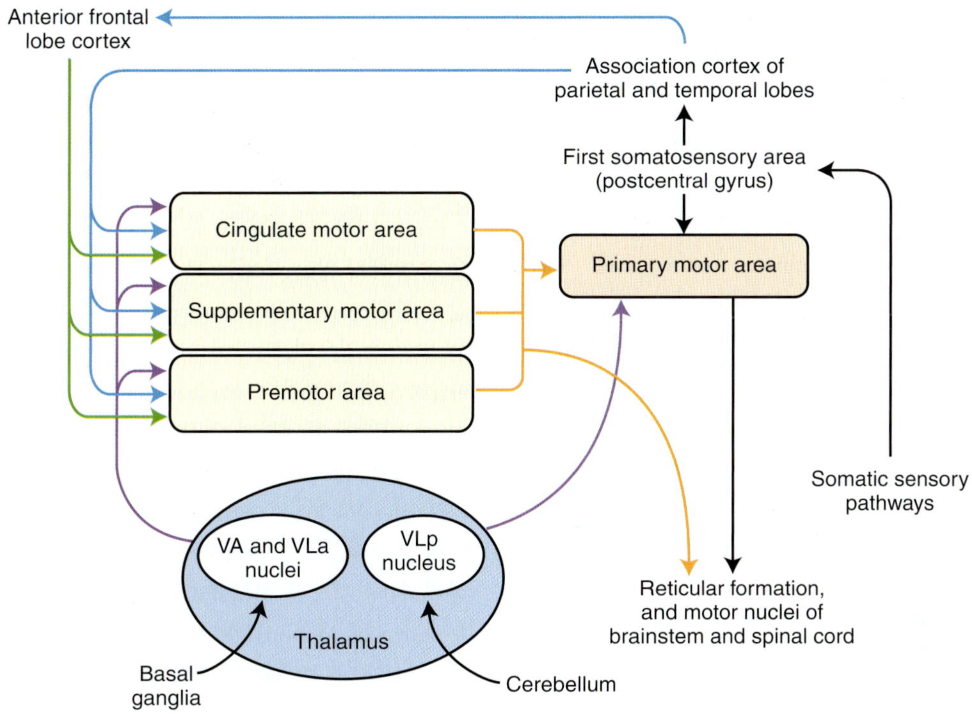

그림 15-5 Cerebral cortex 운동영역의 연결. Primary motor area는 cerebral cortex의 다른 여러 부위로부터 정보를 받는다. 내림운동신경로의 신경섬유는 primary motor area뿐 아니라 다른 운동영역에서도 나온다. Cerebral cortex와 cerebellum 및 basal ganglia의 연결관계에 대해서는 10, 12, 23장에 설명되어 있다. Thalamic nuclei: VA, ventral anterior; VLa, ventral lateral anterior; VLp, ventral lateral posterior.

있을 때에도 비슷한 증상이 나타날 수 있는데, 이런 경우도 akinetic mutism이라는 용어를 쓴다(23장 참조).

Premotor Area(운동앞영역)

Premotor area(운동앞영역)는 cerebral hemisphere 가쪽면의 primary motor area 앞쪽, 브로드만 6영역에 위치한다(그림 15-1). Premotor area는 cortex의 다른 부위와, thalamus의 VA 및 VLa로부터 정보를 받는다. VA, VLa는 corpus striatum(줄무늬체)의 pallidum(창백핵)으로부터 정보를 받는 신경핵이다(12장 참조).

Premotor area는 pyramidal tract(피라밋로) 및 기타 운동신경로를 통해 axon을 뻗을 뿐 아니라, primary motor area에 영향을 미침으로써 간접적으로 운동기능을 수행한다(그림 15-5, 23장 참조). Premotor area와 supplementary

임상노트

Apraxia(행위상실증)

대뇌 손상 시, 마비가 없음에도 불구하고 학습된 운동의 수행에 장애가 있는 것을 **apraxia(행위상실증)**라고 부른다. Premotor area가 손상됐을 때에도 apraxia가 초래된다. 이때는 팔의 몸쪽 관절 특히 어깨의 근육에 기능장애가 나타나며, 따라서 팔이 닿는 거리 안에서 수행할 수 있는 행위에 대해 심한 장애를 보인다. 또한 parietal lobe의 somesthetic association cortex가 손상됐을 때에도 apraxia가 나타나는데, 이는 숙련된 운동을 위해서는 고유감각이 필요하기 때문이다. 글을 쓰는 데 장애가 있는 것을 **agraphia(쓰기언어불능증)**라고 한다. 왼쪽 hemisphere의 angular gyrus(모이랑)가 손상됐을 때에는, 말은 정상적으로 하면서 agraphia가 나타나는 것이 특징이다. Angular gyrus는 parietal lobe의 아랫부분에 위치하는데, 이 부위는 visual association cortex와 언어영역의 사이에 해당한다.

motor area는 숙련을 요하는 수의운동에 대한 일련의 운동프로그램을 만들어 내는 기능을 한다. 이와 같은 기능은 새로운 운동프로그램이 짜여질 때나, 기존의 학습된 운동프로그램이 변경될 때 일어난다. Primary motor area는 운동 실행명령이 출력되는 부위이다. 반면 premotor area와 supplementary motor area는 숙련을 요하는 운동에 대한 운동프로그램을 만들어 primary motor area를 지휘하는 역할을 한다. Premotor area는 parietal lobe 뒷부분과도 연결되어 있어서 시각, 고유감각 등의 여러 감각정보를 통합하여 적절한 운동을 준비하는 데 활용할 수 있다.

Frontal Eye Field(이마엽눈운동영역)

Frontal eye field(이마엽눈운동영역)는 cerebral hemisphere 가쪽면의 브로드만 8영역 아랫부분에 위치하며, conjugate saccadic movement(동향신속눈운동)를 조절한다. Frontal eye field에 전기자극을 가하면 양쪽 눈이 반대쪽 측면을 바라보게 된다. Frontal eye field는 또한 pursuit movement(따라보기)에도 관여한다. 그렇지만 pursuit movement와 convergence(눈모음)는 주로 occipital lobe과 그 근처의 parietal lobe에 의해 조절된다. Convergence에는 frontal eye field가 관여하지 않는다. Cerebral cortex의 눈운동영역과 눈의 운동에 대해서는 8장에 자세히 설명되어 있으니 참고하기 바란다.

Frontal eye field가 손상되면, 양쪽 눈이 손상된 쪽으로 편향된다. 이런 증상은 hemiplegia(반신마비)와 함께 나타날 때가 많은데, 이는 대개 뇌혈관질환에 의해 cerebral cortex의 운동영역이 광범위하게 손상된 경우이다. 이때 눈은 마비가 일어난 반대쪽으로 편향된다. 환자가 눈을 편향된 방향의 반대쪽으로 움직이려 해도 움직여지지 않지만, 시야 내에 움직이는 물체가 있을 경우 이를 추적하는 눈 운동은 정상적으로 일어난다.

Prefrontal Cortex(이마앞영역)

Frontal lobe의 cortex 중 전기자극을 가해도 운동반응을 유발하지 않는 부위는 모두 연합영역에 포함된다. 이와 같은 부위는 cerebral hemisphere의 frontal pole을 둘러싸는 위치에 있으며, 따라서 이 부위를 **prefrontal cortex(이마앞영역)**라고 부른다. Prefrontal cortex는 브로드만 9, 10, 11, 12영역에 해당하며 영장류 특히, 사람의 대뇌에 잘 발달해 있다. Prefrontal cortex는 연합섬유다발(16장 참조)에 의해 parietal lobe, temporal lobe, occipital lobe과 연결되어 있으며, 이를 통해 여러 가지 감각정보와 과거의 경험에 의해 저장된 정보를 받는다. 또한 prefrontal cortex는 amygdaloid body(편도체) 및 thalamus의 mediodorsal nucleus(안쪽등쪽핵)와 양방향 연결을 이루어, 과거의 경험을 바탕으로 현재 상황에 대한 정서적 반응을 결정짓는 회로를 구성한다. 그뿐 아니라 prefrontal cortex는 판단과 예지 등의 고차원적인 정신기능을 바탕으로 행동과 운동 조절을 감시하는 기능을 한다. 앞에서 frontal lobe의 아랫면 가쪽 부분은 후각과 관련된 연합영역이라고 설명한 바 있다. 후각은 즐거운 기대, 향수, 혐오감, 욕지기 등의 정신적 느낌 또는 내장감각을 유발할 수 있는 감각이다.

Language Areas(언어영역)

언어는 사람만이 갖고 있는 고유의 기능으로, cerebral

임상노트

Prefrontal Cortex와 관련된 질환

Prefrontal cortex의 기능은 대부분 이 부위의 손상 또는 질환을 통해 밝혀졌다. Frontal lobe에 잘 발생하는 질환에는 **general paralysis of insane(매독균 감염에 의한 질환)**, **Pick's disease(원인불명의 신경세포 변성으로 인한 치매)** 등이 있다. 또한 종양이나 외상에 의해서도 prefrontal cortex의 손상이 일어날 수 있다.

Prefrontal cortex의 손상에 대해서는 1848년에 처음 보고되었다. 환자는 Phineas Gage라는 철도건설 인부였는데, 폭발사고로 길이 105 cm, 지름 3 cm의 철심이 머리에 박혔다. 철심은 환자의 왼쪽 볼을 뚫고 들어가, 왼쪽 눈확과 양쪽 대뇌의 frontal lobe 앞부분을 관통한 뒤 오른쪽 frontal bone의 coronal suture(관상봉합) 앞쪽으로 튀어나와 있었다. 환자의 운동영역과 언어영역은 손상을 입지 않았다. 환자에서 볼 수 있는 가장 큰 특징은 근면성, 자기억제, 인내심 및 타인에 대한 배려 상실 등의 인격변화였다. 이와 같은 변화는 환자가 사망할 때까지 약 20년간 지속되었다.

(계속)

1935년에 de Egas Moniz에 의해 **prefrontal leukotomy(이마앞엽백색질절단술)**라는 수술이 개발되었다. 이 수술은 frontal lobe 눈확면의 cortex와 thalamus를 연결하는 신경섬유를 자르는 간단한 방법으로, 과거 다양한 정신질환의 치료를 위해 시술됐었다. 양쪽 prefrontal cortex가 손상된 환자는 대개 무례하고 충고를 받아들이지 않으며, 무분별한 말이나 행동의 결과에 대해 걱정하지 않는 등의 특징을 보인다. 환자는 불안 또는 우울한 감정을 느끼지 못하며, 통각을 인지함에도 불구하고 이를 괴로워하지 않는다. 이와 같이 인격변화는 심한 반면 기억이나 지능에는 장애가 나타나지 않는다. 1949년에 de Egas Moniz는 prefrontal leukotomy가 정신병 치료에 기여한 공로를 인정받아 노벨생리의학상을 받았는데, 이는 수술의 결과 발생하는 인격 변화의 중요성이 간과된 측면이 있다. 이 수술법은 1960년대까지 약물이나 정신요법에 듣지 않는 중증 affective disorder(정동장애)의 치료를 위해 널리 사용됐지만, 1970년대 이후에는 더 이상 시행되지 않게 됐다. Stereotactic surgery(정위수술)로 head of caudate nucleus(꼬리핵머리) 아래쪽의 신경섬유에 손상을 주어 정동장애를 완화시킬 수 있는데, 이 방법은 prefrontal leukotomy에 비해 부작용이 훨씬 적다.

cortex 연합영역의 특수한 신경작용을 필요로 한다. Cerebral cortex의 부위 중 언어기능과 관련이 있는 곳은, 뇌혈관질환으로 인해 cortex 일부가 손상된 환자의 연구를 통해 100여 년 전에 이미 밝혀졌다. 처음에는 시신의 뇌에서 경색증이 있는 부위를 확인하는 방법으로 연구가 이루어졌다. 이후 CT(컴퓨터단층촬영술)와 MRI(자기공명영상법)이 발달하여 살아 있는 환자의 뇌를 관찰할 수 있게 됨에 따라, 더욱 자세한 정보를 얻게 되었다. 최근에는 PET와 fMRI를 이용하여 듣고, 읽고, 말하고, 글을 쓸 때 활성화되는 뇌 부위를 정상인의 뇌에서도 확인할 수 있게 됐다. (이와 같은 연구방법에 대해서는 4장의 설명을 참고하기 바란다.)

언어와 관련된 기능을 하는 cerebral cortex 영역은 두 부위로 나눌 수 있다(그림 15-6). Superior temporal gyrus(위관자이랑) 뒷부분에 위치한 auditory association cortex(Wernicke's area, 청각연합영역)는 **receptive language area**(sensory language area, **수용언어영역**)의 기능을 한다. 읽기 기능은 occipital lobe 아랫부분과 temporal lobe에 위치한 visual association cortex와도 관련이 있다. Visual association cortex는 Wernicke's area(단어의 뜻 해석) 및 angular gyrus(운동영역으로 보낼 글쓰기 명령을 만듦)의 cortex와 연결되어 있다. **Expressive speech area**(Broca's area, motor speech area, **운동언어영역**)는 inferior frontal gyrus(아래이마이랑)의 opercular part(덮개부분, 브로드만 44영역)와 triangular part(세모부분, 브로드만 45영역) 및 insula의 앞부분에 위치한다. 또한 정상적으로 말을 하기 위해서는 cerebral hemisphere 안쪽면에 위치한 **supplementary motor area(보조운동영역)**의 기능도 필요하다. 대개 언어영역은 왼쪽 hemisphere에 위치하는데, 이렇게 언어영역이 위치한 hemisphere를 언어에 대한 dominant hemisphere(우세반구)라고 한다. Receptive language area

임상노트

Behavioral Disorder(행동장애)와 *Affective Disorder*(정동장애)

Prefrontal cortex의 배쪽 및 안쪽 부분은 적절한 사회적 상호작용과 밀접한 관련이 있다. 양쪽 hemisphere의 이 부위가 손상됐을 때 나타나는 행동장애를 **acquired sociopathy(후천사회병증)**라고 한다. 오른쪽 hemisphere의 prefrontal cortex 배쪽 부위에 병터가 있을 경우, 팔다리의 마비나 기능장애 또는 인지력 상실을 인식하지 못하는 **anosognosia(질병인식불능증)**가 나타날 수 있다. 이와 같은 병터의 원인으로는 종양, 수술에 의한 손상, anterior communicating artery(앞교통동맥)의 aneurysm(동맥류) 파열에 의한 출혈 등이 있다. **General paralysis of insane(중추신경계통의 매독균 감염)**, **Pick's disease(원인 모름)** 등의 경우 양쪽 hemisphere의 prefrontal cortex 전체에 점진적인 퇴행성 변화가 일어난다. 또한 일부 **Alzheimer's disease**(알쯔하이머병, 12장 참조) 환자에서도 이 부위의 퇴행성 변화가 일어난다. 이 질환들은 **dementia(치매)** 즉, 기억과 지능의 황폐화가 주 증상이지만 prefrontal cortex의 퇴행성 변화가 동반된 경우에는 prefrontal leukotomy 후의 행동장애와 비슷한 증상이 함께 나타난다.

Depression(우울증)은 cerebral cortex의 여러 질환에 의해서 나타나기도 하지만, 뚜렷한 병터가 발견되지 않는 경우가 대부분이다. Cerebral cortex의 병터에 의해 우울증이 나타나는 경우 병터의 위치가 prefrontal cortex의 아랫부분일 때가 많은데, 그 인과관계에 대해서는 아직 잘 밝혀져 있지 않다.

와 expressive language area는 대뇌 백색질의 **superior longitudinal fasciculus(위세로다발,** arcuate fasciculus 활꼴다발)에 의해 서로 연결되어 있다(16장 참조).

fMRI를 이용한 연구결과를 보면, 말을 할 때 오른쪽 hemisphere의 superior temporal gyrus(위관자이랑) 뒷부분도 활성화된다. 이 부위는 primary motor area에 명령을 전달하여, 발음 또는 호흡에 관련된 근육을 조절하는 것으로 추정된다.

Cerebral Hemisphere의 우세성

한쪽 hemisphere에 형성된 기억(예: 오른손과 관련된 기억은 왼쪽 hemisphere에 저장됨)은 corpus callosum을 통해 반대쪽 hemisphere의 cortex로 전달된다. 따라서 과거의 경험에 대한 기억은 양쪽 hemisphere의 cortex에 저장된다.

왼쪽 Cerebral Hemisphere의 기능

오른손잡이 및 대부분의 왼손잡이에서 언어는 왼쪽 hemisphere가 담당하는 기능이다. 이와 같은 경우, "왼쪽 hemisphere가 언어 기능에 대해 우세하다"라고 말한다. 따라서 왼쪽 cerebral hemisphere에 손상을 입은 경우, 오른쪽 hemisphere 손상 시와 같은 신경학적 장애와 더불어 언어상실증이 나타난다. 오른쪽 hemisphere에 언어기능이 있는 소수의 사람에서는 정반대의 상황이 발생한다.

언어기능에 대한 cerebral hemisphere의 우세성을 결정하는 인자에 대해서는 거의 밝혀져 있지 않지만, 유전적인 요소가 관여한다는 사실은 거의 틀림이 없다. Superior temporal gyrus 윗면의 청각영역 뒤쪽에 위치한 **planum temporale(관자널판,** 그림 15-4)는 왼쪽이 오른쪽보다 큰 경우가 65%이고, 오른쪽이 왼쪽보다 큰 경우가 11%이다. 왼쪽 hemisphere의 planum temporale는 receptive language area의 상당 부분을 차지하는 부위이므로, 언어에 대한 우세성은 양쪽 hemisphere의 구조적 비대칭성 때문에 나타나는 것으로 생각할 수 있다. fMRI를 이용한 연구결과를 보면, 말을 듣고 있을 때 왼쪽 hemisphere의 planum temporale에 비해 주위의 cortex(예: superior temporal sulcus, middle temporal gyrus, angular gyrus)의 활성이 더 높다. 이는 planum temporale가 단어의 뜻을 해석하기 전 단계인 청각정보의 처리 과정에 주로 관여하기 때문인 것으로 생각된다.

전체 인구의 약 75%가 숙련을 요하는 작업에 오른손을 주로 사용하는 오른손잡이이다. 오른손잡이의 경우, 오른손은 언어에 대한 우세반구인 왼쪽 cerebral hemisphere의 지배를 받는다. 어느 쪽 손을 주로 사용하는지와 cerebral hemisphere의 언어 우세성이 항상 일치하지는 않는다. 왼손잡이의 70%는 오른손을 지배하는 왼쪽 hemisphere에 언어기능이 있다.

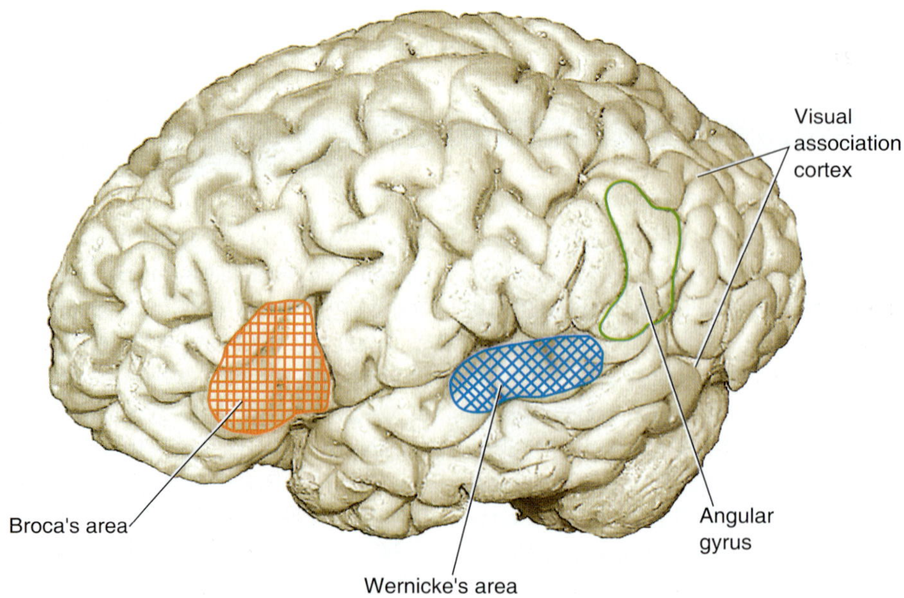

그림 15-6 Cerebral cortex의 언어영역.

오른쪽 Cerebral Hemisphere의 기능

오른쪽 cerebral hemisphere가 우세성을 띠는 기능도 있다. 오른쪽 hemisphere의 기능 중 가장 잘 알려져 있는 것은 3차원적인 공간지각력이다. 이와 같은 사실은 오른쪽 hemisphere가 손상된 환자나 중증 간질의 치료를 위해 corpus callosum을 자른 환자의 연구를 통해 밝혀졌다. Corpus callosum을 자른 환자의 경우, 그림을 그리거나 블록을 쌓아 어떤 구조를 만들 때 오른손보다 왼손으로 하는 것이 더 좋은 결과를 보였다. 따라서 이런 작업에 대해서는 오른쪽 cerebral hemisphere가 우세성을 보인다고 할 수 있다.

공간지각은 몸 전체와 주위 환경의 3차원적인 위치관계를 식별하는 감각이며, somesthetic association cortex가 손상되면 반대쪽 부위를 인식하지 못하는 cortical neglect(겉질무시) 증상이 나타난다. Cortical neglect는 오른쪽 cerebral hemisphere가 손상됐을 때 더 심하게 나타나는 경향이 있다. Prefrontal cortex의 손상 시 나타나는 것으로 알려져 있는 **anosognosia(질병인식불능증)**는 오른쪽 hemisphere의 parietal lobe이 손상됐을 때도 나타난다.

언어의 의미전달에 반드시 필요한 것은 아니지만, 오른쪽 hemisphere의 lateral sulcus 양쪽에 위치한 cortex는 말의 **운율**을 만들어 내는 기능을 한다. 운율은 음조, 억양, 단어나 음절의 강조 등으로 구성되며 말하는 사람의 생각과 감정을 표현하는 역할을 한다. 오른쪽 hemisphere의 lateral sulcus 주위 cortex가 정상적인 기능을 하지 못하면, 음성의 높낮이가 없고 말에 감정이 실리지 않게 되는데 이를 **aprosodia(단음색어조증)**라고 부른다. 그 밖에 오른쪽 hemisphere가 우세성을 보이는 기능으로는 노래 부르기, 악기 연주, 음악 감상 등이 있다. 뇌혈관질환에 의해 오른쪽 hemisphere의 superior temporal gyrus 뒷부분에 경색증이 생기면 음악적 기술과 이해력이 상실되는 경우가 많은데, 이를 **amusia(음치증)**라고 한다. 왼쪽 hemisphere의 손상으로 심한 언어상실증이 있음에도 불구하고 노래 부르기에는 별 문제가 없는 경우도 가끔 있다.

임상노트

Aphasia(언어상실증)

언어영역이나 각 언어영역을 연결하는 신경섬유가 손상되면 aphasia(언어상실증)가 초래된다. Aphasia는 손상 부위에 따라 몇 가지 유형으로 분류할 수 있다(표 15-1). Receptive language area(수용언어영역)가 손상되면 듣기, 읽기, 사물의 이름 부르기, 말 따라 하기 등에 장애가 생기는데 이를 **receptive aphasia**(Wernicke's aphasia, **수용성언어상실증**)라고 한다. 뇌경색증에 의해 주위의 parietal lobe 및 temporal lobe의 cortex와 receptive language area의 연결이 끊기면, **anomic aphasia**(isolation syndrome, **명칭언어상실증**)가 초래될 수 있다. 이 경우 말은 유창하게 하지만, 정확한 단어를 선택하지 못하여 말을 빙빙 돌리는 특징이 나타난다. 왼쪽 hemisphere의 parietal lobe이 손상된 환자의 대부분에서 사물의 이름을 부르는 데 어려움을 겪는 증상이 나타나기 때문에, anomic aphasia를 언어상실증의 한 유형으로 인정하지 않는 학자들도 있다. 단어나 문장을 이해하지 못하거나 의미가 분명한 말을 하지 못하지만, 말을 따라 하는 데에는 문제가 없는 경우도 있다. 이는 middle temporal gyrus(중간관자이랑)의 일부(**receptive language area**보다 뒤아래쪽 부위)가 손상됐을 때 나타나는 증상으로, 수용성 **transcortical aphasia(겉질경유언어상실증)**라고 부른다.

Alexia(읽기언어상실증)는 읽기 기능의 장애를 말한다. Alexia는 temporal lobe 또는 parietal lobe의 손상에 의한 언어상실증이 있을 때 잘 나타나며, 대개 **agraphia(쓰기언어불능증)**를 동반하는 경우가 많다. 왼쪽 lateral ventricle의 occipital horn 가쪽 부위에 손상이 있을 경우, 말을 알아듣고 글을 쓰는 데는 아무 문제가 없으면서 **순수한 alexia**만 나타날 수 있다. 또한 왼쪽 hemisphere의 occipital lobe과 corpus callosum의 splenium이 함께 손상된 경우에도 같은 증상이 나타날 수 있다. 이런 손상이 있을 경우, 한쪽 hemisphere에만 있는 언어영역과 양쪽 시각영역 사이의 연결이 단절된다. **Dyslexia(읽기곤란증)**는 불완전한 alexia로, 몇 줄 이상의 긴 글을 읽었을 때 그 뜻을 이해하지 못하는 것을 말한다. **Developmental dyslexia(발달읽기곤란증)**는 정상 지능을 가진 어린이에게 흔히 나타나는 증상으로, 책을 읽고 공부하는 것에 대한 학습장애가 특징이다. 이런 어린이의 뇌를 자기공명영상으로 관찰해 보면, 양쪽 hemisphere의 planum temporale 크기가 대칭인 경우가 가끔 발견된다(보통은 좌우 비대칭임).

Frontal lobe의 Broca's area(운동언어영역)가 손상되면 **expressive aphasia**(Broca's aphasia, **표현언어상실증**)가 나타난다. 이 경우, 환자는 말을 할 때 머뭇거리거나 왜곡된 말을 하는 특징을 보이지만 언어에 대한 이해력에는 거의 문제가 없다. Receptive aphasia 환자의 경우 제대로 말을 하

(계속)

표 15-1 Agnosia, Aphasia 및 기타 연합영역의 질환

Disorder	Site of Lesion
Agnosias	
Tactile agnosia (including astereognosis)	Left or right anterior parietal lobe posterior to primary somesthetic area
Cortical neglect	Right (usually) superior parietal lobe; may extend to occipital lobe
Apperceptive visual agnosia	Left and right inferior occipital cortex
Acquired achromatopsia Prosopagnosia	Right (usually also left) inferior occipital and posterolateral temporal cortex
Associative visual agnosia	Occipitotemporal cortex, bilaterally
Balint syndrome—combination of:	
Visual disorientation	Left and right superior occipital cortex
Ocular apraxia	Posterior parietal cortex
Optic ataxia	Posterior parietal cortex
Auditory agnosia	Posterior, superior temporal cortex, bilaterally
Amusia	Right posterior, superior temporal cortex
Disordered Control of Movement	
Akinetic mutism	Left and right supplementary and cingulate motor areas
Apraxia	Left or right premotor area (positioning of limb) or anterior, inferior parietal cortex (caused by astereognosis)
Agraphia (without aphasia)	Left angular gyrus
Behavioral and Affective Changes	
Acquired sociopathy	Ventromedial prefrontal cortex, usually bilaterally
Anosognosia (and anosodiaphoria)	Either right inferior parietal cortex or right inferior medial prefrontal cortex
Depression	Left prefrontal cortex more often than other localized lesions
Speech and Language Disorders	
Receptive (Wernicke's) aphasia	Left posterior, superior temporal cortex (Wernicke's area)
Anomic aphasia	Left parietal lobe posterior to Wernicke's area
Transcortical aphasia:	
Receptive type	Left middle temporal gyrus inferior to Wernicke's area
Expressive type	Left frontal lobe anterior to Broca's area
Alexia with agraphia	Wernicke's area and left angular gyrus
Pure alexia (without agraphia):	Left occipital lobe and associated commissural fibers either in the underlying white matter or in the splenium of the corpus callosum
Expressive (Broca's) aphasia	Left frontal operculum (Broca's area)
Global aphasia	Whole left perisylvian area (frontal, parietal, and temporal opercula)
Conduction aphasia	Left inferior parietal lobe (supramarginal gyrus) and underlying arcuate fasciculus
Subcortical aphasia	Head of left caudate nucleus; left thalamus
Aprosodia	Right perisylvian area (frontal, parietal, and temporal opercula)

It is assumed that the language areas are in the left cerebral hemisphere.

지 못하고 있다는 것을 인식하지 못한 채 유창하게 이야기하는 반면, expressive aphasia 환자는 자신의 언어장애를 인식할 수 있다. Broca's area 앞쪽의 cortex가 손상되면 운동성 **transcortical aphasia(겉질경유언어상실증)**가 나타난다. 이 경우 혼자서 말할 때에는 expressive aphasia 환자와 비슷한 장애를 보이지만, 다른 사람의 말은 정확히 따라 할 수 있다. Lateral sulcus 양쪽의 cortex가 파괴된 경우에는 언어기능을 거의 완전히 잃게 되는데, 이를 **global aphasia(완전언어상실증)**라고 한다. 왼쪽 middle cerebral artery가 막혔을 때 global aphasia가 나타날 수 있다(25장 참조).

Wernicke's area와 Broca's area를 연결하는 arcuate fasciculus(활꼴다발)가 손상되면 **conduction aphasia(전도언어상실증)**가 나타난다. Conduction aphasia 환자는 말을 따라 하는 데 장애를 보이는 것에 반해, 스스로 말을 하거나 언어를 이해하는 데에는 별 문제가 없다. 또한 dominant hemisphere의 깊은 곳에 위치한 회색질 부위의 손상에 의해서도 언어상실증이 나타날 수 있다. 이와 같은 **subcortical aphasia(겉질밑언어상실증)**의 경우, 언어 표현과 이해의 장애뿐 아니라 **dysarthria(조음장애**, 후두와 입 근육의 조절장애) 및 반대쪽 hemiparesis(반신불완전마비)가 나타난다. 왼쪽 thalamus의 가쪽 부분이나 왼쪽 head of caudate nucleus의 손상이 있을 때 subcortical aphasia가 잘 발생한다.

매우 심한 언어상실증이라 하더라도, 대개 시간이 지남에 따라 약간의 기능 회복이 일어난다. 이는 손상을 받지 않은 반대쪽 cerebral hemisphere가 언어 기능을 획득하기 때문인 것으로 생각된다.

참고문헌

Augustine JR. Circuitry and functional aspects of the insular lobe in primates including humans. *Brain Res Rev.* 1996;22:229-244.

Binder JR, Frost JA, Hammeke TA, et al. Function of the left planum temporale in auditory and linguistic processing. *Brain.* 1996;119:1239-1247.

Bisulli F, Tinuper P, Avoni P, et al. Idiopathic partial epilepsy with auditory features (IPEAF): a clinical and genetic study of 53 sporadic cases. *Brain.* 2004;127:1343-1352.

Blumenfeld H. *Neuroanatomy through Clinical Cases.* 2nd ed. Sunderland, MS: Sinauer; 2010.Casas R, Tranel D. Higher brain functions. In: Conn PM, ed. *Neuroscience in Medicine.* 3rd ed. Humana Press; 2008:651-666.

Damasio AR, Tranel D, Damasio H. Face agnosia and the neural substrate of memory. *Annu Rev Neurosci.* 1990;13:89-109.

DaSilva AFM, Becerra L, Makis N, et al. Somatotopic activation in the human trigeminal pain pathway. *J Neurosci.* 2002;22:8183-8192.

Devinsky O, Morrell MJ, Vogt BA. Contributions of anterior cingulate cortex to behaviour. *Brain.* 1995;118:279-306.

de Waele C, Baudonniere PM, Lepecq JC, et al. Vestibular projections in the human cortex. *Exp Brain Res.* 2001;141:541-551.

Grefkes C, Fink GR. The functional organization of the intraparietal sulcus in humans and monkeys. *J Anat.* 2005;207:3-17.

Grosbras MH, Lobel E, Van de Moortcle PF, LeBihan D, Berthoz A. An anatomical landmark for the supplementary eye fields in human revealed with functional magnetic resonance imaging. *Cereb Cortex.* 1999;9:705-711.

Iannetti GD, Porro CA, Pantano P, et al. Representation of different trigeminal divisions within the primary and secondary human somatosensory cortex. *Neuroimage.* 2003;19:906-912.

James TW, Culham J, Humphrey GK, et al. Ventral occipital lesions impair object recognition but not object-directed grasping: an fMRI study. *Brain.* 2003;126:2463-2475.

Leventhal AG, Ault SJ, Vitek DJ. The nasotemporal division in primate retina: the neural bases of macular sparing and splitting. *Science.* 1988;240:66-67.

Liegeois-Chauvel C, Musolino A, Chauvel P. Localization of the primary auditory area in man. *Brain.* 1991;114:139-153.

MacKinnon CD, Kapur S, Hussey D, et al. Contributions of the mesial frontal cortex to the premovement potentials associated with intermittent hand movements in humans. *Hum Brain Mapp.* 1996;4:1-22.

Miyashita Y. Inferior temporal cortex: where visual perception meets memory. *Annu Rev Neurosci.* 1993;16:245-263.

Muri RM, Ibazizen MT, Derosier C, et al. Location of the human posterior eye field with functional magnetic resonance imaging. *J Neurol Neurosurg Psychiatry.* 1996;60:445-448.

Penfield W, Rasmussen T. *The Cerebral Cortex of Man: A Clinical Study of Localization of Function.* New York, NY: Macmillan; 1950.

Price CJ. The anatomy of language: contributions from functional neuroimaging. *J Anat.* 2000;197:335-359.

Tehovnik EJ, Sommer MA, Chou IH, et al. Eye fields in the frontal lobes of primates. *Brain Res Rev.* 2000;32:413-448.

Chapter 16

대뇌백색질과 가쪽뇌실

Cerebral White Matter and Lateral Ventricles

박경한 역

요 점

- Cerebral hemisphere(대뇌반구)의 white matter(백색질)는 association fiber(연합섬유)와 commissural fiber(맞교차섬유)와 projection fiber(투사섬유)로 이루어져 있다.
- Long association fiber(긴연합섬유)는 대뇌반구 내의 lobe(엽)와 lobe 사이를 연결하는데, 그 예로는 superior longitudinal fasciculus(위세로다발), arcuate fasciculus(활꼴다발), inferior longitudinal fasciculus(아래세로다발), inferior occipitofrontal fasciculus(아래뒤통수이마다발), uncinate fasciculus(갈고리다발), superior occipitofrontal fasciculus(위뒤통수이마다발) 등이 있다. 반면에 short association fiber(짧은연합섬유)는 한 lobe 내에서 인접한 영역들 사이를 연결한다.
- Cingulum(띠다발), fornix(뇌활), stria terminalis(분계섬유줄)는 limbic system의 association bundle이다.
- Corpus callosum(뇌들보)과 anterior commissure(앞맞교차)는 좌우 cerebral cortex의 동일 부위를 서로 연결하고 좌우 대뇌반구 사이로 정보를 교환한다.
- Commissure(맞교차)를 절단한 후에는 한쪽 손으로 새로 익힌 작업을 반대쪽 손으로 수행할 수 없다. 또 오른쪽 대뇌반구에만 전달된 감각 정보는 말로 표현할 수 없게 된다. 왼쪽 대뇌반구에 있는 language area(언어영역)로 가는 연결도 차단되었기 때문이다.
- 대부분의 projection fiber는 internal capsule(속섬유막)을 통과한다.
- Internal capsule의 각 부분마다 thalamocortical fiber(시상겉질섬유)와 corticothalamic fiber(겉질시상섬유)가 포함되어 있다.
- Pyramidal system(피라밋로계통)의 fiber 등으로 구성된 motor fiber(운동신경섬유)는 internal capsule의 posterior limb(뒤다리)을 통해 내려온다. 이 부분에는 작은 infarct(경색)가 생겨도 contralateral hemiplegia(반대쪽 반신마비)가 일어날 수 있다.
- Geniculocalcarine tract(무릎새발톱로)는 internal capsule의 retrolentiform part(렌즈뒤부분)에 위치한다. 이 fiber들 중 일부는 temporal lobe(관자엽) 내부로 휘어져 들어갔다가 다시 뒤로 진행한다.
- Lateral ventricle(가쪽뇌실)의 frontal horn(이마뿔)과 central part(중심부분)의 천장은 corpus callosum이, 바닥은 thalamus와 fornix가, lateral wall은 caudate nucleus가, medial wall은 septum pellucidum이 이루고 있다.
- Lateral ventricle의 temporal horn(관자뿔) 속으로 amygdala와 hippocampus가 돌출되어 있다. Occipital horn(뒤통수뿔) 속으로는 calcarine sulcus가 돌출되어 있다.
- Interventricular foramen(뇌실사이구멍)은 column of fornix와 anterior tubercle of thalamus가 경계를 이룬다.

좌우 각 cerebral hemisphere(대뇌반구) 내부에는 다량의 white matter가 존재한다. 이 white matter는 **medullary center(속질중심)**라고도 하며, cerebral cortex의 각 부분들을 출입하는 수많은 axon들로 이루어져 있다. Cerebral cortex와 subcortical gray matter(겉질밑회색질) 사이를 연결하는 axon들은 internal capsule(속섬유막)로 이어진다. Lateral ventricle(가쪽뇌실)은 좌우 각 대뇌반구 내부에 하나씩 있으며, 네 ventricle 중 가장 크고 cerebrospinal fluid(CSF, 뇌척수액)의 생산 및 순환에 중요하다.

Cerebral White Matter(대뇌백색질)

Cerebral white matter에는 세 종류의 axon이 있다(그림 16-1). **Association fiber(연합섬유)**는 한쪽 대뇌반구에 국한해서 한 cortex 부위를 다른 cortex 부위에 연결한다. Short association fiber(짧은연합섬유)인 arcuate fiber(대뇌활꼴섬유)들은 인접한 cortex 부위들 사이를 연결하며, 반면에 long association fiber(긴연합섬유)는 서로 다른 lobe 사이를 연결한다. Long association fiber 중 대부분은 고유 명칭이 있는 세로 방향으로 진행하는 다발을 이루고

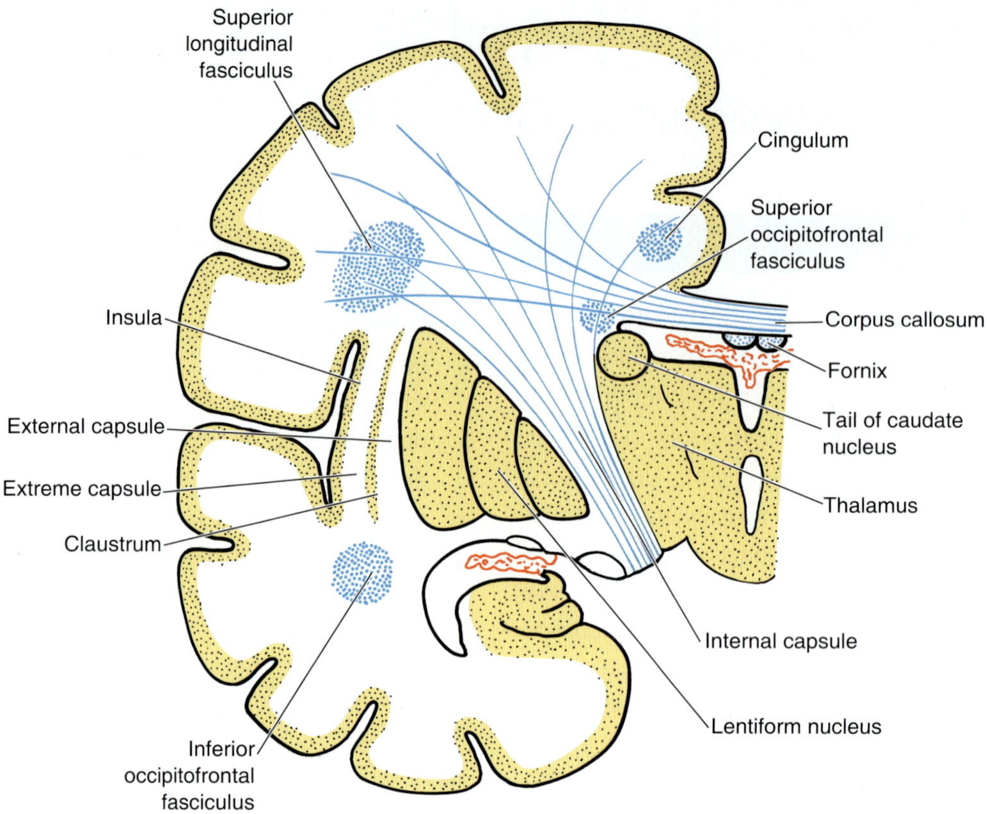

그림 16-1 Cerebral hemisphere(대뇌반구)의 관상단면. 주요 gray matter(회색질) 구조들이 노란색으로 표시되어 있다. 파란색으로 표시한 대표적인 association fiber(연합섬유), commissural fiber(맞교차섬유), projection fiber(투사섬유) 다발들의 위치를 확인하라. Lateral ventricle(가쪽뇌실)과 third ventricle(셋째뇌실)에 있는 choroid plexus(맥락얼기)는 빨간색으로 표시했다.

있으며, 이 다발들은 뇌를 해부하거나 diffusion tensor magnetic resonance imaging을 이용하면 관찰할 수 있다. **Commissural fiber(맞교차섬유)**는 좌우 대뇌반구의 cortex를 서로 연결하는데, 대부분은 corpus callosum(뇌들보)에 포함되어 있고 나머지는 anterior commissure(앞맞교차)를 이룬다. **Projection fiber(투사섬유)**는 cerebral cortex와 subcortical structure(겉질밑구조) 사이를 연결한다. Subcortical structure로는 corpus striatum, thalamus, brain stem, spinal cord 등이 있다. Projection fiber는 cerebral cortex에 대해 afferent인 corticopetal fiber(겉질들섬유)이거나 efferent인 corticofugal fiber(겉질날섬유)이다. Corticopetal projection fiber의 대부분은 thalamus에서 시작되지만, 일부는 olfactory bulb나 hypothalamus나 brain stem에 있는 nucleus들에서 시작되어 올라온다(9장, 11장, 17장 참조).

Association Fasciculus(연합섬유다발)

Association fiber는 앞서 설명한 세 종류의 fiber들 중 가장 많다. 수술, 혈관질환, 병터 등으로 인해 association fasciculus가 손상되면 기능적으로 연관된 cerebral cortex 부위들 사이의 연결이 차단되기 때문에 기능장애가 일어날 수 있다.

Cingulum(띠다발)은 cingulate gyrus(띠이랑)를 해부하기만 하면 쉽게 확인할 수 있는(그림 16-2, 16-3), limbic lobe(둘레엽)의 association fasciculus 중 하나이다. 이 세로 방향의 fasciculus에 포함된 axon들은 쌍방향으로 진행하면서 cingulate gyrus, temporal lobe의 parahippocampal gyrus(해마곁이랑), corpus callosum의 genu(무릎)보다 아래에 있는 septal area(사이막구역) 사이를 연결한다.

Superior longitudinal fasciculus(위세로다발)는 **arcuate fasciculus(활꼴다발)**라고도 하며, insula(대뇌섬)의 위에서 앞뒤 방향으로 진행한다(그림 16-2, 16-3). 그 fiber

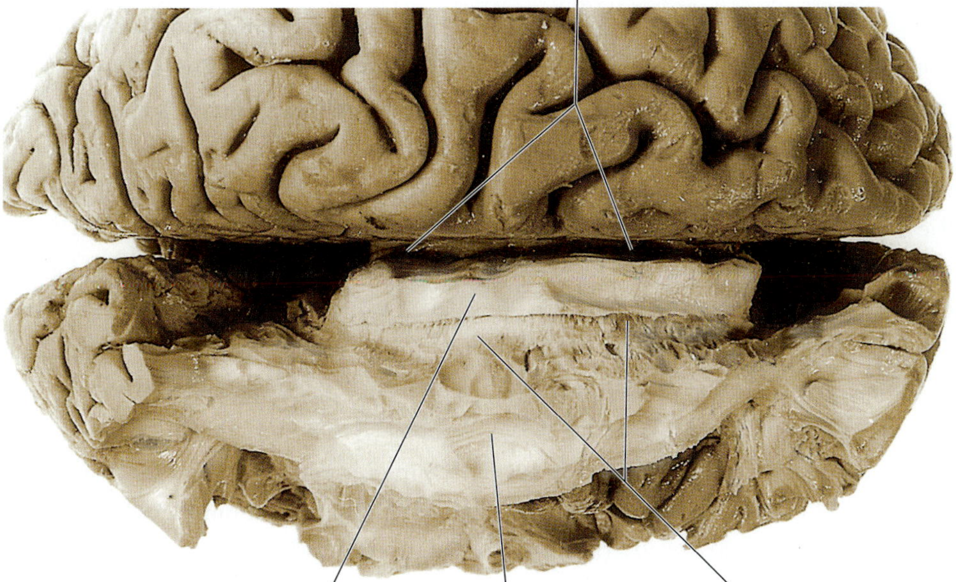

그림 16-2 오른쪽 cerebral hemisphere(대뇌반구)를 해부한 후 dorsal(등쪽)에서 촬영한 사진으로, 사진의 오른쪽에 frontal pole(이마극)이 위치한다.

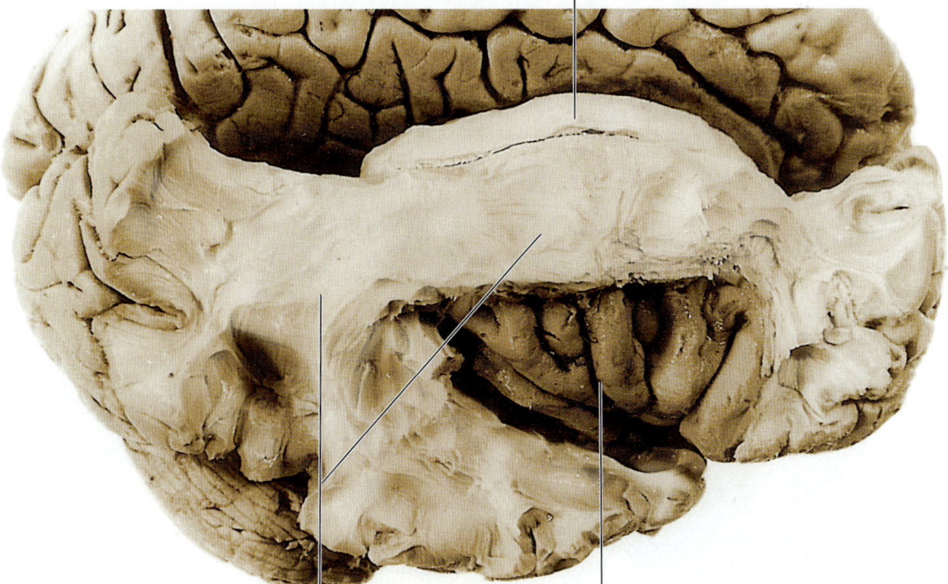

그림 16-3 오른쪽 cerebral hemisphere(대뇌반구)를 해부한 후 dorsal(등쪽)에서 촬영한 사진으로, 사진의 오른쪽에 frontal pole(이마극)과 temporal pole(관자극)이 위치한다.

들 중 상당수는 아래로 방향을 돌려 temporal lobe로 들어간다. Superior longitudinal fasciculus는 다른 굵은 association fasciculus와 마찬가지로 길이가 다양한 axon들로 구성되어 있으며, 그 진행 경로 도중에 어느 곳에서나 axon들이 출입하고 있다. Superior longitudinal fasciculus는 parietal lobe, temporal lobe, occipital lobe의 cortex와 frontal lobe의 cortex 사이를 연결하는 중요한 정보교환 수단이 된다. Parietal lobe의 cortex에서 종합된 감각 신호는 superior longitudinal fasciculus를 통해 frontal lobe에 전달되어 적절한 운동 프로그램을 생성하는 데 영향을 줄 수 있는데, 특히 시각과 proprioception 신호가 그러하다. Arcuate fasciculus에는 receptive language area(수용언어영역)인 sensory language area(감각언어영역)와 expressive language area(표현언어영역)인 motor language area(운동언어영역) 사이를 연결하는 fiber들도 포함되어 있다(15장 참조). **Inferior longitudinal fasciculus(아래세로다발)**는 occipital lobe 및 temporal lobe의 lateral surface와 ventral surface 밑을 지나기 때문에 해부해서 관찰하기가 쉽지 않다.

Inferior occipitofrontal fasciculus(아래뒤통수이마다발)와 **uncinate fasciculus(갈고리다발)**는 한 association fasciculus 체계를 이루는 구성원들이다(그림 16-4, 16-5). 이 association fiber들은 insula와 lentiform nucleus(렌즈핵)의 아래에서 납작하게 눌려서 윤곽이 분명한 fasciculus를 형성한다. 둘 중에 대뇌반구의 앞뒤로 이어지는 더 긴 성분이 inferior occipitofrontal fasciculus이다. 반면에 uncinate fasciculus는 lateral sulcus(가쪽고랑)가 시작하는 부분 주위를 갈고리처럼 휘어지는 성분으로, frontal lobe의 cortex[특히 orbital surface(눈확면)에 있는 cortex]를 temporal pole(관자극) 부위 cortex에 연결한다.

Superior occipitofrontal fasciculus(위뒤통수이마다발)는 일명 **subcallosal bundle(뇌들보밑다발)**이라고도 하며, 대뇌반구 내부에 깊이 위치하고 있다(그림 16-1). 그 fiber들은 넓게 퍼져서 frontal lobe의 cortex와 대뇌반구 중 뒷부분에 있는 cortex로 연결된다.

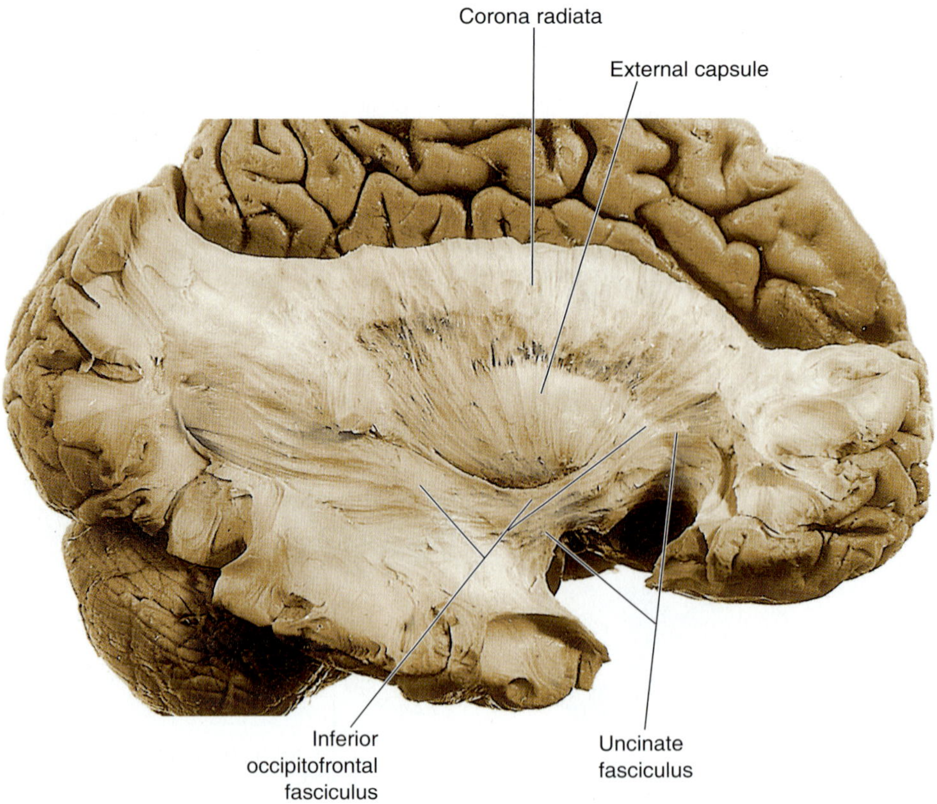

그림 16-4 오른쪽 cerebral hemisphere(대뇌반구)의 white matter(백색질). Superior longitudinal fasciculus(위세로다발), insula(대뇌섬)와 그 속에 존재하는 구조들을 external capsule(바깥섬유막) 직전까지 제거한 상태이다.

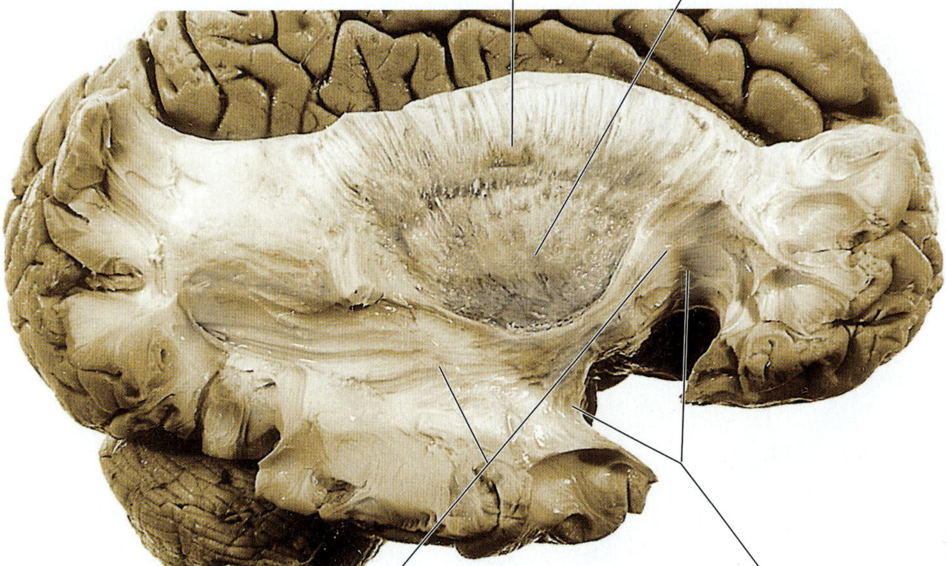

그림 16-5 그림 16-4에 이어서 external capsule(바깥섬유막)까지 제거하여 lentiform nucleus(렌즈핵)를 노출시켰다.

무수히 많은 **arcuate fiber(대뇌활꼴섬유)**는 서로 이웃한 gyrus(이랑)들 사이를 연결한다. 이 짧은 subcortical association fiber(겉질밑연합섬유)들은 gyrus에 직각 방향이며 두 gyrus 사이에 있는 sulcus(고랑) 밑에서는 예각으로 꺾인다. 한 gyrus나 sulcus를 따라서 활성이 전파되는 과정은 다른 subcortical association fiber들과 cortex 속 axon들을 통해 일어난다.

Commissure(맞교차)

Corpus Callosum(뇌들보, 뇌량)

Neocortex(새겉질)를 연결하는 commissural fiber 중 대부분은 **corpus callosum**을 형성하고, 나머지는 neocortex가 아닌 곳에서 시작된 fiber들과 함께 anterior commissure에 포함되어 있다. Corpus callosum은 크기나 모양이 사람마다 상당히 다르다. 실험동물에서는 한쪽 대뇌반구의 cortex 중 한 영역에서 시작된 commissural fiber는 반대쪽 대뇌반구의 해당 영역과 그 영역에 기능적으로 밀접한 관련이 있는 cortex에서 끝난다. 그러나 primary somatosensory cortex(일차몸감각겉질)의 손 담당 영역과 대부분의 primary visual area(일차시각영역)는 좌우가 직접 commissural fiber로 연결되어 있지 않다는 점에서 주목할 만 하다. 대신에 이 영역들은 인접한 association area(연합영역)들 사이를 연결하는 corpus callosum의 fiber를 통해 소통함으로써 기능을 수행한다. Temporal lobe의 cortex 중 상당 부분은 corpus callosum이 아니라 anterior commissure를 통해 연결된다.

Corpus callosum의 **trunk(줄기)**는 정중선과 그 근처에서 commissural fiber들이 조밀하게 모여 있는 부분이다(그림 16-2). 이 부분의 commissural fiber들은 lateral로 진행하면서 association bundle이나 projection fiber와 교차한다. Trunk의 앞뒤 길이는 대뇌반구에 비해 상당히 짧은데, 이 때문에 그 뒤끝인 **splenium(팽대)**과 앞끝인 **genu(무릎)**가 두꺼워져 있다(그림 13-2). 좌우 occipital lobe를 연결하는 부챗살 모양으로 배열된 fiber들과 splenium이 **forceps occipitalis(뒤통수집게**, forceps major 큰집게)를 이루고(그림 16-6), 좌우 frontal lobe를 연결하는 부챗살 모양으로 배열된 fiber들과 genu가 **forceps frontalis(이마집게**, forceps minor 작은집게)를 이룬다. Genu

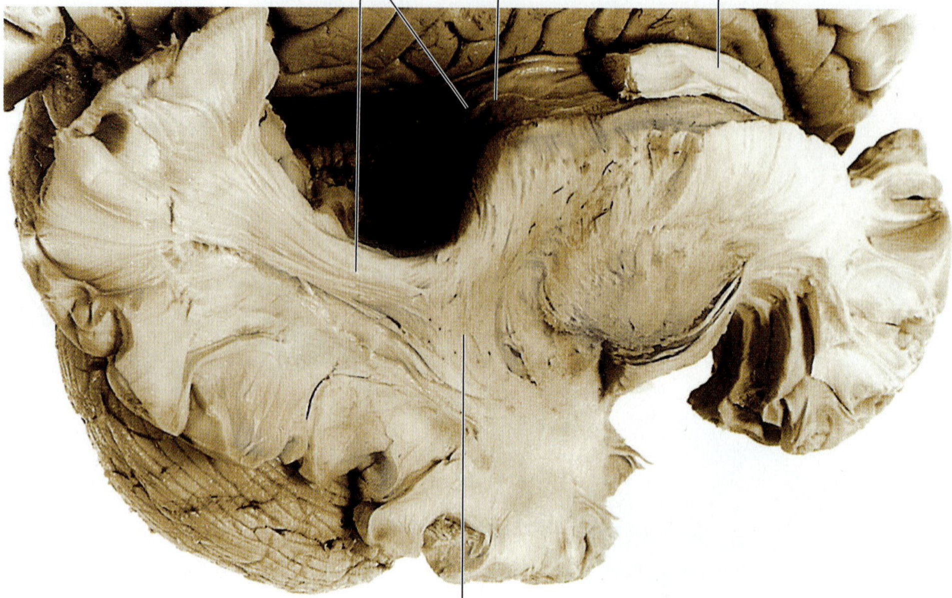

그림 16-6 오른쪽 cerebral hemisphere(대뇌반구)에서 corpus callosum(뇌들보)의 일부를 해부한 표본. Cingulum(띠다발)의 뒤절반은 제거된 상태이며, 노출된 corpus callosum의 윗면에 longitudinal stria(세로섬유줄)들이 보인다.

는 점차 가늘어져서 corpus callosum의 **rostrum(부리)**으로 이어지는데, rostrum은 third ventricle의 앞벽을 이루는 lamina terminalis와 이어져 있다. Corpus callosum의 fiber들 중 일부가 temporal horn of lateral ventricle(가쪽뇌실관자뿔) 위로 얇은 판을 이루는데, 이것이 **tapetum(뇌실벽판)**이다(그림 16-6). Tapetum을 통해 좌우 temporal lobe의 cortex 사이의 정보 교환 중 일부가 일어난다.

Corpus callosum의 ventral surface는 lateral ventricle의 천장을 이루며, 정중선을 따라 fornix와 septum pellucidum에 접해 있다. **Fornix(뇌활, 뇌궁)**는 좌우 대칭인 구조로, 각 temporal lobe의 hippocampal formation(해마체)을 hypothalamus와 forebrain(앞뇌)의 septal area(사이막구역)에 연결하는 튼튼한 fiber 집단이다(그림 18-2). **Crus of fornix(뇌활다리)**는 각 hippocampus의 뒤끝에서 시작해서 앞으로 휘어져 올라가며 **body of fornix(뇌활몸통)**를 형성하며, body of fornix는 trunk of corpus callosum의 아랫면에 닿아 있다. 그리고 body of fornix는 좌우 **column of fornix(뇌활기둥)**로 갈라진다. Column of fornix는 ventral로 방향을 바꾸어 corpus callosum으로부터 멀어진 후 interventricular foramen의 앞경계를 이루고, 이어서 hypothalamus로 계속된다. 그 결과 형성된 fornix와 corpus callosum 사이의 간격은 **septum pellucidum(투명사이막)**이 이어준다(그림 11-2). Septum pellucidum은 neuroglial tissue(신경아교조직)로 이루어진 얇은 판인데, 그 앞끝에 neuron 집단들이 흩어져 분포하고, 좌우 옆면은 ependyma(뇌실막)로 덮여 있다. Septum pellucidum은 좌우 frontal horn of lateral ventricle 사이를 가르는 두 겹의 막으로, 두 겹 사이에는 틈새처럼 좁은 **cavum septi pellucidi(투명사이막공간)**가 있다. 이 공간은 ventricle이나 subarachnoid space와 교통하지 않는 폐쇄된 공간이다.

Anterior Commissure(앞맞교차)

Anterior commissure는 lamina terminalis에서 정중선을 교차하는 axon들로 이루어진 다발로서, 좌우 corpus striatum 중 앞부분을 지나며, 좌우 temporal lobe 사이를 연결하는 fiber들이 지나는 또 하나의 통로가 된다(그림 16-7). Anterior commissure는 좌우 middle temporal gyrus 및 inferior temporal gyrus 사이를 연결하는 fiber들을 포

함하고 있다. 이 fiber들은 corpus callosum과 유사하게 neocortex 사이를 연결한다. 다른 fiber들은 좌우 temporal lobe의 olfactory cortex(후각겉질), 일명 lateral olfactory area(가쪽후각영역) 사이를 연결하는데, 이 cortex에서 가장 눈에 띄는 구조는 uncus(갈고리이랑)이다. 그밖에 좌우 olfactory bulb 사이를 서로 연결하는 axon도 포함되지만 사람의 anterior commissure에서는 그 비율이 낮다.

Cerebral Commissure(대뇌맞교차)의 기능

Corpus callosum과 anterior commissure를 통해 좌우 대뇌반구가 서로 연결되기 때문에 memory trace(기억흔적)가 좌우 양쪽 모두에 형성될 수 있다. 감각을 통해 얻은 모든 정보는 양쪽 대뇌반구에 수집된다. 중증 epilepsy(뇌전증, 간질) 환자 중 일부가 corpus callosum을 절단하는 수술을 받았었는데, 수술을 하면 epilepsy로 인해 전기 흥분이 일어나더라도 한쪽 대뇌반구에 국한되어 seizure(발작)가 신체의 한쪽에만 일어난다. 이렇게 commissurotomy(맞교차절개술)를 해도 지능이나 행동이나 감정반응 등에는 큰 변화가 일어나지 않는다. 하지만 한쪽 손으로 새로 익힌 작업은 더 이상 반대쪽 손으로 따라할 수 없게 된다.

Commissurotomy로 인해 생긴 결과 중 가장 중요한 것은 언어와 관련이 있다. 대부분의 사람은 언어 능력이 왼쪽 대뇌반구에 기반을 둔다. 이 수술을 받고 회복한 후에는 눈을 감은 채 왼손에 쥔 물건이나 왼쪽 시야에만 보이는 물건을 말로 설명하지 못한다. 그 물체가 뭔지 알고 있지만 말이다. 감각 정보가 왼쪽 대뇌반구에 도달할 경우는 이런 문제가 없다. Commissurotomy 후에는 오른쪽 대뇌반구에 도달한 정보는 말로 표현할 수 없음은 물론 agraphia(쓰기언어불능증) 상태가 된다. 오른쪽 대뇌반구가 왼쪽 대뇌반구에 있는 언어 기억에 접근하지 못하기 때문이다. 그러나 언어에 관해 열세인 대뇌반구는 다른 몇 가지 기능에 우세하다. 그 예로는 원근감이 있는 그림 그리기나 설계도대로 벽돌 쌓기 등이 있다. 즉 비언어 대뇌반구는 3차원 원근 능력에 능숙해야만 할 수 있는 기능에 더 숙달되어 있다. 좌우 대뇌반구의 차이는 15장에서 자세히

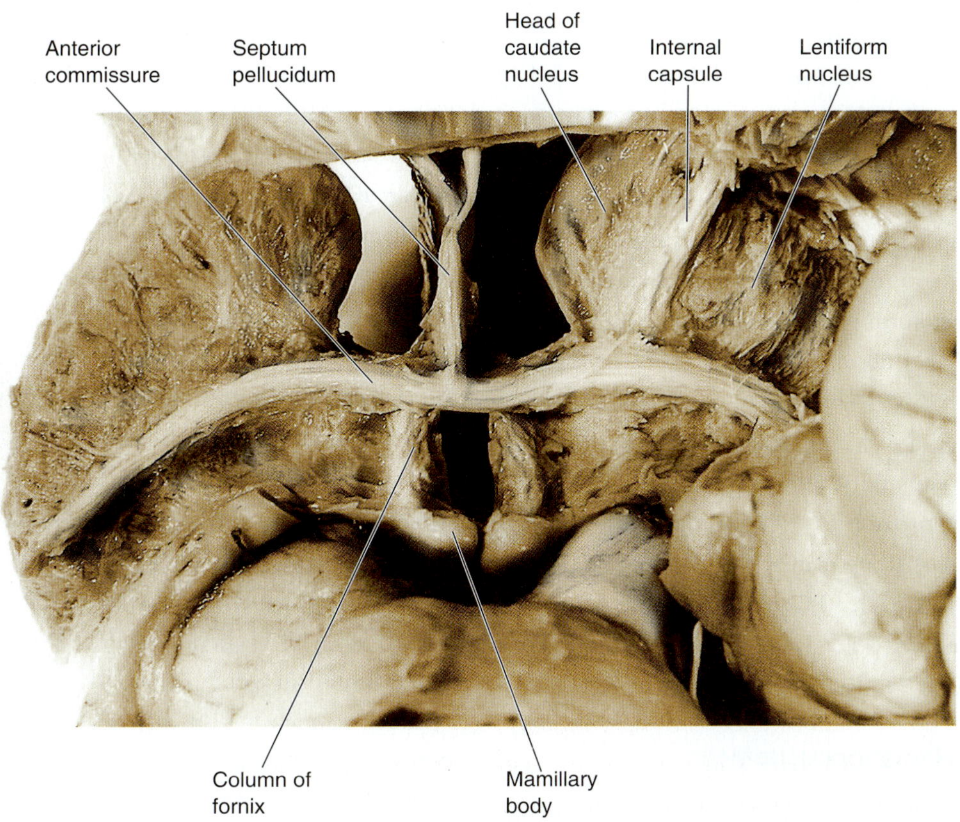

그림 16-7 뇌를 해부하여 anterior commissure(앞맞교차)를 노출시킨 후 왼쪽 frontal pole(이마극) 앞에서 촬영한 사진.

임상노트

Traumatic Encephalopathy(외상뇌병증)

Septum pellucidum에 큰 구멍이 하나 뚫린 소견이 권투 선수의 뇌에서 종종 발견된다. 이 구멍으로 인해 일어난다고 확정된 기능 장애는 없지만, 다른 수많은 작은 병터들이 cerebral white matter에 생겨서 axon들이 절단된 경우가 자주 있다. 그 결과로 cerebral cortex 부위들을 서로 연결하는 fiber의 수가 전반적으로 감소하면 **chronic traumatic encephalopathy(만성외상뇌병증)** 또는 **dementia pugilistica(권투선수치매)**가 초래되는데, 속칭 punch-drunkenness(펀치드렁크)라고도 한다. Deterioration of personality(인격황폐)와 기억 장애 증상은 cerebrum 내의 기능적 연결이 차단된 탓으로 해석할 수 있으며, parkinsonism(파킨슨증) 증상도 같은 이유 때문일 가능성이 있다. Dysarthria(조음장애)와 ataxia(실조)는 cerebellum(소뇌)에서의 신경 연결이 cerebrum에서와 비슷하게 여러 곳에서 차단됨으로 인해 나타났을 수 있다.

설명한 바 있다.

Internal Capsule(속섬유막, 내포)과 Projection Fiber(투사섬유)

Projection fiber는 internal capsule에서는 밀집해 있으며, cerebral white matter 내에서는 부챗살처럼 넓게 퍼져서 **corona radiata(대뇌부챗살)**를 이룬다(그림 16-5). Internal capsule은 **anterior limb(앞다리)**, **genu(무릎)**, **posterior limb(뒤다리)**, **retrolentiform part(렌즈뒤부분)**, **sublentiform part(렌즈밑부분)**로 구성되며, 각 부분은 모두 주위 gray matter와의 위치 관계가 정해져 있다. 즉 anterior limb은 lentiform nucleus(렌즈핵)와 head of caudate nucleus(꼬리핵 머리) 사이에 위치한다. Genu는 lentiform nucleus의 apex(꼭지)의 medial에 위치하며, posterior limb은 lentiform nucleus와 thalamus 사이에 끼어 있다. Retrolentiform part는 lentiform nucleus 뒤에 위치하며, sublentiform part는 lentiform nucleus 중 뒷부분의 아래를 지나는 fiber들로 구성되어 있다. Internal capsule과 주위 구조의 위치 관계는 insula 높이에서의 수평단면에서 가장 쉽게 확인할 수 있다(그림 16-8).

External capsule(바깥섬유막)의 성분은 완전히 밝혀지지 않았지만 putamen(조가비핵)과 claustrum(담장) 사이에 있는 이 얇은 white matter 층의 주성분이 projection fiber임은 알려져 있다. 이 fiber에는 putamen에서 끝나는 corticostriate fiber(겉질줄무늬체섬유) 중 일부와 corticoreticular fiber(겉질그물섬유) 중 일부가 포함되어 있다.

Thalamic Radiation(시상부챗살)

Projection fiber들 중 상당수는 thalamus와 cerebral cortex를 서로 연결하는 경로가 된다. **Anterior thalamic radiation(앞시상부챗살)**은 internal capsule 중 anterior limb을 지나며, thalamus의 mediodorsal nucleus(안쪽등쪽핵)와 prefrontal cortex(이마앞겉질)를 서로 연결하는 fiber들이 주성분이다. **Middle thalamic radiation(central thalamic radiation, 중심시상부챗살)**은 internal capsule 중 posterior limb의 한 구성원이다. 이 thalamic radiation은 thalamus의 ventral posterior nucleus(배쪽바닥핵)에서부터 parietal lobe의 somesthetic area(몸감각영역)로 전달되는 somatosensory projection fiber들을 포함한다. 이 fiber들은 posterior limb 중 뒷부분을 통해 위로 올라가며, 이곳에서 motor projection fiber와 조금 섞인다. Middle thalamic radiation의 다른 fiber들은 thalamus와 parietal lobe의 association cortex를 서로 연결하는 경로가 된다. Thalamus의 ventral anterior nucleus(배쪽앞핵)와 ventral lateral nucleus(배쪽가쪽핵)에서 시작된 fiber들은 internal capsule 중 genu와 그에 이웃한 posterior limb 부위를 통과한 후 frontal lobe에 속한 motor area(운동영역), premotor area(운동앞영역), supplementary motor area(보조운동영역), cingulate motor area(띠운동영역)에 도달한다.

Posterior thalamic radiation(뒤시상부챗살)은 thalamus와 occipital lobe의 cortex를 서로 연결한다. 그 중에서 visual cortex로 연결되는 **geniculocalcarine tract(무릎새발톱로, optic radiation 시각부챗살)**가 특히 중요한 성분이다. Lateral geniculate body에서 시작된 geniculocalcarine tract는 먼저 internal capsule의 sublentiform part와 retrolentiform part를 지난다. 이어서 fiber들이 펼쳐져서 lateral ventricle 주위에 넓은 띠를 이룬 후 뒤로 방향을 돌려 occipital lobe로 이어진다. 이 fiber들 중 일부(시야 중 위절반의 정보를 전달하는 fiber들)는 상당한 거리를 앞으로 나아가 lateral ventricle의 temporal horn 위에서 tem-

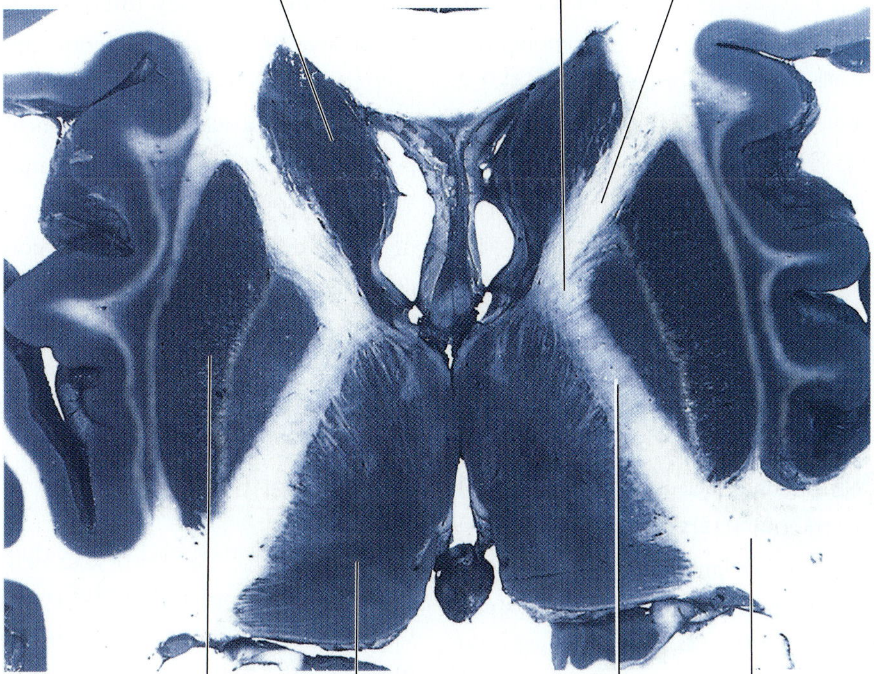

그림 16-8 Insula(대뇌섬)가 있는 위치에서 cerebrum(대뇌)을 수평절단한 후 염색한 표본으로, 진하게 염색된 gray matter(회색질)와 흐리게 염색된 white matter(백색질)가 쉽게 구별된다. Internal capsule(속섬유막)의 genu(무릎)와 anterior limb(앞다리) 및 posterior limb(뒤다리)은 위치를 표시했다. Internal capsule의 sublentiform part(렌즈밑부분)는 이보다 더 아래 단면에서 lentiform nucleus(렌즈핵) 중 뒷부분의 아래에 포함되어 있다. 이 단면에서 관찰되는 기타 구조들은 그림 12-2를 참조하라.

poral lobe로 들어간 후 다시 방향을 뒤로 돌려 occipital lobe로 이어지는데, 이 fiber 집단을 **Meyer's loop(마이어고리)**이라 부른다(그림 20-7). Posterior thalamic radiation은 pulvinar of thalamus와 occipital lobe의 association cortex 부위를 서로 연결하는 경로를 이루는 fiber들도 포함한다. **Inferior thalamic radiation(아래시상부챗살)**은 thalamic nucleus를 temporal lobe의 cortex에 연결하는, internal capsule 중 sublentiform part에서 수평 방향으로 지나는 fiber들로 이루어져 있다. 이 fiber들 중 대부분은 **auditory radiation(청각부챗살)**에 포함된다. Auditory radiation은 medial geniculate body에서 시작하여 superior temporal gyrus(위관자이랑)의 윗면에 있는 primary auditory area(일차청각영역)에서 끝난다.

Motor Projection Fiber(운동투사섬유)

나머지 projection fiber는 corticofugal fiber이며, 그 중 상당수는 운동 기능이 있다. **Corticobulbar tract(corticonuclear tract, 겉질핵로)**와 **corticospinal tract(겉질척수로)**는 함께 pyramidal motor system(피라밋로운동계통)을 이루는데, 이 tract들은 frontal lobe에 속한 motor area, premotor area, supplementary motor area, cingulate motor area와 parietal lobe 중 앞부분에서 시작된다. 이 axon들은

운동을 담당하는 corticoreticular fiber와 함께 아래로 내려가는 것으로 추정된다(256쪽 참조). 이 descending axon들은 모여서 corona radiata를 지난 후 internal capsule의 posterior limb 중 앞부분으로 들어간다. 이어서 caudal로 내려가는 도중에 이미 anterior limb을 지난 frontopontine fiber(이마다리뇌섬유)에 의해 posterior limb 중 뒷부분으로 밀려난다. Corticobulbar fiber(겉질핵섬유)가 가장 앞에 위치하며, 그 뒤로 팔, 몸통, 다리를 담당하는 corticospinal fiber(겉질척수섬유)가 순서대로 위치한다. 이 신체 부위를 담당하는 fiber들이 차지하는 영역은 상당히 겹치기 때문에 internal capsule에 작은 병터가 생겨도 심각한 영향을 미칠 수 있다.

Corticopontine fiber(겉질다리뇌섬유)는 네 lobe 모두에서 cortex로부터 시작되지만 frontal lobe와 parietal lobe에서 시작된 fiber가 가장 많다. 이 fiber들은 basal part of pons에 있는 pontine nucleus(다리뇌핵)에서 끝난다. **Frontopontine tract(이마다리뇌로)**를 이루는 fiber들은 internal capsule의 anterior limb과 posterior limb(앞부분)을 지난다. **Parietotemporopontine tract(마루관자다리뇌로)**를 이루는 fiber들 중 대부분은 parietal lobe에서 시작되어 internal capsule의 retrolentiform part를 지난다.

Corticostriate fiber(겉질줄무늬체섬유)는 neocortex의 모든 부분들에서 시작되어 striatum(새줄무늬체)에서 끝난다. Caudate nucleus와 putamen은 internal capsule로부터 이 fiber들을 받는데, putamen은 external capsule을 통해서도 일부를 받는다.

나머지 projection fiber들은 아래로 내려가서 brain stem의 nucleus에 도달한다. **Corticorubral fiber(겉질적색섬유)**는 frontal lobe의 motor area에서 시작되어 red nucleus(적색핵)에서 끝난다. **Corticoreticular fiber(겉질그물섬유)**는 motor area와 parietal lobe의 cortex에서 시작하는데, parietal lobe 중에서도 primary somesthetic area(일차몸감각영역)에서 주로 시작된다. 이 fiber들은 대부분 central group of reticular nucleus(그물핵 중심무리)에서 끝난다. **Cortico-olivary fiber(겉질올리브섬유)**도 대부분 motor area에서 시작되어 inferior olivary complex(아래올리브복합체)로 진행한다. 이상의 descending pathway들에는 internal capsule과 basis pedunculi(다리밑동)를 통해 pons와 medulla에 이르기까지 pyramidal system의 axon들과 함께 진행한다. Internal capsule을 파괴하는 병터가 생기면 이 descending pathway들도 corticospinal tract 및 corticobulbar tract와 함께 손상된다. 이러한 병터는 thalamus의 ventral lateral nucleus와 ventral anterior nucleus에서 시작되어 cerebral cortex 중 motor area에 전달되는 thalamocortical fiber(시상겉질섬유)도 침범한다.

Lateral Ventricle(가쪽뇌실)

좌우 대뇌반구 속에 하나씩 있는 대략 C자 모양의 공간인 좌우 lateral ventricle은 속면이 ependyma로 덮여 있으며 CSF가 차 있다. 각 lateral ventricle은 parietal lobe에 있는 central part와, central part에서 frontal lobe, occipital lobe, temporal lobe로 각각 연장된 horn(뿔)들로 구성된다. Lateral ventricle의 벽에서 관찰되는 대표적 구조들은 그림 16-9와 16-10에서 확인할 수 있다. 전체 ventricle의 구성은 그림 16-11을 참조하라.

가쪽뇌실 중 **central part(중심부분)**의 천장은 평평하며, corpus callosum으로 이루어져 있다. 그 바닥은 일부가 thalamus의 dorsal surface로 이루어져 있고, anterior tubercle(시상앞결절)은 third ventricle로 이어지는 interventricular foramen의 경계가 된다. Tail of caudate nucleus(꼬리핵 꼬리)는 central part의 바닥의 lateral border를

임상노트

Internal Capsule(속섬유막)의 병터

Internal capsule 중 뒷부분에 infarction(경색증)이 생기면 심각한 신경장애가 나타난다. 이 장애에는 소위 'upper motor neuron lesion(위운동신경세포 병터)'으로 인한 효과가 포함되는데(23장 참조), 그 주된 이유는 pyramidal fiber와 corticoreticular fiber가 차단되는 데 있다. 그 결과 일어나는 **hemiparesis(반신불완전마비)**는 신체의 반대쪽(왼쪽이나 오른쪽) 절반에서 모든 근육이 약화되는 것이고, **hemiplegia(반신마비)**는 그 쪽 근육이 완전히 마비되는 것이다. Internal capsule에 병터가 생기면 somesthetic area에 투사되는 thalamocortical fiber도 침범되어 general sensory deficit(일반감각결손)이 일어나기도 하며, geniculocalcarine fiber도 차단되어 visual field defect(시야결손)가 일어나기도 한다.

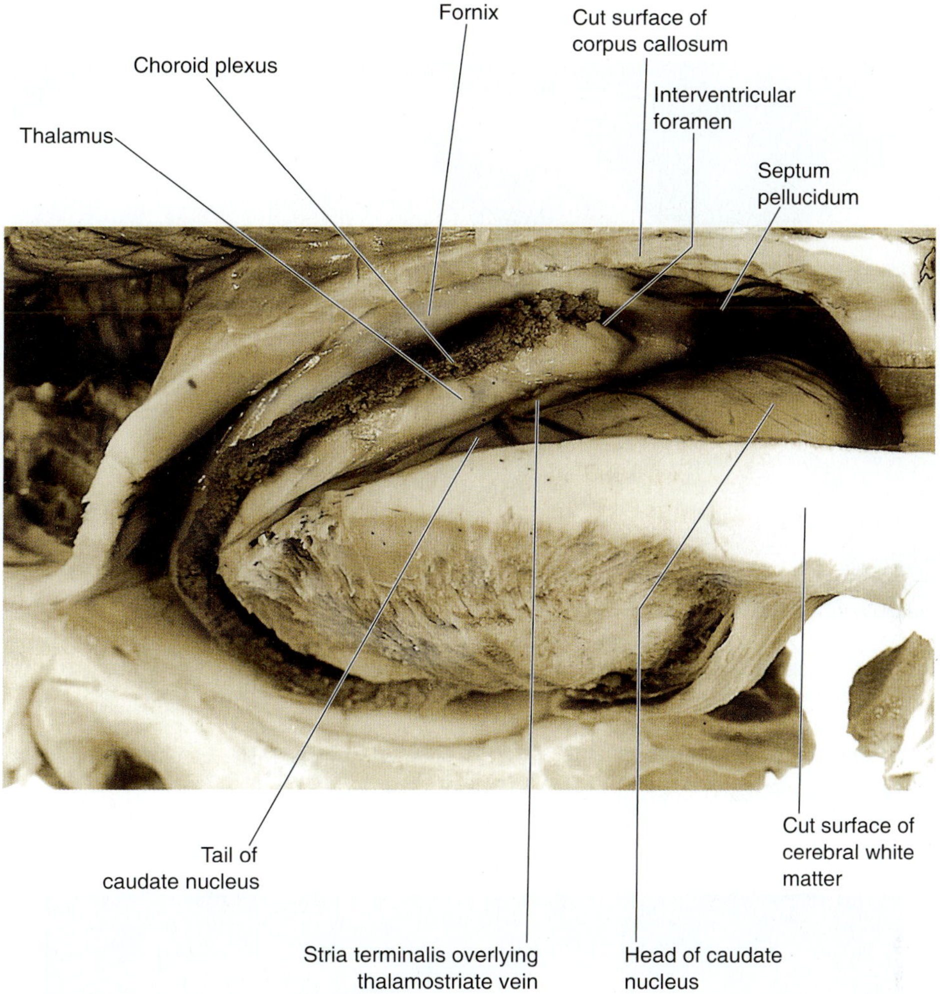

그림 16-9 오른쪽 cerebral hemisphere(대뇌반구)를 해부한 후 dorsolateral(등쪽가쪽)에서 촬영한 사진. Lateral ventricle(가쪽뇌실)의 천장은 제거된 상태이다.

따라서 돌출된 능선을 형성한다. **Stria terminalis(분계섬유줄**; 그림 11-12)는 temporal lobe의 amygdaloid body에서 시작된 fiber들로 이루어진 가는 다발로서, tail of caudate nucleus와 thalamus 사이에 있는 고랑에 놓인 채 thalamostriate vein(시상줄무늬체정맥), 즉 vena terminalis(종말정맥)를 따라 이어진다. Fornix는 central part의 바닥을 medial에서 완성하고, choroid plexus(맥락얼기)는 **choroidal fissure(맥락틈새)**의 모서리에 부착되어 있다. 이 틈새는 fornix와 thalamus 사이에 있는 간격이다. Stria terminalis와 fornix는 limbic system의 association fasciculus이다.

Lateral ventricle의 **frontal horn(이마뿔, 앞뿔)**은 interventricular foramen 부위에서부터 앞으로 연장된 부분이다. Central part의 천장을 이루던 corpus callosum은 frontal horn에서도 천장으로 계속되고, corpus callosum의 genu는 frontal horn의 앞 경계를 이룬다. Septum pellucidum은 정중선에서 fornix와 corpus callosum 사이의 간격을 이어주면서 좌우 frontal horn 사이를 가른다. **Occipital horn(뒤통수뿔, 뒤뿔)**은 길이가 다양하며, cerebral white matter에 둘러싸여 있다(그림 16-10). Occipital horn의 medial wall에는 융기가 두 개 솟아 있는데, forceps occipitalis로 인해 융기된 **bulb of occipital horn(뒤통수뿔팽대)**과 calcarine sulcus(새발톱고랑)로 인해 융기된 **calcar avis(새발톱돌기)**가 그것이다.

가느다란 **temporal horn(관자뿔, 아래뿔)**은 temporal pole에서부터 약 3 cm 이내까지 이어진다. 세모꼴 부위인 **collateral trigone(곁고랑삼각)**은 lateral ventricle의 바

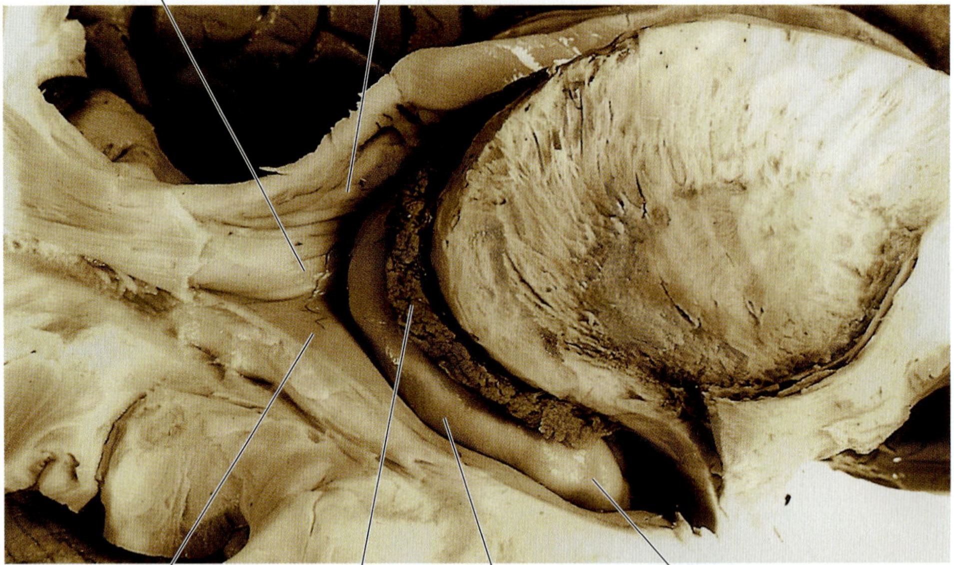

그림 16-10 오른쪽 cerebral hemisphere(대뇌반구)를 해부한 후 lateral에서 촬영한 사진. Lateral ventricle(가쪽뇌실)의 occipital horn(뒤통수뿔)과 temporal horn(관자뿔)이 관찰된다.

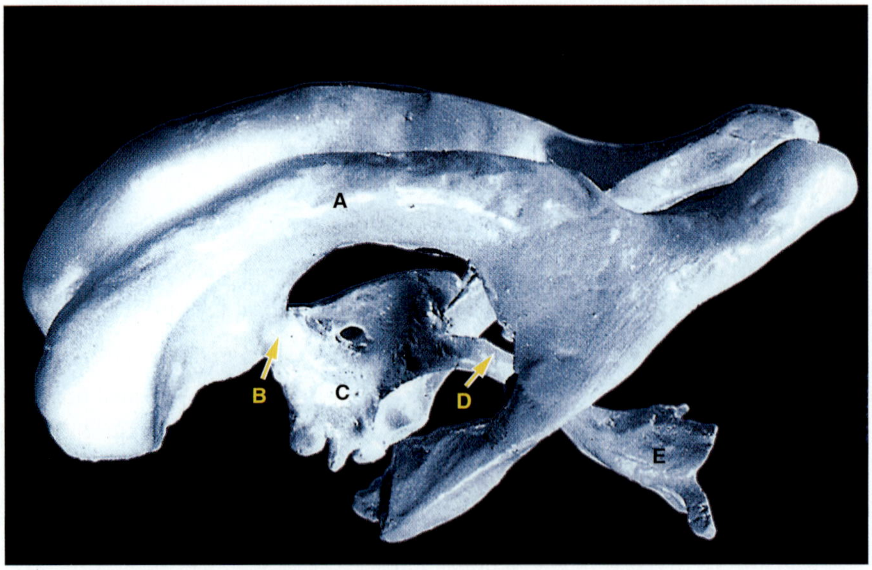

그림 16-11 Ventricular system(뇌실계통)의 주형. **(A)** 왼쪽 lateral ventricle(가쪽뇌실). **(B)** Interventricular foramen(뇌실사이구멍). **(C)** Third ventricle(셋째뇌실). **(D)** Cerebral aqueduct(중간뇌수도관). **(E)** Fourth ventricle(넷째뇌실).

임상노트

Temporal Horn(관자뿔)

Temporal lobe에 있는 temporal horn은 너무 작아서 대개는 CT 사진에 나타나지 않지만 lateral ventricle이 커지면 관찰할 수 있게 된다. CSF의 흐름이 차단되거나 주위 뇌조직이 atrophy(위축) 되면 lateral ventricle이 확장될 수 있다.

Temporal horn의 바닥에는 **hippocampus(해마)**라는 중요한 구조가 있다(그림 16-10). Hippocampus는 뇌의 바깥면에 있는 parahippocampal gyrus가 temporal horn의 바닥 속으로 '돌돌 김밥 말듯' 연장된 구조를 연상하면 된다. Hippocampus의 앞끝은 약간 확장되어 **pes hippocampi(해마발)**를 형성한다. 그 모양이 짐승의 발을 닮았기 때문에 이런 이름이 붙었다. Hippocampus에서 시작된 efferent fiber들은 모여서 hippocampus의 medial border를 따라 **fimbria(해마술)**라는 능선 구조를 형성한다. Fimbria는 hippocampus의 뒤끝에서 corpus callosum의 splenium 아래로 **crus of fornix (뇌활다리)**가 되어 계속된다. Lateral ventricle의 central part에 있는 choroid plexus는 temporal horn으로도 이어지는데, 이곳에서는 fimbria 위로 choroidal fissure의 가장자리에 부착되어 있다.

닥에서 occipital horn과 temporal horn이 central part로부터 갈라져나오는 곳에 있다. Lateral ventricle의 choroid plexus는 상당 부분이 collateral trigone 위에 놓여 있으며, 칼슘이 침착된 물질이 조금 포함되어 있기 때문에 CT 사진에서 관찰할 수 있다. 대뇌반구의 바깥면에 있는 collateral sulcus(곁고랑)는 collateral trigone의 바로 아래에 위치하는데, 이곳에서 **collateral eminence(곁고랑융기)**를 형성하기도 한다. 이곳을 지나는 tail of caudate nucleus는 매우 가늘며, temporal horn의 천장에서 앞으로 연장되어 amygdaloid body까지 이어진다. Amygdaloid body는 temporal horn의 앞끝 위에 있는 nucleus 집단으로, 바깥면에서 관찰되는 uncus에 가깝게 위치한다. Stria terminalis와 thalamostriate vein은 tail of caudate nucleus의 medial side를 따라 진행한다.

참고문헌

Bruni JE, Montemurro DG. *Human Neuroanatomy. A Text, Brain Atlas and Laboratory Dissection Guide*. 3rd ed. New York: Oxford University Press; 2009

Driesen NR, Raz N. The influence of sex, age, and handedness on corpus callosum morphology: a meta-analysis. *Psychobiology.* 1995;23:240-247.

Gazzaniga MS, Sperry RW. Language after section of the cerebral commissures. *Brain.* 1967;90:131-148.

Kretschmann H-J. Localization of the corticospinal fibres in the internal capsule in man. *J Anat.* 1988;160:219-225.

Mitchell TN, Free SL, Merschemke M, et al. Reliable callosal measurement: population normative data confirm sex-related differences. *AJNR Am J Neuroradiol.* 2003;24: 410-418.

Nolte J, Angevine JB. *The Human Brain in Photographs and Diagrams with CD-ROM.* 3rd ed. New York, NY: Elsevier; 2007.

Seymour SE, Reuter-Lorenz PA, Gazzaniga MS. The disconnection syndrome: basic findings reaffirmed. *Brain.* 1994;117:105-115.

Tredici G, Pizzini G, Bogliun G, et al. The site of motor corticospinal fibres in man: a computerized tomographic study of restricted lesions. *J Anat.* 1982;134:199-208.

Chapter 17

후각계통 Olfactory System

노구섭 역

요 점

- Olfactory receptor cell(후각수용기세포)은 epithelium(상피)속에 존재하는 특이한 신경세포로 precursor cell(전구세포)로부터 일정하게 복구 및 대체된다.
- Olfactory neurosensory cell(후각신경감각세포)들의 unmyelinated axon(민말이집축삭)은 좌우 각각 약 20개의 olfactory nerve(후각신경)로 구성된다. 이 신경은 ethmoid bone(벌집뼈)의 cribriform plate(체판)를 통과한 후에 그 위를 덮고 있는 olfactory bulb(후각망울)에서 끝난다.
- Cribriform plate가 골절되면 anosmia(후각상실)와 cerebrospinal fluid rhinorrhea(뇌척수액콧물)가 일어날 가능성이 있다.
- Olfactory bulb의 principal neuron(주신경세포)에서 시작된 axon들이 olfactory tract(후각로)를 구성한다. Olfactory tract는 frontal lobe(이마엽)의 배쪽면을 따라 주행한 후 anterior perforated substance(앞관통질)의 앞, 즉 rostral(입쪽)에 있는 olfactory trigone(후각삼각)에서 끝난다.
- 대부분의 olfactory tract의 axon은 lateral olfactory stria(가쪽후각섬유줄)를 따라 주행한 후 lateral olfactory area(가쪽후각영역)에서 끝난다. Lateral olfactory area는 cortex of uncus(갈고리이랑 겉질), limen insulae(섬문턱), entorhinal area(후각뇌속영역), corticomedial nucleus of amygdaloid body(겉질안쪽편도체핵)를 포함한다.
- Olfactory tract의 신경섬유 중 소수는 anterior olfactory nucleus(앞후각핵)와 anterior perforated substance부위에 있는 다양한 신경핵에서 끝난다. 이 신경세포 집단 중 일부는 olfactory tract를 따라 반대방향으로 진행하여 좌우 olfactory bulb에서 끝나는 신경섬유를 낸다. 이 신경섬유는 olfactory bulb에서 lateral olfactory area로의 신경신호조절을 담당한다.
- Olfactory tract의 신경섬유가 끝나는 부위는 직접 내지 간접적으로 prefrontal cortex(이마앞겉질), limbic system(둘레계통, 변연계), hypothalamus(시상하부), brain stem(뇌줄기)의 reticular formation(그물체)과 연결되어 있다. 이 연결경로를 통해 서로 다른 냄새에 대한 내장반응과 행동반응이 일어난다.

Olfactory system(후각계통)은 olfactory epithelium(후각상피), olfactory nerve(후각신경), olfactory bulb(후각망울), olfactory tract(후각로)와 이들과 기능적으로 연관된 cerebral cortex(대뇌겉질) 및 subcortical structure(겉질밑구조)들로 구성된다. 후각신호를 처리하는 뇌 부분들을 총괄하여 **rhinencephalon(후각뇌)**이라 한다.

후각은 기억을 상기시키고 감정을 일으키는 중요한 감각이다. 냄새는 입맛에도 기여한다. 후각기능을 상실한 사람은 모든 음식이 맛이 없거나 맛이 모두 비슷하다고 미각장애를 불평하지만, 실제로 냄새를 맡지 못하는 것을 인지 못하는 경우도 있다. 사실은 대부분의 미각 즐거움은 후각계통을 통한 향기를 음미하는 것이다. 일부 화학 자극, 특히 매운 음식이 주는 자극은 코와 입에 분포하는 trigeminal nerve(삼차신경)의 general sensory fiber(일반감각섬유)를 흥분시킨다. 코에서의 화학 자극에 대한 후각, 미각, 일반감각의 반응은 insula(대뇌섬, 섬엽)에서 통합될 가능성이 있다. Insula는 이 세가지 감각계통의 primary cortical area(일차겉질영역)에 가까이 위치한다.

Olfactory Epithelium(후각상피)과 Olfactory Nerve(후각신경)

Olfactory epithelium은 배아 머리의 입쪽 끝에서 ectoderm(외배엽)이 두꺼워진 부위인 **olfactory placode(후각기원판)**에서 유래한다. Olfactory placode를 이루는 세포들로부터 후각상피세포, olfactory nerve의 glial cell(아교세포), olfactory bulb의 가장 얕은 층에 있는 glial cell 중 일부가 발생한다. 성인의 olfactory epithelium은 각 nasal cavity(코안, 비강)에서 천장의 약 2.5 cm^2 부위를 덮고 있으며(그림 17-1), 코안의 가쪽벽과 nasal septum(코중격)의 일부분도 덮는다. Olfactory sensory cell(후각감각세포)은 다

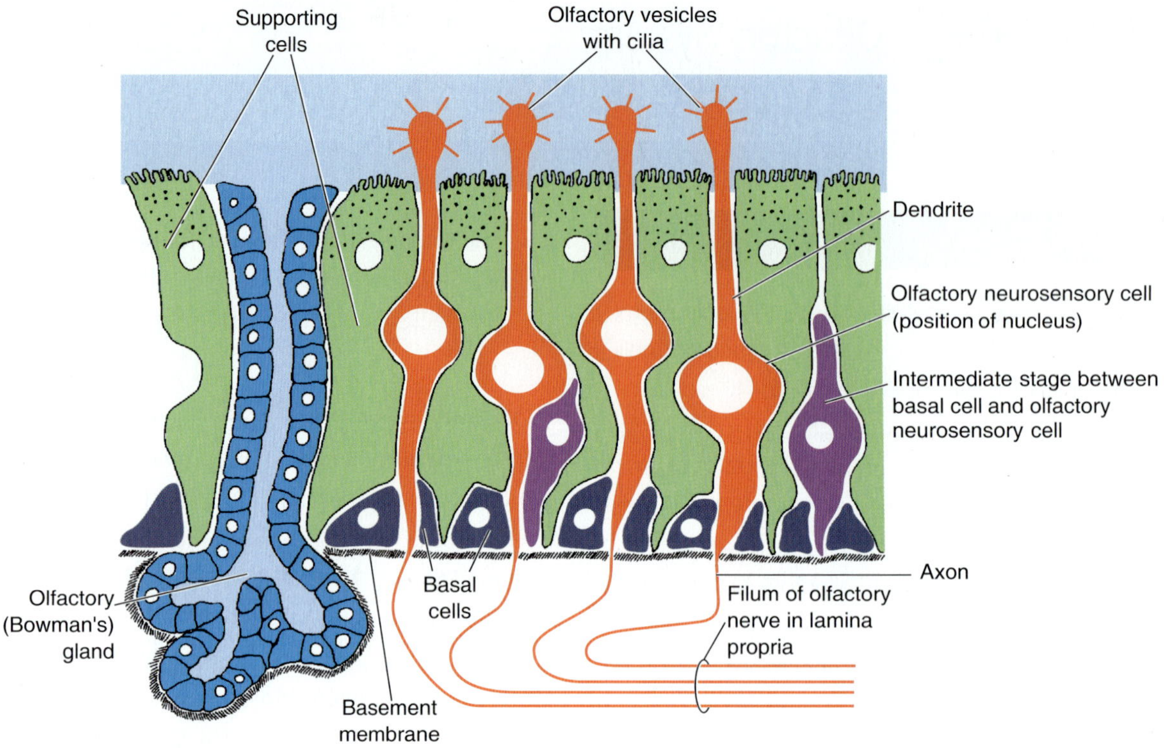

그림 17-1 Olfactory epithelium(후각상피).

른 호흡기관 부위를 덮고 있는 상피보다 더 두꺼운 pseudostratified columnar epithelium(거짓중층원주상피)속에 포함되어 있다. 이 상피의 밑에 존재하는 olfactory gland (Bowman's gland, 후각샘)는 상피의 표면에서 점액층을 형성하는데, 이 점액에 냄새 물질들이 용해된다. **Olfactory neurosensory cell(후각신경감각세포)**, 일명 primary olfactory neuron(일차후각신경세포) 또는 olfactory cell(후각세포)은 감각수용기이자 흥분 전도장치로 작용하는 bipolar neuron(두극신경세포)이다. 이 세포가 일반적인 신경세포와 다른 주된 특징은 특수한 dendrite(가지돌기)구조를 가지고 있기 때문이다. 이 돌기는 상피 표면까지 연장되어 그 끝부분이 공 모양으로 팽창된 olfactory vesicle(후각소포, 가지돌기팽대) 형태로 노출되어 있다. Olfactory vesicle에는 길이가 100 μm이하인 특수한 cilia(섬모)들이 있다.

후각세포의 unmyelinated axon(민말이집축삭)은 후각상피 기저부의 결합조직에 위치하는 작은 olfactory fila(후각신경끈)를 형성하는 여러 개의 axon과 지지세포들과 관련 있다. 후각세포의 unmyelinated axon들이 모인 fila들은 좌우 각각 약 20개의 다발을 이루는데 이것을 **olfactory nerve(후각신경)**라고 한다. 이 신경은 ethmoid bone(벌집뼈)의 foramina of cribriform plate(체판구멍)를 통과하여 cranial cavity(머리뼈안)로 들어간 후 **olfactory bulb(후각망울)**로 이어진다. 이 축삭들은 olfactory bulb에서 가장 얕은 nerve fiber layer(신경섬유층)를 형성한 후 더 깊숙이 이어져서 **glomerulus(후각토리)**라는 특수한 연접장치를 이루며 끝난다. 후각축삭종말에서는 excitatory neurotransmitter(흥분성신경전달물질)를 분비하는데 설치류에서는 glutamate(글루탐산염)를 분비한다.

Olfactory neurosensory cell은 좌우 코안의 후각상피에 각각 약 2500만 개가 존재한다(그림 17-1). 후각세포들은 계속 탈락되어 사라지지만 후각상피의 basal cell(바닥세포)들 중 일부가 유사분열과 분화를 거쳐 탈락된 후각세포를 대체한다. 동물실험을 통해 후각세포는 본래 수명이 짧기보다는 손상에 의하여 없어지는 것으로 생각된다. 건강한 사람인 경우 후각신경세포의 수명은 약 3개월로 추정된다. 따라서 새로운 axon들이 계속 자라나서 olfactory nerve를 따라 olfactory bulb로 들어가고 있다.

후각계통은 공기 중에 존재하는 극소량의 자극물질에도 매우 예민하게 반응한다. 후각계통의 threshold(문턱값)가 낮은 이유는 직접적인 수용기의 자극, 많은 신경감각세포가 olfactory bulb내의 하나의 principal neuron(주신경세포)으로 집중, 그리고 olfactory bulb내의 신경회로에 의한 민감성이 향상되기 때문이다. 미각처럼 후각은 화학적 감각이다. 냄새 물질은 기체나 분무 상태로 코안에 들어간 후 후각상피를 덮고 있는 점액에 용해된다. Bowman's gland의 분비물에는 glycoprotein(당단백질)이 존재한다. 이 glycoprotein은 본래 비수용성인 냄새 물질과 결합하여 이를 sensory cilia(감각섬모)의 표면에 존재하는 수용기 분자에 제시한다.

다양한 종류의 냄새를 느낄 수 있는 이유는 후각신경감각세포의 섬모 표면에 약 3000가지의 수용기 단백질이 존재하고, 각 수용기는 서로 다른 화학적 특이성을 가지기 때문이다. 후각을 자극하는 물질과 그에 특이적인 수용기가 결합하면 수용기에 변화가 발생하여 세포막의 depolarization(탈분극)이 일어난다. 하나의 후각신경세포는 여러 종류의 후각자극물질 수용기를 갖고 있지만 세포마다 수용기의 조합이 다르며, 후각상피는 서로 다른 냄새를 감지하는 후각세포들로 이루어진 모자이크와 같다. 후각상피에서 olfactory bulb로 투사되는 신경섬유는 topographical organization(국소순서적배열)을 보인다는 것이 동물실험을 통해 밝혀졌다. 즉 특정 후각자극물질에 대한 수용기를 갖고 있는 후각세포의 축삭은 olfactory bulb에서 특정 위치에 종말한다. 이러한 배열방식은 다른 감각계통의 신경회로에서 나타나는 topographical organization과 비교할 만하다.

후각자극이 계속되면 후각계통은 비교적 빨리 adaptation(적응) 하기 때문에 냄새를 맡지 못하게 된다. 이 적응이 일어나는 기전에는 수용기세포 자체와 olfactory bulb의 신경회로가 관여한다. 수용체가 지속적 후각 자극으로부터 벗어나 원래 상태로 돌아가는 생리적기전은 혈류가 좌우 코안의 점막으로 번갈아 공급되는 현상으로 설명된다. 혈류가 많이 공급되는 쪽의 코안은 점막이 붓기 때문에 공기의 유입에 대한 저항이 더 크다. 결과적으로 공기의 유입이 적은 쪽의 코안으로는 공기 속의 냄새 물질도 그만큼 적게 들어온다. 대부분의 노인들에서 예민한 후각기능이 감소되는데 이는 후각신경감각세포와 olfactory bulb속의 신경세포가 수가 점진적으로 감소되기 때문이다. 특히 30세에서 90세까지 10년마다 약 10%씩 감소된다.

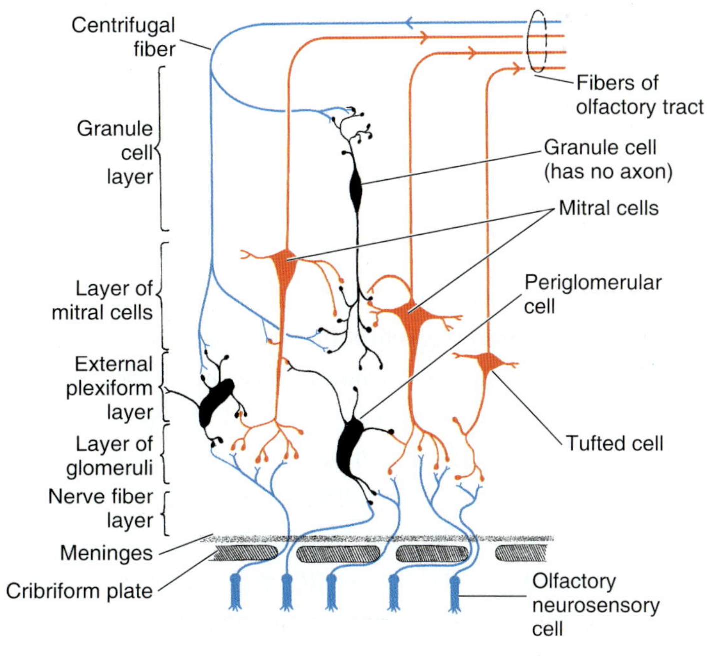

그림 17-2 Olfactory bulb(후각망울)의 신경회로. Principal cell(주신경세포)은 적색, interneuron(사이신경세포)은 흑색, olfactory bulb로 들어오는 들신경섬유는 청색으로 보인다.

임상노트

Olfactory Stem Cell Therapy(후각줄기세포치료)

후각점막은 상피와 뼈를 둘러싸는 periosteum(뼈막)사이에 있는 조직과 감각상피로 구성되어 있다. 후각점막에는 후각신경세포와 olfactory ensheathing cell(후각신경집세포)을 포함하는 다른 세포형태로 분화할 수 있는 줄기세포가 존재한다. olfactory ensheathing cell은 성숙된 형태로 olfactory fila에 분포한다. 흰쥐를 이용한 동물실험 결과를 바탕으로, 최근에는 사람후각점막에서 배양된 후각점막과 pluripotential cell(다능성세포)을 paraplegic(하반신마비)과 tetraplegic(팔다리마비)환자의 손상된 척수에 이식하였다. 몇몇의 경우에는 운동과 감각기능이 조금 향상되었다. 환자 자신의 코에서 유래된 세포이기 때문에 이식된 세포의 rejection(거부반응)이 일어나지 않았다.

Olfactory Bulb(후각망울), Olfactory Tract(후각로), Olfactory Stria(후각섬유줄)

Olfactory bulb는 frontal lobe(이마엽)의 orbital surface(눈확면)의 배쪽에 위치한다. Olfactory bulb는 olfactory tract를 거쳐 anterior perforated substance(앞관통질)의 앞에 연결되어 있다. Olfactory bulb에는 두 종류의 **mitral cell(승모세포)**과 **tufted cell(타래세포)**인 glutamatergic principal cell(글루탐산 주신경세포)과 두 종류의 interneuron(사이신경세포)들이 존재한다(그림 17-2). Olfactory bulb는 다섯 층으로 이루어져 있는데, 태아 단계에서는 다섯 층이 뚜렷이 구분되지만 성인이 되면 다섯 층이 불규칙해지고 층의 구분이 어렵다. 그 중 nerve fiber layer(신경섬유층)가 특이한데, 그 이유는 이 층이 olfactory nerve로부터 새로운 축삭들을 계속 받아들여 중추신경계통으로 연결되기 때문이다. 성숙한 포유류의 중추신경계통으로 축삭이 자라 들어올 수 있다는 이 특이한 상황이 존재하는 이유는 바로 neuroglial cell(신경아교세포)에 있는 것으로 보인다. 즉 이 층은 neural tube(신경관)에서 유래한 astrocyte(별아교세포)들과 olfactory placode에서 기원하여 primary olfactory axon(일차후각축삭) 다발을 둘러싸고 있는 **olfactory ensheathing cell(후각신경집세포)**들이 혼합되어 존재하는 특징을 보인다. Olfactory ensheathing cell은 olfactory nerve와 olfactory bulb에서 축삭의 성장을 촉진하며, 실험동물에서 척수를 포함하는 중추신경계통내의 손상부위로 이 세포를 이식하면 축삭의 성장이 촉진된다.

2500만개의 후각수용기의 축삭은 nerve fiber layer보다 깊숙이 **glomerulus**로 알려진 8,000개의 둥근 덩어리 모양의 neuropil(신경그물)에서 끝난다. 각 glomerulus는 수많은 들신경섬유를 받는데, 이 섬유들은 4만개principal cell 중 약 5개의 주신경세포가 dendrite와 연접한다. Principal cell의 활성은 주로 olfactory bulb에서 dopamine(도파민)이나 GABA(γ-aminobutyrate acid)를 분비하는 inhibitory interneuron(억제사이신경세포)과 특히 수 많은 granule cell(과립세포)에 의해 조절을 받는다. 서로 다른 냄새를 감별할 수 있는 주된 이유는 신경회로가 복잡하기 때문인 것으로 추정된다(그림 17-2).

세가지 작은 신경세포집단이 **anterior olfactory nucleus(앞후각핵)**를 형성한다. 그 중 하나는 olfactory bulb와 olfactory tract의 경계에 위치하며, 다른 두 집단은 다음 절에 설명될 lateral olfactory stria(가쪽후각섬유줄)와 medial olfactory stria(안쪽후각섬유줄)보다 깊이 위치한다. Mitral cell과 tufted cell의 축삭에서 시작된 collateral branch(곁가지)들이 이 신경핵에서 끝난다. Anterior olfactory nucleus에서 시작된 신경섬유들은 anterior commissure(앞맞교차)를 통과한 후 반대쪽 olfactory bulb에 전달된다. 이 신경섬유들은 olfactory bulb로 투사되는 centrifugal fiber(원심섬유) 집단 중 하나에 불과하다. Centrifugal fiber들은 주로 interneuron의 dendrite와 연접한다. 이러한 배열 체계가 후각계통이 특정 냄새에 민감하거나 둔감한 원인으로 추정된다.

Olfactory bulb의 principal cell에서 시작된 축삭들은 olfactory tract를 지나 냄새의 주관적 해석을 담당하는 겉질영역인 lateral olfactory area(가쪽후각영역)에서 흥분성 시냅스전종말로 끝난다. Primary olfactory area는 후각자극에 대한 감정 반응과 내장 반응을 담당하는 뇌 부위와 연결되어 있다. Olfactory tract는 anterior perforated substance의 앞모서리에서 위치하는 **olfactory trigone(후각삼각)**까지 연장된다. Olfactory tract의 축삭 중 대부분은 **lateral olfactory stria(가쪽후각섬유줄)**로 이어져(그림 17-3), lateral olfactory area(가쪽후각영역)까지 이어진다. Olfactory tract의 나머지 축삭들은 olfactory trigone을 벗

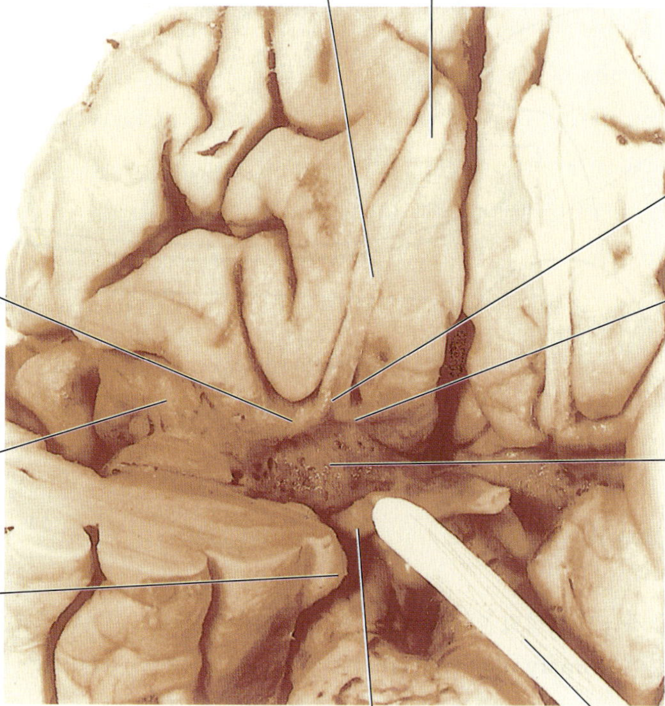

그림 17-3 뇌의 배쪽면에서 관찰되는 후각계통 중 일부 성분. 오른쪽 temporal pole(관자극)이 제거되어 olfactory trigone(후각삼각), anterior perforated substance(앞관통질), limen insulae(섬문턱) 등이 잘 관찰된다.

어나 anterior perforated substance로 들어간다. "Medial olfactory stria(안쪽후각섬유줄)"라는 이름은 과거에 olfactory tract의 축삭을 septal area(사이막구역)에 연결한다고 생각되는 능선을 의미했다. 그러나 현재 이러한 연결은 존재하지 않음이 밝혀졌다.

Cerebral Hemisphere(대뇌반구)의 Olfactory Area(후각영역)

Rhinencephalon(후각뇌)

과거에는 rhinencephalon, 즉 nose brain이 현재보다 더 넓은 forebrain(앞뇌) 부위를 포함하는 개념이었다. 그러나 현재 이 용어는 olfactory bulb로부터 들신경섬유를 받아들이는 부위에만 제한적으로 적용된다. 후각자극을 의식적으로 인식하는 부위로 믿었던 **lateral olfactory area(가쪽후각영역)**는 lateral olfactory stria를 통해 들신경섬유를 받는다(그림 17-4; 그림 17-3 참조). 이 영역은 parahippocampal gyrus(해마곁이랑) 앞부위의 **entorhinal area**와 근접한 periamygdaloid cortex(편도주위겉질)인 **uncus(갈고리이랑)**의 paleocortex(옛겉질, 14장 참고)와 **limen insulae(섬문턱)**로 구성된다(그림 17-3). uncus, entorhinal area, limen insulae를 통틀어 **pyriform cortex(조롱박겉질)** 또는 pyriform lobe(조롱박엽)라 부르는데, 그 이유는 일부 동물에서 이에 해당되는 영역이 서양배 모양, 즉 조롱박 모양이기 때문이다. **Amygdaloid body(편도체)**, 즉 amygdala(편도)의 일부분도 lateral olfactory area에 포함된다. Temporal lobe의 안쪽면에 있는 uncus는 amygdaloid body의 위치를 가리키는 기준점이 된다. Amygdala의 등쪽안쪽부분은 **corticomedial group of nucleus(겉질안쪽핵)**를 포함하고 있으며, olfactory bulb에서 시작된 신경섬유를 받아들인다. 이보다 더 큰 배쪽가쪽부분은 limbic system(둘레계통, 변연계)의 일부분이며, 제18장에서 설명될 것이다. Lat-

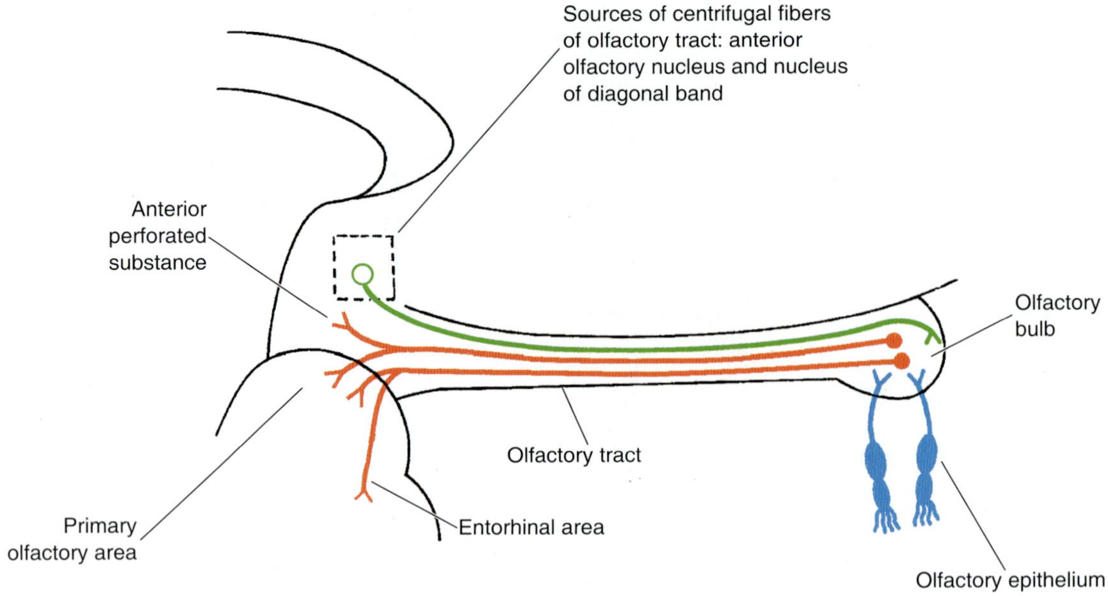

그림 17-4 Olfactory tract(후각로)의 성분.

eral olfactory area는 후각 자극의 의식적 인지에 가장 중요한 부위로 여겨지기 때문에 **primary olfactory area(일차후각영역)**라고도 불린다.

Olfactory tract축삭은 **anterior perforated substance**의 신경세포와 연결된다. 사람뇌에서는 이 부분이 ventral pallidum(등쪽창백핵)과 nucleus accumbens of the striatum(새줄무늬체 기댐핵)으로 들어가 있다.

인간이 아닌 영장류를 대상으로 한 신경로 추적연구와 사람에서의 기능적 영상연구를 시행한 결과, frontal lobe의 orbital surface(눈확면) 중 가쪽부분은 primary olfactory area로부터 들신경섬유를 받는 **olfactory association cortex(후각연합겉질)**라는 것이 밝혀졌다. 좌우 코안 모두에 후각 자극을 가한 후 사람뇌를 positron emission tomography(PET, 양전자방출단층촬영)로 관찰한 결과, 오른쪽 orbitofrontal cortex(눈확이마겉질)에 혈류가 증가하였다. 하지만 orbital cortex(눈확겉질)는 통찰력, 의사 결정, 타인과의 사회적 관계 등에 필수적인 부위로 더 많이 알려져 있다(제15장 참조). Temporal lobe 중에서 본래 후각계통과 연결되지 않는 것으로 알았던 부위를 수술로 제거하면 동편의 후각에 미세한 장애가 나타난다. Olfactory association cortex는 현재 알려진 범위보다 더 넓은지도 모른다.

Anterior perforated substance에는 **nucleus of diagonal band(대각섬유줄핵)**라는 또 다른 종류의 신경세포 집단이 존재한다. Olfactory bulb로 전달되는 centrifugal fiber는 주로 이 신경핵에서 시작된다. 이 centrifugal fiber가 시작되는 또 다른 곳은 반대쪽 anterior olfactory nucleus(앞후각핵)이다.

후각 자극은 자율신경계통의 작용을 조절함으로써 내장반응을 유도한다. 그 예로는 음식을 조리할 때 나는 향기 때문에 침을 흘리거나 불쾌한 악취로 인해 구역질이나 구토를 하는 것 등이다. 후각계통은 entorhinal cortex를 limbic system과 공유하며, limbic system은 septal area 및 hypothalamus와 치밀하게 연결되어 있다. Septal area 및 hypothalamus를 자율신경핵과 연결하는 신경섬유들 중 대부분은 **medial forebrain bundle(안쪽앞뇌다발)**에 위치한다. 이 다발은 상위로 투사되는 신경섬유뿐 아니라 하위로 투사되는 신경섬유를 포함하고 있으며, hypothalamus의 가쪽부분을 지난다. Hypothalamus에서 시작되는 내림신경섬유들은 brain stem이나 척수에 있는 자율신경핵에 전달된다. Medial forebrain bundle의 나머지 내림신경섬유들은 raphe nucleus(솔기핵)와 solitary nucleus(고립로핵)에서 끝난다.

Terminal Nerve(종말신경)와 Vomeronasal Nerve(보습코신경)

12쌍의 cranial nerve(뇌신경)의 명칭과 순서가 결정된 후에 후각계통과 관련된 작은 두개의 뇌신경이 알려졌

임상노트

Olfactory Symptoms(후각 증상)

정상적인 노화 과정에 의해서도 후각이 감퇴될 수 있다. 후각감퇴는 Parkinson's disease(파킨슨병, 제7장)나 Alzheimer's disease(알츠하이머병, 제12장) 등과 같은 퇴행병의 초기 증상일 수도 있다. 이러한 후각감퇴는 corticomedial nuclei of amygdala(겉질안쪽편도핵)신경세포의 소실과 관련이 있다.

Anterior cranial fossa(앞머리뼈우묵)의 바닥이 골절되면 ethmoid bone(벌집뼈)의 cribriform plate(체판)도 손상되는 경우가 자주 있다. 이때 olfactory nerve가 손상되어 **anosmia(후각상실)**가 일어난다. 뿐만 아니라 subarachnoid space(거미막밑공간)에 있던 cerebrospinal fluid(CSF, 뇌척수액)가 코안으로 새어 나와 콧물로 나오는 **CSF rhinorrhea(뇌척수액콧물)**가 일어날 수 있다. 이렇게 뇌가 외부 환경과 비정상적으로 교통하는 경우는 매우 위험한데, 그 이유는 세균이 meninges(뇌척수막)와 뇌로 들어가 감염을 일으키는 경로가 될 수 있기 때문이다.

Anterior cranial fossa의 바닥에 meningioma(수막종) 등의 종양이 발생해도 후각장애가 나타날 수 있다. 그 이유는 종양이 olfactory bulb나 olfactory tract를 압박하기 때문이다. 후각상실은 한쪽에서만 나타날 가능성이 높기 때문에 좌우 콧구멍을 따로 검사해야 한다.

Lateral olfactory area를 침범하는 자극성 병터가 있으면 **uncinate fit(갈고리이랑발작)**가 유발될 가능성이 있다. Uncinate fit의 특징은 상상으로 느끼는 불쾌한 냄새, 입술과 혀의 불수의운동 등이며 그 밖에 temporal lobe의 기능 장애와 관련된 특징들도 자주 나타난다(제18장 참조). Temporal lobe를 파괴하는 병터가 생기면 같은쪽에 후각 장애가 나타나지만 정밀하게 검사해야만 확인 가능하다. 후각영역이라고 알려진 부위 바깥에 손상이 있어도 후각장애 증상이 나타날 수 있다.

다. **Terminal nerve**(종말신경, nervus terminalis)의 크기가 현미경적 수준이라 할지라도 성인 뇌에서 관찰된다. 후각신경 안쪽, 즉 rostral(입쪽)에 위치하기 때문에 terminal nerve를 0번째 뇌신경이라고도 한다. 앞서 제11장에서 언급한 바와 같이 terminal nerve는 특정 신경세포들이 olfactory placode에서부터 preoptic area(시각앞구역)나 hypothalamus로 이주하는 경로로 활용된다.

사람의 vomeronasal system(보습코계통)은 배아과정 중 일시적으로 존재하지만 대부분의 다른 육상척추동물에서는 성체에서도 존재하며 중요한 기능을 담당한다.

작은 terminal nerve의 신경섬유는 olfactory bulb와 olfactory tract의 안쪽면을 따라 진행한다. 이 신경경로를 따라 분포하는 작은 ganglion(신경절)들에 bipolar neuron의 세포체가 존재한다. 이 신경세포의 말초쪽 돌기는 cribriform plate를 지나서 nasal septum 에 분지한다. 동물 실험 결과를 통해 중추쪽 돌기를 septal area와 preoptic area까지 추적할 수 있었다.

Vomeronasal nerve는 사람보다는 대부분의 육상척추동물에 존재하는 accessory olfactory system(덧후각계통)중의 일부분이다. 이 신경은 성적구애와 영역표시에 사용되는 pheromone(페르몬)을 찾는데 사용된다. 사람의 vomeronasal receptor organ(보습코수용기기관)과 vomeronasal nerve는 발생 제8주에서 14주 까지의 태아에만 존재하다.

참고문헌

Boyd JG, Doucette R, Kawaja MD. Defining the role of olfactory ensheathing cells in facilitating remyelination following damage to the spinal cord. *FASEB J.* 2005;19:694-703.

Buck LB. Information coding in the vertebrate olfactory system. *Annu Rev Neurosci.* 1996;19:517-544.

Carmichael ST, Clugnet MC, Price JL. Central olfactory connections in the macaque monkey. *J Comp Neurol.* 1994;346:403-434.

Doucette R. PNS-CNS transitional zone of the first cranial nerve. *J Comp Neurol.* 1991;312:451-466.

Eccles R, Jawad MSM, Morris S. Olfactory and trigeminal thresholds and nasal resistance to airflow. *Acta Otolaryngol (Stockh).* 1989;108:268-273.

Feron F, Perry C, Cochrane J, et al. Autologous olfactory ensheathing cell transplantation in human spinal cord injury. *Brain.* 2005;128:2951-2960.

Ichikawa M. Neuronal development, differentiation, and plasticity in the mammalian vomeronasal system. *Zoolog Sci.* 1996;13:627-639.

Jones-Gotman M, Zatorre RJ, Cendes F, et al. Contribution of medial versus lateral temporal-lobe structures to human odour identification. *Brain.* 1997;120:1845-1856.

Kawaja MD, Boyd JG, Smithson LJ, Jahed A, Doucette R. Technical strategies to isolate olfactory ensheathing cells for intraspinal implantation. *J Neurotrauma.* 2009;26: 155-177.

Lima C, Escada P, Pratas-Vital J, et al. Olfactory mucosal autografts and rehabilitation for chronic traumatic spinal cord injury. *Neurorehab Neur Repair.* 2010;24:10-22.

Lledo PM, Gheusi G, Vincent JD. Information processing in the mammalian olfactory system. *Physiol Rev.* 2005; 85:281-317.

Mackay-Sim A, Kittel W. On the life span of olfactory receptor neurons. *Eur J Neurosci.* 1991;3:209-215.

Meisami E, Mikhail L, Baim D, et al. Human olfactory bulb: aging of glomeruli and mitral cells and a search for the accessory olfactory bulb. *Ann N Y Acad Sci.* 1998;855:708-715.

Mesholam RI, Moberg PJ, Mahr RN, et al. Olfaction in neurodegenerative disease: a meta-analysis of olfactory functioning in Alzheimer's and Parkinson's diseases. *Arch Neurol.* 1998;55:84-90.

Morrison EE, Costanzo RM. Morphology of olfactory epithelium in humans and other vertebrates. *Microsc Res Tech.* 1992;23:49-61.
Smith TD, Bhatnagar KP. The human vomeronasal organ, Part II: prenatal development. *J Anat.* 2000;197:421-436.
Strotmann J, Beck A, Kubick S, et al. Topographic patterns of odorant receptor expression in mammals: a comparative study. *J Comp Physiol A.* 1995;177:659-666.
Van Hartevelt TJ, Kringelbach ML. The olfactory system. In: Mai JK, Paxinos G, eds. *The Human Nervous System.* 3rd ed. Amsterdam: Elsevier; 2012:1219-1238.

Chapter 18

둘레계통, 변연계: 해마와 편도

Limbic System: The Hippocampus the Amygdala

노구섭 역

요 점

- Limbic system(둘레계통, 변연계)은 limbic lobe(둘레엽), hippocampal formation(해마체), amygdaloid body(편도체), 그리고 이 구조물들과 연결된 다른 여러 부분들로 구성되어 있다. Limbic lobe은 parahippocampal gyrus(해마곁이랑), cingulate gyrus(띠이랑), septal area(사이막구역)를 포함하며 hippocampal formation은 subiculum(해마이행부), hippocampus(해마), dentate gyrus(치아이랑)로 구성된다.
- Hippocampus(해마)로 들어오는 들신경섬유로는 parahippocampal gyrus의 entorhinal area에서 시작되는 신경섬유, septal area와 basal forebrain nucleus(앞뇌바닥핵)에서 시작되는 choline(콜린) 신경섬유, ventral tegmental area(배쪽뒤판구역, 앞뒤판구역)에서 시작되는 dopamine(도파민) 신경섬유, locus coeruleus(청색반점)에서 시작되는 noradrenaline(노르아드레날린) 신경섬유, raphe nucleus(솔기핵)에서 시작되는 serotonin(세로토닌) 신경섬유 등이 있다.
- Hippocampus에서 시작된 날신경섬유는 circuit of Papez(파페즈회로)로 들어간다. 이 회로는 subiculum, fornix(뇌활), mamillary body(유두체), anterior thalamic nuclei(시상앞핵), cingulate gyrus, parahippocampal gyrus로 구성된다. Association fiber(연합섬유)는 parahippocampal gyrus와 cingulate gyrus를 neocortex(새겉질)의 association area에 연결한다.
- 새로운 사실과 사건에 대한 기억, 즉 declarative memory(서술적 기억)는 hippocampus 내에서 synaptic modification(연접변화)을 거쳐 일어난다. 이 기억이 가능해지려면 최소한 한 쪽 대뇌반구에서 circuit of Papez가 온전해야만 한다. 기억을 회상하는 데 있어서 해마의 연결 상태가 꼭 정상이어야 할 필요는 없다. 기억은 광범위한 cerebral cortex(대뇌겉질) 부위에 synaptic modification의 형태로 저장되는 것으로 추정된다.
- Amygdala(편도)는 temporal lobe(관자엽)과 prefrontal area(이마앞영역)의 neocortex로부터 신경섬유를 받아들이며, hippocampal formation에도 투사되는 choline 신경핵과 catecholamine 신경핵으로부터도 신경섬유를 받는다.
- Amygdala에서 시작된 신경섬유는 ventral striatum(배쪽줄무늬체)의 nucleus accumbens(기댐핵), thalamus(시상)의 mediodorsal nucleus(안쪽등쪽핵)에 전달되며, stria terminalis(분계섬유줄)와 diagonal band(대각섬유줄)를 통해 hypothalamus와 septal area에 전달된다. Nucleus accumbens와 ventral pallidum(배쪽창백핵)은 prefrontal cortex(이마앞겉질)와 anterior cingulate cortex(앞띠겉질)의 활성을 조절한다.
- Septal area는 stria medullaris thalami(시상섬유줄)를 통해 habenular nucleus(고삐핵)에, fornix를 통해 hippocampus에, medial forebrain bundle(안쪽앞뇌다발)을 통해 hypothalamus에 투사된다.
- Limbic system과 hypothalamus에서 시작되는 주된 내림경로는 mamillotegmental fasciculus(유두뒤판다발), fasciculus retroflexus(고삐다리사이로), medial forebrain bundle, dorsal longitudinal fasciculus(뒤세로다발) 등이다.
- Amygdala를 자극하면 공포, 일반적인 과민성, 교감신경계통의 활성 증가 등이 일어난다. 좌우 temporal lobe에 파괴성 병터가 생기면 행동이 온순해지고 비정상적 성행위, short-term memory(단기기억)의 상실 등이 일어날 수 있다. 하지만 사람이 느끼는 공포와 관련된 기억과정에 있어 온전한 amygdala가 필수적인 것은 아니다.
- Anxiolytic drug(항불안제)를 복용하면 amygdala에서 일어나는 GABA의 억제작용과 유사한 작용이 나타난다. Antidepressive drug(항우울제)는 noradrenaline과 serotonin의 작용을 강화시킨다. Schizophrenia(정신분열병) 치료에 이용되는 약물은 limbic system과 nucleus accumbens에서 dopamine의 반응에 반대로 작용한다.

Cerebral hemisphere(대뇌반구)와 diencephalon(사이뇌) 중 일부 구조가 limbic system(둘레계통, 변연계)에 포함된다. Limbic system이라는 용어는 비교신경해부학과 신경생리학 연구를 통해 처음 고안되었지만 그 정의가 다소 모호하여 학자에 따라 조금씩 다르게 사용된다. **Limbic lobe(둘레엽, 변연엽)**은 각 대뇌반구의 안쪽면에 있는 고리처럼 연결된 회색질 구조로서 parahippocampal gyrus(해마곁이랑), cingulate gyrus(띠이랑), septal area(사이막구역)를 포함한다. **Limbic system**이라는 용어는 정확하지 않다. 가장 많이 사용되는 넓은 의미로는 앞서 언급한 구조들과 더불어 hippocampus, dentate gyrus, amygdaloid body, septal area, hypothalamus[특히 mamillary body(유두체)], anterior nucleus of the thalamus(시상앞핵), 다른 시상핵 등까지 포함한다. 이 부위들을 연결하는 myelinated axon(말이집축삭) 다발인 fornix(뇌활), mamillothalamic fasciculus(유두시상다발), stria terminalis, diagonal band 등도 limbic system에 포함되며 hippocampal formation과 amygdala에 연결되는 corpus striatum(줄무늬체)의 일부분과 midbrain(중간뇌)의 일부 신경핵도 포함된다.

Limbic system은 기억에 관여하며 defense(방어)와 reproduction(생식)과 관련 있는 내장반응과 운동반응에도 관여한다.

Hippocampal Formation(해마체)

Hippocampal formation은 hippocampus, dentate gyrus, 대부분의 parahippocampal gyrus로 구성된다.

Anatomy(육안구조)

태아 뇌(임신후 12주와 32주사이)의 **hippocampus**는 temporal lobe(관자엽)의 안쪽 모서리가 계속 커져서 lateral ventricle(가쪽뇌실)의 temporal horn(관자뿔) 바닥에 위치한다(그림 18-1, 18-2; 그림 16-10 참조). 그 결과 성숙한 뇌의 바깥면에서 관찰되는 parahippocampal gyrus는 속에 숨어있는 hippocampus와 연속된다. Hippocampus는 관상단면에서 C자 모양이다. Hippocampus는 그 윤곽이 숫양의 둘둘 말린 뿔을 닮았기 때문에 **cornu ammonis(암몬뿔)**라고도 불린다. Ammon은 고대 이집트의 신으로 숫양의 머리를 하고 있다. Hippocampus의 ventricle 쪽 면은 얇은 백색질 층인 **alveus(해마백색판)**이다. Alveus는 hippocampal formation을 출입하는 axon들로 이루어져있다. 이 axon들은 hippocampus의 안쪽 모서리를 따라 이어져서 **fimbria(해마술)**를 이루는데 hippocampus가 splenium of corpus callosum(뇌들보 팽대)의 밑에서 끝난 다음에는 **crus of fornix(뇌활 다리)**로 계속된다(그림 18-3).

Hippocampus를 형성하는 cortical tissue(겉질조직)이 계속 성장하여 **dentate gyrus**를 이룬다(그림 18-1, 18-2 참조). Dentate gyrus는 hippocampus의 fimbria와 parahippocampal gyrus 사이에 위치한다. 그 표면이 치아를 닮았기 때문에 dentate gyrus라는 이름이 붙었다.

Parahippocampal gyrus는 해부학적으로 limbic lobe에 속하지만 그 cortex의 대부분은 여섯 층으로 구성되어있거나 거의 여섯 층에 가깝다. **Subiculum(해마이행부)**이라 불리는 부위에서 neocortex와 해마의 세 층으로 이루어진 archicortex(원시겉질) 사이의 이행이 일어난다(그림

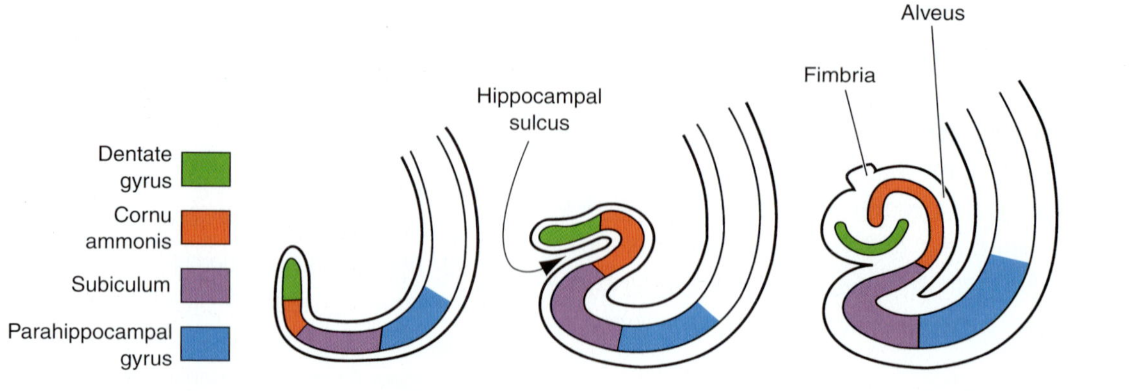

그림 18-1 Pallium(대뇌겉질)의 모서리에 있는 태아 hippocampal formation(해마체)의 발생단계의 모식도. dentate gyrus(치아이랑)와 cornu ammonis(암몬뿔)의 바깥면이 어떻게 합쳐져 hippocampal sulcus(해마고랑)가 완전히 없어지는 것을 보여줌.

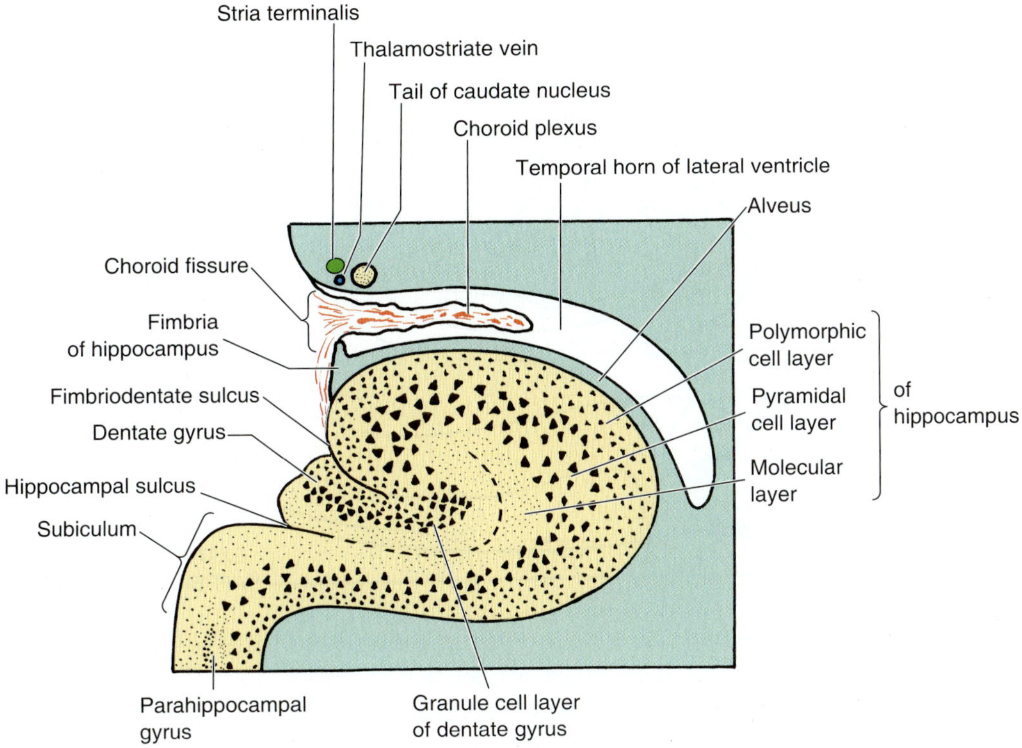

그림 18-2 왼쪽이 안쪽면인 hippocampal formation(해마체)의 관상단면.

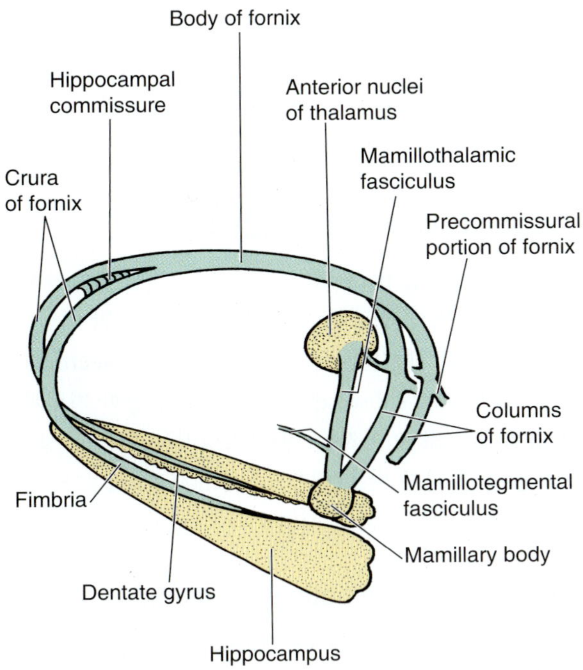

그림 18-3 Fornix(뇌활)와 관련 구조물들.

18-1, 18-2 참조). Rhinal sulcus(후각뇌고랑, 그림 13-5)의 안쪽에 있는 parahippocampal gyrus의 앞끝이 **entorhinal area**이다.

Intrinsic Oraganization(고유구성)과 Circuitry(회로)

관상단면, 즉 가로단면에서 hippocampus는 **CA1, CA2, CA3**의 세 부위로 나뉜다(CA는 cornu ammonis의 약자이다). CA1 부위는 subiculum에 이웃하며 CA3는 dentate gyrus에 가깝다(그림 18-4). Hippocampus의 cortex에는 다음 세 층이 구별된다.

1. **Molecular layer(분자층)**는 서로 synapse(연접)를 이루는 axon과 dendrite들로 이루어져있다. 이 층은 hippocampal formation의 중심에 위치하는데, hippocampal sulcus(해마고랑)를 둘러싸고 있다. 이 층은 dentate gyrus와 neocortex의 molecular layer와 연속되어 있다.
2. 가장 뚜렷하게 식별되는 **pyramidal cell layer(stratum pyramidale, 피라밋층)**는 큰 신경세포들로 구성

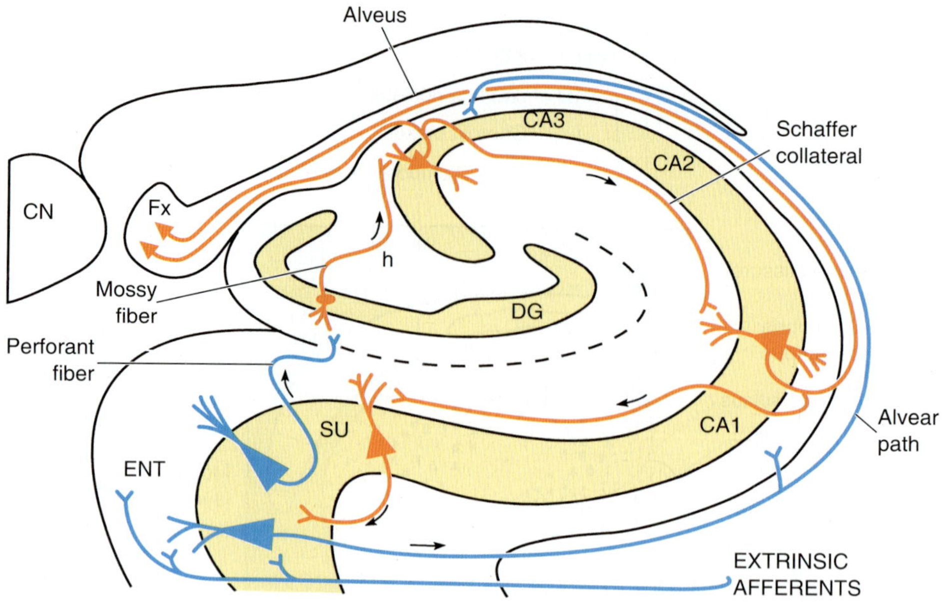

그림 18-4 Hippocampal formation(해마체) 내의 신경회로. Principal cell(주신경세포)이 있는 부위는 음영으로 표시됨. Hippocampus(해마)와 dentate gyrus(치아이랑)의 신경세포는 빨강색, afferent neuron(들신경세포)의 axon은 파랑색으로 표시됨. 화살표는 mossy fiber(이끼섬유)와 Schaffer collateral(섀퍼곁가지)에 의하여 형성된 연결회로를 가리킴. CA 1, CA2, CA3 = 해마의 구역; CN = caudate nucleus(꼬리핵)의 tail(꼬리); DG = dentate gyrus; Ent = entorhinal cortex(속후각겉질). Fx = fimbria(해마술). h = hilus of dentate gyrus(치아이랑문). Su = subiculum(해마이행부).

된다. 이 세포들은 hippocampus의 principal cell로서 대부분 피라미드 모양이다. 이 세포들의 dendrite는 molecular layer까지 이어지며 axon은 alveus와 fimbria를 따라서 fornix로 들어간다. **Schaffer collateral(섀퍼곁가지)**이라 불리는 axon의 가지는 polymorphic layer와 pyramidal cell layer를 통과한 후 molecular layer에서 다른 pyramidal neuron의 dendrite와 연접한다. Pyramidal cell layer는 neocortex의 제5층인 internal pyramidal layer(속피라밋층)와 연속된다.

3. **Polymorphic layer(stratum oriens, 뭇모양층)**는 neocortex의 가장 속층인 제6층과 유사하다. 이 층은 alveus 밑에 위치하며 axon, dendrite, interneuron 등을 포함한다.

Dentate gyrus도 세 층으로 구성된다. 그러나 pyramidal cell layer 대신 작은 신경세포들로 이루어진 **granule cell layer(과립층)**가 존재한다는 점에서 hippocampus와 차이를 보인다. Granule cell은 dentate gyrus의 principal cell이다. 최근 보고에 의하면 dentate granule cell의 신경발생이 성인기에도 계속 진행되고 새로 만들어진 granule cell이 공간기억에 관여한다고 한다. Dentate gyrus에서 시작되는 날신경섬유는 mossy fiber(이끼섬유)라 한다. 이 섬유에서 갈라져 나온 많은 가지들이 CA3와 CA2의 principal cell과 연접한다.

Oxygen Deprivation(산소결핍)

CA1에 있는 큰 pyramidal cell은 산소결핍에 유난히 민감하기 때문에 신선한 동맥혈액 공급이 몇 분만 차단되어도 죽는다. 병리학자들은 CA1을 **Sommer's sector**라 부른다. Alzheimer's disease(알츠하이머병)와 같이 기억과 지적 능력 상실로 이어지는 여러 질병에서 처음 손상되는 세포들 중 하나가 바로 해마의 pyramidal cell이다(제12장 참조).

Long-Term Potentiation(장기강화작용)

기억에 관련된 신경회로는 모든 포유류에서 원칙적으로 동일하며, 새로운 기억 형성에 관여하는 세포의 변화를 확인하려는 신경과학자들에 의하여 매우 자세히 연구되고 있다. 그 결과 제시된 설 중 하나가 **long-term potentiation(LTP, 장기강화작용)**이다. LTP는 hippocampus의 Schaffer collateral과 mossy fiber를 포함하는 synapse에서의 고유한 특징이다. LTP는 presynaptic terminal(연접전종말)이 몇 초 동안 고빈도로 활성을 나타낸 후에 synapse의 효율이 증가되는 현상이다. Synapse 효율의 증가는 synapse를 구성하는 양쪽 모두의 변화에 기인한다. Synapse 이전 단계 변화로는 mossy fiber의 synapse에서 action potential(활동전위)이 도달할 때 presynaptic terminal에서 많은 양의 신경전달물질이 분비된다. Synapse 이후 단계 변화로는 CA1 부위에서 Schaffer collateral의 synapse에서 postsynaptic membrane(연접후막)에 수용기분자의 수가 늘어난다. 그 결과 더 많은 신경전달물질 분자가 synaptic cleft(연접틈새)로 분비되어 postsynaptic receptor에 결합할 수 있기 때문에 적은 횟수의 신경자극으로도 postsynaptic neuron이 depolarization(탈분극) 될 수 있다. 며칠 동안 지속되는 LTP로 인해 postsynaptic neuron의 활성이 증가된다. Hippocampal formation으로 들어오는 들신경섬유의 활성이 적절할 경우 특정 pyramidal cell과 granule cell의 연결에서 LTP가 일어날 수 있다. 그 결과 본래 있던 외부 자극이 중단된 후에도 이 세포들은 전에 비해 더 자주 신경흥분을 전달한다.

Afferent Connection(들신경섬유의 연결)

Hippocampal formation이 받아들이는 들신경섬유는 크게 다음 네 곳에서 시작된다. 이는 대뇌의 neocortex, septal area, 반대쪽 hippocampus, brain stem의 reticular formation(그물체)에 있는 여러 신경핵 등이다.

가장 많은 신경섬유가 시작되는 곳은 **entorhinal area**이다. 이 신경섬유는 두 경로를 따라 해마에 도달한다(그림 18-4 참조). Entorhinal area에서 시작되어 **perforant path(관통로)**를 따르는 axon은 subiculum을 통과한 후 hippocampal sulcus의 바닥 부분을 가로질러 dentate gyrus에서 끝난다. **Alvear path(백색판로)**는 subcortical white matter(겉질밑백색질)와 alveus(해마백색판)를 지나 해마에서 끝난다. Entorhinal area는 primary olfactory area(일차후각구역)의 일부분인데 temporal lobe의 neocortex로부터도 association fiber(연합섬유)를 받는다. Temporal lobe의 neocortex는 이어서 sensory association area(감각연합구역)를 포함하는 대뇌 여러 곳의 neocortex 영역과 서로 연결을 주고받는다. Perforant path와 alvear path는 이 연결경로와 parahippocampal cortex의 겉질을 포함하는 또 다른 경로들을 통해서 모든 종류의 감각과 뇌의 고등 기능에 관한 정보를 hippocampal formation에 계속해서 전달한다.

Hippocampal formation이 받아들이는 들신경섬유는 fornix와 fimbria에도 존재한다. 이 신경섬유는 **반대쪽 hippocampus formation**이나 **septal area** 및 이에 밀접하게 연결된 substantia innominata(무명질)의 **basal forebrain cholinergic nucleus(앞뇌바닥콜린핵)**로부터 시작된다(제12장 참조). Commissural fiber(맞교차섬유)는 hippocampal commissure(해마맞교차)에서 정중선을 가로지른다. Hippocampal commissure는 다음 절에서 설명될 것이다. Fornix를 통해 hippocampus로 들어오는 기타 들신경섬유에는 **thalamus**와 **hypothalamus**의 여러 신경핵들에서 시작되는 신경섬유, **ventral tegmental area(배쪽뒤판구역)**에서 시작되는 dopamine 신경섬유, **locus coeruleus(청색반점)**에서 시작되는 noradrenaline 신경섬유, **raphe nucleus(솔기핵)**에서 시작되는 serotonin 신경섬유 등이 있다(제9장 참조).

Efferent Connections(날신경섬유의 연결)

Hippocampal formation이 entorhinal area와 neocortex로부터 정보를 받아들이는 연결경로가 있듯이 이와 반대 방향으로 평행하게 hippocampal formation에서부터 entorhinal area와 neocortex로 활성을 전파하는 연결경로가 존재하며, diencephalon이나 brain stem으로 투사되는 내림신경로도 존재한다. 앞서 설명한 바와 같이 fornix에는 수많은 들신경섬유가 들어있지만 fornix는 hippocampal formation의 가장 큰 날신경로인 점이 중요하다.

사람의 **fornix**는 1백만 개 이상의 myelinated axon을 포함하고 있다. 이 axon의 대부분은 subiculum에서 시작된다. 나머지 axon은 hippocampus에서 시작하는 것이거나 hippocampal formation에 전달되는 들신경섬유이다. 날신경섬유는 먼저 hippocampus의 ventricle 쪽 면에 있는 alveus를 거친 후에 fimbria에 도달한다. Fimbria는 fornix의 **crus(다리)**로 연속된다. 이 crus는 corpus callosum의 splenium 밑에 있는 hippocampus의 뒤끝에서 시작된다(그림 18-3 참조). Crus는 thalamus의 뒤끝을 따라 휘어진 후에 corpus callosum의 밑에서 반대쪽 crus와 합쳐져서 fornix의 **body(몸통)**를 형성한다. 좌우 crus 사이의 연결을 **dorsal hippocampal commissure(등쪽해마맞교차)**

라 하는데, 이는 corpus callosum 중 splenium의 배쪽면에 부착되어 있으며 한쪽 반구의 parahippocampal gyrus에서 시작된 신경섬유를 반대쪽 반구의 hippocampal formation에 전달한다. 사람에서의 ventral hippocampal commissure(배쪽해마맞교차)는 퇴화되어 있다.

Third ventricle(셋째뇌실) 위에서 fornix의 몸통은 좌우 **column(기둥)**으로 분리되고, 각 column은 interventricular foramen(뇌실사이구멍)의 앞에서 배쪽으로 휘어진다. 이곳에서 anterior commissure(앞맞교차)는 column of fornix의 바로 앞에 위치한다(그림 16-7 참조). 일부 신경섬유는 anterior commissure의 바로 위에서 column으로부터 갈라져 나온다. 이 신경섬유는 fornix의 다음과 같은 작은 precommissural 부분으로 이루어져 있다(그림 18-3). 이 신경섬유들은 **septal area**, **hypothalamus** 중 앞부분, **substantia innominata**에 분포한다. Anterior commissure의 뒤에 있는 column의 갈래는 앞쪽 갈래에 비해 훨씬 더 굵다. 이 갈래에서부터 나온 일부 신경섬유가 thalamus의 **lateral dorsal nucleus(가쪽등쪽핵)**에 분포하고, 나머지 신경섬유는 hypothalamus를 통과하면서 대부분이 **mamillary body(유두체)**에서 끝난다.

Mamillary body는 **mamillothalamic fasciculus**(bundle of Vicq d'Azyr, **유두시상다발**)를 통해 anterior nuclei of thalamus(시상앞핵)에 투사되는데, 이 다발은 해부 과정에서 쉽게 관찰할 수 있다(그림 11-15). Thalamus의 anterior nucleus와 lateral dorsal nucleus는 lateral ventricle(가쪽뇌실)의 측면 주위를 지나는 신경섬유를 통해 cingulate gyrus와 서로 연결을 주고받는다. Cingulate gyrus는 cingulum(띠다발)을 통해서 parahippocampal gyrus와도 서로 연결을 주고받는다. Cingulum은 limbic lobe에 존재하는 매우 뚜렷한 association bundle(연합섬유다발)이다(제16장 참조). Cingulate gyrus와 cingulate sulcus(띠고랑)의 앞끝은 association fiber를 통해서 frontal lobe 및 temporal lobe의 대부분에 연결되는데, motor area도 이 부위에 위치한다(제15장 참조). 운동이나 단지 지각력 있는 과제를 수행하거나 예상할 때, 또는 통증이나 기타 불쾌한 감정을 경험했을 때 anterior cingulate cortex(앞띠겉질)의 신경활성이 증가한다.

Hippocampal Circuit(해마신경회로)

Limbic system을 이루는 주요 구조물들 속에 고리 모양으로 서로 연결된 신경세포들이 존재한다. 뇌의 이 부분들이 "중추에서 감정을 정교하게 조절하고 감정의 표현에 관여하는 회로를 구성한다"고 주장한 Papez의 이름을 따서 1937년에 이 고리 모양의 연결을 circuit of Papez(파페즈회로)라 이름 붙였다. 오늘날 이 기능들은 hippocampus보다는 amygdala와 더 관련되어 있다고 믿고 있다. 파페즈회로를 이루는 구조를 순서대로 나열하면 다음과 같다. 단 신경로 이름은 이탤릭체로 표시하였다: parahippocampal gyrus의 entorhinal area, *perforant path*와 *alvear path*, hippocampal formation, *fimbria*와 *fornix*, mamillary body, *mamillothalamic fasciculus*, thalamus의 anterior nuclei, *internal capsule*(속섬유막), cingulate gyrus, *cingulum*, entorhinal area(그림 18-5).

Circuit of Papez로 들어 오는 정보는 neocortex, thalamus, septal area, raphe nucleus, ventral tegmental area, reticular formation의 catecholamine 신경핵 등으로부터 받는다(그림 18-5). Circuit of Papez에서 나오는 신경섬유는 neocortex 뿐만 아니라 reticular formation에도 전달된다. Reticular formation은 중추신경계통의 여러 부분과 광범위하게 연결되어있다. Circuit of Papez에서 나오는 신경섬유로 이루어진 가장 큰 내림경로는 **mamillotegmental fasciculus(유두뒤판다발)**로서, 이 다발은 mamillothalamic fasciculus(유두시상다발)의 axon에서 갈라져 나온 collateral branch들로 이루어져있다. 이 내림신경섬유는 midbrain의 reticular formation에 있는 raphe nucleus에서 끝난다(그림 18-6). Circuit of Papez와 이 회로를 출입하는 신경섬유들에 대해 생각할 때 hippocampal formation 자체 내에도 고리 모양의 신경회로가 존재한다는 사실을 꼭 기억해야 한다(그림 18-4).

Hippocampal Function(해마의 기능): Memory(기억)

심리학자와 행동과학자는 뇌에서 다른 방식으로 처리되는 서로 다른 형태의 long-term memory(장기기억)가 있다고 생각한다. **Declarative memory(서술적 기억)**, 즉 **explicit memory(명시적 기억)**는 의식적으로 회상할 수 있는 사실이나 사건에 대한 지식과 기억이다. 어떤 사실이나 사건을 declarative memory로 만드는 과정은 대개 한 번에 일어난다. 모든 사실이나 사건은 처음 접할 때 **short-term memory(단기기억)** 상태로 유지된다. 이러한 단기기억은 다음 몇 시간 동안에 잊혀질 수 있다. 만일 잊혀지지 않는다면 장기 저장 체제로 이동한다. Declarative memory를

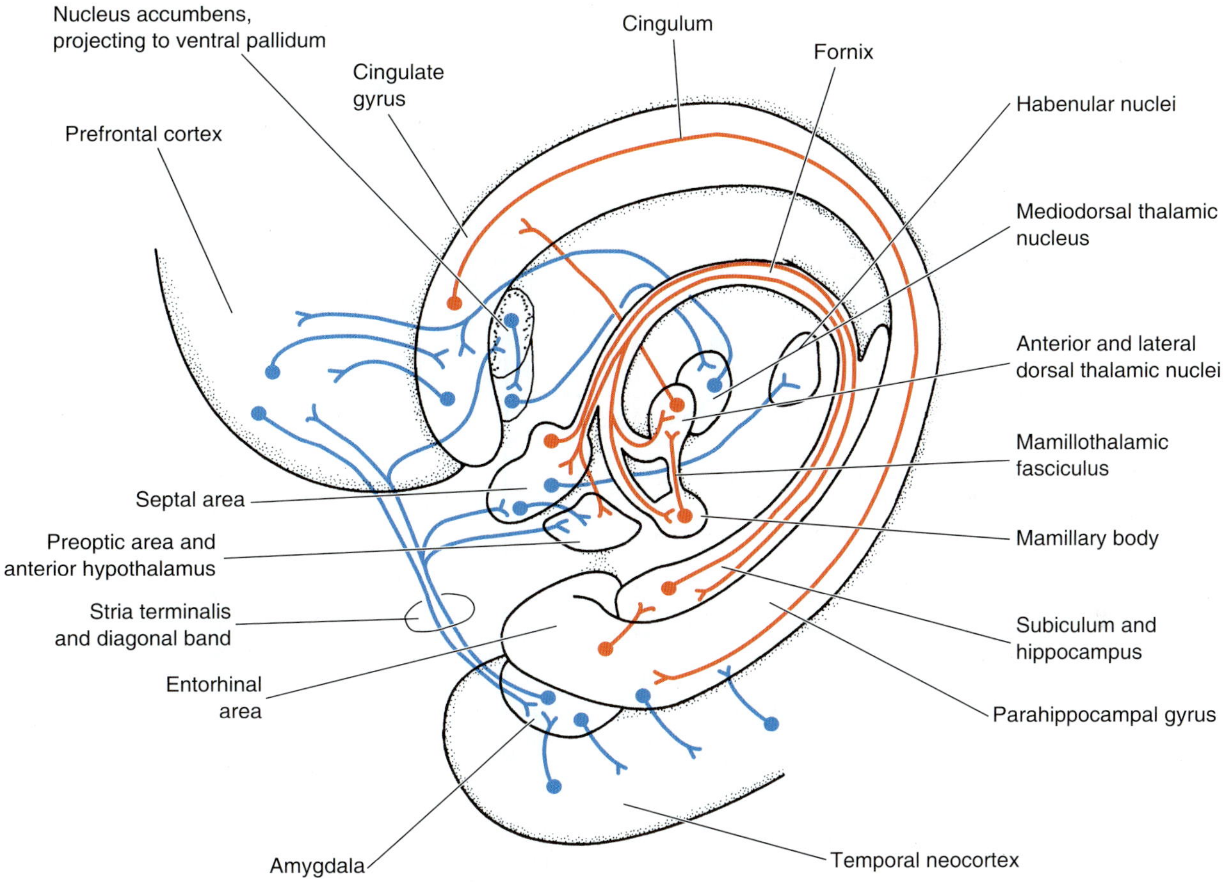

그림 18-5 Telencephalon(끝뇌)과 diencephalon(사이뇌)에서의 hippocampal formation(해마체)과 amygdala(편도)의 연결 경로. Circuit of Papez(파페즈회로)는 발강색으로, 기타 연결경로는 파란색으로 표시됨.

때때로 불러내지 않는다면 나중에 회상 하는 데 정신적 노력이 필요하거나 기억 자체가 잊혀질 수 있다. **Procedural memory(절차적 기억)**, 즉 **implicit memory(암묵적 기억)**는 정기적으로 행하는 운동 과제나 정신 활동(흔히 쓰는 어휘나 문법 등)을 포함하는 학습된 기술의 기억이다. 이 학습은 서서히 일어나며 반복과 연습을 통해서 회상 능력이 향상될 수 있다. Hippocampal formation의 기능 중 가장 잘 알려진 것이 정보를 short-term memory로 저장하는 기능과 이 기억을 장기적인 declarative memory로 변환시키는 기능이다.

최근 기억을 통합하는 과정은 수면 중에도 일어날 수 있는데, 이때 hippocampal formation에 투사되는 raphe nucleus의 serotonin 신경섬유가 활발하게 작용한다(제9장 참조). 깊은 수면 상태일 때 neocortex에서 기록된 electroencephalogram(EEG, 뇌파도)은 규칙적인 동기성 뇌파를 나타내지만 hippocampus의 EEG(바늘전극으로 측정)는 비동기성 뇌파를 보인다. 깨어있는 상태에서는 반대로 neocortex에서 비동기성 뇌파가 나타나고 hippocampus에서 느리고 규칙적인 뇌파가 기록된다.

앞서 hippocampus에서 최근 기억을 저장하는 방식으로 synapse에서의 long-term potentiation이 제시된 바 있다. 영구적 기억이 형성되려면 새로운 단백질이 합성되고 새로운 synapse가 만들어져야 한다. Declarative memory나 procedural memory 모두에서 long-term memory로 변환될 때는 신경세포의 변화가 parieto-occipitotemporal association cortex(마루뒤통수관자연합겉질)와 frontal association cortex(이마연합겉질)에서 광범위하게 일어나는 것으로 생각되는데, corpus striatum(줄무늬체), thalamus, cerebellum 등도 관여한다고 믿는 학자들도 있다.

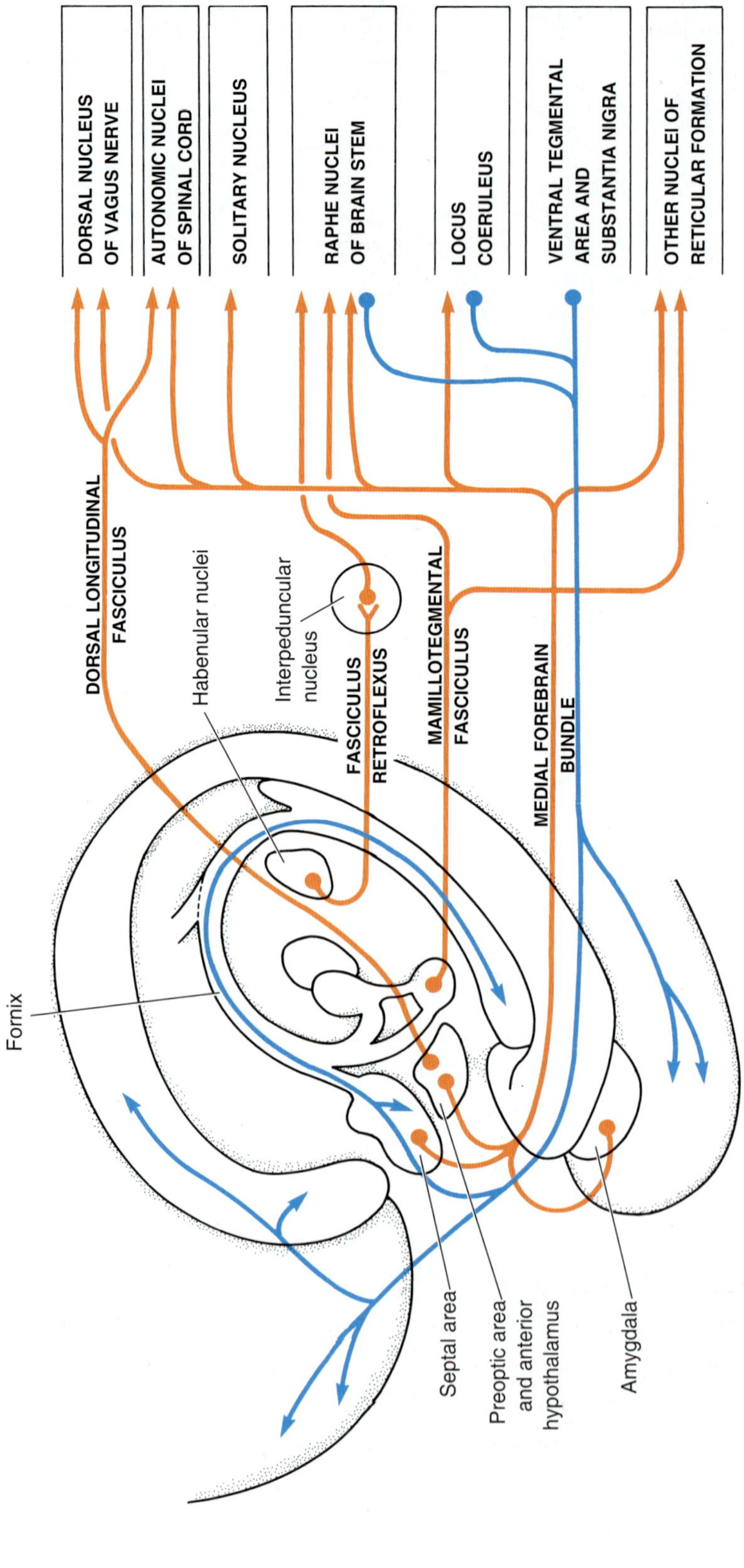

그림 18-6 Limbic system(둘레계통)을 구성하는 telencephalon(끝뇌)와 diencephalon(사이뇌)으로 들어가거나(파란색) 나오는(빨강색) 경로.

임상노트

Memory Disorder(기억장애)

Bilateral temporal lobectomy(양쪽관자엽절제술)를 시행하거나 좌우 hippocampal formation이나 관련 경로를 침범하는 작은 손상이 있을 때 기억장애가 나타난다. Bilateral temporal lobectomy에 대해서는 추후 논의될 것이다. 새로운 기억이나 short-term memory를 통합하는 데 있어 hippocampus와 그 연결경로의 존재가 필수적이다. 이러한 기능은 많은 임상 증례를 토대로 나온 결과이고 동물실험을 통해 얻어진 결과들과도 대체적으로 일치한다.

동맥이 막혀서 한쪽 hippocampal formation에 infarction(경색증)이 일어나고 시간이 지나 반대쪽에서도 비슷한 infarction이 일어나면 hippocampus의 기능이 상실될 수 있다. 그 밖에 잠깐 동안이라도 hippocampus에 산소가 제대로 공급되지 못하면 앞서 몇 시간 동안 일어났던 사건을 갑자기 기억하지 못하고 새로운 기억을 형성하는 데 일시적 장애를 겪을 수 있다. 이 경우는 infarction보다 자주 일어난다. 이 상황을 **transient global amnesia(일과성전체기억상실)**라 부른다. 앞서 설명했듯이 원인에 상관없이 cerebral anoxia(뇌무산소증)가 있으면 양쪽 hippocampus의 Sommer's sector(CA1)를 이루는 principal neuron들의 사멸을 유도할 수 있다. 몇 분 이상 cardiac arrest(심장정지)가 있은 후 회복된 환자들 중 상당수가 이러한 이유로 인해 기억장애를 갖게 된다.

Concussion(진탕)을 당하면 머리에 외상을 입기 직전의 사건에 대한 retrograde amnesia(사건전기억상실)와 의식소실이 나타날 수 있다. 이것은 영구적 뇌 손상에 의해서 일어나지 않는다. 충격에 의하여 temporal pole(관자극)이 sphenoid bone(나비뼈)의 greater wing(큰날개)에 부딪혔을 때 출혈이 일어나서 좌우 hippocampus가 손상을 입을 수 있다. Sphenoid bone의 greater wing은 middle cranial fossa(중간머리뼈우묵)의 앞벽을 이룬다. Anterograde amnesia(사건후기억상실)는 새로운 declarative memory를 통합하는 데 장애가 있는 것으로서, 더 심각한 뇌 손상 후에 흔히 나타나는 증상이다.

양쪽 hippocampus에 병터가 생기면 limbic system의 주된 신경회로가 차단된다. 질병에 의하여 좌우 mamillary body(유두체)가 파괴된 증례와 같이 hippocampal formation의 바깥에서 같은 쪽 limbic system의 경로가 차단되어도 기억장애가 일어난다. 좌우 thalamus의 mediodorsal nucleus(안쪽등쪽핵)에 모두 병터가 생겨도 amnesia(기억상실)가 일어날 수 있다. Mediodorsal nucleus는 prefrontal cortex(이마앞겉질)에 연결되는데, prefrontal cortex는 고등 정신기능에 관여한다(기억에만 관여하는 것은 아니다). 그러나 thalamus의 안쪽 부분에 발생한 병터는 mamillothalamic tract(유두시상다발)의 신경섬유도 차단할 가능성이 있다. Epilepsy(간질) 환자에서 흥분파의 전파를 차단하기 위해서, 또는 third ventricle 부위에 발생한 종양을 제거하는 과정에서 수술로 좌우 fornix(뇌활)를 절단하면 심한 amnesia가 일어난다.

동물실험을 시행한 결과, basal forebrain에 있는 substantia innominata(무명질)의 choline 신경세포들도 기억에 관여하는 것으로 밝혀졌다(제12장 참조). 이 신경세포의 축삭은 hippocampus와 cerebral cortex의 모든 부분에 투사된다. Choline신경세포의 투사가 부분적으로 소실되기 때문에 **Alzheimer's disease(알츠하이머병)**환자의 새로운 기억을 형성 못하는 경우도 있다(제12장 참조). 그러나 이 병의 초기에도 entorhinal cortex와 hippocampus의 퇴행성 변화가 일어나며 말기에는 광범위한 neocortex의 위축이 일어난다.

이상과 같은 병터가 있는 환자는 누구나 최근에 습득한 정보를 잊게 되지만 오래된 기억은 유지한다. Hippocampus나 circuit of Papez(파페츠회로)가 기능을 상실할 때에도 과거의 사건에 대한 기억은 이미 확립되었기 때문에 유지되는 것이다. 이 확립 과정은 cerebral cortex에 전반적으로 일어나는 거대분자 수준의 변화로 추정된다. 이 환자들은 새로운 기억이나 단기기억을 유지하거나 통합하는 과정이 더 이상 일어나지 못하기 때문에 병터가 생긴 시점보다 최근에 일어난 사건에 대해 amnesia를 보인다. Thalamus나 mamillary body 같은 diencephalon의 병터들 대부분은 알코올중독에 의한 대사장애가 원인이다. 그 결과 일어나는 증후군인 **Korsakoff's psychosis(코르사코프 정신병)** 환자는 사라진 최근 기억을 보상하기 위해 오래 전 과거에 일어났던 사건을 장황하지만 뻔한 거짓 이야기에 끼워 넣어 둘러대곤 한다.

한 곳에 국한된 병터는 오래 된 기억에 영향을 미치지 못한다. 그러나 cerebral cortex가 전반적으로 심하게 변성되어 dementia(치매)가 진행되면 다른 정신기능들과 함께 오래된 기억들도 결국 잊혀진다.

Amygdaloid Body(편도체)[Amygdala(편도)]

Amygdaloid body는 temporal horn of lateral ventricle(가쪽뇌실 관자뿔)의 앞끝과 lentiform nucleus(렌즈핵)의 배쪽면 사이에 위치한 여러 신경핵 집단으로 구성된다(그림 18-7). Amygdaloid body의 등쪽안쪽 부분인 **corticomedial nucleus(겉질안쪽편도핵)**는 uncus(갈고리이랑)의 겉질과 섞여있다. 이 신경핵으로 들어오는 신경섬유가 olfactory bulb에서 시작되기 때문에 corticomedial nucleus는 lateral olfactory area(가쪽후각구역)의 일부로 간주된다(제17장 참조). 이보다 더 큰 배쪽가쪽 부분은 **basolateral nucleus(가쪽바닥편도핵)**와 **central nucleus(중심편도핵)**로

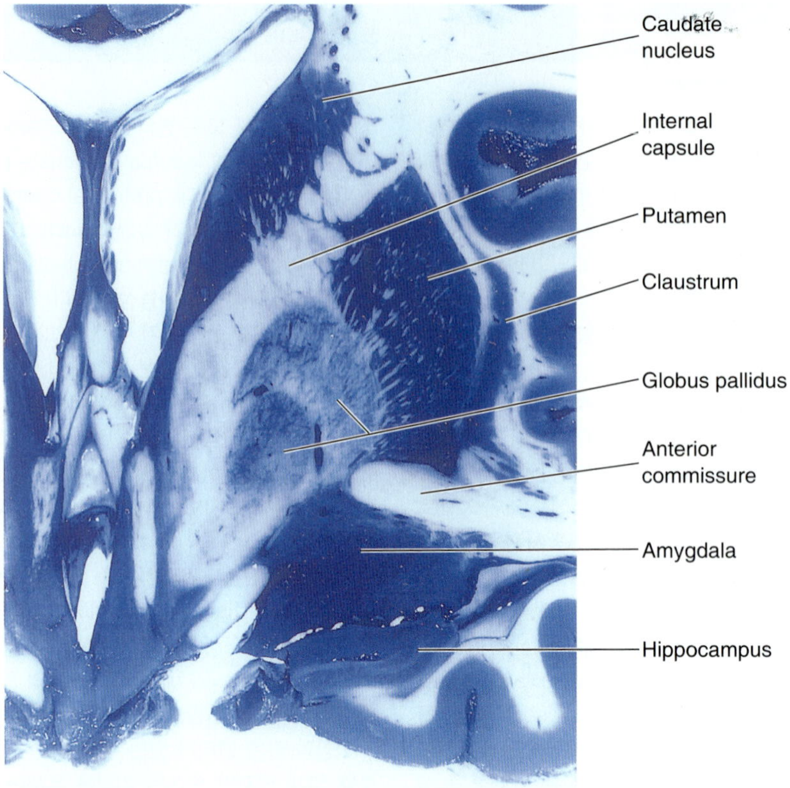

그림 18-7 Amygdaloid body(편도체)와 그 주위 부위의 관상단면. 특수염색을 했기 때문에 파랗게 보이는 회색질과 하얗게 보이는 백색질이 잘 구별됨.

구성되는데, 이 신경핵들은 corticomedial nucleus나 entorhinal area의 cortex와 연결되어있지만 olfactory bulb로부터 직접 신경섬유를 받지는 않는다. Central nucleus와 basolateral nucleus이 limbic system에 포함된다는 것을 동물실험에서 이 핵들을 자극하거나 제거 또는 임상환자들의 관찰을 통해 알게 되었다.

Connections of the Amygdala(편도의 연결)

Basolateral nucleus는 광범위한 뇌 부위와 연결되어 있지만, 이 연결경로의 대부분은 뚜렷한 섬유다발의 형태를 취하지 않는다. 가장 짧은 연결경로는 frontal lobe 및 temporal lobe이나 cingulate gyrus의 **cortex**의 **reciprocal connection(상호연결)**이다. Subcortical afferent fiber(겉질밑들신경섬유)는 **thalamus**의 intralaminar nucleus(섬유판속핵), reticular formation의 **catecholamine nucleus(카테콜아민 신경핵)**, **raphe nucleus**, **parabrachial nucleus(팔곁핵)** 등에서 시작된다. 이 들신경섬유 중 일부는 통증 자극에 관련된 신호를 전달한다. Dopamine 들신경섬유도 존재하는데, 그 대부분은 **ventral tegmental area**에서 시작되며 일부가 substantia nigra(흑색질)에서 시작된다. Choline 신경섬유는 substantia innominata의 **basal forebrain nucleus**에서 시작된다.

Amygdala의 **central nucleus**는 후각영역에 속하는 corticomedial nucleus와 후각영역이 아닌 basolateral nucleus로부터 모두 들신경섬유를 받는다. Central nucleus에서 시작되는 신경섬유는 basolateral nucleus의 경우와 비슷하다(아래 참조).

Amygdala의 basolateral nucleus와 central nucleus의 주된 연결경로에 대해서는 그림 18-5와 18-6을 참조한다. Prefrontal lobe, temporal lobe, anterior cingulate gyrus 등과 같은 neocortex 부위의 상호연결이 잘 발달되어 있다. 이 중 prefrontal cortex로 투사되는 신경섬유들은 앞서 제12장에서 설명했던 nucleus accumbens(기댐핵)와 ventral pallidum(배쪽창백핵)을 포함한 신경회로에 의해 조절을 받는다.

Amygdala의 날신경 다발 중 가장 두드러진 것은 **stria terminalis(분계섬유줄)**이다. 이 가느다란 축삭다발은 caudate nucleus(꼬리핵)의 tail(꼬리)을 따라서 휘어지는데 lateral ventricle의 central part(중심부분)의 바닥에서 caudate nucleus와 thalamus 사이의 고랑을 따라 진행한다(그림 16-9). Stria terminalis를 이루는 신경섬유 중 대부분은 **septal area**에서 끝나거나 **preoptic area(시각앞구역)**, **anterior hypothalamus(앞시상하부)**에서 끝난다. 나머지 axon들은 **medial forebrain bundle(안쪽앞뇌다발)**로 들어간 후 dorsal nucleus of vagus nerve(미주신경 등쪽핵)와 solitary nucleus(고립로핵) 등을 포함한 brain stem의 여러 부위에 전달된다. 이 신경핵들은 내장 기능에 관여한다(제8장, 24장 참조).

Stria terminalis는 lateral ventricle을 따라 둥글게 휘어지기 때문에 길게 이어지는 신경로이다. Amygdala의 기타 날신경섬유들은 이보다는 짧은 **ventral amygdalofugal pathway(배쪽편도원심경로)**를 이룬다. 이 경로는 anterior perforated substance(앞관통질) 속에 있는 백색질인 **diagonal band of Broca(브로카 대각섬유줄)**를 통과한다. Ventral amygdalofugal pathway의 axon은 amygdala에서 septal area, ventral striatum의 nucleus accumbens, prefrontal cortex에 투사되는 **thalamus**의 **dorsomedial nucleus(mediodorsal nucleus, 안쪽등쪽핵)**로 전달된다. Amygdala와 prefrontal cortex와 직접 연결되기도 한다(그림 18-5).

Amygdala에서 시작되는 신경섬유들의 주된 표적은 septal area이다. Septal area는 **stria medullaris thalami(시상섬유줄)**의 신경섬유를 **habenular nucleus(고삐핵)**에 전달한다. Habenular nucleus는 **fasciculus retroflexus(habenulointerpeduncular tract, 고삐다리사이로)**를 통해 **interpeduncular nucleus(다리사이핵)**에 투사되며, 계속 진행하여 reticular formation을 거쳐 자율신경핵에 전달된다. Habenular nucleus는 globus pallidus(창백핵)로부터도 들신경섬유를 일부 받는데, 이는 neocortex와 corpus striatum이 자율신경 기능에 영향을 미칠 수 있는 경로로 작용한다. **Dorsal longitudinal fasciculus(뒤세로다발)**에 포함된 hypothalamospinal fiber(시상하부척수섬유)는 limbic system이 자율신경의 preganglionic neuron(신경절이전신경세포)에 영향을 미칠 수 있는 또 다른 경로를 제공한다.

Functions of the Amygdala(편도의 기능)

Limbic system의 행동 및 감정 기능은 주로 amygdala의 central nucleus와 basolateral nucleus가 관련이 있다. 일상적 의미에서의 *emotion*이라는 영어는 정의하기 힘든 주관적 느낌을 의미하지만 신경과학자들은 생존의 동기를 제공하는 뇌의 작용을 가리키는 용어로도 사용한다. 따라서 emotional response(감정반응)란 포식자를 피해 달아나거나, 목이 마를 때 물을 마시거나, 더울 때 땀을 흘리거나, 짝짓기 상대나 경쟁자를 만났을 때 나타나는 반응 등을 포함한다.

Functional nuclear magnetic resonance imaging(fMRI, 기능적 핵자기공명영상법)연구를 시행한 결과 서로 다른 감정을 유발하는 그림을 볼 때마다 amygdala의 작용에 변화가 나타남을 알 수 있다. 의식이 있는 사람의 amygdala를 전기로 자극하면 공포감이나 때로는 전반적인 irritability(과민성), 심지어 분노가 유발될 수 있다. Amygdala의 손상이나 질병이 있으면 대개 hippocampal formation의 손상이 동반되는데, 때로 temporal lobe의 visual association cortex(시각연합겉질)도 함께 손상된다. 그 결과 행동장애와 인지장애가 함께 나타날 수 있다.

Temporal Lobe Disorders(관자엽질환)

양쪽 temporal lobe의 destructive lesion(파괴병터)에 의한 영향

원숭이에서 좌우 temporal lobe이 완전히 제거되면 **Klüver-Bucy syndrome(클뤼버-부시 증후군)**이 일어난다. 이 증후군은 온순함, 학습능력 상실, 손 보다는 입을 사용하여 지나치게 탐색하는 행동, visual agnosia(시각인식불능증), 수컷의 비정상적 성행위 등이 나타난다. 병터가 그보다 작으면 덜 기이한 증상이 나타날 수 있는데, limbic system을 구성하는 성분 중 일부가 망가져서 일어나는 기능장애가 동반된다.

양쪽 amygdaloid body, hippocampal formation의 대부분을 포함한 양쪽 temporal pole이 제거되면 온순함, 공포나 분노가 일어나야 할 상황에서도 이러한 감정 반응이 결핍되는 증상이 나타난다. 수컷은 성적 활동이 증가하고 도착적 성욕이 일어나 암수를 가리지 않거나 종이 다른 동물, 심지어 동물이 아닌 대상에게도 성행위를 하려 든다. Amygdaloid body에 국한된 병터가 있으면 비슷한 증상이 나타나지만 성적 활동은 영향을 덜 받는다. 좌우 hippocampus도 포함하는 병터가 있는 동물은 더 이상 재주를 배우거나 과제를 수행할 수 없게 된다. 즉 새로운 것을 배울 능력을 상실했음이 명백해진다.

좌우 temporal lobe의 뒷부분까지 침범된 동물은 이상에 언급한 모든 비정상적 소견을 나타낼 뿐 아니라 대상을 보고도 인식하지 못하게 된다. 대신 입으로 대상을 탐색함으로써 보상한다. Klüver와 Bucy가 1937년에 "psychic blindness(정신시각상실)"라고 명명한 바 있는 **visual agnosia**의 원인은 이미지형성을 담당하는 visual association cortex(시각연합겉질)가 손상되었기 때문으로 밝혀졌다. 이 겉질은 inferior temporal gyrus(아래관자이랑)의 뒷부분에 있다(제15, 20장 참조). 입으로 탐색하는 행위가 지나치면 과식으로 이어진다.

임상노트

Human Bilateral Lesion(사람양측성병터)

사람에서 좌우 temporal lobe을 모두 제거하거나 이곳에 파괴질환이 생기면 식욕이 지나치게 왕성해지고, 성적 활동이 증가하여 때로는 변태적이기도 하며, flat affect(정동둔마)가 나타난다. 이러한 이상 증상과 visual agnosia(시각인식불능증)는 머리외상이 있은 후, 뇌의 바이러스 감염, Alzheimer's disease 환자 중 일부에서도 나타날 수 있다. 그 중에서 집중적으로 연구된 것은 "H.M."(Henry Molaison)이라는 환자의 증례이다. 1953년 27세였던 H.M.은 epilepsy(간질)의 치료를 위해 좌우 temporal lobe의 안쪽 부분을 제거하는 수술을 받았다. H.M.은 수술을 받은 이후 55세에 사망할 때까지 새로운 사실이나 사건을 5분 이상 기억하지 못했다. Temporal lobe 중 상당부분이 제거되었지만 Klüver-Bucy 증후군의 다른 증상은 보이지 않았다.

Temporal Lobe Epilepsy(관자엽간질)

Epilepsy는 연접에서의 비정상적인 흥분으로 인해 뇌에서 action potential(활동전위)이 통제불능 상태로 전파되는 상황을 가리킨다. 이러한 발작을 가리키는 용어는 attack, fit, seizure 등으로 다양하다. 발작은 감각증상이나 **aura(조짐)**라 불리는 기묘한 주관적 느낌으로부터 시작되는 수가 있다. Aura의 성상을 분석하면 비정상적인 활성이 시작되는 **epileptogenic focus(간질유발병터)**의 위치를 추정할 수 있다. 발작이 일어나는 동안 의식상실이나 주위 상황을 제대로 감지하지 못하는 현상이 일어나며, 운동신경세포의 자극으로 인한 전신의 convulsion(경련)이 흔히 일어난다. Primary motor cortex(일차운동겉질)에서 시작된 Jacksonian epilepsy(잭슨간질)는 앞서 제15장에서 설명된 바 있다. *Petit mal*(소발작)은 특히 소아에서 자주 나타나는 epilepsy의 일종으로, 1초 미만의 짧은 의식소실이 자주 일어나는 특징을 보여 **absence seizure(실신발작, 소발작)**라고도 한다. 이때 EEG 소견에서 특징적인 spike-and-wave(극서파)가 나타나는데, thalamus(시상)에서 시작되는 것으로 보인다. *Grand mal seizure*(대발작)이라는 용어는 convulsion이 동반되는 epilepsy에 적용된다. 발작과 발작 사이의 기간에 EEG를 측정하면 돌발적인 고전압의 spike(극파)와 큰 저주파 파장이 관찰된다.

가장 흔히 epilepsy가 시작되는 곳은 temporal lobe의 안쪽면으로, 태어날 때 머리가 눌리면서 그 근처의 tentorium cerebelli(소뇌천막, 제25장 참조)에 의하여 손상을 받을 수 있는 곳이다. 손상 후에 형성된 흉터 근처의 신경세포들에서 epilepsy가 시작되는데, 대개 amygdala의 속, hippocampus의 앞끝, entorhinal area 등에서 시작된다. Seizure가 뇌 전체로 전파되지 않는 경우가 많은데, 그 결과 convulsion이 나타나지 않기 때문에 진단을 못 받는 경우가 많다. 발작이 시작될 때 정체불명의 고약한 냄새가 느껴지는 hallucination(환각)이 나타나는 경우가 많다. 이 환각은 uncus(갈고리이랑)의 겉질과 amygdala의 corticomedial nucleus(겉질안쪽편도핵)가 자극되어 일어난 것이다. Aura에는 *déjà vu*(기시감)가 흔히 포함된다. *Déjà vu*란 주위 환경에 대한 비정상적인 친숙감을 뜻하는데, 그 원인은 hippocampal formation, amygdala, temporal lobe의 sensory association cortex(감각연합겉질)의 작용 때문인 것으로 생각된다. 발작이 계속됨에 따라 amygdala의 central nucleus 및 basolateral nucleus의 자극으로 인한 공포감과 불안감, 또는 amygdala, insula(대뇌섬) 겉질, hypothalamus, preganglionic sympathetic neuron(신경절이전교감신경세포) 등의 자극으로 인한 땀 분비, 심장박동이 증가하는 tachycardia(빠른맥), 배의 기묘한 감각 등이 나타난다. 드물지만 비이성적인 말과 행동을 보이는 경우도 있는데, 환자는 시간이 지나면 이 일을 기억하지 못한다.

나트륨 및 다른 이온채널 억제제나 억제성신경전달물질인 GABA활성(제2장 참조)의 증가 등을 포함하는 다양한 기전에 의해 anticonvulsant drug(항경련제)는 작용한다. 항경련제는 발작의 빈도와 심함을 감소시킨다. 때때로 epilepsy의 근원지를 찾아서 수술로 제거하여 치료하는 경우도 있다. 이때 한쪽 temporal lobe의 앞부분을 제거할 수 있는데, 수술을 하기에 앞서 반대쪽 temporal lobe이 정상인지를 확인해야 한다. 또한 Wernicke's receptive speech area(베르니케 수용언어구역)가 손상되지 않도록 주의해야 한다(제15장 참조). 이 영역은 언어에 우성인 대뇌반구의 temporal lobe에 위치한다.

Emotional Response(감정반응)와 Visceral Response(내장반응)

동물실험과 임상연구를 시행한 결과, 공포나 분노, 또는 성행위에 관련된 감정 등과 같은 강한 affective reaction(정동반응)이 일어나려면 limbic system, 특히 amygdala가 정상이어야 한다는 결론이 내려졌다. 내장운동기능 및 몸운동기능의 변화가 이 감정에 동반되는데, amygdala를 전기로 자극하면 유사한 반응이 유발됨이 증명된 바 있다. 이 반응에는 심장박동수의 증가, 침 분비의 억제, 위창자관 운동의 증가, 동공의 확장 등이 나타난다. 환자들에서는 호흡운동과 얼굴의 표정도 변하고, 전반적으로 irritability(과민성)를 보이는데, 사소한 감각자극에 대해서도 갑작스런 운동 반응, 즉 startle reaction(놀람반응)을 보이는 것이 전형적인 소견이다. 사람의 amygdala를 전기로 자극하면 공포 또는 분노의 감정이 유발된다. 이러한 연구결과로 미루어 볼 때 amygdala가 자극을 받으면 공포와 불안에 수반된 자율신경반응 및 몸운동반응이 나타나는 것으로 보인다.

임상노트

Anxiety States and Depression(불안상태와 우울증)

Anxiety States(불안상태)

Amygdala의 작용이 이상하면 지나친 불안 증상을 동반한 비정상적 정신상태가 나타날 수 있다. 환자들은 교감신경계통이 지나치게 활성화되어 심한 panic attack(공황발작)이 나타나거나 주관적인 근심이 근육의 긴장과 안절부절 못하는 등의 운동증상으로 표현되는 전신증상을 보일 수 있다. 불안 상태의 치료에 효과가 있는 anxiolytic drug(항불안제)에는 chlordiazepoxide, diazepam 등과 같은 benzodiazepine이다. 이 약들은 amygdala나 기타 limbic system의 신경세포의 표면에 많이 분포하는 어떤 postsynaptic receptor(연접후 수용체)에 결합함으로써 억제신경전달물질인 GABA의 작용을 향상시킨다.

Depression(우울증)

몇 가지 심한 정신질환에서 depression이 있는 환자는 심한 고통을 겪는다. Depression은 누구나 경험할 수 있는 수준의 슬픔과는 차원이 확연히 다른 비정상적 상황이다. Depression을 완화시키는 약은 noradrenaline과 serotonin의 연접 작용을 향상시킨다. Amitriptyline이나 imipramine 같은 tricyclic antidepressant(삼환계 항우울제)는 noradrenaline과 serotonin이 presynaptic terminal(연접전종말)로 재흡수되는 것을 차단하거나 noradrenaline과 serotonin의 산화분해를 촉매하는 효소인 monoamine oxidase(모노아민산화효소)를 억제함으로써 각각 이 신경전달물질의 연접 작용을 향상시킨다. 기타 항우울제로는 serotonin의 재흡수를 선택적으로 억제하는 fluoxetine과 paroxetine 등의 SSRI(Selective Serotonin Reuptake Inhibitor, 선택적 세로토닌 재흡수 억제제)가 있다. 아민을 신경전달물질로 이용하는 신경세포의 대부분은 brain stem(뇌줄기)에 위치한다(제9장 참조). 이 신경세포의 axon은 매우 많은 가지로 갈라진 후 limbic system의 모든 부분을 포함한 forebrain 전체에 걸쳐 투사되어 끝난다.

임상노트

Schizophrenia(정신분열병, 조현병)

Schizophrenia 환자에서도 limbic system의 이상이 확인된다. 이 경우 사고 과정이 심하게 교란되며 delusion(망상), auditory hallucination(환청), 일관성이 없는 생각, 감정표현 감소 등이 동반된다. Schizophrenia 환자의 뇌를 자세히 검사한 결과 정상인에 비해 hippocampal formation, amygdala, parahippocampal gyrus 등의 크기가 감소 된다는 것을 알게 되었다. 이러한 차이는 이 부분들의 비정상적 성장 때문인 것으로 보인다.

Schizophrenia의 임상증상을 완화시키는 약물인 antipsychotic agent(정신병약)는 dopamine의 작용에 대항한다. Dopamine은 amygdala, nucleus accumbens, hippocampal formation, prefrontal cortex 등에 투사되는 ventral tegmental area신경세포의 주된 신경전달물질이다. 이 약물 중 어느 것도 dopamine 수용체에 대해서만 선택적으로 작용하지 않으며, noradrenaline이나 serotonin 수용체도 차단한다. Dibenzodiazepine 계통의 antipsychotics(정신병치료제)는 dopamine보다 noradrenaline 및 serotonin의 작용에 더 강력하게 대항한다. 대표적 dibenzodiazepine으로는 clozap-

(계속)

ine이 있다. Dopamine에 강력히 대항하는 butyrophenone 계통의 약은 그 부작용으로 parkinsonism(파킨슨증)을 유발할 수 있다(제7장 참조). 대표적 butyrophenone으로는 haloperidol이 있다. 장기간 투여하면 **tardive dyskinesia(지연성이상운동증)**라 불리는 운동 장애가 나타날 수 있다. 이 병의 특징은 입술과 혀의 choreic movement(무도병운동)이다(제12장 참조). Parkinsonism 부작용과는 달리 tardive dyskinesia는 약물을 끊은 후에도 계속 나타나는 경우가 매우 흔하다.

참고문헌

Arnold SE, Trojanowski JQ. Human fetal hippocampal development: I. Cytoarchitecture, myeloarchitecture, and neuronal morphologic features. *J Comp Neurol* 1996;367: 274-292.

Bancaud J, Brunet-Bourgin F, Chauvel P, et al. Anatomical origin of deja vu and vivid "memories" in human temporal lobe epilepsy. *Brain.* 1994;117:71-90.

Corkin S. What's new with the amnesic patient H.M.? *Nat Rev Neurosci.* 2002;3:153-160.

Corkin S, Amaral DG, Gonzalez RG, et al. H.M.'s medial temporal lesion: findings from magnetic resonance imaging. *J Neurosci.* 1997;17:3964-3979.

Delacalle S, Lim C, Sobreviela T, et al. Cholinergic innervation in the human hippocampal formation including the entorhinal cortex. *J Comp Neurol.* 1994;345:321-344.

Devinsky O, Morrell MJ, Vogt BA. Contributions of anterior cingulate cortex to behaviour. *Brain.* 1995;118:279-306.

Gaffan D, Gaffan EA. Amnesia in man following transection of the fornix: a review. *Brain.* 1991;114:2611-2618.

Gloor P, Salanova V, Olivier A, et al. The human dorsal hippocampal commissure: an anatomically identifiable and functional pathway. *Brain.* 1993;116:1249-1273.

Humphrey T: The development of the human hippocampal fissure. *J Anat* 1967;101:655-676

Irwin W, Davidson RJ, Lowe MJ, et al. Human amygdala activation detected with echo-planar functional magnetic resonance imaging. *NeuroReport.* 1996;7:1765-1769.

Kier EL, Fulbright RK, Bronen RA. Limbic lobe embryology and anatomy: dissection and MR of the medial surface of the fetal cerebral hemisphere. *Am J Neuroradiol.* 1995;16:1847-1853.

Kier EL, Kim JH, Fulbright RK, et al. Embryology of the human fetal hippocampus: MR imaging, anatomy, and histology. *Am J Neuroradiol.* 1997;18:525-532.

Kiernan JA. Anatomy of the temporal lobe. *Epilepsy Res Treat.* 2012;2012:12. Article ID 176157. doi:10.1155/ 2012/176157.

Klüver H, Bucy PC. "Psychic blindness" and other symptoms following bilateral temporal lobectomy in rhesus monkeys. *Am J Physiol.* 1937;119:352-353.

LeDoux JE. Emotion circuits of the brain. *Annu Rev Neurosci.* 2000;23:155-184.

Lilly R, Cummings JL, Benson F, et al. The human Kluver-Bucy syndrome. *Neurology.* 1983;33:1141-1145.

Milner B, Squire LR, Kandel ER. Cognitive neuroscience and the study of memory. *Neuron.* 1998;20:445-468.

Müller F, O'Rahilly R. The amygdaloid complex and the medial and lateral ventricular eminences in staged human embryos. *J Anat.* 2006;208:547-564.

Murtha S, Chertkow H, Beauregard M, et al. Anticipation causes increased blood flow to the anterior cingulate cortex. *Hum Brain Mapp.* 1996;4:103-112.

Papez JW. A proposed mechanism for emotion. *Arch Neurol Psychiatry.* 1937;38:725-734.

Penfield W, Milner B. Memory deficit produced by bilateral lesions in the hippocampal zone. *Arch Neurol Psychiatry.* 1958;79:475-497.

Vanderwolf CH, Cain DP. The behavioral neurobiology of learning and memory: a conceptual reorientation. *Brain Res Rev.* 1994;19:264-297.

Van Hoesen GW, Hyman BT, Damasio AR. Entorhinal cortex pathology in Alzheimer's disease. *Hippocampus.* 1991;1:1-8.

von Cramon DY, Hebel N, Schuri U. A contribution to the anatomical basis of thalamic amnesia. *Brain.* 1985;108:993-1008.

Watts G. Henry Gustav Molaison, "HM". *Lancet* 2009;373:456

Part III

주요 계통 정리

Review of the Major Systems

Chapter 19

일반감각계통 General Sensory Systems

윤 호 역

요 점

- 피부와 신체 깊은 곳에서 온 감각정보들은 spinal cord의 각 신경로를 통해 고위중추로 전달된다. Spinothalamic tract(척수시상로)과 dorsal funiculus(posterior column, 뒤섬유단)-medial lemniscus(안쪽섬유띠)는 thalamus의 중계를 거쳐 cerebral cortex로 감각정보를 전달한다.
- 통각, 온도감각, 비식별촉각을 전달하는 dorsal horn 신경세포의 axon은, spinal cord 내에서 반대쪽으로 교차한 뒤 spinothalamic tract을 이루어 위쪽으로 뻗어 올라간다. Spinothalamic tract은 spinal cord와 brain stem의 가쪽 부위에 위치한다.
- 식별촉각과 의식고유감각을 전달하는 일차감각신경세포의 axon은 같은쪽 dorsal funiculus를 따라 올라가 gracile nucleus(널판핵) 또는 cuneate nucleus(쐐기핵)에 연접한다. 두 신경핵에서 일어나는 lateral inhibition 기전에 의해 신체 말초부위 감각의 위치분별력이 강화된다. Gracile nucleus와 cuneate nucleus에서 나온 신경섬유는 medulla에서 반대쪽으로 교차한 뒤 medial lemniscus를 이루어 위쪽으로 뻗는다. Medial lemniscus는 medulla에서는 정중면 가까이 위치하지만, midbrain 높이에 이르면 가쪽으로 위치가 변한다.
- 다리의 의식고유감각을 전달하는 또 하나의 신경로가 있는데, 이 신경로는 spinal cord에서 시작하여 medulla 아랫부분까지 뻗어 있다. 이 신경로는 gracile fasciculus(널판다발)의 아랫부분, dorsal spinocerebellar tract(뒤척수소뇌로), nucleus Z(입쪽등쪽잔핵)를 경유하여 cerebral cortex로 연결된다.
- Spinothalamic tract과 medial lemniscus는 thalamus의 ventral posterolateral nucleus(VPl, 배쪽뒤가쪽핵)로 연결된다. VPl의 신경세포에서 나온 axon들은 postcentral gyrus(중심뒤이랑)의 primary somesthetic area(일차몸감각영역)에 연접한다. Primary somesthetic area는 신체 각 부위와 대응연결을 이루고 있는데, 그 몸순서배열을 그림으로 나타내면 위아래가 뒤집힌 난쟁이 모양이 된다.
- 머리의 몸감각을 전달하는 신경로는 trigeminal sensory nuclei(삼차신경감각핵)에서 시작하며, 반대쪽으로 교차하여 thalamus의 ventral posteromedial nucleus(VPm, 배쪽뒤안쪽핵)로 연결된다. 촉각을 전달하는 일차감각신경섬유는 pontine trigeminal nucleus(삼차신경으뜸핵)로 들어간다. 반면 통각과 온도감각을 전달하는 신경섬유는 spinal trigeminal tract(삼차신경척수로)을 따라 밑으로 뻗어 spinal trigeminal nucleus(삼차신경척수핵) 꼬리부분으로 들어간다.
- Spinal cord와 brain stem의 병터에 의해 일부 신경로가 손상되면, 해리감각장애가 나타난다.
- 감각정보를 전달하는 주 신경로 이외에 보조 신경로가 있는 경우도 있다. 통각의 경우에는 reticular formation(그물체)의 중계를 거쳐 VPl, VPm 이외의 thalamic nucleus로 연결되는 보조 신경로가 있다. 통각을 느낄 때, thalamus의 mediodorsal nucleus(안쪽등쪽핵)에서 cingulate gyrus(띠이랑)의 앞부분으로 이어지는 신경로가 활성화된다.
- 통각자극의 위치를 감지하거나 촉각을 통해 물체를 식별하기 위해서는 primary somesthetic area와 parietal lobe의 association cortex가 제 기능을 해야만 한다. Insula의 뒷부분과 cingulate gyrus의 일부 구역은 피부 감각을 기분 좋게 느끼거나 아프게 느끼는 데 관여한다.
- 내림신경로는 오름신경로의 몸감각정보 전달에 영향을 미친다. 대표적인 예로 raphespinal tract(솔기척수로)은 통각자극의 전달을 억제한다.

이 단원에서는 일반감각수용기에서 받아들인 자극을 thalamus를 거쳐 cerebral cortex로 전달하여, 감각을 느낄 수 있게 해주는 여러 신경로에 대해 설명하도록 하겠다. 각 신경로에 대한 해부학적 지식을 잘 알고 있으면, 감각장애가 있는 환자를 분석하여 중추신경계통의 손상 위치를 알아낼 수 있다.

Spinal nerve의 dorsal root를 통해 spinal cord로 들어

가는 감각신경섬유는 크게 두 가지 경로로 나뉜다. 첫 번째 경로는 dorsal horn에 위치한 신경세포에 연접하며, 이 신경세포의 axon은 반대쪽으로 교차한 뒤 백색질의 앞가쪽 부위를 따라 뻗어 올라가 thalamus에 이른다. 이 경로를 **spinothalamic system(척수시상로계통)**이라고 하며 이를 통해 통각, 온도감각 그리고 식별력이 낮은 촉각(단순촉각, 압각 등)이 전달된다.

두 번째 경로는, spinal cord로 들어온 일차감각신경섬유가 같은쪽 dorsal funiculus(뒤섬유단)를 따라 뻗어 올라가 medulla 아랫부분의 신경핵에 연접한다. 이 신경핵에서 나온 axon은 반대쪽으로 교차한 뒤 medial lemniscus(안쪽섬유띠)를 이루며, 위쪽으로 뻗어 thalamus에 연접한다. 이 경로를 **medial lemniscus system(안쪽섬유띠계통)**이라고 하는데, 이를 통해 식별력이 높은 감각정보가 전달된다. 예를 들어 신체 부위의 위치와 움직임을 인지하거나, 촉각을 통해 물체의 모양과 질감을 식별하고 피부 표면에 가해진 자극의 위치 변화를 감지하는 등의 작용이 medial lemniscus system을 통해 이루어진다. Medial lemniscus system은 spinal cord의 dorsal funiculus를 경유하기 때문에, 임상의학 분야에서는 **posterior column system(뒤섬유단계통)**이라고 부르기도 한다.

Spinoreticulothalamic pathway(척수그물시상로)는 brain stem의 reticular formation(그물체)을 거쳐 thalamus로 연결되는데, 이 신경로 또한 피부감각을 전달한다. Spinoreticulothalamic pathway와 spinothalamic system은 모두 통각을 전달하는 경로이므로 서로 밀접하게 연관되어 있다. 일부 학자들은 spinothalamic pathway와 spinoreticulothalamic pathway, 그리고 여기서 이어진 thalamocortical fiber를 합쳐 **ventrolateral system**(anterolateral system, **앞가쪽신경로)**이라고 부르기도 한다. 이에 반대되는 용어인 **dorsomedial system(뒤안쪽신경로)**은 medial lemniscus system을 의미한다. 일반감각을 전달하는 신경로들의 다양한 명칭을 표 19-1에 정리해 놓았으니 참고하기 바란다. 조금 골치 아프겠지만 해부학자, 생리학자, 임상의학자들마다 다양한 용어를 혼용하고 있으므로 모두 알아 두는 것이 좋다. **Trigeminothalamic pathway(삼차시상로)**는 머리의 감각을 전달하는 신경로로서, 그 기능은 spinothalamic system과 medial lemniscus system을 합친 것과 같다. 이 신경로는 8장의 trigeminal nerve, facial nerve, glossopharyngeal nerve, vagus nerve의 연결에 관한 단원에서 이미 설명한 바 있다.

일반감각을 전달하는 신경로를 구성하는 sensory ganglia, spinal cord 또는 brain stem, thalamus의 신경세포를 각각 일차신경세포, 이차신경세포, 삼차신경세포라고 부른다. 이차신경세포와 삼차신경세포는 interneuron에 의해 다양한 영향을 받으며, 따라서 이들 신경세포는 단순히 감각정보를 중계하기만 하는 것은 아니다. 또한 이차신경세포는 cerebral cortex와 brain stem에서 나온 내림신경로의 영향을 받아 세포의 활성이 변한다.

Spinothalamic System(척수시상로계통)

Spinothalamic system(척수시상로계통) 즉, ventrolateral system(앞가쪽신경로)은 "통각과 온도감각의 신경로"라고 할 수 있다. 하지만, 앞에서 언급한 것처럼 일부 촉각도 이 신경로를 통해 전달된다.

Receptor(수용기)

Nociceptor(통각수용기)는 지름이 작은 A섬유(Aδ fiber)와 민말이집신경섬유(C fiber)의 끝 부위로 이루어져 있으며, 피막으로 싸여 있지 않다. 통각을 유발하는 자극이 가해지면, 수십 초의 간격을 두고 두 번의 감각자극 흥분이 중추신경계통으로 전달된다. 첫 번째 감각자극은 예리하고 위치가 분명한 통각으로, Aδ fiber에 의해 전달된다. 두 번째 감각자극은 위치가 불분명하고 불쾌한 느낌의 통각으로, 전도속도가 느린 C fiber에 의해 전달된다. 두 감각자극은 발에서 가장 뚜렷이 구분되는데, 이는 신경섬유를 통해 자극이 전달되는 거리가 멀기 때문이다.

통각을 느끼는 기전은 **inflammation(염증)**과 밀접한 관련이 있다. 염증이란 다양한 종류의 조직손상에 대한 반응을 일컫는 용어이다. 손상을 받은 세포는 venule(세정맥)과 신경종말에 작용하는 여러 화학물질 즉, 염증매개물질을 분비한다. 그 결과 venule이 확장되어 그 부위가 붉어지고, venule의 혈장에 대한 투과성이 높아져 조직의 부종이 일어난다. 이와 동시에 통각을 담당하는 신경종말이 자극을 받아 통증을 느끼게 된다. 신경에 발생한 활동전위는 중추로 전달될 뿐 아니라, 감각신경섬유의 말초가지를 따라 역방향으로도 전파된다. 피부에 분포하는 C fiber의 경우, 활동전위의 역방향 전파에 의해 substance P 등의 펩티드 신경전달물질을 진피의 세포외공간으로 방출한다. 이들 신경전달물질은 진피의 arteriole(세동맥)에 작용하여 혈관확장을 일으킨다. 또한 substance P는 mast cell(비만세포)의

표 19-1 머리 아래쪽 신체 부위의 감각을 전달하는 신경로와 그 구성요소

Medial Lemniscus System	Spinothalamic System
Alternative names:	
Dorsomedial system	Ventrolateral system
Posterior column system	Anterolateral system
Dorsal column system	
Includes:	
Neurons with cell bodies in the peripheral nervous system	
Dorsal root ganglia	Dorsal root ganglia
Dorsal (posterior) funiculi (also called the *dorsal* or *posterior columns*), each consisting of the gracile fasciculus and cuneate fasciculus	Dorsolateral tract of Lissauer
Neurons with decussating axons that end in the thalamus	
Gracile and cuneate nuclei (also nucleus Z[a])	Dorsal horn of spinal gray matter
Decussation of the medial lemnisci	Ventral white commissure of spinal cord
Medial lemniscus	Spinothalamic tract (also spinoreticular fibers)
	Spinal lemniscus (also called *spinothalamic fibers* in the brain stem; also reticulothalamic fibers)
Thalamocortical neurons	
Ventral posterior nucleus of thalamus	Ventral posterior nucleus of thalamus and other thalamic nuclei (mediodorsal, posterior group, intralaminar group)
Internal capsule	Internal capsule
Cerebral cortex	
Primary somatosensory cortex	Primary somatosensory cortex
Parietal association cortex	Parietal and posterior insular association cortex
	Anterior cingulate cortex

[a]The pathway for conscious proprioception from the lower limb includes an additional relay in the nucleus thoracicus, with axons that ascend in the dorsal spinocerebellar tract and have branches in the medulla that synapse with neurons in nucleus Z.

탈과립을 유발한다. Mast cell에서 분비된 histamine, 단백질분해효소 등의 염증매개물질은 arteriole을 더욱 확장시키고 때에 따라 손상 부위에 부종을 일으킨다. 피부에 염증이 발생한 경우, 이와 같은 염증반응의 결과 **triple response of Lewis(삼중반응**: 국소발적, 부종, 신경성 세동맥확장에 의한 발적 확산)가 나타난다. 이렇게 연접을 거치지 않는 신경성 반응을 **axon reflex(축삭반사)**라고 부른다. **Thermoreceptor(온도수용기)**는 형태학적으로 별 특징이 없는 free nerve ending(자유신경종말)일 것으로 추정된다. 온도감각을 전달하는 신경섬유의 지름은 통각섬유와 비슷하다. **단순촉각에 대한 수용기**에는 무피막신경종말, Merkel ending(촉각원반), peritrichial ending(털주위신경종말), Meissner's corpuscle(촉각소체) 등이 있다. Ruffini ending(루피니소체)은 피부를 세게 눌러 진피와 피부밑조직의 위치관계가 변할 때 반응한다. 단순촉각과 압각은 중간 굵기의 A fiber에 의해 전달된다. (각 감각신경종말에 대해서는 3장에 자세히 설명되어 있다.)

털이 있는 피부에 분포하는 피부신경에는 부드럽게 쓰다듬는 자극에 반응하는 민말이집신경섬유가 포함되어 있는데, 이 신경섬유는 통각이 아니라 기분 좋은 감각을 전달

한다. 영상을 통한 기능 연구 결과에 따르면, 이런 C fiber를 자극했을 때 insula의 뒷부분이 활성화된다고 한다. Insula 뒷부분은 여러 감각에 대한 정서적인 처리를 담당하는 연합영역일 것으로 추정된다.

Ascending Central Pathway(오름신경로)

Dorsal Horn(뒤뿔)의 연접과 Interneuron

Dorsal root ganglia에 위치한 신경세포 중 cell body의 크기가 중간 이하의 것들은, 중추돌기를 내어 dorsal rootlet의 가쪽구획으로 뻗는다. 이와 같은 신경섬유를 통해 통각수용기와 온도수용기에서 발생한 신경자극이 중추신경계통으로 전달된다(그림 19-1). 단순촉각과 압각을 전달하는 신경섬유는 dorsal rootlet 안쪽구획을 통해 spinal cord의 dorsal horn으로 들어간다. 통각섬유와 온도감각섬유는 spinal cord의 **dorsolateral tract**(tract of Lissauer, **뒤가쪽로**)으로 들어가며, 그 속에서 오름가지와 내림가지를 내어 한 분절 가까이 위아래로 뻗는다.

Dorsolateral tract으로 들어온 신경섬유의 끝가지와 곁가지들은 dorsal horn으로 들어가 복잡하게 분지한다(그림 5-8). Dorsal horn의 표면 가까이에 위치한 **substantia gelatinosa(아교질)**는 감각자극의 수정이 일어나는 중요한 부위이다. 이곳에 위치한 신경세포의 dendrite은 일차감각신경섬유뿐 아니라 medulla의 raphe nuclei(솔기핵)에서 내려온 reticulospinal fiber(그물척수섬유)와도 연접한다. (내림신경로에 의한 오름신경로의 감각전달 조절에 대해서는 나중에 자세히 설명할 예정이다.) Substantia gelatinosa 신경세포의 axon은 dorsolateral tract 및 주위의 백색질을 따라 한 분절 가까이 위아래로 뻗는다. 이 axon으로부터 수많은 가지가 나와서 spinothalamic tract(척수시상로)을 이루는 **tract cell(신경로세포)**의 dendrite과 연접한다.

Tract cell의 dendrite은 통각과 온도감각을 전달하는 흥분성 일차감각신경섬유, gelatinosa cell(아교질세포)의 억제성 신경섬유, 그리고 단순촉각과 압각을 전달하는 흥분성 일차감각신경섬유와 연접한다. 이와 같은 연결관계가 그림 5-8과 그림 19-2의 모식도에 잘 요약되어 있다. Tract cell은 통각자극의 강도가 어느 이상일 때만 자극을 중추로 전달하여 통증을 느끼게 해준다. 통각과 관련된 신경회로에 대해서는 추후 더 자세히 설명하도록 하겠다.

Spinothalamic Tract(척수시상로)

Tract cell의 cell body는 대부분 dorsal horn 밑동 부위의 **nucleus proprius(고유핵)**에 위치한다. Dorsal horn 표면의 커다란 신경세포에서 나온 axon도 spinothalamic tract의 일부분을 구성하는데, 이는 주로 통각을 전달하는 기능을 한다. Tract cell의 axon은 ventral white commissure(앞백색맞교차)를 지나 반대쪽으로 뻗는다. 이 axon들은 ventral horn을 관통한 뒤 lateral funiculus(가쪽섬유단)의 앞부분과 ventral funiculus(앞섬유단)의 가쪽부분에 이르러 위로 꺾어져 올라가는데, 이를 **spinothalamic tract(척수시상로)**이라고 부른다(그림 5-10). Spinothalamic tract의 axon이 위로 올라가는 동안 윗분절의 axon들이 신경로의 내면 쪽에 계속 합쳐진다. 따라서 목분절에 이르면, 엉치분절에서 나온 axon이 spinothalamic tract의 표면 쪽에 위치하고 그 깊은 곳에 허리분절과 가슴분절에서 나온 axon이 순서대로 놓여 있게 된다. 목분절에서 나온 axon은 회색질 가까이에 위치한다.

Spinothalamic tract은 큰 위치 변화 없이 medulla까지 뻗어 올라간다(그림 7-2~7-4). Inferior olivary nucleus(아래올리브핵) 높이에 이르면, spinothalamic tract은 inferior olivary nucleus와 spinal trigeminal nucleus(삼차신경척수핵) 사이의 표면 가까운 곳에 위치하게 된다(그림 7-5~7-7). 이곳에서 spinothalamic tract은 superior colliculus(위둔덕)로 향하는 spinotectal tract(척수덮개로)과 합쳐져 **spinal lemniscus(척수섬유띠)**를 이루는데, 둘 중 spinothalamic tract의 신경섬유가 훨씬 더 많다. Spinal lemniscus는 pons와 midbrain의 앞가쪽 부위로 뻗어 올라간다. 이때 spinal lemniscus는 medial lemniscus(그림 7-8~7-15)의 가쪽 끝 부위를 따라 주행한다. Spinothalamic tract의 신경섬유가 brain stem을 지나는 동안, 수많은 곁가지가 분지하여 medulla와 pons의 reticular formation(그물체)과 midbrain의 periaqueductal gray matter(수도관주위회색질)에 연접한다. 또한 더 이상 위로 올라가지 않고 reticular formation에서 끝나는 **spinoreticular fiber(척수그물섬유)**도 있다.

Thalamus(시상)와 Cerebral Cortex(대뇌겉질)

Spinothalamic tract의 신경섬유 대부분은 thalamus의 **ventral posterior nucleus(배쪽뒤핵)**에서 끝난다. 이 신경핵은 spinothalamic tract과 medial lemniscus의 신경섬유를 통해 정보를 받는 **ventral posterolateral nucleus(VPl, 배쪽뒤가쪽핵)**와 trigeminothalamic fiber를 통해 정보를 받는 **ventral posteromedial nucleus(VPm, 배쪽뒤안쪽핵)**로 구분된다. VPl의 뒤가쪽 부위는 반대쪽 다리와, 앞안쪽 부

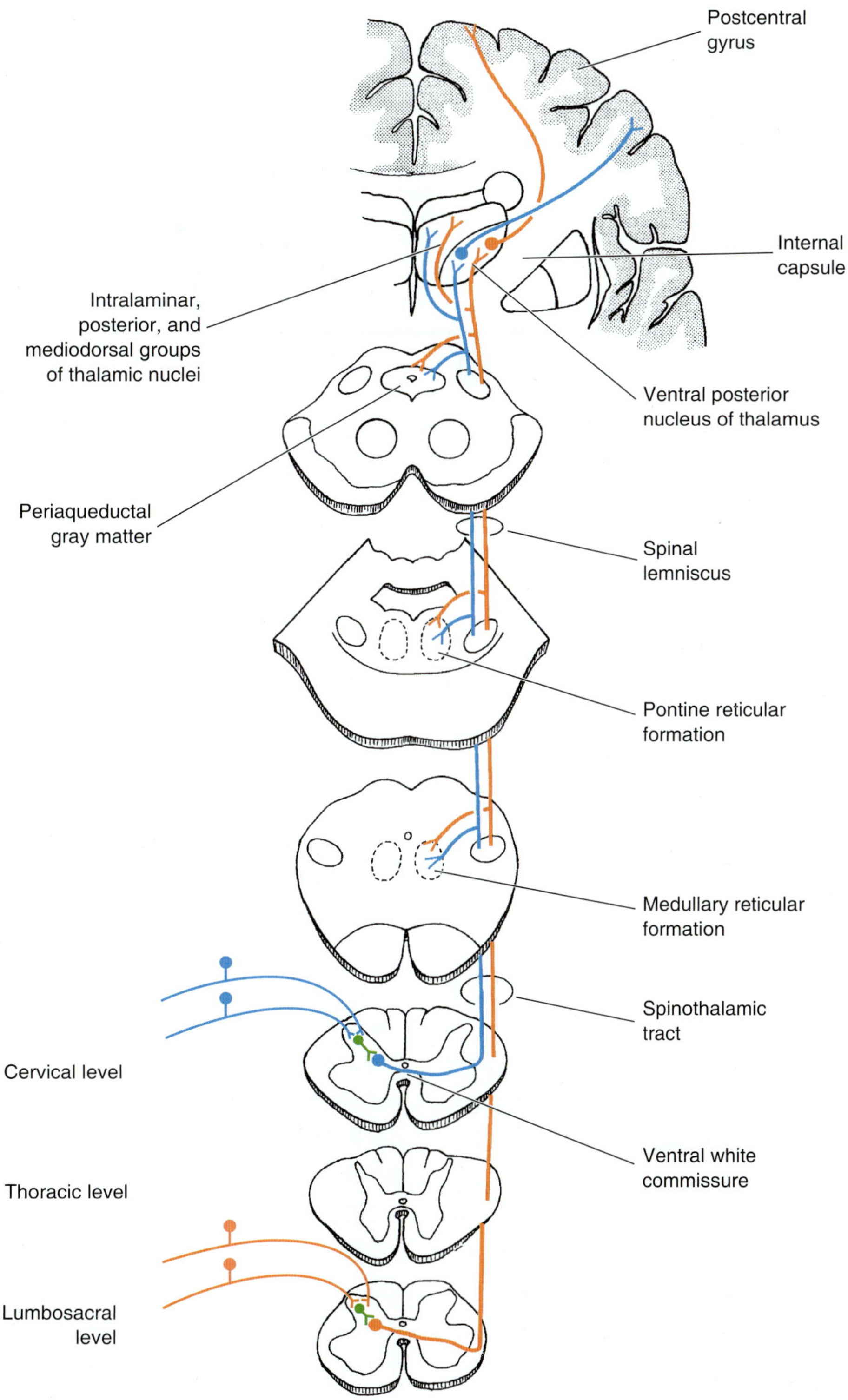

그림 19-1 통각, 온도감각, 단순촉각, 압각을 전달하는 spinothalamic system(척수시상로계통). 다리의 감각을 전달하는 신경섬유는 빨간색, 팔의 감각을 전달하는 신경섬유는 파란색으로 표시하였다. Thalamus 중 ventral posterior nucleus 이외의 신경핵에서 나오는 신경섬유는 생략하였다.

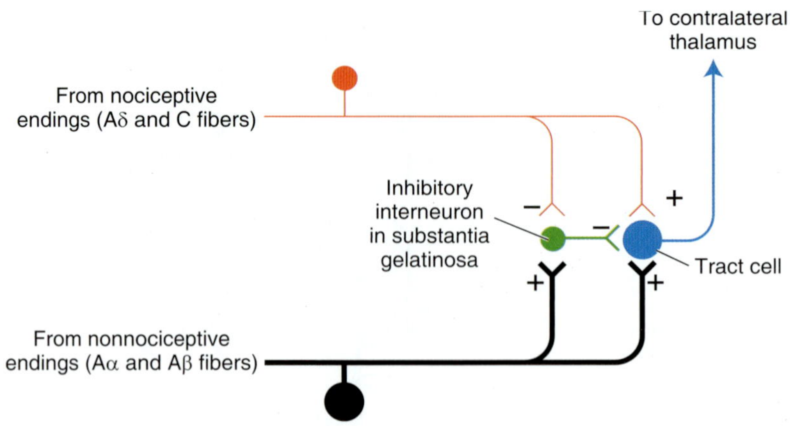

그림 19-2 Gate control theory(관문조절이론)의 모식도. 굵은 일차감각신경섬유는 억제성 interneuron을 흥분시키고, 통각을 전달하는 일차감각신경섬유는 interneuron을 억제한다. 통각 이외의 감각자극이 증가하면 spinothalamic tract의 tract cell의 흥분이 억제된다. 그림 5-8의 모식도와 비교해 보라.

위는 반대쪽 팔과 대응연결을 이루고 있다. 반면 VPm은 반대쪽 머리부위에서 오는 감각정보를 받는다.

Ventral posterior nucleus의 신경세포에서 나온 axon은 **internal capsule(속섬유막)**의 **posterior limb(뒤다리)** 및 corona radiata(대뇌부챗살)를 지나 parietal lobe의 **primary somesthetic area(일차몸감각영역)**로 들어간다. 머리를 제외한 반대쪽 신체 부위는 primary somesthetic area의 등쪽 2/3에 위아래가 뒤집힌 방향으로 대응연결되어 있다(그림 15-3). 손의 감각을 담당하는 cortex 영역은 상대적으로 매우 넓은 면적을 차지하고 있어서, 다른 부위에 비해 분별력이 높은 감각을 느낄 수 있다. 감각신경로의 각 중계핵마다 몸순서배열이 잘 이루어져 있기 때문에, 자극의 위치를 명확히 감지할 수 있다.

Spinal lemniscus의 신경섬유 중 일부는 thalamus에서 VPl 이외의 신경핵 즉, **posterior nuclei(시상뒤핵)**, **intralaminar nuclei(시상섬유판속핵)**, **mediodorsal nucleus(안쪽등쪽핵)**에 연접한다. Posterior nuclei에서 나온 axon은 insula 뒷부분과 그 주위의 parietal lobe으로 향하는데, 이 부위에는 second somesthetic area가 포함되어 있다. Second somesthetic area는 postcentral gyrus(중심뒤이랑)의 아래쪽 끝에 위치한다. Intralaminar nuclei에서 나온 axon은 frontal lobe과 parietal lobe의 cortex와 striatum(새줄무늬체)으로 향하며, 각성 상태의 유지에 관여한다(9장 참조). Mediodorsal nucleus는 주로 frontal lobe의 안쪽면과 눈확면으로 연결되어 감정, 판단, 예지 등의 기능에 관여한다(15장 참조). Mediodorsal nucleus에서 cingulate gyrus(띠이랑) 앞부분으로 향하는 신경섬유도 있는데, 이는 통각자극이 있을 때 흥분된다.

Pain(통각)

통증은 매우 흔하게 나타나는 증상이기 때문에 이와 관련된 해부학, 생리학, 약리학적 지식을 잘 알고 있어야 한다. 유해자극에 반응하는 말초신경종말과 그 기전에 대해서는 앞에서 이미 설명하였다. 이 단락에서는 통각을 전달하는 중추신경계통의 신경로에 대해 자세히 설명하기로 한다.

Spinal Cord의 통각 전달 기전

Spinal cord로 들어온 통각자극은 dorsal horn의 신경회로에 의해 수정이 가해진다. 추후 설명할 reticulospinal fiber(그물척수섬유) 및 corticospinal fiber(겉질척수섬유)의 조절작용 외에도, 통각의 전달 기전은 다른 종류의 감각신경섬유에 의해서 영향을 받는다. 촉각과 압각을 전달하는 굵은 신경섬유들은 가지를 내어 gelatinosa cell의 dendrite에 연접한다. 이 신경섬유를 통해 들어온 자극에 의해 gelatinosa cell이 흥분하면, 통각을 전달하는 tract cell이 억제성 조절을 받는다. 이 억제성 조절보다 통각자극이 더 강하면 통각이 중추로 전달된다. Spinal cord의 신경세포들은 입력받은 모든 감각자극을 분석하여 통각을 뇌로 전달할지 여부를 결정하는데, 이와 같은 기전을 **gate control theory(관문조절이론)**라고 한다(그림 19-2). Dorsal horn이 위쪽으로 연장된 구조인 spinal trigeminal nucleus(삼차신경척수핵)의 꼬리부분에도 비슷한 조절기전이 있을 것으로 추정된다. 근육이나 관절 등 신체 깊은 곳으로부터 통각자극이 들어올 때, 그 부위의 피부 감각신경종말을 자극(문지르거나 온도 또는 화학자극을 가함)하면 gate control 기전이 활성화되어 통증이 완화된다.

Dorsal horn의 표면에 위치한 커다란 신경세포인 Waldeyer cell은 단순하고 직접적인 연결관계를 갖고 있다. 이 신경세포는 통각을 전달하는 일차감각신경섬유로부터 직접 자극을 받으며, 여기서 나온 axon은 spinothalamic tract을 통해 thalamus의 ventral posterior nucleus와 mediodorsal nucleus에 통각을 전달한다.

Flexor reflex(굽힘반사)는 통각에 의해 유발되는 방어작용으로, spinal cord 안에서 두 번 이상의 연접을 거치며(그림 5-13) 팔다리를 굽혀 갑작스런 통각자극을 피하게 한다. 네발짐승의 경우에는, 통각자극을 받은 다리를 굽힘과 동시에 반대쪽 다리를 펴는 **crossed extensor reflex(교차폄반사)**가 발달해 있다. 사람에서는 내림신경로의 작용으로 crossed extensor reflex가 억제되어 있는데, 하반신마비 환자의 경우에는 억제작용이 차단되어 crossed extensor reflex와 flexor reflex가 뚜렷하게 나타난다.

Ascending Pathway(오름신경로)

통각자극은 spinothalamic tract(척수시상로)과 spinoreticular tract(척수그물로)을 통해 고위중추로 전달된다(그림 19-3). Dorsolateral funiculus(뒤가쪽섬유단)에도 같은 기능을 하는 신경섬유가 포함되어 있을 것으로 추정된다. Spinal cord의 앞가쪽 부위 즉, spinothalamic tract과 spinoreticular tract을 자르는 신경로절단술을 시행하면 그 이하의 분절에 해당하는 신체 반대쪽 부위에서 통각을 거의 느끼지 못하게 된다. 그러나 몇 주가 지나면 점차 통각이 회복되는 것을 볼 수 있는데, 이는 아마도 연접의 재구성 및 대체 신경로의 활성화에 의한 것으로 생각된다. 반면 spinal cord의 정중면에 절개를 가하면(commissural myelotomy 맞교차척수절개술), 그 분절의 신체 부위에서 통증을 느끼지 못하는 상태가 오랫동안 지속된다.

Primary somesthetic area가 손상돼도 통증은 어느 정도 느낄 수 있지만, 위치에 대한 분별력은 크게 떨어진다. 예전에는 thalamus에서 통각을 인지하기 때문에 이런 현상이 나타난다고 생각했다. 그러나 최근에는, thalamus의 intralaminar nuclei와 mediodorsal nucleus로 들어가는 spinothalamic fiber와 reticulothalamic fiber 때문에 primary somesthetic area 파괴 후에도 통각을 느끼는 것으로 추정하고 있다. 이 신경핵들은 prefrontal area와 cingulate gyrus 앞부분을 포함한 neocortex 대부분의 영역으로 연결된다. 또한 신체 한쪽 부위에 통각자극을 가했을 때, 양쪽 cingulate gyrus의 혈류가 증가하는 것으로 알려져 있다. 예전에는 cerebral cortex에 전기자극을 가해도 통각이 전혀 유발되지 않는다고 생각했지만, 최근에 와서 parietal operculum의 안쪽면과 insula 뒷부분(second somesthetic area의 일부분에 해당함)에 전기자극을 주면 통각이 유발될 수 있음이 밝혀졌다. 그렇지만 통각자극의 정확한 위치를 감지하기 위해서는 thalamus의 ventral posterior nucleus와 primary somesthetic area의 기능이 반드시 필요하다.

Descending Pathway(내림신경로)

모든 오름신경로는 내림신경로의 조절을 받는다. 그중에서 통각자극의 전달과 이에 대한 반사작용을 조절하는 내림신경로가 가장 잘 알려져 있다. 심한 정신적 스트레스가 있을 때, 통각의 인지 및 자기방어를 위한 반사가 억제될 수 있다. 이와 같은 억제작용은 parietal lobe에서 나와 dorsal horn에 연접하는 **corticospinal fiber(겉질척수섬유)**에 의해 일어난다(그림 19-7).

그 외에 reticulospinal tract(그물척수로)에 의한 조절작용도 잘 알려져 있는데, 그 대표적인 예로 **raphespinal tract(솔기척수로)**을 들 수 있다. 이 신경로는 medulla의 reticular formation에 위치한 raphe nuclei(솔기핵) 특히, nucleus raphes magnus(큰솔기핵)에서 시작한다. 이 신경로를 구성하는 민말이집신경섬유는 spinal cord의 lateral funiculus 뒷부분을 따라 밑으로 뻗으며(그림 5-10, 19-7), serotonin을 신경전달물질로 사용한다. 조직화학적 방법으로 관찰해 보면, serotonin을 함유한 axon terminal은 substantia gelatinosa에 가장 많이 밀집해 있다. Nucleus raphes magnus는 midbrain의 periaqueductal gray matter(수도관주위회색질)에서 내려오는 신경섬유의 조절을 받는다. Nucleus raphes magnus 또는 periaqueductal gray matter에 전기자극을 가하면 강한 진통작용이 나타난다. Dorsolateral funiculus를 절단하거나 naloxone 등의 morphine 대항제를 투여하면, 이와 같은 진통작용이 사라진다. 또한 아편제제를 투여했을 때 나타나는 진통작용도 dorsolateral funiculus를 절단하면 크게 감소한다.

아편제제와 그 대항제는 **opiate receptor(아편수용체)**에 결합하여 작용을 나타내는데, 이 수용체를 가진 신경세포

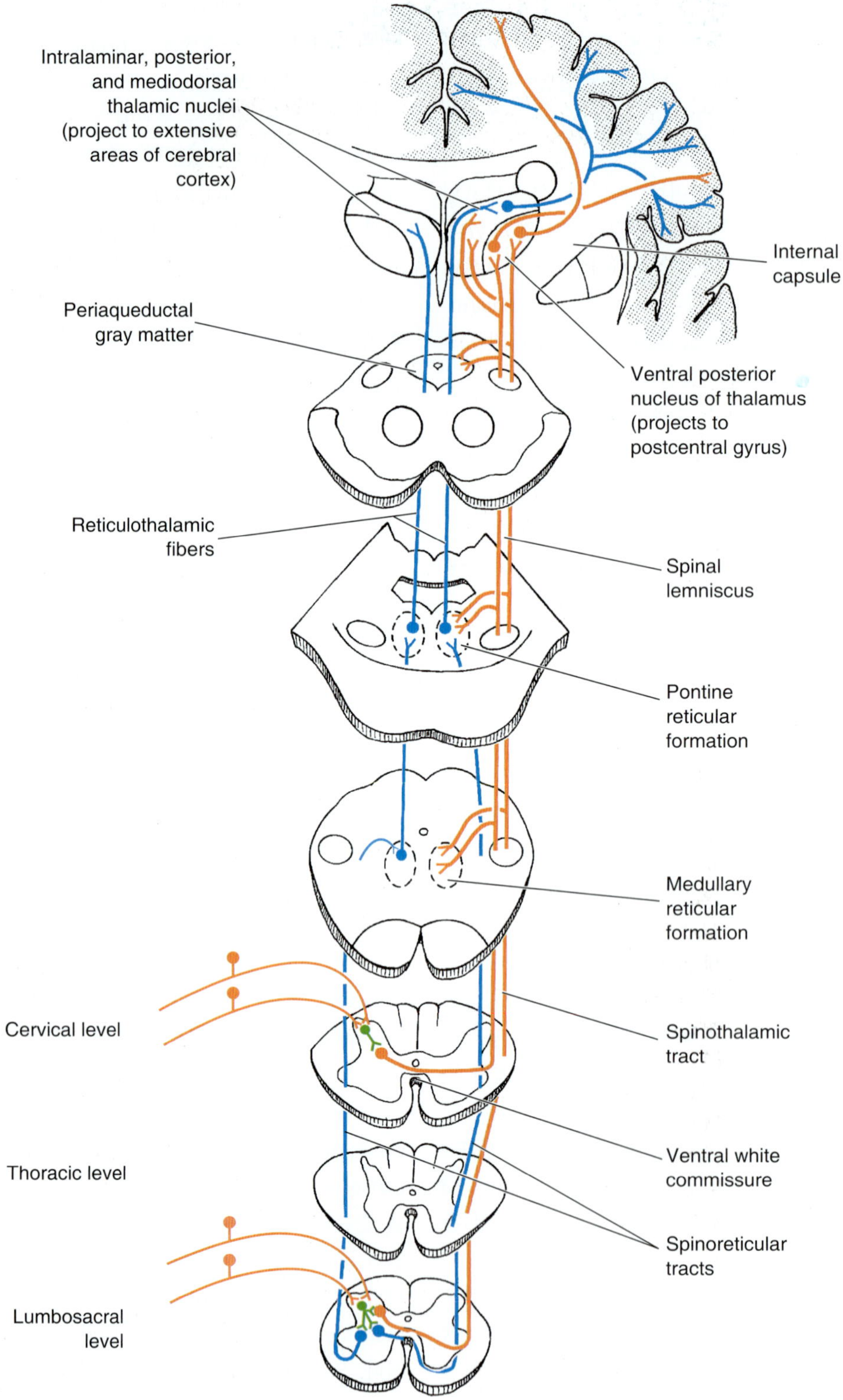

그림 19-3 통각을 전달하는 오름신경로. Spinothalamic system(척수시상로계통)은 빨간색, spinoreticular tract(척수그물로)과 reticulothalamocortical pathway(그물시상겉질로)는 파란색으로 표시하였다. Spinal cord의 interneuron은 녹색으로 표시하였다.

는 뇌의 여러 부위에 분포해 있다. Opiate receptor의 생리학적 기능은 내인성 **opioid(아편유사제)**와 결합하는 것이다. 내인성 아편유사물질 중 가장 잘 알려져 있는 것은 **enkephalin(엔케팔린)**이다. Enkephalin은 pentapeptide 두 개로 이루어져 있으며, 신경전달물질 또는 신경조절물질의 역할을 한다. 아편제제의 진통작용은, opiate receptor를 가진 신경세포에 약물이 결합하여 내인성 아편유사제의 작용을 흉내 내는 것이라 할 수 있다. 아편제제가 주로 작용하는 부위는 dorsal horn, nucleus raphes magnus, periaqueductal gray matter이며 thalamus에도 아편제제가 작용할 수 있다. 중추신경계통 내 다른 여러 부위에도 enkephalin을 가진 신경세포가 분포하는데, 이들은 대부분 짧은 회로를 구성하는 interneuron이다. 아편제제는 이와 같은 부위에도 작용하여 구역, 기침 억제, 쾌감 유발, 약물중독 등의 부작용을 일으킨다. 통각 전달을 조절하는 내림신경로에 대해 잘 알고 있으면, 아편제제의 작용부위나 만성통증을 완화시키기 위한 치료방법을 이해하는 데 큰 도움이 된다. 만성통증 환자의 periaqueductal gray matter에 전극을 삽입하여 전기자극을 가하면 즉각적인 진통작용이 나타난다.

Medial Lemniscus System(안쪽섬유띠계통)

Medial lemniscus system은 고유감각, 식별촉각, 진동감각을 전달하는 일련의 신경로이다. Spinothalamic system의 경우 spinal cord의 해당 분절에서 신경섬유의 교차가 일어나는 것에 반해, medial lemniscus system을 구성하는 신경섬유들은 spinal cord의 같은쪽 부위를 따라 올라가다가 medulla 아랫부위에서 반대쪽으로 교차한다.

Receptor(수용기)

Medial lemniscus system은 매우 분별력이 높은 감각을 전달할 뿐 아니라 학습과정에도 관여하기 때문에, 사람에게 있어서 그 중요성이 매우 크다. 자극을 받은 위치를 정확히 감지하고, 가까운 두 지점이 동시에 자극받았을 때 이를 구분할 수 있는 촉각을 discriminative touch(식별촉각)라고 한다. 이런 특성 때문에 사물의 질감을 식별하고 촉각의 위치변화를 감지할 수 있는 것이다. 여러 종류의 **촉각수용기** 중에서 Meissner's corpuscle(촉각소체)은 영장류에서만 발견되며, 식별촉각을 감지하는 데 중요한 역할을 한다(3장 참조). Meissner's corpuscle은 털이 없고 지문이 발달한 손바닥의 피부에 분포하며, 따라서 손바닥으로 사물의 표면을 만져 그 질감과 세세한 형태를 느낄 수 있다. 그 밖에도 spinothalamic system에서 언급한 여러 촉각수용기들도 medial lemniscus system으로 감각자극을 전달한다. Pacinian corpuscle(층판소체)은 **진동감각**을 감지하는 수용기인데, 진동감각도 척수의 dorsal funiculus(뒤섬유단)를 통해 고위중추로 전달된다. 일부 진동감각은 lateral funiculus(가쪽섬유단)를 통해서도 전달된다.

고유감각도 medial lemniscus system을 통해 전달되며 이를 통해 신체 각 부위의 자세, 손에 들고 있는 물체의 크기와 무게, 움직임의 방향과 범위 등을 알 수 있다. 고유감각을 감지하는 수용기에는 neuromuscular spindle(근육방추), neurotendinous spindle(힘줄방추), 관절주머니와 인대 주위의 신경종말 등이 있다. 의식고유감각(kinesthesia 운동감각)의 경우에는 다른 감각수용기들보다 neuromuscular spindle이 가장 중요한 역할을 한다(3장 참조).

Ascending Central Pathway(오름신경로)

몸통과 팔다리의 식별촉각과 고유감각은 하나의 신경로를 통해 고위중추로 전달된다. 다리의 고유감각은 다른 신경로를 통해서도 전달된다.

Discriminative Touch(식별촉각)

식별촉각과 고유감각을 전달하는 일차감각신경세포는 dorsal root ganglion에 위치한다. 이 세포는 dorsal root ganglion의 신경세포 중 지름이 가장 크며, 두꺼운 myelin sheath에 둘러싸인 굵은 axon을 뻗는다. 이 axon에서 분지한 중추돌기는 dorsal rootlet의 안쪽구획을 지나며, **dorsal funiculus(뒤섬유단)**로 들어가자마자 오름가지와 내림가지로 나뉜다. 오름가지의 대부분은 같은쪽 dorsal funiculus를 따라 medulla까지 뻗어 올라간다(그림 19-4). 가슴분절 윗부분과 목분절의 dorsal funiculus는, 안쪽의 **gracile fasciculus(널판다발)**와 가쪽의 **cuneate fasciculus(쐐기다발)**로 구분된다. Gracile fasciculus는 가슴중간분절 이하에서 들어온 신경섬유로 구성되어 있으며 **gracile nucleus(널판핵)**에 연접한다. 반면 cuneate fasciculus는 가슴분절 윗부분과 목분절로 들어온 신경섬유로 이루어져 있으며 **cuneate nucleus(쐐기핵)**에 연접한다. 조금 더 자세히 살펴보면, dorsal funiculus의 신경섬유들은 분절에 따라 층판 구조로 배열되어 있다. 정중면 가까이에는 가장 아랫분절로 들어온 신경섬유가 위치하며, 그 가쪽으로 윗분절의 신경섬유가 합쳐져 일정한 배열을 유지한 채 위로 뻗어 올라간다.

Gracile nucleus와 cuneate nucleus에서 나온 axon은 배쪽으로 활처럼 휘어 **internal arcuate fiber(속활꼴섬유)**를 이루며, decussation of medial lemniscus(안쪽섬유띠교차)에서 반대쪽으로 교차한 뒤(그림 7-4, 19-4) **medial lemniscus(안쪽섬유띠)**를 이루어 thalamus로 올라간다. Medial lemniscus는 medulla에서는 정중면과 inferior olivary nucleus(아래올리브핵) 사이에, pons에서는 tegmentum(다리뇌뒤판)의 가장 앞 부위에, 그리고 midbrain에서는 red nucleus(적색핵)의 가쪽에 위치한다. Medial lemniscus와 spinothalamic tract의 신경섬유는 subthalamus(시상밑부)의 등쪽 부위에서 서로 섞이며, 결국 thalamus의 **ventral posterolateral nucleus(VPl, 배쪽뒤가쪽핵)**로 들어간다. Spinothalamic tract과는 달리 medial lemniscus의 신경섬유는 모두 VPl에 연접한다.

Medial lemniscus의 전체 경로에 걸쳐 신경섬유의 몸순서배열이 이루어져 있다. Medulla의 단면에서 medial lemniscus는 앞뒤 방향으로 긴 형태인데, 가장 앞쪽(pyramid 근처)에 다리의 신경섬유가 위치하고 뒤쪽으로 갈수록 윗분절의 신경섬유가 배열되어 있다. Medial lemniscus는 pons에 이르러 90° 정도 회전한다. 여기서부터 thalamus에 이르기까지는, 다리의 신경섬유가 가쪽에 위치하고 안쪽으로 갈수록 윗분절의 신경섬유가 배열되어 있다. Thalamus의 VPl도 몸순서배열이 이와 비슷한 양상으로 되어 있다. VPl에서 나온 신경섬유는 parietal lobe의 **primary somesthetic cortex(일차몸감각영역)**로 연결된다.

Proprioception(고유감각)

위치감각과 운동감각을 중추로 전달하는 신경로는 식별촉각을 전달하는 신경로와 비슷하다. 그러나 다리의 고유감각에 대해서는 두 개의 신경로가 있다(그림 19-5). **팔**의 고유감각은 앞에서 설명한 것과 똑같은 경로를 통해 전달된다. 즉 일차감각신경섬유의 오름가지는 cuneate nucleus에 연접하고, 이후 신경자극은 medial lemniscus와 thalamus의 ventral posterior nucleus를 거쳐 cerebral cortex의 primary somesthetic area로 전달된다.

다리의 고유감각도 이와 비슷한 신경로를 통해서 전달되는데, 팔의 고유감각과는 달리 gracile fasciculus와 gracile nucleus를 거친다는 차이점이 있다. 우리 몸에는 다리의 고유감각을 전달하는 또 다른 신경로가 존재한다. 이 신경로는 다음과 같이 네 번의 연접을 거치는 것이 특징이다.

1. 일차감각신경섬유는 lumbar nerve와 sacral nerve의 dorsal root를 통해 spinal cord로 들어와 오름가지와 내림가지로 나뉜다. 오름가지의 일부는 medulla까지 올라가지 않고, 허리분절 윗부분과 가슴분절 아랫부분의 **nucleus thoracicus**(nucleus dorsalis, Clarke's column, **뒤가슴핵**)에 연접한다. Nucleus thoracicus는 C8~L3 분절의 dorsal horn 안쪽 부위에 위치하며, 지름이 큰 신경세포로 이루어진 신경핵이다.
2. Nucleus thoracicus 아랫부분에서 나온 신경섬유는 같은쪽 dorsolateral funiculus를 따라 올라가는데, 이를 **dorsal spinocerebellar tract(뒤척수소뇌로)**이라고 부른다. Dorsal spinocerebellar tract의 신경섬유가 inferior cerebellar peduncle(아래소뇌다리)로 들어가기 직전에, 소수의 곁가지가 나와 **nucleus Z** of Brodal and Pompeiano(입쪽등쪽잔핵)에 연접한다. 이 신경핵은 gracile nucleus의 위쪽 끝부분에 해당하지만, 기능적으로는 전혀 다른 신경핵으로 분류된다.
3. Nucleus Z에서 나온 신경섬유는 internal arcuate fiber(속활꼴섬유)를 이루어 반대쪽으로 교차한 뒤, medial lemniscus에 합류하여 상행하다가 VPl에 연접한다.
4. Thalamocortical fiber는 다리의 감각을 담당하는 primary somesthetic area로 뻗는다.

Spinomedullary Neuron(척수숨뇌신경세포)

Dorsal funiculus 속에서 분지한 일차감각신경섬유의 내림가지는 아래쪽으로 짧게 뻗어, 오름가지의 곁가지와 함께 회색질로 들어간다. 회색질로 들어온 신경섬유 중 일부(대부분이 고유감각섬유)는 spinal reflex와 관련된 회로를 구성하며, 나머지 신경섬유들은 tract cell에 연접한다. Tract cell의 axon은 같은쪽 dorsal funiculus 또는 dorsolateral funiculus를 따라 올라가, 일차감각신경섬유와 함께 gracile nucleus와 cuneate nucleus에 연접한다. 이와 같은 spinomedullary neuron, 특히 dorsolateral funiculus로 axon을 뻗는 신경세포들은, 신체 깊은 곳과 피부에서 오는 대부분의 감각 유형(진동감각, 통각 포함)에 대한 정보를 전달한다. 이런 경로를 통해, medial lemniscus system은 식별촉각과 고유감각을 전달하는 것 이외에도 약간의 부가적인 기능을 할 수 있게 된다.

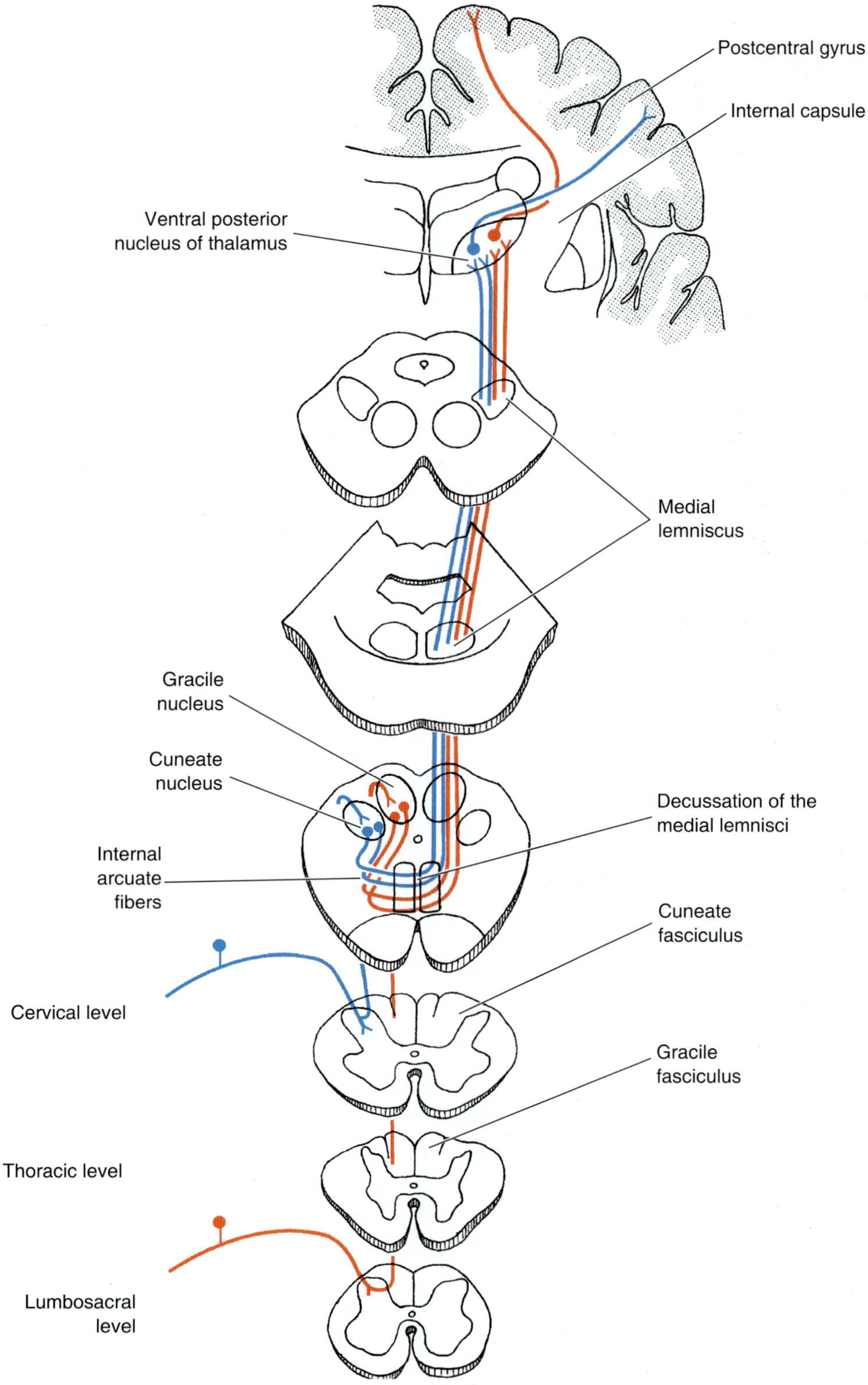

그림 19-4 식별촉각을 전달하는 medial lemniscus system(안쪽섬유띠계통). 다리의 감각을 전달하는 신경섬유는 빨간색, 팔의 감각을 전달하는 신경섬유는 파란색으로 표시하였다.

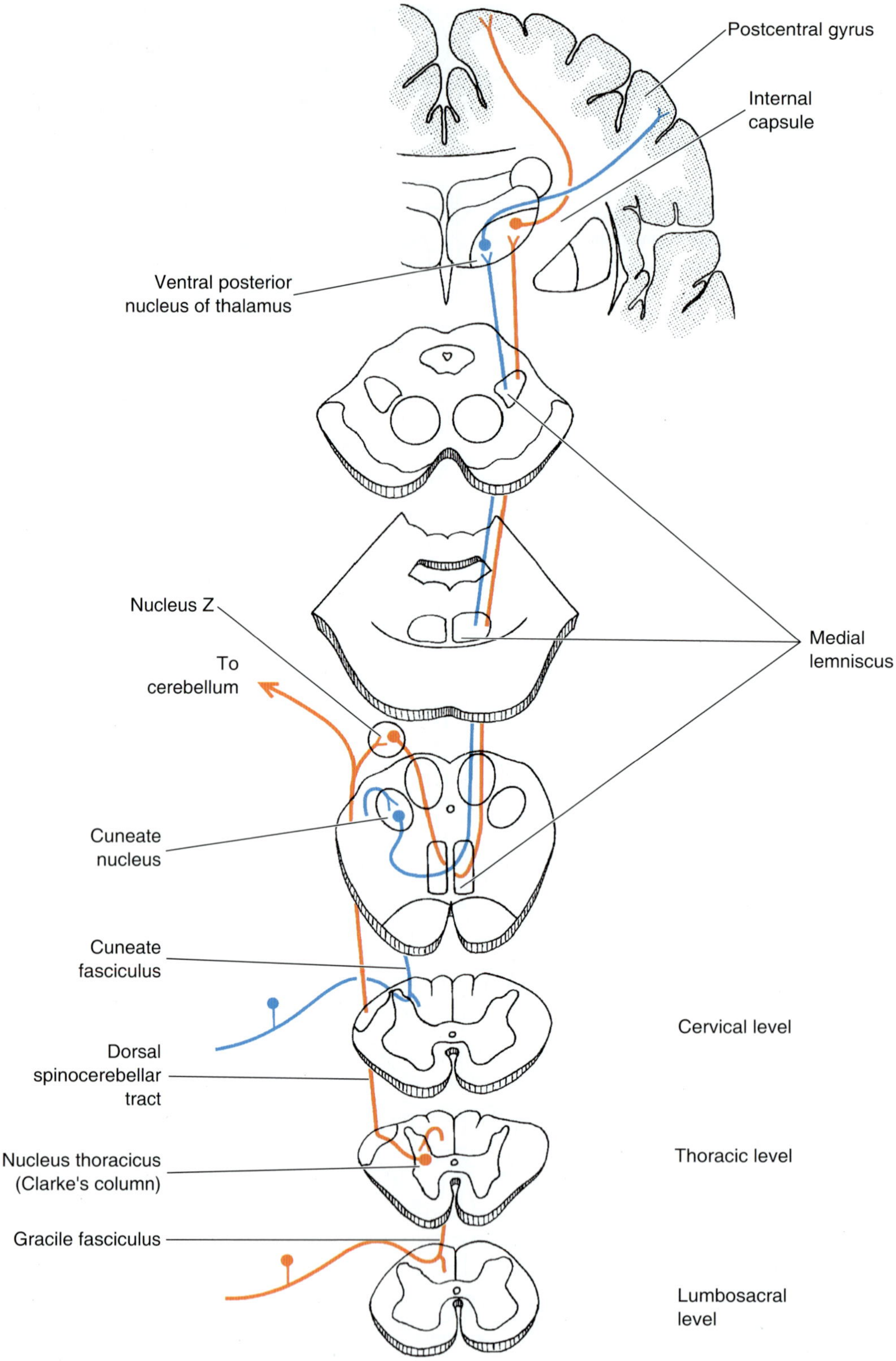

그림 19-5 의식고유감각을 전달하는 신경로. 팔의 감각을 전달하는 신경섬유는 파란색으로 표시하였다. 이에 상응하는 다리의 신경로는 생략하였고, 다리의 의식고유감각을 전달하는 보조신경로를 빨간색으로 표시하였다.

임상노트

척수 뒷부분의 손상

다리의 고유감각을 전달하는 신경로가 두 개인 것은 임상적으로 중요한 의미를 가진다. Dorsal funiculus는 팔과 다리의 고유감각을 전달한다. 척수 목분절 윗부분의 손상으로 dorsal funiculus가 절단되었지만 dorsal spinocerebellar tract은 온전한 경우, 감각이 둔해지고 팔다리의 위치감각장애 등의 증상이 나타난다. 이때 간단한 검사를 시행해 보면, 팔관절의 위치감각과 운동감각은 거의 완전히 상실된 것에 반해 다리의 위치감각과 운동감각은 어느 정도 남아 있는 것을 확인할 수 있다. 그렇지만 환자는 다리와 발에 매우 심한 고유감각 장애를 느낀다. Dorsal funiculus가 손상된 환자에서 dorsal spinocerebellar tract과 nucleus Z를 지나는 신경로의 기능은 특수한 검사를 통해서나 확인할 수 있을 만큼 미약하다.

Gracile Nucleus(널판핵)와 Cuneate Nucleus(쐐기핵)의 분별력 강화

감각정보가 cerebral cortex까지 전달되는 동안, gracile nucleus와 cuneate nucleus 그리고 VPl이 단순한 중계 역할만 한다고 생각하기 쉽다. 그러나 실제로는 이들 신경핵에서 정보의 수정이 일어나, 감각수용기를 자극한 물체의 모양, 질감, 움직임 등을 cerebral cortex에서 더 세밀하게 식별할 수 있게 된다. 피부의 감각점 자극과 관련된 gracile nucleus 또는 cuneate nucleus의 회로를 살펴보면, 이와 같은 과정이 일어나는 기전을 쉽게 이해할 수 있다. 이 회로는(그림 19-6) dorsal root ganglion 신경세포의 흥분연접(파란색)과, 신경핵 속에 위치한 억제성 interneuron(검은색)으로 이루어져 있다. 두 신경세포 모두 신경핵의 principal cell 즉, thalamus로 axon을 보내는(빨간색) 신경세포와 연접을 이루고 있다.

그림과 같이 gracile nucleus 또는 cuneate nucleus 속에 있는 세 개의 principal cell(빨간색)이 감각자극을 받을 때, 피부 자극점의 중앙으로부터 오는 자극이 가장 강하다(활동전위의 빈도가 높다). Principal cell 주위의 억제성 interneuron(검은색)은 가장 강한 자극을 전달하는 일차감각신경섬유(파란색)에 의해 흥분된다. 흥분한 interneuron은 주위의 principal cell을 억제하여, 피부 자극점 주위의 감각이 잘 전달되지 않게 한다. 일차감각신경섬유의 곁가지에 의해 억제성 interneuron이 흥분하는 것을 **feed-forward inhibition**이라고 한다. Principal cell의 axon에서 분지한 곁가지도 interneuron에 연접하여 같은 작용을 일으키는데, 이를 **feedback inhibition**이라고 한다(그림 19-6). 이와 같이 gracile nucleus와 cuneate nucleus에서 일어나는 두 종류의 억제기전을 합쳐 **lateral inhibition**이라고 부른다. Lateral inhibition은 감각을 전달하는 신경로의 모든 중계핵에서 일어난다. 망막에서의 억제기전이 가장 잘 연구되어 있으며(22장 참조), thalamus의 중계핵(ventral posterior nucleus 포함)과 cerebral cortex에서도 lateral inhibition이 일어나는 것으로 알려져 있다.

그림 19-6을 보면, 억제성 interneuron은 corticonuclear fiber(녹색)에 의해서도 자극을 받는다. 이와 같이 somatosensory cortex의 신경세포가 gracile nucleus와 cuneate nucleus의 principal cell 활성을 조절하는 기전을 **distal inhibition** 또는 **remote inhibition**이라고 한다. 또한 앞에서 이미 설명한 raphespinal tract이나, 청각계통에 대한 olivocochlear fiber(21장 참조)의 기능도 감각신경로에 대한 distal inhibition으로 볼 수 있다. 일반몸감각에 영향을 미치는 내림신경로들을 그림 19-7에 요약해 놓았으니 참고하기 바란다.

머리의 감각을 전달하는 신경로

뒤통수와 바깥귀의 대부분에는 둘째 및 셋째 cervical nerve가 분포하며, spinothalamic system과 medial lemniscus system을 통해 중추로 연결되어 있다. 머리의 나머지 부위에 대한 일반감각은 대부분 trigeminal nerve(삼차신경)에 의해 전달된다. 일부 피부영역과 점막의 상당 부분에는 facial nerve(얼굴신경), glossopharyngeal nerve(혀인두신경), vagus nerve(미주신경)가 분포한다. 하지만 이들 세 뇌신경의 일반몸감각성분이 중추로 연결되는 경로는 trigeminal nerve와 같다(8장 참조).

Trigeminal nerve의 일차감각신경세포는 대부분 trigeminal ganglion(삼차신경절)에 위치하며, 일부 일차감각신경세포들은 mesencephalic nucleus(삼차신경중간뇌핵)에 위치한다(그림 8-10). 일차감각신경세포의 말초돌기는 trigeminal nerve의 ophthalmic division(눈신경), maxillary division(위턱신경), mandibular division(아래턱신경)을 통

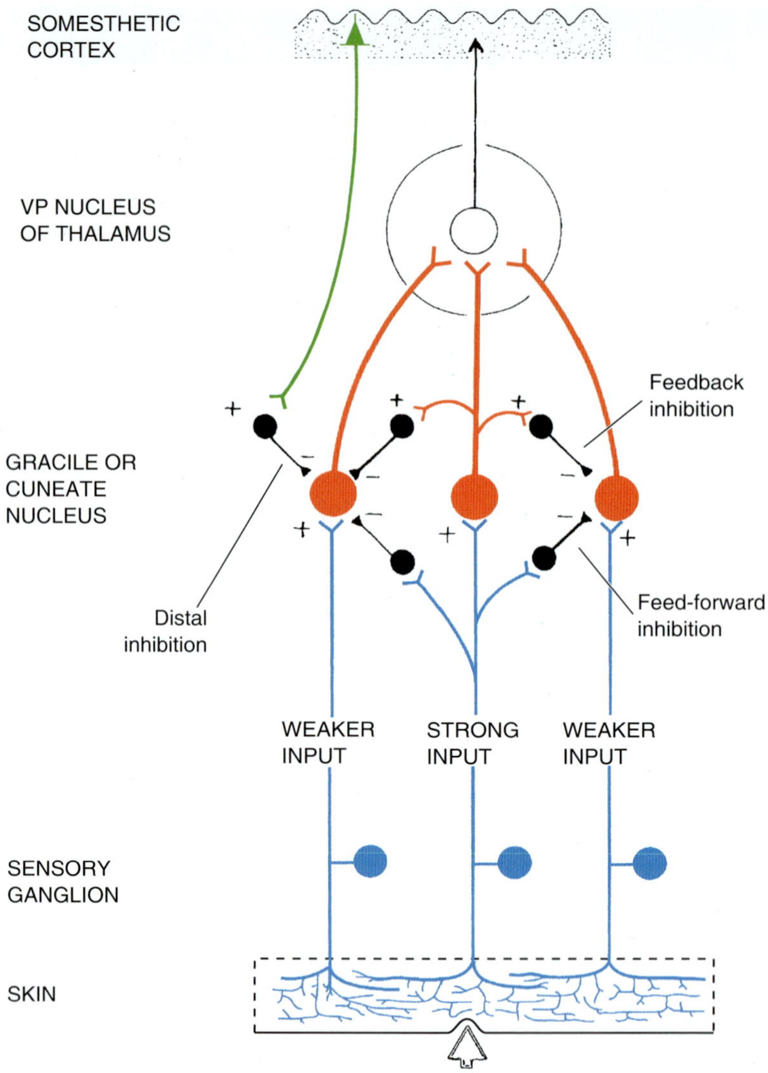

그림 19-6 인접한 영역에 분포하는 세 일차감각신경세포(파란색)를 통한 신경자극 차이의 증폭기전. Gracile nucleus(널판핵)와 cuneate nucleus(쐐기핵)에는 principal cell(빨간색)과 억제성 interneuron(검은색)이 있다. 흥분자극을 덜 받은 principal cell(왼쪽과 오른쪽)은 interneuron에 의한 feed-forward inhibition 및 feedback inhibition에 의해 억제성 조절을 받는다. 결과적으로, 가장 강한 촉각자극을 받은 중앙의 신경세포만이 thalamus로 감각정보를 전달하게 된다. Corticonuclear fiber(녹색)는 medial lemniscus system을 통한 감각정보의 전달을 조절하는 내림신경로 즉, distal inhibition의 기능을 한다.

해 넓은 영역에 분포한다. 중추돌기는 sensory root(감각뿌리)를 이루어 pons로 들어간다. Pons로 들어온 신경섬유 중 일부는 pontine trigeminal nucleus(삼차신경으뜸핵)에 연접하고, 나머지 대부분의 신경섬유는 spinal trigeminal tract(삼차신경척수로)을 따라 밑으로 뻗어 spinal trigeminal nucleus(삼차신경척수핵)에 연접한다. 또한 하나의 신경섬유가 둘로 나뉘어 두 신경핵에 각각 연접하는 경우도 있다. Spinal trigeminal nucleus의 꼬리부분과 pontine trigeminal nucleus에서 ophthalmic nerve의 정보를 받는 신경세포들은 가장 아래쪽에, mandibular nerve의 정보를 받는 신경세포들은 가장 위쪽에, maxillary nerve의 정보를 받는 신경세포들은 중간 높이에 위치한다.

Trigeminal nerve의 세 분지를 통해 들어온 감각신경섬유는 sensory root와 spinal trigeminal tract의 일정한 위치에 규칙적인 배열을 이루고 있다. Sensory root의 경우 ophthalmic nerve의 신경섬유가 뒤쪽, mandibular nerve의 신경섬유가 앞쪽에 위치하며 그 사이에 maxillary nerve의 신경섬유가 배열되어 있다. 이 신경섬유들이

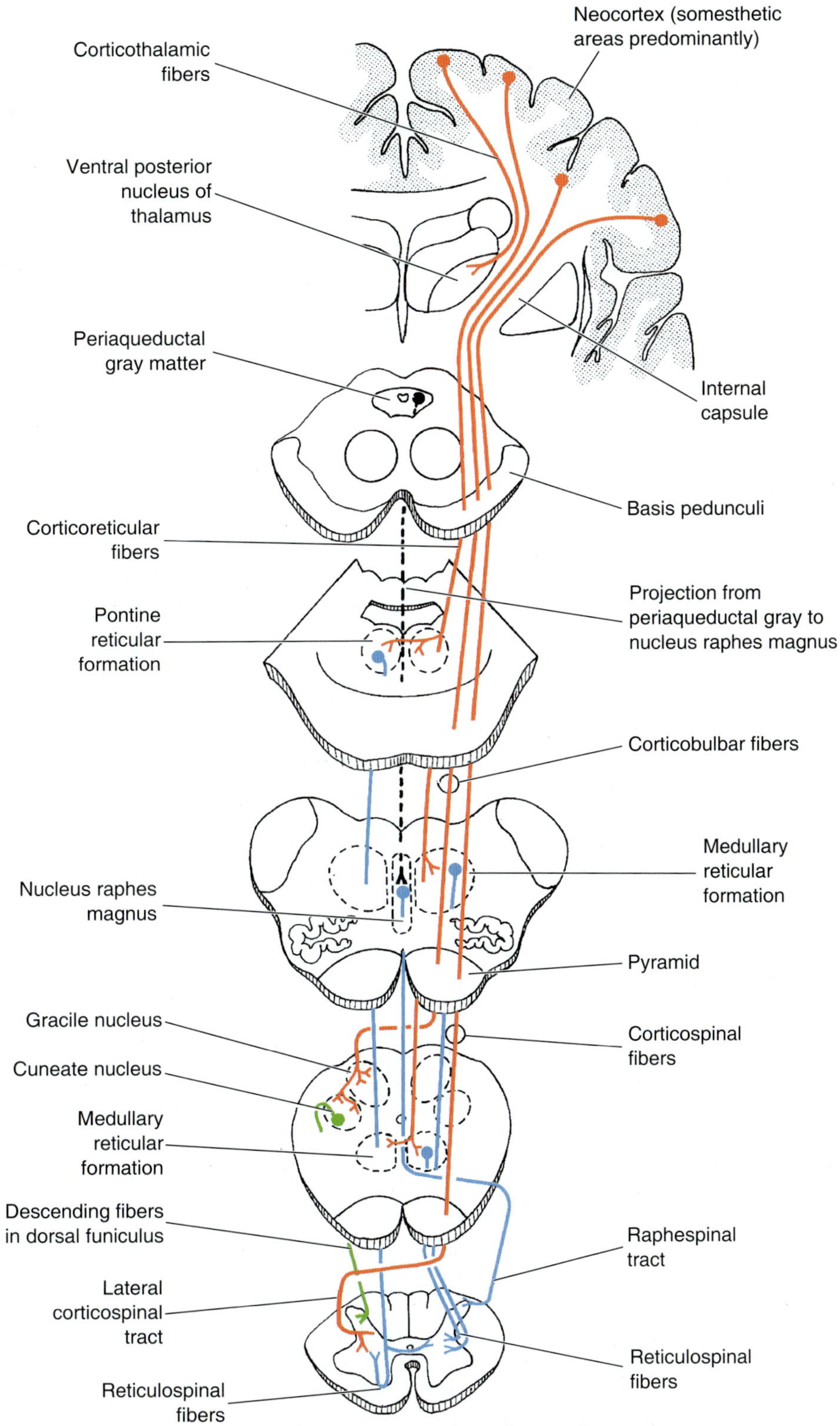

그림 19-7 감각정보의 전달을 조절하는 내림신경로. Reticulospinal tract(그물척수로)과 raphespinal tract(솔기척수로)은 파란색, periaqueductal gray matter(수도관주위회색질)에서 내려오는 신경섬유는 검은색, 기타 내림신경로는 빨간색과 녹색으로 표시하였다.

pons로 들어갈 때 회전하기 때문에 spinal trigeminal tract에서는 mandibular nerve의 신경섬유가 뒤쪽에, ophthalmic nerve의 신경섬유가 앞쪽에 위치하게 된다. Spinal trigeminal tract의 가장 뒤쪽 부위에는 facial nerve, glossopharyngeal nerve, vagus nerve의 신경섬유가 위치한다. 이들 세 뇌신경을 통해 들어온 일차감각신경섬유의 cell body는 facial nerve의 geniculate ganglion(무릎신경절)과 glossopharyngeal nerve 및 vagus nerve의 superior ganglion(위신경절)에 위치한다. Facial nerve와 vagus nerve의 몸감각섬유는 바깥귀와 고막의 일부 영역에 분포한다. 또한 glossopharyngeal nerve와 vagus nerve는 혀 뒷부위, 인두, 식도, 후두, 귀관, 가운데귀의 점막에 분포한다.

Pain(통각)과 Temperature(온도감각)

통각과 온도감각을 전달하는 일차감각신경섬유는 **spinal trigeminal nucleus(삼차신경척수핵)**의 **pars caudalis(꼬리부분**, 7장 및 8장 참조)에 연접한다. Pars caudalis는 spinal trigeminal nucleus 중 medulla 아랫부분과 spinal cord의 첫째~둘째(또는 셋째) 목분절에 위치한 부분을 말한다. (치아에서 오는 통각섬유는 pars interpolaris로 들어간다는 연구보고도 있다.) Spinal trigeminal nucleus의 pars caudalis 중에서 spinal cord 목분절에 위치한 부위는 trigeminal nerve뿐 아니라 cervical nerve를 통해서도 감각정보를 받는다. Pars caudalis의 조직학적 구조는 spinal cord의 dorsal horn 끝부위와 매우 비슷하다.

Pars caudalis 바로 안쪽에 위치한 reticular formation(그물체)의 신경세포는 spinal cord 회색질의 nucleus proprius(고유핵)에 해당한다. Spinal trigeminal nucleus와 그 옆의 reticular formation에는 thalamus로 axon을 뻗는 tract cell이 들어 있다. 이 신경세포의 axon은 medulla에서 반대쪽으로 교차한 뒤, **ventral trigeminothalamic tract(앞삼차시상로)**을 이루어 위쪽으로 올라가 주로 VPm에 연접한다. VPm에서 나온 thalamocortical fiber는 **primary somesthetic area(일차몸감각영역)**의 아래 1/3 부위로 연결된다. Spinothalamic tract의 경우와 마찬가지로, spinal trigeminal nucleus의 pars caudalis에 위치한 tract cell의 axon은 분지를 내어 thalamus의 intralaminar nucleus(시상섬유판속핵), posterior nucleus(시상뒤핵), mediodorsal nucleus(안쪽등쪽핵)에도 연접하며, 이를 통해 primary somesthetic area 이외의 cerebral cortex 부위로 감각정보를 전달한다. 이와 같은 내용을 종합해 볼 때, 머리의 통각과 온도감각이 전달되는 경로는 spinothalamic system에 상응하는 신경로라고 할 수 있다.

Touch(촉각)

머리의 촉각을 중추로 전달하는 신경로는 감각을 중계하는 trigeminal nucleus가 다르다는 것 외에는 통각 및 온도감각의 신경로와 거의 같다. 단순촉각을 담당하는 이차신경세포는 spinal trigeminal nucleus의 **pars interpolaris(꼭대기사이부분)**와 **pars oralis(입쪽잔핵)**, 그리고 **pontine trigeminal nucleus(삼차신경으뜸핵)**에 위치한다. 반면 식별촉각을 담당하는 이차신경세포는 spinal trigeminal nucleus의 pars oralis와 pontine trigeminal nucleus에 위치한다. 이 신경세포의 axon은 ventral trigeminothalamic tract(앞삼차시상로)을 통해 반대쪽 VPm으로 뻗는다. 또한 pontine trigeminal nucleus에서 나온 일부 신경섬유는 같은쪽 및 반대쪽 **dorsal trigeminothalamic tract(뒤삼차시상로)**을 지나 양쪽 VPm으로 연결된다. 두 trigeminothalamic tract을 합쳐 **trigeminal lemniscus(삼차섬유띠)**라고 부르기도 한다.

Proprioception(고유감각)

머리의 고유감각을 전달하는 일차감각신경세포는 특이하게도, cell body가 감각신경절에 있지 않고 brain stem의 **mesencephalic trigeminal nucleus(삼차신경중간뇌핵)**에 위치한다. 이 신경핵은 spinal ganglion의 신경세포와 비슷한 모양의 unipolar neuron(홑극신경세포)으로 이루어져 있다. 이 신경세포의 axon에서 분지한 말초돌기는 trigeminal nerve를 따라 뻗어 나와, 씹기근육 등의 부위에 있는 고유감각수용기에 분포한다. 일차감각신경세포의 중추돌기는 trigeminal motor nucleus(삼차신경운동핵)로 뻗어 반사회로를 이루거나, **dorsal trigeminothalamic tract**에 합류하여 thalamus로 올라간다. Mesencephalic trigeminal nucleus 신경세포의 말초돌기 중 일부는 치아주위조직의 수용기에 분포한다. 이 수용기는 **치아에 가해진 압력**을 감지하는데, 이 감각은 씹는 힘을 조절하는 반사와 밀접한 관련이 있기 때문에 고유감각의 일종으로 간주한다.

또한 치아에서는 **통각**도 감지되는데, 이 감각정보는 앞에서 설명한 통각전도로를 통해 중추로 전달된다. Dentin(상아질), pulp(치아속질), 치아주위조직 등에서 통각이 일어날 수 있다.

임상적 고찰

임상노트

Spinothalamic System(척수시상로계통)

통각과 온도감각을 전달하는 신경로의 기능검사는, 피부를 바늘로 살짝 찔러 통증을 느끼는지 여부를 확인하는 방법이 많이 사용된다. 단순촉각의 검사에는 솜뭉치가 흔히 이용된다. 대개 온도감각은 따로 검사할 필요가 없지만, 별도의 검사가 필요한 경우에는 시험관에 따뜻한 물이나 찬물을 담아 피부에 대는 방법을 사용한다.

말초신경이나 dorsal root에 압박손상 또는 염증이 생기면, 통각과 온도감각을 전달하는 신경섬유가 자극을 받아 해당 신경의 분포영역에 통증과 작열감을 느끼게 된다. 대표적인 예로 **herniated intervertebral disc(추간판탈출증)**에 의해 dorsal root가 눌리는 경우를 들 수 있다. **국소마취제**는 이와 반대 작용을 일으킨다. 국소마취제는 C fiber를 통한 신경자극의 전도를 선택적으로 차단하여, 촉각에는 거의 영향을 미치지 않고 통증을 감소시킨다. 꽉 조인 압박띠 등에 의해 신경이 **허혈손상**을 받으면, 주로 A fiber의 전도장애가 나타난다. 이와 같은 경우, 허혈손상을 입은 신경이 회복될 때까지는 통증과 작열감만을 느낄 수 있다.

Spinal cord의 central canal 부위에 퇴행성 변화가 생기면, ventral white commissure를 지나는 통각섬유와 온도감각섬유가 손상을 입을 수 있다. 대표적인 예로 **syringomyelia(척수물구멍증)**를 들 수 있는데, 이는 spinal cord의 중앙에 빈 공간이 생겨 점점 커지는 질환이다. 이 질환은 cervical enlargement 부위에 가장 잘 발생하며 이로 인해 손, 팔, 어깨 부위에서 통각을 느끼지 못하게 된다. Syringomyelia 환자가 가장 흔히 호소하는 증상은 통증을 수반하지 않는 작열감이다.

Spinal cord의 앞가쪽에 생긴 병터로 인해 이 부위를 지나는 신경섬유가 손상되면, 손상 부위보다 아랫분절의 반대쪽 신체 부위에서 통각와 온도감각을 느끼지 못하게 된다. 예를 들어 오른쪽 첫째 가슴분절의 spinothalamic tract과 spinoreticular tract이 손상되면, 몸통의 왼쪽 부분과 왼쪽 다리에 감각장애가 발생한다. 감각장애가 있는 피부영역을 세밀하게 검사해 보면, 첫째 및 둘째 가슴신경의 분포영역에는 정상적인 감각이 남아 있음을 확인할 수 있다. 이 부위에서 들어온 일차감각신경섬유 중 일부는 dorsolateral tract을 통해 위로 올라가, 손상 부위 위쪽에서 반대쪽으로 교차하기 때문에 감각이 완전히 차단되지 않는다. 난치성 통증의 치료를 위해 통각이 전달되는 신경로를 잘라 주는 방법을 **tractotomy(신경로절단술)** 또는 **chordotomy(척수시상로절단술)**라고 한다. Tractotomy는 골반 내장기관의 말기 암 환자에서 가장 많이 시행되는데, 환자의 상황에 따라 한쪽 또는 양쪽의 신경로를 절단해 줄 수 있다. 앞에서 설명한 바와 같이, tractotomy를 시행하고 몇 주 후에는 대체신경로가 활성화되어 통증이 다시 느껴질 수 있다. 오랜 기간 진통효과가 지속되는 수술방법으로 **commissural myelotomy(맞교차척수절개술)**가 있는데, 이는 통증이 일어나는 분절과 그 위쪽 몇 분절 높이의 정중면에 절개를 가하여 spinothalamic tract과 spinoreticular tract의 맞교차섬유를 절단하는 방법이다.

Brain stem의 경색증으로 인해 spinal lemniscus가 손상될 수 있다. 대표적인 예로 Wallenberg's **lateral medullary syndrome(가쪽숨뇌증후군)**을 들 수 있다. 이 증후군은 spinal lemniscus, spinal trigeminal tract, spinal trigeminal nucleus 부위에 경색증이 생겼을 때 나타난다. 주된 감각장애는 얼굴의 손상쪽 부위와 몸의 반대쪽 부위에서 통각과 온도감각을 느끼지 못하게 되는 것이다(7장 참조). 통각에 대한 감각장애가 있을 때, 가벼운 자극에 통증을 느끼는 **allodynia(무해자극통증)**가 동반되는 경우도 있다. Allodynia가 나타나는 이유는 thalamus 내부의 신경섬유연결이 재구성되기 때문일 것으로 추정된다. Allodynia는 spinal cord의 dorsal horn이 손상됐을 때 흔히 나타난다. Dorsal rootlet이 떨어져 나가면, 해당 피부분절에 심한 통증을 느끼게 된다.

Medial Lemniscus System(안쪽섬유띠계통)

고유감각은 환자의 손가락이나 발가락을 움직이면서 어느 쪽으로 움직이는 느낌이 드는지를 물어보는 방법으로 검사한다. **Romberg test(롬버그검사)**는 눈을 감은 채 두 발을 붙이고 서서 비틀거리는지 여부를 검사하는 방법으로, 이를 통해 다리의 고유감각을 검사할 수 있다. 또한 눈을 감은채 손에 쥔 물체를 식별할 수 있는지 물어보는 방법도 흔히 사용된다. 모양과 크기 및 무게를 바탕으로 사물을 식별하는 **stereognosis(입체감각인식)**를 위해서는 고유감각이 필요하다. 이 방법은 매우 예민한 검사여서, primary somesthetic area로 연결되는 신경로는 정상이면서 parietal association cortex가 손상된 환자의 증상도 발견할 수 있다.

Two-point touch discrimination(두점식별)에 대한 검사로는 두 개의 뾰족한 침이 달린 기구를 피부에 가볍게 대는 방법이 사용된다. 클립을 이용하여 간단히 검사기구를 만들 수 있다. 정상인의 경우, 손가락 끝의 3~4 mm 떨어진 두 점에 자극을 가하면 이를 구분할 수 있다. 세밀한 두점식별검사에는 많은 시간이 소요된다. 좀 더 간단한 방법으로는, 검사자의 손가락이나 뭉툭한 도구로 환자의 피부에 글씨를 쓴 뒤 이를 식별할 수 있는지 물어보는 방법도 있다. 이 검사방법은 자극의 위치가 피부 표면을 따라 움직일 때 그 방향과 거리에 대한 인지력을 알아보는 것으로, cerebral cortex의 손상으로 인한 aphasia(언어상실증)나 agnosia(인식불능증)가 없는 dorsal funiculus 손상 환자에게 매우 적합한 방법이다.

진동감각을 검사하기 위해서는, 발목이나 주먹결절과 같이 뼈가 튀어나온 부위에 소리굽쇠(128 Hz)를 대고 진동이 느껴지는지를 물어보는 방법이 사용된다. 노인에서는 간혹 진동감각

(계속)

이 무딘 경우가 있지만, 젊은 사람의 경우에는 약한 진동자극도 감지할 수 있어야 한다. 중추신경계통 내 병터의 위치를 찾고자 할 때, 이 검사방법은 고유감각 또는 식별촉각에 대한 검사에 비해 유용하지 않다. 말초신경의 굵은 말이집신경섬유, 특히 pacinian corpuscle(층판소체)에 분포하는 신경섬유가 손상됐을 때, 가장 초기에 나타나는 증상이 진동감각 저하이다. 신경의 전도장애로 인해 근육 수축력 약화 및 감각장애가 나타나는 질환들을 **peripheral neuropathy**(말초신경병증)라고 한다.

Medial lemniscus system의 경로 중 어딘가에 손상이 생기면 고유감각과 식별촉각의 장애가 나타난다. 예를 들어, **subacute combined degeneration**(아급성연합변성, 5장 참조)의 경우 양쪽 dorsal funiculus 및 dorsolateral funiculus에 말이집탈락이 일어난다. 또한 외상, 경색증, multiple sclerosis(다발경화증) 등에 의해서도 medial lemniscus system의 전도장애가 일어날 수 있다. 7장에서 설명한 **medial medullary syndrome**(안쪽숨뇌증후군)은, 비록 드물기는 하지만, 한쪽 medial lemniscus 절단의 좋은 예이다.

머리의 감각

얼굴과 머리덮개에 일어나는 감각장애 중 가장 흔한 것은 **herpes zoster**(대상포진)이다. 이 질환은 바이러스(수두 바이러스)가 감각신경절에 감염되어 일어난다. Trigeminal nerve의 세 분지 중 하나가 분포하는 영역에 피부발진과 함께 통증과 가려움증이 나타나는 것이 특징이다. 바이러스가 ophthalmic nerve에 침범하여 각막에 궤양이 생기면 매우 심각한 결과를 초래할 수 있다. 나이가 많은 사람은 **postherpetic neuralgia**(대상포진후신경통)로 인해 오랜 기간 고생하기도 한다. 이 경우 통증이 매우 심하고 치료에 잘 반응하지 않을 수도 있다. 피부발진 부위에 capsaicin을 도포하면 통증이 완화된다. Capsaicin은 일시적인 신경자극에 이어 통각을 전달하는 C fiber를 손상시키는 작용을 한다. 바이러스가 geniculate ganglion(무릎신경절)이나 vagus nerve의 superior ganglion(위신경절)에 침범하여 고막, 바깥귀길, 귀조가비 등의 부위에 피부발진을 일으킬 수도 있다. 이 부위에 이들 뇌신경이 분포한다는 사실도 이런 임상증상을 통해 밝혀진 것이다.

Trigeminal neuralgia(삼차신경통)는 trigeminal nerve의 분지가 분포하는 영역에 극심한 통증이 간헐적으로 나타나는 질환으로, 8장에서 자세히 설명한 바 있다. Migraine(편두통) 등 흔히 볼 수 있는 두통은 감각신경로의 손상에 의해 일어나는 것이 아니다.

Thalamus(시상)의 손상

Thalamus의 VP 신경핵이 손상되면, 반대쪽 신체 부위에서 통각을 제외한 모든 감각을 느끼지 못하게 된다. Intralaminar nucleus와 posterior nucleus도 통각의 전도경로에서 VP만큼 중요한 역할을 한다.

몸감각을 전달하는 신경로의 어떤 부위가 손상되면 central neurogenic pain(중추성 신경성통증)이 나타날 수 있다. Thalamus의 VP 신경핵이 손상되면, 피부자극에 매우 불쾌한 반응을 보이는 **thalamic syndrome**(시상증후군, 11장 참조)이 나타날 수 있다. Thalamic syndrome 환자에서 spontaneous pain(자발통)이 나타나거나, 이유 없이 울거나 웃는 감정불안이 나타나는 경우도 있다.

참고문헌

Apkarian AV, Bushnell MC, Treede RD, et al. Human brain mechanisms of pain perception and regulation in health and disease. *Eur J Pain.* 2005;9:463-484.

Apkarian AV, Hodge CJ. Primate spinothalamic pathways: I, II and III. *J Comp Neurol.* 1989;288:447-511.

Bjornsdotter M, Loken L, Olausson H, Vallbo A, Wessberg J. Somatotopic organization of gentle touch processing in the posterior insular cortex. *J Neurosci.* 2009;29:9314-9320.

Brodal P. *The Central Nervous System. Structure and Function.* 4th ed. New York, NY: Oxford University Press; 2010.

Cook AW, Nathan PW, Smith MC. Sensory consequences of commissural myelotomy: a challenge to traditional anatomical concepts. *Brain.* 1984;107:547-568.

De Broucker Th, Cesaro P, Willer JC, et al. Diffuse noxious inhibitory controls in man: involvement of the spinoreticular tract. *Brain.* 1990;113:1223-1224.

Dickenson AH. Gate control theory of pain stands the test of time. *Br J Anaesth.* 2002;88:755-757.

Mazzola L, Isnard J, Peyron R, Mauguiere F. Stimulation of the human cortex and the experience of pain: Wilder Penfield's observations revisited. *Brain.* 2012;135:631-640.

Moulton EA, Pendse G, Morris S, Aiello-Lammens M, Recerra D. Segmentally arranged somatotopy within the face representation of human primary somatosensory cortex. *Hum Brain Mapp.* 2009;30:757-765.

Nathan PW, Smith MC, Cook AW. Sensory effects in man of lesions of the posterior columns and of some other afferent pathways. *Brain.* 1986;109:1003-1041.

Olausson HW, Cole J, Vallbo A, et al. Unmyelinated tactile afferents have opposite effects on insular and somatosensory cortical processing. *Neurosci Lett.* 2008;436:128-132.

Proske U. Kinesthesia: the role of muscle receptors. *Muscle Nerve.* 2006;34:545-558.

Qi HX, Kaas JH. Organization of primary afferent projections to the gracile nucleus of the dorsal column system of primates. *J Comp Neurol.* 2006;499:183-217.

Tracey I. Nociceptive processing of the human brain. *Curr Opin Neurobiol.* 2005;15:478-487.

Vogt BA, Derbyshire S, Jones AKP. Pain processing in four regions of human cingulate cortex localized with co-registered PET and MR imaging. *Eur J Neurosci.* 1996;8:1461-1473.

Wall PD, Noordenbos W. Sensory functions which remain after complete transection of dorsal columns. *Brain.* 1977;100:505-524.

Weiss N, Lawson HC, Greenspan JD, et al. Studies of the human ascending pain pathways. *Thalamus Relat Syst.* 2005;3:71-86.

Willis WD, Coggeshall RE. *Sensory Mechanisms of the Spinal Cord.* 3rd ed. New York, NY: Kluwer Scientific; 1991.

Willis WD, Westlund KN. Neuroanatomy of the pain system and of the pathways that modulate pain. *J Clin Neurophysiol.* 1997;14:2-31.

Chapter 20

시각계통 Visual System

윤 호 역

요 점

- 빛 자극이 없을 때에는, 망막의 시각세포에서 흥분성 신경전달물질이 지속적으로 방출된다. Rod cell(막대세포)과 cone cell(원뿔세포)의 색소에 빛이 흡수되면, 이와 같은 신경전달물질의 방출이 억제된다.
- Retina에 빛 자극을 주면 bipolar cell(두극세포)의 일부는 흥분하고 일부는 억제된다.
- Retina 코쪽 부위의 ganglion cell(신경절세포)에서 나온 axon은 optic chiasma(시각교차)에서 반대쪽으로 교차하며, 귀쪽 부위에서 나온 axon은 교차하지 않고 같은쪽으로 뻗는다. 상하좌우가 뒤집혀 retina에 맺힌 상은 오른쪽 시야와 왼쪽 시야로 나눌 수 있는데, 양쪽 눈의 오른쪽 또는 왼쪽 시야로 들어온 시각정보는 반대쪽 optic tract(시각로)과 thalamus를 지나 cerebral cortex로 전달된다.
- Optic tract의 신경섬유 대부분은 lateral geniculate body(가쪽무릎체)에 연접한다. Lateral geniculate body에서 나온 신경섬유는 calcarine sulcus(새발톱고랑)의 벽과 그 주위에 위치한 primary visual area(일차시각영역)로 연결된다. 시각 전도경로 각 부위의 신경세포와 신경섬유는 시야의 위치에 따라 규칙적인 배열을 이루고 있다. 따라서 시각 전도경로의 일부분이 손상되면, 손상을 입은 신경세포 또는 신경섬유에 따라 정해진 위치에 시야결손이 나타난다.
- Primary visual area의 뒷부분은 retina의 중심 부분으로 들어온 시각자극을 받고, 앞부분은 retina의 주변 부분으로 들어온 시각자극을 받는다. Visual association cortex(시각연합영역)는 occipital lobe, parietal lobe, temporal lobe에 위치하며 시각정보를 분석하여 색과 물체의 형태를 식별하고 시각기억을 저장하는 기능을 한다.
- Optic tract의 신경섬유 중 일부는 pretectal area(덮개앞구역)에 연접하여, pupillary light reflex(동공빛반사)를 일으키는 회로를 구성한다. 또한 일부 신경섬유는 occipital lobe의 cortex에서 내려온 신경섬유와 함께 superior colliculus(위둔덕)에 연접하여, 눈의 움직임을 조절하는 기능을 한다.

시각의 전도경로는 retina(망막)의 시각세포에서 시작한다. 인체에는 rod cell(막대세포)과 cone cell(원뿔세포)이라고 하는 두 종류의 시각세포가 있다. Rod cell은 주변시야의 시각과 어두운 환경에서의 시각에 있어서 중요한 역할을 한다. 반면 cone cell은 밝은 빛 자극에 반응하며, 분별력이 높은 중심시야의 시각과 색각을 담당한다. 시각세포가 흥분하면 bipolar cell(두극세포)을 거쳐 ganglion cell(신경절세포)로 자극이 전달되며, ganglion cell의 axon은 optic nerve(시각신경)와 optic tract(시각로)을 지나 thalamus의 lateral geniculate body(가쪽무릎체)에 연접한다. Lateral geniculate body에서 나온 신경섬유는 geniculocalcarine tract(시각부챗살)을 이루어 cerebral cortex의 primary visual area로 뻗는다. 또한 망막에서 나온 신경섬유 중 일부는 midbrain의 여러 부위, pulvinar(시상베개) 및 hypothalamus(시상하부)로 연결된다. 이 단원에서는, 눈의 구조와 광학기전에 대해 잘 알고 있다는 것을 전제로, 신경에 대한 내용만을 다루도록 하겠다.

Retina(망막)

배아 발생 초기에 diencephalon(사이뇌)으로부터 optic vesicle(눈소포)이 융기되어 나온다. Optic vesicle은 점점 한쪽 부위가 오목하게 함입되어 optic cup(눈술잔)이 된다. Optic cup은 두 층의 신경상피조직으로 이루어져 있으며, optic stalk(눈소포줄기)에 의해 발생 중인 뇌에 연결되어 있다. 결국 optic cup은 retina(망막)가 되고 optic stalk은 optic nerve(시각신경)가 된다. Cornea(각막), lens(수정체) 등 눈의 나머지 구조들은 주위의 외배엽과 중배엽으로부터 형성된다. Retina는 신경세포와 신경아교세포로 이루어져 있으며, 뇌의 회색질과 비슷한 조직이다. Optic nerve는 뇌의 백색질과 비슷한 조직으로 이루어져 있으며, 따라서 말초신경으로 분류되지 않는다.

Retina에서 관찰되는 주요 구조

Retina의 세포성분에 대해 설명하기 전에, 육안으로 식별할 수 있는 구조들에 대해 알아보자.

Retina는 choroid(맥락막) 쪽에서부터 순서대로 pigment epithelium(색소상피), rod cell(막대세포)과 cone cell(원뿔세포), bipolar cell(두극세포), 그리고 ganglion cell(신경절세포)의 네 층으로 구성되어 있다(그림 20-1). Ganglion cell의 axon은 눈의 뒤쪽 끝으로 뻗어 optic disc(optic papilla, 시각신경원반)에 모인다. Optic disc는 안구의 뒤극보다 약간 안쪽에 위치하는데, 지름은 1.5 mm 정도이고 옅은 분홍색을 띤다. Optic disc 부위에 모인 ganglion cell의 axon들은 안구의 섬유막 즉, sclera(공막)를 뚫고 바깥으로 뻗어 optic nerve로 들어간다. Optic disc에는 photoreceptor cell(광수용기세포)이 없기 때문에 시각을 감지할 수 없는 blind spot(맹점)이 된다.

Macula lutea(황반)는 시선축을 기준으로 retina의 중심에 해당하는 지름 5 mm 정도의 부위로, optic disc의 가쪽 모서리에 인접해 있다. Macula lutea라는 용어는 이 부위에 노란색 색소가 있어서 붙여진 이름인데, 붉은색을 띠지 않는 특수한 조명 아래에서 그 위치를 확인할 수 있다. 일반적인 검안경으로는 황반을 관찰할 수 없지만, 이 부위에는 큰 혈관이 지나가지 않기 때문에 이를 토대로 macula lutea의 위치를 가늠할 수 있다. Macula lutea는 시력을 결정하는 매우 중요한 부위이다. Macula lutea의 중앙에는 지름 1.5 mm 정도의 함몰 부위가 있는데, 이를 **fovea(중심오목)**라고 부른다. Fovea는 optic disc의 가쪽 모서리에서 약 2.0 mm 떨어진 곳에 위치한다. Fovea는 retina 중에서 시력이 가장 좋은 부위이다. Fovea의 중앙 부위를 **foveola(속오목)**라고 하는데, 이 부위에는 rod cell이 없고 cone cell만 밀집해 있다. Retina의 다른 부위에는 모세혈관이 분포하지만, fovea의 중앙에는 모세혈관이 없다. 검

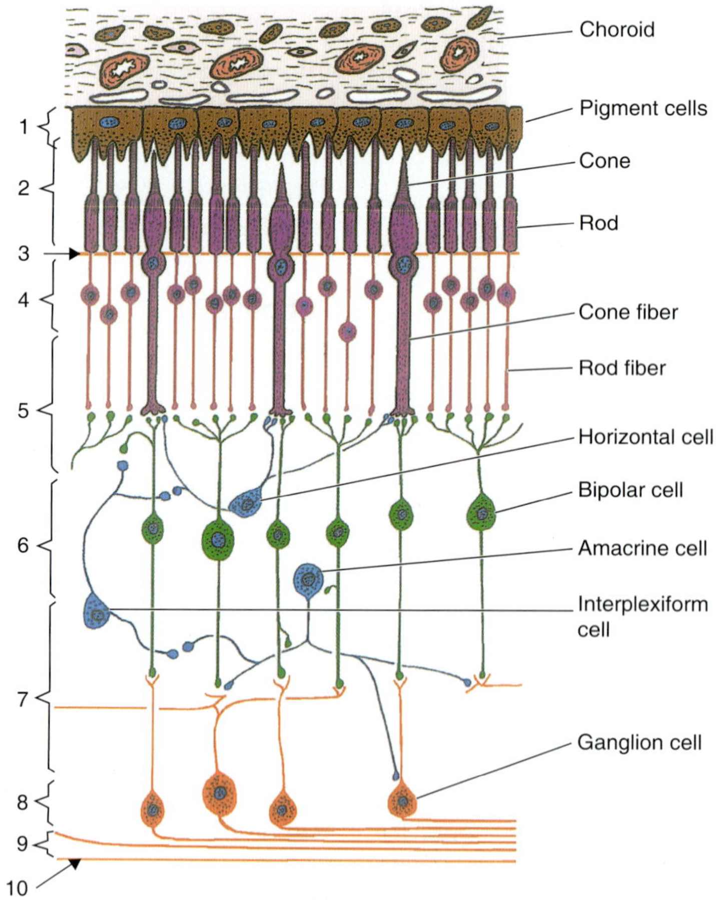

그림 20-1 Retina(망막)에 분포하는 신경세포의 모식도. 그림 왼쪽의 숫자는 retina의 10층을 나타낸 것이다. (그림 20-5와 비교해 보라.) Outer limiting membrane(바깥경계막, 셋째 층)과 inner limiting membrane(속경계막, 열째 층)은 수평으로 뻗은 Müller cell(일종의 신경아교세포)의 세포질돌기로 이루어져 있다. Müller cell은 이 그림에 표시되어 있지 않다.

안경으로 retina를 관찰하면 fovea는 다른 부위에 비해 짙게 보이는데, 이는 모세혈관이 없어서 choroid(맥락막)와 pigment epithelium(색소상피)의 멜라닌색소가 더 많이 비쳐 보이기 때문이다. (Retina의 검안경 관찰소견을 기술할 때 fovea를 macula라고 부르는 경우가 많다.)

Retina 시각부분의 앞쪽 끝은 불규칙한 형태의 경계선을 이루는데, 이를 **ora serrata(톱니둘레)**라고 부른다. Ora serrata 앞쪽을 retina의 섬모체부분이라고 하는데, 이 부위는 두 층의 입방상피로 이루어져 있고 바깥층의 세포에는 멜라닌색소가 들어 있다.

Pigment Epithelium(색소상피)

Pigment epithelium은 한 층의 상피세포로 이루어져 있으며, choroid와 함께 빛을 흡수하여 안구 속에서 빛의 산란이 일어나지 않게 해준다(그림 20-1). 색소상피세포의 바닥 부분에는 핵과 약간의 색소과립이 들어 있다. 세포 꼭대기에는 여러 개의 돌기가 뻗어 나와 있는데, 이 돌기들은 rod cell과 cone cell의 outer segment와 깍지를 끼듯 맞물려 있다. 돌기 안에는 멜라닌색소과립이 가득 들어 있어서, photoreceptor cell들 사이를 차단시킴으로써 시력을 향상시키는 기능을 한다. 또한 pigment epithelium은 rod cell과 cone cell의 outer segment에서 떨어져 나온 membranous disc(막원반)를 포식하여 제거하는 기능도 한다.

Photoreceptor Cell(광수용기세포)

Photoreceptor cell 중 빛 자극을 받는 부위는 pigment epithelium에 인접한 outer segment(바깥분절)이다. 따라서 눈으로 들어온 빛은, retina의 전체 두께를 투과하여 가장 바깥쪽 층에서 감지된다. Retina는 투명하고 두께가 0.4 mm 이하로 매우 얇기 때문에, 빛이 거의 차단되지 않고 잘 투과된다.

Rod Cell(막대세포)

사람의 retina에는 약 1억 3천만 개의 rod cell이 있는데, 이는 cone cell의 20배에 달하는 수이다. Fovea의 중앙 부위에는 rod cell이 없으며, ora serrata에 가까워질수록 점차 그 수가 많아진다. 이와 같은 분포로 볼 때, rod cell은 주변시야의 시각에 중요한 역할을 한다는 것을 알 수 있다. 또한 ora serrata의 경계를 따라 rod cell이 밀집해 있는 것은, 시야 밖에서 시야 안으로 움직이는 물체를 식별하는 데 도움이 될 것으로 보인다. Rod cell은 cone cell에 비해 약한 빛에 반응하며, 따라서 rod cell이 없는 foveola 부위는 밤에 시각을 감지하지 못한다. 희미한 별빛과 같은 약한 빛 자극은 foveola 주위의 retina에서 가장 예민하게 감지된다. Rod cell은 outer segment(바깥분절), inner segment(속분절), rod fiber(막대섬유)의 세 부분으로 이루어져 있다. Outer segment와 inner segment의 너비는 약 2 μm 정도이고, 둘을 합친 길이는 40 μm(retina의 주변부)~60 μm(fovea 근처) 정도이다. Inner segment에서 이어진 지름이 가는 부위를 **rod fiber**라고 하는데, 그 중간의 팽대부에 rod cell의 핵이 들어 있다. Rod fiber의 끝 부위는 bipolar cell(두극세포) 및 interneuron들과 연접을 이룬다.

Rod cell을 전자현미경으로 관찰해 보면, 빛을 감지하는 **outer segment**에는 약 700개의 membranous disc(막원반)가 들어 있다(그림 20-2, 20-3). Membranous disc는 rod cell의 inner segment에서 계속 생성되며, 오래 된 membranous disc는 outer segment의 끝 부위에서 떨어져 나간다. (Cone cell에서도 비슷한 일이 일어난다.) Membranous disc에는 **rhodopsin**(visual purple, **시홍**)이라는 색소가 들어 있어서, retina를 안구에서 분리하여 어두운 조명 아래에서 보면 자홍색을 띤다. Rhodopsin은 opsin이라는 단백질과, 비타민A 유도체인 retinal이 느슨하게 결합한 물질이다. Rhodopsin 분자가 빛을 흡수하면 분자구조의 변화가 일어난다. 그 결과 inner segment와 rod fiber의 세

임상노트

Retinal Detachment(망막박리)

Pigment epithelium은 choroid에는 단단히 고정되어 있지만, retina의 신경층과는 느슨하게 결합해 있다. Retinal detachment는 안구의 외상에 의해서 또는 자연적으로 일어나는데, 항상 pigment epithelium과 신경층 사이가 박리된다. 즉 optic cup(눈술잔)의 두 층 사이가 벌어져 공간이 형성되고, 이 공간에 액체가 고이는 것이다. Retinal detachment가 발생했을 때 적절한 치료를 하지 않으면 시력을 잃을 수 있다.

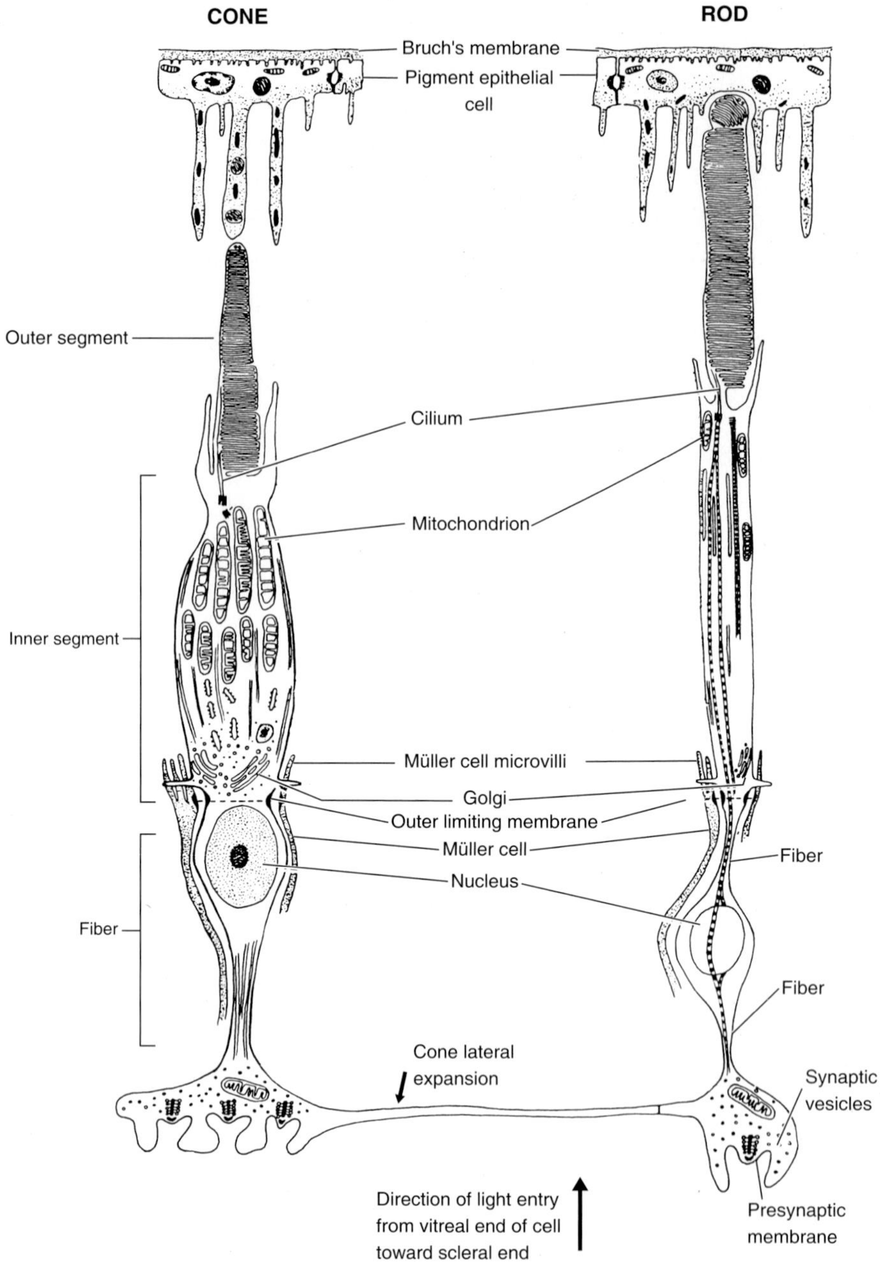

그림 20-2 Rod cell(막대세포)과 cone cell(원뿔세포)의 미세구조. 그림에 표시된 각 구조들에 대해서는 본문에 자세히 설명되어 있다. (Modified and reprinted with permission from Enoch JM, Tobey FL, eds. *Springer Series in Optical Sciences*. Vol 23. Heidelberg: Springer-Verlag; 1981. Courtesy of Dr. B. Borwein.)

포막에 과분극이 일어나, 어두울 때에 비해 신경전달물질(glutamate로 추정됨)의 방출이 억제된다. 이와 같이 자극을 받았을 때 수용기가 억제되는 기전은 다른 수용기에서 볼 수 없는 매우 특이한 것이다.

Rod cell의 **inner segment**에는 mitochondria, neurofilament, vesicle, rER 등 일반적인 세포에서 볼 수 있는 세포소기관들이 들어 있다. Inner segment와 **outer segment** 사이는 섬모에 의해 연결되어 있다(그림 20-3).

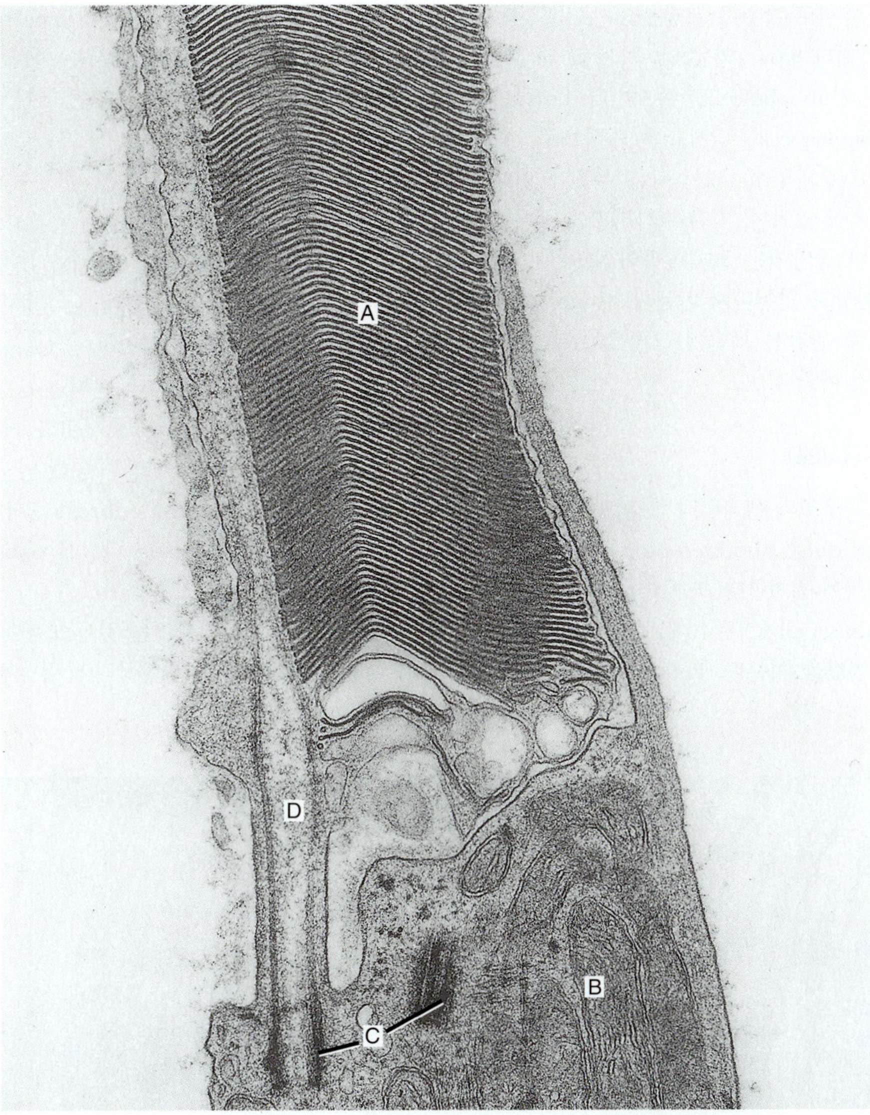

그림 20-3 사람의 retina에서 촬영한 rod cell(막대세포)의 전자현미경사진. Outer segment(바깥분절)와 inner segment(속분절)의 일부가 관찰된다. **(A)** Outer segment의 membranous disc(막원반); **(B)** mitochondria(사립체); **(C)** centriole(중심소체); **(D)** cilia(섬모). (×30,000) (Courtesy of Dr. M. Hogan.)

Cone Cell(원뿔세포)

Cone cell은 명료한 시각과 색각을 담당하는 매우 중요한 photoreceptor cell이다. Rod cell과 마찬가지로 cone cell도 outer segment(바깥분절), inner segment(속분절), cone fiber(원뿔섬유)로 이루어져 있다.

Cone cell의 **outer segment**는 끝으로 갈수록 점점 가늘어지며, 그 속에는 색소를 포함한 membranous disc가 들어 있다(그림 20-2). 사람의 retina에는 세 종류의 cone cell이 있는데, 각 유형마다 각기 다른 색소를 포함하고 있다. Cone cell의 색소는 rhodopsin과 비슷하게 retinal과 cone opsin이라는 단백질로 이루어져 있다. 단백질은 세 종류가 있는데, retinal과 결합했을 때 각각 빨간색, 녹색, 파란색 빛에 최대흡광도를 나타낸다. 이와 같은 세 종류의 cone cell에 의해 **trichromatic vision(삼색시)**이 이루어진다.

Cone cell의 **inner segment**는 rod cell과 비슷하지만 약간 더 굵다.

Macula lutea 부위는 rod cell에 비해 cone cell이 많으

며, retina의 주변 부위로 갈수록 점점 cone cell은 적어지고 rod cell이 많아진다. Fovea의 중앙 즉, foveola 부위에는 rod cell이 전혀 없고 cone cell만 존재한다. Fovea 중앙의 cone fiber와 bipolar cell(두극세포)은 가쪽으로 기울어져 있다. 따라서 이 부위의 retina는 다른 부위에 비해 얇아 오목하게 함몰되어 있어서, 빛이 투과하기에 매우 적합하다. 또한 fovea의 중앙에는 모세혈관이 없어서 혈류에 의한 빛의 산란 현상도 일어나지 않는다. Cone cell을 스캐닝전자현미경으로 관찰한 모습이 그림 20-4에 잘 나타나 있으니 참고하기 바란다.

Bipolar Cell(두극세포)

Bipolar cell은 그 구조와 생리학적 특성에 따라 몇 종류로 나뉜다. Bipolar cell은 photoreceptor cell과 ganglion cell(신경절세포) 사이에 위치한다(그림 20-1). 하나의 bipolar cell은 여러 개(macula 근처에서는 10개, 주변 부위에서는 100개)의 rod cell과 연접을 이룬다. Retina의 주변 부위에서는 여러 개의 cone cell이 하나의 bipolar cell에 연접하지만, 시력이 가장 높은 fovea에서는 하나의 cone cell이 여러 bipolar cell의 dendrite와 연접을 이룬다.

Ganglion Cell(신경절세포)

Ganglion cell은 지름이 크고 Nissl body(니슬소체)가 발달한 신경세포로, retina 내 시각 전도로의 마지막 부분을 구성한다(그림 20-1). Bipolar cell은 ganglion cell의 dendrite과 cell body에 연접한다. Ganglion cell의 axon은 retina의 가장 속층을 따라 뻗어 optic disc(시각신경원반)에 모인다. 이곳에서 ganglion cell의 axon과 신경아교세포의 돌기들은 sclera의 구멍을 통해 안구 밖으로 빠져 나가는데, 이 부위를 **lamina cribrosa(공막체판)**라고 부른다. Sclera 바깥으로 나온 axon 다발은 optic nerve(시각신경)를 이룬다. Ganglion cell의 axon은 sclera를 빠져 나간 뒤 myelin sheath로 둘러싸이는 것이 보통이지만, retina 안에서부터 myelin sheath가 형성되어 검안경 검사에서 흰 선

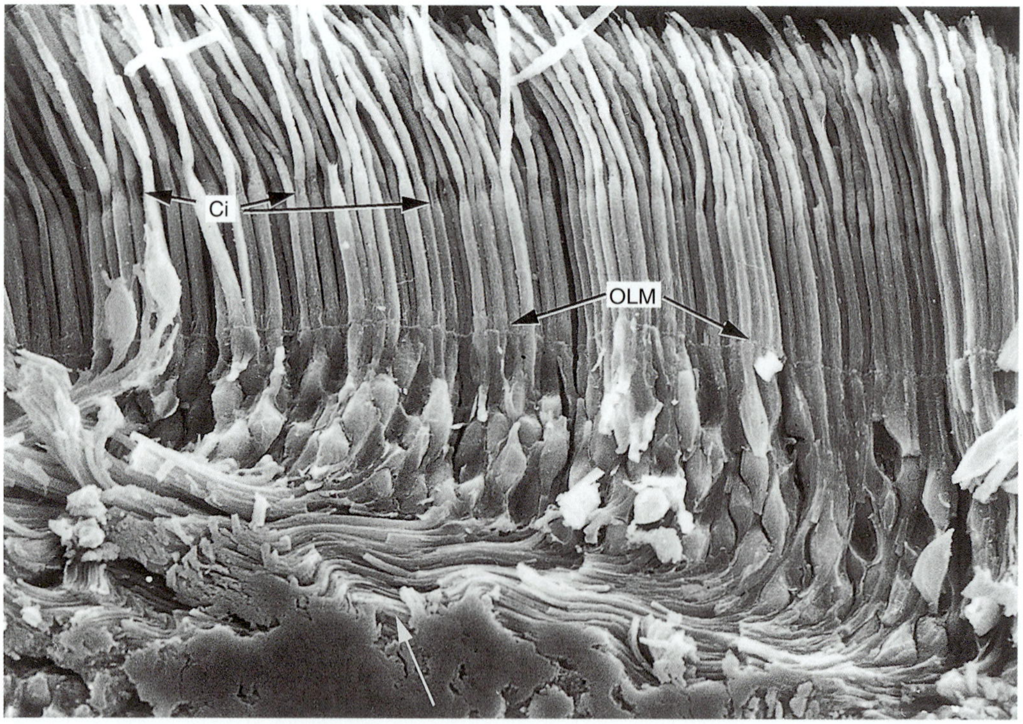

그림 20-4 원숭이 retina의 fovea 부위에서 촬영한 cone cell(원뿔세포)의 스캐닝전자현미경사진. Cilia(Ci)의 아랫부분에 해당하는 곳이 잘록한 형태로 되어 있다. Outer limiting membrane(OLM)은 가느다란 선처럼 보인다. Cone fiber(흰색 화살표)가 cone cell의 장축에서 비스듬히 꺾여 있는데, 이것은 fovea 부위의 cone cell에서 나타나는 특징이다. (Reprinted with permission from Enoch JM, Tobey FL, eds. *Springer Series in Optical Sciences*. Vol 23. Heidelberg: Springer-Verlag; 1981. Courtesy of Dr. B. Borwein.)

임상노트

색맹

Visual association cortex는 retina에 분포하는 세 종류의 cone cell로부터 들어온 시각정보를 분석하여 다양한 색을 식별한다. 한 종류의 cone opsin이 만들어지지 않거나 비정상적인 흡광률을 가진 cone opsin이 만들어질 경우, 일부 색을 구분하지 못하는 **dichromatic vision**(이색시)이 초래된다. 색맹 중 가장 흔한 유형은 빨간색과 녹색을 구분하지 못하는 경우로, 중간파장의 가시광선에 최대 흡광률을 갖는 cone opsin 유전자의 결함이 그 원인이다. 남성의 8%, 여성의 0.5%가 이와 같은 색맹 환자이다. 남성 환자가 더 많은 이유는, 이 유전자가 열성유전자이고 X염색체에 위치하는 경우가 대다수이기 때문이다. Yellow-blue dichromatism(적색맹)은 이에 비해 드문 편이다(남성의 1%, 여성의 0.01%). **Monochromatic vision**(단색시)은 둘 또는 세 종류의 cone opsin 유전자에 결함이 있는 경우로, 매우 드문 질환이다. 이와 같은 환자는 색을 전혀 구분하지 못하며, 한 종류의 cone cell 또는 rod cell을 통해 명암만 구분할 수 있다.

으로 관찰되는 경우도 있다.

소수의 ganglion cell은 빛 자극에 직접 반응한다. 이런 ganglion cell들은 푸른색 빛을 흡수하는 색소인 melanopsin을 갖고 있다. 이 세포의 axon은 midbrain의 pretectal area(덮개앞구역) 및 hypothalamus의 suprachiasmatic nucleus(교차위핵)에 연접한다. Rod cell과 cone cell이 변성된 retinitis pigmentosa(망막색소변성) 환자에게 밝은 빛을 비췄을 때 동공이 수축하는 것도 이런 ganglion cell 때문이다(Pupillary light reflex의 회로에 대해서는 8장 참조). Retina와 hypothalamus의 연결이 일조량에 따른 생리적 반응을 조절하는 데 관여한다는 것도 실험동물에서 밝혀진 바 있다(11장 참조).

Retina 속 연접

Ganglion cell은 시각세포와 bipolar cell의 활성에 따라 흥분하거나 억제된다. 어두울 때에는 photoreceptor cell의 연접이전부분에서 신경전달물질이 계속 방출되다가, 빛 자극을 받으면 신경전달물질의 방출이 억제된다. 따라서 photoreceptor cell의 활성은 빛에 의해 억제된다고 할 수 있다. Bipolar cell의 세포막은 활동전위를 전파하지 못한다. Bipolar cell과 retina의 interneuron에서 뻗어 나온 돌기들은 모두 dendrite이다. Photoreceptor cell에서 신경전달물질이 분비되면, 일부 bipolar cell은 세포막의 과분극이 일어나고 다른 일부의 bipolar cell은 같은 신경전달물질에 대한 반응으로 세포막의 탈분극이 일어난다. Bipolar cell의 연접이전부분에서는 세포의 탈분극 정도에 따라 다양한 양의 신경전달물질이 방출된다.

Retina 속 연접에서 방출되는 신경전달물질이 무엇인지는 아직 정확히 밝혀져 있지 않다. 사람의 retina를 대상으로 한 면역조직화학적 연구를 통해 몇 가지 후보 물질이 발견됐는데 glutamate도 그중 하나이다. Glutamate는 중추신경계통의 여러 부위에서 흥분성 신경전달물질의 기능을 하는 물질로서 retina의 photoreceptor cell, 일부 bipolar cell 및 ganglion cell에서 발견된다.

Association Neuron(연합신경세포)

Retina 속 연접에서 일어나는 신경자극의 전달과정은 여러 interneuron의 조절을 받는데, 이런 interneuron들을 흔히 association neuron(연합신경세포, 그림 20-1)이라고 부른다. **Horizontal cell(수평세포)**은 bipolar cell의 cell body가 있는 층 바깥부위에 위치한다. Horizontal cell의 dendrite은 photoreceptor cell의 끝 부위 및 bipolar cell의 dendrite과 연접하여, 이들 세포를 억제하는 작용을 한다. **Amacrine cell(무축삭세포)**은 bipolar cell의 세포체가 있는 층 속 부위에 위치한다. Amacrine cell의 dendrite은 cell body의 한쪽 면에서 나와 복잡하게 분지하며, bipolar cell과 ganglion cell이 연접하는 곳과 interplexiform cell(얼기사이세포)에 연접을 이룬다. Amacrine cell에는 신경전달물질로 추정되는 여러 물질들이 들어 있는데, 억제성 신경전달물질과 흥분성 신경전달물질이 혼재되어 있는 것으로 보인다. **Interplexiform cell**은 bipolar cell의 cell body 사이에 흩어져 있다. Interplexiform cell은 amacrine cell로부터 자극을 받아 이를 horizontal cell 및 bipolar cell로 전달한다. 따라서 이 세포는 retina 속 신경자극의 전달에 있어서 되먹임작용을 하는 것으로 생각된다.

Retina의 interneuron들은 **lateral inhibition**을 통해 빛 자극의 중심점과 주변으로부터 온 신경자극의 차이를 증폭시켜 준다. 따라서 뇌로 전달된 시각정보는 대조가 뚜렷한 경계선을 잘 인식할 수 있게 된다. (Lateral inhibition에 대해서는 19장에 자세히 설명되어 있으니 참고하기 바란다.)

Neuroglial Cell(신경아교세포)

Retina의 가장 속층에는, 뇌의 회색질에 분포하는 astrocyte(별아교세포)과 유사한 세포가 들어 있다. 또한 Müller cell(radial neuroglial cell, 부챗살아교세포)이라는 신경아교세포도 있는데, 이 세포는 retina의 가장 속층에서부터 rod cell 및 cone cell의 inner segment와 rod fiber(cone fiber)의 경계 부위까지 뻗어 있다. **Müller cell**은 가쪽으로 돌기를 뻗어 신경세포들 사이의 공간을 메워주며, 중추신경계통의 astrocyte(2장 참조)과 비슷한 지지작용을 한다.

Retina의 층

Retina의 조직표본을 hematoxylin과 eosin으로 염색해 보면(핵은 푸른색, 나머지 구조는 분홍색으로 염색됨), 10개의 층이 구분된다. 그림 20-5의 조직표본사진에 표시된 retina의 10층과, retina에 분포하는 신경세포의 모식도(그림 20-1)를 짝지어 보기 바란다.

혈관 분포

Retina에는 두 곳으로부터 온 혈관이 분포한다. **Central retinal artery(망막중심동맥)**는 optic disk를 통해 눈 속으로 들어가 여러 분지로 나뉘며, retina의 속면을 따라 분포한다. 이로부터 가느다란 분지가 일어나 retina 속에서 모세혈관망을 이루며, inner nuclear layer(속핵층)의 바깥 경계까지 혈액을 공급한다. 모세혈관의 혈액을 받은 retinal vein들은 optic disc로 모여 central retinal vein(망막중심정맥)을 이룬다. 또한 retina는 **choroid(맥락막)**의 모세혈관을 통해서도 혈액공급을 받는다. 수용성 영양소, 산소, 분자량이 작은 대사산물들이 choroid에서 retina의 바깥부분으로 확산되어 들어온다. Pigment epithelium, photoreceptor cell, bipolar cell이 위치한 층에는 모세혈관이 없다.

시각의 전도경로

Retina의 각 부위는 lateral geniculate body(가쪽무릎체)의 dorsal nucleus(등쪽가쪽무릎핵) 및 occipital lobe의 primary visual area(일차시각영역)와 일대일 대응연결을 이루고 있다. 따라서 retina에 맺힌 상의 위치에 따라 cerebral

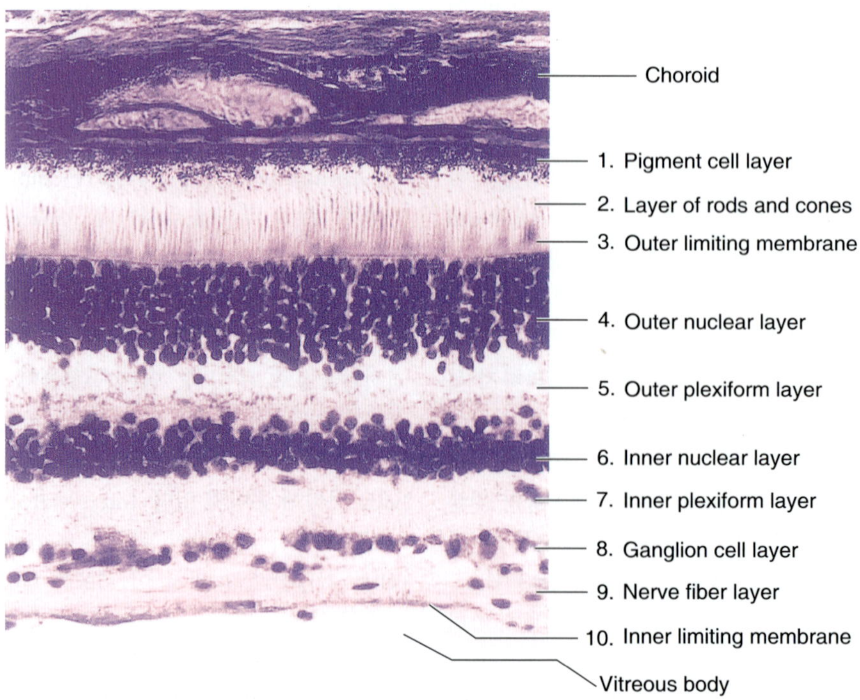

그림 20-5 Hematoxylin과 eosin으로 염색한 사람의 retina 조직표본. Retina의 10층이 구분되어 보인다. (그림 20-1과 비교해 보라.)

임상노트

Retina의 혈관 폐쇄

Central retinal artery는 sclera를 지나는 부위의 지름이 좁기 때문에 왼심방의 혈전이나 목동맥의 죽상판에서 떨어져 나온 embolus(색전)가 이곳에 걸려 혈관이 막힐 수 있는데, 이는 즉시 시력이 상실될 수 있는 응급 상황이다. Embolus의 크기가 작은 경우에는 central retinal artery의 가지가 막혀 한쪽 눈에 시야결손이 나타난다. 어린 아이가 애완동물의 배설물로 오염된 오물을 먹었을 경우, *Toxocara canis* 또는 *T. cati*(개 또는 고양이의 창자에 기생하는 선충류)의 유충이 혈관 속으로 침입할 수 있다. 이 유충이 central retinal artery의 가지에 끼어 혈관이 막히면 시야결손이 초래될 수 있다. 이렇게 기생충으로 인해 혈관이 막힌 경우에는 염증반응으로 인해 과립 모양의 병터가 형성되며, 검안경을 통해 이를 확인할 수 있다.

cortex의 정해진 부위가 흥분하게 된다. 시각 전도경로의 각 구성요소에 대해 설명하기 전에, retina와 cerebral cortex의 대응연결 관계를 정리해 보는 것이 학습에 도움이 된다.

Retina에서 나온 신경섬유의 연결

Retina는 fovea를 지나는 수직면을 기준으로 코쪽 부위와 귀쪽 부위로 나뉜다. Retina의 코쪽 부위와 귀쪽 부위는 중심오목을 지나는 수평면을 기준으로 다시 윗부분과 아랫부분으로 나뉜다. 중심시야의 시각을 담당하는 macula lutea 부위는, retina의 나머지 부위와는 다른 연결 관계를 갖고 있다. Retina 각 영역에서 나온 신경섬유의 연결 관계가 그림 20-6에 표시되어 있는데, 그 개요는 다음과 같다.

1. 양쪽 눈의 retina **오른쪽 부위**에서 나온 신경섬유는 **오른쪽** lateral geniculate body에 연접하며, 이로부터 나온 신경섬유는 오른쪽 cerebral hemisphere의 visual cortex로 연결된다. Retina의 왼쪽 부위에서 나온 신경섬유는 이와 반대이다.
2. Macula lutea를 제외한 retina **윗부분**에서 나온 신경섬유는 lateral geniculate body의 안쪽 부위에 연접한다. Lateral geniculate body로 들어온 시각정보는 visual cortex의 앞 2/3, calcarine sulcus의 **위쪽** 부위로 전달된다.
3. Macula lutea를 제외한 retina **아랫부분**에서 나온 신경섬유는 lateral geniculate body의 가쪽 부위에 연접한다. Lateral geniculate body로 들어온 시각정보는 visual cortex의 앞 2/3, calcarine sulcus의 **아래쪽** 부위로 전달된다.
4. *Macula lutea*에서 나온 신경섬유는 lateral geniculate body의 뒷부분에 연접하며, 이로부터 나온 신경섬유는 visual cortex의 뒤 1/3(occipital pole 뒤통수극 근처)로 연결된다. Macula lutea의 지름은 5 mm에 불과하지만, 이로부터 시각정보를 받는 lateral geniculate body와 visual cortex는 상당히 넓은 면적을 차지하고 있다. 이는 macula lutea에서 담당하는 중심시야의 시각이 그만큼 중요함을 의미한다.

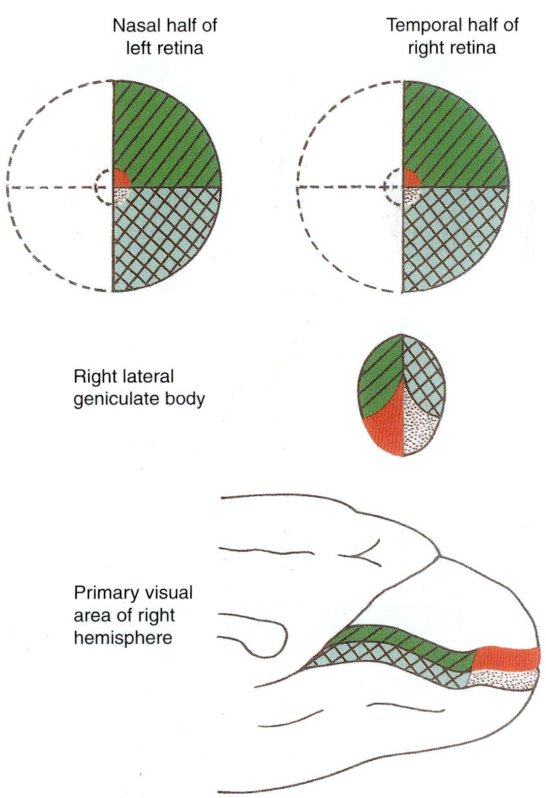

그림 20-6 Retina, lateral geniculate body, primary visual cortex의 대응연결관계.

Visual Field(시야)

Retina에서 visual cortex에 이르는 시각 전도경로 중 어딘가가 손상됐을 때 초래되는 시각장애는, retina의 위치가 아니라 시력이 상실된 시야의 부위를 기준으로 설명하는 것이 보통이다. ***Retina*에 맺힌 상은 카메라의 필름과 마찬가지로 상하좌우가 뒤집혀 있다.** 따라서 시야 각 부위에서 들어온 시각정보가 thalamic nucleus와 visual cortex로 전달될 때 다음과 같은 규칙이 적용된다.

1. 왼쪽 시야의 시각정보는 오른쪽 lateral geniculate body를 거쳐 오른쪽 cerebral hemisphere의 visual cortex로 전달된다. 오른쪽 시야의 시각정보는 이와 반대이다.
2. 위쪽 시야의 시각정보는 lateral geniculate body의 가쪽 부분을 거쳐, visual cortex의 calcarine sulcus 아래쪽 부위로 전달된다.
3. 아래쪽 시야의 시각정보는 lateral geniculate body의 안쪽 부분을 거쳐, visual cortex의 calcarine sulcus 위쪽 부위로 전달된다.

Optic Nerve(시각신경), Optic Chiasma(시각교차), Optic Tract(시각로)

사람의 한쪽 optic nerve는 약 백만 개의 말이집신경섬유로 이루어져 있는데, 시각정보를 전달하는 신경섬유가 이렇게 많은 것은 시각이 그만큼 중요한 감각이라는 뜻이다. Optic nerve는 뇌막으로 덮여 있다(26장 참조). Pia mater(연막)는 optic nerve의 표면에 밀착되어 있으며, 그 바깥을 둘러싸는 arachnoid mater(거미막)와의 사이에는 subarachnoid space(거미막밑공간)에서 연장된 공간이 있다. Dura mater(경막)는 optic nerve의 바깥집을 형성하는데, 바깥집의 앞쪽 끝은 안구의 sclera와 융합되어 있다. Central retinal artery와 central retinal vein은 뇌막을 관통하여 optic nerve의 앞부분으로 들어간다.

Optic chiasma(시각교차)에서 optic nerve를 구성하는 신경섬유들의 **부분적인 교차**가 일어나는데, 이는 양안시를 가능하게 하는 구조적 기반이 된다. Retina의 코쪽 부위에서 나온 신경섬유는 optic chiasma에서 반대쪽으로 교차하며, 반대쪽 눈의 retina 귀쪽 부위에서 나온 신경섬유와 만나 optic tract(시각로)을 이룬다. 결과적으로 왼쪽 시야의 시각정보는 오른쪽 optic tract을 통해 오른쪽 cerebral hemisphere로 전달되고, 오른쪽 시야의 시각정보는 왼쪽 optic tract을 통해 왼쪽 cerebral hemisphere로 전달된다. Retina의 코쪽 부위에서 나온 신경섬유는 optic chiasma에서 반대쪽으로 교차한 뒤, optic nerve를 따라 앞쪽으로 짧게 뻗는 신경섬유고리를 형성한다. 따라서 optic chiasma 가까이에서 optic nerve가 절단되면, 절단된 쪽 눈의 시력이 상실될 뿐 아니라 반대쪽 눈에도 귀쪽 시야장애가 발생한다. Optic tract은 midbrain의 윗부분을 감고 돌아 thalamus의 lateral geniculate body(가쪽무릎체)로 연결된다.

Retina에서 나와 optic chiasma와 optic tract을 지나는 신경섬유 중 일부는 lateral geniculate body 이외의 다른 부위로 향한다. 이런 신경섬유에 대해서는, visual cortex로 뻗는 시각 전도경로에 대한 내용 이후에 다시 설명하기로 한다.

Lateral Geniculate Body(가쪽무릎체), Geniculocalcarine Tract(시각부챗살), Visual Cortex(시각영역)

Lateral geniculate body(가쪽무릎체)는 pulvinar(시상베개)의 아래쪽에 위치한 작은 융기부이다. Optic tract의 신경섬유 대부분은 lateral geniculate body의 dorsal nucleus(등쪽가쪽무릎핵)에 연접한다. 이 신경핵은 6개의 신경세포층으로 구성되어 있는데 1, 4, 6층은 반대쪽으로 교차한 신경섬유를 통해 정보를 받고 2, 3, 5층은 교차하지 않은

임상노트

Papilledema(유두부종)

Optic nerve 주위의 뇌척수액 압력이 높아지면 central retinal vein의 혈액순환에 장애가 생겨 optic disc가 부어오를 수 있는데, 이를 papilledema라고 한다. Papilledema는 검안경으로 확인할 수 있는데, 이는 intracranial pressure(두개내압)가 높아졌음을 나타내는 지표가 된다. 뇌척수액의 압력이 높아졌을 때 optic nerve fiber의 anterograde axonal transport(전향축삭운반, 2장 참조) 장애로 인해 optic disc를 지나는 axon이 팽창하는 것도 papilledema가 일어나는 원인 중 하나이다.

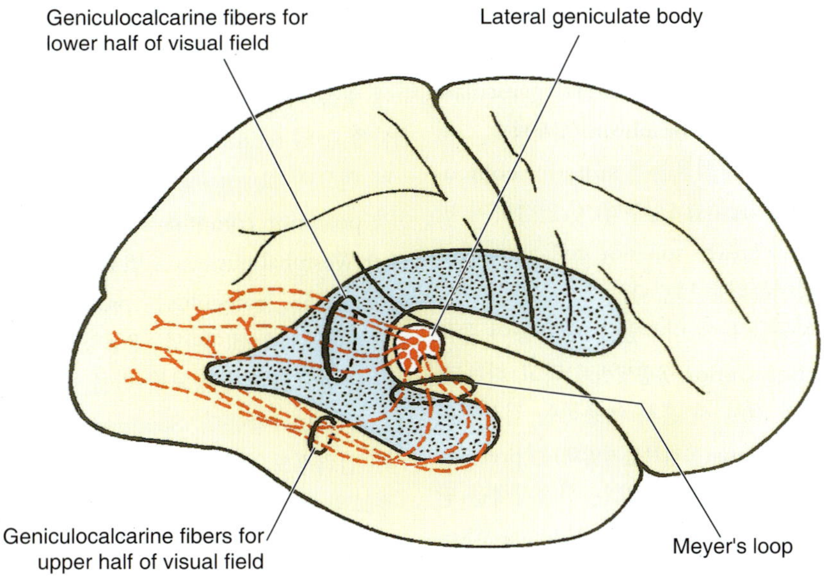

그림 20-7 Geniculocalcarine projection(시각부챗살섬유).

신경섬유를 통해 정보를 받는다.

Lateral geniculate body에서 나온 **geniculocalcarine tract(시각부챗살)**의 신경섬유는 internal capsule(속섬유막)의 sublentiform part(렌즈밑부분)와 retrolentiform part(렌즈뒤부분)를 지나며, lateral ventricle 주위를 감고 돌아 visual cortex로 뻗는다(그림 20-7). Geniculocalcarine fiber 중 일부는 앞쪽으로 크게 휘어 lateral ventricle의 temporal horn 주위를 감고 도는 경로를 취한다. 이 신경섬유들을 **temporal loop(관자고리)** 또는 **Meyer's loop(마이어고리)**라고 부르는데, 이들은 결국 visual cortex의 calcarine sulcus 아래쪽 부위로 연결된다. 그림 20-6의 연결 관계를 자세히 살펴보면, temporal lobe의 병터로 인해 Meyer's loop가 손상됐을 경우 반대쪽 시야의 윗부분에 시야결손이 나타난다는 것을 알 수 있다. 반면 parietal lobe에 병터가 있을 때에는, visual cortex의 calcarine sulcus 위쪽 부위로 뻗는 geniculocalcarine fiber가 손상되어 반대쪽 시야의 아랫부분에 시야결손이 나타날 수 있다.

Primary visual cortex(일차시각영역)는 cerebral hemisphere 안쪽면에 위치한 calcarine sulcus(새발톱고랑)의 벽과 그 주위의 cortex에 위치한다. Calcarine sulcus는 매우 깊게 패인 sulcus이기 때문에, primary visual cortex는 Brodmann's map에 표시된 영역(브로드만 17영역)보다 훨씬 더 넓은 면적을 차지하고 있다. Primary visual cortex는 line of Gennari(그림 14-3)가 뚜렷이 보이기 때문에 **striate cortex(줄무늬겉질)**라고 부르기도 한다. Retina에서 나온 신경섬유는 lateral geniculate body 및 primary visual cortex의 각 부위와 일대일 대응연결을 이루고 있다. 시력이 가장 높은 fovea 중앙 부위의 경우, retina의 시각점은 하나의 cone cell로 이루어져 있다. 눈 움직임의 세밀한 조절을 통해 양쪽 눈의 retina 활성 부위가 일치하게 되며, 그 결과 양안시가 이루어진다. 사람의 **visual association cortex(시각연합영역)**는 occipital lobe 전체, parietal lobe 뒷부분, temporal lobe 가쪽면의 뒷부분 및 아랫면 대부분에 이르는 넓은 영역을 차지하고 있다. Visual association cortex는 사물의 식별과 색, 깊이, 움직임 등을 인지하는 기능을 하는데, calcarine sulcus로부터 먼 부위일수록 복잡한 기능을 수행하는 것으로 알려져 있다. 일반적으로 occipital lobe과 parietal lobe 뒷부분의 visual association cortex는 시각정보의 위치해석을 담당하고, temporal lobe의 visual association cortex는 사물을 식별하는 기능을 담당한다. 색의 식별은 occipital lobe과 temporal lobe의 아랫면 안쪽 부분에서 일어난다. 15장과 18장에서 언급한 바와 같이, temporal lobe 아랫면의 가쪽 부분은 영상의 해석, 기억 및 회상에 관여한다. Visual cortex의 회색질기둥 구조에 대해서는 14장에서 설명한 바 있다. Visual association cortex의 손상과 관련된 질환에 대해서는 15장을 참고하라.

시각과 관련된 반사

Optic tract의 신경섬유 중 일부는 lateral geniculate body로 들어가지 않고 **superior brachium(위둔덕팔**, 그림 6-2, 7-15)으로 뻗는다. 이 신경섬유들은 **superior colliculus(위둔덕)** 및 **pretectal area(덮개앞구역)**에 연접하여 반사활을 이룬다. Pretectal area는 superior colliculus 바로 위쪽에 있는 작은 신경핵무리를 말한다.

펜 모양의 작은 손전등을 눈에 비추었을 때 동공이 수축하는 것을 **pupillary light reflex(동공빛반사)**라고 하는데, 이는 기본적인 신경학적 검사 시 흔히 이용하는 검사법이다. **Olivary pretectal nucleus(올리브덮개앞핵)**는 pretectal area에 위치한 신경핵으로, retina에서 오는 신경자극을 받는다. Pretectal area에서 나온 신경섬유는 Edinger-Westphal nucleus에 연접하며, 이곳에서 나온 신경섬유는 눈확 속의 ciliary ganglion(섬모체신경절)으로 뻗는다. Ciliary ganglion에서 나온 신경섬유는 홍채의 sphincter pupillae muscle(동공조임근)에 분포한다(8장 참조, 그림 8-6). 한쪽 눈에 빛을 비췄을 때 양쪽 눈의 동공이 수축하는데, 이는 (1) 한쪽 눈의 retina에서 나온 신경섬유가 양쪽 optic tract으로 뻗으며 (2) pretectal area에서 나온 신경섬유 중 일부가 posterior commissure(뒤맞교차)를 지나 반대쪽 Edinger-Westphal nucleus에 연접하기 때문이다.

Superior colliculus는 parietal lobe과 occipital lobe, frontal eye field(이마엽눈운동영역), pallidum(창백핵), spinal cord 등으로부터 정보를 받을 뿐 아니라, retina에서 오는 시각정보도 받는다. Superior colliculus의 조직학적 구조와 입력정보의 다양성 등으로 보아, 이 부위에서 다양한 정보의 통합이 일어날 것으로 생각된다. Superior colliculus에서 나온 신경섬유는 accessory oculomotor nuclei(덧눈돌림신경핵), paramedian pontine reticular formation(정

임상노트

시각 전도경로의 손상으로 인한 시야결손

시각 전도경로의 손상으로 인한 시야결손의 일반적인 규칙은 그림 20-8과 같다. 첫 번째 경우는 퇴행성질환이나 외상으로 인해 한쪽 시각신경이 완전히 손상된 것으로, 손상을 받은 쪽 눈의 시력이 상실된다. 중추신경계통의 axon에 말이집탈락이 일어나는 multiple sclerosis(다발경화증)의 경우에도 비슷한 결과가 초래될 수 있다. 두 번째 경우는 optic chiasma를 통해 교차하는 신경섬유가 손상된 것으로, 교차섬유 전체가 손상됐을 때에는 **bitemporal hemianopia(양귀쪽반맹)**가 초래된다. (양쪽 눈의 귀쪽 시야에 시야결손이 있다는 뜻이다. 하지만 한쪽 눈의 시야결손 부위는 반대쪽 눈의 귀쪽 retina를 통해 볼 수 있다.) 코쪽 시야는 정상적인 양안시가 가능하지만, 귀쪽 시야는 한쪽 눈으로만 볼 수 있다. 이와 같은 시야결손은 pituitary gland의 종양으로 인해 흔히 일어나는데, 이 경우 optic chiasma의 아래쪽을 지나는 신경섬유가 먼저 압박손상을 받는다. 이 신경섬유는 retina의 코쪽 부위 아랫부분에서 나온 신경섬유이기 때문에, 초기에는 귀쪽 시야의 윗부분에 암점이 나타나게 된다. 종양이 커져 압박손상의 범위가 넓어짐에 따라, 귀쪽 시야 전체로 시야결손이 확장된다. 세 번째 경우는 optic chiasma의 가쪽 부위가 압박손상을 받는 것이다. 흔하지는 않지만, 이 부위를 지나는 internal carotid artery(속목동맥)의 aneurysm(동맥류)으로 인해 이런 손상이 생길 수 있다. Optic chiasma의 오른쪽 부위가 압박손상을 받은 경우, 오른쪽 눈에 nasal hemianopia(코쪽반맹)가 나타난다. 네 번째는 오른쪽 optic tract의 손상으로 왼쪽 시야의 **homonymous hemianopia(같은쪽반맹)**가 초래된 경우이다.

다섯 번째는 geniculocalcarine tract 또는 primary visual cortex가 손상된 경우이다. 오른쪽 cerebral hemisphere의 geniculocalcarine tract 또는 primary visual cortex가 광범위하게 손상되면 왼쪽 시야의 homonymous hemianopia가 나타난다. 이때 중심시야에는 시야결손이 생기지 않을 수도 있는데, 이런 현상을 macular sparing(황반보존)이라고 한다. Occipital lobe의 cortex는 눈의 불수의운동을 조절하여 시야의 한 목표점에 시선을 고정할 수 있게 해준다. Occipital lobe이 손상된 환자의 경우, 시야검사 시 시선이 완전히 고정되지 않아 황반보존과 같은 검사결과를 얻게 된다. Geniculocalcarine tract 또는 primary visual cortex의 일부분이 손상된 경우에는, 시야의 절반보다 좁은 영역의 시야결손이 나타난다. 예를 들어 temporal lobe의 백색질을 지나는 Meyer's loop(그림 20-7 참조)가 손상되면, 반대쪽 시야의 윗부분에 quadrantanopsia(사분맹)가 나타난다.

시야결손은 시각의 전도경로의 손상뿐만 아니라 안구의 손상에 의해서도 일어날 수 있다. 예를 들어 senile macular degeneration(노년황반변성)의 경우 중심시야에 부분적인 시야결손이 초래된다. Senile macular degeneration은 비교적 흔한 질환이며, 양쪽 눈에 발병하는 경우도 있다. Chronic glaucoma(만성녹내장)의 경우에는, 안압 상승으로 인해 망막 주변 부위의 위축이 일어난다.

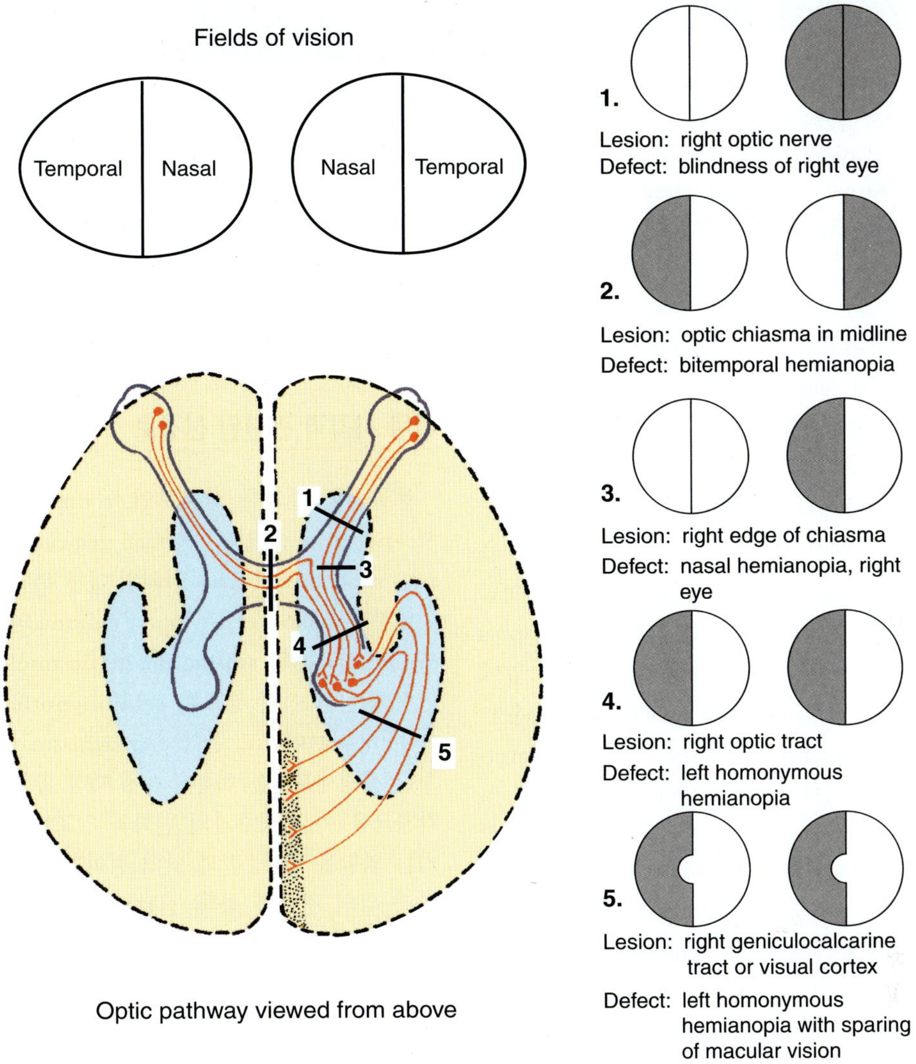

그림 20-8 시각 전도경로 각 부위의 손상 시 나타나는 시야결손.

중격다리뇌그물체), pretectal area 등의 부위로 뻗는다. 일부 신경섬유는 spinal cord의 목분절로 내려가는데, 이를 tectospinal tract(덮개척수로)이라고 한다.

Retina에서 superior colliculus로 가는 신경섬유는 superior colliculus의 다른 afferent fiber와 밀접한 기능적 연관성을 갖고 있다. Superior colliculus에서 accessory oculomotor nuclei 및 paramedian pontine reticular formation으로 뻗는 신경섬유들은 8장에서 설명한 바와 같이 **눈의 수의운동과 불수의운동**을 조절하는 회로를 구성한다. Superior colliculus에서 시작하여 pretectal area를 거쳐 Edinger-Westphal nucleus로 연결되는 회로는 accommodation(조절) 시 ciliary muscle(섬모체근)과 sphincter pupillae muscle(동공조임근)의 수축을 조절하는 작용을 한다(나중에 자세히 설명함). Tectospinal tract은 시선을 고정하는 데 필요한 머리의 움직임에 영향을 미칠 것으로 추정된다.

가까운 거리의 물체를 응시할 경우 convergence(눈모음), pupillary constriction(동공수축) 및 수정체가 두꺼워지는 반응이 동시에 나타나는데 이를 **accommodation-convergence reaction(조절-눈모음반응)**이라고 한다. 조절-눈모음반응의 검사는, 먼 곳을 바라보다가(accommodation과 convergence가 해제됨) 30 cm 앞의 가까운 물체를 보게 하는 방법을 사용한다. 가까운 거리의 물체를 응시하면, medial rectus muscle(안쪽곧은근)이 수축하여 양쪽 눈의

임상노트

Argyll Robertson Pupil(아가일로버트슨동공)

신경매독 환자의 상당수에서 accommodation은 정상임에도 불구하고 pupillary light reflex가 일어나지 않는 증상이 나타나는데, 이를 **Argyll Robertson pupil** 또는 **light-near dissociation(동공빛근접반사해리)**이라고 한다. 이런 현상은 대개 midbrain의 pretectal area가 손상되었을 때 나타나지만, 이 부위에 손상이 발견되지 않는 경우도 간혹 있다. 환자의 동공은 정상인보다 작고 불규칙한 모양을 띠는데, 이는 홍채 자체의 질환 때문일 것으로 생각된다.

동공이 코쪽을 향하는 convergence(눈모음) 반사가 일어나게 된다. 이와 동시에 ciliary muscle의 수축으로 수정체가 두꺼워져 굴절력이 높아지고, 동공의 수축으로 인해 retina에 맺힌 상이 선명해진다.

가까운 물체에 대한 accommodation(조절) 반사는 visual association cortex에서 시작하여 superior brachium을 거쳐 superior colliculus로 뻗는 신경섬유에 의해 일어난다. 안구근육을 지배하는 뇌신경핵 및 Edinger-Westphal nucleus와 superior colliculus의 연결에 대해서는 앞에서 이미 설명하였다. 눈의 conjugate movement(동향운동)를 조절하는 frontal eye field(이마엽눈운동영역)는 convergence에는 관여하지 않는다. 여러 질환에서 pupillary light reflex와 accommodation reflex에 의한 동공의 수축 양상이 서로 다르게 나타나는 것으로 보아, 두 반사는 각기 다른 회로를 통해 동공 수축을 조절하는 것으로 생각된다.

심한 통증이 있거나 감정적으로 크게 흥분하였을 때 **동공의 확장**이 일어난다. 이와 같은 반응은 amygdala(편도체)와 hypothalamus(시상하부)에서 spinal cord의 intermediolateral cell column(중간가쪽핵)으로 뻗는 신경로에 의해 일어날 것으로 추정된다. Intermediolateral cell column에서 나온 신경섬유는 sympathetic trunk(교감신경줄기)의 superior cervical ganglion(위목신경절)에 연접하며, 여기서 나온 신경절이후신경섬유는 internal carotid plexus(속목신경얼기)를 지나 홍채의 dilator pupillae muscle(동공확대근)에 분포한다(24장 참조). 이와 같은 경로를 통해 동공확대근의 수축이 일어남과 동시에, 부교감신경이 분포하는 동공조임근은 이완된다.

기타 시각과 관련된 신경로

동물실험 결과를 살펴보면, retina의 ganglion cell에서 나온 axon 중 일부는 lateral geniculate body, pretectal area, superior colliculus 이외의 다른 부위로도 연결된다.

일부 ganglion cell은 optic chiasma의 등쪽으로 나와 hypothalamus의 **suprachiasmatic nucleus(교차위핵)**에 연접하는데, 이런 경로를 **retinohypothalamic tract(망막시상하부로)**이라고 한다. Suprachiasmatic nucleus에 위치한 신경세포들은 하루주기에 따라 활성이 변하는데, 시각자극은 이 활성주기의 변화와 일조량의 변화를 일치시키는 역할을 한다. 밤과 낮의 길이가 바뀌면 일조량의 차이가 위의 경로를 통해 전달되어, hypothalamus의 gonadotropin(생식샘자극호르몬)과 pineal gland(솔방울샘)의 melatonin(멜라토닌) 분비량이 변하게 된다(11장 참조). 또한 retinohypothalamic tract은 수면에도 영향을 미친다(9장 참조).

Optic tract에서 나와 midbrain의 tegmentum 여러 곳에 위치한 작은 신경핵으로 뻗는 신경섬유다발을 **accessory optic tract(덧시각로)**이라고 한다. 이들 신경핵에서 나온 신경섬유는 직접 또는 inferior olivary nuclei(아래올리브핵)의 중계를 거쳐, cerebellum의 flocculonodular lobe(타래결절엽)으로 뻗는다. (Flocculonodular lobe의 주 입력정보는 vestibular system에서 오는 신경섬유를 통해 전달된다.) 이와

임상노트

Blindsight(맹시)

Geniculocalcarine tract이 손상된 환자의 일부에서 **blindsight**라는 증상이 나타날 수 있다. 환자는 시각을 인식하지 못하지만, 행동검사를 시행해 보면 빛이 움직이거나 반짝이는 것을 감지할 수 있는 것으로 나타난다.

같은 연결관계로 보아, accessory optic tract은 눈과 머리의 움직임을 조절하는 기능을 할 것으로 추정된다. Accessory optic tract의 신경섬유 중 일부는 anterior perforated substance(앞관통질)에 연접하는데, 이 경로는 시각자극과 후각자극의 통합에 관여할 것으로 추정된다.

Optic nerve의 신경섬유 중 일부는 lateral geniculate body 이외의 다른 thalamic nucleus에 연접한다. 이런 신경섬유들은 대개 **pulvinar(시상베개)**의 신경세포에 연접하며, pulvinar에서 나온 신경섬유는 다시 occipital lobe과 parietal lobe의 visual association cortex로 향한다. 이 경로의 기능에 대해서는 아직 잘 밝혀져 있지 않지만, lateral geniculate body 또는 primary visual cortex를 파괴한 동물의 경우 이 경로를 통해 일부 시각정보가 전달된다고 한다.

참고문헌

Barton JJS, Simpson T, Kiriakopoulos E, et al. Functional MRI of lateral occipitotemporal cortex during pursuit and motion perception. *Ann Neurol.* 1996;40:387-398.

Berson DM. Strange vision: ganglion cells as circadian photoreceptors. *Trends Neurosci.* 2003;26:314-320.

Borwein B. The retinal receptor: a description. In: Enoch JM, ed. *Optics of Vertebrate Retinal Receptors.* Berlin: Springer-Verlag; 1982 pp 11-81.

Cowey A, Stoerig P. The neurobiology of blindsight. *Trends Neurosci.* 1991;14:140-145.

Crooks J, Kolb H. Localization of GABA, glycine, glutamate and tyrosine hydroxylase in the human retina. *J Comp Neurol.* 1992;315:287-302.

Dente C, Gurwood A. The Argyll Robertson pupil. *Optometry Today* Sept. 10 1999;23-25. Also http://www.optometry.co.uk/uploads/articles/d7c7cf93046e3bb4bd1d672d0995457b_Dente19990910.pdf Accessed Jan 24 2013.

Elkington AR, Inman C, Steart PV, et al. The structure of the lamina cribrosa of the human eye: an immuno-histochemical and electron microscopical study. *Eye.* 1990;4:42-57.

Grill-Spector K, Malach R. The human visual cortex. *Ann Rev Neurosci.* 2003;27:649-677.

Hubel DH, Wiesel TN. Brain mechanisms of vision. *Sci Am.* 1979;241:150-162.

Kawasaki A, Kardon AH. Intrinsically photosensitive retinal ganglion cells. *J Neuroophthamol.* 2007;27:195-204.

Kolb H, Nelson R, Fernandez E, Jones B. Webvision. The organization of the retina and visual system. http://retina.umh.es/Webvision/ (2012). Accessed Jan 25 2013.

McKeefry DJ, Zeki S. The position and topography of the human colour centre as revealed by functional magnetic resonance imaging. *Brain.* 1997;120:2229-2242.

Mick G, Cooper H, Magnin M. Retinal projection to the olfactory tubercle and basal telencephalon in primates. *J Comp Neurol.* 1993;327:205-219.

Milner AD, Goodale MA. *The Visual Brain in Action.* 2nd ed. Oxford: Oxford University Press; 2006.

Moore RY, Speh JC, Card JP. The retinohypothalamic tract originates from a distinct subset of retinal ganglion cells. *J Comp Neurol.* 1995;352:351-366.

Sakai K, Watanabe E, Onodera Y, et al. Functional mapping of the human colour centre with echo-planar magnetic resonance imaging. *Proc R Soc Lond Ser B.* 1995;261:89-98.

Sowka JW, Gurwood AS, Kabat AG. Toxocariasis (Ocular larva migrans). In: *Handbook of Ocular Disease Management.* 11th ed. New York: Jobson Publishing LLC; 2009. http://cms.revoptom.com/handbook/oct02_sec5_4.htm Accessed Jan 25 2013.

Szel A, Rohlich P, Caffe AR, et al. Distribution of cone photoreceptors in the mammalian retina. *Microsc Res Tech.* 1996;35:445-462.

Tootell RBH, Dale AM, Sereno MI, et al. New images from human visual cortex. *Trends Neurosci.* 1996;19:481-489.

Williams RW. The human retina has a cone enriched rim. *Vis Neurosci.* 1991;6:403-406.

Chapter 21

청각계통 Auditory System

박경한 역

요 점

- Middle ear(가운데귀)에 들어 있는 ossicle(귓속뼈)들은 공기 진동을 perilymph(바깥림프)의 진동으로 변환한다. Ossicle들의 움직임은 tensor tympani muscle(고막긴장근)과 stapedius muscle(등자근)이 제한한다. 이 근육들은 각각 5번과 7번 cranial nerve(뇌신경)가 지배한다.
- Cochlea(달팽이) 속에서 basilar membrane(바닥막)이 진동하면 organ of Corti(나선기관)의 inner hair cell(속털세포)과 outer hair cell(바깥털세포)이 이를 감지한다. Outer hair cell의 반응은 움직임으로 나타난다. 이 움직임은 tectorial membrane(덮개막)에 전달된 후, 다시 inner hair cell로 전해져서 소리에 대한 inner hair cell의 민감도를 향상시킨다. Inner hair cell은 소리에 반응하여 excitatory transmitter(흥분전달물질)를 분비함으로써 8번 cranial nerve 중 cochlear nerve(달팽이신경)의 감각종말을 자극한다.
- 청각을 전달하는 primary sensory neuron(일차감각신경세포)의 세포체들은 cochlea 내부에 모여서 spiral ganglion(달팽이신경절)을 형성한다. 그 axon(축삭)들은 dorsal cochlear nucleus(뒤달팽이핵)와 ventral cochlear nucleus(앞달팽이핵)에서 끝난다.
- Dorsal cochlear nucleus에서 시작된 axon은 정중선을 교차한 후에 lateral lemniscus(가쪽섬유띠)를 통해 rostral로 올라가서 inferior colliculus(아래둔덕)에서 끝난다.
- Ventral cochlear nucleus에서 시작된 axon은 좌우 양쪽 superior olivary nucleus(위올리브핵)에서 끝난다. 좌우 두 귀를 통해 들어온 소리 자극이 superior olivary nucleus에 모일 때 그 neuron들은 두 귀에서 온 자극에 시차를 두고 반응하기 때문에 소리가 어느 방향에서 시작되었는지를 판단할 수 있다. 좌우 각 superior olivary nucleus를 구성하는 neuron들에서 시작된 axon은 lateral lemniscus를 통해 위로 올라가서 inferior colliculus에서 끝난다.
- Inferior colliculus는 inferior brachium(아래둔덕팔)을 통해 medial geniculate body(안쪽무릎체)로 투사되고, medial geniculate body는 cerebral cortex(대뇌겉질) 중 primary auditory area(일차청각영역)로 투사된다.
- Primary auditory cortex(일차청각겉질)는 temporal lobe(관자엽)의 윗면에 위치한다. 이 cortex는 superior temporal gyrus(위관자이랑)와 그 근처 parietal lobe(마루엽) 부분에 있는 auditory association cortex(청각연합겉질)에 연결되어 있다. Auditory association cortex는 대부분의 사람에서 왼쪽 cerebral hemisphere(대뇌반구)에 있으며, receptive language area(수용언어영역)와 동일한 영역을 차지하고 있다.
- 중추신경계통에서 청각이 전달되는 과정을 조절하는 내림경로가 존재한다. Organ of Corti의 민감도는 cochlear nerve에 포함되어 있는 olivocochlear fiber(올리브달팽이섬유)라는 efferent fiber가 능동적으로 억제한다. 이 fiber들은 outer hair cell을 억제하고 inner hair cell에 연결된 sensory terminal(감각종말)도 억제한다.
- Cochlear nucleus보다 rostral에서 왼쪽이나 오른쪽 중 한쪽에만 파괴 병터가 생기면 어느 쪽 귀에서도 deafness(난청)가 일어나지 않는다.

청각은 우리의 특수감각 중 오직 시각 다음으로 중요한 감각이다. 청각이 이렇게 신뢰성이 높은 것은 주로 언어에서의 역할 덕분이다. Auditory system은 external ear, middle ear, internal ear의 cochlea(달팽이), cochlear nerve(달팽이신경), central nervous system 내 nucleus들과 신경경로들과 cerebral cortex로 구성된다.

External Ear(바깥귀, 외이)와 Middle Ear(가운데귀, 중이)

External ear는 auricle(귓바퀴)과 external acoustic meatus(바깥귀길)로 구성되는데, external acoustic meatus와 middle ear 사이는 tympanic membrane(고막)이 가르고 있다. External ear의 기능은 소리를 모아서 고막 진동을 유발하는 것이다. 이 진동은 middle ear에 있는 사슬처럼 연결된 세 **ossicle(auditory ossicle, 귓속뼈)**인 malleus와 incus와 stapes를 거쳐 전달된다. **Malleus(망치뼈)**는 고

막에 부착되어 있으면서 **incus(모루뼈)**와 관절하고, incus는 말 탈 때 발을 걸치는 등자처럼 생긴 **stapes(등자뼈)**와 관절을 이룬다. Stapes의 footplate(바닥)는 middle ear와 internal ear 사이 벽에 있는 **fenestra vestibuli(oval window, 안뜰창)**를 차지하고 있다. Foot plate의 테두리는 elastic connective tissue(탄력결합조직)로 이루어진 annular ligament(등자고리인대)에 의해 fenestra vestibuli의 테두리에 부착된다. 세 ossicle이 모두 연결된 구조는 자전거 브레이크 레버처럼 생겼는데, 레버의 긴 부분이 고막에 부착된 형국이고 foot plate는 고막에 비해 넓이가 상당히 좁다. 이러한 전반적 구조 덕분에 고막을 진동시킨 힘은 fenestra vestibuli에서 약 15배 증폭되어 있다. 음파가 공기에서 액체로 전달되기 때문에 이렇게 힘이 크게 증가해야 한다.

갑자기 지나치게 큰 소음이 가해지면 tensor tympani muscle(고막긴장근)과 stapedius muscle(등자근)이 반사적으로 수축해서 청각계통을 보호한다. 두 근육의 insertion(닿는곳) 부위는 각각 malleus와 stapes이다. Tensor tympani muscle은 trigeminal nerve(삼차신경)가, stapedius muscle은 facial nerve(얼굴신경)가 지배한다(8장 참조).

Inner Ear(Internal Ear, 속귀, 내이)

Internal ear는 **bony labyrinth(뼈미로)**에 둘러싸여 있는 **membranous labyrinth(막미로)**로 구성되며, 두 가지 기능이 있다. Internal ear의 일부분에는 vestibular system(안뜰계통)의 감각장치가 들어 있는데, 이는 22장에서 설명할 것이다. Cochlea(달팽이)는 internal ear 중에서 organ of Corti(spiral organ, 나선기관)를 포함하는 부분이다. Spiral organ은 stapes의 진동이 cochlea 속 액체에 유발한 음파를 감지하고, vestibulocochlear nerve(속귀신경) 중 cochlear nerve를 통해 중추로 action potential을 전달한다. 그 후 이어달리기 하듯 몇 차례 synapse로 연결된 중추경로를 거쳐 cerebral cortex에 있는 primary auditory area(일차청각영역)에 도달한다. Brain stem(뇌줄기)에 있는 또 다른 중추연결경로를 통해서는 반사 반응이 일어난다.

Bony Labyrinth(뼈미로)와 Membranous Labyrinth(막미로)

Bony labyrinth(그림 21-1)는 petrous part of temporal bone(관자뼈 바위부분) 속에 있다. Petrous part의 위에는 예리한 능선이 비스듬히 솟아서 middle cranial fossa(중간머리뼈우묵)와 posterior cranial fossa(뒤머리뼈우묵)의 경계를 이룬다. Bony labyrinth는 petrous part의 내부에서 복잡한 땅굴처럼 연결되어 있다. 그림 21-1B 표본은 compact bone(치밀뼈)으로 이루어진 '땅굴' 벽만 남기고 그 바깥을 둘러싸는 cancellous bone(해면뼈)을 모두 제거한 상태다. **Vestibule(안뜰, 전정)**의 벽에 있는 구멍인 **fenestra**

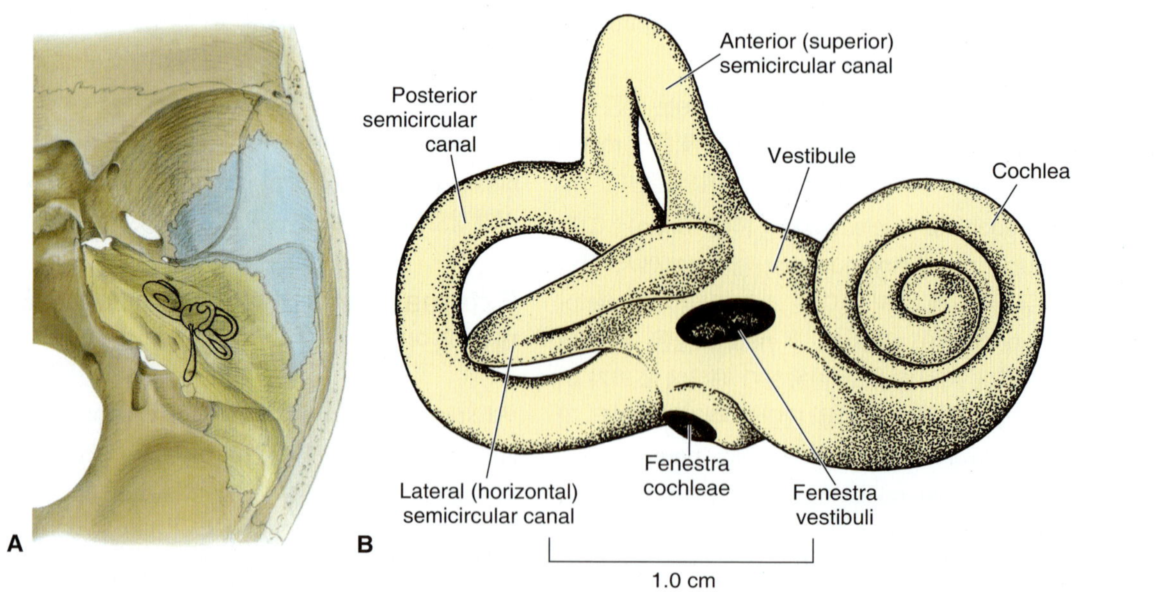

그림 21-1 **(A)** Base of skull(머리뼈바닥) 그림으로, 오른쪽 temporal bone(관자뼈)의 squamous part(비늘부분; 파란색) 및 petrous part(바위부분; 노란색)와 labyrinth(미로)의 위치가 표시되어 있다. **(B)** 오른쪽 bony labyrinth(뼈미로)를 anterolateral(앞가쪽)에서 본 그림.

vestibuli(안뜰창, oval window 타원창)에는 stapes의 foot plate가 위치한다. Vestibule은 bony labyrinth의 중간 부분이다. **Fenestra cochleae(달팽이창, round window 둥근창)**는 fenestra vestibuli보다 아래에 위치한다. 이 창은 얇은 막으로 막혀 있는데, 이 덕분에 internal ear에 들어 있는 액체에서 압력파가 발생할 수 있다. Fenestra cochleae가 없다면 이 액체는 단단한 상자 속에 완전히 갇히게 될 것이다. 단, 파동이 처음 일어났던 fenestra vestibuli를 제외하고 말이다. Vestibule에서부터 posterolateral 방향으로 세 **semicircular canal(반고리뼈관)**이 연장되고, **cochlea(달팽이)**는 bony labyrinth의 anteromedial 부분을 차지한다. Cochlea는 달팽이 껍질 모양인데, 그 base(바닥)는 internal acoustic meatus(속귀길)의 깊숙한 끝부분에 인접해 있다. 이 meatus는 posterior cranial fossa로 열리며, facial nerve와 vestibulocochlear nerve가 지난다.

Vestibulocochlear nerve(속귀신경)를 이루는 cochlear nerve(달팽이신경)와 vestibular nerve(안뜰신경)는 internal acoustic meatus을 벗어난 후 medulla(숨뇌)와 pons(다리뇌)의 경계에서 brain stem의 옆면에 부착된다. Internal acoustic meatus에는 vestibulocochlear nerve와 함께 facial nerve의 두 갈래(8장 참조)와 **labyrinthine artery(미로동맥)** 및 labyrinthine vein(미로정맥)이 들어 있다(25장 참조).

섬세한 membranous labyrinth는 대부분이 bony labyrinth의 형태에 잘 들어맞는다(그림 21-2). 그러나 bony labyrinth의 vestibule에 **utricle(타원주머니)**과 **saccule(둥근주머니)**이라는 확장된 membranous labyrinth가 들어 있다. Utricle에서 세 **semicircular duct(반고리관)**가 시작된다. Utricle과 saccule과 세 semicircular duct의 속면에는 작은 sensory epithelium 조각이 하나씩 있다. Saccule은 **ductus reuniens(결합관)**라는 좁은 통로를 통해 **cochlear duct(달팽이관)**와 연속된다. Cochlear duct의 내부에는 처음부터 끝까지 organ of Corti가 죽 이어진다.

Membranous labyrinth의 속공간에는 **endolymph(속림프)**가 차 있고, membranous labyrinth와 bony labyrinth 사이 공간에는 **perilymph(바깥림프)**가 차 있다. Membranous labyrinth 중 vestibular labyrinth는 결합조직으로 이루어진 trabeculae(잔기둥)에 의해 bony labyrinth에 매달려 있다. Cochlear duct는 속면과 바깥면을 따라서 cochlear canal(달팽이나선관)의 뼈벽에 단단히 부착되어 있다.

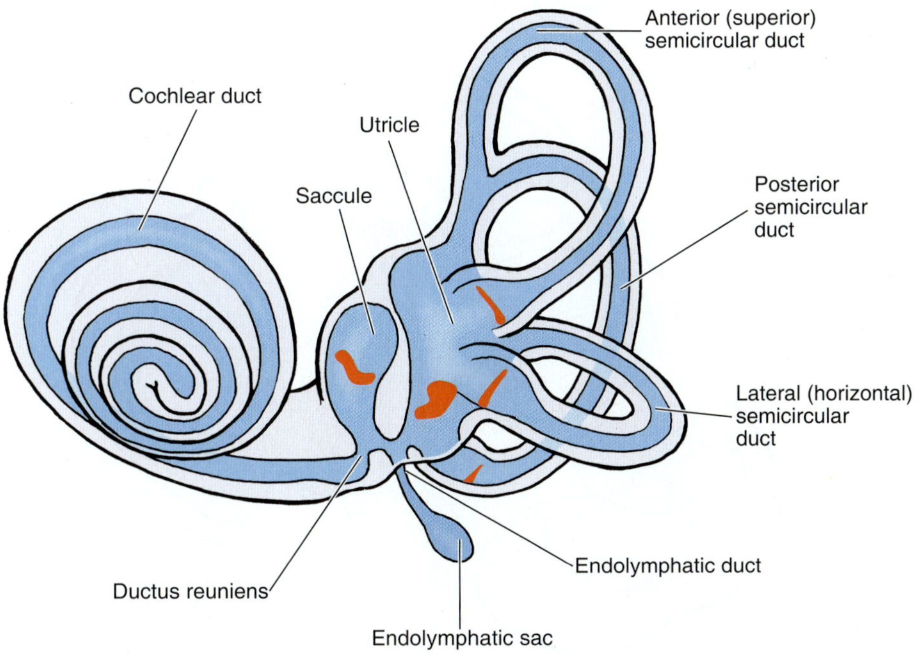

그림 21-2 오른쪽 membranous labyrinth(막미로)를 anterolateral(앞가쪽)에서 본 그림. Vestibular system(안뜰계통)의 sensory epithelium이 위치한 곳은 빨간색으로 표시했다. Cochlea(달팽이)에 있는 organ of Corti(나선기관)는 청각을 담당한다. Saccule(둥근주머니)과 utricle(타원주머니)에 있는 macula(평형반)는 중력이 끄는 힘을 감지함으로써 위치 변화에 반응한다. 세 semicircular duct(반고리관)에 있는 ampullary crest(팽대능선)는 머리가 어느 방향으로든 회전할 때 반응하는데, 자세한 설명은 22장을 참조하라.

Cochlea(달팽이, 와우)

Cochlear canal(달팽이나선관)은 **modiolus(달팽이축)**를 중심으로 약 2.5 바퀴 회전하는데, modiolus 내부에는 혈관과 cochlear nerve의 가지가 지나는 통로가 있다. Cochlea는 그 base를 깔고 앉은 듯한 형태로 묘사되곤 하지만 (그림 21-3), 실제는 base가 posteromedial을 향한다.

Cochlear canal은 bony labyrinth인 cochlea의 속공간으로서, 두 칸막이를 기준으로 세 나선형 공간으로 나뉜다. 세 공간 중 가운데인 **cochlear duct**(**달팽이관**, scala media 중간계단)에는 endolymph가 차 있다. Cochlear duct는 cochlear canal의 속벽과 바깥벽에 단단히 부착되어 있다. 나머지 두 공간은 **scala vestibuli(안뜰계단)**와 **scala tympani(고실계단)**인데, 여기에는 perilymph가 차 있다. Scala vestibuli에 접해 있는 cochlear duct의 얇은 벽은 특별한 장치가 없고 **vestibular membrane(Reissner's membrane, 안뜰막)**이라 불린다. 반면에 scala tympani에 접한 두꺼운 벽은 **basilar membrane(바닥막)**이라는 특수 장치를 형성하며, 그 위에 organ of Corti가 놓인다.

Basilar membrane은 청각 기능에 매우 중요한데, stapes가 진동하면 basilar membrane이 다음과 같은 방식으로 반응하기 때문이다. 그림 21-4에 표시한 바와 같이 stapes의 foot plate가 진동하면 vestibule에서부터 perilymph에 파동이 일어난다. 이 음파는 scala vestibuli, Reissner's membrane, cochlear duct의 endolymph, basilar membrane을 차례로 지나 scala tympani까지 전파된다. 이 파동은 scala tympani의 바닥까지 전파되어 fenestra cochleae를 막고 있는 막을 진동시킨다. 이 진동이 일어나지 않는다면 뼈 내부에 있는 액체의 파동이 약화될 것이다. 따라서 fenestra cochleae의 막이 반드시 진동해야 한다.

Scala vestibuli와 scala tympani에 차 있는 perilymph는 물 같은 액체로서 cerebrospinal fluid와 성분이 비슷하다. 실제로 scala tympani와 subarachnoid space 사이에는 **cochlear canaliculus(달팽이소관)**라는 가는 통로가 있다.

Spiral ganglion(달팽이신경절, 나선신경절)은 modiolus

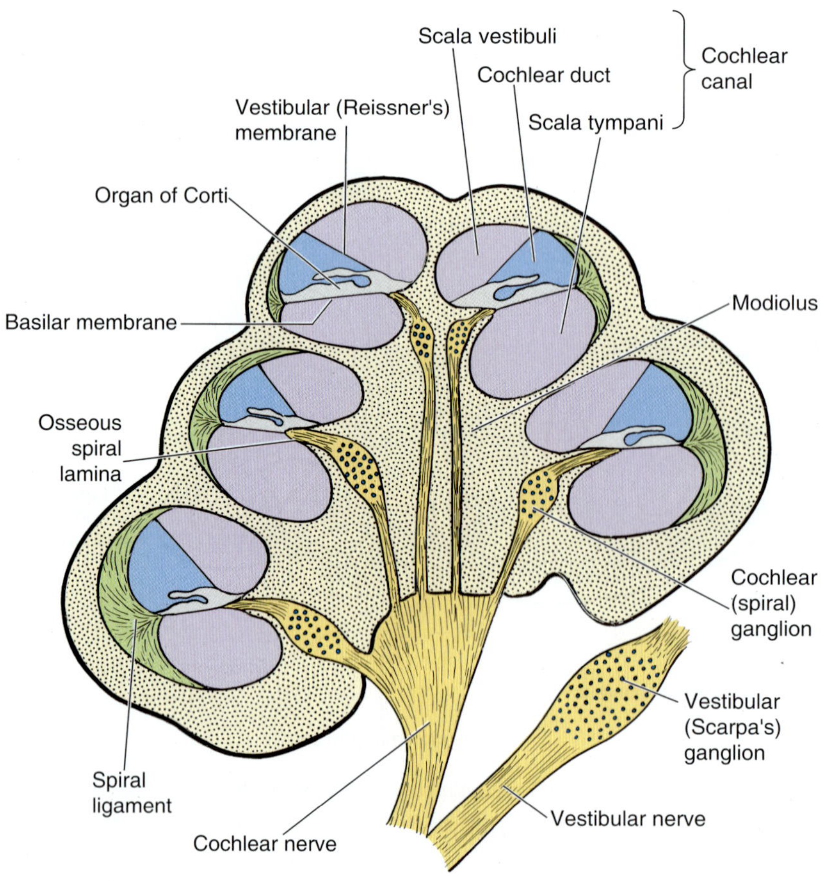

그림 21-3 Cochlea(달팽이)의 단면.

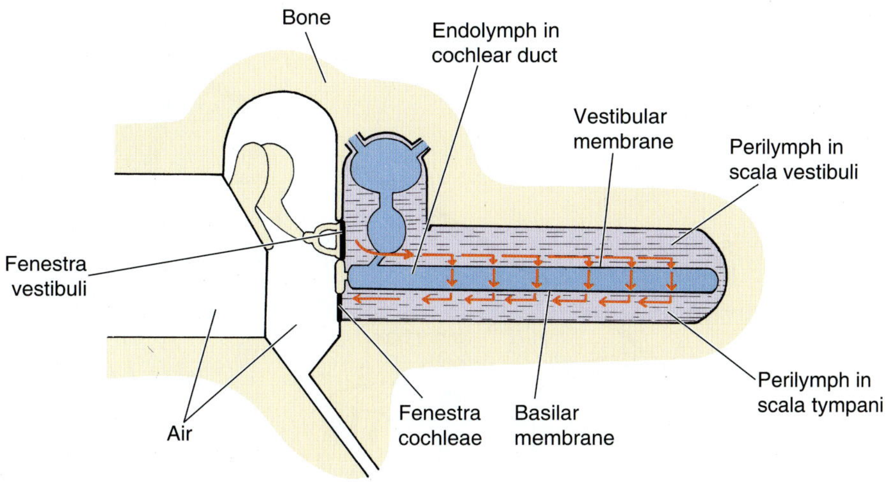

그림 21-4 Perilymph(바깥림프)와 endolymph(속림프)를 지나는 음파가 basilar membrane(바닥막)을 진동시키는 과정을 요약한 그림.

의 가장자리에 나선 모양으로 배열된 neuron들로 구성되어 있다(그림 21-3). Vestibular nerve 및 cochlear nerve의 primary sensory neuron은 다른 cranial nerve나 spinal nerve와 달리 모두 bipolar neuron(두극신경세포)으로, primary sensory neuron의 배아 때 특징을 간직하고 있다. 두 극에서 시작되는 각 neurite는 모두 기능이 axon에 해당되는 myelinated fiber이다. 둘 중에 말초쪽 axon은 modiolus에서 시작해서 osseous spiral lamina(뼈나선판)에 있는 구멍을 통해 organ of Corti에 도달하는데, 이곳에서 myelin sheath가 없어진다. 중추쪽 axon은 modiolus에 있는 통로를 지나 cochlea의 바닥에서 internal acoustic meatus로 들어간 후 cochlear nerve로 계속된다. Internal acoustic meatus에 **Oort anastomosis(vestibulocochlear anastomosis, 안뜰달팽이신경연결)**라는 소규모의 신경연결이 존재하는데, vestibular nerve를 지나던 efferent axon이 이 anastomosis를 통해 cochlear nerve로 전달된다.

Cochlear Duct(달팽이관, 와우관)

음파라는 기계적 자극을 organ of Corti에서의 신경 신호로 변환하려면 **basilar membrane(바닥막)**이 반드시 진동해야 한다(그림 21-5). Basilar membrane의 속모서리는 **osseous spiral lamina(뼈나선판)**에 부착되어 있다. Osseous spiral lamina는 나사못의 능선(나사산)처럼 modiolus로부터 돌출되어 있다. Basilar membrane의 바깥모서리는 cochlear canal의 바깥벽에 부착되어 있다. Basilar membrane에는 collagen fiber와 elastic fiber가 포함되어 있는데, 대부분이 basilar membrane의 폭을 가로지르는 방향으로 짜여 있다. Cochlea의 바닥에서부터 꼭대기에 이르기까지 basilar membrane의 폭이 점차 증가하는데, 이는 osseous spiral lamina가 점차 좁아지기 때문에 가능하다. 어느 지점에서든 basilar membrane이 최대로 공명하는 소리의 높낮이는 basilar membrane의 폭이 결정한다. 그런 연유로 높은 소리는 *cochlea*의 바닥 부분에서 최대 진동을 일으키고, 낮은 소리는 꼭대기 근처에서 최대 진동을 일으킨다. 사람이 들을 수 있는 주파수 범위는 20~20,000 Hz로, 11 옥타브에 해당되는데, 피아노 등의 악기는 7 옥타브를 사용한다. 일상적인 대화를 할 때 범위는 300~3,000 Hz이다. 나이가 듦에 따라 고음에 대한 청력이 점차 감퇴된다.

Vestibular membrane(Reissner's membrane, 안뜰막)은 두 겹의 simple squamous epithelium(단층편평상피)과 그 사이에 있는 극히 양이 적은 결합조직으로 구성되어 있다.

Cochlear duct의 바깥벽은 **stria vascularis(혈관줄무늬)**라는 특수한 구조를 이룬다. Stria vascularis는 혈관이 발달된 결합조직과 이를 덮고 있는 cuboidal epithelium(입방상피)으로 구성되어 있다. Stria vascularis에서 endolymph가 생산된다. Endolymph는 potassium(칼륨) 이온 농도가 높고 sodium(나트륨) 이온 농도가 낮다는 점에서 intracellular fluid(세포속액)와 비슷하다. Endolymph는 membranous labyrinth 속을 채우고 있으며, endolymphatic sac(속림프주머니)을 둘러싸고 있는 venule(세정맥)로 흡수된다. Endolymphatic sac은 petrous part of temporal bone의 뒷면에 부착된 dura mater(경막)에 위치한다. Endolymphatic

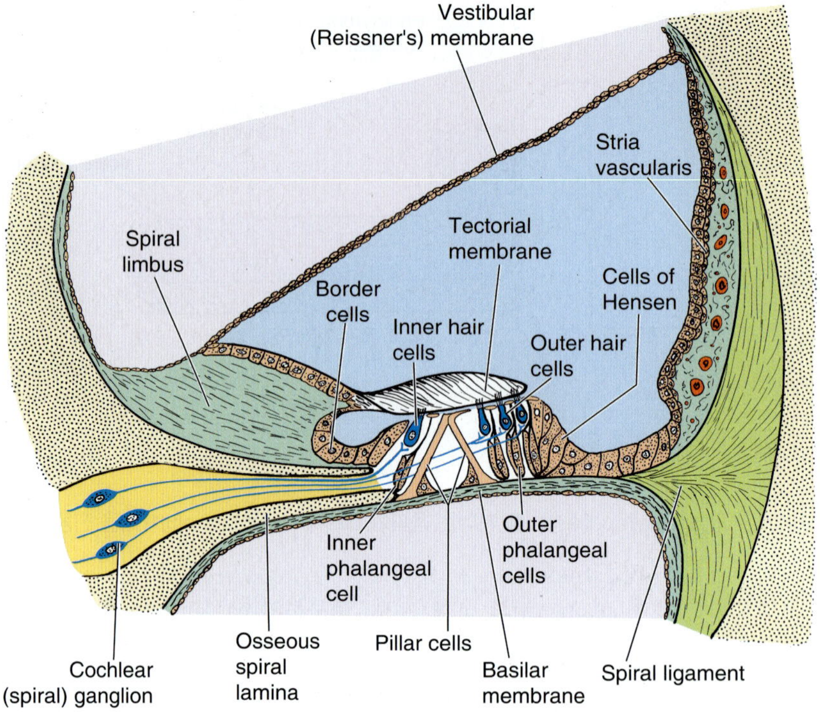

그림 21-5 Cochlear duct(달팽이관)와 spiral organ(organ of Corti, 나선기관)의 구조. Tunnel of Corti(나선기관굴)는 inner hair cell(속털세포)과 outer hair cell(바깥털세포) 사이에 흰색으로 표시한 곳으로, outer hair cell에 접촉하는 nerve fiber들과 pillar cell(기둥세포)들이 이 tunnel을 가로지르고 있다.

sac은 saccule과 utricle 사이를 연결하는 관에서 시작된 endolymphatic duct(속림프관)가 확장된 것이다(그림 21-2).

Auditory system과 vestibular system의 특수감각 장치를 포함해서 membranous labyrinth의 속면을 덮고 있는 상피는 모두 ectoderm(외배엽)에서 기원한다. 이 상피는 **otic vesicle(귀소포)** 세포로부터 분화되었다. Otic vesicle은 초기 배아의 hindbrain(마름뇌) 높이에 있는 ectoderm이 속으로 패어져 들어가 형성된 주머니처럼 생긴 구조이다.

Organ of Corti(Spiral Organ, 나선기관)

Organ of Corti는 supporting cell과 sensory cell로 이루어져 있다(그림 21-5). Supporting cell인 **pillar cell(기둥세포)**과 **phalangeal cell(손가락상피세포)**들은 **tunnel of Corti(나선기관굴)**의 측면과 천장을 형성한다. Tunnel of Corti에 있는 액체는 화학 성분이 endolymph보다는 perilymph와 비슷하다. 만일 endolymph와 비슷하다면 칼륨 이온 농도가 높기 때문에 tunnel of Corti를 지나 outer hair cell(바깥털세포)에 도달하는 neurite에서의 흥분 전도가 억제될 것이다. Sensory hair cell(달팽이털세포)들은 tunnel of Corti의 양옆에 위치하는데, 그 중에서 inner hair cell(속털세포)의 medial에는 **inner border cell(속경계세포)**이, basilar membrane의 바깥모서리에는 **cell of**

임상노트

High-Tone Deafness(고음난청)

큰 소음에 지속적으로 노출되면 cochlear duct의 바닥에 있는 organ of Corti에 degeneration(변성)이 일어나서 high-tone deafness가 된다. 이 병은 압축 엔진이나 제트 엔진 소리를 들으며 일하는 노동자나 트랙터를 오래 모는 농부에서 나타나기 쉽다. 과거에는 환자 중에 보일러 공장 노동자가 유독 많았기 때문에 지금도 'boiler-maker deafness(보일러제조공난청)'라 부르는 경우가 가끔 있다.

Hensen(바깥경계세포)이 outer hair cell의 옆에 위치한다.

Tectorial membrane(덮개막)은 spiral limbus(나선판 가장자리)에 부착된 리본 모양의 구조로, 젤라틴처럼 물렁물렁하다. Spiral limbus는 osseous spiral lamina에 있는 periosteum(뼈막)이 두꺼워진 것이다. Tectorial membrane은 organ of Corti의 위에 걸쳐 있는데, outer hair cell의 털끝들이 이 막에 파묻혀 있다.

Sensory Cell(감각세포)

Internal ear에 있는 sensory cell은 **hair cell(털세포)**이라 불린다. 이 세포의 노출면에 털처럼 생긴 돌기들이 있기 때문이다. Inner hair cell은 약 7,000개가 한 줄로 배열되어 있고, outer hair cell은 25,000개 정도가 있는데 cochlea의 바닥부분에는 세 줄로 배열되어 있지만 꼭대기에 이르면 다섯 줄로 늘어난다. 털은 특이한 유형의 microvilli(미세융모)로, 빳빳하며 길이가 다양하다. 각 털의 끝부분은 linking protein(연결단백질) 분자에 의해 인접한 다른 털의 옆면 세포막에 파묻혀 있는 ion channel(이온통로)에 연결되어 있다. 진동이라는 기계적 자극이 가해지면 전체 털들이 떼로 움직이는데, 각 털은 세포체에 부착된 지점에서만 굽혀진다. 그 결과 각 털의 끝에 연결된 linking protein에 장력이 가해지고, 이어서 이웃한 털의 옆면에 있는 ion channel이 당겨져서 열린다. 그 결과 endolymph에 있던 칼륨 이온과 칼슘 이온이 ion channel을 통해 털 속으로 들어가면 세포막이 depolarization(탈분극) 되고, 이 세포에 분포한 neurite에 synapse 신호가 전달되기 시작한다.

Inner hair cell(속털세포)은 주된 sensory cell이다. 각 inner hair cell은 최다 10개의 neuron의 neurite와 synapse한다. 이 neurite는 전도속도가 빠른 myelinated axon으로서, cochlear nerve의 전체 fiber들 중 90% 이상을 차지한다. 각 neuron은 하나의 inner hair cell과만 접촉한다.

Outer hair cell(바깥털세포)은 unmyelinated axon의 가지와 synapse한다. 이 axon은 cochlear nerve의 fiber 중 5~10%를 차지한다. Cochlear nerve의 efferent fiber들 중 대부분은 outer hair cell 밑에 분포한다. 이 fiber에 대해서는 나중에 설명할 것이다. Outer hair cell은 움직일 수 있다. 이 세포의 microvilli는 변환된 소리 자극에 반응하여 움직이고, 이에 따라 tectorial membrane이 진동한다. 그 결과 inner hair cell을 흥분시키는 threshold가 낮아진다.

소리의 높낮이에 따라 최대로 진동하는 basilar membrane의 위치가 결정된다는 사실은 cochlea 기능의 기본 원리이다. 털들이 굽혀지면 hair cell의 membrane potential(막전위)이 감소하고, 그 결과 excitatory transmitter 분비가 늘어나서 sensory nerve ending(감각신경종말)에서 action potential이 시작된다. 소리 자극이 가해지면 그 높낮이에 관계없이 cochlea의 바닥부분에서부터 basilar membrane이 진동하기 시작한다. 이 진동은 basilar membrane을 따라 계속되면서 점차 진폭이 증가하다가 소리의 높낮이에 따라 결정된 최대 진동 지점에 도달한다. 진동은 이 지점에서 갑자기 사라지고, 이 organ of Corti의 최대 자극 지점에서부터 시작된 impulse가 뇌로 전달되어 그 소리의 높낮이로 해석된다. 소리의 강도가 증가하면 더 넓은 부위의 basilar membrane에서 최대 진동이 일어나고, 그 결과 더 많은 hair cell과 neuron이 활성화된다. 이 tonotopic localization(주파수대응위치결정) 현상은 lateral inhibition(측부억제; 19장 참조) 기전에 의해, 그리고 vestibulocochlear nerve에 있는 centrifugal fiber(날신경섬유) 등을 포함한 다양한 descending connection에 의해 더욱 명확해진다. 이 lateral inhibition은 auditory cortex로 이어질 ascending pathway에 있는 nucleus들에서 일어난다.

Auditory Pathway(청각경로)

Cochlear nerve(달팽이신경)의 주성분은 spiral ganglion에 모여 있는 neuron의 axon들인데, 그 대부분은 myelin sheath에 둘러싸여 있다. 이 nerve는 vestibular nerve, facial nerve의 두 root(8장 참조), labyrinthine artery(25장 참조)와 나란히 petrous part of temporal bone에 있는 internal acoustic meatus를 지난다. Internal acoustic meatus에서 나온 vestibulocochlear nerve와 facial nerve는 middle cerebellar peduncle과 inferior cerebellar peduncle 사이인 **cerebellopontine angle(소뇌다리뇌각)** 부위에 있는 subarachnoid space를 가로지른다. Cochlear nerve의 fiber는 이 부위의 brain stem으로 들어가면서 둘로 갈라지는데, 한 가지는 **dorsal cochlear nucleus(뒤달팽이핵)**에서 끝나고 다른 가지는 **ventral cochlear nucleus(앞달팽이핵)**에서 끝난다(그림 21-6). 두 cochlear nucleus는 medulla의 위끝에서 inferior cerebellar peduncle이 시작되는 곳 근처에 얕게 위치한다(그림 7-7). 실험동물에서는 두 nucleus 모두에서 axonal ending이 tonotopy(주파수대응배열)를 보임이 확인되었는데, 사람도 마찬가지인 것으로 보인다. Dorsal cochlear nucleus와 ventral cochlear nucleus는 청각의 중추경로에 참여하는 방식에 차이를 보인다.

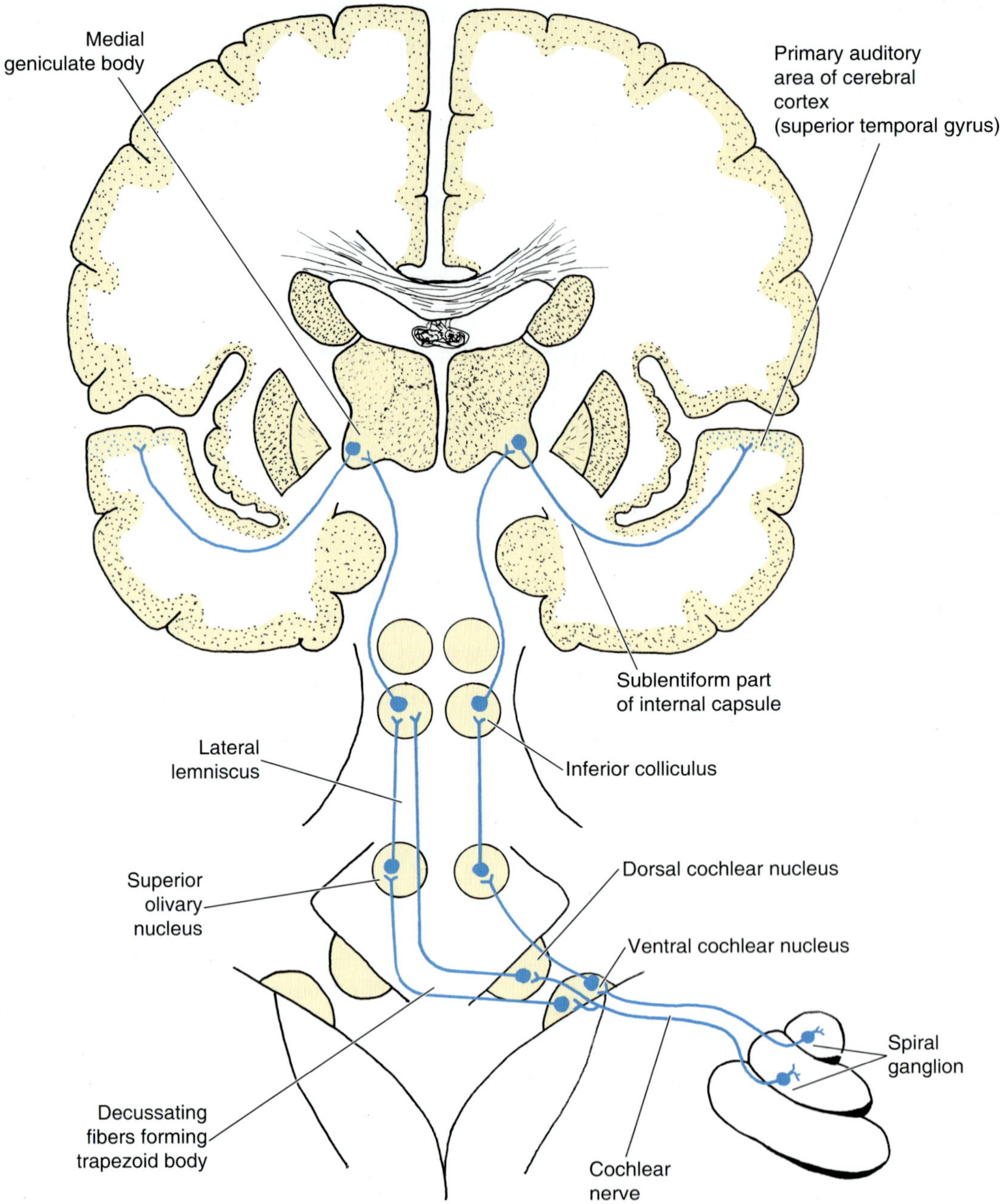

그림 21-6 Ascending auditory pathway(오름청각경로).

Auditory Cortex(청각겉질)로 전달되는 경로

Cerebral cortex까지 진행하는 경로는 두 cochlear nucleus에서부터 청각을 담당하는 thalamic nucleus(시상핵)인 medial geniculate body(안쪽무릎체)에 이르기까지 일어나는 synapse 연결 횟수가 다양하다는 특징이 있다(그림 21-6). 즉 inferior colliculus(아래둔덕)에서 synapse가 한번 일어나며, 그 밖에 superior olivary nucleus와 nucleus of lateral lemniscus(가쪽섬유띠핵)에서도 synapse 연결이 형성된다. 이 경로 중 상당 부분은 같은쪽 cerebral cortex로도 투사된다. 설명을 더 확실히 하기 위해 brain stem 내의 청각경로를 먼저 설명한 후에 cerebral cortex로 청각 정보가 전달되는 과정을 살펴보겠다.

임상노트

Acoustic Neuroma(속귀신경집종)

Intracranial neoplasm(머리뼈안 신생물) 중 비교적 흔한 유형 중 하나가 internal acoustic meatus를 지나는 8번 cranial nerve 중 vestibular nerve 부분의 neuroglial cell인 Schwann cell에서 유래한 양성종양이다. 이 종양의 정확한 이름은 **vestibular schwannoma(vestibular neurilemmoma, 안뜰신경집종)**이지만 *acoustic neuroma*라는 옛 이름이 여전히 널리 쓰인다. Vertigo(현기증)는 vestibular system 손상으로 인해 일어나는 주요 증상으로(22장 참조), 일부 환자에서 나타난다. 그러나 대부분의 환자의 첫 증상은 침범된 귀의 hearing loss(난청)가 서서히 심해지는 것이다. 이 증상은 점점 커지는 종양과 internal acoustic meatus의 뼈벽 사이에서 cochlear nerve가 짓눌려 압박을 받기 때문에 일어난다. 초기 단계에서는 윙윙거리며 울리는 소리가 들리는 tinnitus(귀울림, 이명)도 경험할 수 있는데, 이 증상은 cochlear nerve의 감각 axon이 비정상적 자극을 받기 때문에 일어난다.

이 종양은 커지면서 internal acoustic meatus를 넓히고, cerebellopontine angle에 있는 subarachnoid space로도 확장되어 들어간다. Internal acoustic meatus가 넓어진 것은 방사선사진 진단에 유용하게 쓰인다. 종양이 cerebellopontine angle에서 더욱 커지면 근처에 있는 cranial nerve들의 root들을 압박하고 잡아당긴다. Facial nerve는 vestibulocochlear nerve에 매우 가까이 있지만 잡아당기는 힘을 놀랍도록 잘 견디며, 이어서 일어나는 증상은 대개 얼굴에 tingling(저림)이 느껴지고 감각 소실이 나타나는 것이다(감각 소실은 진찰 때 발견할 수 있다). Corneal reflex(각막반사; 8장 참조) 감퇴는 trigeminal nerve가 침범되었음을 뜻하는 초기 징후로 많이 나타난다. 종양이 아래로 자라면 glossopharyngeal rootlet을 눌러서 pharynx와 혀의 뒤 1/3 부분에 감각이 상실되며, 이와 함께 gag reflex(구역반사)가 감퇴하거나 사라진다. 이 병은 여러 해에 걸쳐 장기간 진행하는데, 종양 자체가 서서히 자라는데다 cerebellopontine angle이라는 여유 공간이 있어서 상당히 커진 후에야 비로소 brain stem을 압박할 수 있기 때문이다. Acoustic neuroma가 커지면 결국 medulla가 눌리고, 그 결과 fourth ventricle에 도달한 후 밖으로 나가는 cerebrospinal fluid의 흐름을 압박해서 hydrocephalus(물뇌증; 26장 참조)가 일어나고 두통이나 구토나 papilledema(시각신경유두부종) 같은 intracranial pressure(머리속압력)가 상승했음을 시사하는 증상과 징후가 나타난다. Cardiovascular system 조절 기능이나 기타 생명기능이 상실되면 사망으로 이어진다.

Acoustic neuroma는 초기에 진단하면 cochlear nerve의 영구 손상 없이 제거할 수 있는 경우도 가끔 있다. 그러나 대부분의 환자는 수술 후 영구히 deafness가 된다. 심한 vertigo는 수술 후에 경험하게 된다. Cerebellopontine angle 부위에서 큰 종양을 제거한 후에는 돌이킬 수 없는 facial paralysis(얼굴마비)와 trigeminal nerve 및 glossopharyngeal nerve의 기능 감퇴가 자주 나타난다.

Superior olivary nucleus(위올리브핵)는 motor nucleus of facial nerve(얼굴신경핵) 높이에서 pontine tegmentum(다리뇌 뒤판)의 ventrolateral(배쪽가쪽) 구석에 위치한다(그림 7-8). Superior olivary nucleus는 실제로 네 nucleus로 이루어진 복합구조이며 그 연결 상태는 nucleus마다 다르지만 여기에서는 하나의 단위로 간주하여 설명하겠다. 청각을 전달하는 fiber들은 pontine tegmentum의 ventral 부분에서 pons를 가로지르면서 **trapezoid body(마름섬유체)**를 이룬다(그림 7-8). **Lateral lemniscus(가쪽섬유띠)**는 오름청각신경로로서, superior olivary nucleus 부위에서 시작해서 pontine tegmentum 중 lateral 부분을 통과한 후 pons와 midbrain 사이의 isthmus(잘록) 부위에서 brain stem의 표면 근처를 지난다(그림 7-9).

두 cochlear nucleus에서부터 inferior colliculus로 투사되고, 이어서 medial geniculate nucleus(안쪽무릎핵)로 투사되는 경로는 앞서 설명한 구조들을 거치는데, 그 자세한 경로는 다음과 같다(그림 21-6). **Ventral cochlear nucleus(앞달팽이핵)**에서 시작된 axon들은 같은쪽 superior olivary nucleus로 진행하고, 이곳에서 일부 axon이 끝난다. 나머지 대부분의 axon들은 계속 pons를 가로지르면서 약간 앞쪽으로 휘어지는데, 이 axon들이 trapezoid body를 이룬다. 반대쪽 superior olivary nucleus 부위에 도달한 fiber들은 lateral lemniscus로 계속 이어지거나 이 superior olivary nucleus에서 끝난다. 이 nucleus에서 시작된 fiber들은 lateral lemniscus에 추가된다. 한편 **dorsal cochlear nucleus(뒤달팽이핵)**에서 시작된 fiber들은 inferior cerebellar peduncle의 바닥 부분을 넘어간 후 비스듬히 반대쪽 superior olivary nucleus로 계속되고, 이어서 rostral로 방향을 바꾸어 lateral lemniscus로 들어간다. 이 fiber들은 inferior colliculus에서 끝난다.

Lateral lemniscus를 통해 전달되는 신호는 midbrain의 **inferior colliculus(아래둔덕)**에 도달한다. Inferior colliculus에 있는 neuron들의 구성 체계는 복잡한데, 이는 이 부위에서 통합 작용이 일어남을 뜻한다. Inferior colliculus

에서 시작하여 위로 올라가는 axon들은 inferior brachium(아래둔덕팔; 그림 6-3)을 통과한 후 **medial geniculate body(안쪽무릎체)**에서 끝난다.

청각경로에서의 마지막 연결경로는 internal capsule(속섬유막)의 sublentiform part(렌즈밑부분)를 지나는 **auditory radiation(청각부챗살)**이다. Medial geniculate body가 auditory radiation을 통해 temporal lobe의 **primary auditory cortex(일차청각겉질)**에 투사된다. Brodmann's area 41과 42에 해당되는 이 primary auditory area는 lateral sulcus(가쪽고랑)의 바닥에 위치하는데, cerebral hemisphere의 lateral surface로 약간만 연장된다. Primary auditory area는 superior temporal gyrus(위관자이랑)의 dorsal surface에 있는 anterior transverse temporal gyrus(Heschl's convolution, 앞가로관자이랑)에 자리잡고 있다(그림 15-3). 이 영역은 medial geniculate body 중 tonotopic organization(주파수대응배열)을 보이는 ventral part에서부터 afferent fiber를 받는다. 저주파 소리 자극을 전달하는 fiber는 primary auditory area 중 anterolateral 부분에서 끝나고, 고주파 소리 자극을 전달하는 fiber는 posteromedial 부분에서 끝나는 양상으로 tonotopic organization을 보인다. Primary auditory cortex에 있는 neuron column들 중 일부는 cytochrome oxidase의 활성이 높기 때문에 효소 염색을 시행하면 다수의 띠 모양으로 관찰된다(14장 참조). 이 neuron column은 언어를 이해하는 데 관여하는 것으로 추정된다. Temporal lobe의 윗면은 사람마다 구조가 달라서 transverse temporal gyrus(가로관자이랑)가 하나나 둘이나 셋이 있을 수 있다. 따라서 사람의 auditory cortex는 기능영상을 만들기가 까다롭다.

청각 자극을 고위 중추 수준에서 분석하는 과정, 특히 과거 경험에 입각하여 소리를 인식하고 해석하는 과정은 temporal lobe에 있는 **auditory association cortex(청각연합겉질)**에서 일어난다. 이 cortex는 primary auditory area보다 뒤에 있다. Auditory association cortex는 primary auditory area에서부터 afferent fiber를 받을 뿐 아니라 medial geniculate nucleus 중 tonotopic organization을 보이는 ventral 부분 이외의 영역으로부터도 projection fiber를 받는다. 언어에 dominant(우성)인 cerebral hemisphere는 대부분 왼쪽인데, 왼쪽에 있는 auditory association cortex는 **Wernicke's area(베르니케영역, 수용성언어중추)**라 불린다(15장 참조). 이 영역은 이웃한 parietal lobe(마루엽)의 cortex와 더불어 글과 말을 이해하는 데 필수적인 존재이다.

Cochlear nucleus들보다 상위에서의 청각경로는 교차한 것과 교차하지 않은 것이 혼재한다. 왜냐하면 상당수의 axon이 같은쪽 lateral lemniscus를 통해 위로 올라가기 때문이다(그림 21-6). 그 밖에 좌우 inferior colliculus도 commissural fiber(맞교차섬유)를 통해 서로 연결되어 있다. 그 결과 한쪽 cerebral cortex에 병터가 있어도 드러나는 청력 상실 증상은 매우 사소하다. 따라서 audiometry(청력검사)를 해도 이상을 찾아내기 어렵다. Primary auditory cortex 근처에 병터가 생기면 대부분 Wernicke's area도 침범되기 때문에 언어의 dominant hemisphere(우성대뇌반구)에서 병터가 생긴 환자는 receptive aphasia(수용언어상실증, 수용성 실어증)가 발생할 수 있다(15장 참조). 이때 경미한 청각 상실은 있다 해도 receptive aphasia 때문에 알아채기 힘들다.

소리가 나는 방향과 거리는 좌우 귀에 소리 자극이 도달하는 시간 차이(불일치)를 바탕으로 판단할 수 있다. Medulla에서부터 rostral로 전달되는 신호에 어떤 의미가 있는지는 auditory cortex에서 판단되지만, 좌우 cochlea에서부터 각각 뇌로 들어오는 정보는 superior olivary nucleus에서 비교 분석된다는 사실이 동물실험 결과 밝혀졌다. 소리가 어디에서 시작되는지를 판단하는 능력이 가장 큰 지장을 받는 경우는 한쪽 귀 질환으로 인한 unilateral deafness(한쪽 난청)이다. 이 상황은 한눈이 먼 후에 binocular vision(두눈보기) 능력이 상실되는 것과 비슷하다.

Auditory Pathway(청각경로)의 Descending Projection(내림투사섬유)

Organ of Corti에서부터 auditory cortex까지 전달되는 청각 정보에 평행하지만 반대방향으로 일부 neuron에서 시작된 axon들이 내려온다. 이 내림경로는 다음과 같다. (1) auditory cortex와 그에 이웃한 cortex 영역에서 시작하여 medial geniculate body의 모든 부분에서 끝나는 corticogeniculate fiber(겉질무릎섬유), (2) (1)과 동일한 cortex 영역에서 시작하여 좌우 inferior colliculus에서 끝나는 corticocollicular fiber(겉질둔덕섬유), (3) inferior colliculus에서 시작하여 superior olivary nucleus에서 끝나는 colliculo-olivary fiber(둔덕올리브섬유), (4) inferior colliculus에서 시작하여 dorsal cochlear nucleus와 ventral cochlear nucleus에서 끝나는 colliculocochleonuclear fiber(둔덕달팽이핵섬유). 이상의 내림경로는 모두 같은 쪽으로만 투사되지만, corticocollicular fiber만은 교차한 fiber

와 교차하지 않은 fiber를 모두 포함한다.

전술한 바와 같이, CNS에 의한 통제는 organ of Corti에서 청각 신호가 시작되는 과정에서부터 일어난다. Olivocochlear fiber(올리브달팽이섬유)는 superior olivary nucleus에 있는 cholinergic neuron에서 시작된 axon으로, **olivocochlear bundle(bundle of Rasmussen, 올리브달팽이로)**을 이룬다. 이 axon들은 vestibulocochlear nerve 중 vestibular nerve를 통해 brain stem으로부터 나온 후 internal acoustic meatus에 위치한 **Oort anastomosis(안뜰달팽이신경연결)**를 거쳐 cochlear nerve로 들어간다.

Olivocochlear axon의 ending은 outer hair cell에 synapse하고(이 ending은 이곳에 분포하는 afferent fiber의 ending보다 훨씬 많다), inner hair cell에 분포하는 sensory neurite의 preterminal part(종말이전부분)에도 synapse한다. 이 efferent axon들은 outer hair cell과 sensory axon 모두를 억제한다. Outer hair cell이 억제되면 tectorial membrane의 진폭이 감소하며, 그로 인해 inner hair cell이 흥분하는 threshold가 높아진다. 즉 cochlear nerve에 포함된 efferent fiber는 귀의 민감도를 저하시킨다.

이렇게 hair cell에서 시작된 감각 정보가 CNS로 전달되는 과정은 단순히 cerebral cortex로 연결되는 것 이상으로 복잡하다. 청각 정보를 전달하는 경로가 거치는 다양한 단계마다 복잡한 정보 가공이 일어남으로써 소리의 높낮이, 음색, 크기 등의 인식이 세밀하게 조정된다. 그 중에서 feedback에 의한 억제, 특히 olivocochlear bundle을 통한 억제는 소리의 높낮이 인식 능력을 예민하게 만든다. Olivocochlear bundle은 특정 주파수 음파에 최대로 진동하는 basilar membrane 부위를 제외한 다른 부위의 organ of Corti를 억제함으로써 청각을 예민하게 만든다. 특정 소리에 주의를 집중할 때 배경 소음이 들리지 않는 이유는 CNS에서의 억제 과정 때문일 것으로 추정된다.

Auditory Reflex(청각반사)

Inferior colliculus에서 시작된 소수의 청각 전달 fiber들은 앞으로 진행하여 superior colliculus에 도달한다. Superior colliculus는 tectospinal tract(덮개척수로)를 통해 cervical cord(목척수)에 있는 motor neuron을 조절한다. Superior colliculus는 brain stem에서의 간접 연결을 통해 oculomotor nucleus(눈돌림신경핵)나 trochlear nucleus(도르래신경핵)나 abducens nucleus(갓돌림신경핵)의 neuron들에도 영향을 미친다(8장 참조). 이 경로들은 갑자기 큰 소리가 들리는 곳을 향해 머리와 눈을 돌리는 반사경로가 된다.

Superior olivary nucleus에서 시작된 axon들 중 일부는 motor nucleus of trigeminal nerve(삼차신경 운동핵)와 motor nucleus of facial nerve(얼굴신경핵)에서 끝남으로써 각각 tensor tympani muscle과 stapedius muscle이 반사적으로 수축하게 한다. 이 근육들은 큰 소리가 날 때 수축해서 고막과 stapes의 진동을 감소시키고, 그 결과 cochlea에 있는 섬세한 장치들이 기계적 손상으로부터 보호된다.

임상노트

청력장애검사

Deafness에는 external ear나 middle ear의 이상으로 인한 **conductive deafness(전도난청)**와 cochlea나 cochlear nerve의 질병으로 인한 **perceptive deafness(지각난청)**가 있다. 이 두 가지 deafness를 구별하려면 간단한 검사 두 가지를 하면 된다. 첫째 검사는 정상 상태에서 소리는 뼈를 통해 cochlea에 도달하는 것보다 공기를 통해 도달하는 것이 더 효율적이라는 사실을 응용한다. **Rinne's test(린네검사)**를 할 때는 진동하는 tuning fork(소리굽쇠)를 환자 귀 근처에 대고 환자가 더 이상 소리를 듣지 못할 때까지 기다린다. 이어서 즉시 tuning fork의 손잡이를 환자의 mastoid process에 대고 누른다. 환자가 소리를 다시 듣는다면 이는 bone conduction(뼈전도)을 통한 것으로, 그쪽 귀가 conductive deafness 상태임을 뜻한다. 이를 Rinne test 음성이라 한다. 청력이 정상이거나 perceptive deafness 상태면 Rinne test 결과가 양성으로, tuning fork 소리가 air conduction(공기전도)을 통해 들리지 않을 만큼 매우 조용해진 후에는 bone conduction을 통해 그 소리를 들을 수 없다. Rinne test가 false-negative(거짓음성)인 경우는 심한 unilateral perceptive deafness(한쪽 지각난청) 상태인 귀를 검사할 때 접할 수 있다. 이런 환자는 반대쪽 cochlea로 bone conduction 된 소리를 듣게 된다.

Weber's test(웨버검사)를 할 때는 진동하는 tuning fork를 환자의 vertex(머리마루점)에 대고 어느 귀에 tuning fork 소리가 들리는지 묻는다. Conductive deafness 환자는 deafness가 더 심한 귀에 그 소리가 들리는데, 이 귀는 실내 배경 소음으로 인해 주의가 산만해지지 않기 때문이다. Perceptive deafness 환자는 청력이 더 좋은 귀에 그 소리가 들린다.

임상노트

Tinnitus(귀울림, 이명)

Tinnitus는 머리 밖에서 나지 않은 소리가 성가실 정도로 들리는 현상이다. 그 소리는 윙윙거리거나 쉿쉿거리거나 울리거나 으르렁거린다고 묘사되곤 한다. 이와 달리 auditory hallucination(환청)은 훨씬 더 복잡한 소리로, 일반적으로 목소리가 포함된다. 시끄러운 pulsating tinnitus(박동귀울림)는 청진기를 머리에 대면 들을 수 있는데, arteriovenous fistula(동정맥샛길)나 혈관이 잘 발달한 intracranial tumor(머리뼈안 종양) 중 일부에서 나타난다. 검사자에게는 안 들리는 tinnitus는 거의 모든 귀 질환에서 나타날 수 있는데, 그 종류는 귀지가 쌓인 것에서부터 Ménière's disease(메니에르병; 22장 참조)에 이르기까지 다양하며, 때로는 귀 이외의 머리와 목 질환으로 인해서도 나타난다. 그 예로는 impacted wisdom teeth(매복사랑니)와 arthritis of temporomandibular joint(턱관절염) 등이 있다. Tinnitus는 원인에 관계없이 CNS 내 오름청각경로의 활성 증가가 동반되는데, 이는 기능영상검사법을 이용하면 확인할 수 있다. 따라서 tinnitus는 amputation(절단)을 하거나 척수의 dorsal root(뒤뿌리)이 손상된 후에 나타날 수 있는 central neuropathic pain(중추신경병증통증)과 유사한 질환이라고도 할 수 있다. Transcranial magnetic stimulation(머리뼈경유 자기자극)을 temporal lobe의 윗면에 가하면 tinnitus가 일시적으로 억제된다. 중증 tinnitus 환자 중 일부는 primary auditory cortex 내부나 그 근처에 전극을 이식하고 전기자극을 가함으로써 장기간에 걸쳐 증상을 완화시키고 있다.

Auditory seizure(청각발작)는 primary auditory area에 있는 한 focus(초점)에서 시작되는 seizure이다. 첫 증상인 aura(조짐)는 점점 더 시끄러워지는 기차나 비행기 소리를 닮은 소음이 들리는 것인데, 일반적으로 반대쪽에서 접근하는 듯이 들린다.

참고문헌

Altschuler RA, Bobbin RD, Clopton BM, et al., eds. *Neurobiology of Hearing: The Central Auditory System.* New York, NY: Raven Press; 1991.

Arnold W. Myelination of the human spiral ganglion. *Acta Otolaryngol (Stockh).* 1987;436:76-84.

Berry I, Demonet JF, Warach S, et al. Activation of association auditory cortex demonstrated with functional MRI. *NeuroImage.* 1995;2:215-219.

Clarke S, Rivier F. Compartments within human primary auditory cortex: evidence from cytochrome oxidase and acetylcholinesterase staining. *Eur J Neurosci.* 1998;10:741-745.

Clopton BM, Winfield JA, Flammino FJ. Tonotopic organization: review and analysis. *Brain Res.* 1974;76:1-20.

Garcia-Ãnoveros J, Corey DP. The molecules of mechanosensation. *Annu Rev Neurosci.* 1997;20:567-594.

Kelly JP. Hearing. In: Kandel ER, Schwartz JH, Jessell TM, eds. *Principles of Neural Science.* 3rd ed. New York, NY: Elsevier-North Holland; 1991:258-268.

Kutz JW. Acoustic neuroma. 2012. http://emedicine.medscape.com/article/882876-overview#showall. Accessed Jan 2013.

Liegeois-Chauvel Musolino A, Chauvel P. Localization of the primary auditory area in man. *Brain.* 1991;114:139-145.

Lim DJ. Functional structure of the organ of Corti: a review. *Hearing Res.* 1986;22:117-146.

Masterson RB. Neural mechanisms for sound localization. *Annu Rev Physiol.* 1984;46:275-287.

Nadol JB. Synaptic morphology of inner and outer hair cells of the human organ of Corti. *J Electron Microsc Tech.* 1990;15:187-196.

Raphael Y, Altschuler RA. Structure and innervation of the cochlea. *Brain Res Bull.* 2003;60:397-422.

Spoendlin H. The spiral ganglion and the innervation of the human organ of Corti. *Acta Otolaryngol (Stockholm).* 1988;105:403-410.

Webster DB. An overview of mammalian auditory pathways with an emphasis on humans. In: Webster DB, Popper AH, Fay RR, eds. *The Mammalian Auditory Pathway: Neuroanatomy.* New York, NY: Springer-Verlag; 1992:1-22.

Yeomans JS, Frankland PW. The acoustic startle reflex: neurons and connections. *Brain Res Rev.* 1995;21:301-314.

Zatorre RJ, Ptito A, Villemure JG. Preserved auditory spatial localization following cerebral hemispherectomy. *Brain.* 1995;118:879-889.

Zenner HP. Motile responses in outer hair cells. *Hearing Res.* 1986;22:83-90.

Chapter 22

안뜰계통(전정계통) Vestibular System

김호정 역

요 점

- Saccule(둥근주머니)과 utricle(타원주머니)에 있는 수용기는 중력이 잡아당기는 힘에 의한 움직임과 linear acceleration(선형 가속) 및 linear deceleration(선형 감속)에 의해 생성된 관성적 움직임에 반응한다.
- Smicircular duct(반고리관)의 ampulla(팽대)에 있는 수용기는 머리가 어떤 평면을 따라 회전하든 이에 반응한다.
- Vestibular hair cell(안뜰털세포)은 bipolar neuron(두극신경세포)의 말초 neurite(신경돌기)와 연접한다. 이 신경세포의 세포체는 vestibular ganglion(안뜰신경절)에 있다. 이들 신경세포의 축삭 대부분은 vestibular nucleus(안뜰핵)에서 끝나며, 약간은 소뇌로 직접 들어간다.
- Vestibular nucleus의 신경 세포의 축삭은 vestibulocerebellum(안뜰소뇌), 즉 fastigial nucleus(꼭지핵)와 flocculonodular lobe(타래결절엽), 셋째, 넷째, 여섯째 cranial nerve(뇌신경)의 핵, 척수에 분포하며 끝난다. 그 외에 thalamus(시상)와 대뇌겉질로 가는 경로도 있다.
- Kinetic labyrinth(동적 미로)를 자극함으로써 반사에 의한 눈의 움직임이 일어나려면, medial longitudinal fasciculus(안쪽세로다발)를 지나가는 섬유가 이루는 reflex arc(반사활)가 온전해야 한다.
- Vestibular system의 성분 중 어느 하나라도 과도하게 자극되면 vertigo(현기증, dizziness)가 발생하며, 때로 nausea(욕지기)나 vomiting(구토), 눈이 진동하는 nystagmus(눈떨림)가 동반되기도 한다. Kinetic labyrinth의 기능을 한쪽만 상실해도 vertigo가 생긴다.

자세가 균형을 유지하기 위해서는 세 종류의 감각 정보를 사용하여야 한다. 눈을 통한 시각과, 몸 전체에서 오는 proprioception(고유감각), 속귀의 vestibular apparatus(안뜰기관)에서 오는 vestibular sensation(안뜰감각, 전정감각)이 그것이다. Vestibular system(안뜰계통)의 역할은, 특히 시각과 연관지었을 때 vestibular apparatus의 congenital atresia(선천적 폐쇄)가 있는 사람을 보면 잘 알 수 있다. 이 환자들은 cochlear atresia(달팽이폐쇄)가 동반되어 있어 언어와 청각기능이 상실된 경우가 많다. 이런 경우에 눈으로 시각 정보를 받아들임으로써 자신의 방향을 잡는 데에는 어려움이 없지만, 어두운 데 있거나, 수영을 하다가 잠수했을 때는 방향을 잡지 못하게 된다. 머리의 움직임으로 인하여 생성된 안뜰 정보는 시야에 있는 물체에 시선을 고정하도록 눈의 움직임을 조절하는 데에도 관여한다. 이 기능은 vestibular labyrinth(안뜰미로)에서부터 spinal cord(척수), brain stem(뇌줄기), cerebellum(소뇌)을 거쳐 motor neuron(운동신경세포)까지 연결되는 신경로를 통해 이루어진다. 이외에 cerebral cortex(대뇌겉질)로 투사하는 경로도 있다.

Utricle(타원주머니)과 saccule(둥근주머니)로 이루어진 static labyrinth(정적미로)는 중력장 안에서 머리의 위치를 감지하는 반면, semicircular duct(반고리관)로 이루어진 kinetic labyrinth(동적미로)는 머리의 움직임을 감지한다. 두 구조 모두 membranous labyrinth(막미로)의 일부로서 자세의 평형을 유지하며, kinetic labyrinth에는 머리의 회전에 맞추어 눈의 움직임을 조절하는 특별한 기능도 있다.

Static Labyrinth(정적 미로)

Bony labyrinth(뼈미로)의 vestibule(안뜰)이라는 공간에는 membranous labyrinth(막미로)의 일부가 부풀려진 구조인 **utricle(타원주머니)**과 **saccule(둥근주머니)**이 있으며, 이 속에는 endolymph(속림프)가 차 있다(그림 21-1 및 21-2 참조). 배아의 otic vesicle(귀소포)에서 기원한 utricle과 saccule은 결합조직 trabecula(잔기둥)에 의해 vestibule의 벽과는 분리되어 있고, 그 사이를 perilymph(바깥림프)가 채우고 있어 사실 떠 있는 상태이다. Utricle과 saccule에는 sensory epithelium(감각상피)으로 이루어진 크기가 2 × 3 mm 정도의 특수 부위가 있는데 이를 macula(평형반)라고 한다. Utricle의 바닥에 있는 **macula utriculi(타원주머니평형반)**는 머리뼈의 바닥과 평행하다. **Macula sacculi(둥근주머니평형반)**는 saccule의 앞안쪽 벽에 수직

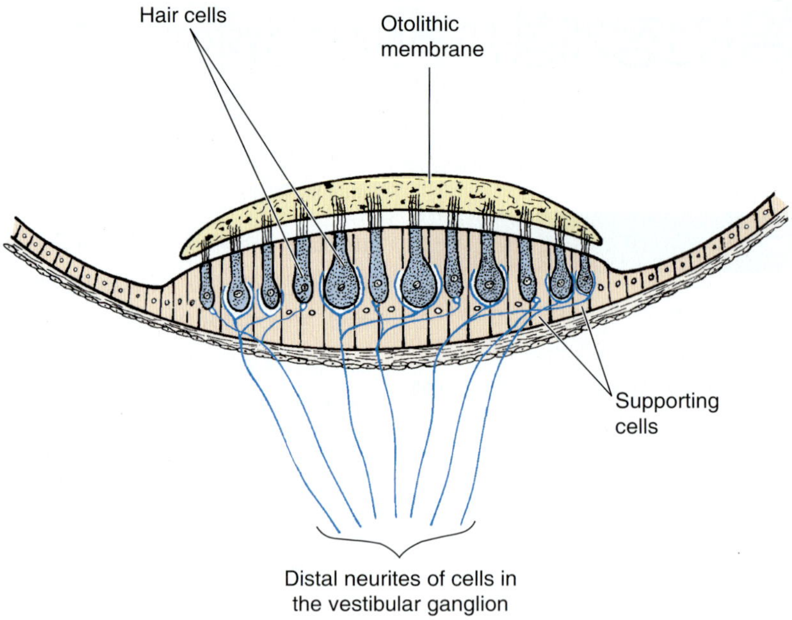

그림 22-1 Macula utriculi(타원주머니평형반)의 구조.

으로 놓여 있다. 이 두 평형반을 이루는 조직은 같다(그림 22-1).

Macula에 있는 기둥모양의 supporting cell(버팀세포)은 utricle과 saccule의 나머지 부분을 덮는 cuboidal epithelium(입방상피)과 끊어지지 않고 이어져 있다. Macula에는 감각을 담당하는 **hair cell(털세포)**이 있는데, 이를 전자현미경으로 관찰하면 두 종류로 구별되며, organ of Corti(나선기관, spiral organ)에 있는 hair cell과 형태가 비슷하다(21장 참조). 그 중 type 1 hair cell(1형털세포)은 플라스크 모양이고, type 2 hair cell(2형털세포)은 원기둥 모양이다. 세포마다 30~50개의 돌기가 털처럼 솟아 있고, centriole(중심소체)에서 기원하는 길이가 긴 cilium(섬모)도 하나 있다. Cilium은 움직이기 때문에 이를 **kinocilium(운동섬모)**이라고도 한다(그림 22-2A 참조). Kinocilium은 vestibular hair cell(안뜰털세포)에서만 나타나는 특징이며, organ of Corti에서는 발견되지 않는다. 나머지 털 같은 돌기들을 **stereocilia(고정섬모**, 단수형은 stereocilium)라고도 하는데, 커다란 microvilli(미세융모)로서, 폭은 0.25 μm 길이는 100 μm에 이른다. 이 세포털의 길이는 털 다발 중 kinocilium이 있는 한쪽 끝으로 갈수록 길어진다. Stereocilia와 kinocilium의 끝은 젤리같은 **otolithic membrane(평형모래막)**에 파묻혀 있으며, 이 막에는 단백질과 calcium carbonate(탄산칼슘)가 주성분인 불규칙한 모양의 결석 알갱이가 있는데 이를 *otolith*(평형모래, 이석)라고 한다.

이 otolith 덕분에 otolithic membrane은 endolymph보다 비중이 더 커져서, macula가 정확히 수평면에 있는 아주 드문 경우를 제외하고는 hair가 어떤 방향으로든 구부러지게 된다. 각각의 hair cell에서 kinocilium은 세포 털다발의 한쪽 끝에 위치하는데, kinocilium이 세포털 다발의 어느 쪽 끝에 있는가 하는 것은 macula의 부위에 따라 다르다(그림 22-2B 참조). Hair cell이 흥분하는 경우는 hair가 kinocilium 쪽으로 구부러지는 경우이며, 반대 방향으로 구부러질 때는 억제된다(그림 22-2A 참조). 따라서, vestibular nerve(안뜰신경)의 축삭이 전달하는 action potential(활동전위)의 양상은 같지 않고, 중력에 의해 잡아당겨지는 macula의 방향에 좌우된다. 또한, 자세의 균형을 유지하기 위해 muscle tone(근긴장도)도 그에 알맞게 변한다. Stereocilia가 기계적인 자극을 전기 신호로 변환하는 분자생물학적 기전은 cochlear hair cell(달팽이털세포)에서와 동일하며, 21장에 기술되어 있다.

Macula는 대체적으로 정적 감각을 담당하는 기관이지만, otolithic membrane의 비중이 endolymph 보다 더 크기 때문에, linear acceleration(선형가속) 및 linear deceleration(선형감속)에도 반응하게 된다. 따라서 macula가 커

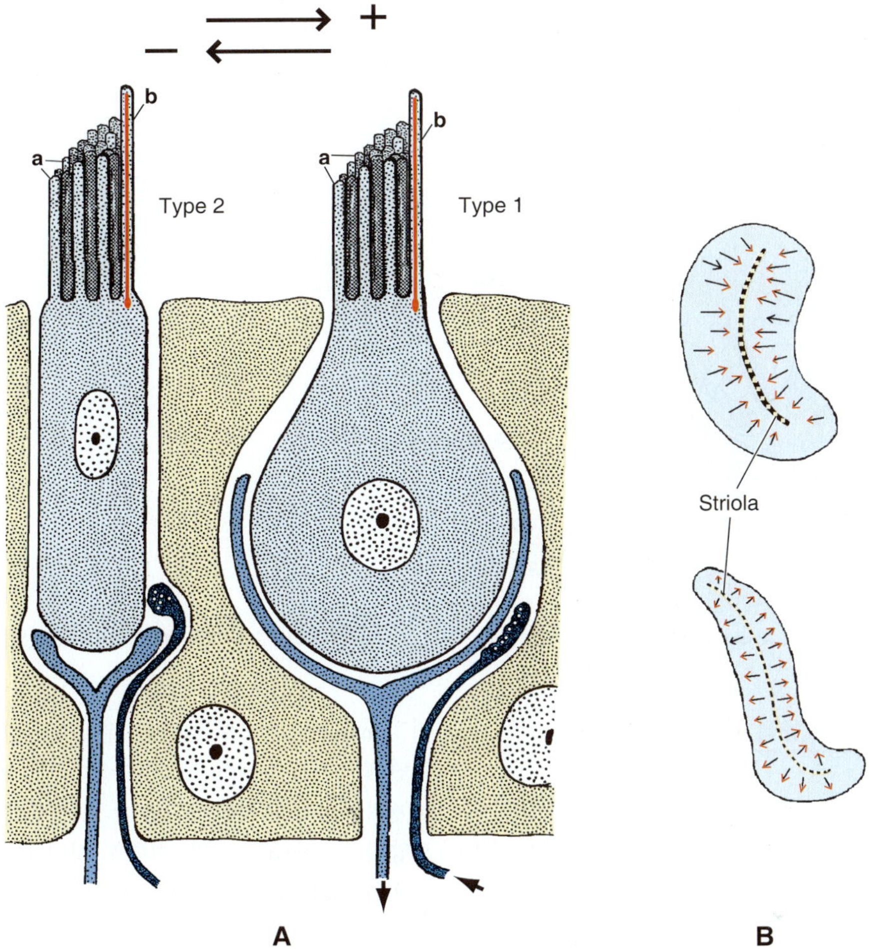

그림 22-2 Vestibular hair cell(안뜰털세포)과 afferent nerve(들신경) 및 efferent nerve(날신경)의 분포. **(A)** Macula(평형반)에 있는 hair cell(털세포)의 두 종류. Hair cell이 흥분되는 경우는, 세포털 다발 즉 microvilli(미세융모, **a**)가 kinocilium(운동섬모, **b**)이 있는 방향으로 구부러질 때이다. 털 다발이 반대로 구부러지면 hair cell이 억제된다. **(B)** Macula utriculi(타원주머니평형반, 위) 및 macula sacculi(둥근주머니평형반, 아래)의 표면에서, 털 다발에 대한 kinocilium이 있는 자리(붉은색 화살표머리)를 나타내었다. 각각의 검은색 화살표는 특정한 위치에 있는 hair cell을 흥분시키는데 필요한 중력이 작용하는 방향을 가리킨다. Macula utriculi(타원주머니평형반)에서는, hair cell의 kinocilium이 중심을 지나는 선, 즉 striola(잔줄)에 가까이 위치하지만, macula sacculi(둥근주머니평형반)에서는 kinocilium이 striola의 반대쪽에 있다. Striola 자체에는 hair cell이 없다.

졌다 작아졌다하는 자극을 오랜 시간 받게 되면 motion sickness(멀미)가 생길 수 있다.

안뜰계통의 primary sensory neuron(일차감각신경세포)은 bipolar neuron(두극신경세포)으로서 그 세포체가 internal acoustic meatus(속귀길)의 가쪽 끝에 있는 **vestibular ganglion(안뜰신경절**, Scarpa's ganglion)에 있다. 이 세포의 말초 신경돌기는 macula로 들어와 hair cell에 분포하며 끝난다(그림 22-2A 참조). 한편, vestibular nerve에 포함된 choline성 날신경섬유는 거꾸로 type 2 hair cell에 presynaptic terminal(연접이전종말)을 보내기도 하며, type 1 hair cell에 postsynaptic terminal(연접이후종말)로서 분포하는 sensory nerve ending(감각신경종말)과도 연접한다. 이들 축삭은 모두 억제성이며, 이들이 기원하는 신경세포 그룹에는 아직 정확한 명칭이 없는데, vestibular nucleus(안뜰신경핵)보다 안쪽에 위치한다.

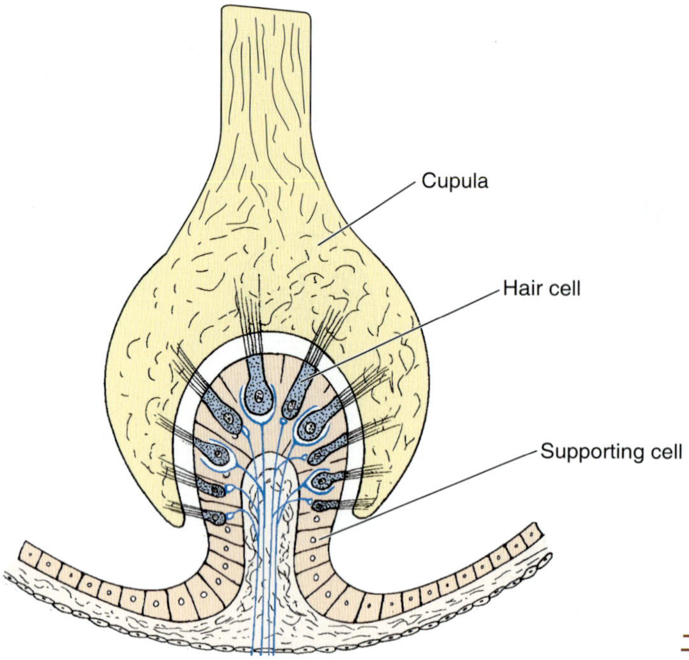

그림 22-3 Crista ampullaris(팽대능선)의 구조.

Kinetic Labyrinth(동적 미로)

세 개의 semicircular duct(반고리관)는 utricle(타원주머니)에 붙어 있으며, bony labyrinth(뼈미로)의 semicircular canal(반고리뼈관) 안에 있다(그림 21-1 및 21-2 참조). **Anterior semicircular duct(앞반고리관)** 및 **posterior semicircular duct(뒤반고리관)**는 수직면에 위치한다. Anterior semicircular duct는 관자뼈 petrous part(바위부분)의 장축과 수직으로 만나고, posterior semicircular duct는 이와 평행하다. **Lateral semicircular duct(가쪽반고리관)**는 수평면과 30°의 각도를 이루며 아래뒤쪽으로 기울어져 있다. *Anterior* semicircular canal(앞반고리뼈관) 및 *anterior* semicircular duct(앞반고리관)를 *superior* semicircular canal(위반고리뼈관) 및 *superior* semicircular duct(위반고리관)로, 그리고, *lateral* semicircular canal(가쪽반고리뼈관) 및 *lateral* semicircular duct(가쪽반고리관)를 *horizontal* semicircular canal(수평반고리뼈관) 및 *horizontal* semicircular duct(수평반고리관)로 부르는 경우도 간혹 있다(그림 21-1 및 21-2 참조). Semicircular duct의 감지 부위는 움직임이 있을 때에만 반응하며, 각 duct가 지나는 평면에서 움직임이 일어날 때 최대로 반응한다.

각 semicircular duct의 한쪽 끝에는 **ampulla(팽대)**라는 확장 부위가 있다. 여기에는 duct의 축과 직각을 이루며 lumen(속공간)으로 돌출한 결합조직 칸막이가 있고 그 표면에 sensory epithelium(감각상피) 즉, **crista ampullaris(팽대능선)**가 위치한다(그림 22-3). 상피를 이루는 원기둥 모양의 supporting cell(버팀세포) 사이에는 감각을 담당하는 **hair cell(털세포)**이 있는데, 그 구조의 자세한 특징과 신경 분포 방식은 static labyrinth(정적 미로)에서 hair cell에 대해 이미 설명한 것들과 동일하다. 각 hair cell의 세포털과 kinocilium(운동섬모)은 **cupula(팽대마루)**라는 젤리같은 물질에 파묻혀 있다. 여기에는 otolith(평형모래)가 없으며, cupula의 비중은 endolymph와 같기 때문에 macula(평형반)의 경우처럼 중력의 영향을 더 크게 받는 일은 없다.

Crista ampullaris(팽대능선)는 머리의 회전운동을 감지하는데, acceleration(가속)이나 deceleration(감속)이 있을 경우에는 특히 *angular movement*(각운동)라고 부른다. 하나의 semicircular duct가 지나는 평면에서나 이와 가까운 평면에서 머리의 운동이 시작되면, 그 속에 멈춰있던 endolymph는 관성으로 인하여 움직임이 뒤쳐지므로, cupula는 여닫이문처럼 머리가 운동하는 방향의 반대방향으로 밀리게 된다. 움직임이 멈추면, endolymph의 momentum(운동량) 때문에 멈춘 점을 지나치게 되고 따라서 cupula도 얼마큼은 반대방향으로 움직이게 된다. 감각세포의 hair와 kinocilium의 움직임을 좌우하는 것은 바로 이 움직임이다. 어느 방향으로 움직이는가에 따라 다르지만, 이를 통

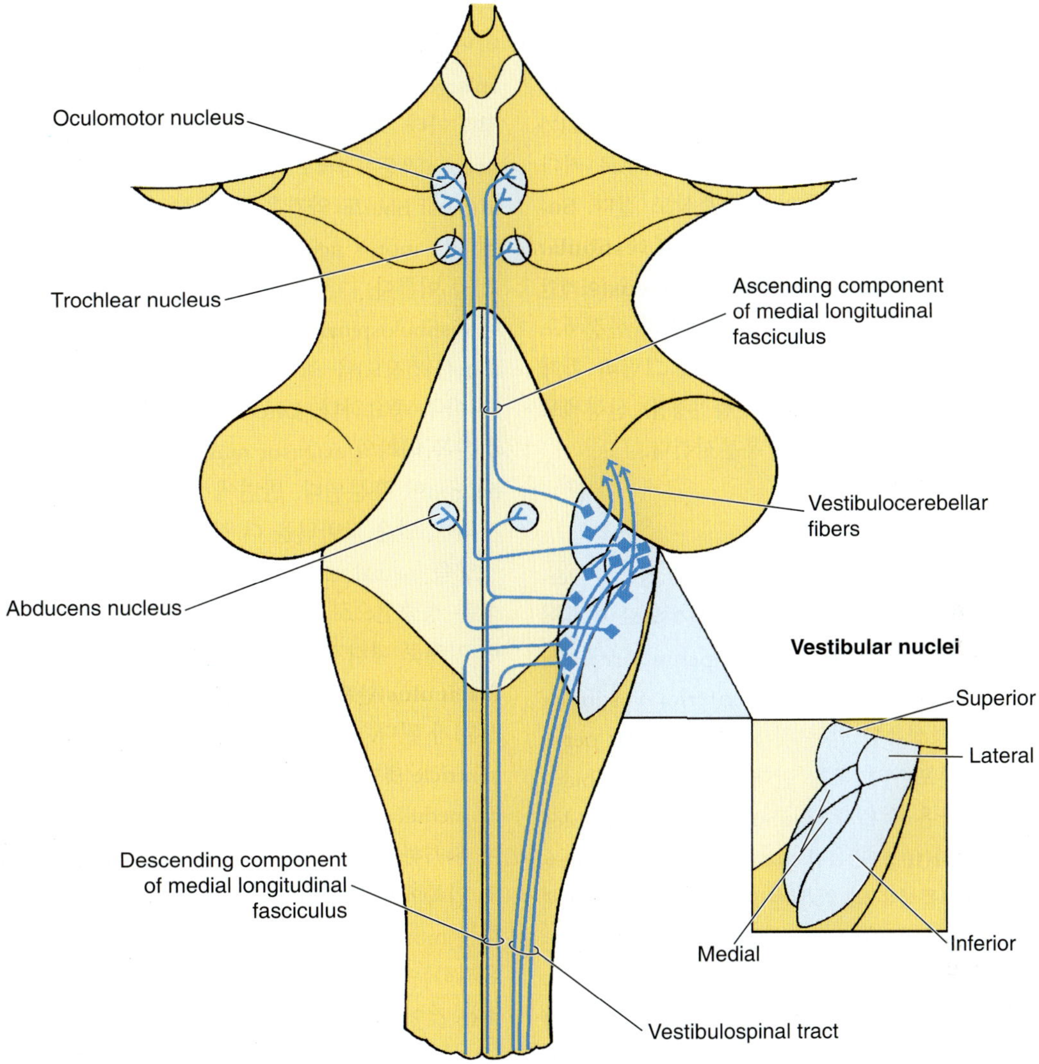

그림 22-4 척수와 ocular motor nucleus(안구 운동핵)으로 가는 vestibular pathway(안뜰경로).

해 hair cell의 membrane potential(막전위)이 감소하여 신경전달물질이 분비되고 감각신경종말에서 action potential(활동전위)이 생성된다.

Kinocilium은 세포 털다발의 한 모서리, 즉 ampulla가 utricle로 열리는 가장 가까운 곳에만 일정하게 존재한다. 그리고 endolymph의 흐름이 ampulla에서 가까운 utricle로 일어날 때에 hair cell이 흥분되며, 반대방향으로 흐르면 hair cell은 억제된다. Crista에 있는 hair cell도 macula에 있는 hair cell과 비슷한데, 분포하는 primary sensory neuron(일차감각신경세포)은 bipolar neuron(두극신경세포)이며, 그 세포체는 vestibular ganglion(안뜰신경절)에 있다.

Vestibular Pathway(안뜰경로)

Medulla(숨뇌)와 pons(다리뇌)의 연결부를 통해서 뇌줄기로 들어오자마자, vestibular nerve(안뜰신경)의 섬유는 대부분의 들신경섬유가 그런 것처럼 둘로 갈라져 vestibular nuclear complex(안뜰신경핵복합체)에 분포한다. 그 외의 섬유는 inferior cerebellar peduncle(아래소뇌다리)을 경유하여 소뇌로 들어간다.

Vestibular Nucleus(안뜰핵)

Vestibular nucleus는 입쪽 숨뇌와 꼬리쪽 다리뇌, 일부는 fourth ventricle(넷째뇌실) 바닥 가쪽의 깊은 부위에 위치한다(그림 6-3 및 22-4 참조). Cytoarchitecture(세포구축학)와 들섬유 및 날섬유의 연결에 근거하여 네 개의 vestibular nucleus로 구분한다. **Lateral vestibular nucleus(가쪽안뜰핵)**는 **Deiters' nucleus**라고도 하는데, 주로 커다란 multipolar neuron으로 이루어지며 축삭도 길다. **Superior vestibular nucleus(위안뜰핵)**, **medial vestibular nucleus(안쪽안뜰핵)**, **inferior vestibular nucleus(아래안뜰핵)**를 이루는 세포는 대개 작거나 중간 크기의 신경세포이다. Vestibular nucleus들의 위치는 7장에 그림과 함께 설명되어 있다. Vestibular ganglion(안뜰신경절) 신경세포는 vestibular nucleus의 신경세포를 흥분시킨다.

Cerebellum(소뇌)과의 연결

Flocculonodular lobe(타래결절엽), 여기에 인접한 vermis(소뇌벌레)의 아랫면, fastigial nucleus(꼭지핵)로 이루어진 **vestibulocerebellum(안뜰소뇌)**은, superior vestibular nucleus, medial vestibular nucleus, inferior vestibular nucleus에서 들신경섬유를 받는 것 외에 vestibular nerve의 가지가 직접 분포한다. 또한 반대방향으로, vestibulocerebellum에서 나온 섬유가 vestibular nuclear complex에서 끝나기도 한다(10장 및 그림 10-13 참조). Cerebellovestibular fiber(소뇌안뜰섬유)의 일부는 Purkinje cell(조롱박세포, 푸르키니에세포)의 축삭이므로 억제성이다. 다른 섬유는 fastigial nucleus에서 기원하며 흥분성이다. Vestibulocerebellum을 드나드는 섬유는 inferior cerebellar peduncle(아래소뇌다리)의 안쪽 부분에 놓여 있다. 자세의 균형을 유지하는데 있어 소뇌의 역할은 주로 vestibular nucleus에서 척수로 내려가는 섬유를 통해 이루어진다.

Spinal Cord(척수)와의 연결

Vestibular nucleus와 척수의 연결은 vestibulospinal tract와 medial longitudinal fasciculus(안쪽세로다발)의 내림섬유를 통해 실현된다. 이 섬유들을 각각 *lateral vestibulospinal tract*(가쪽안뜰척수로)와 *medial vestibulospinal tract*(안쪽안뜰척수로)로 부르기도 한다.

한쪽으로만 내려가는 **vestibulospinal tract(안뜰척수로)**는, lateral vestibular nucleus(가쪽안뜰핵)에서만 기원한다. 섬유는 숨뇌에서 inferior olivary nucleus(아래올리브핵)의 뒤쪽을 내려가며 척수에서도 계속되어 ventral funiculus(앞섬유단)에 위치한다. Vestibulospinal fiber는 척수의 모든 부위에서 ventral horn(앞뿔)의 안쪽 부분에 분포하며 끝난다. 하지만 가장 많이 분포하는 부위는 cervical enlargement(목팽대)와 lumbosacral enlargement(허리엉치팽대)이다. Axial musculature(몸통근육)를 지배하는 motor neuron(운동신경세포) 중 안쪽 것들과 시냅스하는 vestibulospinal fiber도 약간은 있다. Extensor muscle(폄근)을 지배하는 motor neuron(운동신경세포)과는 직접 synapse(연접)를 이룬다.

Vestibulospinal tract는 자세를 관장하는 근육의 muscle tone(근긴장도)을 조절하여 몸의 평형이 유지되도록 하는데 아주 중요하다. Lateral vestibular nucleus를 자극하면 같은쪽 다리의 extensor muscle(폄근육)에 분포하는 motor neuron이 흥분된다. 반면에 flexor muscle(굽힘근육)은 억제되며, 발은 땅바닥을 더 강하게 디디게 된다.

양쪽 medial vestibular nucleus(안쪽안뜰핵)에서 나온 축삭은 정중선으로 투사한 다음 일부는 반대쪽으로 교차하며 아래로 내려가는데, 이것이 양쪽 **medial longitudinal fasciculus(안쪽세로다발)**의 descending component(내림성분)가 된다. 정중선 가까이에 놓인 이 섬유다발은 fourth ventricle(넷째뇌실)의 바닥에 근접하여 내려가다가 더 아래 medulla(숨뇌)까지 가서도 central canal(중심관)의 배쪽에 위치하게 된다. 척수에서는 ventral funiculus(앞섬유단)의 안쪽에서 계속된다. 이 섬유의 역할은 목 근육을 지배하는 motor neuron을 통해 머리를 움직임으로써, 균형을 유지하는 것과 주시하는 방향으로 눈을 고정하는데 기여하는 것이다.

Brain Stem(뇌줄기)과의 연결

Medial longitudinal fasciculus(안쪽세로다발)의 ascending component(오름성분)는 정중선에 가깝게 pons(다리뇌)에서는 넷째뇌실 바닥의 배쪽을, medulla(중간뇌)에서는 periaqueductal gray matter(수도관주위회색질)의 배쪽을 지나간다. 이 섬유를 이루는 축삭은 vestibular nucleus(안뜰신경핵)와 abducens nucleus(갓돌림신경핵), trochlear nucleus(도르래신경핵), oculomotor nucleus(눈돌림신경핵) 및 중간뇌에 있는 accessory oculomotor nucleus(덧눈돌림신경핵) 사이를 이어준다. 오름신경섬유의 일부는 vestibular nucleus가 위치한 부위에서 반대편으로 교차하지만, 일부는 교차하지 않는다. Medial longitudinal fasciculus의 기능은 머리가 움직일 때 두 눈의 conjugate movement(동향운동, 켤레운동)를 조절함으로써 시선이 빗나가지 않도록 visual fixation(시각주시)을 유지하는 것이다. Crista ampullaris(팽대능선)에서 감지되어 vestibular nucleus로 온 정보도 머리의 움직임에 대한 눈의 미세조정에 관여한다. 머리가 조금만 회전해도 안구는 머리가 움직인 반대 방향으로 똑같은 각도만큼 회전한다. 이를 **vestibulo-ocular reflex(안뜰눈반사)**라고 부른다.

Medial longitudinal fasciculus에는 internuclear neuron(핵사이신경세포)의 축삭도 포함되어 있는데, 이 섬유는 안구를 움직이는 근육에 분포하는 셋째, 넷째, 여섯째 cranial nerve(뇌신경)의 핵 사이를 이어준다. 또한 paramedian pontine reticular formation(정중결다리뇌그물체)에서 기원한 섬유도 함께 지나간다. 이들 연결과 medial longitudinal fasciculus에 생긴 병터의 영향은 8장에 기술하였다.

안뜰계통을 지나치게 많이 또는 오랜 시간 동안 자극하면 nausea(욕지기)와 vomiting(구토)이 유발될 수 있다. 이런 증상은 vestibular nucleus가 solitary nucleus(고립핵)와 dorsal nucleus of vagus nerve(미주신경뒤핵)로 투사한 연결 때문이라고 생각된다. 속귀의 labyrinth(미로)에서 지나치게 많은 자극이 vestibular nucleus로 들어오면, 억제성 날신경섬유를 vestibular nerve를 통해 거꾸로 보내어 feedback(되먹임)을 함으로써 자극을 어느 정도 상쇄할 것으로 생각된다.

Cortex(겉질)로의 투사

Vestibular system이 주로 작용하는 부위는 brain stem(뇌줄기), 소뇌, 척수지만 대뇌겉질에 보내는 경로도 의의가 있다. 왜냐하면, 이로 인해서 머리의 위치와 움직임에 대해서 의식적으로 인지할 수 있기 때문이다.

Vestibular nucleus에서 기원한 오름경로는 대부분 반대쪽으로 교차하며 medial lemniscus 가까이에서 올라간다. 대뇌겉질로 투사하는 thalamus(시상)의 핵은 ventral posterior nucleus(배쪽뒤핵)의 안쪽 부분인데, 여기로는 머리의 somatosensory fiber(몸감각섬유)도 들어온다. 안뜰계통이 투사하는 대뇌겉질의 영역은 고도의 운동 조절과 의식적인 공간 지향에 필요한 정보를 제공할 것으로 생각된다. 하지만, 순수하게 안뜰기관의 자극만으로 활성화되는 겉질의 영역은 아직 알려진 것이 없다.

원숭이의 vestibular nerve를 전기적으로 자극한 후에 evoked potential(유발전위)을 기록한 연구가 있다. 이 연구에서 안뜰 정보를 받아들이는 곳은 두 곳 정도가 있는 것으로 밝혀졌다. 그 하나는 insula(대뇌섬)의 뒷부분으로 second somatosensory area(이차몸감각영역, 15장 참조)와 일부 겹치는 parietal operculum(마루덮개)까지 이어진다. 다른 부위는 intraparietal sulcus(마루속고랑)의 앞쪽 끝을 이루는 겉질이다. 사람에서 전기 자극할 때 vertigo를 경험하는 부위는 parietal lobe(마루엽)과 temporal lobe(관자엽)에 여러 곳 있다. Positron emission tomography(양전자방출단층촬영술, PET)와 functional nuclear magnetic resonance imaging(기능자기공명영상법, fMRI)을 이용하여, 사람의 kinetic labyrinth를 caloric stimulation을 통해 온도로 자극했을 때 다양한 겉질 영역의 활성이 증가함을 발견하였다. Vestibulocochlear nerve가 외과적으로 제거된 환자를 대조군으로 하여 청각, 촉각, 온도감각을 모두 차단한 상태에서 caloric stimulation을 통해서만 자극을 주면 겉질 영역의 활성화가 insula 뒷부분과 이에 인접한 parietal operculum에 국한되어 나타난다. 사람에서도 parietal operculum과 second somatosensory area는 영역이 서로 겹치고 있다(15장 참조).

원숭이에서 시행한 신경로의 tracing experiment(추적실험)에 의하면 parietal lobe의 일부, insula, frontal lobe(이마엽)의 premotor cortex(운동앞겉질) 등 다양한 겉질 부위의 신경세포가 vestibular nucleus까지 축삭을 보내는 것을 발견하였다. 이런 하행 투사 섬유는 수의 운동을 수행하는 동안, vestibular reflex(안뜰반사)로 인하여 일어나는 눈과 목의 운동을 억제할 수 있을 것으로 생각된다.

Vestibular System(안뜰계통)의 실험

Rotation(회전)

안뜰계통에서 기원하여 안구 운동을 지배하는 신경핵으로 투사하거나 척수의 motor neuron(운동신경세포)으로 투사하는 경로는 속귀의 labyrinth(미로)를 강하게 자극함으로써 나타내 보일 수 있다. 사람을 회전의자에 앉히고 수직축 주위를 20초에 10바퀴의 속도로 돌리다가 갑자기 멈추게 한다. 머리를 앞으로 30도 정도 숙이게 하여 lateral semicircular duct(가쪽반고리관)를 수평면에 위치시키면, 더 뚜렷한 결과를 얻을 수 있다. 회전을 멈추면, endolymph(속림프)는 회전으로 생긴 운동량으로 인해서 멈추지 못하고 갑자기 멈춘 lateral semicircular duct를 회전할 때보다 더 빠르게 흘러 cupula(팽대마루)를 지나가며 쓰러뜨린다.

Crista ampullaris(팽대능선)에 있는 hair cell(털세포)의 반

응은 회전이 멈춘 직후에 다음과 같은 양상으로 나타난다. Medial longitudinal fasciculus의 ascending axon(오름섬유)을 따라 전달된 자극이 **nystagmus(눈떨림**, 안구진탕)를 일으키는데, 이것은 눈이 진동하는 것을 가리키며, 여기에는 fast component(빠른성분)와 slow component(느린성분)가 있다.

1. Nystagmus의 방향은, fast component의 방향에 따라 오른쪽 또는 왼쪽으로 기술하며, 이것은 회전하는 방향의 반대이다. Slow component는 vestibular nucleus에 의해 일어나며, fast component는 saccade(홱보기)로서 frontal eye field(이마엽눈운동영역)에 의해 주시하는 방향을 회복하려는 것이다.
2. 실험자에게 일어나 똑바로 걸으라고 하면 회전하던 방향으로 쓰러질 것이며, 손가락으로 무엇을 가리키라고 해도 역시 손가락은 가리키려는 방향에서 회전하던 쪽으로 벗어날 것이다. 이런 반응은 vestibulospinal tract(안뜰척수로)가 muscle tone(근긴장도)에 작용하기 때문이다.
3. 돌다가 멈춘 사람은 원래 회전하던 반대 방향으로 돌고 있다는 느낌을 느끼게 된다. 이것은 대뇌겉질로 투사된 섬유에 의한 것이며 일부는 nystagmus 때문일 것으로도 생각된다.
4. Vagus nerve(미주신경)의 신경핵으로 자극이 전달되면 식은 땀이 나고, 안색이 창백해질 뿐 아니라 멀미를 잘 하는 사람에서는 nausea도 나타날 수 있다.

임상노트

Caloric Testing(온수눈떨림검사)과 *Doll's Eyes Phenomenon*(인형눈현상)

Caloric test(온수눈떨림검사)는 vestibulocochlear nerve의 tumor(종양)나 뇌줄기에 있는 안뜰경로에 장애를 일으키는 병터가 의심될 때 시행한다. 이 때는 양쪽 속귀에서 오는 경로를 개별적으로 검사한다. Lateral semicircular duct(가쪽반고리관)가 수직면에 오도록 머리를 위치시킨 다음 external acoustic meatus(바깥귀길)에 더운물이나 찬물을 흘려 넣어서 endolymph에 convection(대류)을 유발한다. 뼈 가까이에 있는 반고리관의 ampulla(팽대)에 온도 변화가 생겨 따뜻해지면 endolymph가 "상승"하고, 차가워지면 "하강"한다. 의식이 있는 사람에서 이 검사를 시행하면, 검사한 쪽의 vestibular pathway가 온전한 경우 nystagmus가 유발된다. 이 때 나타나는 nystagmus의 특징은 vestibular nucleus가 주관하는 느린 conjugate movement(동향운동) 다음에 대뇌겉질이 주관하는, 시선을 회복하려는 빠른 움직임이 교대로 연속적으로 나타나는 것이다. Nystagmus의 방향은 역시 빠른 움직임을 따라 기술한다.

혼수상태인 환자에서 뇌줄기의 안뜰 경로가 온전하다면, 따뜻한 물을 넣어 자극할 경우 눈이 물을 넣은 반대방향으로 돌아가고, 찬물로 자극할 경우에는 물을 넣은 쪽으로 두 눈이 함께 같은 쪽을 보는 conjugate deviation(동향편위)이 관찰된다. 이런 현상은 nystagmus의 slow component(느린성분)만 따로 분리되어 나타난 것이다. Fast component(빠른성분)는 자발적인 보상 기전이므로, 의식이 없는 경우에는 나타나지 않는다.

Doll's eyes phenomenon(인형눈현상)은 vestibulo-ocular reflex(안뜰눈반사)에서 자발적인 안구 운동만 빠진 것으로서, coma(혼수)를 진단할 때 사용되는 유용한 임상 징후이다. Vestibular apparatus(안뜰기관), vestibular nucleus(안뜰핵), vestibular nerve(안뜰신경), medial longitudinal fasciculus(안쪽세로다발), abducens nucleus(갓돌림신경핵), oculomotor nucleus(눈돌림신경핵)가 모두 온전할 경우 머리를 움직이면 눈의 conjugate movement가 머리가 움직이는 반대 방향으로 일어난다. Caloric test와 doll's eyes reflex(인형눈반사)가 나타나지 않으면, **brain stem death(뇌줄기사망)**를 진단하는 데 도움이 된다.

임상노트

Labyrinthine Disease(미로질병)

Labyrinth가 자극을 받아 나타나는 증상으로는 자신이 돌고 있다는 느낌을 받는 **vertigo(현기증)**를 비롯하여, nausea(욕지기, 구역), vomiting(구토), pallor(창백), 식은 땀, nystagmus(눈떨림)가 포함된다. 원인을 잘 모르는 **Ménière's disease(메니에르병)**에서는 endolymph(속림프)의 압력이 병적으로 상승하여 labyrinth에 대한 paroxysm(발작)과 같은 자극이 주어지기도 한다. 환자는 귀에서 윙하는 소리를 느끼는 tinnitus(귀울림, 이명)를 경험하며 receptor cell(수용기세포)의 변성으로 인하여 결국 청각을 상실한다.

Benign paroxysmal positional vertigo(양성발작두위현기증)는 흔히 머리의 특정한 움직임 후에 짧은 vertigo가 일어나는 경우이다. 이 질병은 떨어져 나간 otolith(평형모래) 등의 작은 입자가 semicircular duct(반고리관)의 endolymph에 들어가서 생긴다. 머리를 움직여 입자가 가까스로 posterior semicircular duct에서 utricle(타원주머니)로 들어가도록 하는 Dix-Hallpike 방법을 사용하면 오랫동안 증상없이 지낼 수 있다.

한쪽 안뜰기능이 갑자기 사라지면 vertigo와 함께 자세가 심하게 불안정해지고, 손상 받은 쪽으로 잘 쓰러지는 증상이 나타난다. 이 원인은 정상적인 쪽의 vestibulospinal tract(안뜰척수로)의 활동이 과해져서 한쪽 발에 내리누르는 힘을 지나치게 주어 발생할 것으로 추측된다. 뇌는 결국 한쪽 안뜰기관에서만 받아들인 정보에 맞추어 적응하게 된다.

참고문헌

Akbarian S, Grusser OJ, Guldin, WO. Corticofugal connections between the cerebral cortex and brainstem vestibular nuclei in the macaque monkey. *J Comp Neurol.* 1994;339:421-437.

Baloh RW, Kerber KA. *Neurophysiology of the Vestibular System.* 4th ed. New York: Oxford University Press; 2011.

Brandt T, Dieterich M. The vestibular cortex: its locations, functions and disorders. *Ann N Y Acad Sci.* 1999;871:293-312.

Donaldson JA, Lambert PM, Duckert LG, et al. *Surgical Anatomy of the Temporal Bone.* 4th ed. New York, NY: Raven Press; 1992.

Emri M, Kisely, M, Lengyel Z, et al. Cortical projection of peripheral vestibular signaling. *J Neurophysiol.* 2003;89: 2639-2646.

Gleeson MJ, Felix H, Johnsson LG. Ultrastructural aspects of the human peripheral vestibular system. *Acta Otolaryngol [Stockholm].* 1990;470(suppl):80-87.

Hawrylyshyn PA, Rubin AM, Tasker RR, et al. Vestibulothalamic projections in man: a sixth primary sensory pathway. *J Neurophysiol.* 1978;41:394-401.

Highstein SM. The central nervous system efferent control of the organs of balance and equilibrium. *Neurosci Res.* 1991;12:13-30.

Suarez C, Diaz C, Tolivia J, et al. Morphometric analysis of the human vestibular nuclei. *Anat Rec.* 1997;247:271-288.

Chapter 23

운동계통 Motor System

윤 호 역

요 점

- Motor unit(운동단위)은 α motor neuron(알파운동신경세포)과 그 지배를 받는 extrafusal fiber(방추바깥근육세포)로 이루어져 있다. γ motor neuron(감마운동신경세포)은 muscle spindle(근육방추) 속의 intrafusal fiber(방추속근육세포)에 분포한다. "*Lower motor neuron*(아래운동신경세포)"은 운동신경세포들 을 통칭하는 용어이다.
- Lower motor neuron이 손상(cell body의 파괴 또는 ventral root나 peripheral nerve에서 axon 절단)되면 flaccid paralysis(이완마비), stretch reflex(신장반사) 감소, 근육위축 등의 증상이 나타난다.
- 운동신경세포와 주위의 interneuron에 연접하는 내림신경로는 stretch reflex를 억제하고 있다.
- 주요 내림신경로에는 vestibulospinal tract(안뜰척수로), reticulospinal tract(그물척수로), corticospinal tract(겉질척수로, pyramidal tract 피라밋로) 등이 있다. Vestibulospinal tract은 주로 자세 조절에 관여하며, corticospinal tract은 수의운동 조절에 관여한다. Corticospinal tract의 신경섬유 대부분은 medulla 아랫부위에서 반대쪽으로 교차한다.
- Upper motor neuron(위운동신경세포)이 손상되면(예: internal capsule을 지나는 corticospinal fiber 또는 corticoreticular fiber 절단) spastic paralysis(강직마비), stretch reflex 항진, Babinski reflex(바빈스키반사) 등의 증상이 나타난다. 근육위축은 거의 없지만, 마비된 근육을 오랫동안 사용하지 않은 경우 약간의 근육위축이 나타날 수 있다.
- Cranial nerve의 운동핵은 corticobulbar tract(겉질숨뇌로) 등 여러 내림신경로의 조절을 받는다. 이들 내림신경로의 신경섬유 중 일부는 양쪽 cranial nerve nucleus에 연접한다. Internal capsule 부위에서 corticobulbar fiber가 절단되면 반대쪽 얼굴 아랫부위와 혀의 근육이 마비되는데, 이때 머리의 다른 부위에는 근육의 마비가 나타나지 않는다.
- Cerebellum과 basal ganglia에서 출력된 정보는 thalamus의 ventral lateral nucleus(배쪽가쪽핵)와 ventral anterior nucleus(배쪽앞핵)의 중계를 거쳐 cerebral cortex 네 곳의 운동영역으로 전달된다. Cerebellar hemisphere는 같은쪽 근육의 조절에 관여한다.
- Cerebellum에 질환이 생기면 운동 속도, 범위, 방향 및 힘의 조절이 부정확해진다. Basal ganglia에 질환이 생기면 chorea(무도병), dystonia(근육긴장이상), hemiballismus(반도리깨질증), parkinsonism(파킨슨증) 등의 dyskinesia(운동이상증)가 초래된다.

일부 내장과 관련된 기능을 제외하고, 중추신경계통의 기능 대부분은 골격근을 통해 발현된다. 근육세포는 spinal cord의 ventral horn과 cranial nerve 운동핵에 위치한 운동신경세포의 지배를 받는데, Charles-Sherrington(1856~1952)은 이들 운동신경세포를 근육 수축 조절의 "final common pathway(최종공통경로)"라고 하였다. 임상의학 분야에서는 이를 **lower motor neuron(아래운동신경세포)**이라고 부르기도 한다. 반대로, 수의운동 조절에 관여하는 brain과 spinal cord의 내림신경로를 통틀어 **upper motor neuron(위운동신경세포)**이라고 한다.

운동의 조절에는 cerebral cortex(대뇌겉질), corpus striatum(줄무늬체), thalamus(시상), subthalamic nucleus(시상밑핵), red nucleus(적색핵), substantia nigra(흑색질), reticular formation(그물체), vestibular nuclei(안뜰핵), inferior olivary complex(아래올리브복합체), cerebellum(소뇌) 등의 구조가 관여한다. 각 구조의 연결에 대해서는 앞의 단원에서 이미 설명한 바 있지만, 이 단원에서는 이들 구조가 lower motor neuron에 미치는 영향에 대해 중점적으로 살펴보고자 한다. 운동신경세포를 조절하는 내림신경로는 cerebral cortex의 운동영역에서 시작하여 운동신경세포까지 내려가지만, prefrontal cortex(이마앞영역) 및 parietal lobe의 연합영역도 운동의 동기부여와 계획수립에 있어서 중요한 역할을 한다.

Lower Motor Neuron(아래운동신경세포)과 근육

골격근세포를 지배하는 운동신경세포는 axon의 지름

에 따라 α motor neuron과 γ motor neuron으로 구분된다. 지름이 큰 **α motor neuron**은 근육 속에서 여러 분지로 나뉘어 **extrafusal fiber(방추바깥근육세포)**에 연접한다. 하나의 신경세포가 지배하는 근육세포의 수는 부위에 따라 매우 다양하다. 수축이 세밀하게 조절되는 작은 근육의 경우에는 하나의 운동신경세포가 10개 이하의 근육세포를 지배하지만, 세밀하지는 않지만 강한 수축을 하는 큰 근육의 경우에는 하나의 신경세포가 수백 개의 근육세포를 지배한다. 하나의 α motor neuron과 그 지배를 받는 근육세포들을 합하여 **motor unit(운동단위)**이라고 한다.

생리학적 및 조직화학적 연구를 바탕으로, extrafusal muscle fiber를 몇 가지 유형으로 나눌 수 있다. **I형 근육세포**는 수축속도는 느리지만 잘 피로해지지 않으며, myofibril(근육원섬유) 내 ATPase 함량이 적다. **II형 근육세포**는 수축속도는 빠르지만 쉽게 피로해지며, myofibril 내 ATPase 함량이 많다. II형 근육세포는 조직화학적 특성에 따라 **IIA형** 및 **IIB형**으로 세분된다. 하나의 motor unit을 구성하는 근육세포들은 모두 같은 유형에 속한다. 동물실험 결과에 따르면, 근육세포의 유형은 이를 지배하는 운동신경세포에 의해 결정된다. 운동신경세포는 acetylcholine을 분비하여 근육을 수축시킬 뿐 아니라, 여러 가지 trophic factor(영양인자)를 분비하여 근육세포의 분화와 활성을 조절한다. 이와 같은 근육영양인자들은 말초신경 추출물에서 분리할 수 있는데, 그중 가장 많이 알려진 것은 ciliary neurotrophic factor이다. Ciliary neurotrophic factor는 근육세포 외에 운동신경세포 등의 여러 신경세포에 대해서도 영양인자의 작용을 한다.

각 유형의 근육세포는 신경이 제거되었을 때의 반응에서도 차이를 보인다. IIB형 근육세포는 신경 제거 시 근육위축이 빨리 일어나고, I형 근육세포는 위축이 늦게 일어난다.

Intrafusal muscle fiber(방추속근육세포)는 γ motor neuron의 조절을 받아 수축하여, neuromuscular spindle(근육방추, 3장 참조)의 길이와 장력을 조절한다. γ motor neuron은 α motor neuron에 비해 수는 훨씬 적지만, neuromuscular spindle에 분포하는 감각신경섬유의 감수성을 결정하는 중요한 기능을 한다. Neuromuscular spindle의 감각신경섬유종말은 stretch reflex(신장반사, spinal cord의 내림신경로에 의해 억제됨)를 유발하는 수용기의 역할을 한다. 또한 neuromuscular spindle은 위치와 운동을 인지하는 고유감각 수용기로도 작용한다.

Spinal Cord의 내림신경로

Spinal cord의 운동신경세포는 cerebral cortex(대뇌겉질), reticular formation(그물핵)의 central nuclei(중심핵군), lateral vestibular nucleus(가쪽안뜰핵)에서 내려오는 신경섬유의 조절을 받는다. 이들 내림신경로는 spinal cord의 lateral funiculus와 ventral funiculus에 위치한다(그림 5-9). 그 밖에도 brain stem의 여러 신경핵에서 나온 내림신경로들이 spinal cord를 따라 아래쪽으로 뻗어 있다.

Corticospinal Tract(겉질척수로)

Corticospinal tract(그림 23-1, 23-2)은 frontal lobe과 parietal lobe에 위치한 신경세포의 axon으로 이루어져 있다. Corticospinal tract의 운동신경섬유는 frontal lobe에 위치한 primary motor area(일차운동영역), premotor area(운동앞영역), supplementary motor area(보조운동영역), cingulate motor area(띠운동영역)에서 나온다(15장 참조). 나머지 신경섬유들은 parietal lobe의 primary somesthetic area에서 나온 것인데, 이 신경섬유들은 운동기능과는 관련이 없는 것으로 알려져 있다(15장 참조). Cerebral cortex의 운동영역에서 나온 내림신경로는 spinal cord 이외의 다른 부위로도 뻗는다.

운동신경로(corticospinal tract과 corticoreticulospinal tract)를 이루는 신경섬유는 cerebral cortex의 모든 운동영역에서 나온다. 한편 primary motor cortex는 다른 운동영역으로부터 오는 연합섬유를 받으며, 이들 겉질영역은 prefrontal association cortex, parietal association cortex 및 temporal association cortex에서 오는 신경섬유를 받는다. 이와 같이 cerebral cortex에서 출력되는 운동명령은 감각정보의 영향을 받을 수 있도록 되어 있기 때문에, 신체의 움직임은 대뇌의 명령뿐 아니라 촉각, 시각 등의 감각에 의해서도 조절을 받게 된다.

Corticospinal tract의 신경섬유들은 대뇌 백색질을 지난 뒤, lentiform nucleus(렌즈핵)와 thalamus(시상) 사이로 모여 **internal capsule(속섬유막)**의 posterior limb(뒤다리)을 통해 아래로 내려간다(16장 참조). 그 밖에도 internal capsule의 posterior limb에는 red nucleus(적색핵), reticular formation(그물체), pontine nuclei(다리뇌핵), inferior olivary complex(아래올리브복합체) 등으로 가는 내림신경섬유와 thalamocortical fiber, corticothalamic fiber, corticostriate fiber 등이 포함되어 있다. 이제부터 하나씩 설명

임상노트

Lower Motor Neuron의 손상

질환이나 외상에 의해 운동신경세포의 cell body 또는 axon이 손상됐을 때 해당 근육의 마비 또는 무력증이 나타나는데, 이를 lower motor neuron lesion syndrome(아래운동신경세포 손상증후군)이라고 부른다.

대표적인 예로 **poliomyelitis(회색질척수염)와 말초신경 손상**을 들 수 있다. Poliomyelitis는 spinal cord의 ventral horn이나 brain stem의 cranial nerve 운동핵에 위치한 운동신경세포에 선택적으로 침입하는 바이러스에 의한 질환이다. Lower motor neuron 손상 시 다음과 같은 증상이 나타난다.

1. Stretch reflex(신장반사)의 출력부분이 차단되어 근육긴장이 감소하거나 없어지는 flaccid paresis(이완불완전마비) 또는 flaccid paralysis(이완마비)가 나타난다.
2. Tendon reflex(힘줄반사)가 약해지거나 없어진다. 그 기전은 flaccid paralysis와 동일하다.
3. 마비된 근육이 점점 위축된다. 운동신경섬유에서 분비되던 영양인자가 없어지고, 마비로 인해 근육을 사용하지 않는 것이 근육위축의 원인이다.
4. Electromyography(근전도검사)를 해 보면, 신경지배를 잃은 근육세포 하나하나가 제각기 임의로 수축하는 fibrillation potential(잔떨림전위)이 나타난다. Fibrillation(잔떨림)은 근육다발이 불규칙하게 수축하는 fasciculation(근육섬유다발수축)과는 다른 현상이므로 혼동하지 말아야 한다. 부분적으로 신경지배를 잃은 근육에서 fasciculation이 나타나기는 하지만, 이는 정상 근육에서도 나타날 수 있는 현상이므로 lower motor neuron 손상의 진단 기준으로 삼기에는 적합하지 않다.
5. 부분적으로 신경지배를 잃은 근육의 경우, 온전한 신경섬유가 node of Ranvier(말이집마디) 및 motor end plate(운동종말판) 부위에서 새로운 가지를 내어 마비된 근육섬유에 연접하기도 한다. 근육생검 조직검사를 통해 이를 확인할 수 있으며, 근전도검사에서도 motor unit이 커진 것을 발견할 수 있다. 이와 같이 커진 motor unit이 수축하면 fasciculation이 나타난다.

Motor end plate 부위의 자극전달장애(예: **myasthenia gravis 중증근육무력증**), 근육의 수축기능장애(예: **dystrophy 퇴행위축**, **myopathy 근육병증**, **myositis 근육염**) 등의 경우에도 lower motor neuron 손상과 비슷한 증상과 징후들이 나타난다. 임상소견을 바탕으로 진단을 내리기 어려울 때에는 조직생검이나 신경생리학적 검사를 시행한다.

하겠지만, 이 신경섬유들은 모두 운동의 조절에 관여한다.

Internal capsule은 아래쪽으로 계속 뻗어 midbrain의 **basis pedunculi(다리밑동)**를 이룬다. 이곳에서 corticospinal tract의 일부 신경섬유는 red nucleus로 향하는 가지를 낸다. Corticospinal fiber는 basis pedunculi의 중간 3/5 부위를 지나며, 그 양쪽에는 corticopontine fiber가 위치한다. Corticospinal tract은 **pons**의 basal portion에 이르러 여러 개의 신경다발로 나뉘며, corticopontine fiber와 함께 계속 아래쪽으로 뻗는다(그림 7-8~7-12). 이 부위에서 일부 corticospinal fiber는 reticular formation의 central nuclei(중심핵군)에 연접하는 가지를 낸다.

Corticospinal fiber는 pons의 아래쪽 경계에 이르러 다시 한 곳으로 모이는데, 이 신경섬유다발이 medulla의 배쪽면으로 융기되어 보이는 것을 **pyramid(피라밋)**라고 부른다. 이 부위의 이름을 따서 corticospinal tract을 **pyramidal tract(피라밋로)**이라고 부르기도 한다. **Pyramidal system(피라밋로계통)**이라는 용어는 corticospinal tract과 cranial nerve 운동핵으로 뻗는 corticobulbar fiber(corticonuclear fiber, 겉질숨뇌섬유)를 합쳐서 부르는 명칭이다. Medulla의 아래쪽 끝에서 corticospinal fiber의 약 85%는 decussation of pyramid(피라밋교차, 그림 7-2, 7-3)를 지나 반대쪽으로 교차한 뒤, spinal cord의 반대쪽 lateral funiculus 뒷부분으로 뻗어 **lateral corticospinal tract(가쪽겉질척수로)**을 이룬다. 나머지 15%의 신경섬유는 **ventral corticospinal tract(앞겉질척수로)**이 되어, spinal cord의 같은쪽 ventral funiculus를 따라 아래로 뻗는다. Ventral corticospinal tract의 신경섬유 대부분은, 마지막에 가서는 결국 반대쪽으로 교차하여 spinal cord의 회색질에 연접한다. (두 신경로의 상대적인 크기는 사람마다 많은 차이를 보인다. 간혹 ventral corticospinal tract이 lateral corticospinal tract보다 더 큰 경우도 있다.)

Spinal cord의 회색질로 들어온 corticospinal fiber는 intermediate gray matter와 ventral horn에 연접한다. 운동신경세포의 cell body와 dendrite에 직접 연접하는 신경섬유는 많지 않으며, 대부분 interneuron의 중계를 거쳐 간접적으로 운동신경세포에 영향을 미친다. Parietal lobe의 primary somesthetic area에서 내려온 corticospinal fiber는 dorsal horn에 연접한다. 이 신경섬유들은 운동기

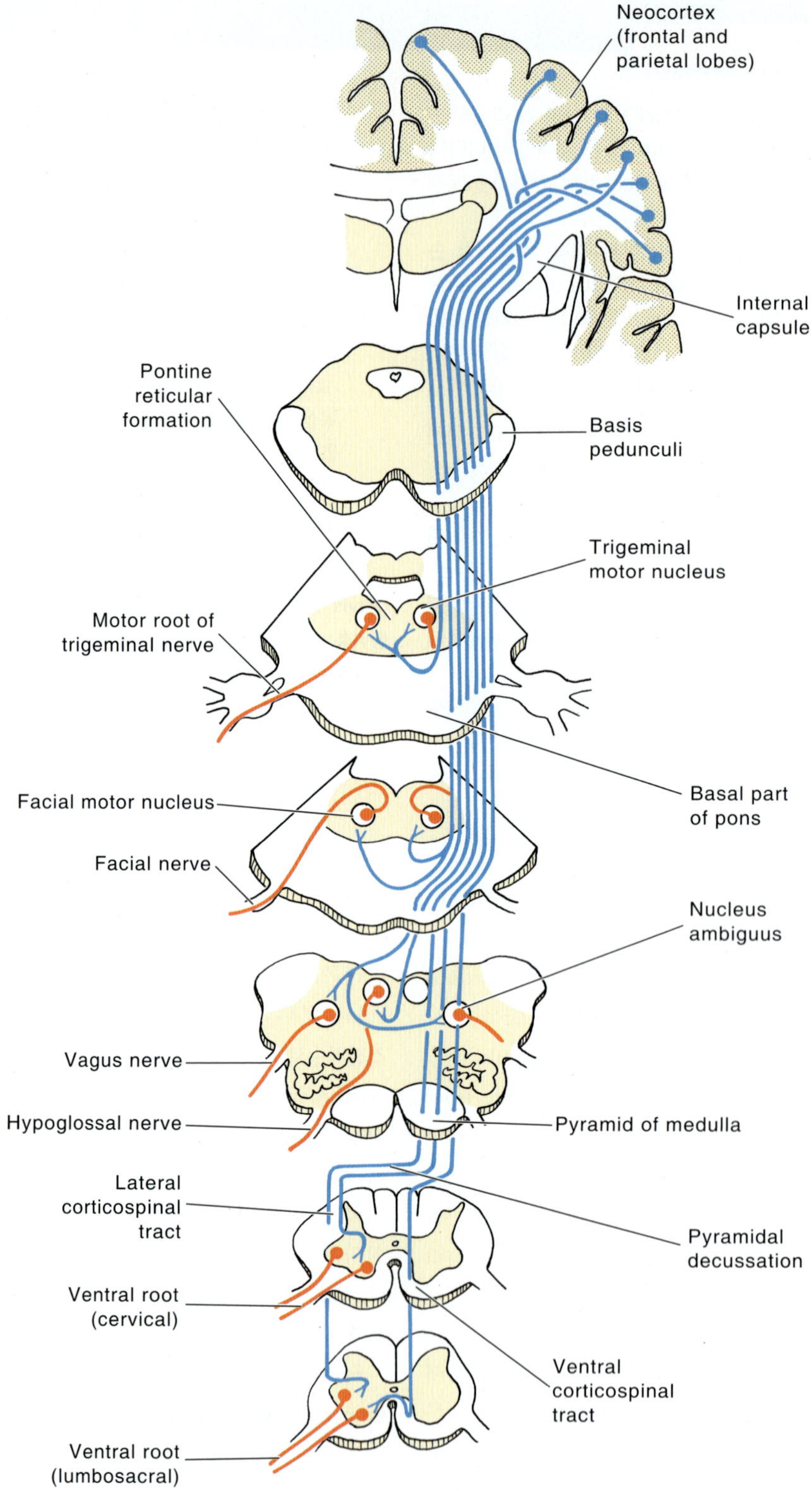

그림 23-1 Pyramidal system(피라밋로계통). Corticobulbar fiber(겉질숨뇌섬유)와 corticospinal fiber(겉질척수섬유)는 파란색으로, lower motor neuron(아래운동신경세포)은 빨간색으로 표시하였다. Trigeminal motor nucleus, facial motor nucleus, nucleus ambiguus는 양쪽 cerebral cortex에서 내려오는 명령을 받는다. Corticospinal fiber는 대부분 정중면을 넘어 반대쪽으로 교차한다.

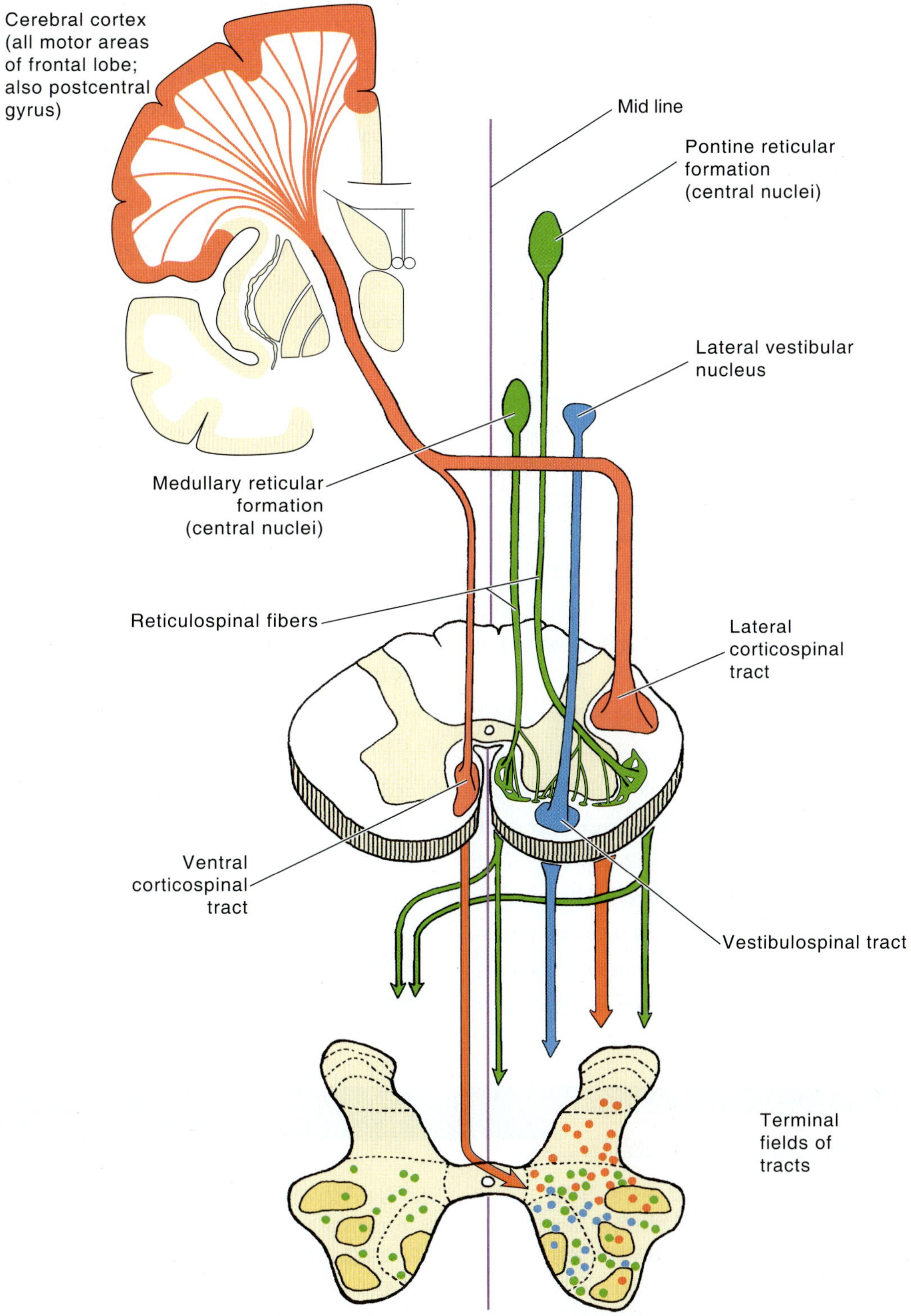

그림 23-2 운동 조절에 관여하는 주요 내림신경로의 시작부위, 경로 및 끝부위. Corticospinal tract은 빨간색, vestibulospinal tract은 파란색, reticulospinal tract은 녹색으로 표시하였다. Spinal cord의 motor neuron이 모여 있는 회색질기둥은 노란색으로 표시하였다. Gray matter의 lamina들은 점선으로 구분하였다(그림 5-7 참조, 운동신경세포는 lamina IX에 위치한다).

능과는 상관이 없으며, 몸감각이 중추로 전달되는 과정을 조절하는 역할을 한다(19장 참조).

Reticulospinal Tract(그물척수로)

Reticulospinal tract은 spinal cord의 ventral funiculus와 lateral funiculus 앞부분에 걸쳐 위치한다. Reticulospinal tract은 대부분 reticular formation의 central group(중심핵군)-주로 같은쪽 oral pontine reticular nucleus(입쪽다리뇌그물핵), caudal pontine reticular nucleus(꼬리쪽다리뇌그물핵), medulla의 gigantocellular reticular nucleus(거대세포그물핵)-에서 나온 신경섬유로 이루어져 있다. 아래로 내려가는 도중 ventral funiculus에서 lateral funiculus로 옮겨가는 reticulospinal fiber도 많다. 사람의 경우, pons와 medulla에서 나온 신경섬유가 합쳐져서 하나의 신경로를 이룬다(예전에는 pontine reticulospinal tract과 medullary reticulospinal tract이 별도로 존재한다고 여겼었다, 5장 참조). 대부분의 reticulospinal fiber는 같은쪽으로 내려가 양쪽 ventral horn의 interneuron에 연접하며, 일부 reticulospinal fiber는 운동신경세포의 cell body에 연접한다(그림 23-2).

Reticular formation의 central nuclei에 위치한 신경세포들은 모든 감각계통, cerebral cortex의 premotor area와 supplementary motor area, vestibulocerebellum의 fastigial nucleus(꼭지핵) 및 다른 부위의 reticular formation으로부터 정보를 받는다(그림 9-4, 9-6). Pedunculopontine nucleus(다리다리뇌뒤판핵)의 콜린성 신경세포들은 corpus striatum(줄무늬체)으로부터 정보를 받아 reticular formation의 central nuclei에 전달해 준다. Corpus striatum은 이런 경로를 통해 간접적으로 운동신경세포의 활성을 조절한다. Reticulospinal fiber는 brain stem 안에서 짧은 가지를 내어 reticular formation의 여러 신경세포에 연접한다. 또한 spinal cord 안에서도 많은 분지가 일어나기 때문에, 하나의 reticulospinal fiber는 목분절, 가슴분절, 허리분절에 모두 연접하게 된다. 이와 같은 연결관계를 바탕으로 미루어 볼 때, reticulospinal tract은 서로 다른 spinal cord 분절의 지배를 받는 여러 근육의 협동운동(걷기, 뛰기, 수영하기 등에서 나타나는 팔다리의 협동운동)을 조절할 것으로 여겨진다. 팔다리의 협동운동에 있어서 **propriospinal fiber(척수고유섬유)**도 매우 중요한 역할을 하는 것으로 알려져 있다.

Reticulospinal tract에 대한 지식은 대부분 동물실험을 통해 밝혀진 것이다. Reticulospinal tract은 거의 모든 포유동물에서 나타나는 신경로이기 때문에, 동물실험의 결과가 사람에도 적용될 가능성이 높다. 다른 주요 내림신경로와 비교해 봤을 때, reticulospinal tract은 좌우의 구분이나 평형유지와는 무관한 운동의 조절에 관여할 것으로 생각된다. Cerebral cortex에서 시작하는 운동신경로는 cortex의 운동영역에 전기자극을 가하여 운동을 유발하는 방법으로 사람에서도 연구가 가능하다. 정상인에서는 corticospinal tract에 의해 운동신경세포에 직접(연접을 한 번 거침) 자극이 전달되기 때문에, 전기자극과 근육수축 사이의 시간차가 매우 짧다. Internal capsule(속섬유막) 부위의 경색증으로 인해 corticospinal fiber가 손상된 환자의 경우 운동영역에 가한 전기자극과 근육수축 사이의 시간차가 길어지는데, 이는 corticoreticulospinal tract을 통해 자극이 전달되기 때문인 것으로 해석할 수 있다.

앞에서 언급했듯이, corticospinal tract과 corticoreticulospinal tract은 cerebral cortex 및 reticular formation과

임상노트

Pyramidal tract(피라밋로)의 선택적인 손상

Medulla의 pyramid만 선택적으로 손상된 경우는 10여 명 정도의 증례가 보고된 바 있다. 손상 반대쪽에 flaccid hemiplegia(이완반신마비)가 나타난 뒤 점차 대부분의 운동기능이 회복되는데, 손가락에는 영구적인 운동장애가 남는다. Stretch reflex(신장반사)에는 이상 증상이 나타나지 않는다. 과거, dyskinesia(운동이상증) 환자의 증상을 완화하기 위해 basis pedunculi의 중간부분을 절제하는 수술이 시행되곤 했었는데, 그 효과는 pyramid이 손상된 환자의 증상과 비슷했다. 이와 같은 임상관찰과 원숭이를 대상으로 한 실험결과 를 종합해 볼 때, pyramidal tract의 주 기능은 숙련을 요하는 운동의 정확도와 속도를 조절하는 것이라고 생각된다. Babinski reflex(바빈스키반사, 나중에 자세히 설명함)는 아마도 corticospinal fiber가 절단됐기 때문에 나타나는 것으로 생각되지만, spasticity(강직) 등 "upper motor neuron(위운동신경세포) 손상"의 증상과 징후들은 이론적으로 설명하기 어렵다.

연결된 여러 부위의 영향을 받는다. 운동계통의 주요 구성 요소 사이의 연결관계를 그림 23-3에 이해하기 쉽게 요약해 놓았으니 참고하기 바란다.

Vestibulospinal Tract(안뜰척수로)

Vestibulospinal tract은 같은쪽 lateral vestibular nucleus(Deiters' nucleus, 가쪽안뜰핵)에서 나온 신경섬유로 구성되어 있으며, lateral vestibulospinal tract(가쪽안뜰척수로)이라고 부르기도 한다(5장 참조, 그림 23-2). 이 신경로는 spinal cord의 ventral funiculus를 따라 아래로 뻗는 굵은 말이집신경섬유로 이루어져 있다. Vestibulospinal fiber의 대부분은 ventral horn 안쪽 부위의 interneuron에 연접하며, 일부 신경섬유는 운동신경세포의 dendrite에 연접한다.

동물의 lateral vestibular nucleus에 전기자극을 가하면, 같은쪽 팔다리와 척주의 폄근육은 수축하고 굽힘근육은 이완된다. 반대쪽 근육에도 약간의 반응이 나타나는데, 이는 ventral horn 안쪽 부위의 신경세포 중 일부에서 나온 axon이 정중면을 넘어 반대쪽 운동신경세포에 영향을 미치기 때문일 것으로 생각된다. Vestibular nuclei보다 위쪽에서 brain stem을 절단하면 전신의 폄근육이 수축한 상태로 유지되는데, 이를 **decerebrate rigidity(대뇌제거경축)**라고 한다. 이런 현상은 실험동물뿐 아니라, 커다란 종양이나 basilar artery의 혈전 등으로 인해 midbrain 또는 pons가 크게 손상된 환자에서도 가끔 볼 수 있다. 이때 lateral vestibular nucleus를 파괴하면 폄근육의 수축이 풀어지는 것으로 보아, decerebrate rigidity는 vestibulospinal tract을 이루는 신경세포의 과도한 흥분에 의해 일어나는 것으로 추정된다. Lateral vestibular nucleus는 vestibular nerve, cerebellum의 fastigial nucleus(꼭지핵), vestibulocerebellum의 cortex 등으로부터 정보를 받는다.

위의 내용을 종합해 보면 vestibulospinal tract은 중력에 대항하는 폄근육의 작용을 통해 직립자세를 유지하는 데 관련된 기능을 할 것으로 여겨진다. 중력에 대항하는 근육은 가만히 있거나 움직일 때 평형을 유지하는 데에도 중요

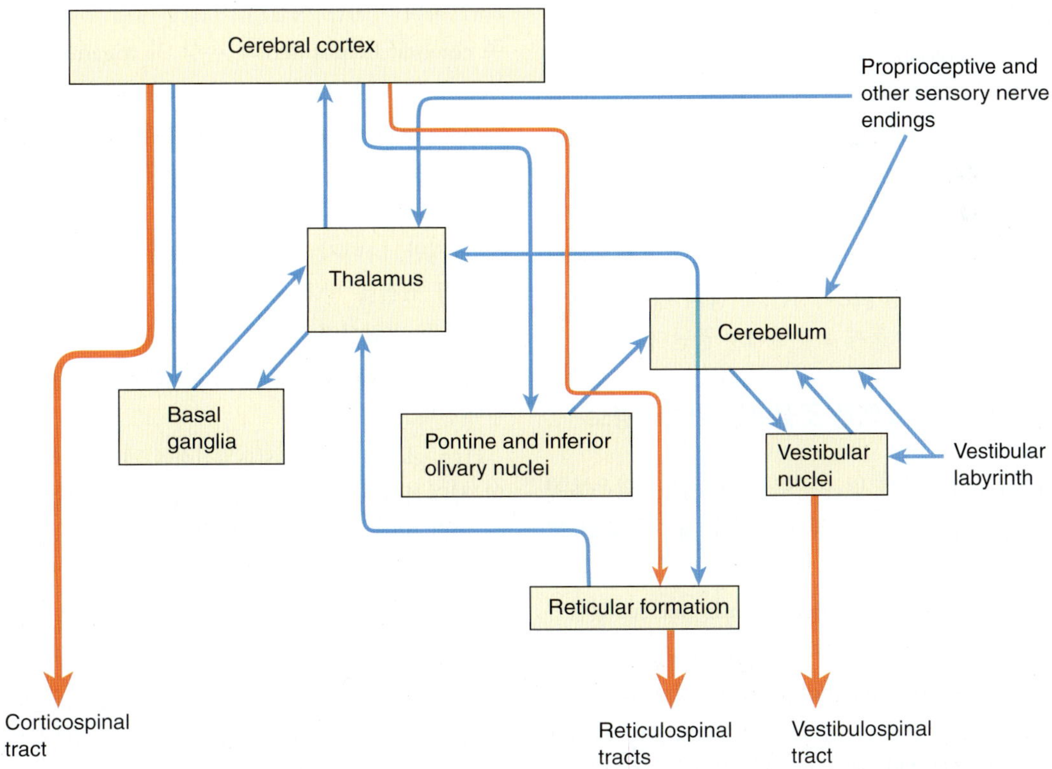

그림 23-3 Basal ganglia와 cerebellum에 의한 corticospinal tract(겉질척수로), reticulospinal tract(그물척수로), vestibulospinal tract(안뜰척수로)의 활성 조절 회로. 내림운동신경로는 빨간색, 나머지 신경로는 파란색으로 표시하였다. 복잡한 연결을 생략하고 단순화한 모식도이다. 자세한 내용은 그림 23-4 및 23-5를 참고하라.

한 역할을 한다. Vestibulospinal tract은 cerebral cortex의 명령에 의해 일어나는 수의운동에 직접 관여하지는 않지만, 체조선수나 곡예사의 고도로 숙련된 운동에 있어서 매우 중요한 역할을 한다. 자세 및 평형유지와 관련된 운동 즉, vestibulospinal tract의 조절을 받는 운동의 학습에는 inferior olivary complex(아래올리브복합체)와 cerebellum을 포함하는 신경회로가 관여할 것으로 생각된다(10장 참조).

기타 내림신경로

Corticospinal tract, reticulospinal tract, vestibulospinal tract이 시작하는 뇌의 각 부위 사이의 연결은 그림 23-3에 잘 요약되어 있다(몇몇 작은 내림신경로들은 생략하였음).

Spinal cord의 ventral funiculus 안쪽 부위에는 목분절까지 내려오는 두 개의 신경로가 있다. 하나는 반대쪽 superior colliculus에서 나온 **tectospinal tract(덮개척수로)**이고, 다른 하나는 **medial longitudinal fasciculus(안쪽세로다발)**의 내림부분이다. 사람의 tectospinal tract은 매우 작아 기능적으로 큰 의미가 없을 것으로 생각된다. Medial longitudinal fasciculus는 양쪽 medial vestibular nucleus(안쪽안뜰핵)에서 나온 신경섬유로 이루어져 있어서 medial vestibulospinal tract(안쪽안뜰척수로)이라고도 하는데, 같은쪽 신경섬유가 더 많은 비중을 차지하고 있다. 두 신경로는 목의 근육(accessory nerve의 지배를 받는 근육 포함)을 지배하는 운동신경세포를 조절하여, 시선의 고정과 평형유지에 관련된 머리의 움직임에 영향을 미친다. **Rubrospinal tract(적색척수로)**은 대부분의 포유동물에서 나타나는 중요한 운동신경로이지만, 사람의 경우에는 매우 작고 짧아 첫째 또는 둘째 목분절에서 끝난다.

Cranial nerve 운동핵을 조절하는 내림신경로

Cranial nerve의 지배를 받는 근육은 대부분 수의운동에 관여하며, 그중 일부는 내림신경로에 의해 매우 정교한 조절을 받는다.

8장에서 설명한 것과 같이 oculomotor nucleus(눈돌림신경핵), trochlear nucleus(도르래신경핵), abducens nucleus(갓돌림신경핵)는 frontal lobe, parietal lobe, occipital lobe의 cortex, superior colliculus(위둔덕), brain stem의 여러 신경핵 등으로부터 매우 다양한 정보를 받는다. 눈의 움직임은 cerebral cortex의 조절을 받는다. Frontal eye field(이마엽눈운동영역)는 수의운동에 의한 측면주시에 관여한다. 반면 parietal lobe 뒷부분의 cortex는 움직이는 물체를 추적할 때 일어나는 불수의 동향운동과, 가까운 물체를 볼 때 일어나는 convergence(눈모음)에 관여한다.

다른 cranial nerve 운동핵 즉, trigeminal motor nucleus(삼차신경운동핵), facial motor nucleus(얼굴신경핵), nucleus ambiguus(의문핵), hypoglossal nucleus(혀밑신경핵)의 구심성 연결에 대해서는 많이 알려져 있지 않다. 동물실험 결과에 따르면, cerebral cortex의 운동영역에서 나온 **corticobulbar fiber(겉질숨뇌섬유)**는 대개 운동신경핵 주위의 reticular formation(그물체)에 연접하며, 일부 신경섬유는 운동신경세포에 직접 연접한다. Cranial nerve의 운동신경핵은 reticular formation으로부터 정보를 받는데, 이는 spinal cord의 reticulospinal tract과 비슷한 연결관계라고 할 수 있다. 따라서 upper motor neuron 손상에 의한 근육마비는 corticobulbar fiber와 corticoreticular fiber가 모두 손상된 결과이다.

한쪽 motor cortex 또는 internal capsule의 posterior limb이 손상됐을 때, 반대쪽 얼굴 아랫부분의 근육(입술과 볼을 움직이는 근육)과 혀의 근육에만 마비가 나타난다. 또한 혀의 마비는 시간이 지남에 따라 점차 회복된다. 한쪽 cerebral hemisphere의 손상 시 trigeminal motor nucleus(삼차신경운동핵), facial motor nucleus(얼굴신경핵)의 윗부분, nucleus ambiguus(의문핵)의 지배를 받는 근육은 양쪽 모두 별다른 변화가 나타나지 않는다. Facial motor nucleus의 아랫부분은 반대쪽에서 온 내림신경로의 조절을 받지만, 나머지 cranial nerve 운동핵들은 양쪽 내림신경로의 조절을 받기 때문에 이런 현상이 나타나는 것이다. 양쪽 내림신경로의 조절을 받는 신경핵은 한쪽 신경로가 손상됐을 때 다른 한쪽을 통해 정상적인 조절이 이루어진다.

Hypoglossal nucleus(혀밑신경핵)에는 양쪽 내림신경로의 신경섬유가 연접하지만, 반대쪽에서 오는 신경섬유가 더 많다. 따라서 반대쪽 내림신경로가 손상된 뒤 몇 주가 지나면, 온전한 같은쪽 내림신경로에 의해 조절이 이루어지게 된다. Accessory nucleus(더부신경핵)는 spinal cord의 목분절 윗부분에 위치하며, 어깨를 올리는 작용을 하는 trapezius muscle(등세모근)과 머리를 반대쪽으로 돌리는 sternocleidomastoid muscle(목빗근)을 지배한다. Accessory nucleus에 연접하는 내림신경로가 절단되면, 반대쪽 trapezius muscle과 같은쪽 sternocleidomastoid muscle의 마비가 일어난다. Sternocleidomastoid muscle에 분포하는 운동신경세포는 교차하지 않은 내림신경로섬유의 조절을 받기 때문이다.

이와 같은 고전적인 학설은 임상증상을 설명하는 데에는 적합하지만, motor cortex의 구성과 corticobulbar fiber의 연결관계를 정확히 설명하기에는 조금 부족한 면이 있다. 자기장을 이용하여 사람의 cerebral cortex를 자극한 연구결과에 따르면, 얼굴 윗부분과 아랫부분의 근육을 수축시키거나 이완시키는 신경로가 brain stem 양쪽에 모두 있다고 한다. 또한 anterior cerebral artery(ACA) 분포 영역의 허혈손상 환자에서 얼굴 아랫부분의 근육은 멀쩡하면서 얼굴 윗부분의 근육만 약해지는 것은 frontal lobe의 안쪽면과 cingulate sulcus 부위의 cortex 때문이라고 한다. Primary motor cortex의 얼굴 영역과 internal capsule의 대부분은 middle cerebral artery(MCA, 25장 참조)를 통해 혈액을 공급받는다. 얼굴 아랫부분의 hemiplegia(반신마비) 또는 hemiparesis(반신불완전마비)를 유발하는 뇌졸중은 MCA 분포 영역의 허혈손상 때문에 일어난다. ACA가 막힌 경우에는 다리가 마비되고 눈 주위의 근육에 가벼운 운동장애가 나타나지만, 통상적인 진찰에서는 머리와 목의 증상을 놓치기 쉽다.

내림신경로의 조절

Motor cortex를 전기자극했을 때 유발되는 운동은(15

임상노트

Upper Motor Neuron 손상

"Upper motor neuron(위운동신경세포)"이라는 용어는 근육의 수의운동 조절에 관여하는 여러 내림신경로들을 통틀어 일컫는 애매한 명칭이다. 그렇지만 근육의 마비 또는 쇠약이 있을 때, 말초신경의 손상에 의한 것과 중추신경계통의 손상에 의한 것을 구분하기 위해 "upper motor neuron 손상"이라는 임상용어가 흔히 사용된다. 뇌혈관질환(출혈, 혈전증, 색전증)으로 인해 갑작스럽게 마비가 일어나는 것을 **stroke(뇌졸중)**이라고 한다. 예를 들어 internal capsule의 posterior limb에 경색증이 있을 경우, 반대쪽 **hemiplegia(반신마비)**와 함께 전형적인 upper motor neuron 손상 증후군이 나타난다. Spinal cord가 절단되거나 부분적으로 파괴됐을 때에도, 그 이하의 분절에서 비슷한 장애가 초래된다. Upper motor neuron 손상의 증상과 징후는 다음과 같다.

1. 근육의 수의운동이 일어나지 않거나 약해진다.
2. 근육의 위축이 거의 일어나지 않는다. 그러나 손상이 오랜 기간 회복되지 않을 경우 약간의 근육위축과 관절구축이 일어난다. 근육을 지배하는 신경 자체는 온전하므로, 영양인자의 공급이 충분히 이루어지기 때문이다.
3. 근육의 긴장도가 높아진다. 원래 내림신경로에 의해 억제되어 있던 stretch reflex(신장반사)가 계속 활성화되어 나타나는 현상으로, **spasticity(강직)**라고 부르기도 한다. Tendon jerk(힘줄반사)는 정상보다 강하게 나타난다. 검사자가 환자의 굽은 관절을 펴려고 해도 stretch reflex 때문에 잘 펴지지 않는다. 이때 관절에 더욱 강한 힘을 가하면, Golgi tendon organ(골지힘줄기관)에 의한 억제반사가 유발되어 근육이 갑자기 이완된다. 이와 같은 현상을 흔히 "clasp knife rigidity(접는 칼 경축)"라고 부른다. 힘줄을 잡아 당겼을 때 근육의 수축과 이완이 교대로 반복되는 **clonus(간대경련)**가 나타날 수도 있다. Clonus를 검사하기 위해서는, 발바닥에 강한 압력을 가함으로써 발목관절을 등쪽으로 굽혀 gastrocnemius muscle(장딴지근), soleus muscle(가자미근) 및 tendo calcaneus(Achilles' tendon, 발꿈치힘줄)를 잡아당기는 방법을 사용한다. Patella(무릎뼈)를 발쪽으로 밀어 quadriceps muscle(넙다리네갈래근)의 clonus를 검사하는 방법도 있다.
4. Cerebral cortex가 손상됐을 때, vestibulospinal tract에 의해 마비된 다리의 폄근육이 자극을 받아 다리가 안쪽으로 회전된 상태로 펴져 있게 된다. 팔은 팔꿉과 손목이 굽혀진 상태가 되는데, 이것은 아마도 reticulospinal tract의 활성 때문일 것으로 추정된다. 환자의 vestibulospinal tract을 절단하면, 마비된 팔과 다리 모두 굽혀진 상태가 된다.
5. 비정상적인 **plantar reflex(발바닥반사)**가 나타난다. 정상인에서는 단단한 물체로 발바닥의 가쪽 모서리를 긁었을 때 엄지발가락이 발바닥 쪽으로 굽혀지는데, upper motor neuron 손상 환자의 경우에는 엄지발가락이 펴지는 **Babinski sign(바빈스키징후)**이 나타난다. 엄지발가락이 펴짐과 동시에 무릎과 엉덩관절의 굽힘이 일어나는 경우도 있다. 정상인에서도 발바닥의 감각이 예민한 경우 비슷한 양상의 회피반사가 나타날 수 있다. Plantar reflex는 pyramidal tract의 조절을 받는다. 1세 이하의 어린아이에서는 Babinski sign이 나타나는 것이 정상이며, 생후 18개월이 지나야 성인과 같은 plantar reflex가

(계속)

일어난다. 이와 같은 반사의 성숙과정은 corticospinal fiber의 말이집형성과 관련이 있는 것으로 알려져 있다.

6. **Superficial reflex(얕은반사)**가 약해지거나 없어진다. Superficial reflex란 abdominal reflex(배근육반사, 앞배벽의 피부를 세게 긁었을 때 앞배벽의 근육이 수축함)와 cremasteric reflex(고환올림근반사, 넓적다리의 안쪽면을 긁었을 때 같은쪽 고환이 위로 올라감)를 말한다. Cremasteric reflex는 성인 남성에서는 잘 나타나지 않지만, 영아의 경우에는 매우 뚜렷하다. Superficial reflex는 cerebral cortex에서 나온 긴 신경로에 의해 일어날 것으로 추정하고 있기는 하지만, 정확한 경로는 아직 밝혀져 있지 않다.
7. 얼굴의 경우, 얼굴 아랫부분의 근육에만 마비가 나타난다. 원인은 잘 모르지만, 감정표현을 위한 근육의 수축에는 장애가 일어나지 않는다. 종종 이유 없이 웃거나 우는 등의 비정상적인 감정표현이 나타나기도 한다.
8. Cerebral hemisphere의 손상 부위가 작은 경우에는, 시간이 지남에 따라 일부 기능이 회복될 수 있다. 한쪽 팔다리를 움직이려 할 때 양쪽이 함께 움직이는 "mirror movement(거울상운동)"현상이 나타나는 경우도 있다. 전기생리학적 연구결과에 따르면, 이는 온전한 쪽의 corticospinal fiber가 분지를 내어 손상된 쪽의 spinal cord에 영향을 미치기 때문이다. 사람의 뇌는 비슷한 정도의 허혈 손상을 받은 동물에 비해 기능회복이 잘 일어나지 않는 편이다. 이는 사람의 경우 corticorubrospinal fiber가 없기 때문인 것으로 추정된다.

장 참조), 의식적인 생각에 의한 운동이나 습관적인 운동에 비해 매우 단순한 양상을 띤다. 따라서 motor cortex에서는 인위적인 전기자극에 비해 훨씬 복잡한 출력신호가 나온다고 할 수 있다. Motor cortex로 들어오는 신경섬유 중 가장 많은 수를 차지하는 것은 cerebral cortex의 다른 부위에서 오는 association fiber(연합섬유) 및 commissural fiber(맞교차섬유)와 thalamus의 ventral anterior nucleus(배쪽앞핵) 및 ventral lateral nucleus(배쪽가쪽핵)에서 오는 thalamocortical fiber이다. Ventral anterior nucleus와 ventral lateral nucleus는 운동의 조절에 관여하는 구조인 cerebellum과 basal ganglia로부터 정보를 받는다. (Motor cortex의 기능과 연결에 대해서는 15장에 자세히 설명되어 있다. 또한 cerebellum과 basal ganglia에 대해서는 10장과 12장을 참고하라.)

Cerebellum(소뇌)과 관련된 회로

운동계통은 cerebellum과 밀접한 연결관계를 이루고 있다(그림 23-4). Cerebellar cortex와 cerebellar nuclei는 반대쪽 cerebral cortex의 여러 부위(corticopontine fiber 및 pontocerebellar fiber를 통해)와 같은쪽 근육, 힘줄, 관절의 고유감각기(spinocerebellar tract 및 cuneocerebellar tract을 통해), 그리고 vestibular system(안뜰계통)으로부터 정보를 받는다. Inferior olivary complex(아래올리브복합체)는 neocortex의 운동영역, red nucleus, spinal cord로부터 정보를 받으며, cerebellar cortex 전체 영역으로 출력정보를 보낸다. 또한 precerebellar reticular nuclei(소뇌앞그물핵, 10장 참조)는 spinal cord, vestibular nucleus, cerebral cortex에서 오는 정보를 cerebellum으로 중계해 준다. Cerebellar nuclei에서 나온 신경섬유는 반대쪽 thalamus(ventral lateral nucleus)와 red nucleus, 양쪽 reticular formation 및 같은쪽 vestibular nucleus로 뻗는다.

이와 같은 연결을 통해 cerebellum은 cerebral cortex에서 오는 정보, 근육의 길이와 장력에 대한 정보, 그리고 머리의 위치와 움직임에 대한 정보를 받는다. 또한 cerebellum은 피부감각, 시각, 청각 등의 감각정보도 받는다. Cerebellar nuclei의 출력정보는 thalamus의 posterior ventrolateral nucleus(VLp, 뒤배쪽가쪽핵)를 거쳐 primary motor area와 supplementary motor area로 전달된다. 그 밖에도 cerebellum에서 나온 신경섬유들은 vestibular nucleus 및 reticular formation의 central group에 연접하여 간접적으로 lower motor neuron에 영향을 미친다.

전기생리학적 연구결과에 의하면, cerebellum은 inferior olivary nucleus를 통해 복잡한 운동에 대한 운동명령을 전달받는다고 한다. 어떤 운동이 실행될 때, primary motor area보다 pontocerebellar fiber의 흥분이 먼저 일어난다. Cerebellum으로 고유감각을 전달하는 신경섬유는 운동 중인 근육의 길이와 장력 변화에 따라 운동명령이 수정될 수 있게 해준다.

Basal Ganglia(바닥핵)

Basal ganglia(사실 ganglia가 아니라 nucleus임)는 telencephalon의 **corpus striatum(줄무늬체)**, diencephalon의 **subthalamic nucleus(시상밑핵)**, mesencephalon의 **substantia nigra(흑색질)**로 구성되어 있다. Corpus

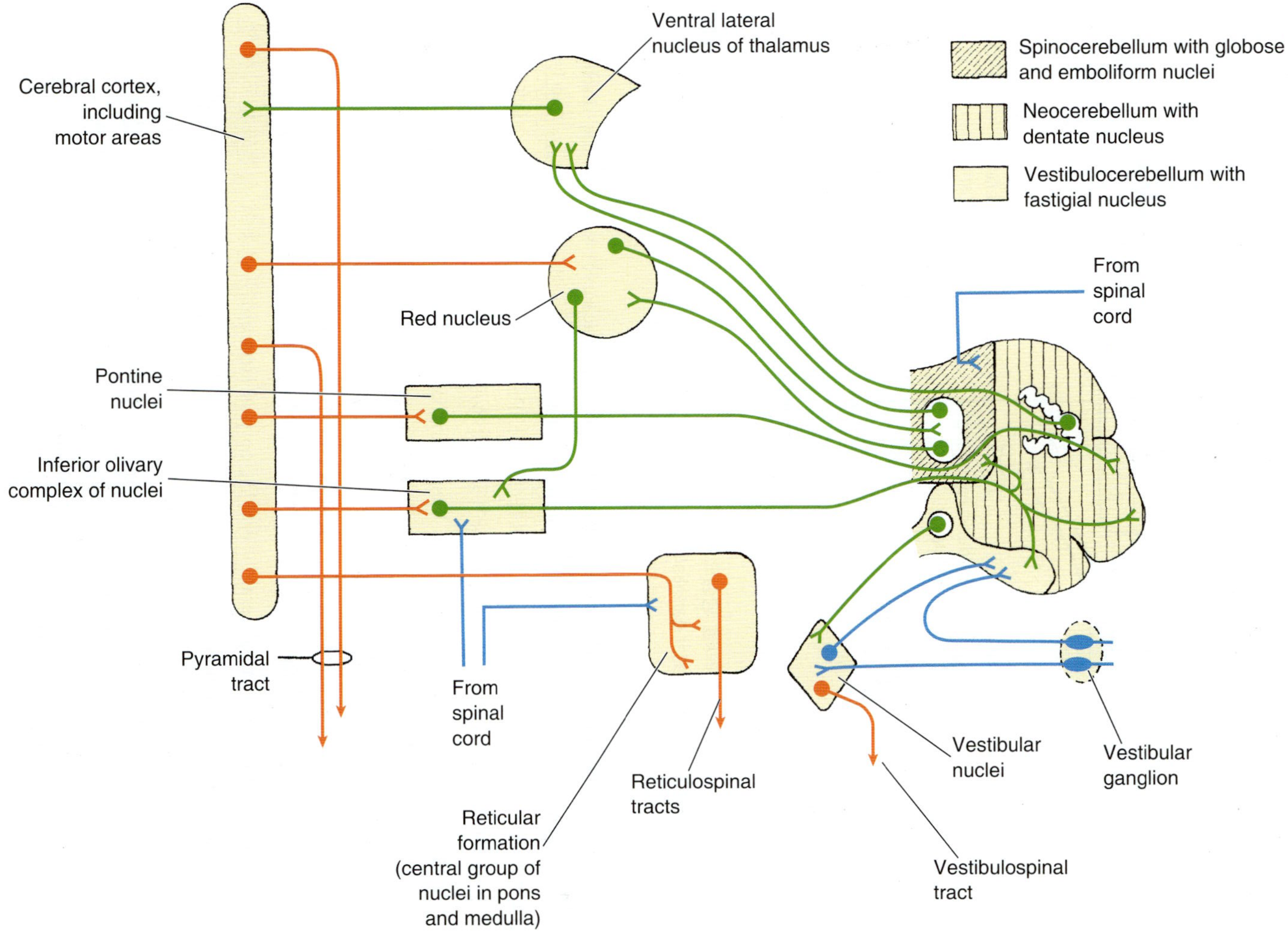

그림 23-4 주요 내림신경로(빨간색 신경세포)와 cerebellum(녹색 신경세포)을 중심으로 한 운동조절 회로. 파란색 신경세포는 감각정보의 입력을 담당한다. 그 밖의 cerebellum의 연결에 대해서는 10장을 참고하라.

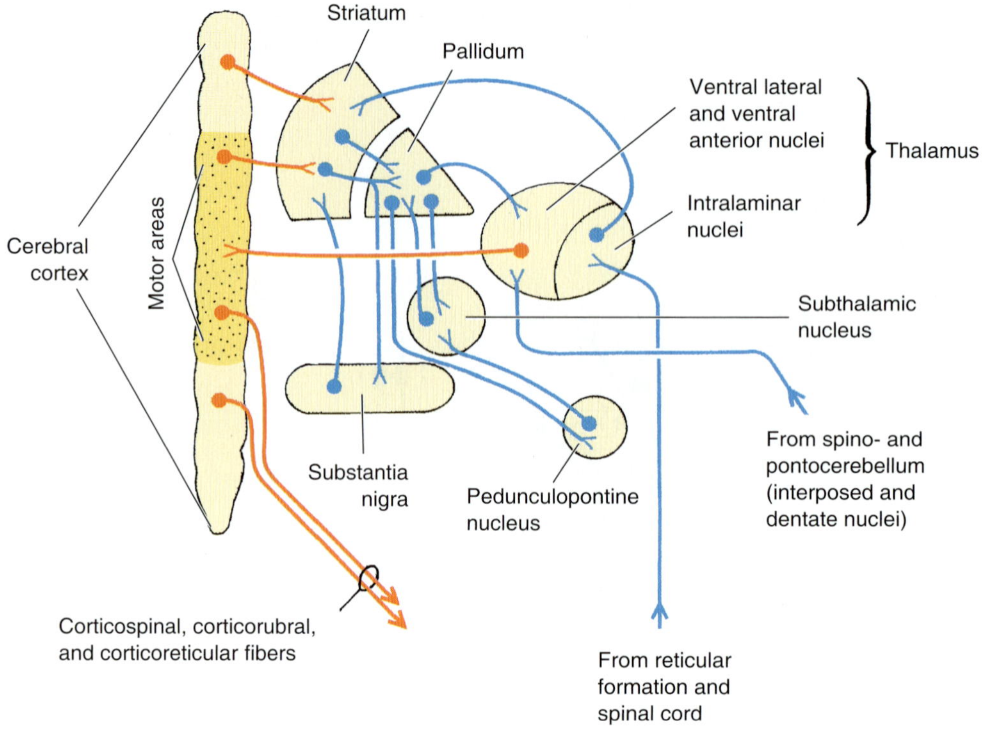

그림 23-5 Basal ganglia, thalamus, motor cortex를 중심으로 한 운동조절 회로. Motor cortex에서 나온 신경섬유는 빨간색, 나머지 신경섬유는 파란색으로 표시하였다. 그 밖의 basal ganglia의 회로에 대해서는 12장을 참고하라.

striatum은 **striatum(새줄무늬체)**과 **pallidum(창백핵)**으로 구분되며, pallidum은 다시 external division(가쪽창백핵)과 internal division(안쪽창백핵)으로 나뉜다. (Basal ganglia의 각 부위를 일컫는 다양한 명칭에 대해서는 12장을 참고하라.) Striatum은 putamen(조가비핵)과 caudate nucleus(꼬리핵)로 구성되어 있으며 neocortex 전체 영역, intralaminar thalamic nuclei(시상섬유판속핵) 및 substantia nigra로부터 정보를 받는다(그림 23-5). Striatum에서 나온 신경섬유는 pallidum으로 뻗으며, pallidum은 thalamus의 ventral anterior nucleus(VA, 배쪽앞핵) 및 anterior ventrolateral nucleus(VLa, 앞배쪽가쪽핵)의 중계를 거쳐 premotor area와 supplementary motor area에 영향을 미친다. Striatum의 활성은 substantia nigra와의 양방향 연결을 통해 조절되며, pallidum의 활성은 subthalamic nucleus와의 양방향 연결을 통해 조절된다. 이 연결에 대해서는 12장을 참고하기 바란다.

Pallidum에서 나온 신경섬유 중 일부는 아래쪽으로 뻗어 midbrain과 pons의 경계부위에 있는 pedunculopontine nucleus(다리다리뇌뒤판핵)에 연접한다(9장 참조). Pedunculopontine nucleus는 subthalamic nucleus, pallidum, reticular formation의 central group 등으로 출력정보를 보낸다. Pedunculopontine nucleus는 율동성 운동의 타이밍 조절에 관여하는 것으로 알려져 있다.

Basal ganglia는 중추신경계통 여러 부위의 영향을 받는다. 또한 basal ganglia 내부에 복잡한 회로가 형성되어 있는 것으로 보아 이곳에서 정보의 통합이 일어날 것으로 추정된다. Basal ganglia 전체 구조 중 일부만이 운동과 관련된 기능에 관여한다(12장 참조). 전기생리학적 연구에 따르면, corpus striatum은 운동이 실행되기 직전 및 운동 실행 중에 활성화된다. 따라서 basal ganglia의 회로는 neocortex 여러 부위로부터 운동영역(특히 premotor area와 supplementary motor area)으로 정보를 전달하는 데에 관여하며, corpus striatum에는 학습된 운동의 프로그램 조각이 저장되어 있을 것으로 추정된다. Basal ganglia와 관련된 질환의 증상을 보더라도 basal ganglia가 학습된 운동의 개시, 조절 및 중지에 관련된 기능을 한다는 것을 알 수 있다.

혼동스러운 용어

오래 전부터 수의운동을 조절하는 pyramidal system 이외에, 습관적이고 자율적인 운동을 조절하는 extrapyramidal system(피라밋외로계통)이 있다고 믿어 왔다. "Extrapyramidal"이라는 개념은 reticulospinal tract과 vestibulospinal tract뿐 아니라 corpus striatum, substantia nigra, subthalamic nucleus와 관련된 신경로도 포함하는 것이다. Basal ganglia의 일부 구조로부터 내림신경로가 시작한다고 생각했었기 때문이다. 그러나 해부학, 생리학, 임상의학적 증거들을 종합해 볼 때, basal ganglia는 neocerebellum과 하나로 묶어서 생각하는 것이 바람직하다. Basal ganglia와 neocerebellum은 thalamus를 거쳐 cerebral cortex의 운동영역으로 정보를 보낸다. 따라서 "extrapyramidal system"은 실존하는 어떤 구조를 지칭하는 것이 아니며, 많은 혼동을 야기하는 용어이다. 하지만 임상의학 분야에서 dyskinesia(운동이상증, 비정상적인 불수의 운동이 일어나는 질환)를 "extrapyramidal syndrome"이라고 부르기도 하므로, 한 번은 언급하고 지나갈 수밖에 없다.

임상노트

운동장애

운동회로 각 부위의 신경전달물질과 그 작용에 대한 지식이 축적되면, 언젠가는 신경해부학적 근거에 바탕을 두고 다양한 운동장애의 기전을 설명할 수 있게 될 것이다. 이에 대한 현재까지의 연구성과에 대해서는 12장에서 설명한 바 있다. 신경계통의 특정 부위가 손상됐을 때 그에 따른 특징적인 질환이 발생할 수 있다. 그중 가장 간단한 lower motor neuron(아래운동신경세포) 손상은 앞에서 설명했고, 여기서는 다른 운동장애에 대해 설명하도록 하겠다. 7장, 11장, 12장에도 운동장애에 관한 내용이 언급되어 있으니 참고하기 바란다.

Upper Motor Neuron과 Cerebral Cortex의 손상

Upper motor neuron 손상의 증상과 징후에 대해서는 앞에서 이미 설명하였다. **Internal capsule의 posterior limb에 경색증**이 있을 때 가장 전형적인 upper motor neuron 손상 증후군이 나타난다. 이 경우 corticospinal fiber와 corticobulbar fiber뿐만 아니라 corticopontine fiber, cortico-olivary fiber, corticoreticular fiber, corticorubral fiber, thalamocortical fiber 등 여러 오름섬유와 내림섬유가 한꺼번에 손상된다. Middle cerebral artery의 폐쇄 등으로 인해 **primary motor cortex와 premotor cortex**가 **함께 손상**된 경우에도 비슷한 결과가 초래된다.

손상이 primary motor area에 국한된 경우에는, 해당 부위의 근육에 flaccid paralysis(이완마비)가 나타난다. Cortex의 손상 부위가 작을 경우에는, 대개 인접 부위의 보상작용으로 인해 기능회복이 일어난다. **Premotor area가 손상**되면 반대쪽 어깨관절과 엉덩관절을 움직이는 근육이 약해지고, 보행장애가 나타난다. 환자는 일상적인 동작을 할 때 손을 적절한 위치로 움직이지 못하고 연속적인 동작을 잘 하지 못하게 되며, 시각의 도움을 받아 수행하는 움직임에도 장애가 생기곤 한다. (순차적이고 논리적인 명령을 만들어 내기 위해서는 prefrontal area가 정상 기능을 해야 한다.) 무의미한 움직임이 반복되기도 하며, 시간이 지나도 증상이 나아지지 않는다.

Supplementary motor area가 손상된 경우에는 반대쪽 신체 부위에 심한 운동장애가 초래되는데, 운동의 개시에 장애가 나타나는 것이 특징이다. 양쪽 cerebral hemisphere의 supplementary motor area와 그 옆의 cingulate motor area가 손상된 경우에는 **akinetic mutism(무운동함구증)**이 나타난다. 이는 supplementary motor area와 cingulate motor area가 운동(말을 하는 데 필요한 근육의 운동 포함)의 개시와 관련된 기능을 담당한다는 것을 뜻한다(15장 참조). Pons 윗부분이 손상됐을 때에도 근육이 이완된 채 잠들어 있게 되는데, 이는 양쪽 cerebral hemisphere 안쪽면의 손상으로 인한 akinetic mutism과는 다른 경우이지만 똑같이 akinetic mutism이라고 부른다. 이런 환자는 시끄러운 소리에 반응하여 눈을 뜨고 움직이는 물체를 따라 시선이 움직이지만, 다른 감각자극에는 반응을 보이지 않고 그 밖의 다른 움직임이나 말은 하지 못한다.

Pons 중간 부위가 손상되었을 때에는 **locked-in syndrome(감금증후군)**이 발생하는데, 이 경우 환자는 깨어 있지만 말을 하지 못하며 안구근육 이외의 모든 근육에 마비가 나타난다. Locked-in syndrome은 내림운동신경로가 손상됐지만 몸감각과 특수감각을 전달하는 감각신경로는 온전한 경우에 나타난다. 프랑스 기자 Jean-Dominique Bauby(1952~1997)는 1995년에 brain stem의 뇌졸중으로 인해 locked-in syndrome 환자가 됐다. 그는 왼쪽 눈꺼풀의 움직임을 신호삼아 의사소통을 할 수 있었으며, 이를 한자 한자 받아 적은 자서전을 출간하기도 하였다. 혈관질환에 의해 pons가 크게 손상된 경우 환자가 급사하는 경우가 많기 때문에, locked-in syndrome은 발생빈도가 매우 낮다. Bauby는 그의 글을 통해 "과거에는 쉽게 죽을 수 있었다. 그러나 이제는 소생술의 발달

(계속)

로 인해 오랫동안 고통을 겪어야만 한다."라고 말했다고 한다.

Dyskinesia(운동이상증)

불필요한 불수의운동이 일어나는 질환들을 dyskinesia라고 한다. Corpus striatum의 손상에 의한 것으로 추정되는 **chorea(무도병)**와 다양한 유형의 **dystonia(근육긴장이상)**에 대해서는 12장에서 설명하였다. Ballism(도리깨질증)은 팔다리 몸쪽 관절을 움직이는 근육의 불수의운동으로 인해 도리깨질하는 듯한 움직임이 나타나는 것으로, 대개 혈관질환으로 반대쪽 subthalamic nucleus가 손상됐을 때 발생한다(11장, 12장 참조). Dyskinesia 중 가장 발생빈도가 높은 것은 muscular rigidity(근육경축), 팔다리 먼쪽 근육의 tremor(떨림), bradykinesia(운동완만증) 등의 증상을 특징으로 하는 **Parkinson's disease(파킨슨병)**이다. Parkinson's disease의 발병기전은 substantia nigra(흑색질)의 pars compata(치밀부분)에 있는 도파민성 신경세포가 파괴되는 것이다(7장, 12장 참조). 정상인의 경우 이 신경세포는 운동 여부와 상관없이 항상 활성상태에 있으며, striatum의 활성을 조절하여 간접적으로 neocortex의 premotor area와 supplementary motor area에 영향을 미친다. Parkinson's disease 환자에서 나타나는 bradykinesia는 striatum의 신경세포에 대한 도파민의 흥분작용 감소로 인해 일어나는 증상이다. 결과적으로 pallidum에 대한 striatum의 억제작용이 감소하고, 이에 따라 thalamus의 VLa가 pallidum에 의해 강하게 억제된다. VLa는 premotor area에 흥분성 자극을 보내는 신경핵이므로, Parkinson's disease의 경우 premotor area의 활성이 감소하게 된다. (그림 12-6 참조. Tremor와 rigidity는 이 그림으로 설명할 수 없음.)

Cerebellum의 기능장애

Cerebellum의 손상은 ataxia(실조), hypotonia(근육긴장저하), intention tremor(활동떨림) 등의 다양한 운동장애를 일으킨다(10장 참조). 쉽게 말해서 cerebellum이 손상되면 수의운동의 속도, 범위, 강도, 방향을 정확하게 조절하지 못하게 된다. 혈관폐쇄, 종양, cerebellar peduncle 백색질의 말이집탈락 등으로 인해 **한쪽 cerebellar hemisphere가 손상**된 경우 같은쪽 신체 부위에 증상이 나타난다. Multiple sclerosis(다발경화증) 환자에서 cerebellum의 기능장애가 흔히 나타난다(양측성인 경우가 많음). Multiple sclerosis는 뇌와 척수의 백색질에 반점 형태의 말이집탈락이 일어나는 자가면역병으로, cerebellothalamic fiber에 말이집탈락이 일어나는 경우가 많다. **Cerebellum의 정중면 부위가 손상**되면 vestibular system 및 spinal cord의 연결에 장애가 발생하는데, 이때 가장 특징적인 증상은 ataxic gait(흔들걸음)이다.

참고문헌

Albin RL, Young AB, Penney JB. The functional anatomy of basal ganglia disorders. *Trends Neurosci.* 1989;12:366-375.

Bauby JD. *The Diving Bell and the Butterfly* [translated by Leggatt J]. London: Fourth Estate; 1997.

Brouwer B, Ashby P. Corticospinal projections to upper and lower limb spinal motoneurons in man. *Electroencephalogr Clin Neurophysiol.* 1990;76:509-519.

Brown JM, Tansey KE. Clinical features of brain motor control and influence in upper motor neuron dysfunction. *Clin Neurol Neurosurg.* 2012;114:441-446.

Cangiano A, Buffelli M, Pasino E. Nerve-muscle trophic interaction. In: Gorio A, ed. *Neuroregeneration.* New York, NY: Raven Press; 1993:145-167.

Cattaneo L, Saccani E, De Giampaulis P, Crisi G, Pavesi G. Central facial palsy revisited: a clinical-radiological study. *Ann Neurol.* 2010;68:404-408.

Davidoff RA. The pyramidal tract. *Neurology.* 1990;40: 332-339.

Eyre JA, Miller S, Clowry GJ, et al. Functional corticospinal projections are established prenatally in the human foetus permitting involvement in the development of spinal motor centres. *Brain.* 2000;123:51-64.

Fahn S. Classification of movement disorders. *Mov Disord.* 2012;26:947-977.

Freund H-J, Hummelsheim H. Lesions of premotor cortex in man. *Brain.* 1985;108:697-733.

Georgopoulos AP. Higher order motor control. *Annu Rev Neurosci.* 1991;14:361-377.

Helgren ME, Squinto SP, Davis HL et al. Trophic effect of ciliary neurotrophic factor on denervated skeletal muscle. *Cell.* 1994;76:493-504.

Inglis WL, Winn P. The pedunculopontine tegmental nucleus: where the striatum meets the reticular formation. *Prog Neurobiol.* 1995;47:1-29.

Mori S, Stuart DG, Wiesendanger M, Pierce PA, eds. *Brain Mechanisms for the Integration of Posture and Movement.* Amsterdam: Elsevier; 2003.

Nathan PH, Smith MC. The rubrospinal and central tegmental tracts in man. *Brain.* 1982;105:223-269.

Nathan PN, Smith MC, Deacon P. The corticospinal tracts in man. Course and location of fibres at different segmental levels. *Brain.* 1990;113:303-324.

Nathan PN, Smith MC, Deacon P. Vestibulospinal, reticulospinal and descending propriospinal nerve fibers in man. *Brain.* 1996;119:1809-1833.

Paradiso GO, Cunic DI, Gunraj CA, Chen R. Representation of facial muscles in human motor cortex. *J Physiol.* 2005;567:323-336.

Peterson BW. The reticulospinal system and its role in the control of movement. In: Barnes CD, ed. *Brainstem Control of Spinal Cord Function.* Orlando, FL: Academic Press; 1984:28-86.

Porter R, Lemon R. *Corticospinal Function and Voluntary Movement.* (Monographs of the Physiological Society, No. 45.) Oxford: Clarendon Press; 1993.

Rothwell JC. *Control of Human Voluntary Movement.* 2nd ed. London: Chapman & Hall; 1994.

Chapter 24

내장신경분포 Visceral Innervation

한후재 역

요 점

- Secretory tissue(분비조직), smooth muscle(민무늬근육), 그리고 cardiac muscle(심장근육)을 조절하는 신경계통은 일반적으로 두 개 이상의 신경세포－preganglionic neuron(신경절이전신경세포)과 postganglionic neuron(신경절이후신경세포)－사이의 연결로 구성된다. Postganglionic neuron의 세포체는 autonomic ganglion(자율신경절)에 위치한다.
- Parasympathetic ganglion(부교감신경절)은 장기 근처에 위치하는데 비해, sympathetic ganglion(교감신경절)은 대부분 paravertebral ganglion(척주옆신경절) 또는 preaortic ganglion(대동맥앞신경절)의 형태로 존재한다. Enteric ganglion(창자신경절)은 소화관의 myenteric plexus(근육층신경얼기)와 submucous plexus(점막밑신경얼기)에 위치한다.
- Preganglionic parasympathetic neuron(신경절이전부교감신경세포)들은 제III, 제VII, 제IX, 및 제X뇌신경의 특정 nucleus(신경핵)들, 그리고 S2, S3, S4 spinal segment(척수분절)의 intermediolateral cell column(중간가쪽세포기둥)에 위치한다.
- Parasympathetic ganglia는 sphincter pupillae muscle(동공조임근), ciliary muscle(섬모체근), lacrimal gland(눈물샘), salivary glands(침샘), (심장을 비롯한) thoracic viscera(가슴안장기), abdominal viscera(배안장기), urinary bladder(방광)를 비롯한 pelvic organs(골반내장기관), 그리고 genitalia(생식기관)의 erectile tissue(발기조직)에 분포한다.
- Preganglionic sympathetic neuron(신경절이전교감신경세포)들은 T1-L2 spinal segment의 intermediolateral cell column에 자리한다. 축삭들은 ventral root(앞뿌리)와 white communicating ramus(백색교통가지)를 통해 sympathetic trunk(교감신경줄기)로 이어진다. 이들은 sympathetic trunk를 통해 paravertebral ganglion(척주옆신경절)에 도달하거나 splanchnic nerve(내장신경)를 통해 preaortic ganglion(대동맥앞신경절)으로 이어진다.
- Postganglionic sympathetic axon(신경절이후교감신경축삭)들은 gray communicating ramus(회색교통가지)를 거쳐 mixed nerve(혼합신경)에 합류하여, 혈관, 땀샘, 그리고 piloarrector muscle(털세움근)에 분포한다. 머리쪽으로 가는 postganglionic fiber(신경절이후섬유)들은 carotid arteries(목동맥)와 그 가지들을 따라 분포한다. Cervical ganglia(목신경절)에서 기원한 cardiac sympathetic nerves(심장교감신경)는 심장에 분포한다. Preaortic ganglia에서 나온 postganglionic sympathetic fiber(신경절이후교감섬유)들은 mesenteric nerve plexus(창자간막신경얼기) 등의 신경얼기를 거쳐 배안장기에 분포한다. Adrenal medulla(부신속질)는 일종의 변형된 sympathetic ganglion이다. 이곳의 신경세포들은 혈중으로 직접 transmitter([신경]전달물질)를 유리한다.
- Enteric nervous system(창자신경계통)은 독립적으로 작용하지만, 그 활성은 preganglionic parasympathetic axon(신경절이전부교감축삭) 및 postganglionic sympathetic axon(신경절이후교감축삭)들에 의해 조정 및 영향을 받는다. Enteric plexus(창자신경얼기)에는 sensory neuron(감각신경세포)들, interneuron(사이신경세포)들, 그리고 창자에 흥분 또는 억제작용을 하는 신경세포들이 위치한다.
- Acetylcholine(아세틸콜린)은 모든 preganglionic neuron들, 그리고 모든 parasympathetic postganglionic neuron들이 사용하는 주된 neurotransmitter(신경전달물질)이다. Postganglionic sympathetic neuron의 주된 neurotransmitter는 noradrenaline(노르아드레날린)이지만, 예외적으로 땀샘에는 cholinergic fiber(콜린섬유)가 분포한다. Autonomic neuron(자율신경세포)들은 이외에도 여러 종류의 peptide(펩티드)를 함유한다.
- Autonomic nervous system(자율신경계통)의 활성은, medial prefrontal cortex(안쪽이마앞엽겉질), amygdala(편도체), septal area(사이막구역), hypothalamus(시상하부), 그리고 reticular formation(그물체)에서 기원한 descending central pathways(중추성내림경로)에 의해 조절된다. 눈과 얼굴의 교감신경효과를 매개하는 descending pathway(내림경로)는 같은쪽 medulla

의 가쪽부분을 지나며, spinal cord(척수)에서도 같은쪽 lateral funiculus(가쪽섬유단)의 안쪽부분으로 이어진다.

- Visceral pain(내장통증)을 전달하는 신경세포체들은 dorsal root ganglia(척수신경절)에 위치한다. 그 축삭들은 preganglionic fiber들, 그리고 이어지는 postganglionic sympathetic fiber들과 같은 경로를 취한다. 내장부위의 통증은 흔히 그 장기에 분포하는 척수분절과 같은 (높이의) 척수분절의 지배를 받는 somatic structure(몸구조)의 통증으로 나타난다. 내장감각을 cerebral cortex(대뇌겉질)로 전달하는 central pathway(중추경로)는 spinothalamic system(척수시상계통)이다.
- (Fullness sensation[팽만감, 포만감]의 인지, 그리고) Visceral reflex(내장반사)를 담당하는 sensory neuron들 대부분은 inferior ganglion of vagus nerve(미주신경아래신경절)에 위치하며, 그 축삭들은 preganglionic parasympathetic fiber들과 같은 경로를 취한다. 이들 감각신경세포는 중추쪽으로는 solitary nucleus(고립핵)로 투사한다. 이 신경핵은 preganglionic autonomic neuron(신경절이전자율신경세포), hypothalamus, reticular formation의 여러 부위, 그리고 amygdala와 연결된다. 시상의 mediodorsal nucleus(안쪽등쪽핵), insula(대뇌섬) 및 medial prefrontal cortex로 향하는 간접투사경로들도 존재한다.

신경생물학 분야에서 "visceral"이라는 용어는, 신경지배를 받는 전신의 모든 smooth muscle(민무늬근육), cardiac muscle(심장근육) 그리고 secretory cell(분비세포)들을 지칭한다. Visceral innervation(내장신경분포)의 일차기능은 적절한 homeostasis(항상성)를 유지하는 것이다. 항상성은 digestion(소화), circulation(순환), respiration(호흡), 체온유지, excretion(배설), reproduction(생식)을 관장하는 장기들의 조절을 통해 유지된다. 민무늬근육, glandular element(샘성분) 및 심장근육의 활성은 visceral reflex를 통한 조절뿐 아니라, 가장 고위수준의 brain에 의해서도 변화될 수 있으며 특히 감정이나 외부환경에 반응하여 변화를 보인다.

내장에서 기원한 afferent signal(들신경정보)들은, general sensation(일반감각)을 전달하는 신경세포와 유사한 primary sensory neuron(일차감각신경세포)들을 통해 central nervous system(중추신경계통, CNS)에 도달한다. 건강한 정상인에서, 이러한 impulse(신경충동)는 내장의 reflex response(반사반응)를 촉발하고 stomach(위), large intestine(큰창자), urinary bladder(방광)와 같은 hollow organ(속빈장기)들의 팽만감(포만감)을 유발한다. Visceral sensation(내장감각)은 또한 well-being sensation(건강한 느낌) 또는 malaise(아픈 느낌, 병감)의 형성에도 기여한다. 장기에 질병 또는 기능장애가 있는 경우, visceral afferents를 통한 신경흥분은 통증으로 인식된다. 통증감각은 흔히 lesion(병터)이 있는 내장기관에 분포하는 신경들이 기원한 척수분절과 같은 높이의 분절에 의해 지배되는 body wall(몸통벽) 또는 limb(팔다리)에 나타난다(referred pain, 연관통).

민무늬근육세포(SMC), 심장근육, 그리고 샘세포의 motor supply(운동신경분포, efferent supply, 날신경분포)는 CNS와 내장기관 사이에 최소 둘 이상의 신경세포들이 차례로 개재한다는 점에서, 하나의 운동신경세포로 연결되는 voluntary muscle(수의근육)과 차이를 보인다(그림 3-2). 첫째신경세포의 세포체는 brain stem(뇌줄기)이나 척수에 위치하며, 그 축삭은 autonomic ganglion(자율신경절)의 신경세포에 종지한다. 이 둘째신경세포의 축삭은 effector cell(효과기세포) 또는 셋째신경세포에 종지한다. 첫째와 둘째신경세포를 각각 **preganglionic neuron(신경절이전신경세포)**과 **postganglionic neuron(신경절이후신경세포)**이라 한다. 셋째신경세포가 존재하는 경우, 이 세포는 alimentary canal(소화관)의 벽에 위치한 plexus(신경얼기)에 자리한다. 1898년, J.N. Langley는 visceral efferent(내장날신경)를 **autonomic nervous system(자율신경계통)**이라 명명하였다. 그는 1921년 이를 다시 **parasympathetic division(부교감계통)**, **sympathetic division(교감계통)** 및 **enteric division(창자계통)**으로 구분하였고, 이 분류는 현재까지도 여전히 사용된다.

Autonomic Nervous System(자율신경계통, Visceral Efferent)

내장기관의 민무늬근육세포들, 분비세포들, 그리고 심장근육은 autonomic nervous system의 sympathetic division(교감계통)과 parasympathetic division(부교감신경계통)의 이중조절 영향권 하에 있다. 일부 장기에서 두 신경계통은 서로 antagonistic action(대항작용)을 하며, 이 두 계통 간의 섬세한 균형을 통해 visceral activity(내장활성)는 일정범위 내에서 유지될 수 있다. 자율신경계통은 주

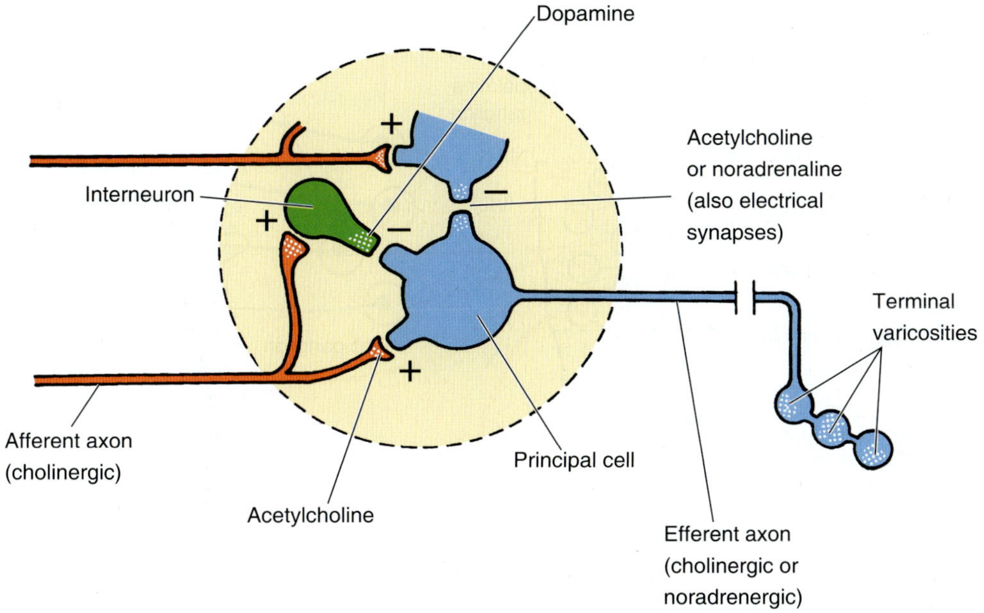

그림 24-1 Autonomic ganglion(자율신경절)의 연접체계. Principal transmitter(주신경전달물질, 으뜸신경전달물질)과 그 작용을 나타내었다. 흥분작용은 (+)로, 억제작용은 (–)로 표시하였다.

요 body cavities(몸공간, 체강) 속에 위치한 장기 외에도, 눈의 iris(홍채)와 ciliary body(섬모체)의 근육, orbit(눈확)의 민무늬근육, lacrimal gland(눈물샘)와 salivary glands(침샘), 피부의 sweat glands(땀샘)와 arrector pili muscle(털세움근), 그리고 전신혈관에 분포한다. Alimentary canal(소화관)에는 이 두 신경계통에 더하여 고유의 내재신경계통인 enteric nervous division(창자신경계통)이 존재하므로 (최소한) 단순한 형태의 gastrointestinal(GI) motility(위창자운동)는 독립적으로 조절이 가능하다.

Autonomic Ganglia(자율신경절)

Autonomic ganglion으로 오는 들신경섬유는 가느다란 myelinated fiber(말이집섬유, group B)의 형태를 하며, 뇌줄기와 척수에서 기원한다. 이 신경절을 이루는 principal cell(주신경세포, 으뜸신경세포)의 축삭들은 efferent fiber(날신경섬유)를 이루어 내장기관에 분포한다. 이들은 unmyelinated fiber(민말이집섬유, group C)이며, preganglionic fiber(신경절이전섬유)에 비해 그 수가 훨씬 많다. 그러므로 자율신경절 속 synapse(시냅스, 연접)에서는 efferent pathway(날신경로)의 divergence(발산)가 일어나며, 그 결과 상대적으로 적은 수의 CNS neuron들을 통해 말초의 보다 많은 수의 민무늬근육세포들과 샘세포들을 조절할 수 있다. 발산효과는 postganglionic fiber(신경절이후섬유)의 preterminal branching(종말이전분지)에 의해, 그리고 소화관에서는 enteric nervous system을 구성하는 신경세포들과의 추가적인 연접을 통해 보다 강화된다.

자율신경절이 단지 이 divergence 기능만을 위해 존재하는 것은 아니다; 간단하게는 축삭들이 좀더 많은 가지를 내는 것만으로도 같은 정도의 발산효과는 충분히 얻을 수 있다. 자율신경절의 synaptic organization(연접체계)을 살펴보면, 이곳에서 입력된 신경정보의 intergration(통합)과 comparison(비교)이 일어남을 알 수 있다(그림 24-1). 신경절의 주신경세포(으뜸신경세포) 각각은, dendrodendritic synapse(가지돌기사이연접)를 통해, 가까이 위치한 다른 으뜸신경세포들, 그리고 작은 intrinsic neuron(내재신경세포; interneuron[사이신경세포])들로부터 억제입력을 받는다. 이 사이신경세포들은 (축삭이 없이) 짧은 dendrite(가지돌기)들만을 내며, preganglionic axon(신경절이전축삭)의 가지들로부터 excitatory input(흥분입력)를 받는다. (최소한) 일부 자율신경절에서는, 신경절을 통과하는 감각섬유들이 가지를 내어 으뜸신경세포에 연접한다. 이러한 장치는 CNS를 경유하지 않는 reflex(반사)를 가능하게 한다.

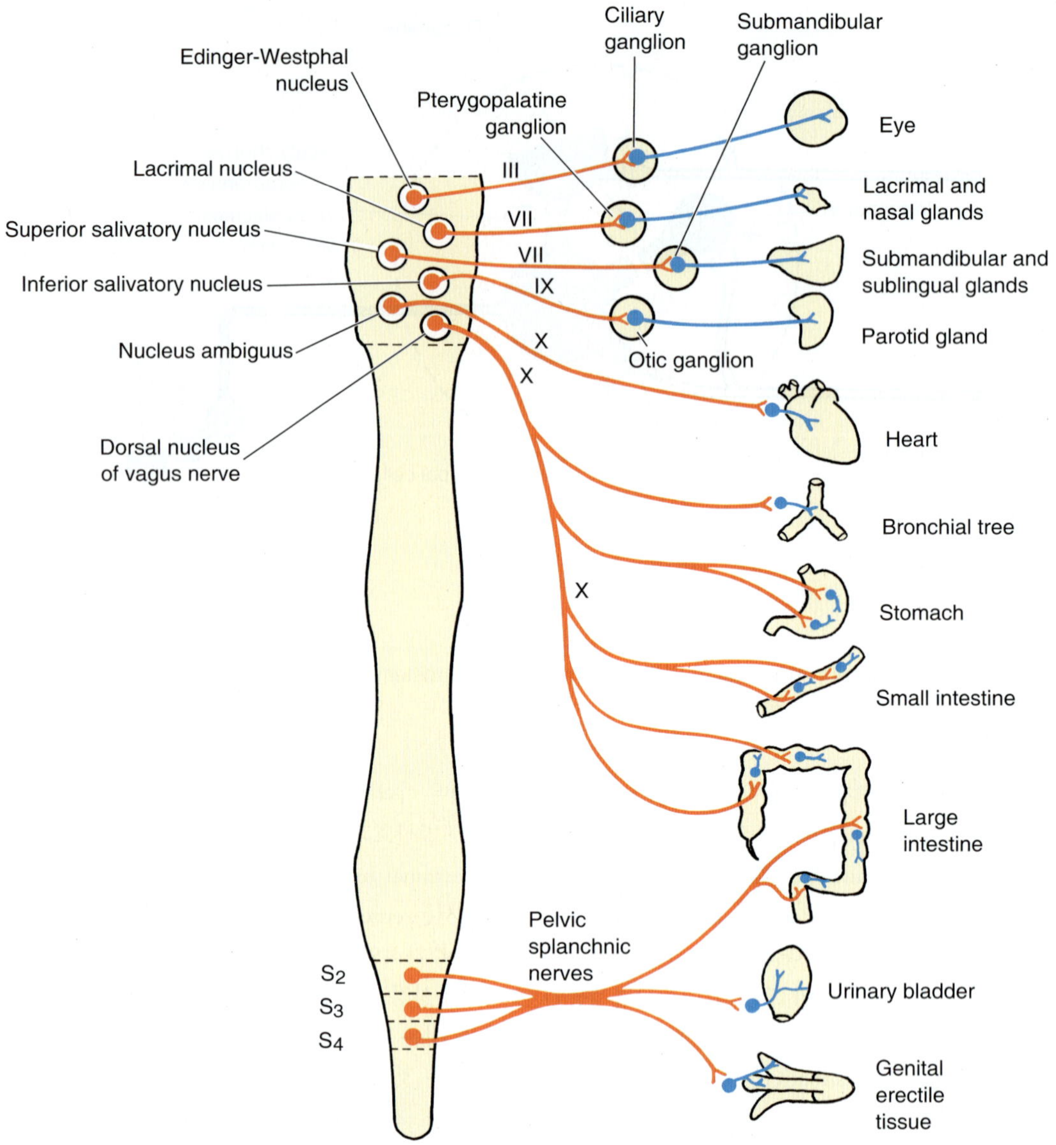

그림 24-2 Parasympathetic nervous system(부교감신경계통)의 모식도. Preganglionic neuron(신경절이전신경세포)들은 적색으로, postganglionic neuron(신경절이후신경세포)들은 청색으로 나타내었다. 편의상 분포장기는 한쪽에만 표시하였다. 혈관, 피부근육, 그리고 샘에 분포하는 신경은 같은쪽에서 기원하는데 반해, 내장기관은 양쪽에서 기원하는 신경분포를 갖는다.

Neurotransmitter(신경전달물질)

모든 preganglionic neuron(신경절이전신경세포)들은 예외 없이 cholinergic neuron(콜린신경세포)이다. Parasympathetic ganglion(부교감신경절)의 으뜸신경세포들도 모두 콜린성이지만, sympathetic ganglion(교감신경절)에서는 극히 일부의 신경세포만이 콜린신경세포이다. Sympathetic ganglion의 으뜸신경세포들은 대부분 noradrenaline(노르아드레날린)을 neurotransmitter로 사용한다. 이 신경절의 사이신경세포들은 dopamine(도파민)을 함유하며, 이를 신경전달물질로 사용하는 것으로 보인다. 또한 자율신경절의 모든 신경세포들은 두 종류 이상의 peptide(펩티드)를 함유하는데, 이들은 부가적인 신경전달물질 또는 neuromodulator(신경조정물질)로 작용하는 것으로 보인다. 임상적으로 사용되는 여러 약물들은 acetylcholine(아세틸콜린), 도파민, 그리고 노르아드레날린의 합성과 대사 모두를 선택적으로 항진하거나 억제한다. 어떤 약물들은 postsynaptic site(연접이후부위)에서 이들 신경전달물질의 작용을 모방하거나 봉쇄하기도 한다. 그러므로 자율신경절에 존재하는 연접연결에 대한 지식은 이 약물들의 일부 생리적 효과를 이해하는데 도움이 된다.

Parasympathetic Division(부교감계통)

Parasympathetic system은 heart rate(심장박동수)를 낮추고 수축력을 약화시키며, digestive system(소화계통)의 (propulsion[추진력]과 secretion[분비]을 촉진하는) 활성은 증대시킨다. 또한, urinary bladder(방광)를 비우고 생식기관의 erectile tissue(발기조직)를 팽창시키는 작용을 한다. 이미 언급한 대로, 신경절이전신경세포와 신경절이후신경세포 사이의 연접, 그리고 postganglionic terminal(신경절이후신경종말)과 effector cell(효과기세포) 사이의 접촉부위에서 사용되는 chemical mediator(화학매개물질)는 acetylcholine(아세틸콜린)이며, 이 부위에서는 그 외에도 다양한 종류의 peptide들이 유리된다. 그러므로, 부교감계통은 **cholinergic system(콜린계통)**이다. 이 계통의 효과는 전신반응을 보이기보다는 뚜렷하게 구별되는 영역에 국한되어 나타난다. 이러한 반응양상은 sympathetic system(교감계통)에 비해 부교감계통의 발산효과가 작기 때문에 나타나는 결과이다. 아세틸콜린은 acetylcholinesterase(아세틸콜린에스테르분해효소)에 의해 빠르게 불활성화되며, 이 때문에 각 parasympathetic discharge(부교감신경충동)의 지속시간은 짧다.

Preganglionic parasympathetic neuron(신경절이전부교감신경세포)들의 축삭은 매우 길며, 그 세포체들은 brain stem(뇌줄기)과 spinal sacral segment(척수엉치분절)의 중간세 분절(S2-S4)에 위치한다(그림 24-2). Preganglionic parasympathetic nucleus(신경절이전부교감신경핵)들, 그리고 이와 연결되는 postganglionic neuron(신경절이후신경세포)들이 위치하는 장소는 다음과 같다:

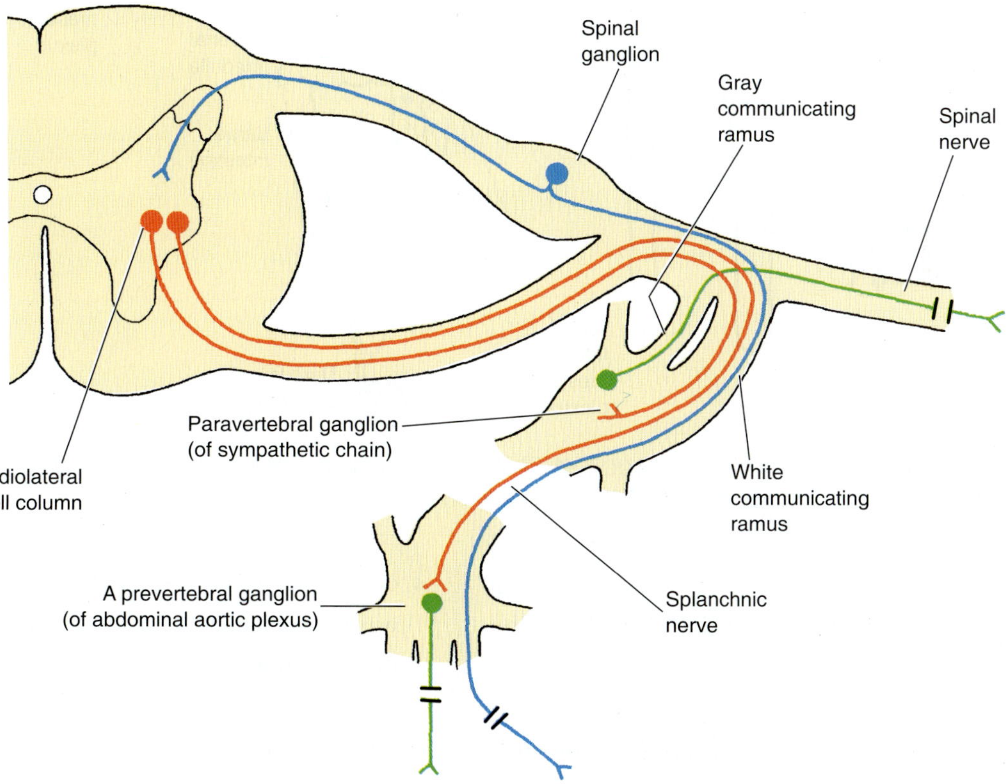

그림 24-3 척수가슴분절과 연관된 visceral afferent neuron(내장감각신경세포)과 visceral efferent neuron(내장운동신경세포). Preganglionic neuron(신경절이전신경세포)들은 적색으로, postganglionic neuron(신경절이후신경세포)들은 녹색으로 나타내었다. 배의 내장기관에 분포하는 (통증)감각신경세포는 청색으로 나타내었다. 내장감각을 전달하는 신경세포의 축삭은 autonomic ganglion(자율신경절)을 지나지만, 그 세포체는 dorsal root ganglion(뒤뿌리신경절)에 위치한다.

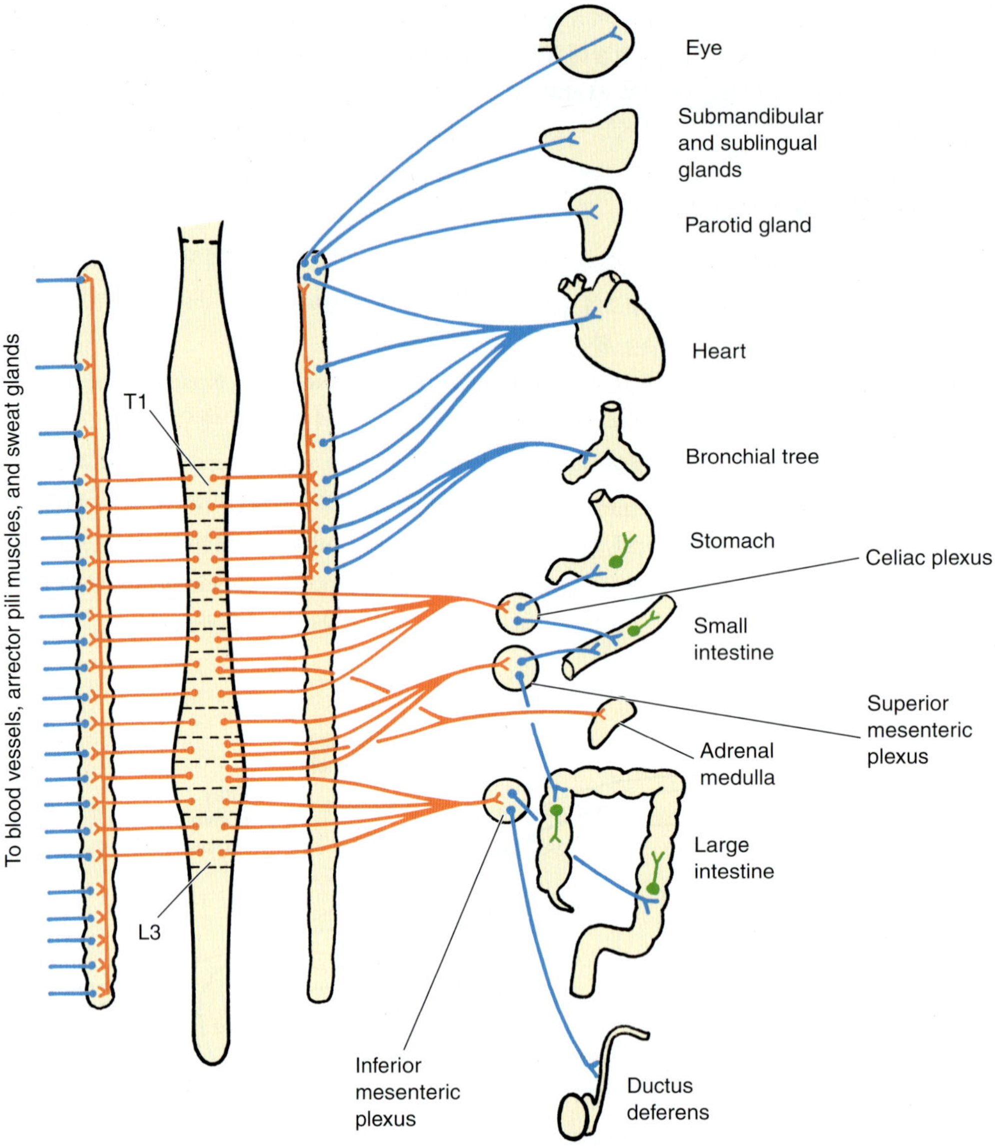

그림 24-4 Sympathetic nervous system(교감신경계통)의 모식도. Preganglionic neuron(신경절이전신경세포)들은 적색으로, postganglionic neuron(신경절이후신경세포)들은 청색으로, enteric neuron(창자신경세포)들은 녹색으로 나타내었다.

1. Oculomotor complex(눈돌림신경핵복합체)의 **Edinger-Westphal nucleus(덧눈돌림신경핵내장핵)**와 안구 뒤쪽의 **ciliary ganglion(섬모체신경절)**
2. Facial nerve(얼굴신경)의 **superior salivatory nucleus(위침분비핵)**와 입안바닥 밑에 위치한 **submandibular ganglion(턱밑신경절)**
3. Facial nerve의 **lacrimal nucleus(눈물핵)**와 skull base(머리뼈바닥) 아래 위치한 **pterygopalatine ganglion(날개입천장신경절)**
4. Glossopharyngeal nerve(혀인두신경)의 **inferior salivatory nucleus(아래침분비핵)**와 머리뼈바닥 아래의 **otic ganglion(귀신경절)**
5. **Dorsal nucleus of vagus nerve(미주신경뒤핵)**와 pulmonary plexus(허파신경얼기)의 신경절들, 소화관의 myenteric plexus(근육층신경얼기)와 submucosal plexus(점막밑신경얼기)의 세포들(enteric nervous system), 그리고 기타부위의 신경절이후신경세포들
6. **Nucleus ambiguus(의문핵)**와 **cardiac ganglia(심장신경절)**

Cardiac parasympathetic ganglia(심장부교감신경절)는 atria(심방, 단수형은 atrium), 특히 큰 정맥들이 연결되는 부위에 가장 많다. 신경얼기는 이 신경절들과 그 사이를 연결하는 많은 수의 가는 신경들로 구성된다.

7. **Sacral parasympathetic nucleus(엉치부교감신경핵)**와 pelvic viscera(골반내장기관)나 그 가까이 위치하는 신경절이후신경세포들

뇌신경핵들의 위치는 제7장과 제8장에 그림과 함께 설명되어 있고, 엉치부교감신경핵에 관한 내용은 제5장에서 다룬 바 있다.

Sympathetic Division(교감계통)

모든 spinal nerve(척수신경)에는 **paravertebral ganglion(척주옆신경절)**들이 연결되어 있다. 물론 cervical segment(목분절)의 경우 8개의 분절로 구성되지만 이에 연결되는 신경절은 단 3개이다. Sympathetic division(교감계통)은 척수의 thoracic segment(가슴분절) 전체와 상위 두세 lumbar segment(허리분절)에 위치한 **intermediolateral cell column(중간가쪽세포기둥**; lateral horn, 가쪽뿔)에서 기원한다(그림 24-3과 24-4). Preganglionic neuron(신경절이전신경세포)의 축삭들은 각각 상응하는 ventral root(앞뿌리)와 **white communicating ramus(백색교통가지)**를 경유하여 **sympathetic trunk(교감신경줄기)**에 다다른다(그림 24-3). 머리와 가슴부위로 이어지는 교감성분의 preganglionic fiber(신경절이전섬유)들은 ganglia of sympathetic trunk(교감신경줄기신경절)에 종지한다. 머리부위의 민무늬근육과 분비샘으로 가는 신경절이전신경세포들과 신경절이후신경세포들은 주로 교감신경줄기의 superior cervical ganglion(위목신경절)에서 연접을 형성하며, 이어지는 postganglionic axon(신경절이후축삭)들은 carotid artery(목동맥)와 그 가지들을 따라 **carotid plexus(목신경얼기)**를 이룬다. 가슴안장기로 가는 신경세포들 사이의 연접은 교감신경줄기신경절 중 cervical sympathetic ganglia(목신경절, superior[위], middle[중간], 및 inferior[아래])와 첫째–다섯째 thoracic ganglion(가슴신경절)들에 위치한다.

배안과 골반안의 내장기관으로 가는 신경절이전섬유들은 교감신경줄기에서 연접을 형성하지 않고 그대로 진행하여 **splanchnic nerves(내장신경)**가 된다. 이들은 **preaortic ganglia(대동맥앞신경절, collateral ganglia, 곁신경절)**에 위치한 신경절이후신경세포들에 종지한다. **Preaortic ganglion**들은 abdominal aorta(배대동맥)의 주가지(으뜸가지) 주변의 신경얼기에 위치하며, 이 중 **celiac plexus(복강신경얼기), superior mesenteric plexus(위창자간막신경얼기)**, 그리고 **inferior mesenteric plexus(아래창자간막신경얼기)**가 가장 크다. **Adrenal medulla(부신속질)**의 교감신경분포는 매우 예외적이다. 부신속질의 분비세포들은 neural crest(신경능선)에서 기원한다. 이들은 축삭과 가지돌기를 지니지 않은 postganglionic sympathetic neuron(신경절이후교감신경세포)에 해당하며, 따라서 부신속질에는 preganglionic sympathetic neuron(신경절이전교감신경세포)이 직접 분포한다. 소화관에는 주로 celiac ganglion(복강신경절)과 mesenteric ganglia(창자간막신경절)에서 오는 가지들이 분포한다. 신경절이후섬유들은 민무늬근육이나 샘세포로 직접 연결되지 않고 enteric nervous system의 신경세포들에 종지한다.

몸통벽과 팔다리로 향하는 신경절이전섬유들은 모든 교감신경줄기신경절에 종지한다. 여기서 기원한 신경절이후섬유들은 **gray communicating rami(회색교통가지**, 단수형은 gray communicating ramus, 그림 24-3)와 spinal nerve를 거쳐 혈관, arrector pili muscle(털세움근), 땀샘에 분포한다. 이 교통가지가 회색을 띠는 이유는 신경절이후축삭이 unmyelinated fiber(group C)이기 때문이다; white communicating ramus는 가느다란 myelinated axon(group B)들로 구성된다.

교감계통은 에너지 소모를 수반하는 활동을 자극한다. 즉 심장박동수와 수축력을 증가시키고, arterial pressure(동맥압)를 높이며, 내장과 피부로 가는 혈류량을 줄여 skeletal muscle(뼈대근육) 쪽으로 혈류가 흐르게 한다. 교감신경반응은 스트레스 상황 또는 비상시에 가장 분명하게 나타난다(fight-or-flight reaction, 알람반응). 부교감계통과 마찬가지로, 신경절이전신경세포와 신경절이후신경전달세포 사이에서 작용하는 신경전달물질은 아세틸콜린이다. 그러나, 신경절이후신경세포 대부분에서 유리되는 신경전달물질은 **noradrenaline(노르아드레날린; norepinephrine, 노르에피네프린)**이다. 그러므로 교감계통을 **noradrenergic system(노르아드레날린계통)**이라 한다. 하지만, 예외적으로 땀샘의 교감신경은 콜린성이다. 또한 피부에는 parasympathetic fiber(부교감섬유)가 분포하지 않는다; 콜린성의 sudomotor neuron(땀분비신경세포)들은 해부학적으로는 교감계통이지만, 기능적으로는 오히려 부교감신경절의 신경세포들과 유사하다.

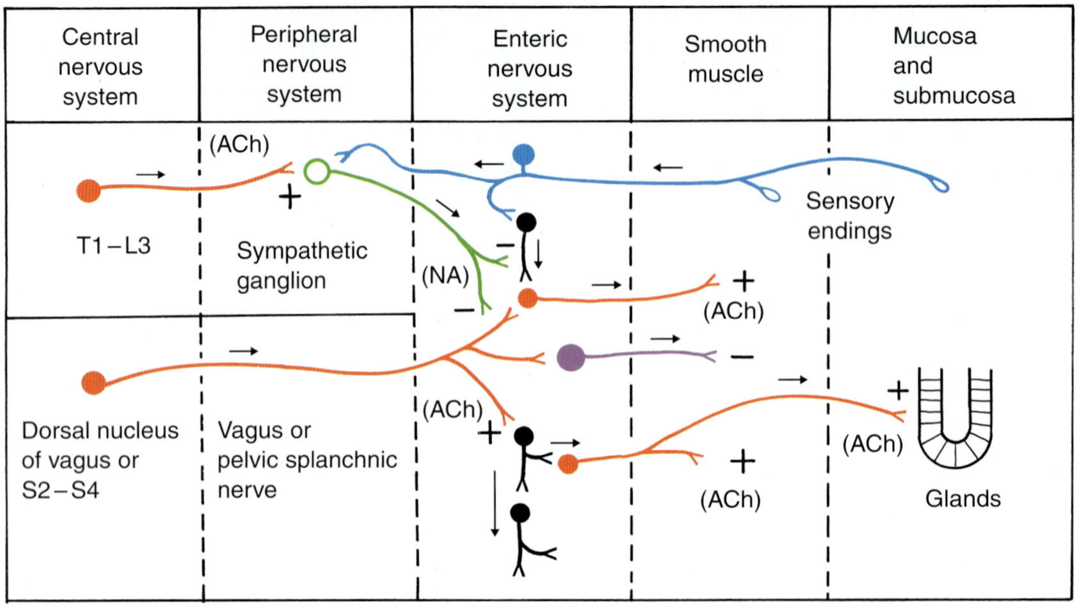

그림 24-5 Enteric nervous system(창자신경계통)의 구성. Myenteric plexus(근육층신경얼기)와 submucosal plexus(점막밑신경얼기)를 통합하여 단순화하였다. 일부 알려진 신경전달물질을 사용하는 부위는 그 작용기전에 따라 흥분작용은 (+)로, 억제작용은 (–)로 표시하였다. 민무늬근육에 작용하는 inhibitory transmitter(억제전달물질)는 ATP(adenosine triphosphate, 아데노신삼인산)이거나 nitric oxide(산화질소)이며 때로는 두 물질을 다 포함하기도 한다. 화살표는 축삭에서 신경전도의 방향을 나타낸다. Cholinergic neuron(콜린신경세포)는 적색으로, noradrenergic neurons(노르아드레날린신경세포)는 녹색으로, 감각창자신경세포는 청색으로, 민무늬근육에 억제작용을 나타내는 신경세포는 자홍색으로, 내재창자신경세포(사이신경세포)는 흑색으로 나타내었다. Ach: Acetylcholine(아세틸콜린), NA: noradrenaline(노르아드레날린).

노르아드레날린의 작용은 조직에 따라 다르게 나타나며, 이는 해당조직의 표적세포 표면에 위치한 receptor(수용체)의 subtype(아형)에 의해 결정된다. Dilator pupillae muscle(동공확대근), 그리고 피부와 내장기관의 혈관벽에 있는 민무늬근육세포에는 **alpha receptor(알파수용체)**가 분포한다. 노르아드레날린이 알파수용체에 결합하면 이 세포들의 수축이 일어나 동공이 확대되고 피부혈관과 내장혈관은 수축한다. Sphincter(조임근)를 닫는 (즉, 조이는) 창자신경세포에도 알파수용체가 분포한다. **Beta receptor(베타수용체)**는 atrial pacemaker tissue(심방박동조율조직)와 ventricle(심실)의 심장근육세포, bronchiole(세기관지)의 민무늬근육세포, 뼈대근육으로 가는 혈관의 민무늬근육세포, 그리고 음식물을 밀어내는 소화관의 운동을 억제하는 창자신경세포에 분포한다. 베타수용체를 지닌 민무늬근육세포들은 노르아드레날린에 반응하여 이완된다. 세기관지는 확장되고 뼈대근육으로 가는 혈관도 확장된다. 심장박동수와 심장수축력은 증가하고 창자의 peristalsis(연동운동)는 억제된다. 임상적으로 중요한 몇몇 약물들은, 알파 또는 베타수용체를 자극하거나 봉쇄함으로써 그 약리작용을 나타낸다.

교감신경계통이 활성화된 경우 그 효과가 광범위하게 나타나는 기전은, 부교감계통과는 상반되는 다음 요인들 때문이다. 교감신경계통의 신경절이전신경세포는 각각 보다 많은 수의 신경절이후신경세포와 연접하고, 이들 신경절이후신경세포도 역시 각각 더 많은 수의 효과기세포 또는 창자신경세포로 연결된다. 교감신경계통의 발산정도가 큰 이유가 여기에 있다. Postganglionic terminal(신경절이후신경종말)에서 분비된 노르아드레날린은 다시 그 축삭종말로 재수송됨으로써 불활성화되는데, 이 과정은 효소에 의해 일어나는 아세틸콜린의 가수분해에 비해 느리게 진행된다.

Enteric Nervous System(창자신경계통)

Esophagus(식도)에서 rectum(곧창자)에 이르기까지, 사람의 소화관 벽에는 수억 개에 이르는 신경세포들이 존재하며, 그 숫자는 척수에 포함된 신경세포수와 맞먹는

임상노트

Hirschsprung's Disease(선천거대잘록창자)

이 질환은 유아 5,000명당 한 명 꼴로 발생하며, 남아에 호발한다. 약 80%의 환아가 남아이다. 이 질환은 neural crest cell(신경능선세포)들이 큰창자의 가장 먼쪽부분(말단부위)까지 이주하지 못하여 초래되는 질환이다. Distal rectum(곧창자먼쪽부분, 하위곧창자)의 내재창자신경세포가 결여되어 있으며, 병터부위는 위쪽으로 다양한 높이까지 발생할 수 있다. 대개는 sigmoid colon(구불잘록창자)까지 발생한다. 내재신경세포의 결여로 인해 peristalsis(연동운동)가 일어나지 못하고 circular smooth muscle(돌림민무늬근육)은 지속적으로 수축된다. 기능적 창자폐색이 초래되어 배변장애를 보인다. 정상적인 신경분포를 가진 잘록창자몸쪽부분(상위잘록창자)은 심하게 팽창되는데, **congenital megacolon**이라는 명칭은 이 때문에 붙여진 것이다. 곧창자 부위에는 비정상적으로 많은 수의 preganglionic cholinergic nerve fiber(신경절이전콜린신경섬유)가 분포한다. 곧창자점막 생검을 통해 이들의 존재가 확인되면 Hirschsprung's disease로 확진할 수 있다. 신경절이 결여된 창자분절을 절제하는 수술을 통해 치료가 가능하다.

성인에서 **acquired megacolon(후천거대잘록창자)**을 초래하는 원인은 다양하다. 민무늬근육과 그 신경분포에 이상을 초래할 수 있는 질환들, 즉 diabetes mellitus(당뇨병), scleroderma(경피증), amyloidosis(아밀로이드증) 등이 그 원인이 될 수 있다. **Chagas' disease(샤가스병,** South American trypanosomiasis**)**는 parasitic infection(기생충감염)으로 촉발된 autoimmune mechanism(자가면역기전)에 의해 창자신경세포가 파괴되는 질환이다. Megacolon이 초래되기도 하지만, 흔히 신경절이 소실되는 부위는 식도와 위의 경계부이다. 대개 식도가 매우 심하게 팽창된 소견을 보인다.

정도이다. 신경세포체들은 두 구역으로 나누어 존재한다. **Myenteric plexus(근육층신경얼기,** Auerbach's plexus**)**는 longitudinal muscle layer(세로근육층)와 circular muscle layer(돌림근육층) 사이에 위치하며, **submucosal plexus (점막밑신경얼기,** submucosal plexus of Meissner**)**는 돌림근육층과 muscularis mucosae(점막근육층) 사이의 결합조직에 자리한다. 각 신경얼기는, 민말이집섬유만으로 구성된 가는 신경들에 의해 서로 연결된 작은 enteric ganglion(창자신경절)들로 이루어진다. 각 신경얼기에서 나온 유사한 형태의 신경들이 돌림근육층을 지나 두 신경얼기를 연결하고, 또한 민무늬근육세포과 lamina propria of mucosa(점막고유판)에 분포한다. 대부분의 신경세포들은 multipolar neuron(뭇극신경세포)의 형태를 하지만, bipolar neuron(두극신경세포)이나 unipolar neuron(홑극신경세포)도 다수 존재하며 특히 점막밑신경얼기에 많다. 창자신경계통의 구성요소에는 신경세포들뿐 아니라, 신경세포체와 그 돌기들을 감싸는 neuroglial cell(신경아교세포)들도 포함된다. 신경조직에는 혈관이 분포하지 않으므로, 영양물질은 glial sheath(아교집) 밖 모세혈관으로부터 확산을 통해 공급받는다.

창자신경계통의 연접체계(그림 24-5)는 그리 단순하지 않다. 이 신경얼기에는 여러 유형의 신경세포들이 존재한다. 두극신경세포와 홑극신경세포는 감각기능을 지닌 것으로 여겨지며, 특히 peristaltic reflex(꿈틀운동반사, 연동운동반사)를 유발하는 것으로 보인다. 민무늬근육세포와 샘세포들에는 2가지 유형의 신경세포가 분포한다; excitatory neuron(흥분신경세포)은 콜린성이고, nonadrenergic, noncholinergic inhibitory neuron(비아드레날린비콜린억제신경세포)는 펩티드, nucleotide(뉴클레오티드), 또는 nitric oxide(산화질소)를 사용한다. 일부 창자신경세포의 축삭들은 mesenteric artery(창자간막동맥)를 비롯한 abdominal arteries(배안동맥)를 따라 중추쪽으로 진행하여, 교감신경절인 celiac ganglion과 mesenteric ganglia로 들어간다. 창자신경세포들은 창자에서 약리작용을 나타내는 다양한 펩티드들을 함유하는데, 적어도 이 중 일부는 신경전달물질로 작용하는 것으로 보인다.

창자신경계통으로 들어오는 신경섬유에는 2가지 유형이 있다. 신경절이전부교감신경세포의 cholinergic axon(콜린축삭)들은, 사이신경세포들, 그리고 민무늬근육세포와 샘으로 가는 신경세포들의 세포체와 가지돌기에 종지한다. 교감신경세포의 noradrenergic axon(노르아드레날린축삭)들은 부교감신경섬유와 intrinsic fiber(내재신경섬유)에 axoaxonal synapse(축삭사이연접)를 이루며 종지한다. 이들은 근육수축과 샘분비를 자극하는 콜린신경세포에 대한 presynaptic inhibition(연접이전억제) 과정을 매개하는 것으로 보인다.

자율신경계통의 중추조절

Hypothalamus(시상하부)는 다양한 부위로부터 afferent input(들신경입력)를 받아들인다. 또한 efferent connection(날신경연결)에는 autonomic outflow(자율신경출력부)를 구성하는 신경세포들로 투사하는 성분을 포함한다. 이러한 연결을 통해 시상하부는 자율신경계통을 조절하고 통합하는 중요한 중추로 기능한다.

이미 제11장에서 설명한 바 있는 afferent connection(들신경연결)들을 통해, hypothalamus는 neocortex(새겉질), hippocampal formation(해마체), amygdala(편도체)와 septal area(사이막구역), olfactory area(후각영역)의 영향을 받는다. 척수와 뇌줄기에서 오는 ascending pathway(오름경로)들은 내장감각 및 미각 정보를 전달한다. 또한 시상하부신경세포들은 순환혈액의 온도, 삼투압, 그리고 (호르몬을 포함한) 다양한 물질들의 농도 변화에 직접적으로 반응한다. 시상하부의 신경세포들은 자율신경계통 또는 pituitary gland(뇌하수체) 중 한 곳과 특이적으로 연관되어 있다.

시상하부에서 시작된 signal(신호)은, 직접 또는 reticular formation(그물체)을 경유하여 뇌줄기와 척수의 autonomic nucleus(자율신경핵)들에 도달한다. 편도체와 사이막구역으로부터 preganglionic autonomic neuron(신경절이전자율신경세포)들로 직접 투사하는 경로도 알려져 있다. Autonomic neuron(자율신경세포)들은 “visceral center(내장중추)”들과 visceral afferent nucleus(내장들신경핵)들의 영향도 받는다. 대표적인 visceral afferent nucleus로는 medulla(숨뇌)에 위치한 solitary nucleus(고립핵)가 있다. 그러므로 자율신경출력부는 (미각과 후각을 포함한) 내장감각, 감정(기본적 욕구와 정서), 그리고 neocortical level(새겉질수준)에서 일어나는 mental process(정신과정)까지, 매우 다양한 범위의 영향권 하에 있게 된다. Medial prefrontal cortex(안쪽이마앞엽겉질), 그리고 insula(대뇌섬)와 cingulate gyrus(띠이랑) 앞부분은 기능적으로 교감신경계통과 동시에 활성을 보이는 cortical area(겉질영역)들이다.

눈과 얼굴의 Central Sympathetic Pathway(중추교감신경로)

Brain stem lesion(뇌줄기병터)이 생기면, 머리로 가는 교감신경계통을 조절하는 central pathway(중추경로)들이 차단될 수 있다. 숨뇌의 inferior olivary nucleus(아래올리브핵) 뒤쪽으로 병터가 위치하면, 같은쪽 얼굴피부의 thermoregulatory sweating(체온조절성발한)이 소실되고 Horner's syndrome(호너증후군, 제7장 참조)이 출현한다. Sympathetic dysfunction(교감신경기능장애)은 Wallenberg's syndrome(발렌베르크증후군)의 임상증상으로도 나타날 수 있다. 병터의 위치(그림 7-17)로 미루어볼 때 얼굴의 vasomotor control(혈관운동조절)과 pupillary dilation(동공확대)을 담당하는 중요한 신경핵들 또는 descending fiber(내림섬유)들은 medullary reticular formation(숨뇌그물체)의 가쪽부분에 위치하거나 또는 이곳을 지나는 것을 알 수 있다. Lateral medulla(가쪽숨뇌)에 병터가 생기면, 체온이 상승하여도 얼굴에 땀이 나지 않지만 감정적으로 유발되는 발한은 정상적으로 일어난다. 이는 신경절이전교감신경세포들로 향하는 내림경로가 최소한 둘 이상 존재함을 의미한다. 사람에서, 가쪽숨뇌에서 기원하거나 또는 그 부위를 지나는 내림섬유들은 spinal white matter(척수백색질)에서는 lateral funiculus(가쪽섬유단) 깊이, ventral horn(앞뿔)의 바로 가쪽으로 지난다.

Visceral Afferent(내장들신경, 내장감각신경)

General visceral afferent neuron(일반내장감각신경세포, 일반내장들신경세포)의 unipolar cell body(홑극신경세포체)는 inferior ganglion of glossopharyngeal nerve(혀인두신경아래신경절)와 inferior ganglion of vagus nerve(미주신경아래신경절), 그리고 ganglion of spinal nerve(척수신경절)들에 위치한다. Visceral afferent neuron의 peripheral process(말초돌기)는 (연접을 형성하지 않고) 자율신경절과 신경얼기들을 그대로 가로질러 그들이 분포하는 장기에 이른다. 이들은 기능적으로 두 종류가 있다: physiological afferent(생리적들신경)와 afferent for pain(통증들신경). 대부분의 생리적들신경들은 자율신경계통의 부교감신경섬유에 동반되고, 통증들신경들은 교감신경섬유와 같이 간다(그림 24-3).

Physiological Afferent(생리적들신경)

생리적으로 매우 중요한 기능을 지닌 visceral afferent(내장들신경)는 자율신경계통의 부교감계통과 연관되어 있다. 다음은 이들이 afferent limb(들성분)을 이루는 reflex arc(반사활)의 예이다.

임상노트

내장기관에서 기인하는 통증

Heart(심장)에는 왼교감신경줄기의 middle cervical cardiac nerves(중간목심장신경)와 inferior cervical cardiac nerves(아래목심장신경), thoracic cardiac branches(가슴심장가지)의 통증섬유들이 분포한다. 일차감각신경세포의 중추돌기들은 T1-T5 척수분절로 들어간다. 따라서 심장에서 기원하는 통증감각은 가슴중앙과 왼팔 안쪽면으로 방사된다. 그러나 통증이 실제로 나타나는 부위는 이 영역에서 벗어나는 경우가 흔하며, 이는 아마도 심장에 분포하는 신경들이 기원하는 분절의 높이나 치우침에 있어 변이가 심하기 때문인 것으로 여겨진다.

Gallbladder(쓸개)나 **bile duct(쓸개관)**에서 오는 통증감각은 오른쪽 greater splanchnic nerve(큰내장신경)를 거쳐, T7과 T8 척수신경뒤뿌리를 통해 척수로 들어온다. 연관통증은 upper right guadrant of abdomen(우상복부)과 오른쪽 infrascapular region(어깨뼈아래부위)에 나타난다. 간 또는 쓸개 질환이 있는 경우 **diaphragm(가로막)**을 덮는 peritoneum이 자극될 수 있다. 이 경우 통증은 어깨끝으로 방사되는데, 이는 가로막에 분포하는 (운동섬유뿐 아니라) 감각섬유들도 C3, C4, C5 척수분절에서 기원하는 phrenic nerve(가로막신경)로부터 오기 때문이다.

Stomach(위)에 분포하는 통증들신경섬유는 좌우의 큰내장신경을 통해 T7과 T8 척수분절에 도달하므로, 위에서 기원하는 통증은 epigastrium(명치부위)에서 느껴진다. Duodenal ulcer(샘창자궤양)의 경우처럼 **duodenum(샘창자)**에서 기원하는 통증은, 배꼽 바로 위의 anterior abdominal wall(앞배벽)로 방사된다. 이 부위와 샘창자에는 모두 T9과 T10 척수신경이 분포한다. **Appendix(막창자꼬리, 충수)**에서 오는 들신경섬유들은 lesser splanchnic nerve(작은내장신경)에 포함되는데, 이 신경은 T10 척수신경절에서 오는 축삭들을 포함한다. Appendicitis(막창자꼬리염, 충수염)로 인한 통증은 초기에는 umbilicus region(배꼽부위)으로 방사된다. 이 부위는 T10 dermatome(피부분절)에 해당된다. 염증이 parietal peritoneum(벽쪽복막)까지 진행되면 통증은 lower right quadrant of abdomen(우하복부)으로 이동한다(벽쪽복막과 벽쪽가슴막에 분포하는 몸신경들이 기원하는 척수분절은, 상응하는 몸통부위의 피부분절과 유사하다). **Renal pelvis(콩팥깔때기)**와 **ureter(요관)**에서 오는 통증섬유들은 least splanchnic nerve(맨아래내장신경)에 포함된다; 이들은 척수의 L1과 L2 분절로 들어오며, 통증은 허리와 groin(샅굴부위)으로 방사된다.

연관통증이 나타나는 기전을 완벽하게 설명하기는 어렵다. 처음에는 내장통증감각과 몸통증감각을 전달하는 들신경섬유들이 척수의 같은 tract cell(경로세포)들에 연접을 이루기 때문에 이 세포들이 내장기원의 신경충동을 받게 되면 subliminal somatic stimulus(문턱밑값 범위의 몸자극)에 의해 흥분될 것이라는 가설이 제안되었다. 보다 최근에 제기된 가설은 특정 척수분절의 분포부위에서 들어오는 내장통증감각과 몸통증감각이 모두 시상의 ventral posterior nucleus(배쪽바닥핵)의 신경세포무리로 중계된다는 것이다. 뇌에서는 시상과 대뇌겉질로 투사하는 대응부위에 따라 일반몸감각이 기원하는 몸부위를 통증부위로 인식한다. 내장기관에서 기원하는 통증이 몸부위에서 오는 통증으로 잘못 인식될 수 있으며, 이는 아마도 내장질환 또는 기능이상이 원인이 되어 유발되는 통증보다는 몸통증감각이 훨씬 흔히 경험하는 통증감각이기 때문인 것으로 보인다. 250년도 더 전에, 영국의 해부학자이며 외과의사였던 John Hunter가 연관통증을 "delusion of the mind(심리적인 망상)"이라 부른 것은 매우 흥미롭다.

Cardiovascular System(순환계통)

Aortic arch(대동맥활)와 (common carotid artery[온목동맥]의 갈림부위에 위치하는) carotid sinus(목동맥팽대)에 분포하는 감각섬유종말들은 **baroreceptor(압력수용기)**로 작용하여 동맥압의 변화를 감지한다. 대동맥활에 분포하는 신경세포의 세포체들은 inferior (nodose) ganglion of vagus nerve(미주신경아래신경절)에 자리하고, 목동맥팽대에 분포하는 신경세포의 세포체들은 inferior ganglion of glossopharyngeal nerve(혀인두신경아래신경절)에 위치한다. 그 중추가지들은 숨뇌의 solitary nucleus에 종지하고, 이어 이 신경핵은 흔히 **"cardiovascular center(심장혈관중추)"**라 불리는 그물체영역들로 투사한다. 고립핵과 그물체에서 기원한 축삭들은 nucleus ambiguus와 척수의 중간가쪽세포기둥으로 투사한다. 이러한 연결로 확립된 reflex pathway(반사경로)들을 통해 혈압이 조절된다. 동맥압이 갑작스럽게 상승하면 심장박동수가 감소하고(vagus nerve) 혈관이 확장된다. 혈관확장효과는 교감신경의 혈관수축작용이 억제되어 나타나는 결과이다. 출혈 등으로 동맥압이 떨어지는 상황에서는, 혈압이 상승된 경우와는 상반된 반사반응이 시작된다. 이러한 반사반응을 통해, 혀인두신경과 미주신경에 포함된 내장들신경들은 동맥압을 정상으로 유지하는데 관여한다.

Cardiac output(심박출량)는 **Bainbridge reflex(베인브릿지반사)**에 의해서도 조절된다. 이 반사는 오른심방에 위치한 receptor(수용기)에 의해 촉발된다. 이 수용기에는 미주신경이 분포하며, central venous pressure(중심정맥압)를 감시한다. 중추와의 신경연결을 통해, 이 수용기는 교감신경계통을 자극하고 미주신경에 의한 심박동수 감소효과를 억제한다. Venous return(정맥환류) 양이 증가하고 결과적으로 심박출량이 증가한다.

Respiratory System(호흡계통)

뇌줄기에는 호흡운동의 자동조절과 관련된 3개의 "**respiratory center(호흡중추)**"가 위치한다. 이중 2개의 respiratory center는 숨뇌그물체에 위치한다: 안쪽으로는 **inspiratory center(들숨중추, 흡기중추)**가, 가쪽으로는 **expiratory center(날숨중추, 호기중추)**가 위치한다. Pontine isthmus(다리뇌잘록) 높이의 parabrachial area(팔곁구역)에는 들숨과 날숨의 리듬을 조절하는 **pneumotaxic center(호흡조정중추)**가 위치한다. Cardiovascular center 뿐 아니라 inspiratory center와 expiratory center도, 세포체가 치밀하게 모여있는 전형적인 신경핵의 형태는 아니다. 이들 중추는 그물체신경세포의 긴 가지돌기들이 이루는 그물구조 속에 위치가 명확하지 않은 영역들로 나타난다. 순환혈액 중의 이산화탄소에 의해 들숨중추의 신경세포들이 자극되면 inspiration(들숨)이 시작된다. 이 chemosensory neuron(화학감각신경세포)들은 reticulospinal connections(그물척수연결)를 통해, diaphragm(가로막)과 intercostal muscle(갈비사이근)들에 분포하는 운동신경세포들을 자극한다.

호흡운동은 또한 좌우 common carotid artery의 갈림부위 가까이 위치한 carotid body(목동맥토리)들과 대동맥활 근처의 작은 aortic body(대동맥토리)들로부터 중추쪽으로 전도되는 신호에 의해서도 영향을 받는다. 이 토리들은 혈중 산소농도 감소에 반응하는 **chemoreceptor(화학수용기)**이다. 감지된 신호는 혀인두신경아래신경절과 미주신경아래신경절에 위치하는 신경세포들을 통해 고립핵으로 전달된다. 고립핵은 뇌줄기의 호흡중추로 이어지며, 이 연결을 통해 호흡수가 증가되고 호흡운동은 깊어진다. 이 반사는 격심한 운동을 할 때, (고산지대에 올라갔을 때처럼) 낮은 산소분압에 노출되었을 때 또는 asphyxia(질식)를 초래할 수 있는 다양한 상황에서 작동된다.

미주신경의 감각신경세포들은 **Hering-Breuer reflex(헤링-브로이어반사)**의 들성분을 구성하며, 이 반사를 통해 expiration(날숨)이 시작된다. 들숨이 진행되어 허파가 점차 부풀면 bronchial tree(기관가지), 그 중에서도 작은 가지들에 위치한 감각종말들에서 시작되는 신경충동의 빈도가 증가한다. 이 신호들이 고립핵의 중계를 거쳐 날숨중추에 도달하면, 날숨중추의 신경세포들은 들숨중추의 신경세포들을 억제한다. 날숨은, 들숨에 관여하는 근육들이 이완되면서 탄성에 의해 일어나는 수동적인 과정이다.

기타 계통

소화관에 분포하는 미주신경의 감각축삭들은 transverse colon(가로잘록창자)과 descending colon(내림잘록창자)의 경계부(splenic flexure, 왼잘록창자굽이, 지라굽이)까지 분포한다. 이 신경종말들의 흥분은, stomach(위)와 intestine(창자)의 팽창, 민무늬근육의 수축, 또는 점막자극에 의해 유발된다. 창자운동과 분비에 있어 extrinsic nerve(외재신경)들의 활성이 필수요소는 아니지만, 이 과정들은 미주신경의 들신경세포와 날신경세포들을 경유하는 반사작용을 통해 조정되고 변화된다. Distal colon(잘록창자먼쪽부분, 하위잘록창자), 곧창자, 방광에는 둘째, 셋째 및 넷째 sacral nerve(엉치신경)의 splanchnic branch(내장가지)들이 분포한다. 이들 척수분절과 부교감계통의 엉치신경성분을 경유하는 반사들은 large bowel(큰창자)과 방광을 비우도록 자극한다. 이 과정은 수의적인 조절이 가능하다.

Fullness(포만감)를 전달하는 오름경로

일부 ascending visceral pathway(오름내장경로)들은 (다음 절에 나오는) 통증전달경로와는 뚜렷하게 구별된다. 이중 하나는 숨뇌의 고립핵에서 기원한다. 이 신경핵은 주로 미주신경의 general visceral afferent(일반내장들신경)들을 받아들인다. 다른 경로는 척수의 T1-L2, 그리고 S2-S4 분절에서 기원한다. 이 오름섬유들은 척수그물로와 척수시상로의 성분이 되어 진행한다. 숨뇌와 척수에서 시작되는 이 경로들을 통해, 내장에서 기원한 신호들은 뇌줄기그물체, 시상하부, 그리고 시상의 lateral division of ventral posterior nucleus(뒤가쪽배쪽핵, VPl)에 도달한다. 이 thalamocortical projection(시상겉질투사)을 통해, 위가 팽창되었을 때는 포만감을, 위가 비었을 때는 공복감을 느끼게 된다. 구불잘록창자와 방광의 팽만감도 이들 척수그물로와 척수시상로를 통해 매개된다.

Pain Afferent(통증감각신경, 통증들신경)

내장질환 또는 기능이상이 있는 경우, 통증감각종말은 다양한 방식으로 자극된다. 통증을 유발하는 가장 흔한 자극은 창자와 같은 hollow viscus(속빈장기)가 팽창된 경우이다. 민무늬근육으로 이루어진 장기의 일부분이 국소적으로 강하게 수축되면, 수축이 일어난 부위보다 proximal portion(몸쪽부위)은 팽창된다. Bile duct(쓸개관)나 ureter(요관)에 돌이 생겨 속공간이 막힌 경우에도 같은 현상이 일어난다. Visceral pain(내장통증)은 liver(간)나 spleen(지라)과 같은 solid organ(실질장기)을 싸는 피막이 급격하게 당겨지는 경우에도 유발된다. Inflammatory disease(염증성질환)에서 나타나는 통증은 peritoneum(복막) 또는 pleura(가슴막)가 자극되어 유발되는 것이다. Angina(협심증)와 myocardial infarction(심근경색증)에서 통증을 유발하는 자극은 심장근육의 ischemia(허혈)이다.

가슴안 또는 배안장기에서 기원하는 통증을 전달하는 감각신경세포들은 교감신경계통과만 연결되어 있다. 일차감각신경세포의 세포체들은 thoracic nerve(가슴신경)들과 상위 lumbar nerve(허리신경)들의 dorsal root ganglia에 자리한다(그림 24-4). 이 신경세포의 말초돌기들은 white communicating rami를 통해 교감신경줄기에 도달한다(그림 24-3); 이들은 교감신경줄기에 포함되어 다양한 거리를 진행한 뒤 cardiac nerves(심장신경), pulmonary nerves(허파신경), splanchnic nerves(내장신경)를 통해 내장기관으로 이어진다. 상응하는 dorsal root fiber(뒤뿌리섬유)들은 somatic pain fiber(몸통증섬유)들과 함께 dorsolateral tract of Lissauer(뒤가쪽로)로 들어가며, 이들과 유사하게 dorsal horn of spinal cord(척수뒤뿔)에 종지하는 것으로 보인다. 내장통증의 오름경로도, 부분적으로는 척수시상로의 교차섬유를 통해, 몸통증감각의 전달경로(제19장 참조)와 같이 간다. 몸통증감각의 전달경로에서와 마찬가지로, 양쪽 척수그물섬유와 그물체의 중계를 거치는 경로도 존재한다.

Referred Pain(연관통, 연관통증)

내장통증은 somatic structure(몸구조)에서 기원하는 통증과는 구별되는 특성을 지닌다. 내장통증감각은 통증이 넓은 부위에 퍼져서 나타난다는 점과 특정 몸부위로 radiation(방사)된다는 점이 특히 두드러진다(referred pain). 통증이 방사되는 영역은, 그 내장기관에 분포하는 신경이 기원한 바로 그 척수분절들에 위치한 몸감각신경세포들이 분포하는 몸부위와 일치한다. 연관통의 원리는 임상노트에 예시를 들어 설명하였다. 연관통이 나타나는 영역을 피부의 segmental innervation(분절신경분포; dermatome, 피부분절)의 분포와 비교해 보라(그림 5-13).

참고문헌

Armour JA, Murphy DA, Yuan BX, et al. Gross and microscopic anatomy of the human intrinsic cardiac nervous system. *Anat Rec.* 1997;247:289-298.

Brading A. *The Autonomic Nervous System and Its Effectors.* Oxford: Blackwell; 1999.

Breathnach CS. John Hunter and pain referred. *J Roy Soc Med.* 1994;87:786-789.

Bruce EN, Cherniak NS. Central chemoreceptors. *J Appl Physiol.* 1987;62:389-402.

Critchley HD, Elliott R, Mathias CJ, et al. Neural activity relating to generation and representation of galvanic skin conductance responses: a functional magnetic resonance imaging study. *J Neurosci.* 2000;20:3033-3040.

Critchley HD, Mathias CJ, Josephs O, et al. Human cingulate cortex and autonomic control: converging neuroimaging and clinical evidence. *Brain.* 2003;126:2139-2152.

Elfvin L-G, Lindh B, Hokfelt T. The chemical neuroanatomy of sympathetic ganglia. *Annu Rev Neurosci.* 1993;16:471-507.

Furness JB. The enteric nervous system and neurogastroenterology. *Nature Rev Gastroent.* 2012;9:286-294.

Gai WP, Blessing WW. Human brainstem preganglionic parasympathetic neurons localized by markers for nitric oxide synthesis. *Brain.* 1996;119:1145-1152.

Grundy D, Brookes S. *Neural Control of Gastrointestinal Function,* Morgan & Claypool; 2012.

Hainsworth R. Reflexes from the heart. *Physiol Rev.* 1991;71:617-658.

Ignarro LJ (ed). *Nitric oxide, Biology and Pathobiology,* 2nd ed. Burlington, MA: Academic Press; 2010.

Karczmar AG, Koketsu K, Nishi S, eds. *Autonomic and Enteric Ganglia.* New York, NY: Plenum Press; 1986.

Kincaid JC. The autonomic nervous system. In: Rhoades RA, Tanner GA, eds. *Medical Physiology.* 2nd ed. Philadelphia, PA: Lippincott, Williams & Wilkins; 2003: 108-118.

Marbold F, Neumayer C, Tschabitscher, M. The sympathetic trunk and its neural pathway to the upper limb: review of the literature. *Eur Surg.* 2005;37:114-120.

Nathan PW, Smith MC. The location of descending fibres to sympathetic neurons supplying the eye and sudomotor neurons supplying the head and neck. *J Neurol Neurosurg Psychiatry.* 1986;49:187-194.

Parker TL, Kesse WK, Mohamed AA, et al. The innervation of the mammalian adrenal gland. *J Anat.* 1993;183:265-276.

Pauza D, Skripka V, Pauziene N, et al. Morphology, distribution and variability of the epicardiac neural ganglionated subplexuses in the human heart. *Anat Rec.* 2000;259:353-382.

Rowell LB. *Human Cardiovascular Control.* New York, NY: Oxford University Press; 1993.

Smith OA, DeVito JL. Central neural integration for the control of autonomic responses associated with emotion. *Annu Rev Neurosci.* 1984;7:43-65.

Part IV

혈액 공급과 뇌척수막

Blood Supply and the Meninges

Chapter 25

중추신경계통의 혈액 공급

Blood Supply of the Central Nervous System

김호정 역

요 점

- Central nervous system의 혈액 순환은 autoregulation(자동조절)이라는 과정에 의해 일정하게 조절된다.
- Central nervous system에서 모세혈관을 통한 물질 교환은 endothelium(내피)의 transport mechanism(운반기전)에 의해 조절된다. 이 모세혈관 내피는 커다란 분자는 통과시키지 않는다. 하지만, blood-brain barrier(혈액뇌장벽)가 없는 작은 부위가 약간 존재한다.
- Anterior choroidal artery(앞맥락동맥)는 optic tract(시각로)와 internal capsule(속섬유막)의 일부에 분포한다.
- Anterior cerebral artery(앞대뇌동맥)에서는 recurrent artery of Heubner(안쪽줄무늬체동맥)가 나오는데, 이 혈관은 corpus striatum(줄무늬체) 및 internal capsule의 일부에 분포한다. Anterior communicating artery(앞교통동맥)가 분지되어 나온 다음에는 대뇌겉질의 frontal lobe(이마엽) 및 parietal lobe(마루엽)의 안쪽면 및 위면에 분포하는데, 여기에는 supplementary motor area(보조운동영역)와 다리의 primary motor area(일차운동영역) 및 primary somesthetic area(일차몸감각영역)가 포함된다.
- Middle cerebral artery(중간대뇌동맥)는 frontal lobe, parietal lobe, temporal lobe(관자엽)의 가쪽면에 분포하는데, 여기는 얼굴, 몸통, 팔의 motor area(운동영역)와 somesthetic area(몸감각영역), 그리고, 왼쪽 대뇌겉질에서 language area(언어영역)에 해당하는 부분이다. Geniculocalcarine tract(무릎새발톱로)에도 이 동맥이 분포한다.
- Spinal cord(척수)는 vertebral artery(척추동맥)와 radicular artery(뿌리동맥)의 가지가 분포한다. Vertebral artery의 가장 큰 가지는 posterior inferior cerebellar artery(뒤아래소뇌동맥)인데, medulla(숨뇌)의 가쪽 부분과 cerebellum(소뇌)의 큰 부분에 혈액을 공급한다.
- Anterior inferior cerebellar artery(앞아래소뇌동맥)와 superior cerebellar artery(위소뇌동맥)는 모두 basilar artery(뇌바닥동맥)의 가지이며, pons(다리뇌)와 속귀의 labyrinth(미로)에 분포하는 작은 가지를 낸다.
- Posterior cerebral artery(뒤대뇌동맥)는 posterior choroidal artery(뒤맥락동맥)를 내고, posterior communicating artery(뒤연결동맥)와 연결되며, occipital lobe(뒤통수엽), temporal lobe의 아래면, hippocampal formation(해마체)의 일부분에 분포한다.
- Cerebral hemisphere(대뇌반구)의 내부 구조와 diencephalon(사이뇌)에 분포하는 동맥은 central artery(중심동맥)로서 세 개의 cerebral artery의 몸쪽 가지들이다.
- Circle of Willis(대뇌동맥고리)를 이루는 동맥이 서로 나뉘는 곳이나 그 가까이에서는 aneurysm(동맥류)이 잘 생기는데 이것이 subarachnoid hemorrhage(거미막밑출혈)의 흔한 원인이다.
- Superior cerebral vein(위대뇌정맥)의 혈액은 superior sagittal sinus(위시상정맥굴)로 흘러들어간다. 대뇌겉질의 아래면과 뇌의 깊은 곳에서 오는 혈액은 최종적으로 great cerebral vein(큰대뇌정맥)에 모여서 straight sinus(곧은정맥굴)로 들어간다.

Central nervous system(중추신경계통, CNS)으로의 혈액 공급이 특별한 관심의 대상인 이유는 nervous tissue(신경조직)가 가지는 대사 요구량 때문이다. 뇌는 glucose(포도당)를 이용하는 aerobic metabolism(산소대사)에 의존하며 따라서 몸에서 대사가 가장 활발한 기관 중 하나이다. 비록 몸무게의 2%에 지나지 않지만, 뇌는 cardiac output(심장박출량)의 17% 정도를 받아들이며, 몸 전체가 소모하는 산소의 20%나 되는 양을 필요로 한다. 뇌의 혈액 공급이 10초만 멈추어도 의식을 잃게 된다. 혈관 폐쇄 또는 출혈과 같이 혈관에 기인한 질병은 갑자기 증상이 나타나며, 신경계통 질환의 가장 큰 부분을 차지한다.

뇌의 Arterial Supply(동맥분포)

뇌에 분포하는 동맥은 한 쌍의 internal carotid artery(속목동맥) 및 한 쌍의 vertebral artery(척추동맥)가 이루는 혈관 계통과 그 복잡한 가지들이다. 각각의 동맥에 대해서는 임상적인 의미를 조금 곁들여서 뒤에 설명하였다. 또, 이

임상노트

Cerebrovascular Disease(뇌혈관질환)

Embolus(색전)나 thrombus(혈전)에 의한 **arterial occlusion(동맥폐쇄)**은 그 동맥이 분포하는 부위의 infarction(경색)으로 이어지는 경우가 대부분이다. 뇌의 표면에서는 주요 동맥 가지들이 서로 연결되어 있다. 이런 연결은 arteriole(세동맥)에도 있으며, 모세혈관 그물은 서로 이어져 뇌 전체에 퍼져 있다. 하지만, 이 anastomosis(연결)는 주요 동맥의 공급을 정상적으로 받았던 부위가 막혔을 때, 이전의 혈액 공급을 유지할 정도로는 충분하지 않은 경우가 대부분이다. Infarction의 규모를 좌우하는 것은 막힌 동맥의 지름, anastomosis 여부, 완전히 막히기까지 시간이 얼마나 경과하였는가 하는 것들이다. 머리뼈안에서 발생한 동맥폐쇄 외에도, 목 부위에서 carotid artery(목동맥) 또는 vertebral artery(척추동맥)의 stenosis(협착)가 생겨 뇌의 혈액 순환에 장애를 일으키기도 한다.

뇌의 배쪽면을 뚫고 들어가 internal capsule(속섬유막)과 그 주위의 회색질 구조에 분포하는 동맥은 가늘고 벽이 얇아서 특히 잘 터지기가 쉽다. Hypertension(고혈압)에다 동맥의 변성까지 겹치면, **cerebral hemorrhage(뇌출혈)**가 일어나는 주요 원인이 된다. 동맥벽이 부풀어 오르는 **aneurysm(동맥류)**은 뇌의 바닥을 지나는 큰 동맥에서 가지가 갈라지는 부분에 생기는 경우가 가장 흔하다. Aneurysm에서는 피가 새어 나오기도 하고, 그 자체가 터지기도 하는데 유출된 피는 subarachnoid space(거미막밑공간)에 고인다. 어떤 경우에는 aneurysm의 벽과 주변 구조가 유착되어 intracerebral hemorrhage(뇌내출혈)를 유발하거나 cranial nerve(뇌신경) 속으로 출혈이 일어나기도 한다.

단원 후반부에는 뇌의 표면 또는 깊은 부위에 분포하는 동맥을 정리해 놓았다.

Internal Carotid System(속목동맥계통)

Internal carotid artery(속목동맥)는 common carotid artery(온목동맥)의 종말가지이다. 이 동맥은 머리뼈 바닥에 있는 carotid canal(목동맥관)을 통과하여 sphenoid bone(나비뼈)의 dorsum sellae(안장등) 옆을 지나면서 middle cranial fossa(중간머리뼈우묵)로 들어온다. 이 이후에 동맥은, 다음에 기술하는 몇 번의 구부러진 경로를 거치는데 이를 cerebral angiogram(뇌혈관조영상)에서는 **carotid siphon(목동맥사이펀)**이라 부른다(그림 25-1). Internal carotid artery는 먼저 cavernous sinus(해면정맥굴) 속에서 앞으로 갔다가 anterior clinoid process(앞침대돌기)의 안쪽에서 위로 올라간다. 이 부위에서 동맥은 dura mater(경막)와 arachnoid(거미막)를 뚫고 subarachnoid space(거미막밑공간)에 들어간 다음 뒤로 optic nerve(시각신경) 아래를 지나 마침내 optic chiasma(시각교차)의 바로 가쪽에서 위로 올라간다. 여기까지의 경로를 지나면 동맥은 anterior perforated substance(앞관통질) 밑에 있게 되는데, 여기에서 middle cerebral artery(중간대뇌동맥)와 anterior cerebral artery(앞대뇌동맥)로 갈라진다(그림 25-2).

Collateral Branch(곁가지)

다음 동맥가지는 internal carotid artery가 마지막에 둘로 나뉘기 전에 나오는 가지들이다.

Hypophysial Artery(뇌하수체동맥)

Posterior hypophysial artery(뒤뇌하수체동맥, 아래뇌하수체동맥)는 pituitary gland(뇌하수체)의 neural lobe(신경엽, posterior lobe, 뒤엽)에 분포하며, anterior hypophysial artery(앞뇌하수체동맥, 위뇌하수체동맥)는 hypothalamus(시상하부)의 median eminence(정중융기)로 들어간다. Anterior hypophysial artery는 갈라져 모세혈관 그물을 이루는데, 여기로 hypothalamus의 releasing factor(분비인자)가 들어온다. 이 모세혈관은 모여서 작은 **hypophysial portal vein(뇌하수체문맥)**이 되었다가 anterior lobe(앞엽)의 모세혈관으로 이어진다. 이런 혈관계통을 통해서 hypothalamus는 anterior pituitary hormone(뇌하수체앞엽호르몬)의 분비를 조절할 수 있다(11장 참조).

Ophthalmic Artery(눈동맥)

이 가지는 internal carotid artery가 subarachnoid space에 들어가자마자 나온다. Ophthalmic artery(눈동맥)는 optic canal(시각신경관)을 통해 orbit(눈확)으로 들어가서, 눈과 눈확의 여러 구조, 이마와 머리덮개, frontal sinus(이마굴), ethmoid air cell(벌집뼈벌집)과 같은 paranasal sinus(코곁굴), 코의 일부에 분포한다.

Posterior Communicating Artery(뒤교통동맥)

이 가느다란 동맥은 internal carotid artery가 종말가지

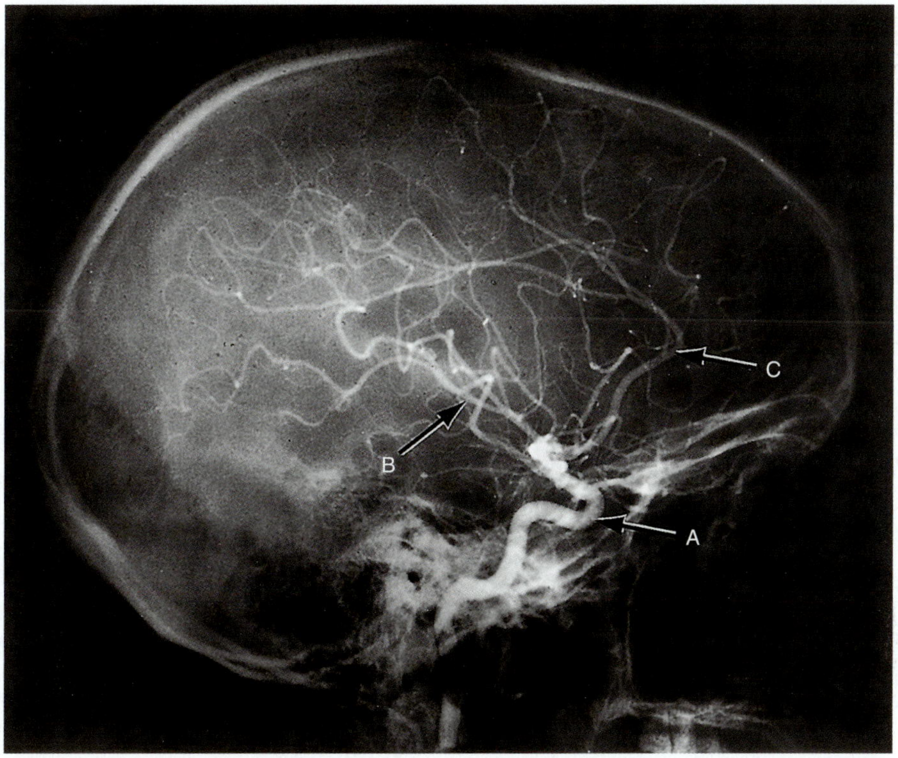

그림 25-1 Carotid angiogram(목동맥혈관조영상, 측면영상). **A** = carotid siphon(목동맥사이펀), **B** = middle cerebral artery(중간뇌막동맥) 가지들, **C** = anterior cerebral artery(앞대뇌동맥). (Courtesy of Dr. J. M. Allcock.)

로 갈라지는 곳 가까이에서 뒤쪽으로 나와 posterior cerebral artery(뒤대뇌동맥)의 몸쪽 부분과 이어진다. 이렇게 해서 arterial circle(대뇌동맥고리, circle of Willis, 윌리스동맥고리)의 한 부분이 된다. 뒤에 언급할 몇 개의 posteromedial central artery(뒤안쪽중심동맥)도 posterior communicating artery의 가지이다.

Anterior Choroidal Artery(앞맥락동맥)

이 가지가 분포하는 부위는 그 이름이 가리키는 곳보다 더 광범위하다. 이 동맥은 temporal lobe(관자엽)의 안쪽 가장자리에서 optic tract(시각로)와 choroidal fissure(맥락틈새)를 따라 뒤로 진행한다. Anterior choroidal artery의 가지를 받는 곳은 optic tract, uncus(갈고리이랑), amygdala(편

임상노트

Internal Carotid Occlusion(속목동맥폐쇄)

Internal carotid artery가 막혔을 때 나타나는 결과는 심각하다. Ophthalmic artery(눈동맥)의 공급을 받지 못해 손상된 쪽 시력을 완전히 잃게 되며, 반대쪽 눈은 anterior choroidal artery(앞맥락동맥)가 분포하는 optic tract(시각로)와 lateral geniculate body(가쪽무릎체)의 손상으로 인해서 시야 중에서 반대쪽(temporal, 관자쪽) 반의 시각을 잃어버린다.

또한, 동맥의 큰 가지인 middle cerebral artery(중간대뇌동맥)와 anterior cerebral artery(앞대뇌동맥)의 폐쇄 증상이 동반되는데, 주로 손상 반대쪽 몸의 hemiplegia(반신마비)와 시야 중 반대쪽 반에서 hemianopia(반맹)가 나타나며, 손상된 반구가 dominant hemisphere(우세반구)일 경우에는 global aphasia(완전언어상실증)도 나타난다.

Anterior choroidal artery(앞맥락동맥)만 폐쇄된 경우에는 증상이 나타나지 않을 수도 있으나, 나타난다면 폐쇄된 위치와 posterior choroidal artery(뒤맥락동맥)와의 연결 정도에 따라 양상은 여러가지이다. 이때는 손상 반대쪽의 hemiplegia가 나타나며, internal capsule(속섬유막)이 손상된 경우에는 감각 이상이, optic tract와 lateral geniculate body가 손상된 경우에는 contralateral homonymous hemianopia(맞은편같은쪽반맹)가 동반된다.

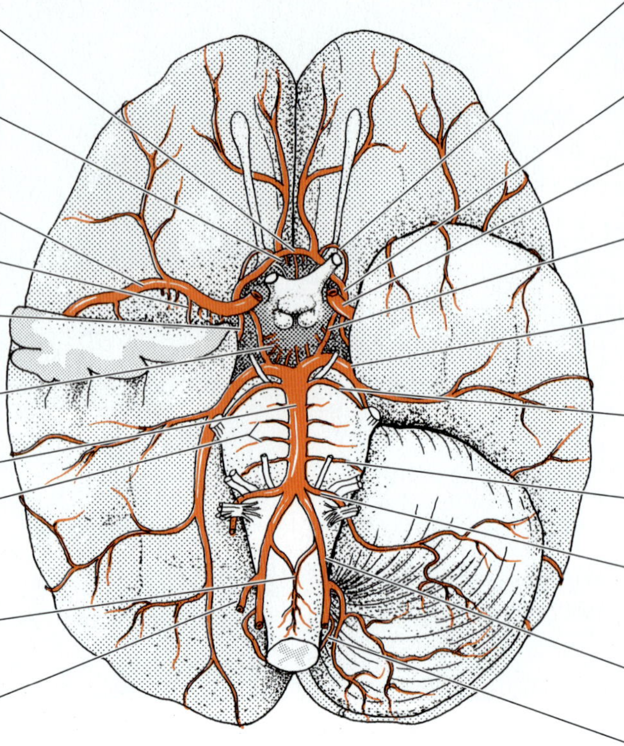

그림 25-2 뇌에 분포하는 동맥을 배쪽면에서 본 것. 오른쪽 소뇌반구와 오른쪽 관자엽 끝을 제거하였음.

도체), hippocampus(해마), globus pallidus(창백핵), lateral geniculate body(가쪽무릎체), internal capsule(속섬유막)의 배쪽 부분이다. 분지는 일정하지 않으며 때로는 subthalamus(시상밑부), thalamus(시상)의 배쪽 부분, 중간뇌의 입쪽 부분에 가지를 보내기도 한다. Anterior choroidal artery의 종말가지는 가쪽뇌실의 temporal horn(관자뿔)에 있는 choroid plexus(맥락얼기)에 분포하며, 거기에서 posterior choroidal artery(뒤맥락동맥)의 가지와 연결된다.

Middle Cerebral Artery(중간대뇌동맥)

Middle cerebral artery는 internal carotid artery의 종말 가지 중에서 더 크고 기원하는 동맥의 연속이라고 할 수 있다(그림 25-2 참조). 이 동맥은 frontal lobe(이마엽)과 temporal lobe(관자엽) 사이 lateral sulcus(가쪽고랑)의 깊은 곳을 지난다. Middle cerebral artery의 몸쪽 부분에서는 central artery(중심동맥)가 optic chiasma(시각신경교차)의 가쪽으로 나온다. 이 가지들은 대뇌반구의 바닥으로 들어가 internal capsule(속섬유막)과 같은 깊은 구조에 분포한다. **Frontal branch(이마가지), parietal branch(마루가지), temporal branch(관자가지)**와 같은 cortical branch(겉질가지)는 대뇌반구의 가쪽고랑에서 나와 겉질의 넓은 부분과 각 겉질 속에 있는 subcortical white matter(겉질밑백색질)에 분포한다(그림 25-3).

Middle cerebral artery가 분포하는 영역에는 primary motor area(일차운동영역), premotor cortex(운동앞겉질), frontal eye field(이마엽눈운동영역), primary somatosensory area(일차몸감각영역)의 대부분이 포함된다. 하지만, 다리와 perineum(샅, 회음)의 운동과 감각을 담당하는 영역은 포함되지 않는다(그림 15-3과 그림 25-3를 비교한다). 대부분의 경우 왼쪽 middle cerebral artery가 언어를 담당하는 겉질 영역에 전부 분포한다. 여기에 포함되는 영역은 temporal lobe과 parietal lobe(마루엽)에 있는 receptive language area(감각언어영역, sensory speech area)와 inferior frontal gyrus(아래이마이랑)에 있는 expressive speech area(운동언어영역, Broca's area)이다(그림 25-3과 15장을 참조

임상노트

Middle Cerebral Artery Occlusion(중간대뇌동맥폐쇄)

Middle cerebral artery가 분포하는 겉질 영역의 기능이 상실되면 특히 얼굴의 아래쪽과 팔에서 뚜렷한, 손상 반대쪽의 paralysis(마비)와 함께, cortical type(겉질유형)의 general somatic sensory deficit(일반몸감각소실)이 발생한다. Geniculocalcarine tract(무릎새발톱로)가 손상됨으로 인해서 양쪽 눈의 손상 반대편 visual field(시야)에서 hemianopia(반맹)가 유발된다(20장 참조). 이 동맥은 auditory cortex(청각겉질)에도 분포하지만 한쪽의 병터만으로는 뚜렷한 청각 장애가 나타나지 않는데 그 이유는 organ of Corti(나선기관)가 양쪽 겉질로 투사하기 때문이다(21장 참조). 언어에 있어 우세반구인 경우 middle cerebral artery의 폐쇄는 global aphasia(완전언어상실증)를 유발한다(15장 참조).

이 동맥에서 나온 cortical branch(겉질가지) 중 하나만 폐쇄된 경우에는 monoplegia(단일마비)나 receptive aphasia(감각언어상실증) 한 가지만 나타나기도 하는데, 이것은 동맥 줄기가 막혔을 때 나타나는 증상의 한 단편이라고 할 수 있다. Central branch(중심가지)가 폐쇄되면 internal capsule(속섬유막)에 포함된 motor fiber(운동신경섬유)의 infarction(경색)으로 인해서 hemiplegia(반신마비)가 생길 수 있다. Internal capsule의 병터로 aphasia(언어상실증)가 생기는 경우는 없는데 그 이유는 language area(언어영역)가 반대편 반구와 연결되는 경로는 손상되지 않기 때문이다.

한다). Parietal lobe에 있는 백색질에는 geniculocalcarine tract(무릎새발톱로)가 지나간다.

Anterior Cerebral Artery(앞대뇌동맥)

Internal carotid artery의 종말 가지 중 작은 쪽이 anterior cerebral artery이며 처음에는 optic nerve(시각신경)의 위에서 안쪽 방향으로 나온다(그림 25-2 참조). 양쪽의 두 anterior cerebral artery는 대개 정중선에서 만나며 이들을 이어주는 것이 **anterior communicating artery(앞교통동맥)**이다. Anterior communicating artery가 분지하기 전에 중요한 동맥 하나가 anterior cerebral artery에서 나오는데 이것이 **medial striate artery(안쪽줄무늬체동맥, recurrent artery of Heubner)**이다. 이 동맥은 anterior perforated substance(앞관통질)를 뚫고 들어가서 caudate nucleus(꼬리핵)의 배쪽 부분과 여기에 인접한 putamen(조가비핵)의 부분, internal capsule(속섬유막)의 anterior limb(앞다리)과 genu(무릎)에 분포한다.

Anterior cerebral artery는 longitudinal fissure(대뇌세로틈새) 안에서 위로 올라가다가 corpus callosum(뇌들보)의 genu(무릎)를 감으면서 뒤로 구부러진다(그림 25-4). Anterior communicating artery 이후에 나오는 가지들은 olfactory bulb(후각망울)와 olfactory tract(후각로)를 포함

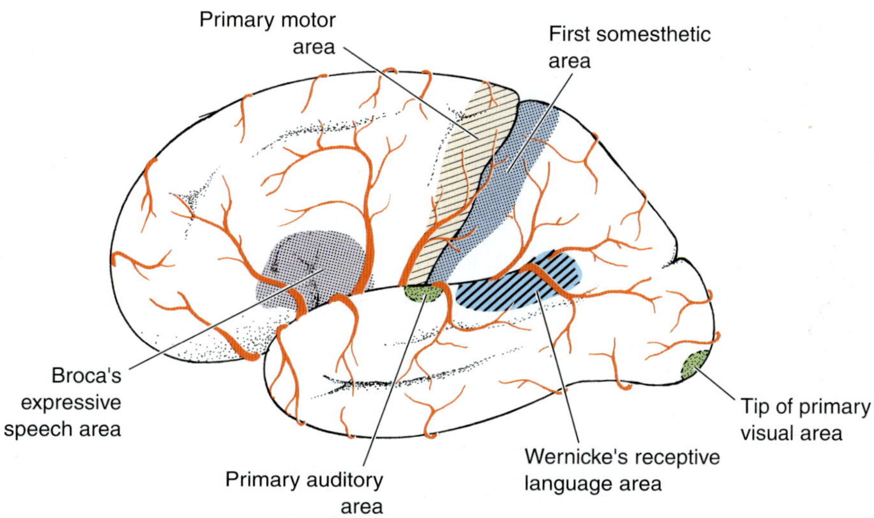

그림 25-3 왼쪽 대뇌반구 가쪽면에서 middle cerebral artery(중간대뇌동맥)의 분포. Anterior cerebral artery(앞대뇌동맥)와 posterior cerebral artery(뒤대뇌동맥)의 terminal branch(종말가지)도 함께 관찰된다.

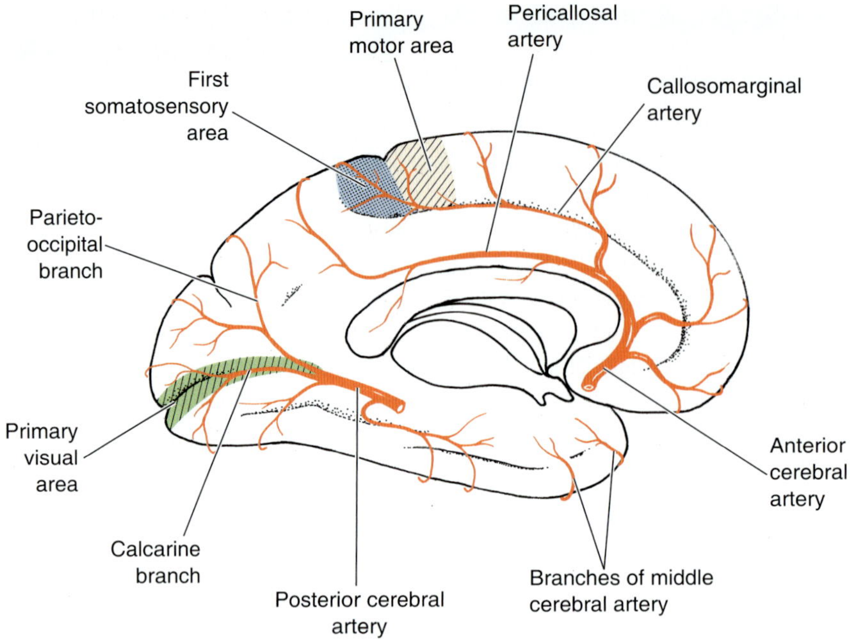

그림 25-4 왼쪽 대뇌반구 안쪽면에서 anterior cerebral artery(앞대뇌동맥)와 posterior cerebral artery(뒤대뇌동맥)의 분포.

임상노트

Anterior Cerebral Artery Occlusion(앞대뇌동맥폐쇄)

Anterior cerebral artery가 폐쇄되면, 반대쪽 다리와 perineum(샅)에서 paralysis와 감각 소실이 나타난다. 골반의 감각과 골반 근육의 조절이 모두 소실되므로 urinary incontinence(요실금)가 나타나는 경우도 있다. 폐쇄된 부위가 동맥의 몸쪽이어서 medial striate artery(안쪽줄무늬체동맥)가 막힌 경우, 반대쪽 얼굴, 혀, 팔에 upper motor neuron(상위운동신경세포) 손상으로 인한 근육쇠약이 생기는데 그 이유는 corticofugal motor fiber(겉질원심성운동신경섬유)가 internal capsule(속섬유막)의 posterior limb(뒤다리)으로 들어가기 전에 genu(무릎)에 있거나 가까이 있기 때문이다(16장 참조). 몸쪽에 생긴 경우에는 olfactory bulb(후각망울)와 olfactory tract(후각로)의 infarction(경색)으로 인하여 손상 부위와 같은 쪽에 anosmia(후각상실증)가 생길 수 있다.

Anterior cerebral artery syndrome(앞대뇌동맥증후군)에서는 종종 mental confusion(정신혼동)과 dysphasia(언어장애)가 나타나는데, 아마도 prefrontal cortex(이마앞겉질), cingulate gyrus(띠이랑), supplementary motor area(보조운동영역)의 기능 장애가 그 원인일 것이다.

하는 frontal lobe(이마엽)의 orbital surface(눈확면) 안쪽 부분에 분포한다. 이 동맥은 corpus callosum의 윗면을 따라가는 **pericallosal artery(뇌들보주위동맥)**로 이어지며, cingulate sulcus(띠고랑)의 표면에 놓인 **callosomarginal artery(뇌들보모서리동맥)**라는 큰 가지를 낸다. Anterior cerebral artery가 혈액을 공급하는 부위는 frontal lobe 및 parietal lobe(마루엽)의 안쪽면과 corpus callosum이다. 가지들은 반구의 등쪽안쪽 모서리 너머로 연장되어 가쪽면의 sensorimotor strip(감각운동겉질띠)에도 분포한다(그림 25-3 참조). Supplementary motor area(보조운동영역), cingulate motor area(띠운동영역), primary motor area(일차운동영역) 및 primary somatosensory area(일차몸감각영역)의 등쪽 부분도 동맥의 분포부위에 해당된다.

Vertebrobasilar System(척추뇌바닥동맥계통)

Subclavian artery(빗장밑동맥)의 가지인 **vertebral artery(척추동맥)**는 1~6번째 cervical vertebra(목척추뼈)의 transverse process(가로돌기)에 있는 구멍을 통해 위로 올라간다. 머리뼈의 바닥에 도달하면, 이 동맥은 atlas(고리뼈)의 lateral mass(가쪽덩이)를 감고 돌아서 posterior atlanto-occipital membrane(뒤고리뒤통수막)을 뚫은 다음 foramen magnum(큰구멍) 근처에서 dura mater(경막) 및 arachnoid(거미막)를 뚫고 subarachnoid space(거미막밑공간)에 들어간다. 이 동맥은 안쪽으로 비스듬히 기울어져 앞으로 가면서 medulla(숨뇌)의 안쪽 부분을 깊숙히 관통하는 작은 가지들을 낸다. 왼쪽 및 오른쪽 vertebral artery는 pons(다리뇌)의 꼬리쪽 경계에서 서로 만나 하나의 **basilar artery(뇌바닥동맥)**를 이룬다. 이 동맥은 pons의 정중선에서 입쪽으로 올라가 두 개의 **posterior cerebral artery(뒤대뇌동맥)**로 양쪽으로 갈라지면서 끝난다(그림 25-2 및 25-7 참조).

Vertebral Artery(척추동맥)의 가지

Spinal Artery(척수동맥)

척수 cervical segment(목분절, 목척수)의 입쪽 부분은 vertebral artery의 spinal branch(척수가지) 몇 개가 혈액을 공급한다. 하나만 있는 **anterior spinal artery(앞척수동맥)**는 두 vertebral artery에서 가지가 하나씩 나와 만나서 형성된다. **Posterior spinal artery(뒤척수동맥)**는 vertebral artery나 posterior inferior cerebellar artery(뒤아래소뇌동맥, PICA)의 가지로 양쪽에서 하나씩 나온다(그림 25-2 참조). Anterior spinal artery 및 posterior spinal artery는 척수 전체 길이를 따라 놓여있다. 그러나, 이들은 모두 작은 혈관이라서 혈액공급은 anterior radicular artery(앞뿌리동맥) 및 posterior radicular artery(뒤뿌리동맥)를 통해 보강된다. 이 혈관들에 대해서는 다시 언급할 것이다.

Posterior Inferior Cerebellar Artery(뒤아래소뇌동맥)

Posterior inferior cerebellar artery(PICA)는 vertebral artery의 가지 중에서 제일 크다. 이 동맥은 medulla와 소뇌 사이에 놓여 있는데 이 부분의 경로는 불규칙하다. 가지가 분포하는 곳은 cerebellar hemisphere(소뇌반구)의 뒷부분, vermis(소뇌벌레)의 아래쪽, 소뇌의 central nucleus(소뇌핵), 넷째뇌실의 choroid plexus(맥락얼기)이다. Medulla의 뒤가쪽에 분포하는 **medullary branch(숨뇌가지)**도 있는데 이는 중요한 동맥이다.

Basilar Artery(뇌바닥동맥)의 가지

Basilar artery에서 나오는 가지는 다음과 같으며, pons의 입쪽 경계에서 두 개의 posterior cerebral artery로 갈라지기 전에 나온다.

Anterior Inferior Cerebellar Artery(앞아래소뇌동맥)

Basilar artery의 꼬리쪽 끝에서 분지하는 anterior inferior cerebellar artery(AICA)는 앞쪽에서 소뇌 아랫면의 겉질과 속에 있는 백색질에 분포하며, cerebellar nucleus(소뇌핵, deep nucleus)의 혈액 공급에 도움을 준다. 이 동맥에서 나온 작은 가지는 medulla 위쪽 및 pons 아래쪽의 tegmentum(뒤판)을 뚫고 들어간다.

Labyrinthine Artery(미로동맥)

이 혈관은 basilar artery의 가지이지만(그림 25-2 참조), AICA에서 나오는 경우가 더 많다. Labyrinthine artery는 internal acoustic meatus(속귀길)를 통과하여 속귀의 membranous labyrinth(막미로) 전체에 가지를 보낸다.

Pontine Artery(다리뇌동맥)

Basilar artery 전체에서 여러 개의 혈관으로 나오며 길이가 다양하다. 짧은 **paramedian pontine artery(정중옆다리뇌동맥)**는 pons의 basal part(바닥부분)에 분포함으로써, corticospinal fiber(겉질척수섬유)의 다발 대부분과 pontine nucleus(다리뇌핵), pontocerebellar fiber(다리뇌소뇌섬유)에 혈액을 공급한다. 이들 paramedian artery는 뒤로도 계속되어 넷째뇌실 바닥까지 가서 pontine tegmentum의 안쪽 부분에도 분포한다. 길이가 긴 **circumferential pontine artery(둘레다리뇌동맥)**는 pons의 가쪽 부분 및 middle cerebellar peduncle(중간소뇌다리)을 뚫고 분포한 다음, 안쪽으로 가서 tegmentum의 가쪽 부분에 분포한다.

Superior Cerebellar Artery(위소뇌동맥)

이 가지는 basilar artery의 종말 가지가 둘로 갈라지는 곳 근처에서 나와 소뇌천막 아래, cerebellum의 등쪽면에서 가지를 낸다. 가지들은 소뇌겉질, 소뇌백색질, 소뇌핵에 분포한다. Superior cerebellar artery의 몸쪽 가지들은 pontine tegmentum의 입쪽 부분, superior cerebellar peduncle(위소뇌다리), midbrain(중간뇌)의 inferior colliculus(아래둔덕)에 분포한다.

Posterior Cerebral Artery(뒤대뇌동맥)

Posteromedial central artery(뒤안쪽중심동맥)는 basilar artery가 둘로 나뉘는 지점 가까이에서 기원한다. Posterior cerebral artery는 각각 tentorium(소뇌천막) 위에서 중간뇌 주위를 돌아 corpus callosum(뇌들보)의 splenium(팽대) 아래에 있는 대뇌반구의 안쪽면에 이르게

임상노트

Brain Stem(뇌줄기)의 혈관 병터

Pons에 상당한 양의 hemorrhage가 생기는 것만으로도 목숨이 위태롭다. Basilar artery 속을 다 막는 thrombosis(혈전)가 생기면 coma(혼수)와 decerebrate rigidity(대뇌제거경축)가 유발되었다가(23장 참조), 호흡의 중추성 조절이 일어나지 않으므로 곧 사망에 이르게 된다.

Vertebral artery(척추동맥) 안을 떠 다니는 embolus(색전)는 대개 basilar artery(뇌바닥동맥)의 분기부에 걸리는 경우가 많은데, 이렇게 되면 양쪽 superior cerebellar artery(위소뇌동맥)와 posteromedial central artery(뒤안쪽중심동맥)가 막힌다. Posteromedial central artery는 posterior cerebral artery(뒤대뇌동맥)의 첫 번째 가지이다. Pons 위쪽 및 midbrain 아래쪽 reticular formation(그물체)에 생긴 infarction(경색)은 coma를 유발하며, 양쪽 oculomotor nerve(눈돌림신경)의 섬유도 함께 파괴되어 양쪽 눈은 모두 가쪽으로 벌려지며, 동공이 커지고 반응이 없어지는 결과를 낳는다(8장 참조). 이 syndrome의 경우 tentorial incisura(천막패임)를 통해 herniation(탈출)이 일어나서 oculomotor nerve 및 midbrain이 압박될 때의 마지막 단계와 비슷하다(26장 참조). 하지만, embolus의 효과는 점진적으로 나타나는 것이 아니라 순식간에 일어난다. Posteromedial central artery 중 하나에 작은 embolus가 걸리면, midbrain에 작은 infarct이 생기는데 이런 경우에 나타나는 것이 Weber's syndrome(웨버증후군) 같은 질병이다(7장 참조).

Vertebral artery 및 basilar artery의 개별적인 가지가 막혀서 생기는 작은 infarction은 증상이 매우 다양한데 이와 관련된 수많은 syndrome이 있다. 이런 경우 그 병터의 정확한 위치는 단절된 tract(신경로)와 파괴된 nucleus(신경핵)나 cranial nerve(뇌신경) 섬유로 인한 신경학적 증상을 통해 거꾸로 유추할 수 있다. 그 몇 가지 사례가 7장에 설명되어 있다. 그 중에서 가장 흔한 것은 PICA(뒤아래소뇌동맥)의 폐쇄로 인하여 발생하는 **lateral medullary syndrome(가쪽숨뇌증후군, Wallenberg's syndrome)**이다. 이 syndrome은 vertebral artery에 thrombosis가 있을 때도 발병할 수 있다.

드물긴 하지만, labyrinthine artery(미로동맥)나 이 동맥의 원래 가지인 AICA(아래앞소뇌동맥)가 막히는 경우도 있는데, 이 때는 손상된 쪽의 청각을 상실하며, vertigo(현기증)와 손상쪽으로 쓰러지려고 하는 등의 vestibular system(안뜰계통)의 기능 이상이 나타난다.

Pons(다리뇌)의 배쪽 부분에 infarction이 발병하면 motor tract(운동신경로)의 손상을 가져온다. 이 경우에는 눈을 제외한 모든 voluntary movement(수의운동)의 paralysis(마비)가 일어난다. 눈의 운동이 온전한 것은 medial longitudinal fasciculus(안쪽세로다발)가 손상되지 않았기 때문이다. General sensory pathway(일반감각경로) 및 special sensory pathway(특수감각경로)와 reticular formation(그물체)은 손상받지 않으므로, 환자는 의식이 있으나 단지 눈의 움직임으로만 의사 소통이 가능하다. 이런 상태를 **locked-in syndrome(감금증후군)**이라고 한다. Pons의 위쪽이나 midbrain의 아래쪽의 더 등쪽에 병터가 생기면, **akinetic mutism(무운동함구증)**이 유발된다(23장 참조). Akinetic mutism은 크게 두 가지 유형이 있으며, 뇌줄기에서 발생하는 유형에서는 의식 장애가 심하다.

된다(그림 25-4 참조). 이 동맥에서 temporal lobe의 아래면에 가지를 내는 **temporal branch(관자가지)**가 나오고, calcarine sulcus(새발톱고랑)와 parieto-occipital sulcus(마루뒤통수고랑)를 따라 가는 **calcarine branch(새발톱가지)**와 **parieto-occipital branch(마루뒤통수가지)**가 각각 분지된다. 이 동맥의 가지는 대뇌반구의 가쪽면과 경계를 이루는 모서리를 넘어서 가쪽면의 가장 주변에 있는 이랑에도 분포한다(그림 25-3 참조). Calcarine branch는 시각에 관여하는 primary visual cortex(일차시각겉질)와 visual association cortex(시각연합겉질) 일부에 분포하므로 특히 중요하다. Parahippocampal gyrus(해마곁이랑)의 큰 부분에는 hippocampus(해마)의 일부와 함께 temporal branch가 분포한다.

Posterior choroidal artery(뒤맥락동맥, 그림 25-4에는 나타나 있지 않음)는 splenium 가까이 지나는 posterior cerebral artery에서 나와 corpus callosum 아래 transverse fissure(대뇌가로틈새) 안에서 앞으로 나아간다. Posterior choroidal artery가 공급하는 구조는 가쪽뇌실 central part(중심부분)에 있는 choroid plexus(맥락얼기), 셋째 뇌실의 맥락얼기, thalamus(시상)의 뒷부분, fornix(뇌활), midbrain(중간뇌)의 tectum(덮개)이다. 그 terminal branch(종말가지)는 가쪽뇌실의 맥락얼기에서 anterior choroidal artery(앞맥락동맥)의 종말가지와 연결된다.

Cortical artery(겉질동맥) 사이의 연결

Anterior cerebral artery, middle cerebral artery, pos-

임상노트

Posterior Cerebral Artery Occlusion(뒤대뇌동맥폐쇄)

Posterior cerebral artery를 통해서 혈액 공급을 받는 대뇌겉질 및 대뇌백색질에 infarction(경색)이 생기면 양쪽 눈에서 손상된 반대편쪽 시야의 시력을 잃는데, 이것을 homonymous hemianopia(같은쪽반맹)라고 한다(20장 참조). 동맥이 막히면 hippocampal formation(해마체)의 ischemia(허혈)로 인하여 기억 장애가 생길 수 있으나, 그래도 환자는 회복하게 된다. 그 이유는, limbic system(둘레계통)에 영구적인 장애를 초래하려면 병터가 양쪽에 있어야 하기 때문이다. Infarct(경색) 부위가 dominant hemisphere(우세반구, 대개 왼쪽대뇌반구)라서 언어중추가 있고 병터가 corpus callosum(뇌들보)의 splenium(팽대)까지 침범하는 경우, 반대쪽 즉 온전한 visual cortex(시각겉질)가 우세반구의 언어영역과 연결이 끊어진다. 이런 경우 homonymous hemianopia에 alexia(읽기언어상실증, 15장 참조)가 동반된다.

Cranial cavity의 천막위구획에 점점 커지는 space-occupying lesion(공간점유병터)이 생겨, tentorial incisura(천막패임)를 통해서 uncus(갈고리이랑)와 midbrain의 herniation이 일어나면, 질긴 tentorium의 앞 모서리 위로 한쪽이나 양쪽 posterior cerebral artery가 눌리거나 당겨진다(26장 참조). 외과적인 처치를 시행하였다 하더라도, 압박된 혈관으로 인해 이 부위의 necrosis(괴사)가 생기는 것을 피할 수 없을 지도 모른다. 이렇게 되면 cortical blindness(겉질시각상실)가 초래되며, 양쪽 hippocampus(해마)의 손상으로 인해서 환자는 새로운 기억을 형성하는 능력을 영원히 상실할 수도 있다(18장 참조). 머리의 손상으로 인한 intracranial hemorrhage도 posterior cerebral artery의 분포 부위 양쪽에 ischemia를 유발하여 같은 결과를 초래할 수 있다.

terior cerebral artery의 가지들 사이에 형성된 연결은 sulcus(대뇌고랑)에 가려져 있어 밖에서는 보이지 않는다. 연결되는 혈관의 지름은 한 동맥이 막혔을 때 다른 동맥이 그 혈액 흐름을 유지할 정도로 충분히 큰 경우도 있다. Cerebral artery는 pia mater(연막)에 있는 arteriole(세동맥) 그물로 서로 연결되어 있기도 하다. 이런 연막의 그물에서 온 짧은 cortical branch(겉질가지)는 풍부한 모세혈관 그물을 이루며 대뇌겉질에 분포한다. 이에 비해서, subarachnoid space(거미막밑공간)에 있는 긴 동맥 가지는 백색질을 뚫고 들어가서 성긴 모세혈관 그물을 형성한다.

Arterial Circle(대뇌동맥고리, Circle of Willis)

대뇌에 혈액을 공급하는 주요 동맥은 뇌의 바닥에서 circle of Willis를 이루며 서로 연결된다. 앞쪽 정중선부터 시작해서(그림 25-2 참조) 이 고리를 이루는 동맥은 anterior communicating artery(앞교통동맥), anterior cerebral artery(앞대뇌동맥), internal carotid artery(속목동맥, 짧은 구간), posterior communicating artery(뒤교통동맥), posterior cerebral artery(뒤대뇌동맥)이고, 그 다음에는 다시 반대 순서로 처음 시작 부분까지 이어진다. 동맥 사이에 연결은 있지만, 굵은 주요 동맥들이 가느다란 communicating artery를 통해서 혈액을 서로 교환하지 않는 것이 보통이다. 하지만 주요 동맥 중 하나가 막히는 경우에는, 이 동맥고리가 대체 경로가 된다. 나이가 들어 크고 작은 동맥이 atheroma(죽종)에 의해 좁아지게 되면, 동맥 사이의 연결만으로는 충분히 혈액이 공급되지 못하는 경우가 흔하다.

동맥고리의 전형적인 형태에 변이가 일어나는 경우도 많다. Posterior cerebral artery는 각각 internal carotid artery의 가지로 나오기도 한다. Embryo(배아)의 발생 후기에, posterior cerebral artery는 basilar artery의 종말가지가 되면서, 왼쪽 및 오른쪽 posterior communicating artery는 발생 초기 단계의 흔적으로만 남게 된다. 한쪽 posterior cerebral artery가 internal carotid artery의 주요 가지로 계속 남아있는 경우의 빈도는 1/3이나 된다. 이런 종류의 posterior cerebral artery의 연결이 양측성으로 나타나는 경우는 좀처럼 없다. 한쪽 anterior cerebral artery의 첫 부분이 지나치게 작은 경우도 있는데 이런 경우 anterior communicating artery가 보통 크기 보다 더 크며, 결과적으로 한쪽 carotid artery가 양쪽 대뇌반구 안쪽면 대부분에 혈액을 공급하는 셈이 된다.

Central Artery(중심동맥)

Arterial circle(동맥고리)에서 일어나는 많은 central artery에는 그룹이 네 개 있다(그림 25-2 참조). 벽이 얇고 가느다란 이 동맥에는 여러가지 이름이 있는데 *ganglionic artery*, *nuclear artery*, *striate artery*, *thalamic perforating artery*로도 불리우며, corpus striatum(줄무늬체), internal capsule(속섬유막), diencephalon(사이뇌), midbrain(중간뇌)의 일부에

임상노트

Intracranial Aneurysm(머리뼈안동맥류)

Aneurysm은 동맥고리 또는 그 주위에서 동맥이 갈라지는 부위에 생기는 경우가 종종 있다. Aneurysm이 터지거나 혈액이 새면 **subarachnoid hemorrhage(거미막밑출혈)**를 초래한다. 잘 생기는 곳은 internal carotid artery의 종말 부분, anterior communicating artery, middle cerebral artery의 몸쪽 부분, posterior communicating artery 등이다. Subarachnoid hemorrhage가 생기면 극심한 두통이 갑자기 나타나며, 목이 뻣뻣해지는 것 같은 meningeal irritation(뇌막자극)의 징후가 관찰된다.

임상노트

Cerebral Hemorrhage(뇌출혈)

Hypertension(고혈압)을 원인으로 하는 cerebral hemorrhage가 가장 자주 발생하는 부위는 claustrum(담장) 및 external capsule(바깥섬유막)에 분포하는 striate artery(줄무늬체동맥)의 가지이다. 혈액이 혈관을 빠져나가면 주위 뇌조직을 파괴하며, 결국에는 대뇌반구 부피의 상당한 부분을 대체하게 된다. 혈액은 보통 ventricular system(뇌실계통)으로도 유입된다. 이런 종류의 hemorrhage가 광범위하게 일어난 경우, 손상 반대쪽에 hemiplegia(반신마비)가 유발되며, 이후에 coma(혼수)에 빠져 사망한다.

고혈압성 cerebral hemorrhage 중에는 central artery(중심동맥)에서 갈라진 작은 가지의 혈관벽이 부풀어 올라 생긴 **Charcot-Bouchard aneurysm(샤르코-부샤르동맥류)**이 터져 발생하는 경우도 있다. 이런 microaneurysm(미세동맥류)은 아마 고혈압 환자라 하더라도 발생 빈도가 생각보다 훨씬 적을 것으로 추측된다.

분포한다. Medial striate artery(안쪽줄무늬체동맥, recurrent artery of Heubner)는 그 분포로 볼 때 central artery(중심동맥)와 비슷하며, anterior choroidal artery(앞맥락동맥)와 posterior choroidal artery(뒤맥락동맥)도 이들의 분포로 볼 때, central artery에 해당한다. 각 그룹의 기원과 분포부위를 표 25-1에 요약하였다.

Vasomotor Control(혈관운동 조절)

뇌에 있는 작은 동맥의 직경은 **autoregulation(자동조절)**에 의해 조절된다. 동맥의 압력이 증가하면 벽에 있는 민무늬근이 수축하며, 압력이 감소하면 이완하여, 흐르는 혈액의 양은 일정한 비율로 유지된다. 기능이 활발한 회색질 영역에서 혈액의 흐름이 증가하는 것은 아마도 특히 이산화탄소 같은 vasodilator(혈관확장제) 기능을 가진 대사물 때문이라고 생각된다. Sympathetic system(교감신경계통) 및 locus coeruleus(청색반점)에서 기원한 noradrenergic axon(노르아드레날린축삭)도 뇌혈관 벽에 많이 분포하지만 그 생리적 중요성은 아직 확실하지 않다.

뇌의 Venous Drainage(정맥 흐름)

Brain stem(뇌줄기)과 cerebellum(소뇌)의 혈액은 이름이 아직 없는 정맥들로 흘러가서 posterior cranial fossa(뒤머리뼈우묵) 가까이에 있는 dural venous sinus(경막정맥굴)로 유입된다. Cerebrum(대뇌)에는 바깥의 정맥 계통과 속의 정맥 계통 두 그룹이 공존한다. 대뇌반구의 모든 표면을 덮는 subarachnoid space(거미막밑공간)에는 superficial cerebral vein(얕은대뇌정맥)이 있는 반면, 대뇌의 중심부는 corpus callosum(뇌들보) 아래쪽 transverse fissure(대뇌가로틈새)를 지나는 internal cerebral vein(속대뇌정맥)에 의해 그 혈액이 흘러간다(13장에 설명). 26장에 기술된 것처럼 두 그룹의 cerebral vein 모두 dural venous sinus로 유입된다.

바깥의 Cerebral Vein(대뇌정맥)

Superior cerebral vein(위대뇌정맥)은 수가 8~12개이며, 반구의 가쪽면에서 위로 올라간다. 정중선 가까이에 가자마자, arachnoid(거미막)를 뚫고 arachnoid와 dura mater(경막) 사이를 1~2 cm 정도 진행한 다음 superior

표 25-1 Central artery(중심동맥)의 기원과 분포

Central Arteries	Origin(Site of Entry into Brain)	Structures Supplied
Anteromedial group	Anterior cerebral and anterior communicating arteries(anterior perforated substance)	Anterior hypothalamus and preoptic area
Anterolateral group(lateral striate arteries)	Middle cerebral artery(anterior perforated substance)	Head of caudate nucleus, putamen, lateral part of pallidum, internal capsule(anterior limb, genu and part of posterior limb), external capsule, claustrum, lateral hypothalamus
Posteromedial group	Posterior cerebral and posterior communicating arteries(posterior perforated substance)	Thalamus(anterior and medial parts), subthalamus, hypothalamus(middle and posterior parts), midbrain(medial part of cerebral peduncle)
Posterolateral group	Posterior cerebral artery lateral to midbrain(thalamus and midbrain)	Thalamus(posterior parts, including geniculate bodies), midbrain(tectum and lateral part of cerebral peduncle)

표 25-2 중추신경계통 주요구조의 central artery(중심동맥) 분포

Structure	Arteries
Amygdala, uncus, and hippocampal formation	Anterior choroidal artery, temporal branches of posterior cerebral artery
Cerebral peduncle(basis pedunculi, substantia nigra, and midbrain tegmentum)	Posteromedial and posterolateral central arteries, anterior choroidal artery
External capsule and claustrum	Anterolateral central arteries
Hypothalamus	Anteromedial, posteromedial, and anterolateral central arteries
Internal capsule	Anterolateral and posterolateral central arteries, anterior choroidal artery, medial striate artery
Pallidum(globus pallidus)	Anterolateral central arteries, anterior choroidal artery
Pineal gland	Posterolateral central arteries
Striatum(head of caudate nucleus and putamen)	Anterolateral central arteries, medial striate artery
Tectum(colliculi of midbrain)	Posterolateral central arteries, posterior choroidal artery, superior cerebellar artery
Thalamus	Posteromedial and posterolateral central arteries, anterior and posterior choroidal arteries
Subthalamus	Posteromedial central arteries, anterior choroidal artery

sagittal sinus(위시상정맥굴)나 그 주변에 있는 정맥으로 들어간다.

Superficial middle cerebral vein(얕은중간대뇌정맥)은 lateral sulcus(가쪽고랑)를 따라 아래앞쪽으로 가서 cavernous sinus(해면정맥굴)로 들어간다. 연결 통로가 있기 때문에 다른 방향으로 흘러갈 수도 있다(그림 25-5A). 이런 통로에는 superior sagittal sinus와 연결된 superior anastomotic vein(위연결정맥, vein of Trolard), transverse sinus(가

로정맥굴)와 연결된 inferior anastomotic vein(아래연결정맥, vein of Labbé)이 있다.

Deep middle cerebral vein(깊은중간대뇌정맥)은 아래쪽 앞으로 내려가 lateral sulcus의 깊은 곳을 지나 뇌의 배쪽면으로 간다. **Anterior cerebral vein(앞대뇌정맥)**은 anterior cerebral artery와 함께 지나간다. 이 정맥은 anterior perforated substance(앞관통질) 부위에서 합쳐져 **basal vein(뇌바닥정맥**, vein of Rosenthal)을 이루며, 이 정맥은 뒤로 뇌의 바닥을 지나 midbrain(중간뇌) 주위를 돌아서 great cerebral vein[큰대뇌정맥, 그림 25-5B, 이 단원의 "Internal Cerebral Vein(속대뇌정맥)"을 참조한다]에 들어간다. Basal vein으로는 optic tract(시각로), hypothalamus(시상하부), temporal lobe(관자엽), midbrain에서 온 정맥이 들어간다.

앞에서 언급한 정맥 외에도 좁은 부위를 담당하는 수많은 작은 정맥이 있다. 이들의 연결에는 일정한 패턴이 없이 가까운 dural sinus로 들어간다.

Internal Cerebral Vein(속대뇌정맥)

속에 있는 정맥계통은 각각 양쪽의 lateral ventricle(가쪽뇌실) 가까이에 형성되며 corpus callosum 아래에서 transverse cerebral fissure를 통해 계속된다(13장, 그림 25-5C 참조). **Thalamostriate vein([위]시상줄무늬체정맥, vena terminalis, 종말정맥)**은 temporal lobe의 amygdaloid

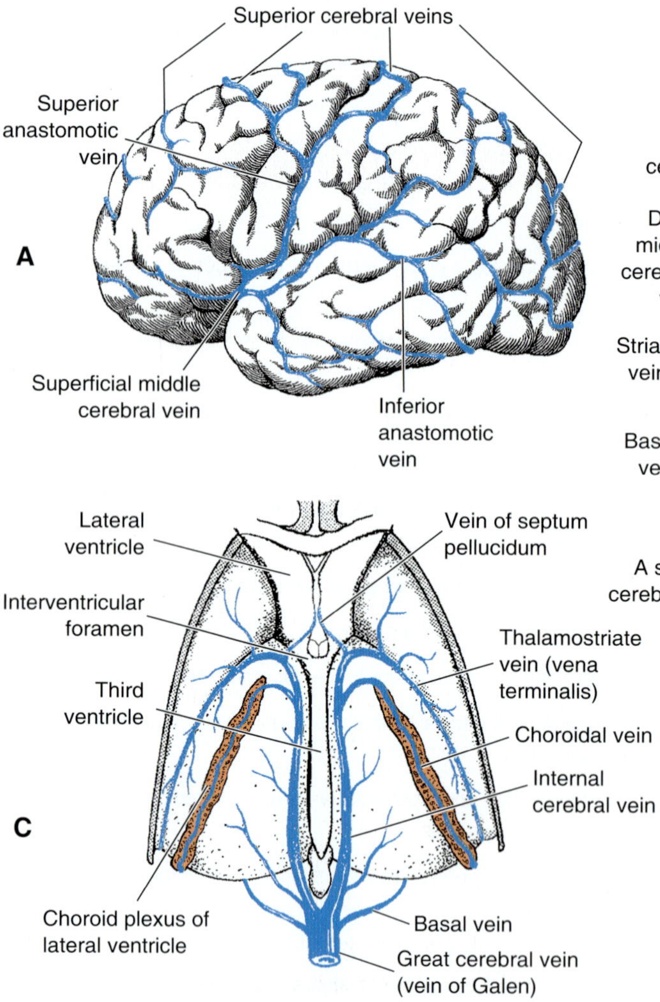

그림 25-5 대뇌의 정맥. **(A)** 왼쪽 대뇌반구의 정맥을 가쪽에서 본 것. **(B)** 오른쪽 대뇌반구의 정맥을 아래에서 본 것. Temporal lobe(관자엽) 일부를 제거하여 lateral ventricle(가쪽뇌실)의 choroid plexus(맥락얼기)를 노출시킴. **(C)** Corpus callosum(뇌들보)과 fornix(뇌활) 제거 후 위에서 본 뇌 속의 정맥 계통.

임상노트

Cerebral Blood Flow(뇌혈류량)과 *Intracranial Pressure*(머리속압력)

몸이 수평으로 놓여 있을 때는 lateral ventricle(가쪽뇌실)이나 lumbar cistern(허리수조) 같은 subarachnoid space(거미막밑공간)에 삽입한 cannula(삽입관)를 통해서 cranial cavity 및 spinal canal의 압력을 측정할 수 있다(26장 참조). 정상에서 이 압력은 cerebrospinal fluid(뇌척수액, CSF)로 재었을 때 cannula에 부착된 압력계의 수치대로 atmospheric pressure(대기압)보다 50~160 mm(4~11 mm Hg에 해당) 더 높다. 이런 압력이 생기는 이유는 CSF가 뇌실계통으로 끊임없이 분비되기 때문이다. 뇌에 산소가 풍부한 혈액이 공급되는데 필요한 effective pressure(유효압력)는 몸의 다른 부위보다 낮다. 이 값은 systemic arterial pressure(전신동맥압)에서 intracranial pressure(머리속압력)를 뺀 값이다. 뇌조직을 통해 혈액이 흐르는 양을 좌우하는 perfusion pressure(관류압)는 앞에서 언급한 것처럼 이산화탄소와 같은 대사 물질의 영향을 받아 동맥의 지름의 변화에 의해서 조절된다.

뇌, CSF, 혈액이 모두 담겨 있는 cranial cavity의 벽은 단단하다. 따라서, 이 세 가지 중에서 어느 하나라도 부피가 증가하면 다른 성분의 부피가 감소함으로써 공간을 확보해야 한다. 뇌가 부어오르는 cerebral edema(뇌부종)는 원인이 다양한데, 머리 손상, liver failure(간부전증) 같은 metabolic disorder(대사장애)도 포함된다. Cerebral edema의 경우에는 머리속 정맥으로 CSF 흡수가 증가되어 뇌실과 거미막밑공간에 있는 CSF의 부피 감소가 동반된다. 하지만, CSF의 생산이 계속되므로, intracranial pressure도 증가한다. 뇌의 표면에 일어난 손상 외에도, intracranial pressure의 증가 때문에 동맥의 perfusion pressure가 떨어져서, 뇌는 ischemic damage(허혈손상)의 위험에 처한다.

상승한 intracranial pressure에 대한 효과적인 응급 처치 한 가지는 혈액과 extracellular fluid(세포바깥액)의 이산화탄소의 함량을 낮추는 mechanical hyperventilation(기계과호흡)이다. 그 결과로 혈관이 수축하여, 뇌가 늘어날 약간의 공간이 생기며, 동맥의 perfusion도 감소한다. Intracranial pressure를 낮추는 다른 방법은 mannitol이 대표적인 osmotic diuretic(삼투압이뇨제)을 정맥으로 투여함으로써 수분을 빼내어 뇌의 크기를 줄이는 것이다. 항염증제인 corticosteroid(코르티코스테로이드)도 사용된다.

Space-occupying lesion(공간점유병터)으로 인한 intracranial pressure의 증가에 대해서는 26장에 설명하였다.

임상노트

Subdural Hemorrhage(경막밑출혈)

머리의 외상은 arachnoid(거미막)와 dura mater(경막) 사이에 있는 superior cerebral vein(위대뇌정맥)에 손상을 입혀 **subdural hemorrhage(경막밑출혈)**를 유발할 수 있다. 낮은 venous pressure(정맥압)로 인하여, 출혈이 서서히 일어나 subdural space(경막밑공간)에 고여 응고되면서 점점 대뇌를 아래로 밀어낸다.

body(편도체) 부위에서 시작하여, caudate nucleus(꼬리핵)의 곡선을 안쪽에서 따라가며, corpus striatum(줄무늬체), internal capsule(속섬유막), thalamus(시상), fornix(뇌활), septum pellucidum(투명사이막) 등에서 가지를 받는다. 꼬불꼬불한 **choroidal vein(맥락정맥)**은 가쪽뇌실의 맥락얼기를 따라 지나간다. 맥락얼기에서 혈액을 받는 것 이외에도, 이 정맥에는 hippocampus(해마), fornix, corpus callosum의 정맥이 들어온다. Thalamostriate vein과 choroidal vein은 interventricular foramen(뇌실사이구멍) 바로 뒤에서 합쳐져 **internal cerebral vein(속대뇌정맥)**을 형성한다. 한 쌍의 internal cerebral vein은 transverse fissure 안에서 뒤로 이어지다가, corpus callosum의 splenium(팽대) 아래에서 합쳐져 **great cerebral vein(큰대뇌정맥**, vein of Galen)을 형성한다. 이 정맥은 길이가 2 cm를 넘지 않으며, basal vein과 cerebellum(소뇌)에서 온 정맥혈이 여기에 유입된다. Great cerebral vein은 tentorium cerebelli(소뇌천막)의 정중선에 있는 straight sinus(곧은정맥굴)로 들어간다.

Spinal Cord의 혈액 공급

Spinal artery(척수동맥)

정중선 상의 **anterior spinal artery(앞척수동맥)**와 한 쌍의 **posterior spinal artery(뒤척수동맥)**는 세로로 놓여 있으며 그 길이는 척수의 전체 길이와 맞먹는다. Anterior spinal artery는 Y자 모양으로 vertebral artery(척추동맥)에서부터 기원하여, 이미 기술한대로 ventral median fissure(앞정중틈새)를 따라 꼬리쪽으로 내려간다. Posterior spinal artery는 vertebral artery나 PICA(뒤아래소뇌동맥)의 가지로 나올 수 있으며, spinal nerve의 dorsal root(뒤뿌리)가 부착하는 선을 따라 많은 연결 가지로 이어진다.

Vertebral artery의 가지인 spinal artery에 의해 혈액을 충분히 공급받는 부위는 척수의 cervical segment 중 위쪽뿐이다. 그 아래쪽은 충분한 혈액을 공급받기 위해 척수의 중간에서 적당한 간격으로 동맥의 보강을 받는데 이것이 segmental **spinal artery**(분절**척수동맥**)이다. 이같은 segmental spinal artery가 나오는 동맥으로는, 목에서는 vertebral artery(척추동맥), thoracic aorta(가슴대동맥)의 가지인 posterior intercostal branch(뒤갈비사이동맥), abdominal aorta(배대동맥)의 가지인 lumbar branch(허리가지)이며, 나온 동맥은 intervertebral foramen(척추사이구멍)을 통해서 vertebral canal(척주관)로 들어간다. 이들 segmental spinal artery는 척추뼈에도 분포하지만, **anterior radicular artery(앞뿌리동맥)**, **posterior radicular artery(뒤뿌리동맥)**가 갈라져 나와서, 각각 spinal nerve의 앞뿌리와 뒤뿌리를 따라 간다. Radicular artery는 대부분 지름이 작아서, 신경 뿌리에 공급하는 데만 충분하고 척수를 싸는 pia mater(연막)에 혈관얼기를 형성하는데 기여하는 정도이다. 그러나, 일정한 수는 아니더라도 크기가 상당히 큰 anterior radicular artery가 양쪽 합하여 12개 정도로 anterior spinal artery와 연결된다. 마찬가지로, 다양한 수의 posterior radicular artery도 양쪽 합하여 14개 정도가 posterior spinal artery와 연결된다. 이런 커다란 radicular artery가 있는 곳은 목부위 아래쪽, 가슴부위 아래쪽, 허리부위 위쪽이다. 그 중에서 가장 큰 anterior radicular artery는 **spinal artery of Adamkiewicz(큰분절척수동맥,** great segmental medullary artery)로 알려져 있는데, 허리부위 위쪽에 위치한다. 손상을 받거나 수술 중 ligature(묶음)로 인해 주된 radicular artery의 혈액 공급이 차단될 경우 손상을 입을 정도로 척수는 혈액 공급에 아주 예민하다.

Sulcal branch(고랑가지)는 anterior spinal artery에서 기원하여 ventral median fissure(앞정중틈새)를 지나가다가 척수의 오른쪽과 왼쪽에 교대로 들어간다. Sulcal artery가 가장 드문 곳은 척수의 가슴부위이다. Anterior spinal artery는 ventral horn(앞뿔), dorsal horn(뒤뿔)의 일부, ventral funiculus(앞기둥)와 lateral funiculus(가쪽기둥)에 분포한다. Posterior spinal artery에서 나온 penetrating branch(관통가지)는 dorsal horn(뒤뿔)의 나머지 부분과 dorsal funiculus(뒤기둥)에 분포한다. 각각의 spinal artery에서 나온 가지들이 모여 이루는 미세한 plexus, 즉, **vasocorona(관모양혈관얼기)**가 척수의 가쪽 및 배쪽면을 덮는 pia mater에 위치한다. Vasocorona에서 나온 penetrating branch는 pia mater 바로 가까이에 있는 백색질에 얕게 분포한다.

Spinal vein(척수정맥)

Spinal vein의 패턴은 불규칙하지만, 유형을 여섯가지 정도로 요약할 수 있다. **Anterior spinal vein(앞척수정맥)**은 정중선과 ventral root의 잔뿌리가 나오는 선을 따라 지나간다. **Posterior spinal vein(뒤척수정맥)**도 마찬가지로 정중선과 dorsal root의 잔뿌리가 나오는 선을 따라 놓여 있다. Spinal vein은 12개 정도까지의 **anterior radicular vein(앞뿌리정맥)**과 비슷한 수의 **posterior radicular vein(뒤뿌리정맥)**을 통해 간격을 두고 혈액을 배출한다. Radicular vein의 혈액이 흘러가는 곳은 epidural venous plexus(경막바깥정맥얼기)이며, 그 다음에는 intervertebral foramen에 있는 연결 정맥을 통해 external vertebral plexus(바깥척주정맥얼기)로 흘러간다. External vertebral plexus에 들어간 혈액은 vertebral vein(척추정맥), intercostal vein(갈비사이정맥), lumbar vein(허리정맥)으로 들어간다.

Cerebral Blood Vessel(뇌혈관)의 영상 의학

De Egas Moniz는 1927년에 **cerebral angiography(뇌혈관조영술)**라는 기술을 도입하였으며, 이는 neuroradiologist(신경영상의학자)에게 맡겨져 가치있는 진단 도구로 발전했다. 요약해서 동맥에 방사선비투과용액을 주사하고, 1초 정도의 간격으로 연속적인 방사선 사진을 촬영하는 방법이다. 연속 방사선 사진을 통해서 contrast medium(조영제)이 동맥, 모세혈관, 정맥을 차례로 지나는 과정을 단계적으로 관찰할 수 있다. Common carotid artery(온목동맥) 또는 internal carotid artery(속목동맥)에 조영제를 투여하면 middle cerebral artery(중간대뇌동맥)와 anterior cerebral artery(앞대뇌동맥)의 분포를 볼 수 있다(그림 25-1, 25-6 참조). 마찬가지로, vertebral artery(척추동맥)에 조영제를 투여하여 vertebral artery, basilar artery(뇌바닥동맥), posterior cerebral artery(뒤대뇌동맥)와 그 가지를 관찰할 수 있다(그림 25-7). Cerebral vein(대뇌동맥)은 시간이 어느 정도 경과하여 촬영한 사진에서 관찰할 수 있다. Internal

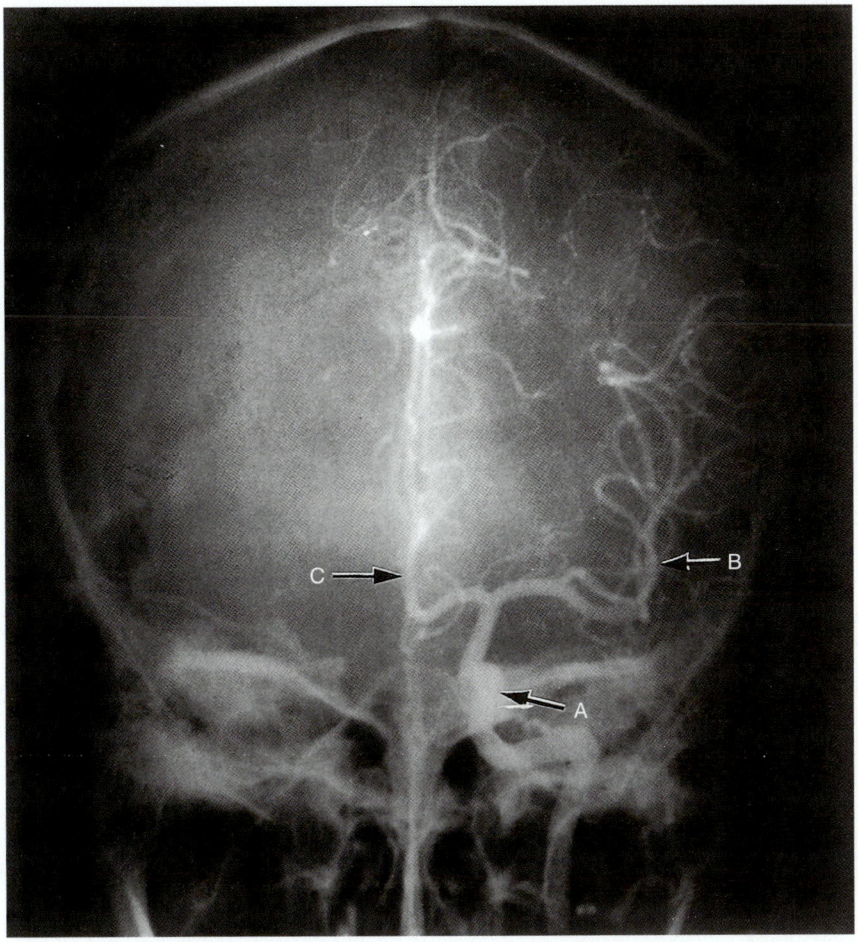

그림 25-6 Carotid angiogram(목동맥혈관조영상, 전후상). **A** = carotid siphon(목동맥사이펀), **B** = middle cerebral artery(중간대뇌동맥) 가지들, **C** = anterior cerebral artery(앞대뇌동맥). (Courtesy of Dr. J. M. Allcock.)

carotid artery와 vertebral artery에 도달할 때는 femoral artery(넙다리동맥)와 aorta(대동맥)를 통하여 긴 catheter(카테터)를 삽입함으로써 가능하다.

Cerebral angiography는 vascular malformation(혈관 기형)과 aneurysm(동맥류)을 찾을 때 특히 유용하다. 또한, 폐쇄성 혈관 질환이나 space-occupying lesion(공간점유병터)에 의해 혈관의 모양이 변형되었을 때 중요한 정보를 제공해준다.

크기가 큰 뇌의 혈관은 정맥에 조영제를 주입한 다음 **computed tomography(전산화단층촬영)**를 통해서 관찰할 수 있고, **nuclear magnetic resonance imaging(핵자기공명영상)**에 의해서도 검사가 가능하다(4장 참조). **Ultrasound(초음파)**도 carotid artery(목동맥)의 구조와 혈액 흐름에 대한 정보를 제공해 줄 수 있다. 덜 침습적인 방법이라는 것이 장점이긴 하지만, angiography만큼 혈관의 구조를 세밀하게 잘 보여주지 못한다.

Blood-Brain Barrier(혈액뇌장벽)

모세혈관을 지나가는 물질 중에는 신경 이외의 조직에는 잘 도달하지만 CNS에는 도달하지 못하는 것이 있다. 여기에 포함되는 것은 동물실험에 사용되었던 염료와 몇 가지 antibiotic(항생제)을 비롯하여, CNS에 도달하지 못한다는 점 때문에 치료약에서 제외된 그 외의 물질들이다. 혈액에서 이런 물질은 대개 혈액 밖으로 나가지 못하는 plasma protein(혈장단백질) 분자와 결합하고 있다. 게다가, 모세혈관 lumen(속공간)과 뇌 및 척수의 parenchyma(실질) 사이는 endothelium(내피), basal lamina(바닥판), astro-

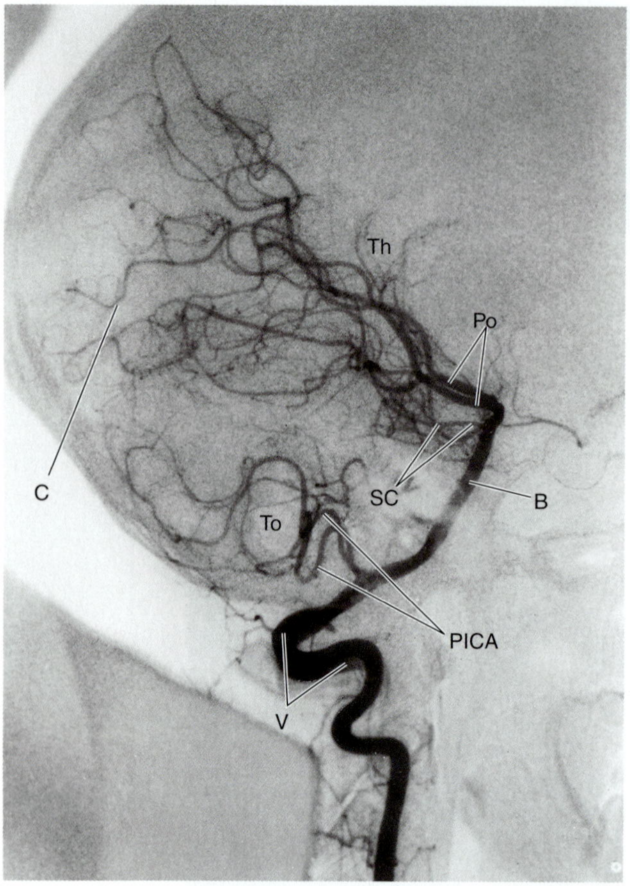

그림 25-7 Vertebral angiogram(척추동맥혈관조영상, 측면영상). 이것은 환자 머리뼈의 positive plain radiograph(양성단순방사선사진)와 angiogram(혈관조영상)을 겹쳐서 함께 촬영한 subtraction image(감산영상)이다. 이렇게 촬영하면 positive plain radiograph에서 검게 보이던 뼈와 같은 radiopaque structure(방사선비투과구조)들은 대부분 제거되고 angiogram(혈관조영상)의 contrast medium(조영제)은 검게 나타난다. Contrast medium은 basilar artery(뇌바닥동맥)를 타고 반대쪽 vertebral artery(척추동맥)에도 가기 때문에, 양쪽 vertebrobasilar circuation(척추뇌바닥동맥순환)을 모두 관찰할 수 있다. B = basilar artery(뇌바닥동맥), C = posterior cerebral artery(뒤대뇌동맥)의 calcarine branch(새발톱가지), PICA = posterior inferior cerebellar artery(뒤아래소뇌동맥, 양쪽), Po = posterior cerebral artery(뒤대뇌동맥, 양쪽), SC = superior cerebellar artery(위소뇌동맥, 양쪽), Th = thalamus(시상)의 위치, To = cerebellar tonsil(소뇌편도)의 위치, V = vertebral artery(척추동맥, 양쪽 겹침). (Courtesy of Dr. D. M. Pelz.)

cyte(별아교세포)의 돌기가 이루는 perivascular end feet(혈관주위종말발) 등에 의해 분리되어 있다. 포유류에서, 단백질에 대한 blood-brain barrier를 이루는 것은 endothelial cell(내피세포)의 plasma membrane(형질막) 속층과 이들 사이에 있는 tight junction(치밀이음)이다. Endothelium의 장벽의 특성은 대개 주변에 위치한 세포에 의해 나타나며, CNS에서 그 역할은 astrocyte가 맡는다. 산소, 이산화탄소, ethanol과 같은 작은 hydrophobic molecule(소수성분자)은 endothelial cell의 막과 세포질을 통과할 수 있기 때문에 뇌에 흡수된다.

Choroid epithelium(맥락상피) 세포들 사이 및 arachnoid(거미막)를 이루는 세포 사이에는 tight junction이 형성되어 있는데, 이로 인해서 plasma protein이 extracellular space(세포바깥공간)에서부터 각각 choroid plexus(맥락얼기)와 dura mater(경막)를 통해 CSF(뇌척수액)로 확산되는 것을 막는다. 하지만, CSF와 CNS 자체의 extracellular space 사이에서는 어떤 크기의 분자라도 확산을 통해 자유로이 이동할 수 있다.

작은 분자가 뇌로 들어오는 것은 뇌 혈관 endothelial cell 안에 있는 carrier(운반체)를 이용한 기전에 의해서도 제한된다. 이들은 포도당(GLUT-1 전달체), amino acid(L-1 전달체), 또 그 외에 다른 물질이 혈액에서 신경세포나 신경아교세포로 운반되는 것을 조절한다. Efflux transporter(유출전달체, P-glycoprotein)도 있는데 이는 불필요한 소수성 물질을 endothelial cell의 세포질에서 혈액으로 되돌리는 일을 한다. CSF의 조성 또한 choroid epithelial cell(맥락상피세포)에 의해 조절된다.

Blood-brain barrier가 없는 작은 부위가 몇 개 있는데 이들을 **circumventricular organ(뇌실주위기관)**이라고 부른다. 여기에는 medulla(숨뇌)의 area postrema(맨아래구역, 9장 참조), subfornical organ(뇌활밑기관), neurohypophysis(신경뇌하수체), 기타 셋째뇌실 주위의 구조(11장 참조)가 포함된다. Sensory ganglia(감각신경절), autonomic ganglia(자율신경절), spinal nerve root(척수신경뿌리)에는 모두 plasma protein(혈장단백질)이 도달할 수 있다.

말초신경 endoneurium(신경속막) 속을 지나는 모세혈관으로는 단백질이 일부 통과할 수 있으며, perineurium(신경다발막)의 innermost layer(맨속층)는 epineurium(신경바깥막)을 통과한 단백질의 출입을 제한한다. Epineurium 자체는 혈관과 물질 이동이 자유롭다(3장 참조).

Blood-brain barrier는 손상 후 2~3 주간 기능을 하지 못하며, 또한 염증이나 neoplastic disease(신생물병)와 같은 여러 질병에서도 마찬가지이다.

적절한 radioactive tracer(방사성추적물질)를 투여한 후에 방사선을 검출함으로써 혈액의 투과성이 비정상적으로 커진 부위를 영상으로 찾아내는 것이 가능하다. Gadolinium 화합물이나 그 외의 추적물질도 nuclear magnetic resonance imaging(핵자기공명영상술)을 사용하여, 투과성이 높아진 부위를 나타나게 할 수 있다.

참고문헌

Blumenfeld H. *Neuroanatomy through Clinical Cases.* 2nd ed. Sunderland, MA: Sinauer; 2010.

Bruni JE, Montemurro DG. *Human Neuroanatomy: A Text, Brain Atlas and Laboratory Dissection Guide.* 3rd ed. New York, NY: Oxford University Press; 2009.

Challa VR, Moody DM, Bell MA. The Charcot-Bouchard aneurysm controversy: impact of a new histologic technique. *J Neuropath Exp Neurol.* 1992;51:264-271.

Davson H, Segal MB. *Physiology of the CSF and Blood-Brain Barriers.* Boca Raton, FL: CRC Press; 1996.

Haines DE. *Fundamental Neuroscience for Basic and Clinical Applications.* 4th ed. Philadelphia, PA: Saunders; 2012.

Kiernan JA. Vascular permeability in the peripheral autonomic and somatic nervous systems: controversial aspects and comparisons with the blood-brain barrier. *Microsc Res Tech.* 1996;35:122-136.

Lee DH, Gao FQ, Rankin RN, et al. Duplex and color Doppler flow sonography of occlusion and near occlusion of the carotid artery. *Am J Neuroradiol.* 1996;17:1267-1274.

Lossinsky AS, Shivers RR: Structural pathways for macromolecular and cellular transport across the blood-brain barrier during inflammatory conditions. *Histol Histopathol.* 2004;19:535-564.

Nonaka H, Akima M, Nagayama T, et al. The microvasculature of the cerebral white matter: arteries of the subcortical white matter. *J Neuropathol Exp Neurol.* 2003;62: 154-161.

Pullicino PM. The courses and territories of cerebral small arteries. *Adv Neurol.* 1993;62:11-39.

Pullicino PM. Diagrams of perforating artery territories in axial, coronal and sagittal planes. *Adv Neurol.* 1993;62: 41-72.

Salamon G. *Atlas de la Vascularization Artérielle du Cerveau chez l'Homme,* 2nd ed. Paris: Sandoz Editions, 1973. http://www.radnet.ucla.edu/sections/DINR/. Accessed June 25, 2012.

Thron AK, Rossberg C, Mironov A. *Vascular Anatomy of the Spinal Cord. Neuroradiological Investigations and Clinical Syndromes.* Vienna: Springer-Verlag; 1988.

Chapter 26

뇌척수막과 뇌척수액 Meninges and Cerebrospinal Fluid

김호정 역

요 점

- Cranial dura mater(뇌경막)는 머리뼈에 단단히 붙어 있지만, middle meningeal artery(중간뇌막동맥)가 터지면, extradural space(경막바깥공간)에 hemorrhage(출혈)가 생기고, 뇌를 압박할 수 있다. 척수의 epidural space(경막바깥공간)에는 지방조직, nerve root(신경뿌리), 정맥이 있다.
- 뇌경막에 분포하는 감각신경은 대부분 trigeminal nerve(삼차신경)의 가지이다. Posterior cranial fossa(뒤머리뼈우묵)의 경막에는 vagus nerve(미주신경)도 분포한다.
- Dural reflection(경막주름) 중에서 가장 큰 것은 falx cerebri(대뇌낫)와 tentorium cerebelli(소뇌천막)이다.
- 대뇌반구에 압력이 가해지면 transtentorial herniation(천막경유탈출)이 생길 수 있다. 이 경우에는 같은 쪽의 oculomotor nerve(눈돌림신경), uncus(갈고리이랑)가 압박을 받으며 cerebral peduncle(대뇌다리)이나 때로는 posterior cerebral artery(뒤대뇌동맥)도 눌릴 수 있다.
- Cerebral cortex(대뇌겉질)에서 나오는 정맥은 subarachnoid space(거미막밑공간)와 subdural space(경막밑공간)를 지나서 superior sagittal sinus(위시상정맥굴)에 들어간다. 머리가 손상을 입을 때 이들 정맥이 찢어질 수 있으며, 경막밑공간에 출혈이 생긴다.
- 그 외에 다른 정맥의 혈액은 대부분 straight sinus(곧은정맥굴)로 흘러간다. 뇌에서 나온 모든 정맥혈은 결국 sigmoid sinus(구불정맥굴)를 지나 internal jugular vein(속목정맥)으로 흘러간다.
- Arachnoid(거미막)의 상피에는 tight junction(치밀이음)이 있어 cerebrospinal fluid(뇌척수액, CSF)와 경막 사이의 장벽이 된다. CSF와 중추신경계통의 extracellular space(세포바깥공간)에서는 pia mater(연막)를 사이에 두고 물질 교환이 자유롭게 일어난다.
- Subarachnoid space의 크기는 부위에 따라 차이가 많은데, 그 이유는 거미막은 경막에 붙어 있고, 연막은 external glial-limiting membrane(바깥아교경계막)에 붙어 있기 때문이다. 이들 공간 중에서 커다란 것을 subarachnoid cistern(거미막밑수조)이라고 하며, cerebellomedullary cistern(소뇌숨뇌수조)과 lumbar cistern(허리수조)이 가장 크다.
- Subarachnoid space는 optic nerve(시각신경)가 기원하는 optic disk(시각신경원반)까지 optic nerve를 따라 앞으로 연장되어 있다. Intracranial pressure(머리속압력)가 상승하면 시각신경원반 부위가 붓는 papilledema(유두부종)가 관찰된다.
- CSF(뇌척수액)는 choroid plexus(맥락얼기)에서 분비되어 ventricle(뇌실)들을 지나서, fourth ventricle(넷째뇌실)에 있는 구멍을 통해, subarachnoid space로 나온다. 여기에서 arachnoid villi(거미막융모)를 통해 dural venous sinus(경막정맥굴)로 흡수된다.
- Hydrocephalus(물뇌증)는 뇌실계통 또는 거미막밑공간이나 거미막융모에서 CSF(뇌척수액)의 흐름이 차단되어 생긴다. 뇌척수액이 축적되는 부위는 흐름이 차단되는 위치에 따라 다르다.

부드러운 젤리 같은 central nervous system(CNS, 중추신경계통)은 머리뼈, 척주와 이를 지지하는 인대뿐만 아니라 meninges(뇌막)를 통해서도 보호를 받는다. Meninges의 성분은, 바깥에서 속 방향으로, 두꺼운 **dura mater(경막, 경질막)**, 경막을 덮는 섬세한 **arachnoid(거미막)**, 뇌와 척수에 붙어 있는 얇은 **pia mater(연막, 연질막)**의 세 층이다. 거미막과 연막 사이에 subarachnoid space(거미막밑공간)가 있으며, 이 안에 cerebrospinal fluid(뇌척수액, CSF)가 차 있다. 실제로 뇌막에 의한 보호의 핵심은 질긴 dura mater와 거미막밑공간을 채우고 있는 액체, 즉 CSF의 완충 작용에 있다.

Dura Mater(경막) 및 관련 구조

머리뼈의 속면을 싸는 periosteum(뼈바깥막)은 머리뼈 바깥의 뼈바깥막과 이어져 있다. 뼈바깥막의 이런 연속성은 foramen magnum(큰구멍)을 비롯하여 신경과 혈관이 지나가는 크고 작은 구멍의 가장자리를 넘나들면서 이루어진다. 뼈바깥막은 cranial dura mater(뇌경막)와 분리할 수 없을 정도로 가깝게 붙어 있기 때문에, 오류임에도 불구하고 뼈바깥막을 경막의 "external layer(바깥층)" 또는 periosteal layer(뼈막층)라고 부르는 경우가 많다.

Periosteum(뼈바깥막)과 Meninges(뇌막)의 혈관

Periosteum을 이루는 것은 collagen(콜라겐)이 주성분인 connective tissue(결합조직)이며, 그 속을 동맥이 지나간다. 이 동맥의 이름은 *meningeal artery*(뇌막동맥)지만, 뇌막이 아닌 머리뼈에 혈액을 공급해 주기 때문에 정확한 이름이 아니다. 그 중 가장 큰 것은 maxillary artery(위턱동맥)의 가지인 **middle meningeal artery(중간뇌막동맥)**이다. 이 동맥은 middle cranial fossa(중간머리뼈우묵)에 있는 foramen spinosum(뇌막동맥구멍)을 통해 cranial cavity로 들어온다. 이 동맥의 가지는 머리뼈의 속면 가쪽벽을 올라가면서 동맥이 지나가는 고랑을 뼈에 남겨놓는다. Ophthalmic artery(눈동맥), occipital artery(뒤통수동맥), vertebral artery(척추동맥)도 작은 뇌막동맥을 가지로 낸다.

뇌막동맥과 함께 **meningeal vein(뇌막정맥)**이 지나가는데 이 정맥도 머리뼈에 fracture(골절)가 생겼을 때 찢어지기 쉽다. 가장 큰 뇌막정맥은 중간뇌막동맥과 함께 지나가며, 뇌막동맥구멍이나 foramen ovale(타원구멍)를 통해 머리뼈안을 빠져나가 pterygoid venous plexus(날개근정맥얼기)에 합쳐진다. Calvaria(머리덮개뼈) 속의 cancellous bone(해면뼈)의 공간을 채우는 **diploic vein(판사이정맥)**은 scalp(머리덮개)의 정맥, 그리고 뒤에서 설명할 dural venous sinus(경막정맥굴)로 이어진다.

Dura Mater(경막)

경막 즉, **pachymeninx(경질뇌척수막)**는 collagen(콜라겐)이 주 성분인 connective tissue(결합조직)로서 질기고 튼튼한 막을 이루고 있다. 척수가 들어있는 **spinal dura mater(척수경막)**는 튜브 모양으로, spinal nerve(척수신경)의 root(뿌리)가 뚫고 드나들며, 그 길이가 foramen magnum(큰구멍)에서 sacrum(엉치뼈)의 둘째 분절까지 이른다. Spinal dura mater와 spinal canal(척주관)의 벽 사이의 공간을 **epidural(extradural) space(경막바깥공간)**라고 하는데 여기에는 adipose tissue(지방조직)와 venous plexus(정맥얼기)가 있다. 이와는 달리 **cranial dura mater(뇌경막)**는 앞에서 언급한 대로, 뼈바깥막에 단단히 붙어 있고 작은 혈관이 여기를 통해 들어와 경막에 분포한다. 경막의 바깥층은 collagen fiber(아교섬유)와 elastic fiber(탄력섬유)가 주를 이루며, 매끈한 속면은 simple squamous epithelium(단층편평상피)으로 덮여 있다. 경막과 거미막의 바깥층 세포 사이에는 얇은 층의 액체가 있는 **subdural space(경막밑공간)**가 있다. Cranial dura mater에는 중요한 특징이 많이 있는데, 특히 dural reflection(경막주름)과 dural venous sinus(경막정맥굴)가 그런 특징에 해당한다.

Dural Reflection(경막주름)

경막은 어떤 선을 따라 접혀 있는데 이를 dural reflection(경막주름, dural septum)이라고 한다. 이 주름이 부착된 선을 따라서 뼈바깥막과 경막 사이에 공간이 생기는데, 이곳으로 dural venous sinus(경막정맥굴)가 지나간다(그림 26-1). 이 주름 중에서 가장 큰 것은 falx cerebri이며, 이것과 tentorium cerebelli는 머리뼈안을 세 개의 구획으로 나누는 불완전한 칸막이 역할을 한다(그림 26-2).

Falx cerebri(대뇌낫)는 수직으로 내려오는 칸막이로서, 대뇌 반구 사이의 longitudinal fissure(대뇌세로틈새) 안에 자리잡고 있다. 이 경막주름은 앞쪽으로 ethmoid bone(벌집뼈)의 crista galli(볏돌기)에 부착하는 것에서부터 시작하여, 머리덮개뼈 속면의 정중선을 따라 뒤쪽으로 internal occipital protuberance(속뒤통수뼈융기)까지 이어지며, tentorium cerebelli에도 부착된다. 대뇌낫의 앞쪽 끝에는 구멍이 뚫려 있는 경우가 있다.

Tentorium cerebelli(소뇌천막)는 occipital lobe(뒤통수엽)과 cerebellum 사이에 자리잡고 있다. 정중선을 따라 부착된 falx cerebri가 소뇌천막을 위로 잡아당기기 때문에 얕은 천막 모양을 하고 있다. 소뇌천막이 부착하는 곳은 양쪽 temporal bone(관자뼈) petrous part(바위부분)의 위모서리와 occipital bone(뒤통수뼈)의 sulcus for transverse sinus(가로정맥굴고랑)의 가장자리이다. 앞쪽 끝은 자유모서리로서 공간에 떠 있는데 이 모서리가 이루는 오목한 곡선을 **incisura of tentorium(tentorial notch, 천막패임, tentorial incisure)**이라고 하며 바로 앞에 중간뇌가 위치한다.

Falx cerebelli(소뇌낫)는 posterior cranial fossa(뒤머리뼈우묵)에 있는 작은 경막주름으로서, 소뇌반구 사이에 세로 방향으로 짧게 놓여 있다. **Diaphragma sellae(안장가로막)**는 sphenoid bone(나비뼈)의 pituitary fossa(뇌하수체오목) 즉, sella turcica(안장)의 위를 덮고 있다. 가운데 있는 작은 구멍으로는 pituitary stalk(뇌하수체줄기)가 지나간다.

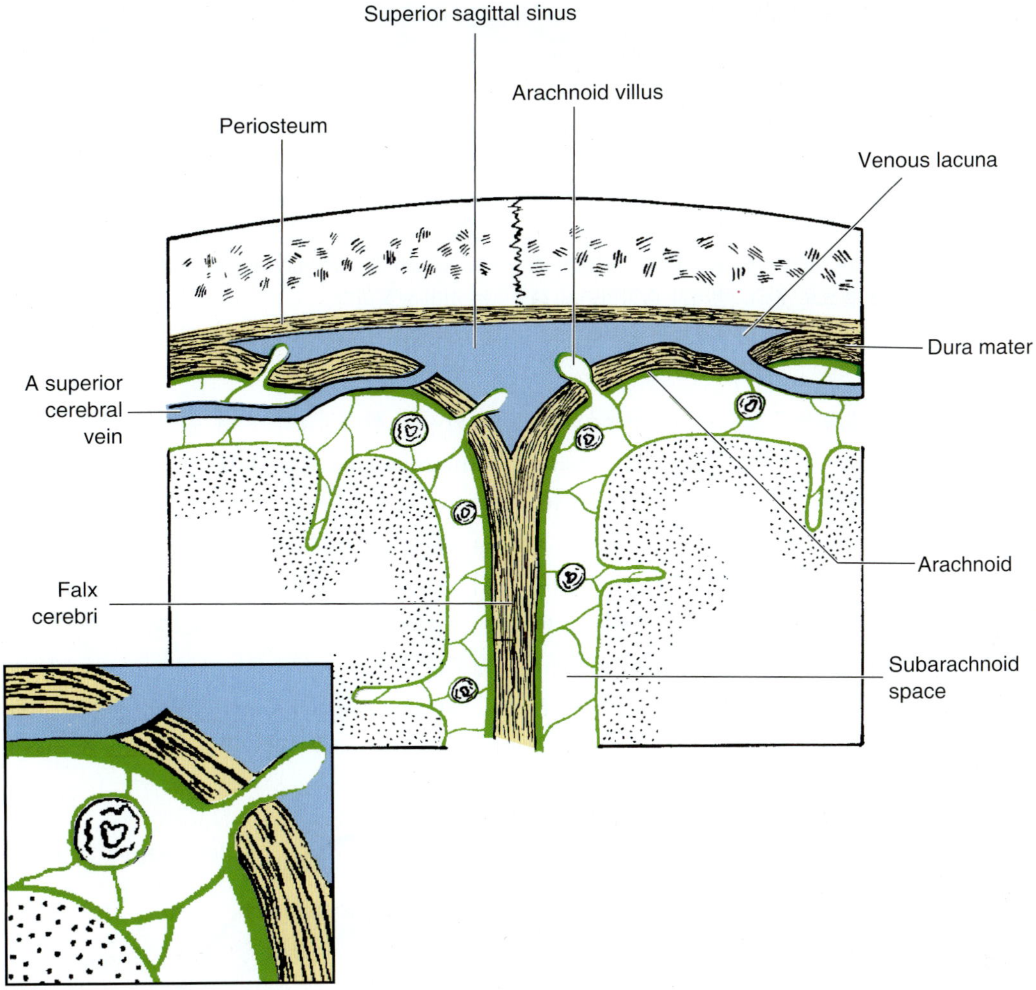

그림 26-1 정수리 부위의 관상단면으로 superior sagittal sinus(위시상정맥굴)의 단면과 falx cerebri(대뇌낫)의 부착 부위가 관찰된다(파란색은 정맥혈). Dura mater(경막)는 노란색으로, pia-arachnoid(연막-거미막)는 녹색으로 표시하였다.

Dura Mater(경막)의 신경 분포

경막에 분포하는 신경은 동맥 및 정맥과 함께 지나간다. 뇌경막에는 감각 신경이 풍부하게 분포하는데 주로 trigeminal nerve(삼차신경)의 세 division(분지)이 모두 가지를 보낸다. 감각 신경 섬유는 경막의 바깥 섬유층에 unencapsulated ending(무피막신경종말)으로 끝난다. 주로 이들을 통해서 유발되는 형태의 두통도 있다. 교감신경의 축삭 또한 경막의 혈관과 함께 분포한다.

Anterior cranial fossa(앞머리뼈우묵) 및 middle cranial fossa(중간머리뼈우묵)를 덮는 경막에는 trigerminal nerve의 세 분지 모두 가지를 보낸다. Posterior cranial fossa(뒤머리뼈우묵)를 덮고 있는 경막에는 vagus nerve(미주신경)의 superior ganglion(위신경절)에서 나온 meningeal branch(뇌막가지)와, C1~C3 spinal nerve(척수신경)에서 나온 감각가지가 함께 분포한다. 척수신경의 감각가지는 hypoglossal canal(혀밑신경관)을 통해서 posterior cranial fossa로 들어온다. C1 척수신경에서 감각가지가 나오지 않는 사람들도 절반 정도 된다.

모든 spinal nerve의 recurrent branch(뇌척수막가지, meningeal branch)는 intervertebral foramen(척추사이구멍)을 통해서 vertebral canal(척주관)로 들어와 spinal dura mater에 분포하는 meningeal branch를 낸다.

Dural Venous Sinus(경막정맥굴)

25장에서 언급한대로, 뇌의 혈액을 배출하는 정맥은 dura mater의 정맥굴로 들어간 다음, 이 곳의 혈액이 모여

임상노트

Extradural Hemorrhage(경막바깥출혈)

관자부위의 머리뼈에 fracture(골절)가 생기면 middle meningeal artery(중간뇌막동맥)가 뼈조각에 의해 찢어질 수 있다. 출혈로 인해서 피는 뼈와 뼈바깥막 사이에 고인다. 한정된 공간의 cranial cavity에 공간점유병터가 생기는 다른 모든 경우와 마찬가지로, intracranial pressure(머리속압력)가 상승하고, 즉각적인 외과적 조치를 필요로 한다. 병터가 확장하면서 생기는 현상은 subdural hemorrhage(경막밑출혈)일 때와 비슷하다(25장 참조). 이에 대해서는 이 단원 뒤에 "Transtentorial Herniation(천막경유뇌탈출) 및 기타 뇌탈출"이라는 항목에서 언급할 것이다. 동맥혈은 압력이 높기 때문에, 정맥혈이 subdural space(경막밑공간)로 나올 때 보다 상태가 더 빠르게 악화되는 것이 보통이다.

internal jugular vein(속목정맥)으로 들어간다. 정맥굴의 벽을 이루는 것은 endothelium(내피)으로 덮인 dura mater로서 periosteum도 포함되어 있다. 그림 26-2에 dural venous sinus의 위치를 대부분 표시하였다.

Superior sagittal sinus(위시상정맥굴)는 falx cerebri(대뇌낫)가 머리덮개뼈에 부착하는 가장자리를 따라 그 속에 놓여 있다. 앞에서는 ethmoid bone(벌집뼈)의 crista galli(볏돌기)에서 시작하는데, 여기에서 코의 정맥과 연결되기도 한다. 경막 속에 혈액이 차 있는 작은 공간을 **venous lacuna(정맥주머니)**라고 하는데, 이들은 superior sagittal sinus 곁을 따라가다가 정맥굴로 합쳐진다. Superior cerebral vein(위대뇌정맥)은 superior sagittal sinus나 이와 연결된 정맥주머니로 들어간다. Superior sagittal sinus는 오른쪽 transverse sinus(가로정맥굴)로 이어지는 경우가 대부분이다.

Inferior sagittal sinus(아래시상정맥굴)는 작으며 대뇌

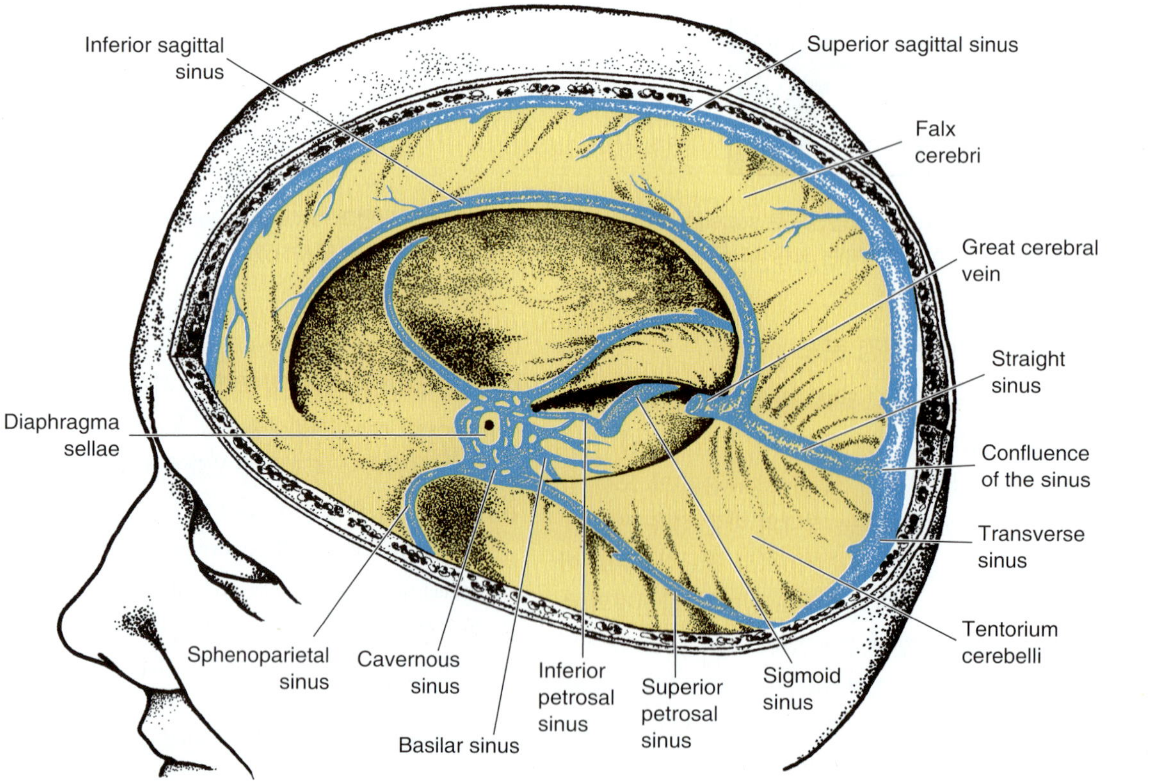

그림 26-2 뇌를 떼어낸 후에 본 dural reflection(경막주름, 노란색)과 dural venous sinus(경막정맥굴, 파란색). 오른쪽 sigmoid sinus(구불정맥굴)가 tentorial incisura(천막패임) 밑으로 관찰된다.

임상노트

Transtentorial Herniation(천막경유뇌탈출) 및 기타 뇌탈출

중간뇌와 tentorial incisura(천막패임) 가장자리 사이의 좁은 틈은 cranial cavity의 subtentorial compartment(천막아래구획)와 supratentorial compartment(천막위구획) 사이의 유일한 통로이다. 천막위구획에 subdural hematoma(경막밑혈종)나 대뇌반구의 tumor(종양)와 같은 space occupying lesion(공간점유병터)이 생기면, temporal lobe(관자엽)의 안쪽 부분, 특히 uncus(갈고리이랑)를 천막패임 아래로 밀어낼 수도 있다. 이것이 uncal herniation(갈고리이랑탈출)으로서 같은쪽 oculomotor nerve(눈돌림신경)를 누르게 된다. 가장 먼저 나타나는 임상 징후는 pupillary light reflex(동공빛반사, 8장 참조)가 소실되는 것인데, 그 이유는 동공을 수축하는 기능을 지닌 부교감신경의 preganglionic fiber(신경절이전섬유)가 신경 섬유의 표면쪽으로 지나가기 때문이다.

뇌의 herniation(탈출)이 진행되면, 양쪽 또는 한쪽 cerebral peduncle(대뇌다리) 안에서 하행하는 운동 신경 섬유가 손상되어, 몸의 한쪽 또는 양쪽에서 muscle weakness(근육 쇠약), spasticity(강직), tendon reflex(힘줄반사)의 항진 등이 나타날 수 있다. 중간뇌가 병터 반대쪽으로 밀려나면 basis pedunculi(다리밑동)가 압력 때문에 tentorium cerebelli의 날카로운 가장자리에 눌려 병터와 같은 쪽에 upper motor neuron syndrome(상위운동신경원증후군)으로 인한 paresis(불완전마비)가 나타나는 흔하지 않은 현상이 관찰될 수 있다. 뇌가 아래로 밀려나면, 한쪽이나 양쪽 posterior cerebral artery(뒤대뇌동맥)가 tentorium cerebelli의 자유모서리 위로 잡아당겨짐으로 인해 막힐 수 있는데, 이 때는 25장에 설명한 결과가 나타난다. Transtentorial herniation(천막경유탈출)이 아주 많이 진행되면, 반대쪽 oculomotor nerve(눈돌림신경)까지도 손상을 입을 수 있다. 동공의 확대가 먼저 일어나는 쪽이 원인 질환의 가장 신뢰할 만한 lateralizing sign(편향징후)이다.

경막주름이 형성한 구획 사이를 옮겨 가며 뇌가 탈출하는 경우는 더 있다. **Subfalcial herniation(대뇌낫밑탈출)**은 공간점유병터로 인해서 한쪽 대뇌반구의 cingulate gyrus(띠이랑)가 밀려나 정중선에 있는 falx cerebri의 자유모서리 앞부분을 넘어가는 경우이다. **Upward transtentorial herniation(상향천막경유탈출)**이 생기면, 뇌줄기와 소뇌가 posterior cranial fossa에 생긴 종양으로 인해 천막위구획으로 밀려 올라간다. 이런 종양은 **medullary coning(원뿔숨뇌)**을 유발하기도 하는데, 뇌줄기와 소뇌의 일부가 foramen magnum(큰구멍)을 통해 아래쪽의 좁은 spinal canal로 빠져내려가려는 경우에 발생한다. Medullary coning이 생기는 또 다른 경우는 intracranial pressure(머리속압력)가 상승한 환자에서 허리의 거미막밑공간에 있는 CSF를 채취하는 경우이다. 이 때는 압력이 쏠리는 방향으로 빠져나가려는 소뇌의 tonsil(소뇌편도)이 숨뇌를 압박하며, 숨뇌에 있는 respiratory center(호흡중추)에 압박이 가해져서 상태가 급속히 악화될 수 있다. 이것을 tonsillar herniation(소뇌편도탈출)이라 하는데, 심한 것은 중증의 hypoxic ischemic encephalopathy(저산소성허혈뇌병증) 후에 생긴 뇌의 부종과 같이 공간점유병터의 규모가 머리뼈안 전체적으로 발생한 경우에 종종 나타난다.

낫의 자유모서리를 따라서 지나간다. 대뇌반구의 안쪽면에서 나온 정맥은 여기로 들어간다. Inferior sagittal sinus는 대뇌낫과 소뇌천막이 만나서 교차하는 선을 따라 놓인 **straight sinus(곧은정맥굴,** sinus rectus)로 들어간다. Straight sinus는 great cerebral vein(큰대뇌정맥)이 이어지는 정맥굴이기도 하다(그림 25-4, 26-2 참조). Straight sinus는 보통 왼쪽 transverse sinus(가로정맥굴)로 이어진다. Internal occipital protuberance(속뒤통수뼈융기)에는 양쪽 transverse sinus를 이어주는 venous channel(연결정맥)이 있다. 이 부위에서 연결정맥이 이루는 구조를 **confluence of sinuses(정맥굴합류, torcular Herophili)**라고 부른다. 여기로는 작은 **occipital sinus(뒤통수정맥굴)**가 들어오는데, 이 혈관은 falx cerebelli(소뇌낫)가 부착된 가장자리를 따라 지나간다.

양쪽 **transverse sinus(가로정맥굴)**는 각각 소뇌천막이 occipital bone(뒤통수뼈)에 부착하는 곳 사이에 있는 고랑 위를 지난다. Temporal bone(관자뼈)의 petrous part(바위부분)에 이르면, transverse sinus는 **sigmoid sinus(구불정맥굴)**로서 계속된다. Sigmoid sinus는 posterior cranial fossa(뒤머리뼈우묵)에서 곡선을 그리며 지나가다가 jugular foramen(목정맥구멍)에서 internal jugular vein(속목정맥)이 되어 머리뼈 바깥으로 나간다.

Cavernous sinus(해면정맥굴)는 경막 바깥에 있으며 벽이 아주 얇은 정맥으로 차 있다. 이 안으로 internal carotid artery(속목동맥)와 여러 신경이 지나간다. Sphenoid bone(나비뼈)의 body(몸통) 양쪽에 위치하며, diaphragma sellae(안장가로막)의 앞 및 뒤모서리에서 연결정맥을 통해 양쪽 것이 교통한다. 잘 사용되지는 않지만 더 정확한 명칭은 **lateral sellar compartment(가쪽안장구획)** 또는 **parasellar compartment(안장옆구획)**이다. Cavernous sinus로는 ophthalmic vein(눈정맥)과 superficial middle cerebral vein(얕은중간대뇌정맥)이 연결되며, 나갈 때는 **superior petrosal sinus(위바위정맥굴)**를 통해서 transverse sinus로 나간다. Superior petrosal sinus는 tentorium cerebelli가 관자뼈 바위부분에 부착된 부분을 따라서 그 사이에 놓여있다. **Inferior petrosal sinus(아래바위정맥굴)**는 관자뼈 바위부분과 뒤통수뼈 바닥부분 사이에 있는 고랑 위에 있다. 이것도 cavernous sinus를 internal jugular vein으로 이어주는 정맥굴이다. 머리뼈 바닥에 있는 정맥굴로는, 뇌에서 나오는 정맥 중 가까이 있는 것이 들어가기도 한다.

Orbit(눈확) 안에서, ophthalmic vein(눈정맥)은 angular vein(눈구석정맥)을 통해 얼굴의 중간 부분에서 나온 혈액을 운반하는 정맥과 연결된다. Facial vein(얼굴정맥)에는 valve(판막)가 없기 때문에, 얼굴 피부에서 나온 혈액이 일부 cavernous sinus나 internal jugular vein으로 갈 수 있다. Dural venous sinus와 머리뼈 바깥을 이어주는 정맥에는 **emissary vein(이끌정맥)**도 있다. 이들 정맥에서는 어느 쪽 정맥의 압력이 큰가에 따라 혈액이 양쪽 방향으로 모두 흐르는 것이 가능하다. 이런 정맥 중 가장 큰 것은 parietal emissary vein(마루이끌정맥)과 mastoid emissary vein(꼭지이끌정맥)이다. Parietal emissary vein은 superior sagittal sinus와 occipital vein(뒤통수정맥)의 가지를 이어준다. Mastoid emissary vein은 sigmoid sinus와 occipital vein 및 posterior auricular vein(뒤귓바퀴정맥)을 이어준다.

Pia-Arachnoid(연막 및 거미막)

Pia mater(연막) 및 **arachnoid(거미막)**는 함께 '얇은 막'이라는 의미를 지닌 **leptomeninges(연질뇌척수막)**를 이룬다. 이들은 처음에 mesoderm(중배엽)으로부터 배아의 뇌와 척수를 감싸는 하나의 층으로 발생한다. 층 안에서 액체로 채워진 공간이 생겨나고 이 공간들이 서로 이어져서 subarachnoid space(거미막밑공간)가 되는 것이다. 두 층이 하나의 막에서 기원하였다는 사실은 두 층 사이를 잇는 수많은 arachnoid trabecula(거미막잔기둥)를 보더라도 알 수 있다(그림 26-3). Arachnoid는 dura mater의 속면에 아주 밀접하게 붙어 있기 때문에, **subdural space(경막밑공간)**에는 아주 얇은 층의 extracellular fluid(세포바깥액)만을 함유하는 것이 정상이다. Pia mater는 external glial limiting membrane(바깥아교경계막)에 붙어 있다(2장 참조).

Arachnoid는 손가락이나 핀셋으로 집을 수 있을 만큼 두껍지만, 이와는 달리 pia mater는 맨눈으로 보기 힘들 정도이다. 단지 뇌의 표면에 반들반들한 질감으로 그 존재를 짐작할 수 있을 뿐이다. Arachnoid의 바깥면과 속면, pia mater의 바깥면은 모두 simple squamous epithelium(단층편평상피)으로 덮여 있다. Subarachnoid space를 가로지르는 수많은 trabecula(잔기둥)는 미세한 실 모양의 connective tissue(결합조직)로서 이들의 표면도 squamous epithelial cell(편평상피세포)로 덮여 있다. Arachnoid의 epithelial cell 사이는 tight junction(치밀이음, zonula occludens, 폐쇄띠)이라는 세포 연접으로 이어져 있어, 거대 분자가 경막

임상노트

Venous Sinus(정맥굴)의 *Thrombosis*(혈전증)

Superior sagittal sinus(위시상정맥굴)에 생긴 thrombosis(혈전증)는 골절로 인해서 경막이 손상된 후에 생길 수 있다. 정맥굴의 뒷부분이 막히면, 대뇌겉질 대부분에서 혈액이 빠져나가지 못하게 되고, frontal lobe(이마엽)과 parietal lobe(마루엽)에 infarction(경색)이 일어난다.

때로는, 윗입술에 난 종기 같이 얼굴의 감염성 병터에서 떨어져 나온 세균 덩어리가 facial vein(얼굴정맥), angular vein(눈구석정맥), ophthalmic vein(눈정맥)을 차례로 지나 **cavernous sinus(해면정맥굴)**로 들어갈 수도 있다. 이렇게 해서 cavernous sinus에 septic thrombosis(패혈혈전증)가 생기면, 정맥굴의 벽과 속을 지나가는 oculomotor nerve(눈돌림신경), trochlear nerve(도르래신경), abducens nerve(갓돌림신경), maxillary nerve(위턱신경)의 압박으로 이어진다(8장 참조). Conjunctiva(결막)의 부종과 돌출도 동반되며, 전신에서 심한 감염의 징후가 나타난다. Internal carotid artery(속목동맥)의 벽이 선천적으로 약한 경우, 동맥 벽이 갈라져서 cavernous sinus로 혈액이 새어 나오는 질병도 있다. 이런 질병을 **arteriovenous fistula(동정맥샛길)**라고 하는데, septic thrombosis의 경우처럼, 정맥굴을 지나는 신경을 압박할 뿐 아니라, 눈에도 심한 정맥의 congestion(울혈)이 발생한다. 튀어나온 안구에서는 맥박이 느껴지는데, 맥박 소리가 너무 커서 환자 자신뿐만 아니라, 환자의 머리에 청진기를 대기만 하면 누구나 들을 수 있을 정도이다.

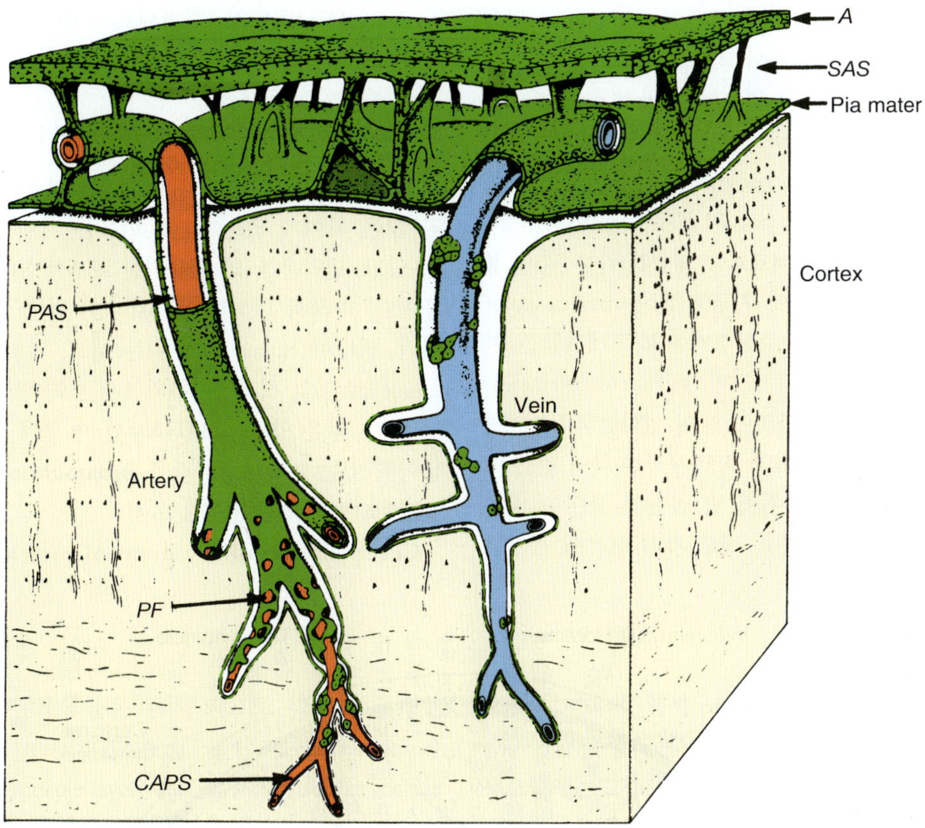

그림 26-3 뇌에 있는 perivascular space(혈관주위공간). Subarachnoid space(거미막밑공간, SAS)는 arachnoid(거미막, A)와 pia mater(연막) 사이에 있다. 동맥에서는 연막이 나뉘어져 이를 감싸고 있지만 정맥에서는 그렇지 않다. Periarterial space(동맥주위공간, PAS)는 두 구획인 subpial compartment(연막밑구획)와 intrapial compartment(연막속구획)로 이루어지며, 이들은 연막의 periarterial sheath(동맥주위집)에 뚫린 구멍(PF)을 통해 서로 교통한다. 모세혈관(CAPS)에는 연막에 해당하는 층이 없다. (With permission from Zhang ET, Inman CBE, Weller RO. Interrelationships of the pia mater and the perivascular [Virchow-Robin] spaces of the human cerebrum. *J Anat* 1990;170:111-123.)

혈관의 혈액과 CSF 사이를 오고가지 못하게 막는다. 연막의 세포 사이에는 이런 tight junction이 없기 때문에, 거대분자가 CSF와 중추신경조직 사이를 자유롭게 이동할 수 있다.

Arachnoid에는 혈관이 분포하지 않기 때문에 dura mater와의 사이에 있는 것은 얇은 층의 액체뿐이다. 미세한 혈관 그물이 있는 pia mater는 뇌와 척수의 표면에 붙어 있어 그 표면의 골곡을 따라간다. 척수의 연질뇌척수막에 있는 collagen fiber(아교섬유)는 대부분 세로 방향으로 놓여 있다. 이런 구조는 척수의 배쪽정중선에서 아주 뚜렷하여, 두꺼운 섬유가 띠모양을 이루는데 이를 **linea splendens(광택선)**라고 하며, anterior spinal artery(앞척수동맥)의 표면에 위치한다. 5장에서 서술한 **denticulate ligament(치아인대)**도 연질뇌척수막에서 기원한 구조이다.

Perivascular Space(혈관주위공간)

과거의 개념은 중추신경조직을 드나드는 동맥과 정맥 주위에도 subarachnoid space가 형성되어 있다는 것이었다. 그러나 사람의 대뇌겉질을 외과적으로 제거하여 전자현미경으로 관찰한 결과, 동맥이 뇌로 들어오는 곳에서는 pia mater가 두 층으로 나뉘어 한 층은 혈관의 adventitia(바깥막)를 이루는 세포성 피막을 이루고 있음을 발견했다. 이와 같은 연막 및 바깥막이 결합한 층과 뇌의 external glial-limiting membrane(바깥아교경계막) 사이에 있는 공간이 **periarterial subpial space(동맥주위연막밑공간)**이다. 반면에 동맥의 민무늬근층과 pia mater 사이에 생기는 공간을 **intrapial periarterial space(동맥주위연막속공간)**라고 하는데 이것은 사실 동맥이 뇌로 들어올 때 subarachnoid space를 통과하면서 둘러싸이게 되는 leptomeninges와의 사이에 생기는 공간의 연속이다(그림 26-3 참조). 정맥에는 pia mater가 연속되는 구조가 없으며, 따라서 **perivenular space(정맥주위공간)**는 intrapial periarterial space와 동일하다. Subarachnoid space는 pia mater에 있는 구멍을 통해서 세 종류의 perivascular space와 모두 교통한다.

Virchow-Robin space(비르효-로벵공간)라는 과거 용어는 광학현미경으로 관찰이 가능한 모든 perivascular space를 의미할 수 있다. 중추신경계통의 모세혈관은 한 층의 basal lamina(바닥판)를 가지며, astrocyte(별아교세포)의 foot process(발돌기)가 가까이 놓여 있다(2장 참조). 광학현미경 관찰을 위해 통상적인 조직 처리를 하여 만든 조직 표본에서는 모세혈관 주위에 빈 공간이 보이는 경우가 있는데, 이들은 조직의 수축 정도 차이 때문에 생겨난 artifact(인공산물)로서, 신경세포의 세포체 주위에서도 흔히 볼 수 있다.

Subarachnoid Cistern(거미막밑수조)

Subarachnoid space(거미막밑공간)의 크기는 부위에 따라 많은 차이가 있는데, 그 이유는 거미막은 경막에 붙어 있고, 연막은 뇌의 불규칙한 표면에 밀착되어 있기 때문이다. 따라서 대뇌의 gyrus(이랑) 위에 있는 공간은 좁지만, 커다란 sulcus(고랑) 위는 넓고, 뇌의 바닥과 spinal canal(척주관)의 허리엉치부위에서는 거미막밑공간이 훨씬 더 넓다. 많은 양의 CSF(뇌척수액)가 모여 있을 수 있도록 넓어져 있는 거미막밑공간을 **subarachnoid cistern(거미막밑수조)**이라고 한다(그림 26-4).

Cerebellomedullary cistern(소뇌숨뇌수조, cisterna

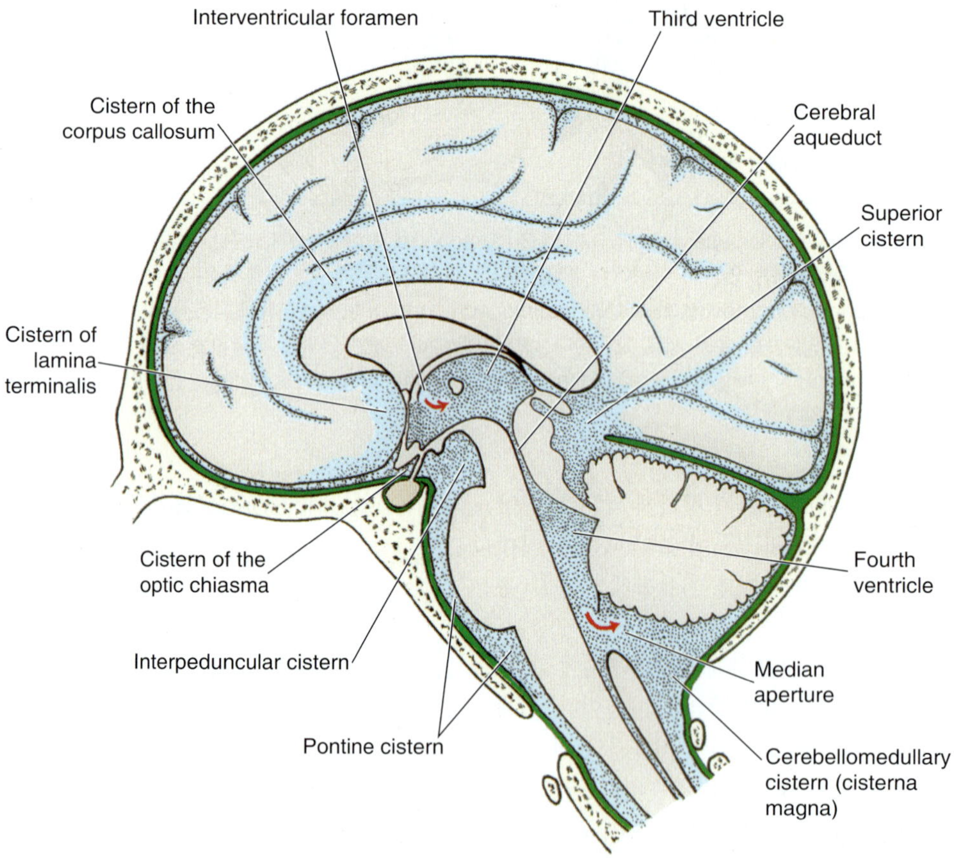

그림 26-4 정중면 가까이에 있는 subarachnoid cistern(거미막밑수조). 붉은 화살표는 cerebrospinal fluid(뇌척수액, CSF)가 lateral ventricle(가쪽뇌실)에서 오른쪽 interventricular foramen(뇌실사이구멍)을 통과하여 third ventricle(셋째뇌실)까지 가는 흐름과, fourth ventricle(넷째뇌실)에서 median aperture(정중구멍)를 통과하여 cerebellomedullary cistern(소뇌숨뇌수조)으로 나가는 흐름을 표시하였다. CSF가 차 있는 부위는 하늘색으로, dura mater(경막)는 녹색으로 표시하였다. Cisterna ambiens(중간뇌주위수조)와 cistern of lateral sulcus(대뇌가쪽오목수조, 본문 참조)는 정중면에 위치하지 않으므로 나타나 있지 않다.

magna, 큰수조)은 소뇌와 숨뇌 사이에 있으며 CSF가 fourth ventricle(넷째뇌실)에서 median aperture(정중구멍)를 통해 여기로 나온다. 뇌줄기와 사이뇌의 바닥쪽에는 **pontine cistern(다리뇌수조), interpeduncular cistern(대뇌다리사이수조), cistern of optic chiasma(교차수조)**가 있으며, 이들을 가리켜 basal cistern(뇌바닥수조)이라고 한다. Cistern of optic chiasma는 **cistern of lamina terminalis(종말판수조)**와 이어진 다음, corpus callosum(뇌들보) 위를 지나가는 **cistern of corpus callosum(뇌들보주위수조)**으로도 이어진다. 중간뇌의 뒤쪽에 있는 거미막밑공간을 **superior cistern(네둔덕수조, quadrigeminal cistern)**이라고 하거나, **cistern of great cerebral vein(큰대뇌정맥수조)**이라고 하기도 한다. 이 cistern과 중간뇌 옆에 있는 거미막밑공간이 이루는 것이 **cisterna ambiens(중간뇌주위수조,** perimesencephalic cistern)이다(그림 26-4에서는 관찰되지 않음). **Cistern of lateral sulcus(대뇌가쪽오목수조, cistern of lateral cerebral fossa)**는 lateral sulcus(가쪽고랑) 주위에 위치한다. 척수 거미막밑공간에 있는 **lumbar cistern(허리수조)**은 특히 크기가 큰데, 둘째 허리척추뼈에서부터 엉치뼈의 둘째 분절까지 형성되어 있다. 여기에는 허리엉치부위의 척수신경 뿌리가 이루는 cauda equina(말총)가 담겨 있다.

중추에서 cranial nerve(뇌신경)와 spinal nerve(척수신경)의 root(뿌리)가 나갈 때 뇌막과 거미막밑공간은 이들을 감싸면서 따라가는데, sensory ganglia(감각신경절)가 신경에 달려 있을 때는 그 곳까지 간다. 예를 들어, 관자뼈 바위부분 꼭대기에 경막에 싸여있는 공간인 trigeminal cave(삼차신경절공간, Meckel's cave)도 subarachnoid space가 연장된 것이다.

Cerebrospinal Fluid(뇌척수액)

생성

CSF를 주로 생산하는 것은 가쪽뇌실, 셋째뇌실, 넷째뇌실에 있는 choroid plexus(맥락얼기)이며, 그 중 가쪽뇌실에서 생산되는 양이 가장 많다.

가쪽뇌실의 **choroid plexus(맥락얼기)**의 발달은 대뇌반구의 안쪽면을 덮는 **tela choroidea(맥락조직)**라는 혈관이 풍부한 pia mater가 함입되어 생겨난다. 이런 혈관성 결합조직은 뇌실의 ependyma(뇌실막)로부터 기원한 epithelium으로 덮여 있다. 셋째뇌실 및 넷째뇌실의 choroid plexus도 마찬가지로 tela choroidea의 함입에 의해 발생한다. 이 경우 tela choroidea는 두 뇌실의 천장에 위치한다. 각각의 choroid plexus의 표면에는 미세한 주름이 있다. 그 중심에는 결합조직이 있고 안에는 직경이 큰 모세혈관이 많이 있으며, 표면에는 cuboidal epithelium(입방상피) 또는 높이가 낮은 columnar epithelium(원주상피)으로 덮여 있는데 이를 choroid epithelium(맥락상피)이라고 한다(그림 26-5). 양쪽 가쪽뇌실의 choroid plexus의 표면적을 모두 합치면 40 cm^2 정도이다.

전자현미경으로 관찰한 choroid epithelium의 여러 특징으로 인해서 그 기능에 관심이 모아졌다(그림 26-6). 커다란 핵, 풍부한 세포질, 수많은 mitochondria(사립체)는 CSF의 생성이 능동적 과정으로서 에너지 소모를 필요로 한다는 것을 뜻한다. 자유표면의 세포막은 불규칙한 microvilli(미세융모)에 의해 표면적이 대단히 커져 있다. 상피와 이를 받치는 풍부한 혈관의 stroma(버팀질) 사이에 basement membrane(바닥막)이 있다. 그런데, 신경조직에 혈액을 공급하는 일반적인 모세혈관과는 달리, 여기의 모세혈관에는 endothelial fenestration(내피창)이라는 구멍이 있어 거대분자의 투과가 가능하다. 거대분자에 대한 혈액과 CSF

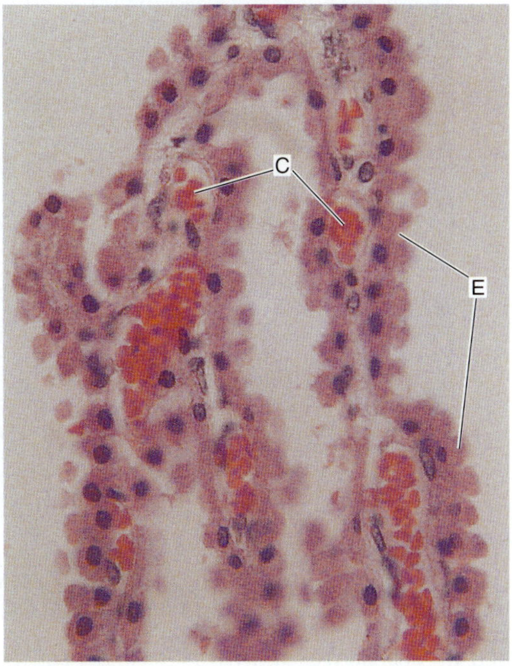

그림 26-5 Choroid plexus(맥락얼기)의 한 부분으로서, 커다란 모세혈관(*C*)과 choroid epithelium(맥락상피, *E*)이 관찰된다. Hematoxylin-eosin 염색.

임상노트

Papilledema(유두부종)

Optic nerve(시각신경)가 안구로 들어가는 곳을 둘러싸는 뇌막은 임상적으로 아주 중요하다. Optic nerve 앞부분 속을 지나는 central artery of retina(망막중심동맥) 및 central vein of retina(망막중심정맥)가 ophthalmic artery(눈동맥) 및 ophthalmic vein(눈정맥)과 이어지는 곳까지 subarachnoid space가 연장되어 있다. 따라서, CSF 압력이 상승하여 정맥이 눌리면, 정맥혈의 복귀가 억제되어 retina(망막)의 edema(부종)로 이어진다. Ophthalmoscope(검안경)을 사용하여 검사하면 아주 뚜렷하게 관찰된다. Optic papilla(시각신경원반, optic disc)에 부종이 생겨 커져 있는 것을 **papilledema(유두부종)**라 한다. Anterograde axoplasmic transport(전향축삭형질운반)의 느린 성분에 장애가 생겨 optic nerve의 축삭이 확장되기도 하는데, 이 때도 나타날 수 있다. 따라서, 양쪽 ocular fundus(안저)를 관찰하는 것은 환자의 physical examination(이학적검사)에서 아주 중요한 과정이다.

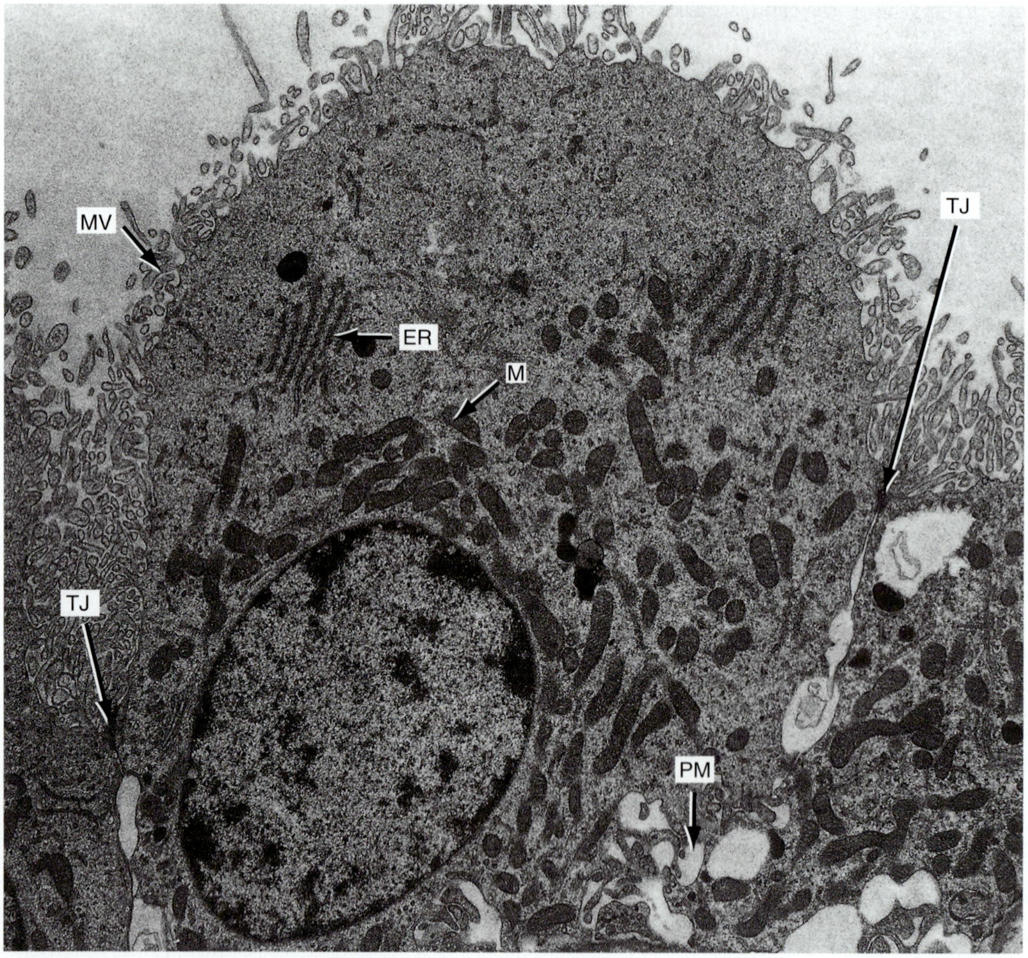

그림 26-6 Choroid plexus(맥락얼기)의 epithelial cell(상피세포)을 전자현미경으로 관찰한 것. ER, endoplasmic reticulum(세포질그물) ; M, mitochondria(사립체); MV, microvilli(미세융모); N, nucleus(핵); PM, plasma membrane(형질막)의 주름; TJ, tight junction(치밀이음, zonula occludens, 폐쇄띠)(×8,000; courtesy of Dr. D. H. Dickson).

사이의 장벽은 choroid epithelium과 이들 세포사이의 tight junction(치밀이음)에 의해 형성된다.

CSF의 생성은 복잡한 과정이다. Blood plasma(혈장)의 성분 중에서 특히 수분은 확산을 통해 CSF를 드나든다. 다른 성분은 choroid plexus 상피세포의 대사 과정을 통해 CSF에 들어온다. 여기에서 중요한 요인은 상피세포에 의한 나트륨과 같은 특정 이온의 active transport(능동운반)이다. 왜냐하면, 삼투압의 평형을 이루기 위해 수분이 수동적으로 운반되기 때문이다. 상피세포에 있는 transporter protein(운반단백질)을 통해서 포도당과 아미노산도 운반된다.

순환

CSF는 두 개의 lateral ventricle(가쪽뇌실)에서 interventricular foramen(뇌실사이구멍)을 통해 third ventricle(셋째뇌실)로 흘러갔다가 cerebral aqueduct(중간뇌수도관)를 통해서 fourth ventricle(넷째뇌실)로 간다. CSF가 뇌실계통에서 나오는 출구는 넷째뇌실에 있는 하나의 median aperture(정중구멍, foramen of magendie) 및 두 개의 lateral aperture(가쪽구멍, foramen of luschka)이다. Median aperture는 cerebellomedullary cistern(소뇌숨뇌수조)으로 열리고, lateral aperture는 pontine cistern(다리뇌수조)으로 열린다(그림 6-4 및 6-5 참조). 이 부위에서부터, CSF는 척주의 움직임을 따라 척수의 거미막밑공간을 천천히 흘러다닌다. CSF는 천천히 앞쪽으로 basal cistern(뇌바닥수조)을 지나서 대뇌반구의 가쪽면과 안쪽면을 통해 위로도 올라가는데 이 흐름은 CSF의 흡수와 관련되어서 더욱 중요하다. 동맥의 박동은, 특히 척수에 있는 거미막밑공간의 경우에 CSF의 순환에 도움이 된다.

흡수

CSF(뇌척수액)가 정맥으로 흡수되는 주요 부위는 dural venous sinus(경막정맥굴) 안으로 돌출한 **arachnoid villi(거미막융모**, 단수형은 villus)이다. Arachnoid villi는 특히 superior sagittal sinus(위시상정맥굴)와 그 주변에 있는 lacuna(정맥주머니)에서 많이 볼 수 있다(그림 26-1 참조). 각각의 arachnoid villus는 subarachnoid space가 정맥굴 안으로 돌출한 주머니 같은 구조인데, 표면은 정맥굴의 endothelium(내피)에서 기원한 얇은 세포층이 덮고 있으며, 속에는 arachnoid의 상피세포와 collagen(콜라겐)이 풍부한 trabecula가 들어있다(그림 26-7). 흡수 기전은 CSF의 hydrostatic pressure(정수압)가 경막정맥굴안에 있는 정맥혈의 정수압보다 높은 것을 이용한다. 정맥압이 상승하면, villus의 세포밖 통로가 닫혀서 혈액이 거미막밑공간으로 역류하지 않는다. 흡수의 마지막 단계는 endothelial cell(내피세포)의 세포질 안에 커다란 vesicle(소포)이 형성되어 그 안에 담겨 이동하는 것이다. Arachnoid villi는 나이가 들면서 비대해져 육안으로도 볼 수 있는 구조가 되는데, 이를 **arachnoid granulation(거미막과립, pacchionian body)**이라고 한다. 마루뼈에 자국을 남길 정도로 커지는 경우도 있다.

Spinal nerve(척수신경) 및 cranial nerve(뇌신경)의 **nerve root(신경뿌리)**와 나란히 지나가는 정맥이 있는데, 이 정맥이 epidural venous plexus(경막바깥정맥얼기)로 들어가기

임상노트

Hydrocephalus(물뇌증)

CSF(뇌척수액)의 양이 과다한 경우를 *hydrocephalus*(수두증, 물뇌증)라 하는데, 여기에는 몇 가지 종류가 있다. 많은 양의 CSF가 주로 subarachnoid space(거미막밑공간)에 있는 경우를 **external hydrocephalus(바깥물뇌증)**라 하며, 뇌의 senile atrophy(노년위축)에서 흔히 볼 수 있다. 이와는 달리, **internal hydrocephalus(속물뇌증)**는 CSF가 많아서 확장되는 구조가 ventricle(뇌실)인 경우를 가리킨다. Fourth ventricle(넷째뇌실)의 출구가 막히면 모든 뇌실의 확장으로 이어진다. Cerebral aqueduct(중간뇌수도관)가 막히면 lateral ventricle(가쪽뇌실)과 셋째뇌실만 커진다. 드물게는 interventricular foramen(뇌실사이구멍)이 막히는 경우도 있는데, 이 때는 막힌 쪽 가쪽뇌실만 확장된다.

Communicating hydrocephalus(교통물뇌증, 교통수두증)는 internal hydrocephalus와 external hydrocephalus가 동반되는 질병이다. 가장 흔한 원인은 subarachnoid hemorrhage(거미막밑출혈)가 발병한 이후에 혈액에 의해 arachnoid villi(거미막융모)가 막히는 것이다. Bacterial meningitis(세균성 뇌수막염)가 있으면 pus(고름)에 의해 arachnoid villi가 막혀서 communicating hydrocephalus가 생길 수 있다. 중간뇌와 tentorial incisura 사이를 지나는 CSF 흐름이 차단되면, 뇌실 안과 tentorium 아래쪽의 subarachnoid space에 많은 양의 CSF가 축적된다.

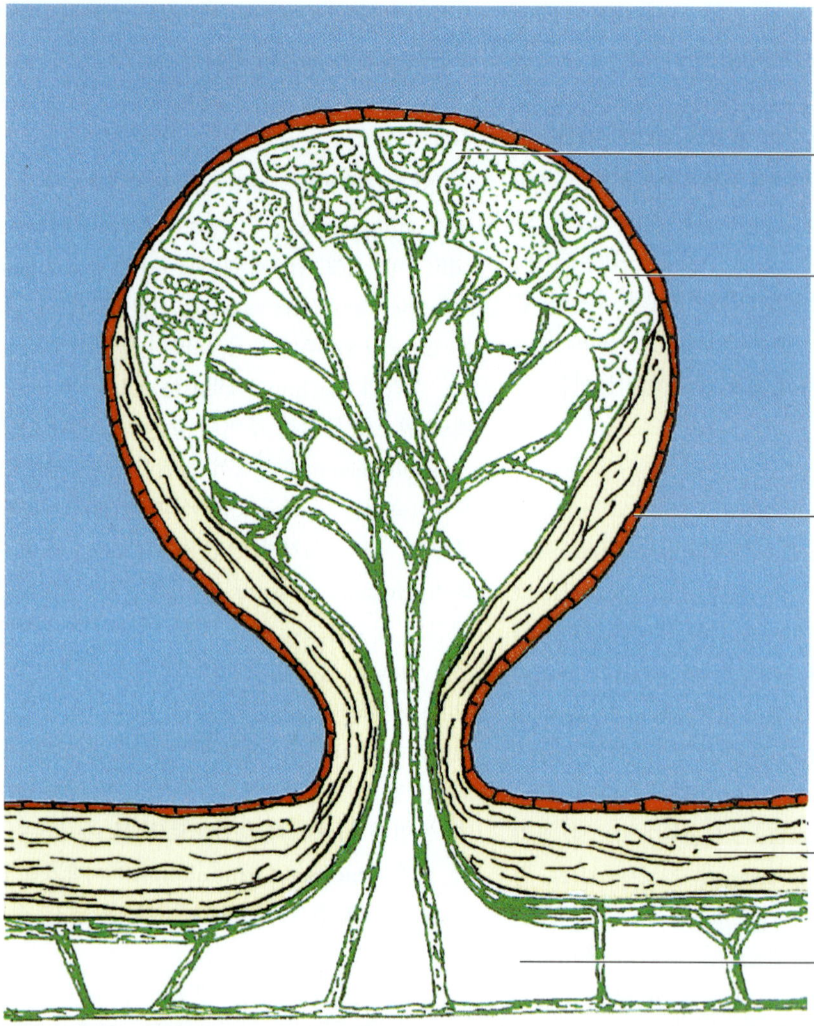

그림 26-7 Arachnoid granulation(거미막과립)의 구조. 파란색은 sinus(정맥굴) 안에 있는 혈액이며, 녹색은 연질뇌척수막이 이루는 조직, 붉은색은 정맥굴의 endothelium(내피세포), 노란색은 dura(경막)이다. 흰색으로 표시한 subarachnoid space(거미막밑공간)가 arachnoid granulation 안으로 이어져 있고, 정맥굴의 endothelium(내피세포)이 둘러싸는 과립의 끝부분을 arachnoid의 epithelial cell(상피세포)이 덮고 있으며, collagen으로 이루어진 trabecula(잔기둥) 사이의 공간에 cerebrospinal fluid(뇌척수액)가 들어 있다.

전에 arachnoid villi가 정맥 안으로 돌출하여 형성되어 있으며, 여기로도 CSF의 일부가 흡수된다. 어떤 동물에서는 CSF가 흡수되는 주요 부위가 **olfactory nerve(후각신경)** 주위에 있는 코 점막의 림프관이다. 사람에서도 이 흡수경로가 존재하는 것으로 밝혀졌으나, 기능적인 의의는 그리 크지 않을 것으로 추측된다.

압력 및 특성

뇌실과 거미막밑공간에 있는 CSF의 양을 모두 합하면 부피가 80~150 mL 정도 된다. 뇌실계통에만 15~40 mL의 액체가 있다. CSF 전체를 몇 번이나 교체할 수 있는 양이 하루에 생겨난다. CSF의 압력은 누워 있을 때 80~180 cm H_2O이다. 앉은 자세에서는 lumbar cistern(허리수조)의 압력이 두 배 정도로 상승한다. 숨을 참으며 힘을 주거나 기침을 하여 머리뼈안 및 척주관 같은 밀폐된 공간에서 정맥의 congestion(울혈)이 생기면, 곧바로 CSF 압력의 상승으로 이어진다.

CSF는 맑고 색깔이 없으며, 밀도는 1.003~1.008 g/cm^3

이다. 약간의 세포가 있는데 주로 lymphocyte(림프구)이다. 세포의 수는 1 세제곱 밀리미터에 1~8 정도이며, 세포수가 10 이상이면 질병이 있다는 뜻이다. CSF의 glucose 함유량은 혈액의 절반 정도이며, 단백질의 양은 15~45 mg/dL로서 아주 낮다.

참고문헌

Baumbach GL, Cancilla PA, Hayreh MS, et al. Experimental injury of the optic nerve with optic disc swelling. *Lab Invest.* 1978;39:50-60.

Boulton M, Young A, Hay J, et al. Drainage of CSF through lymphatic pathways and arachnoid villi in sheep: measurement of I-125-albumin clearance. *Neuropathol Appl Neurobiol.* 1996;22:325-333.

Dandy WE. Experimental hydrocephalus. *Trans Am Surg Assoc.* 1919;37:397-428.

Davson H, Segal MB. *Physiology of the CSF and Blood-Brain Barriers.* Boca Raton, FL: CRC Press; 1996.

Edsbagge M, Tisell M, Jacobsson L, Wikkelso C. Spinal CSF absorption in healthy individuals. *Am J Physiol-Regul Integ Comp Physiol.* 2004;287:R1450-R1455.

Greitz D, Wirestam R, Franck A, et al. Pulsatile brain movement and associated hydrodynamics studied by magnetic resonance phase imaging: the Monro-Kellie doctrine revisited. *Neuroradiology.* 1992;34:370-380.

Johnston M, Zakharov A, Papaiconomou C, Salmasi G, Armstrong G. Evidence of connections between cerebrospinal fluid and nasal lymphatic vessels in humans, non-human primates and other mammalian species. *Cerebrospinal Fluid Res.* 2004;1:2-14.

Lowhagen P, Johansson BB, Nordborg C. The nasal route of cerebrospinal fluid drainage in man: a light-microscope study. *Neuropathol Appl Neurobiol.* 1994;20:543-550.

Parkinson D. Human spinal arachnoid septa, trabeculae, and rogue strands. *Am J Anat.* 1991;192:498-509.

Parkinson D. Lateral sellar compartment OT (cavernous sinus): history, anatomy, terminology. *Anat Rec.* 1998;251:486-490.

Rosenberg GA. *Molecular Physiology and Metabolism of the Nervous System.* New York: Oxford University Press; 2012.

Strazielle N, Ghersiegea JF. Choroid plexus in the central nervous system: biology and physiopathology. *J Neuropathol Exp Neurol.* 2000;59:561-574.

Vandenabeele F, Creemers J, Lambrichts I. Ultrastructure of the human spinal arachnoid mater and dura mater. *J Anat.* 1996;189:417-430.

Weller RO, Kida S, Zhang ET. Pathways of fluid drainage from the brain: morphological aspects and immunological significance in rat and man. *Brain Pathol.* 1992;2:277-284.

Weninger WJ, Pramhas D. Compartments of the adult parasellar region. *J Anat.* 2000;197:681-686.

Zhang ET, Inman CBE, Weller RO. Interrelationships of the pia mater and the perivascular (Virchow-Robin) spaces of the human cerebrum. *J Anat.* 1990;170:111-123.

Appendix I

신경해부학과 관련된 glossary(용어사전)

김호정 역

이 책에서는 표준 라틴어로 되어 있는 해부학 학명을 발음의 편리함을 해치지 않는 경우 모두 영어화하였다. 해부학 용어는 대부분 라틴어에서 기원하였으며, 질병과 관련된 용어는 그리이스에서도 유래한 것도 있다. 본문에서는 많은 용어를 어근에 대한 설명없이 정의하고 사용하였으므로, 용어에 대한 설명을 추가하게 되었다. 만약, 이 목록에서 용어를 발견하지 못한다면 '찾아보기'에서 검색하기를 권한다.

A

Abducens(갓돌림). 라틴어 *ab*(~에서부터)와 *ducens*(끌어내는)에서 유래한 용어. Abducens nerve(갓돌림신경, abducent nerve)는 눈의 direction of gaze(주시방향)를 정중선에서 멀어지게 하는, 즉 바깥으로 돌리는 근육을 지배한다.

Abulia(의지상실증). 그리이스어 *a*(~없는)와 *boule*(의지)의 합성어로, 의지력을 상실하는 증상을 가리킨다. Aboulia라고 쓰기도 한다.

Accumbens(기댐). 라틴어로 '기댄다'는 뜻. Nucleus accumbens(기댐핵)는 head of caudate nucleus(꼬리핵머리)의 배쪽 부분, anterior limb of internal capsule(속섬유막앞다리)의 앞쪽배쪽에 있다.

Adenohypophysis(샘뇌하수체). 그리이스어 *aden*(분비샘)과 *hypophysis*(→ 항목 참조)의 합성어. Pituitary gland(뇌하수체)의 부분으로서 Rathke's pouch(라트케주머니)라고도 하는 pharyngeal endoderm(인두외배엽)에서 기원한다. Pituitary gland의 anterior lobe(앞엽) 대부분을 이루고 있다.

Adiadochokinesis(연속반복운동불능증). 접두사 *a*-(~없는)에 그리이스어 *diadochos*(연속적인)와 *kinesis*(운동)를 합성한 용어. 반복적인 운동을 빨리 실행할 수 없으며, dysdiadochokinesis라고도 한다.

Ageusia(미각소실). 그리이스어 접두사 *a*-(~없는)와 *geuein*(맛보다)의 합성어. 미각을 상실한 상태를 가리킨다.

Agnosia(인식불능증). 그리이스어 *gnosis*(지식)의 앞에 접두사 *a*-(~없는)가 붙어 반대 의미를 갖는 용어. 청각, 시각, 촉각 등 감각 자극의 의미를 인식할 능력이 없는 상태를 가리킨다.

Agraphia(쓰기언어불능증). 그리이스어 접두사 *a*-(~없는)와 *graphein*(기록하다)의 합성어. 중추신경계통의 질병으로 인해서 생각을 글로 표현할 능력이 없는 상태.

Akinesia(운동못함증, 운동불능증). 그리이스어 접두사 *a*-(~없는)와 *kinesis*(운동)의 합성어. 움직임의 소실을 의미한다. 형용사는 **akinetic**. Parkinson's disease(파킨슨병)의 특징 중 하나인 bradykinesia(운동완만)가 심한 경우에도 사용한다.

Ala cinerea(회색날개). 라틴어 *ala*(날개)와 *cinereus*(회색의, 잿빛의)로 이루어진 용어. 넷째뇌실의 바닥에서 관찰되는 vagal triangle(미주신경삼각)의 다른 이름이다.

Alexia(읽기언어상실증). 그리이스어 접두사 *a*-(~없는)와 *lexis*(말)의 합성어. 글로 쓰여지거나 인쇄된 단어와 문장의 의미를 파악할 수 없는 상태를 가리킨다.

Alimentary(소화). 라틴어 *alimentarius*는 '음식에 관한'의 의미. Alimentary canal(소화관, alimentary tract)은 입에서 항문까지 이르는, 음식물이 지나가는 통로를 부르는 말이다.

Allocortex(이형겉질). 그리이스어 *allos*(다른)와 라틴어 *cortex*(껍질)로 이루어진 합성어. Cerebral cortex(대뇌겉질) 중 계통발생적으로 더 오래된 부분으로서 보통 3층으로 이루어져 있다. Paleocortex(원시겉질)와 archicortex(옛겉질)로 다시 분류된다.

Allodynia(무해자극통증, 이질통증). 그리이스어 *allos*(다른)와 *odyne*(고통, 슬픔)의 합성어이다. 신경계통이 감각 정보를 잘못 해석하는 증상이다. 이 용어는 촉각과 같이 전혀 해롭지 않은 감각을 극심한 고통으로 인식하는 경우에 사용된다.

Alveus(해마백색판). 라틴어로 '고랑, 홈'을 의미한다. Hippocampus(해마)의 뇌실쪽면을 덮고 있는 얇은 백색질층. 부적절해 보이는 명칭이지만 해부학 용어로 채택되었다.

Amacrine(무축삭). 그리이스어 접두사 *a*-(~없는)와 그리이스어 *makros*(길다, 크다), *inos*(섬유)의 합성어. Retina(망막)에서는 amacrine cell(무축삭세포)이 관찰된다.

Ambiguus(의문). 라틴어로 '가변적인, 미심쩍은'의 의미. Nucleus ambiguus(의문핵, 7, 8장 참조)은 cranial nerve nucleus(뇌신경핵)로서는 색다르게 배쪽에 위치하며, 경계도 다소 뚜렷하지 않다.

Ammon's horn(암몬뿔). Hippocampus(해마)를 의미하는데 단면의 모양이 산양의 뿔을 닮고 있기 때문이며, **cornu Ammonis**라고도 한다. Ammon은 이집트의 신으로서 산양의 머리를 하고 있다.

Amnesia(기억장애). 그리이스어로 '잊어버림, 망각'을 의미. 기억력의 소실을 가리킨다.

Amoeboid(아메바모양). 그리이스어 *amoibe*는 '변화'라는 뜻. Amoeba(아메바)처럼 끊임없이 그 모양이 변화하는 세포를 가리킨다.

Ampulla(팽대). 라틴어 *ampla*(가득 찬)와 *bulla*(꽃병, 물거품)의 합성어. 관 모양의 구조가 팽창한 것.

Amygdala(편도체). 라틴어 *amygdalum*은 '아몬드'를 의미하는 그리이스어 *amygdale*에서 유래하였다. Amygdala(편도체, amygdaloid body)는 대뇌반구의 temporal lobe(관자엽)에 있다.

Aneurysm(동맥류). *Aneurysma*는 그리이스어로 '팽창, 확장'을 의미하며, 동맥이 병적으로 팽창하는 것을 가리킨다. 이런 경우에 주위 구조를 압박하거나 터질 수 있다.

Anlage(원기). 여러가지 뜻이 있으나, 대체적으로 '배열, 배치, 윤곽'을 의미하는 독일어이다. 어떤 해부학적 구조의 기원이 되는 배아의 세포 그룹을 가리킨다. 복수형은 **anlagen**.

Anopia, Anopsia(시각소실, 맹). 그리이스어 접두사 *an-*(~없는)과 *opsis*(시각)의 합성어. 시각의 장애를 가리킨다.

Anosognosia(질병인식불능증). 그리이스어 접두사 *a-*(~없는), *nosos*(질병), *gnosis*(지식, 앎)의 합성어. Hemiplegia(반신마비) 등이 있을 때 이런 병적인 상태를 부정하거나 인식하지 못함을 가리킨다.

Ansa hypoglossi(목신경고리). 라틴어 *ansa*(손잡이, 자루)와 그리이스어 *hypo*(아래), *glossa*(혀)로 이루어진 용어. 첫째~셋째 cervical nerve(목신경) 뿌리의 축삭을 함유한 신경고리로서 목에서 common carotid artery(온목동맥)와 internal jugular vein(속목정맥)을 감고 있다. 그 중에서 C1 성분의 신경 섬유는 hypoglossal nerve(혀밑신경)를 타고 온다. **Ansa cervicalis**라고도 한다.

Anterior(앞). *Anterior*는 '앞'을 의미하는 라틴어 *ante*의 비교급. 앞이나 머리에 더 가까움을 의미한다. 사람에서는 'ventral(배쪽)'과 동일하게 사용된다. 직립하지 못하는 동물에서 anterior와 ventral은 방향이 다르다.

Antidromic(역방향). 그리이스어 *anti*(반대의)와 *dromos*(경주장, 경마장)의 합성어. 자극이 축삭을 지나갈 때 일반적으로 진행하는 방향이 아닌 반대방향으로 전달되는 것을 가리킨다.

Aphasia(언어상실증, 실어증). 그리이스어 접두사 *a-*(~없는)와 *phasis*(담화, 말)의 합성어. 언어로 직접 표현하는 능력, 또는 말이나 글로 표현된 언어를 이해할 능력에 장애가 있음을 가리킨다.

Apraxia(행위상실증, 실행증). 그리이스어 접두사 *a-*(~없는)와 *prassein*(수행하다, 실행하다)의 합성어. Paralysis(마비)가 없는 상태에서 의도하는 움직임을 수행할 수 없는 상태를 말한다.

Arachnoid(거미막). 그리이스어 *arachne*(거미줄)와 *eidos*(닮음, 모양)의 합성어. 뇌막의 한 층으로서 subarachnoid space(거미막밑공간)의 바깥쪽 경계를 이룬다.

Archicerebellum(원시소뇌). 그리이스어 *arche*(시초)와 cerebrum(대뇌)의 지소형으로 이루어진 용어. 계통발생적으로 소뇌에서 오래된 부분으로서 균형을 유지하는 일을 담당한다. Archeocerebellum으로 표기하기도 한다.

Archicortex(원시겉질). 그리이스어 *arche*(시초)와 라틴어 *cortex*(껍질)의 합성어. Limbic system(둘레계통)에 속하는 겉질로서 세 층으로 이루어진다. 주로 관자엽의 hippocampus(해마)와 dentate gyrus(치아이랑)에서 관찰된다. Archeocortex라고 쓰기도 한다.

Area postrema(맨아래구역). '맨 아래쪽 영역'이라는 뜻의 라틴어 용어. Fourth ventricle(넷째뇌실) 바닥의 꼬리쪽 부분에 있는 영역이다.

Arrector pili(털세움근). 라틴어 *arrectus*(곧게 선, 직립한)와 *pilus*(털)의 합성어. 털을 움직이는 피부의 근육을 가리킨다.

Astereognosis(입체인식불능증). 그리이스어 접두사 *a-*(~없는)와 *stereos*(입체), *gnosis*(지식, 앎)의 합성어. 만지거나 피부로 느낌으로써 물체를 인식하는 능력이 상실된 것을 가리킨다.

Astrocyte(별아교세포). 그리이스어 *astron*(별)과 *kytos*(빈 공간, 즉 세포)의 합성어. Neuroglial cell(신경아교세포)의 한 종류이다.

Asynergy(협동운동불능증). 그리이스어 접두사 *a-*(~없는)와 *syn*(함께), *ergon*(일, 노동)의 합성어. 동작이 정확하게 일어나기 위해서는 동작을 이루는 여러 부분이 적절한 시간동안 적절한 순서와 정도로 일어남으로써 전체적인 동작이 구성되어야 하는데, 이런 근육 수축의 올바른 조합에 장애가 생기는 것을 가리킨다.

Ataxia(실조). 그리이스어 접두사 *a-*(~없는)와 *taxis*(순서, 질서)의 합성어. 근육의 작용이 불규칙하여 이를 조율할 수 있는 능력이 사라짐을 의미한다.

Atheroma(죽종). 그리이스어 *athere*(죽, 오트밀)에서 유래. 동맥의 벽에 lipid(지질)가 축적되어 벽이 두꺼워지는 것을 말한다.

Athetosis(느린비틀림운동). 그리이스어 *athetos*는 '자리가 없다'는 의미. Corpus striatum(줄무늬체)과 대뇌겉질에 생긴 변성으로 유발된 신경계통의 증상으로서, 특히 손가락과 발가락이 기이하게 꿈틀거리는 운동이 그 특징이다.

Atlas(고리뼈, 첫째목뼈). 그리이스어 *atlao*는 '떠받치다, 지지하다'를 의미한다. 첫번째 목(척추)뼈를 가리킨다.

Atresia(폐쇄). 그리이스어 접두사 *a-*(~없는)와 *tresis*(구멍)의 합성어. 발생 과정의 장애로 통로나 구멍이 생기지 않는 것을 말한다.

Atrophy(위축). 그리이스어 접두사 *a-*(~없는)와 *trophe*(영양공급)의 합성어. 크기와 기능이 모두 감소한다.

Autoimmunity(자가면역). 그리이스어 *auto*(자신), 부정 또는 부재를 의미하는 접두어 *im*과, *munis*(봉사하는)의 합성어. Antibody(항체) 또는 immune system(면역계통)의 세포가 자신의 몸을 공격하는 상태를 가리킨다.

Autonomic(자율). 그리이스어 *autos*(자신)와 *nomos*(법, 규율)의 합성어. Autonomic system(자율신경계통)은 내장에 분포하는 운동 신경에 해당한다.

Autoradiography(자가조직방사선촬영술). 그리이스어 *autos*(자신), 라틴어 *radius*(광선), 그리이스어 *graphein*(기록하다)의 합성어. 방사성 동위원소의 위치를 감지하는 사진 유제를 사용하여 조직 절편을 촬영하는 영상 기술을 말하며, radioautography라고 하기도 한다.

Axolemma(축삭막). 그리이스어 *axon*(축)과 *lemma*(껍질)의 합성어. Axon(축삭)의 plasma membrane(형질막).

Axon(축삭). 그리이스어로 *axon*은 '축'이라는 뜻. 바깥으로 나가는 신경세포의 돌기로서 자극을 다른 신경세포나 가로무늬 및 민무늬근육 섬유, 샘세포에 전달하는 역할을 한다.

Axon hillock(축삭둔덕). 신경세포에서 축삭이 시작되는 부분으로, 여기에는 Nissl substance(니슬물질)가 없다.

Axon reaction(축삭반응). Axon(축삭)의 손상 후에 신경세포의 세포체에 생기는 변화.

Axoplasm(축삭형질). 그리이스어 *axon*(축)과 *plasm*(본 떠 만든 것, 형성된 것)의 합성어. 축삭의 세포질을 가리킨다.

B

Ballism(도리깨질증). Hemiballismus 참조.

Baroreceptor(압력수용기). 그리이스어 *baros*(무게)와 *receptor*(수신자)의 합성어. Aortic arch(대동맥활) 및 carotid sinus(목동맥팽대)에 있는 것 같은, 압력의 변화로 인하여 흥분하는 감각신경종말을 가리킨다.

Basis pedunculi(다리밑동). 양쪽 중간뇌에 있는 cerebral peduncle(대뇌다리)의 배쪽 부분. 그 등쪽에 있는 부분과 사이에는 substantia nigra(흑색질)가 있다. Crus cerebri(대뇌섬유다리)라고도 한다.

Brachium(팔). 그리이스어로 '팔'이라는 뜻의 *brachion*에서 유래한 라틴어. 중추신경계통에서는 한 부분과 다른 부분을 이어주는 커다란 섬유다발을 의미한다. Brachium of superior colliculus(위둔덕팔), brachium of inferior colliculus(아래둔덕팔)가 그 예이다.

Bradykinesia(운동완만). 그리이스어 *brady*(느리다)와 *kinesis*(운동)의 합성어. 병적으로 운동이 느려지는 증상으로서 Parkinson's disease(파킨슨병)에서 나타나는 세 가지 주요 특징 중 하나이다.

Brain stem(뇌줄기, 뇌간). 성장이 끝난 어른의 뇌줄기에는 medulla(숨뇌), pons(다리뇌), midbrain(중간뇌)이 포함된다. 배아의 뇌에서는 diencephalon(사이뇌)도 역시 포함된다.

Bulb(숨뇌, 망울, 안구). 원래는 medulla oblongata(숨뇌)만을 가리키는 용어지만, "corticobulbar tract(겉질숨뇌로)" 같은 용어에서는 cranial nerve(뇌신경)의 motor nucleus(운동신경핵)가 위치한 뇌줄기 전체를 가리킨다.

C

Calamus scriptorius(필첨, 펜촉끝). *Calamus*는 라틴어로 '갈대'라는 뜻이므로 이것은 reed pen(갈대펜)을 의미한다. Fourth ventricle(넷째뇌실) 바닥의 펜촉과 비슷하게 생긴 꼬리쪽 부분을 가리킨다.

Calcaneus(발꿈치). 발꿈치의 라틴어인 *calcaneum*에서 유래하였다. 즉, 발꿈치뼈와 관계가 있다는 뜻이다. Tendo calcaneus(발꿈치힘줄, Achilles' tendon)는 발꿈치뼈 뒤쪽 끝의 윗면에 부착한다.

Calcar(새발톱). '박차'를 의미하는 라틴어로서, 박차 모양의 구조를 가리키는데 사용된다. Calcar avis(새발톱돌기)는, lateral ventricle(가쪽뇌실)의 occipital horn(뒤통수뿔)과 temporal horn(관자뿔)이 이어지는 곳 안쪽면에 있는 융기이다. Occipital lobe(뒤통수엽)의 calcarine sulcus(새발톱고랑)라는 구조에서 calcar avis라는 명칭이 유래하였다.

Cauda equina(말총). 라틴어로 '말의 꼬리'라는 뜻. Spinal canal(척주관)의 아래쪽 부분 안에 있는 lumbar spinal nerve(허리척수신경)와 sacral spinal nerve(엉치척수신경)의 뿌리로 이루어진다.

Caudal(꼬리쪽). '꼬리'를 의미하는 라틴어 *cauda*에서 유래하였다. 중추신경계통의 축에서 볼 때 꼬리를 향하거나 꼬리에 더 가까움을 가리킨다. 사람의 뇌줄기와 척수에 대해서는 "inferior(아래)"와 동일하며, forebrain(앞뇌)에서는 "posterior(뒤)"와 동일하다. Rostral(입쪽)의 반대말.

Caudate nucleus(꼬리핵). Corpus striatum(줄무늬체)의 한 부분으로서, 꼬리같은 긴 부분이 있어서 이런 이름이 붙여졌다.

Cerebellum(소뇌). 라틴어로 '뇌'를 뜻하는 *cerebrum*의 지소형 용어. Posterior cranial fossa(뒤머리뼈우묵)에 위치하며, 운동기능을 가지고 있는 뇌의 주요 부분이다.

Cerebrum(대뇌, 뇌). 라틴어로 '뇌'라는 뜻. 뇌의 주요 부분으로서 diencephalon(사이뇌)과 대뇌반구가 포함되지만, 뇌줄기와 소뇌는 제외된다.

Channel(통로). Sodium(나트륨), calcium(칼슘), potassium(칼륨), chloride(염화이온) 등 특정한 이온이 농도 차이에 따라서 세포 안으로나 바깥으로 통과할 수 있게 해 주는 세포막에 있는 단백질 분자. Channel은 개폐가 조절되는 경우가 대부분이며, neurotransmitter(신경전달물질)에 대한 반응으로서나, membrane potential(막전위)이 국소적으로 변화하여 열리고 닫힌다.

Cholinergic(콜린성). Acetylcholine(아세틸콜린)을 neurotransmitter(신경전달물질)로 사용하는 것을 가리킨다.

Chordotomy(척수시상로절단술). 그리이스어 *chorde*(끈)와 *tome*(절단)의 합성어. Intractable pain(난치통증)을 치료할 목적으로 spinothalamic tract(척수시상로)와 spinoreticular tract(척수그물로)를 절단하는 tractotomy(신경로절단술)를 시행하는 것을 가리킨다. Cordotomy라고도 한다.

Chorea(무도병). 그리이스어로 '춤'을 의미하는 *choros*에서 파생된 라틴어. 불규칙하고, 경련과 같은 팔다리나 얼굴 근육의 involuntary movement(불수의운동)가 특징인 질병으로서 neostriatum(새줄무늬체)의 퇴행성 변화에 기인한다.

Choroid(맥락). 그리이스어 *chorion*(섬세한 막)과 *eidos*(모양, 닮음)의 합성어. 안구의 vascular coat(혈관층)를 choroid(맥락막)라고 한다. Ventricle(뇌실)에는 choroid plexus(맥락얼기)가 있다. Chorioid라고 쓰기도 한다.

Chromatolysis(염색질융해). 그리이스어 *chroma*(색깔)와 *lysis*(용해)의 합성어. 신경세포의 축삭이 절단되거나 신경계통에 바이러스 감염이 있을 때 관찰되는 현상으로 Nissl substance(니슬물질)가 분산되는 것을 가리킨다.

Cinereum(회색). 라틴어 *cinereum*은 '재'를 뜻하는 라틴어 *cinis*에서 파생된 '잿빛, 회색'이라는 뜻의 단어. 신경계통에서는 gray matter(회색질)를 가리키나 용례는 그리 많지 않고, 다음 세 용어가 대표적이다. Tuber cinereum(회색융기)은 neurohypophysis(신경뇌하수체)가 연결된 hypothalamus(시상하부)의 배쪽 부분을 가리킨다. Tuberculum cinereum(회색결절)은 trigeminal nerve(삼차신경)의 spinal tract(척수로)와 spinal nucleus(척수핵)가 이루는 medulla의 작은 융기이며, ala cinerea(회색날개)는 넷째뇌실 바닥에 있는 vagal triangle(미주신경삼각)이다.

Cingulum(띠다발). 라틴어로 '허리띠'라는 뜻. 대뇌반구의 안쪽면에 있는 cingulate gyrus(띠이랑)의 백색질을 지나는 association fiber(연합섬유)의 다발을 가리킨다.

Circumventricular organ(뇌실주위기관). Third ventricle(셋째뇌실)의 벽(11장 참조)과 fourth ventricle(넷째뇌실)의 벽(9장 참조)에 있는 독특한 신경조직으로 이루어진 작은 부위이다. 이들 구조는 blood-brain barrier(혈액뇌장벽)가 없으며, chemoreceptor(화학수용기) 또는 neurosecretion(신경분비)의 기능을 지니고 있다.

Claustrum(담장). 라틴어로 '장벽'이라는 뜻. Lentiform nucleus(렌즈핵)와 insula(대뇌섬) 사이에 있는, 기능이 잘 알려지지 않은 회색질의 얇은 층.

Clinoid process(침대돌기). 그리이스어 *kline*(침대)와 *eidos*(모양, 닮음)의 합성어. 좌우의 anterior clinoid process(앞침대돌기)와 좌우의 posterior clinoid process(뒤

침대돌기)는 diaphragma sellae(안장가로막, → 항목 참조)의 네 귀퉁이에 있는 뼈의 돌기를 4주식 침대의 기둥이라고 상상하고 지은 이름이다.

Clivus(비스듬틀). 라틴어로 '경사'라는 뜻. Pituitary fossa(뇌하수체오목)와 foramen magnum(큰구멍) 사이에 있는 비스듬한 뼈의 부분으로서, 나비뼈와 뒤통수뼈가 합쳐져서 생긴다.

Cochlea(달팽이). 라틴어 *coclea*와 그리이스어 *kochlias*는 모두 '달팽이'라는 뜻. Inner ear(속귀)의 나선형 공간과 그 속에 포함된 구조를 가리킨다.

Colliculus(둔덕). '조그마한 융기'를 가리키는 라틴어이다. Superior colliculus(위둔덕)와 inferior colliculus(아래둔덕)는 midbrain(중간뇌)의 tectum(덮개)을 형성한다. Facial colliculus(얼굴둔덕)는 넷째뇌실의 바닥에서 볼 수 있다.

Commissure(맞교차섬유, 교련). 라틴어로 '서로 연합하는 것, 회합'을 의미한다. 뇌나 척수의 한 쪽에서 정중선을 건너 다른 쪽으로 가는 신경섬유의 다발이다. 엄밀하게 말하면 이 용어는 대칭을 이루는 구조 사이를 연결하는 tract(신경로)에 대해서만 적용된다(**decussation** → 항목 참조).

Conjugate(동향, 켤레). '함께'를 의미하는 라틴어 접두어 *con*-과 *jugum*(멍에)의 합성어. 양쪽 눈이 같은 방향을 향하는 조화로운 운동을 가리킨다.

Contracture(구축). 오랫동안 마비된 근육에서 보는 것과 같이 영구적으로 근육 길이가 짧아지는 것.

Contralateral(반대쪽, 맞은편). 라틴어 *contra*(반대)와 *lateris*(한 쪽)의 합성어. 왼쪽이든 오른쪽이든 몸의 반대쪽을 가리키는 용어. "Ipsilateral(같은쪽)"의 반대말이다.

Cornu(뿔). 라틴어로 '뿔'이라는 뜻. **Ammon's horn** 항목을 참조한다. Lateral ventricle(가쪽뇌실)의 horn(뿔)과 척수 회색질 horn(뿔)의 학명은 모두 cornu이다.

Corona(관). 라틴어 *corona*와 그리이스어 *korone*는 모두 '왕관'이라는 뜻. Corona radiata(대뇌부챗살, 방사관)는 internal capsule(속섬유막)에서 대뇌겉질의 여러 부분으로 퍼져 나가는 섬유이다.

Coronal(관, 관상). 그리이스어 *korone*와 라틴어 *corona*는 모두 '왕관'이라는 뜻. Coronal suture(관상봉합)는 머리의 꼭대기를 지나가면서 frontal bone(이마뼈)과 parietal bone(마루뼈)의 경계가 된다. Coronal section(관상절단면)이란 coronal suture가 이루는 면과 평행하게 절단한 것을 가리킨다. 이 면은 frontal plane(이마면)이라고 부르기도 한다.

Corpus callosum(뇌들보). 라틴어로 '몸'과 '단단한'을 의미하는 단어가 합쳐진 용어. *Callum*에는 라틴어로 '들보'나 '서까래'라는 뜻도 있다. 대뇌반구의 좌우 겉질 사이의 주요한 commissure(맞교차섬유)이다. 서기 2세기 경에, Galen은 이 구조를 '기둥' 또는 '서까래'라 불렀는데, cerebral cortex(대뇌겉질)보다 더 단단하기 때문이었다.

Corpus luteum(황체, 황색체). 라틴어로 '몸'이라는 단어와 *luteum*(노란색)이 합쳐진 용어. Ovulation(배란) 후에 progesterone(프로게스테론)을 분비하는 내분비 조직이다.

Corpus striatum(줄무늬체). 라틴어로 '몸'이라는 단어와 *striatus*(홈이 파인, 줄무늬의)가 합쳐진 용어. 대뇌 반구의 바닥에 있는 회색질의 덩어리로서 운동 기능에 관여한다.

Cortex(겉질, 피질). 라틴어로 '껍질, 나무껍질'이라는 뜻. 회색질로 이루어진 대뇌반구와 소뇌의 바깥층을 가리킨다.

Cortical(겉질). 라틴어 *corticis*는 '껍질에 관한'이라는 뜻이다. 대뇌겉질에 관한 것을 가리킨다.

Corticofugal(겉질날-, 겉질원심). 라틴어 *cortico*(껍질에 관한)와 *fugere*(달아나다)에서 유래한 용어. 대뇌겉질의 한 부위에 있는 신경세포에서 기원하여 멀리 있는 다른 겉질, 또는 대뇌나 소뇌의 핵으로 가는 날신경섬유 방향을 가리킨다.

Corticopetal(겉질들-, 겉질구심). 라틴어 *cortico*(껍질에 관한)와 *petere*(찾다)의 합성어. 대뇌겉질로 들어오는 축삭의 방향을 가리킨다.

Cribriform(체). 라틴어 *cribrum*(체, 거름망)과 *formare*(모양을 이루다)의 합성어. 구멍이 많이 뚫려 있음을 의미한다. Ethmoid bone(벌집뼈)의 cribriform plate(체판)에는 양쪽에 각각 20개 정도의 작은 구멍이 뚫려 있어 여기를 통해 많은 olfactory nerve(후각신경)가 지나간다.

Crista(능선). 라틴어로 '능선'이라는 뜻. 해부학에서는 kinetic labyrinth(동적미로)의 crista ampullaris(팽대능선)와 같이 산의 능선처럼 솟은 다양한 구조를 가리킨다. Crista galli(볏돌기, *galli*는 라틴어로 '수탉의'라는 의미)는 anterior cranial fossa(앞머리뼈우묵)의 정중선에서 위로 솟아 있는 ethmoid bone(벌집뼈)의 부분이다.

Crus(다리). 몸의 한 부분인 '다리'를 의미하는 라틴어. Crus cerebri(대뇌섬유다리)는 좌우 중간뇌에 있는 cerebral peduncle(대뇌다리)의 배쪽 부분이며, 등쪽 부분과는 substantia nigra(흑색질)에 의해 분리된다. Basis pedunculi(다리밑동)라고도 한다. Crus of fornix(뇌활다리)에서도 사용된다.

Cuneate, cuneatus(쐐기). Cuneus(쐐기)의 형용사형(→항목 참조). 척수의 Cuneate fasciculus(쐐기다발)는 가로 단면에서 쐐기 모양이다.

Cuneus(쐐기). 라틴어로 '쐐기'라는 뜻. 대뇌반구 안쪽면에 있는 gyrus(이랑)의 이름. 척수와 medulla(숨뇌)에는 fasciculus cuneatus(쐐기다발)가, medulla에는 nucleus cuneatus(쐐기핵)가 있다.

Cupula(꼭대기, 마루). '커다란 통'을 뜻하는 라틴어 *cupa*의 지소형. 대개 작고 오목한 구조를 의미한다. Crista ampullaris(팽대능선)를 덮는 젤리같은 덮개를 가리키며, cochlea(달팽이)의 끝부분을 가리키는 데도 사용된다.

Cytosol(시토솔, 세포액). 그리이스어 *kytos*(빈 공간, 즉 세포)와 '용액'을 뜻하는 sol의 합성어. 세포질에서 막과 입자로 이루어진 성분을 모두 제거함으로써 용액으로 만들 수 있는 부분을 가리킨다.

D

Decussation(교차). 라틴어 *decussatio*는 로마 숫자 X(10)을 뜻하는 *decussis*에서 유래하였다. 한 쌍의 tract(신경로)가 교차하는 지점이다. Decussation of pyramid(피라밋교차), decussation of medial lemniscus(안쪽섬유띠교차), decussation of superior cerebellar peduncle(위소뇌다리교차) 등에서 사용된다. Decussation은 신경계통에서 비대칭의 부분을 연결한다.

Dendrite(가지돌기). 그리이스어 *dendrites*는 '나무에 관한, 나무같은'을 의미한다. 다른 신경세포의 axon(축삭)과 접촉하는 신경세포의 process(돌기)를 가리킨다. Primary sensory neuron(일차감각신경단위)의 peripheral process(말초돌기)는 조직학 및 생리적으로는 axon이지만 이를 가리킬 때 사용하기도 한다.

Denervation(탈신경, 신경제거). 축삭의 절단에 의해서나 지배하던 신경세포의 세포체가 죽어 신경 분포가 끊어지는 것을 가리킨다.

Dentate(치아). 라틴어 *dentatus*(치아가 있는)에서 유래. Cerebellum(소뇌)에는 dentate nucleus(치아핵)가 있고, temporal lobe(관자엽)에는 dentate gyrus(치아이랑)가 있다.

Diabetes(당뇨병, 다뇨성질환). *Diabetes*는 그리이스어로 '사이펀, 흘러 지나가는 구조'를 가리키며, 따라서 과다한 양의 소변을 생성하는 질병을 의미하는 용어로 사용된다. **Diabetes mellitus**(*mellitus*는 라틴어로 '달콤하다'는 뜻)의 경우, 소변에 당분이 포함된 반면, **diabetes insipidus**(라틴어 *in*은 부정을 의미하는 접두어이며 *sapor*는 '맛'을 의미함)는 수분이 많고 당분이 거의 없다.

Diaphragma sellae(안장가로막). '가로지르다'는 뜻의 그리이스어 *dia*와 '벽'이라는 뜻의 *phragma*, 라틴어로 '안장'을 의미하는 *sellae*로 이루어진 용어로서, sella turcica(안장)를 덮는 dura mater(경막)의 막을 가리킨다. Pituitary stalk(뇌하수체줄기)가 뚫고 지나간다.

Diencephalon(사이뇌, 간뇌). 그리이스어 *dia*(통과하여, 가로질러)와 *enkephalos*(뇌)의 합성어. 대뇌를 이루는 부분으로서, thalamus(시상), epithalamus(시상상부), subthalamus(시상밑부), hypothalamus(시상하부)로 이루어진다. 배아에서는 prosencephalon(앞뇌)의 꼬리쪽 안쪽 부분에 해당한다.

Diplopia(복시, 겹보임). 그리이스어 *diploos*(두겹, 이중)와 *ops*(눈)의 합성어. 하나의 물체가 둘로 보이는 것.

Dorsal(등쪽). 라틴어로 '등'이라는 뜻의 *dorsum*에서 유래하였다. '등쪽을 향한, 등쪽에 있는'의 의미로서, 반대말은 ventral(배쪽)이다. 사람에서 머리와 몸통의 구조를 가리키는 경우, dorsal을 posterior(뒤)로 바꾸어 쓸 수 있다.

Dorsiflexion(발등굽힘, 등쪽굽힘). Dorsal(등쪽)과 flexor(굽힘근)의 합성어로서 유래하였다. 발가락을 올리고 발꿈치를 내리도록 발목에서 일어나는 운동.

Dorsum sellae(안장등). 라틴어 *dorsum*(등)과 *sellae*(안장)의 합성어. Ethmoid bone(벌집뼈)의 한 부분으로서 머리뼈 바닥에서 sella turcica(안장), 즉 pituitary fossa(뇌하수체오목)의 뒷벽을 이룬다.

Dura(경막). 라틴어 *dura*는 '강한, 질긴'의 의미. Dura mater(경막)는 meninges(뇌막)의 바깥쪽 두꺼운 층이다.

Dyskinesia(운동이상증). 그리이스어 *dys*(곤란, 장애)와 *kinesis*(운동)의 합성어. 불수의적이고 목표 없는 동작이 나타나는 운동기능의 장애.

Dysmetria(겨냥이상증, 측정이상증). 그리이스어 *dys*(곤란, 장애)와 *metron*(측정)의 합성어. 근육이 작용할 때, 움직임의 범위를 조절할 능력에 장애가 생기는 것을 가리킨다.

E

Ectoderm(외배엽). 그리이스어 *ektos*(바깥)와 *derma*(피부)의 합성어. 초기 배아의 가장 등쪽 세포층으로서, 여기에서 epidermis(표피), neural tube(신경관), neural crest(신경능선)가 발생한다.

Edema, oedema(부종). 그리이스어 *oidema*는 '부기, 부어 오른 것'의 뜻이다. 병으로 인하여 조직에 체액이 축적되는 것을 가리킨다.

Emboliform(마개). 그리이스어 *embolos*(마개)와 라틴어 *forma*(형태)의 합성어. Cerebellum(소뇌)에는 emboliform nucleus(마개핵)가 있다.

Embolus(색전). 그리이스어 *embolos*(마개)에서 유래한 단어. Thrombus(혈전)의 조각이 떨어져 나가서 돌아다니는 것을 가리키며, 이는 결국 동맥을 막게 된다.

Endomysium(근육섬유막, 근육속막). 그리이스어 *endo*(내부)와 *myos*, *mys*(근육)의 합성어. 낱개의 근육 섬유를 감싸면서 서로 분리해 주는 아주 얇은 결합조직.

Endoneurium(신경속막). 그리이스어 *endon*(내부)과 *neuron*(신경)의 합성어. 말초신경계통에서 낱개의 신경 섬유 한 가닥을 감싸고 있는 섬세한 결합조직. Sheath of Henle라고도 한다.

Endoplasmic reticulum(세포질그물, 속형질그물). 그리이스어 *endo*(내부)와 '본을 떠서 만든 것'이라는 뜻의 *plasm*, 라틴어로 '작은 그물'을 의미하는 *reticulum*으로 이루어진 용어. 막으로 이루어진 세포 안의 구획을 가리킨다. Rough endoplasmic reticulum(과립세포질그물)에는 단백질 분자의 조합이 일어나는 ribosome(리보소체)이 붙어 있다.

Engram(기억흔적, 잠재기억). 그리이스어 *en*(속, 내부)과 *gramma*(표시, 흔적)의 합성어. 심리학에서 사용되는 용어로 이전의 경험을 통해 뇌에 남겨져 잔존하는 흔적을 의미한다. 잠재하는 기억의 영상.

Entorhinal(후각뇌속). 그리이스어 *entos*(내부), *rhis*(코, 연결형 *rhin-*)의 합성어. Entorhinal area(후각뇌속영역)는 관자엽의 parahippocampal gyrus(해마곁이랑)의 앞부분으로 uncus(갈고리이랑)에 가까이 있다. Lateral olfactory area(가쪽후각영역)의 한 부분이다.

Eosin Y(에오신 Y). 그리이스어 *eos*(새벽), 염기가 아닌 유기화합물에 붙이는 접미어 -in, 빛깔이 노란색임을 의미하는 Y로 이루어진 화합물 이름. 참고로 Eosin B는 푸른색을 띤다. Xanthene(크산텐) 계열의 붉은색 음이온 염료로서, 현미경 관찰을 위한 조직 염색에 사용된다. 이 염료는 세포질과 결합조직을 주황색, 분홍색, 붉은색 등의 여러가지 색깔로 염색시킬 수 있다.

Ependyma(뇌실막). 그리이스어 *ependyma*는 '외투'를 의미한다. 뇌에 있는 뇌실과 척수에 있는 중심관 등 뇌실계통을 덮고 있는 상피.

Epineurium(신경바깥막). 그리이스어 *epi*(위쪽)와 *neuron*(신경)의 합성어. 말초 신경을 둘러싸는 connective tissue(결합조직) 피막.

Epithalamus(시상상부). 그리이스어 *epi*(위쪽), *thalamos*(내실, 안방)의 합성어. Thalamus(시상)의 위쪽에 있는 diencephalon(사이뇌)의 부분으로 pineal gland(솔방울샘)가 포함된다.

Epithelium(상피). 그리이스어 *epi*(위쪽)와 *thele*(젖꼭지)의 합성어. 몸의 바깥 또는 속의 표면을 덮는 하나 또는 여럿으로 이루어진 세포의 층. 처음에는(1700년) 젖꼭지나 입술과 같은 얇은 피부를 의미하는 용어였으나, 나중에 모든 피부에 사용되었다. 오늘날의 의미로 사용된 것은 1870년대이다.

Estrogen, oestrogen(에스트로겐, 여성호르몬). 라틴어 *oestrus*는 '잔소리꾼' 또는 '광란'을 의미하며, 여기에 '생성자, 생산자'의 뜻이 결합한 용어. Ovary(난소)에서, 특히 ovulation(배란) 직전에 분비되는 steroid hormone(스테로이드 호르몬) 즉, estradiol, estrone, estriol 등을 가리키며, 이차성징의 발현에 관여한다.

Ethmoid(벌집). 그리이스어 *ethmos*(체, 거름망)와 *eidos*(모양, 닮음)의 합성어. Anterior cranial fossa(앞머리뼈우묵)의 안쪽 부분과 nasal cavity(코안) 뼈대의 윗부분을 이루는 머리뼈의 하나. 이 뼈에 cribriform plate(체판)가 있다.

Euphony(활음조). 그리이스어 *eu*(좋다)와 *phone*(소리)의 합성어. 음조가 듣기에 좋거나 발음하기에 편리한 것을 가리킨다.

Exteroceptor(외수용기). 라틴어 *exterus*(바깥)와 *receptor*(수신자, 수취인)의 합성어. 개체로 하여금 주위의 환경으로부터 자극을 받아들일 수 있도록 하는, 즉 exteroception(외수용)을 가능하게 하는 sensory receptor(감각수용기).

Extrafusal(방추바깥). 라틴어 *extra*(바깥)와 *fusus*(방추)가 결합한 용어. Neuromuscular spindle(신경근육방추)이라는 감각수용기관의 바깥에 위치하는 대부분의 skeletal muscle(골격근육) 섬유를 가리킨다.

Extrapyramidal system(피라미드바깥길계통, 추체외로계). 중추신경계통에서 운동을 담당하는 부분 중 pyramidal tract(피라미드로, 추체로)를 제외한 부분을 가리키는 모호하고 혼동되는 용어.

F

Falx(낫). 라틴어로 '낫'이라는 뜻. 머리뼈안에서 dura(경막)에 의한 칸막이에 사용되며, falx cerebri(대뇌낫)와 작은 falx cerebelli(소뇌낫)가 있다.

Fasciculus(다발). 라틴어로 '다발'을 의미하는 *fascis*의 지소형. 신경 섬유의 다발을 가리킨다.

Fastigial(꼭지). 라틴어 *fastigium*은 '박공 지붕의 꼭대기'를 의미한다. Cerebellum(소뇌)의 fastigial nucleus(꼭지핵)는 정중선과 넷째뇌실 천장에 가깝게 위치한다.

Fenestra(창). '창문'이라는 뜻의 라틴어. 대개 '구멍'을 의미한다. 가운뎃귀와 속귀 사이에는 fenestra rotunda(둥근창, round window)와 fenestra ovale(타원창, oval window)가 있다. Endothelial cell(내피세포)에 구멍이 있는 fenestrated capillary(창모세혈관)에서는 구멍이 diaphragm(가로막)으로 막혀 있지만, 커다란 분자의 이동을 막지는 못한다.

Fimbria(술). 라틴어 *fimbriae*는 '(실로 짠) 술 장식'을 뜻한다. Hippocampus(해마)의 안쪽 가장자리를 따라가는 신경섬유의 띠로서, 계속 이어져 fornix(뇌활)가 된다.

Fistula(샛길, 루, 누공). 라틴어로 '도관'이라는 뜻. 몸에 있는 두 공간 사이나 공간과 몸의 표면 사이에 생긴 비정상적 통로를 가리킨다. Arteriovenous fistula(동정맥샛길)가 생기면 혈액이 동맥에서 정맥이나 정맥굴로 직접 흘러간다.

Flexor(굽힘근). 라틴어로 '구부리다'의 뜻인 *flectere*의 분사형 *flexus*에서 파생된 용어. 관절을 구부리는 근육을 가리킨다.

Foramen(구멍). '구멍을 뚫다'의 뜻을 가진 라틴어 동사 *forare*에서 파생한 단어로 '구멍'을 의미한다. 복수형은 **foramina**.

Forceps(집게). 라틴어로 '집게'라는 뜻이다. Corpus callosum(뇌들보)의 앞부분을 forceps frontalis(이마집게), 뒷부분을 forceps occipitalis(뒤통수집게)라고 하는 것처럼, U자 모양으로 좌우를 이으며 구부러지는 섬유를 가리킬 때 사용한다.

Fornix(뇌활). 라틴어로 '활, 아치'를 의미한다. Hippocampal formation(해마체)의 날신경섬유로서, thalamus(시상) 위에서 구부러지며, 주로 시상하부의 mamillary body(유두체)에서 끝난다.

Fossa(오목, 우묵). 라틴어로 '구멍, 홈'을 의미한다. 파인 구조에 사용한다.

Fovea(오목). 라틴어로 '작은 홈'이라는 뜻. Fovea centralis(중심오목)는 retina(망막)의 macula lutea(황반)의 중심에 있는 작은 오목이다.

Frontal(이마). 라틴어 *frons*는 '이마'를 의미한다. Frontal bone(이마뼈)은 머리뼈의 앞부분, 즉 orbit(눈확)의 지붕을 이루며 대뇌반구의 frontal lobe(이마엽)을 담고 있다.

Fundus(바닥). 라틴어로 '바닥'이라는 뜻으로서, 속이 빈 기관 안에 있는 둥근 속을 가리킨다. Ocular fundus(안저, 눈바닥)에는 retina(망막)와 혈관, optic disc(시각신경원반)와 기타 ophthalmoscope(검안경)로 관찰이 가능한 구조들이 있다.

Funiculus(섬유단). 라틴어로 '끈'을 의미하는 *funis*의 지소형. 척수의 lateral funiculus(가쪽섬유단)처럼, 기능이 다양한 섬유 다발이 지나가는 백색질의 구역을 가리킨다.

Fusiform(방추). 라틴어 *fusus*(방추)와 *forma*(형태)의 합성어. 가운데는 두껍고, 양쪽 끝으로 가면서 가늘어지는 모양을 의미한다. Fusiform gyrus(방추이랑)는 관자엽의 아랫면, parahippocampal gyrus(해마곁이랑)의 가쪽에 위치한다.

G

GABAergic(GABA성). γ-aminobutyrate(GABA, 감마아미노부티레이트)를 주된 neurotransmitter(신경전달물질)로 사용하는 신경세포를 가리킨다.

Ganglion(신경절). '매듭'이나 '피부밑조직의 종양'을 의미하는 그리이스어이다. 신경세포로 이루어진 덩어리로서 cerebrospinal ganglia(뇌척수신경절)와 sympathetic ganglia(교감신경절)가 있다. 대뇌겉질 안에 있는 basal ganglia(바닥핵, 기저핵)의 경우처럼 뇌의 일부 회색질에 대해서 사용하기도 한다.

Gastrocnemius(장딴지근). 그리이스어 *gaster*(배)와 *kneme*(다리)의 합성어. 사람 종아리의 튀어나온 부분을 대부분 형성하는 근육이다.

Genu(무릎). 라틴어 *genu*는 '무릎'이라는 뜻이다. Corpus callosum(뇌들보)의 앞쪽 끝, genu of facial nerve(얼굴신경무릎)와 같이 구부러진 구조에 사용되며, facial nerve(얼굴신경)의 geniculate ganglion(무릎신경절)과 thalamus(시상)의 geniculate body(무릎체)에서도 사용된다.

Glia(아교). 그리이스어로 '아교풀'을 의미한다. Neuroglia(신경아교세포)는 중추신경계통에서 틈을 메우는 부수적인 세포이다.

Glioblast(아교모세포). 그리이스어 *glia*(아교풀)와 *blastos*(싹)의 합성어. 배아의 neuroglial cell(신경아교세포)을 가리킨다.

Globus pallidus(창백핵). 라틴어로 '하얀색 둥근 물체'라는 뜻. Corpus striatum(줄무늬체)의 lentiform nucleus(렌즈핵)에서 안쪽 부분을 가리킨다. Cerebellum(소뇌)에 있는 globose nucleus(둥근핵)도 같은 어원이다.

Glomerulus(토리, 사구체). 라틴어로 '실뭉치'를 뜻하는 *glomus*의 지소형. Olfactory bulb(후각망울)와 소뇌에는 이런 모양의 synaptic glomerulus(연접토리)가 존재한다.

Glomus(토리). 라틴어로 '실뭉치'를 의미한다. Carotid body(목동맥토리), aortic body(대동맥토리)와 같은 작은 기관에 다양하게 사용된다. 이들 기관에 있는 독특한 세포 형태를 가리키기도 한다.

Glycocalyx(당질층). 그리이스어 *glycyx*(달콤한)와 *kalyx*(컵)의 합성어. 세포의 표면에 carbohydrate(탄수화물) 분자로 이루어진 바깥층을 가리킨다.

Golgi apparatus(골지복합체). 세포질 안에 복잡하게 배열된, 막으로 이루어진 구획을 가리킨다. 단백질이 탄수화물과 결합하여 glycoprotein(당단백)을 형성하는 과정도 여기에서 일어난다.

Gonadotrophic, gonadotropic(생식샘자극). '생식'이나 '번식'을 의미하는 그리이스어 *gone*와, '영양을 공급한다'는 뜻의 *trephein*(*trophe*는 '음식'이라는 뜻), 또는 '변화시킨다'는 뜻의 *trepein*(*tropos*는 '변화'라는 뜻)이 결합한 용어. Gonadotrophic hormone(생식샘자극호르몬)은 pituitary gland(뇌하수체)의 앞엽과 임신 기간에 태반에서 분비된다. 이들은 gonad(생식샘) 즉, ovary(난소)나 testis(고환)에 작용하며, 이들 기관이 기능하는데 필수적이다.

Gracile, gracilis(널판, 두덩정강근). 라틴어로 '가늘다'는 뜻. Gracile fasciculus(널판다발)는 척수에, gracile nucleus(널판핵)는 숨뇌에 있다.

Granule(과립). 라틴어로 *granulum*은 '낟알'을 뜻하는 *granum*의 지소형이다. 소뇌겉질의 granule cell(과립세포)과 대뇌겉질의 stellate cell(별세포) 같은, 작은 신경세포를 가리키는데 사용한다. 따라서 이들 겉질에는 granular cell layer(과립층)가 존재한다.

H

Habenula(고삐). '끈'이나 '고삐'를 뜻하는 라틴어 *habena*의 지소형이다. Epithalamus(시상상부)에 있는 작은 융기부위로서 셋째뇌실 천장의 뒤쪽 끝 가까이에 있다.

Helicotrema(계단끝통로). 그리이스어 *helix*(달팽이, 소용돌이)와 *trema*(구멍)의 합성어. Cochlea(달팽이) 꼭대기의 scala tympani(고실계단)와 scala vestibuli(안뜰계단)가 연결되어 있는 통로.

Hemalum(헤말룸). 영어 hematein(헤마테인)과 alum(명반)의 합성어. 즉, Hematein과 aluminum ion(알루미늄이온)이 녹아 있는 용액으로서, 세포의 핵을 푸르게 염색하는데 사용된다. Hematein은 hematoxylin(헤마톡실린)을 산화시켜 만드는 노란색 염료이며, hematoxylin은 *Hematoxylon campechianum*이라는 학명의 logwood(로그우드)로부터 추출하는 무색 물질이다. Hemalum과 흔히 함께 사용하는 eosin Y(에오신 Y)는 세포에서 핵 이외의 부분을 분홍색으로 염색한다. "H & E"라고 부르는 이 염료의 조합은 현미경 관찰을 위한 조직병리에서 가장 흔하게 사용되는 염색 방법이다.

Hemianopia(반맹, 편측시야결손). 그리이스어 *hemi*(절반)와 *an*(~없는), *opsis*(시각)의 합성어. 시야의 절반에 해당하는 시각을 잃어버리는 것을 가리킨다. Hemianopsia라고도 한다.

Hemiballismus(반도리깨질증). 그리이스어 *hemi*(절반)와 *ballismos*(뛰뛰기)의 합성어. 몸의 오른쪽이나 왼쪽 반에 격렬한 불수의운동이 나타나는 운동 장애로서 subthalamic nucleus(시상밑핵)가 파괴되는 병터에 기인한다.

Hemiplegia(반신마비). 그리이스어 *hemi*(절반)와 *plege*(타격, 중풍)로 이루어진 용어로서, 몸의 한쪽에 생기는 paralysis(마비)를 가리킨다.

Herpes zoster(대상포진, Shingles). 그리이스어 *herpein*(기어다니다)과 *zoster*(허리띠)가 복합된 용어. 감각신경절에 있는 신경세포의 바이러스 감염으로서 피부에 물집이 잡히고 통증이 심한 염증이 동반된다. 이 바이러스가 전신에 퍼지는 것이 chicken pox(수두)이다.

Hippocampus(해마). 그리이스어 *hippos*(짐승으로서의 말)와 *kampos*(바다괴물)의 합성어. Sea horse(해마)로 잘 알려진 어류의 분류학적 명칭이기도 하다. Limbic system(둘레계통)의 중요한 부분을 이루는 gyrus(이랑)의 이름이며, 가쪽뇌실의 temporal horn(관자뿔) 바닥에 융기부를 형성한다.

Homeostasis(항상성). 그리이스어 *homois*(같다)와 *stasis*(정지해 있다)의 합성어이다. 개체의 내적 환경이 안정된 상태로 가려는 경향을 가리킨다.

Homonymous(같은쪽, 동측). 그리이스어 *homonymos*와 라틴어 *homonymus*는 모두 '이름이 같다'는 뜻이다. Optic chiasma(시각교차) 이후를 이루는 visual pathway(시각경로)의 절단으로 인해 생기며 양쪽 눈에서 오른쪽 또는 왼쪽의 동일한 부위에 시야의 결손이 나타남을 가리킨다.

Hormone(호르몬). 그리이스어 *hormaein*은 '휘젓다'는 뜻. 혈액으로 분비되어 몸의 여러 부분에서 특정한 생리적 기능을 발휘하는 화합물을 가리킨다.

Hydrocephalus(물뇌증, 수두증). 그리이스어 *hydror*(물)와 *kephale*(머리)의 합성어. Cerebrospinal fluid(뇌척수액)가 지나치게 축적되는 것을 가리킨다.

Hyperacusis(청각과민증). 그리이스어 *hyper*(위쪽, 과도한)와 *acacias*(청각)의 합성어. 지각된 소리가 비정상적으로 시끄럽게 들리는 것을 뜻한다.

Hypertension(고혈압). 그리이스어 *hyper*(위쪽, 과도한)와 라틴어 *tensum*(긴장된)이 합쳐진 용어. 1700년대 전에는 tension이라는 단어가 pressure와 동의어로 잘못 사용되었다. 동맥압이 비정상적으로 높은 것을 가리킨다.

Hypophysis(뇌하수체). 그리이스어 *hypo*(아래)와 *phytin*(자라다, 성장하다)의 합성어이다. Pituitary gland(뇌하수체)를 가리키는데, 뇌의 아래쪽으로 자라 나온 것이라 생각되었기 때문이다.

Hypothalamus(시상하부). 그리이스어 *hypo*(아래)와 *thalamos*(내실, 안방)의 합성어. Diencephalon(사이뇌)의 한 부분으로서 autonomic nervous system(자율신경계통)의 주요 조절 중추이다.

I

Induction(유도). 라틴어 *inducere*는 '도입하다, 가져오다'의 의미이다. 발생학에서는 한 종류의 세포집단이 인접한 다른 세포 집단의 발달에 영향을 미치는 것을 가리킨다.

Indusium(층). 라틴어 *induo*(입다)에서 파생한 '외투'라는 뜻의 단어. Indusium griseum(회색층)은 '회색 외투'란 의미로서 corpus callosum(뇌들보)의 등쪽에 있는 얇은 회색질의 층이다.

Inferior(아래). 라틴어 *infra*에서 유래한 *inferus*(아래)의 비교급. 사람의 몸에서는 발바닥에 더 가까운 것을 가리킨다. 두 발로 서서 걷지 않는 동물의 경우에는 posterior(뒤)에 해당한다.

Infarction(경색증). 라틴어 *infarcire*는 '채워 넣는다'는 뜻. 국소적으로 혈액 공급이 소실되어 조직이 죽어버리는 것을 가리킨다. 죽어서 제 기능을 못하는 잔해를 **infarct(경색)**라고 한다. 중추신경계통에서는 신경세포의 축삭 및 세포체가 죽어 infarct로 대체된다.

Infundibulum(깔때기). 라틴어로 '깔때기'를 가리킨다. Neurohypophysis(신경뇌하수체)에는 infundibular stem(깔때기줄기)이 있다.

Innervation(신경지배). 정상적으로 신경세포 축삭의 presynaptic ending(연접이전종말)이 다른 세포와 기능적인 접촉을 하고 있는 것을 가리킨다. 동사형은 **innervate**이다.

Insula(대뇌섬). 라틴어로 '섬'이라는 뜻이다. 대뇌겉질의 표면에서는 보이지 않고 lateral sulcus(가쪽고랑)의 속에 가려진 부위이다. Island of Reil이라고도 한다.

Interoceptor(내수용기). 라틴어 *inter*(사이)와 *receptor*(수신자, 수취인)의 합성어. 내장 안에 있는 감각 기관의 하나.

Interstitial(사이질, 간질). 라틴어 *inter*(사이)와 *statum*(놓여 있다)의 합성어. 어떤 공간 안에 있음을 의미한다. Testis(고환)의 interstitial cell(사이질세포)은 seminiferous tubule(정세관) 사이의 공간에 위치한다.

Intrafusal(방추속). 라틴어 *intra*(속)와 *fusus*(방추)의 합성어. Neuromuscular spindle(신경근육방추)의 capsule(피막) 안에 있는 수축성 근육 섬유를 가리킨다.

Ipsilateral(같은쪽, 동측). 라틴어 *ipse*(자신)와 *lateris*(한 쪽)로 이루어진 용어. 오른쪽 또는 왼쪽에서 몸의 같은 쪽에 있음을 가리킨다. 반대말은 "contralateral(반대쪽)"

Ischemia(허혈). 그리이스어 *ischein*(억제하다)과 *haimos*(피, 혈액)의 합성어. 산소가 풍부한 혈액이 조직에 충분히 공급되지 않는 상태를 말한다.

Isocortex(동형겉질). 그리이스어 *isos*(같다)와 라틴어 *cortex*(껍질)로 이루어진 용어. 여섯 층으로 이루어진 대뇌겉질을 가리킨다. Neocortex(새겉질)라고도 한다.

J

Juxtarestiform body(밧줄결체). 라틴어 *iuxta*(인접한), *restis*(밧줄), *forma*(모양)에서 유래한 말. Restiform body(→항목 참조)의 안쪽 표면을 따라 놓여 있는 vestibulocerebellar fiber(안뜰소뇌섬유)를 가리킨다.

K

Kinesthesia(운동감각). 그리스어 *kinesis*(운동)와 *aisthesis*(감각)의 합성어. 운동을 감지하는 감각을 의미한다.

Koniocortex(과립겉질, 과립피질). 그리스어 *konis*(먼지)와 라틴어 *cortex*(껍질)의 합성어. 작은 신경세포가 많이 있는 대뇌겉질의 부위를 가리키며, sensory area(감각영역)의 특징이다.

L

Labyrinth(미로). *Labyrinthos*는 그리스어로 '길이 복잡하게 지어진 건물'을 의미한다. 관자뼈 petrous part(바위부분) 속에 있는 속귀의 공간과 관을 가리킨다.

Lamella(층판, 판). 라틴어 *lamina*(판, 나뭇잎)의 지소형. 얇은 막이나 층을 가리킨다.

Lamina propria(고유판). 라틴어 *lamina*(판, 잎)와 *propria*(고유성, 특성)의 합성어. Epithelium(상피)에 덮여 있는 connective tissue(결합조직)의 층.

Lateral(가쪽, 외측). 라틴어 *latus*는 '옆, 옆구리'라는 뜻. 정중선에서 멀리 떨어져 있음을 가리킨다.

Lemniscus(섬유띠). 그리스어 *lemniskos*는 '리본, 띠'를 의미한다. 중추신경계통에서 신경섬유의 다발을 가리키는데 사용한다. Medial lemniscus(안쪽섬유띠)와 lateral lemniscus(가쪽섬유띠) 같은 예가 있다.

Lentiform(렌즈). 라틴어 *lens*(렌즈, 렌즈콩, 연결형 *lent-*)와 *forma*(모양)가 결합한 용어이다. '렌즈 모양의'라는 뜻. Lentiform nucleus(렌즈핵)는 corpus striatum(줄무늬체)의 한 부분으로서 lenticular nucleus라고도 한다.

Leptomeninges(연질뇌척수막). 그리스어 *leptos*(얇다, 가늘다)와 *meninx*(막)로 이루어진 합성어. Arachnoid(거미막)와 pia mater(연막)를 가리킨다.

Lesion(병터, 병변). 라틴어 *laesum*은 '다친, 상처 입은'을 의미한다. 신경계통의 병터에는 경색, 손상, 출혈, 종양 같이 신경세포를 파괴하는 것이나, epilepsy(간질)와 같이 신경세포를 흥분시키는 것 모두 포함된다.

Limbus(가장자리, 모서리, 둘레). 라틴어로 '옷의 단, 가장자리'를 뜻한다. Limbic lobe(둘레엽)은 대뇌겉질의 안쪽 면에 C자 모양을 이루는 구조이다. 여기에는 septal area(사이막구역), cingulate gyrus(띠이랑), parahippocampal gyrus(해마곁이랑)가 포함된다. Limbic system(둘레계통)은 limbic lobe, hippocampal formation(해마체)과 diencephalon(사이뇌)의 일부인 mamillary body(유두체) 및 anterior thalamic nucleus(시상앞핵)로 이루어진다.

Limen(문턱). 라틴어로 '문턱'이라는 뜻이다. Limen insulae(섬문턱)는 insula(대뇌섬)의 배쪽에 위치하며 lateral olfactory area(가쪽후각영역)에 포함된다.

Locus coeruleus(청색반점). 라틴어로 '장소'를 뜻하는 단어와 *caeruleus*(짙은 청색)으로 이루어진 용어. 넷째뇌실 바닥의 양쪽에 있는 작고 짙은 반점을 가리키며, melanin pigment(멜라닌색소)를 함유한 신경세포 그룹이 여기에 있다.

M

Macroglia(큰아교세포). 그리스어 *makros*(커다란)와 *glia*(아교풀)의 합성어. Astrocyte(별아교세포), oligodendrocyte(희소돌기아교세포), ependymal cell(뇌실막세포)처럼 크기가 큰 neuroglial cell(신경아교세포)을 가리킨다.

Macrophage(큰포식세포). 그리스어 *makros*(커다란)와 *phagein*(먹다)의 합성어. White blood cell(백혈구) 중 monocyte(단핵구)의 한 종류로서 결합조직에 있다가 포식작용을 나타낸다.

Macrosmatic(후각발달). 그리스어 *makros*(커다란)와 *osme*(냄새)의 합성어. 냄새에 대한 감각이 아주 예민하고 잘 발달되어 있음을 가리킨다.

Macula(반점). 라틴어로 '반점'이라는 뜻. Macula lutea(황반)는 안구의 posterior pole(뒤극)에 있으며 적색광이 없는 빛을 비추면 노란색으로 보인다. Macula sacculi(둥근주머니평형반)와 macula utriculi(타원주머니평형반)는 membranous labyrinth(막미로)에서 안뜰 감각을 감지하는 부위이다.

Mamillary(젖꼭지, 꼭지, 유두). *Mammilla*는 라틴어 *mamma*(젖샘)의 지소형으로서 '젖꼭지 모양 구조'라는 뜻. Mamillary body(유두체)는 hypothalamus(시상하부)의 배쪽면에 돌출되어 있는 구조이다. Mammillary라고 쓰기도 한다.

Massa intermedia(시상사이붙음). Third ventricle(셋째뇌실)을 가로지르며 좌우 thalamus(시상)를 연결해 주는 회색질로서, 나타나는 비율은 70% 정도이다. Interthalamic adhesion이라고도 한다.

Mastoid(꼭지). 그리스어 *mastos*(젖샘, 젖꼭지)와 *eidos*(모양, 닮음)의 합성어. Mastoid process(꼭지돌기)는 관자뼈에서 아래로 돌출한 구조이며 귀 뒤쪽에 있다.

Meatus(길, 구멍). 라틴어로 '통로'라는 뜻. Internal acoustic meatus(속귀길)는 여덟째 뇌신경과 labyrinthine artery(미로동맥)가 관자뼈 petrous part(바위부분) 안을 지나가면서 통과하는, 뼈로 이루어진 관이다.

Medial(안쪽, 내측). 라틴어로 *medius*는 '가운데'라는 뜻으로 정중선을 향하거나 정중선에 더 가까이 있다는 뜻이다.

Median(정중). 라틴어 *medianus*는 '중간, 가운데'라는 뜻. 정중선에 위치함을 가리킨다.

Medulla(속질). 이 단어는 *medius*(가운데)에서 유래한 라틴어로서 '골수, 중심'을 의미한다. Medulla spinalis는 spinal cord(척수)의 라틴어 학명이며, medulla oblongata(숨뇌, 연수)는 뇌줄기의 꼬리쪽 부분이다. 일반적으로 "medulla"라고만 쓰면, 숨뇌를 가리킨다.

Medulloblastoma(속질모세포종). 소아의 malignant tumor(악성 종양). 보통 cerebellum(소뇌)의 정중선에서 생겨나 넷째뇌실 안으로 자라나고 거미막밑공간을 통해서 중추신경계통의 다른 부분으로 파급된다.

Mesencephalon(중간뇌, 중뇌). 그리이스어 *mesos*(가운데)와 *enkephalos*(뇌)의 합성어. Midbrain(중간뇌)을 가리키거나 그 발생 단계의 전구체인, forebrain(앞뇌)과 hindbrain(뒤뇌) 사이의 neural tube(신경관)의 부분을 가리킨다.

Mesoderm(중배엽). 그리이스어 *mesos*(가운데)와 *derma*(피부)의 합성어. 초기 배아의 가운데 층으로 결합조직, 근육 등이 기원한다.

Metathalamus(시상후부). 그리이스어 *meta*(이후)와 *thalamos*(내실, 안방)의 합성어. Medial geniculate body(안쪽무릎체) 및 lateral geniculate body(가쪽무릎체)와 그 속에 있는 핵을 가리킨다.

Metencephalon(뒤뇌, 후뇌). 그리이스어 *meta*(이후)와 *enkephalos*(뇌)의 합성어. Pons(다리뇌)와 cerebellum(소뇌)의 두 구조로 분화하는 rhombencephalon(마름뇌, hindbrain)의 입쪽 부분을 가리킨다.

Microglia(미세아교세포). 그리이스어 *mikros*(작은)와 *glia*(아교풀)의 합성어. Neuroglial cell(신경아교세포)의 한 종류.

Microsmatic(후각부전). 그리이스어 *mikros*(작은)와 *osme*(냄새)의 합성어. 후각은 있으나 잘 발달하지 않음을 가리킨다.

Microvillus(미세융모). 그리이스어 *mikros*(작은)와 라틴어 *villus*(털)의 합성어. 세포에서 머리카락처럼 나 있는 돌기를 가리키며, light microscopy(광학현미경관찰)에서는 줄무늬로 관찰된다. 그러나 electron microscope(전자현미경)을 사용하면 하나 하나가 세포에서 돌출한 구조로 관찰된다.

Mimetic(모방, 표정, 유사). 그리이스어 *mimetikos*(모방하는)에서 유래하였다. Facial nerve(얼굴신경)가 지배하는 얼굴의 표정근육을 가리킨다.

Miotic(축동제, 축동). 그리이스어 *meiosis*(감소)가 그 기원이다. Pupil(동공)의 constriction(수축)을 유발하는 약물.

Mitochondrion(사립체, 미토콘드리아). 그리이스어 *mitos*(실)와 *chondros*(과립)의 합성어. 독특한 미세구조와 respiratory enzyme(호흡효소)을 지닌 세포질 organelle(소기관)의 하나.

Mitral(승모). 라틴어 *mitra*는 '터번'을 뜻하다가 나중에 주교들이 머리에 쓰는 높은 miter(주교관)를 의미하게 되었다. Olfactory bulb(후각망울)에는 mitral cell(승모세포)이 있다.

Molecular(분자). 라틴어 *moles*(물질, 덩어리)의 지소형 *molecula*에서 유래한 단어. Neurohistology(신경조직학)에서는 은으로 염색한 표본에서 많은 수의 신경 섬유가 잘려 무수한 반점으로 관찰되는 조직을 가리킨다. 대뇌겉질과 소뇌겉질에는 molecular layer(분자층)가 있다.

Mucosa, mucous membrane(점막). 라틴어 *mucus*에서 기원하였다. 몸 속 공간이나 속이 빈 기관의 속표면을 덮는 촉촉한 층. Mucus(점액)를 분비하는 샘이 있는 상피, 그 밑에는 lamina propria(고유판), 그 밑에는 muscularis mucosae(점막근육판)의 세 층으로 이루어진다(소화계통).

Muscularis mucosae(점막근육판). '근육'과 '점막'이 연결된 라틴어 용어이다. 민무늬근의 얇은 층으로 소화관의 점막에서 lamina propria(고유판)의 아래, 즉 바깥에 있는 층이다.

Mutism(무언증, 함구증). 라틴어로 *mutus*는 '잠잠한, 말하지 못하는' 것을 의미한다. 말을 할 수 없는 상태를 가리킨다.

Myasthenia gravis(중증근무력증). 그리이스어 *myos*(근육), *a*(~이 없는), *sthenos*(힘)와 라틴어 *gravis*(심한, 위중한)가 합성된 용어이다. Neuromuscular transmission(신경근육전달)에 장애가 생기는 질병이다(3장 참조).

Mydriatic(동공확대제). 그리이스어 *mydriasis*는 pupil(동공)이 커진다는 뜻. 동공의 확대를 유발하는 약물을 가리킨다.

Myelencephalon(숨뇌). 그리이스어 *myelos*(골수, 척수)

와 *enkephalos*(뇌)의 합성어. Rhombencephalon(마름뇌, hindbrain)의 두 부분 중 꼬리쪽 부분인 medulla oblongata(숨뇌)를 가리킨다.

Myelin(미엘린). 그리이스어로 *myelos*는 '골수' 또는 '척수'라는 뜻. 지질과 단백질로 이루어져 axon(축삭) 주위에 피막을 형성하는 층이다.

Myenteric(근육층). 그리이스어 *myos*(근육)와 *enteron*(창자)의 합성어. Myenteric plexus(근육층신경얼기)는 intestine(창자)을 비롯한 소화계통에서 민무늬근의 층 중 바깥의 longitudinal layer(세로층)와 속의 circular layer(돌림층) 사이에 놓여 있다.

Myoepithelial cell(근육상피세포). 그리이스어 *myos*(근육), *epi*(위에 있는), *thele*(젖꼭지)로 이루어진 합성어. 분비샘의 분비부 즉, acinus(꽈리, alveolus)를 둘러싸고 있어 그 분비물을 배출관으로 쥐어 짜는 수축기능이 있는 세포를 가리킨다.

Myotrophic(근육영양). 그리이스어 *myos*(근육)와 *trephein*(영양을 공급하다)의 합성어. 근육을 형태적으로, 그리고 기능적으로 유지해 주는 것을 가리킨다. 주로, motor neuron(운동신경세포)에서 생성하는 화학 물질로서 과거에는 "neurotrophic(신경영양)"이라는 애매한 용어로 사용되었다.

N

Neocerebellum(새소뇌, 신소뇌). 그리이스어 *neos*(새로운)와 cerebrum(대뇌)의 지소형으로 이루어진 합성어. 포유류의 cerebellum(소뇌)에서 계통발생적으로 더 나중에 발달한 부분으로 특히 인간에서 발달해 있다. Voluntary movement(수의운동)를 부드럽게 수행하도록 도와준다.

Neocortex(새겉질). 그리이스어 *neos*(새로운)와 라틴어 *cortex*(껍질)의 합성어. 포유류의 특징인 6층을 이루며 인간의 대뇌겉질의 대부분을 구성한다.

Neostriatum(새줄무늬체). 그리이스어 *neos*(새로운)와 라틴어 *striatus*(홈이 파인, 줄무늬의)의 합성어. Corpus striatum(줄무늬체) 중에서 계통발생적으로 더 새로운 부분. Striatum(새줄무늬체)이라고도 하며, caudate nucleus(꼬리핵)와 putamen(조가비핵)으로 이루어진다.

Neuralgia(신경통). 그리이스어 *neuron*(신경)과 *algein*(고통을 느끼다)의 합성어. Peripheral nervous system(말초신경계통)에서 감각 섬유를 비정상적으로 자극하여 발생하는 통증을 가리킨다.

Neurite(신경돌기). 그리이스어로 *neurites*는 '신경에 관한 것'이라는 의미이다. 신경세포의 세포질 돌기로서 axon(축삭)과 dendrite(가지돌기)를 모두 가리킨다.

Neurobiotaxis(자극주성). 그리이스어 *neuron*(신경), *bios*(생명), *taxis*(순서, 배열)의 합성어. 신경세포가 배아에서 발생하는 동안 가장 자극이 많이 오는 부위로 이동하는 경향을 가리킨다.

Neurofibril(신경원섬유). 그리이스어 *neuron*(신경)과 라틴어 *fibra*(섬유)의 지소형인 *fibrilla*의 합성어. 신경세포의 세포질 안에 있는 filament(잔섬유, 2장 참조)를 가리킨다.

Neuroglia(신경아교세포). 그리이스어 *neuron*(신경)과 *glia*(아교풀)의 합성어. 신경세포의 부속 또는 사이질 세포. Astrocyte(별아교세포), oligodendrocyte(희소돌기아교세포), microglial cell(미세아교세포), ependymal cell(뇌실막세포), satellite cell(위성세포), Schwann cell(슈반세포, 신경집세포)이 여기에 포함된다.

Neurohypophysis(신경뇌하수체). 그리이스어 *neuron*(신경)과 *hypophysis*의 합성어. Hypothalamus(시상하부)의 배쪽에 융기된 내분비기관으로서, tuber cinereum(회색융기)의 median eminence(정중융기), pituitary stalk(뇌하수체줄기)의 신경조직인 infundibular stem(깔때기줄기), pituitary gland(뇌하수체) 뒤엽의 주요 부분인 neural lobe(신경엽, infundibular process)로 구성된다.

Neurokeratin(신경각질, 신경케라틴). 그리이스어 *neuron*(신경)과 *keras*(뿔, 연결형 *kerat-*)의 합성어. Myelin sheath(미엘린집)에서 지질을 제거한 다음 남아있는, 단백질로 이루어진 원섬유성 물질.

Neurolemma(신경집). 그리이스어 *neuron*(신경)과 *lemma*(껍질)의 합성어. Peripheral nerve fiber(말초신경섬유)를 감싸는 미세한 층. Neurolemma cell(신경집세포) 즉 Schwann cell(슈반세포)이 연속적으로 감싸는 구조로서 neurilemma라고 쓰기도 한다.

Neuroma(신경종). 그리이스어 *neuron*(신경)과 *tumor*(종양)를 의미하는 접미어 *-oma*가 연결된 용어. 손상되거나 절단된 신경이 커진 덩어리를 가리키며, 여기에는 재생되지 못한 수많은 axon sprout(축삭발아)가 엉켜 있다.

Neuron(신경세포). 그리이스어로 '신경'이라는 뜻. Nervous system(신경계통)의 형태적인 단위로서 신경세포의 cell body(세포체)와 그 process(돌기), 즉, dendrite(가지돌기) 및 axon(축삭)으로 이루어진다.

Neuropil(신경그물). 그리이스어 *neuron*(신경)과 *pilos*(양털,

털로 짠 것의 합성어). 신경세포의 돌기가 이루는 복잡한 그물 구조로 회색질에서 세포체 사이의 공간을 채우고 있다.

Neurosecretion(신경분비). 세포가 neuron(신경세포)으로서의 자극 전달 기능과 endocrine cell(내분비세포)로서의 분비기능을 함께 갖추고 있는 것을 말한다. 이런 신경세포는 혈액으로 hormone(호르몬)을 분비한다.

Nociceptive(통각수용기). 라틴어 *noceo*(상처를 입다)와 *capio*(받아들이다)에서 유래한 합성어. 유해한, 즉 상해를 유발하는 자극에 반응하는 것을 가리킨다.

Nucleolus(핵소체). *Nucleus*(→ 항목 참조)의 지소형. 세포의 nucleus(핵) 안에 있는 포함물로서 단백질과 RNA로 이루어진다.

Nucleus(핵). 라틴어로 '핵심, 중심'이라는 뜻. (1) 세포 안에 있는 구조로서, 그 chromosome(염색체)에는 단백질의 amino acid sequence(아미노산서열)를 부호화한 유전 정보인 DNA가 담겨 있다. (2) 신경세포의 cell body(세포체)의 집합체를 가리키기도 하며, caudate nucleus(꼬리핵)처럼, 크기가 매우 큰 경우도 있고, 뇌줄기의 많은 핵과 같이 현미경으로만 관찰되는 정도의 크기도 있다.

Nystagmus(눈떨림, 안구진탕). 그리이스어 *nystazein*(졸리다)에서 파생된 *nystagmos*(끄덕임)에서 유래한 용어이다. 안구의 불수의적 진동을 가리킨다.

O

Obex(빗장). 라틴어로 '막대기, 빗장, 장벽'이라는 뜻. Fourth ventricle(넷째뇌실)에서 medulla(숨뇌)의 central canal(중심관)로 이어지는 구멍으로 돌출한 작은 가로주름.

Occipital(뒤통수, 후두). 라틴어 *occipitium*은 '머리의 뒤쪽', 즉 '뒤통수'를 뜻한다. Occiput(뒤통수)에서 파생한 형용사로서 '뒤통수의'를 의미한다. Occipital bone(뒤통수뼈)과 대뇌반구의 occipital lobe(뒤통수엽) 등에서 사용된다.

Oligodendrocyte(희소돌기아교세포). 그리이스어 *oligos*(적은), *dendron*(나뭇가지), *kytos*(빈 공간, 즉 세포)의 합성어. Neuroglial cell(신경아교세포)의 한 종류. 말초신경계통에서 Schwann cell(슈반세포)의 기능과 같이 중추신경계통에서 myelin sheath(미엘린집)를 형성한다.

Olive(올리브). 라틴어 *oliva*에서 유래. Medulla(숨뇌)의 가쪽에 있는 계란형 돌출 부위이다. Inferior olivary nucleus(아래올리브핵), accessory olivary nucleus(덧올리브핵), superior olivary nucleus(위올리브핵)와 같이 신경핵의 이름에도 쓰인다.

Ontogeny(개체발생). 그리이스어 *ontos*(존재, 개체)와 *genesis*(생성, 발생)의 합성어. 한 개체의 발생을 가리킨다. 형용사형은 **ontogenetic**인데, "embryological(태생학적인)" 또는 "developmental(발생 단계의, 발생 중인)"과 거의 같은 의미로 쓰이며, 반대 의미를 갖는 용어는 "phylogeny(계통발생)"(→ 항목 참조)이다.

Operculum(덮개). '덮여 있는'을 의미하는 라틴어 *opertum*에서 유래한 라틴어로서 '덮개'를 의미한다. Frontal operculum(이마덮개), parietal operculum(마루덮개), temporal operculum(관자덮개)이 모여 대뇌반구의 lateral sulcus(가쪽고랑)의 주위에서 insula(대뇌섬)를 덮고 있다.

Osseous(뼈). 라틴어 *ossis*는 '뼈에 관한'이라는 뜻. 뼈로 이루어져 있음을 뜻하는 형용사. Cochlea(달팽이)에는 osseous spiral lamina(뼈나선판)가 존재한다.

Otic(귀). 그리이스어 *otos*는 '귀에 관한'을 의미한다. Otic vesicle(귀소포)은 속귀의 anlage(원기)이며, otic ganglion(귀신경절)은 가운데귀 가까이에 위치한다.

Otolith(평형모래, 이석). 그리이스어 otos(귀에 관한)와 lithos(돌)의 합성어. Calcium carbonate(탄산칼슘)로 이루어진 입자로서 속귀에 있는 utricle(타원주머니) 및 saccule(둥근주머니)의 털세포를 덮고 있다.

Oxytocin(옥시토신). 그리이스어 *oxys*(날카롭다, 급하다)와 *tokos*(출생)의 합성어. Amino acid(아미노산) 여덟 개가 peptide 결합으로 이어져 있는 hormone(호르몬). Neurohypophysis(신경뇌하수체)에서 분비되어 자궁의 민무늬근과 젖샘의 myoepithelial cell(근육상피세포)이 수축하도록 자극한다.

P

Pachymeninx(경질뇌척수막). 그리이스어 *pachys*(두꺼운)와 *meninx*(막)의 합성어. Dura mater(경막)를 가리킨다.

Paleocerebellum(옛소뇌). 그리이스어 *palaios*(오래된)와 cerebrum(대뇌)의 지소형으로 된 용어. 소뇌에서 계통발생적으로 오래된 부분으로서 자세의 변화와 보행에 대한 기능을 담당한다.

Paleocortex(옛겉질). 그리이스어 *palaios*(오래된)와 라틴어 *cortex*(껍질)의 합성어. 3~5층으로 이루어진 olfactory cortex(후각겉질)가 여기에 해당한다.

Paleostriatum(옛줄무늬체). 그리이스어 *palaios*(오래된)와 라틴어 *striatum*(줄무늬의, 홈이 파인)의 합성어. Corpus striatum(줄무늬체)의 계통발생적으로 더 오래된 부분으로서 출력을 담당하는 globus pallidus(창백핵)를 가리키며, pallidum이라고도 한다.

Pallidofugal(창백핵날-). Pallidum(→ 항목 참조)과 '달아나다'라는 라틴어 *fugere*의 합성어. Globus pallidus(창백핵)에서 자극을 뇌의 다른 구조로 보내는 신경세포의 축삭을 묘사하는 용어이다.

Pallidum(창백핵, 옛줄무늬체). 라틴어 *pallidus*, *pallidum*은 '희다, 창백하다'는 뜻. Corpus striatum(줄무늬체)의 globus pallidus(창백핵)를 가리킨다. Paleostriatum(옛줄무늬체)에 해당하며, lentiform nucleus(렌즈핵)의 안쪽 부분이다.

Pallium(대뇌겉질). 라틴어로 '겉옷, 외투'를 의미하는 단어. 원래는 대뇌겉질과 바로 속에 있는 백색질을 가리키지만, 대개는 대뇌겉질과 동의어로 사용한다.

Paralysis(마비). 그리이스어 *paralysis*는 '한 쪽을 못쓰게 하다'라는 뜻으로 *para*(~옆에)와 *lyein*(헐겁게 하다, 조임을 풀다)을 조합한 용어. 움직일 수 있는 능력을 상실하는 것을 가리킨다.

Paramedian(정중옆). 그리이스어 *para*(~옆에)와 라틴어 *medianus*(가운데)의 합성어. Median plane(정중면) 즉, midsagittal plane(정중시상면)과 평행한 면을 가리키는 용어이다.

Paraplegia(하반신마비). 그리이스어 *para*(~옆에)와 *plege*(타격, 중풍)의 합성어. 양쪽 다리와 몸통 아래의 paralysis(마비).

Parasagittal(시상옆). 그리이스어 *para*(~옆에)와 라틴어 *sagitta*(화살)의 합성어. Sagittal plane(시상면) 또는 sagittal section(시상절단면)을 의미할 때 sagittal(시상) 대신 사용하는 용어. 즉, 정중면에 있지 않고 그에 평행한 면을 가리킨다.

Parenchyma(실질). 그리이스어 *parenchein*(옆에 부어담다)에서 유래한 용어. 어떤 기관에서 본질적이고 독특한 조직. 이 명칭은 몸 속의 기관이 혈관을 통해 부어 넣은 물질을 지니고 있다는 과거의 개념에 근거하고 있다.

Paresis(불완전마비). 그리이스어 *parienai*는 '늘어지다, 긴장을 풀다'는 뜻이다. 부분적인 마비를 가리킨다.

Parietal(마루, 벽). 라틴어 *parietalis*는 '벽에 관한'의 의미. Parietal lobe(마루엽)은 parietal bone(마루뼈) 속에 있으며, 마루뼈는 머리뼈 꼭대기의 벽을 대부분 이루고 있다.

Patella(무릎뼈, 슬개골). 라틴어로 주방기구인 '팬'을 의미하는 *patina*의 지소형. Knee joint(무릎관절)의 폄근인 quadriceps muscle(넙다리네갈래근)의 힘줄 안에 붙어 있어 무릎을 이루는 뼈.

Pathway(경로). 영어. 공통된 기능을 수행하기 위해 서로 연결된 신경세포 집단으로 이루어져서 중추신경계통 속을 지나가는 경로. 하나 이상의 tract(신경로)로 이루어진 경우가 있다.

Perikaryon(세포체, 핵주위세포질). 그리이스어 *peri*(~주위)와 *karyon*(핵)의 합성어. 핵을 둘러싸고 있는 세포질. 때에 따라 신경의 cell body(세포체)를 가리키기도 한다.

Perineum(샅, 회음). 그리이스어 *perinaion*에서 유래. 바깥 생식기관, 항문 등을 둘러싸면서 이들 사이에 있는 부위.

Perineurium(신경다발막). 그리이스어 *peri*(~주위)와 *neuron*(신경)의 합성어. 말초신경에서 신경섬유 다발을 둘러싸고 있는 세포와 결합조직으로 이루어진 피막을 가리킨다.

Perisylvian(실비우스고랑주위). 그리이스어 *peri*(~주위)와 Sylvius라는 사람 이름의 형용사형이 합쳐진 용어. Franciscus Sylvius(1614-1672)는 네덜란드의 의사이자 해부학자이다. Sulcus of Sylvius(실비우스고랑, fissure of Sylvius)라고도 하는 lateral sulcus(가쪽고랑)에 인접한 frontal lobe(이마엽), parietal lobe(마루엽), temporal lobe(관자엽)의 겉질을 가리킨다.

Pernicious anemia(악성빈혈). 라틴어 *per*(통과하여), *necis*(사망의)와 부정을 뜻하는 그리이스어 *an*과 *haimos*(혈액)가 합쳐진 용어. Vitamin B_{12}(cyanocobalamin)를 흡수할 수 없어 생기는 질병. 이 비타민 결핍에 걸리면 적혈구의 생성에 장애가 오며, subacute combined degeneration(아급성연합변성)과 같은 중추신경계통의 퇴행성 질환이 유발된다(5장 참조).

Pes(발). 라틴어로 '발'이라는 뜻. Pes hippocampi(해마발)는 hippocampus(해마) 앞쪽의 두꺼운 부분으로 그 모양이 고양이 앞발과 조금 닮아 있다.

Petrous(바위). 라틴어로 '바위'라는 뜻의 *petrosus*에서 파생된 용어. 속귀를 담고 있는 temporal bone(관자뼈)의 petrous part(바위부분)는 모양이 돌처럼 울퉁불퉁하다.

Phagocyte(포식세포). 그리이스어 *phagein*(먹다)과 *kytos*(빈 공간, 즉 세포)의 합성어. 세균이나 죽은 세포의 조각을 세포 안으로 끌어 들일 수 있는 세포를 가리킨다.

Phalangeal(손가락, 발가락). 그리이스어 *phalanx*는 '병사가 이루는 대형'을 가리킨다. Phalangeal cell(손가락세포)은 organ of Corti(나선기관)의 감각세포를 따라 여러 세포가 일렬로 줄지어 있다.

Pheromone(페로몬). 그리이스어 *pherein*(품다, 지니다)에 hormone(호르몬)이라는 단어의 두번째 음절을 결합한 용어. 동물이 같은 종의 다른 개체에 보내는 신호로써 분비하는, 냄새를 가진 물질.

Phylogeny(계통발생). 그리이스어 *phylon*(종족)과 *genesis*(기원)의 합성어. 일반적으로 comparative anatomy(비교해부학)를 통해서 추정된 진화의 단계.

Pia mater(연막). 라틴어의 뜻은 '부드러운 어머니'. 뇌막의 가장 속층으로서 얇고 뇌와 척수의 표면에 붙어 있다. Subarachnoid space(거미막밑공간)의 속 경계가 된다.

Pineal(솔방울). 라틴어 *pineus*는 '소나무에 관한'을 의미한다. 솔방울처럼 생긴 구조를 가리키며, pineal gland(솔방울샘, 송과선)를 가리키는 형용사이기도 하다.

Plantar(발바닥). '식물'을 의미하는 라틴어 *planta*에서 파생되었다. '발바닥'을 가리킬 때도 사용한다. 작은 풀을 밟고 다녀서인지, 발바닥을 가리키는 형용사로 사용된다. **Plantaris** muscle(**장딴지빗**근)은 발바닥을 아래로 잡아당기는 종아리의 작은 근육이다. 사람에서는 이 근육이 작지만 네발짐승에서는 잘 발달해 있다. **Plantar flexion**(**발바닥굽힘**, 바닥쪽굽힘)은 발가락이 아래를 향하도록 발목을 구부리는 운동이다.

Plexus(얼기). 라틴어로 '엮인, 섞여 짜여진'의 뜻을 가진 단어이다. 신경 섬유나 혈관이 마치 직조된 것처럼 배열되거나 서로 연결되어 있는 것을 가리킨다.

Pneumoencephalography(공기뇌조영술). 그리이스어 *pneuma*(공기), *enkephalos*(뇌), *graphe*(기록)의 합성어. Cerebrospinal fluid(뇌척수액)가 있던 공간에 공기를 채우고 x-ray(X선)로 촬영한 pneumoencephalogram(공기뇌조영상)을 통해서 검사하는 방법. Ventricle(뇌실)과 subarachnoid space(거미막밑공간)의 모양과 구조의 이상을 볼 수 있다. 지금은 이 방법 대신 주로 computed tomography(전산화단층촬영, CT scan)를 사용한다.

Pons(다리뇌, 교뇌). 라틴어로 건축물 '다리'를 의미한다. 뇌줄기의 한 부분으로 medulla(숨뇌)와 midbrain(중간뇌) 사이에 위치한다. 마치 소뇌의 오른쪽과 왼쪽을 이어주는 다리처럼 보인다.

Portal(문). 라틴어로 '대문'을 뜻하는 *porta*에서 유래한 용어. Portal vein(문맥)은 모세혈관 그물을 받아들이지만, 더 큰 정맥으로 들어가는 것이 아니라, 다시 갈라져서 다른 모세혈관을 형성한다.

Positron(양전자). *Positive electron*(양성전자)에서 유래. Subatomic particle(원자구성입자)인 electron(전자)과 질량과 전하량은 같지만 그 부호가 반대인 입자. 방사성 원소에서 나온 positron이 전자와 만나면, 물질이 사라지고 x-ray(X선)가 방출되는데, 이 X선을 감지하는 것이 positron emission tomography(양전자방출단층촬영술, PET)의 원리이다.

Posterior(뒤). 라틴어로 '뒤'를 의미하는 형용사 *post*의 비교급. 등이나 꼬리에 더 가까움을 의미하며, 사람에서는 머리와 몸통에 대하여 dorsal(등쪽)과 동의어로 사용된다.

Postpartum(분만후, 산후). 라틴어 *post*(뒤)와 *parturire*(출산하다)의 합성어. 최근에 출산을 한 산모의 상태를 가리킨다.

Progesterone(프로게스테론). Corpus luteum(황체)과 placenta(태반)에서 생성되고 분비되는 steroid(스테로이드) 호르몬.

Projection(투사). 라틴어 *proiectus*는 '앞으로 던져진'이라는 뜻. 어느 부위로 가는 신경세포들의 축삭과 이들이 분포하며 끝나는 부위를 함께 가리킨다. 신경섬유가 뚜렷한 tract(신경로)를 이루며 모여 있지 않은 경우에 종종 사용한다.

Proprioceptor(고유감각기). 라틴어 *proprius*(고유한), *capere*(잡다) 또는 *receptor*(수신자)의 합성어. 근육, 힘줄, 관절에 분포하는 감각 종말의 한 종류. 이를 통해 몸의 운동과 자세에 관한 정보 즉, 고유감각을 인지할 수 있다.

Prosencephalon(앞뇌, 전뇌). 그리이스어 *pros*(앞)와 *enkephalos*(뇌)의 합성어. Telencephalon(끝뇌, cerebral hemisphere, 대뇌반구)과 diencephalon(사이뇌, thalamus와 인접구조)으로 이루어진 forebrain(앞뇌)을 가리킨다.

Prosopagnosia(얼굴인식불능증). 그리이스어 *prosopon*(사람, 얼굴), agnosia(인식불능증, → 항목 참조)의 합성어. 친근한 얼굴을 인식하는 능력이 사라지는 것을 가리킨다.

Psalterium(뇌수금). 그리이스어 *psalterion*에서 파생한 라틴어로서 zither(치터)와 비슷한 고대의 현악기를 가리킨다. 때로는 fornix(뇌활)의 body(몸통) 뒤쪽의 hippocampal commissure(해마맞교차)를 포함한 부분을 가리킬 때 사용한다.

Ptosis(처짐, 눈꺼풀처짐, 안검하수). 그리이스어 *ptosis*(하강)에서 유래하였다. 위눈꺼풀이 쳐지는 것을 가리킨다.

Pulvinar(시상베개). 라틴어로 '푹신한 방석'이라는 뜻이다. Medial geniculate body(안쪽무릎체)와 lateral geniculate body(가쪽무릎체) 위쪽으로 thalamus(시상)의 뒷부분이 튀어나온 것을 가리킨다.

Pump(펌프). 세포막에 있는 분자의 통로로서, 효소를 지니고 있어 에너지를 사용하여 이온이 농도 차이를 극복하고 세포 안팎을 오갈 수 있게 해 준다.

Punctate(점). 라틴어 *punctum*은 '찔러서 구멍이 난 것'을 의미하는 분사이다. 많은 축삭이나 가지돌기를 가로로 절단하였을 때처럼, 무수한 점으로 보이는 것을 가리킨다.

Putamen(조가비핵). 라틴어로 '조가비, 껍질'이라는 뜻. Corpus striatum(줄무늬체)을 이루는 lentiform nucleus(렌즈핵)의 더 큰 가쪽 부분.

Pyramidal system(피라미드계통). Corticospinal tract(겉질척수로)와 corticobulbar tract(겉질숨뇌로)를 가리킨다. 이렇게 불리는 이유는 corticospinal tract가 숨뇌의 배쪽에 있는 피라미드 모양의 부위에 위치하기 때문이다. Pyramidal tract(피라미드로)란 corticospinal tract만을 특정하게 가리킨다.

Pyriform(조롱박). 과일인 '배'를 뜻하는 라틴어 *pyrum*과 *forma*(형태)의 합성어. Pyriform area(조롱박영역)는 uncus(갈고리이랑), limen insulae(섬문턱), entorhinal area(후각뇌속영역)로 이루어진 olfactory cortex(후각겉질)의 한 부위. 후각이 뛰어난 동물에서는 모양이 배(한국에서는 조롱박)처럼 생겼다.

Q

Quadriplegia(팔다리마비, 사지마비). 라틴어 *quadri*(숫자 4)와 그리이스 *plege*(타격, 중풍)의 합성어. 팔다리 넷에 모두 paralysis(마비)가 생기는 것으로서 tetraplegia라고 부르기도 한다.

R

Ramus(가지). 라틴어로 '가지, 나뭇가지'라는 뜻. 척수신경의 첫번째 가지를 *dorsal ramus*(뒤가지), *ventral ramus*(앞가지)라 부르며, sympathetic ganglion(교감신경절)으로 들어가거나 거기에서 나오는 communicating branch(교통가지)를 각각 *white ramus*(백색가지)와 *gray ramus*(회색가지)라고 부른다. 대뇌의 sulcus(고랑) 중 어떤 것들을 ramus라 부르기도 한다. 복수형은 rami.

Raphe(솔기, 봉합). '솔기'를 의미하는 그리이스어에서 유래하였다. 정중선에 위치하는 해부학적 구조. 뇌에는 여러 개의 raphe nucleus(솔기핵)가 중간뇌, 다리뇌, 숨뇌의 정중선에 위치한다. 이들 명칭은 nucleus raphes magnus(큰솔기핵)의 경우처럼 일부 Latinize(라틴화) 되어있다.

Receptor(수용기, 수용체). 라틴어로 '수신하다, 수령하다'의 분사 *receptus*에서 파생된 용어. 신경생물학적으로 두 가지 의미가 있다. (1) 몸 안팎의 상황에 대한 정보를 모으면서 또한 변형시키기도 하는, 다양한 크기와 복잡성을 가진 구조. 예를 들어, 눈, muscle spindle(근육방추), 감각신경의 free nerve ending(자유신경종말) 등이 있다. (2) 세포의 활동을 변화시킬 수 있는 hormone(호르몬), neurotransmitter(신경전달물질), 약물이나 다른 물질과 특정하게 결합하는, 세포 표면이나 때로는 세포 안에 있는 단백질 분자.

Restiform(밧줄). 라틴어 *restis*(밧줄)와 *forma*(모양)의 합성어. Inferior cerebellar peduncle(아래소뇌다리)의 과거 명칭은 restiform body(밧줄체)였다.

Reticular(그물). 라틴어 *reticularis*는 '그물에 관한, 그물 모양의'라는 뜻. Reticular formation(그물체)이라는 구조가 brain stem(뇌줄기)에 있다.

Rhinal(코). 그리이스어로 '코'를 의미하는 *rhis*에서 유래한 형용사로서 '코의, 코에 대한'의 뜻. Temporal lobe(관자엽)에 있는 rhinal sulcus(후각뇌고랑)는 lateral olfactory area(가쪽후각영역)의 가장자리가 된다.

Rhinencephalon(후각뇌). 그리이스어 *rhis*(코, 연결형 *rhin-*)와 *enkephalos*(뇌)의 합성어. Olfactory system(후각계통)의 성분을 가리키는 해묵은 용어. Comparative neurology(비교신경학)에서는 limbic system(둘레계통)에 편입된 구조를 가리키는데, 특히 hippocampus(해마)와 dentate gyrus(치아이랑)가 포함된다.

Rhombencephalon(마름뇌, 능형뇌). 그리이스어 *rhombos*(마름모꼴)와 *enkephalos*(뇌)의 합성어. Metencephalon(뒤뇌)에 속하는 pons(다리뇌) 및 cerebellum(소뇌)과, myelencephalon(숨뇌)에 속하는 medulla가 기원하는 구조, 또는 이를 모두 가리키는 용어이다.

Rostral(입쪽). '부리'를 의미하는 라틴어 *rostrum*의 형용사. 중추신경계통의 축에서는 코에 더 가깝게 위치함을 의미한다. 사람의 경우, 뇌줄기와 척수에서는 "superior(위)", 그리고 forebrain(앞뇌)에서는 "anterior(앞)"와 대체적으로 일치한다. Caudal(꼬리쪽)의 반대말.

Rostrum(부리). 라틴어로 '부리'라는 뜻이다. Corpus callosum(뇌들보)의 섬유가 genu(무릎)에서 lamina terminalis(종말판) 쪽으로 휘어 돌아오는 부분을 가리킨다.

Rubro-(적색-). 라틴어로 '붉다'는 뜻의 *ruber*에서 파생된 어근이다. Rubrospinal(적색척수), corticorubral(겉질적색)과 같이 red nucleus(적색핵, nucleus ruber)를 가리킬 때도 사용한다.

S

Saccadic(신속눈운동, 홱보기). 프랑스어 *saccader*는 '재빨리 움직이다'라는 의미이다. Direction of gaze(주시방향)를 바꿀 때 눈의 재빠른 움직임 즉, 홱 보는 움직임을 가리킨다.

Sagittal(시상). 라틴어로 *sagitta*는 '화살'이라는 뜻. Sagittal suture(시상봉합)는 머리덮개뼈의 정중선, 양쪽 parietal bone(마루뼈) 사이에 있다. Sagittal section(시상절단)이란 정중면에 평행하게 절단한 면을 가리킨다.

Satellite(위성). 라틴어 *satelles*(보호자, 시중드는 사람)에서 유래한 단어이다. Satellite cell(위성세포)은 ectoderm(외배엽)에서 기원한 납작한 세포로서 ganglia(신경절)에 있는 신경세포의 세포체를 감싸고 있다. Satellite oligodendrocyte(위성희소돌기아교세포) 또한 중추신경계통에서 신경세포 세포체와 가깝게 위치한다.

Scala(계단). 라틴어로 '연이어진 계단'을 의미한다. Scala tympani(고실계단), scala media(중간계단), scala vestibuli(안뜰계단) 모두 cochlea(달팽이)의 꼭대기까지 올라가지만, 계단과 같은 구조는 없다.

Scotoma(암점). 그리이스어 *skotos*는 '어두움'을 의미한다. Retina(망막)나 중추신경계통의 손상으로 인하여 시야에 생긴 작은 시각소실 영역을 의미한다.

Sella turcica(안장). 라틴어로 '터어키 안장'의 뜻. Pituitary gland(뇌하수체)가 담겨 있는 sphenoid bone(나비뼈) 정중선의 오목한 부위, 즉 pituitary fossa(뇌하수체오목, hypophysial fossa)를 가리킨다.

Septal area(사이막구역). Corpus callosum(뇌들보)의 genu(무릎) 및 rostrum(부리)의 배쪽에 위치한 구역. Frontal lobe(이마엽)의 안쪽면에 포함되며, septal nucleus(사이막핵)가 있는 부위이다.

Septum pellucidum(투명사이막). 라틴어로 '간막이'와 '투명'을 뜻하는 단어가 결합한 용어. 삼각형의 이중 막으로서 양쪽 가쪽뇌실의 frontal horn(이마뿔) 사이를 분리해 준다. Corpus callosum(뇌들보)과 fornix(뇌활) 사이를 채우고 있기도 하다.

Sinus(굴, 정맥굴). 구부러지거나, 접히거나, 속이 비어 있는 여러가지 구조를 가리키는 라틴어 용어. 해부학 용어로 사용되면, 머리뼈에 있는 커다란 공간이나, dura mater(경막)에 있는 커다란 정맥을 의미한다.

Sinusoid(굴). 라틴어 *sinus*(→ 항목 참조)와 그리이스어 *eidos*(모양, 닮음)의 합성어. 혈관 그물을 이루는 벽이 얇은 모세혈관의 하나로서 보통의 모세혈관보다 지름이 더 크다. 간, 지라, pituitary gland(뇌하수체)의 anterior lobe(앞엽)과 같은 일부 내분비기관에서 관찰된다.

Soleus(가자미). 라틴어로 '발바닥, 샌들'을 뜻하는 *solea*, 혹은 영어로 '넙치'라는 물고기 이름에서 파생된 용어. Gastrocnemius(장딴지근)보다 더 깊게 위치한 종아리의 근육으로서 발바닥을 땅에 딛게 하는 역할을 한다.

Somatic(몸). 그리이스어로 *somatikos*는 '몸의'라는 형용사. 내장을 제외한 몸을 가리킨다. 뼈대근육에 분포하는 신경을 somatic efferent neuron(몸날신경세포)이라 부른다.

Somatosensory(몸감각). Somatic sensation(몸감각)과 관련된 경우에 사용한다. **Somesthetic**도 동의어이다.

Somatotopic(몸형태, 몸순서). 그리이스어 *soma*(몸)와 *topos*(위치)의 합성어. 몸의 한 부분이 뇌나 척수의 한 부분과 일정하게 연결되는 것을 의미한다.

Somesthetic(몸감각, 체감각). 그리이스어 *soma*(몸)와 *aisthesis*(지각)의 합성어. 신체에 대한 의식적 감각을 가리키며, somesthetic sense(몸감각)에는 통증, 온도, 피부 접촉, 압력, 자세, 운동, 진동을 지각하는 것이 포함된다. Somaesthetic으로 표기하기도 한다.

Sphenoid(나비). 그리이스어 *sphen*(쐐기)과 *eidos*(모양, 닮음)의 합성어. 머리덮개뼈와 얼굴머리뼈 사이에 끼어 이들을 이어주는, 머리뼈 바닥에 위치한 복잡한 모양의 뼈.

Splenium(팽대). 그리이스어로 *splenion*은 '붕대'라는 뜻. Corpus callosum(뇌들보)의 두꺼운 뒤쪽 부분.

Squint(사시). '삐딱한 눈'을 가리키는 중세 영어 *asquint*에서 유래하였다. **Strabismus**항 참조.

Stellate(별). *Stella*는 라틴어로 '별'이라는 뜻이다. Stellate neuron(별신경세포)에는 모든 방향으로 뻗는 짧은 dendrite(가지돌기)가 많이 있다.

Stenosis(협착). 그리이스어로 *stenos*는 '좁다'는 뜻이다. 도

관이나 통로가 병적으로 좁아지는 현상을 가리킨다.

Stereotaxic(정위). 그리이스어 *stereos*(입체)와 *taxis*(배열, 순서)의 합성어. Electrode(전극)나 다른 기구를 사전에 정한 뇌의 부위에 삽입하는 외과수술을 가리킨다. 이 부위는 뼈의 주요지점을 바탕으로 하고 CT나 MRI 영상을 참고하여 구축한 3차원 좌표로부터 계산을 통해 얻게 된다.

Strabismus(사시). 그리이스어로 '시선의 축이 엇갈림'을 가리키는 *strabismos*에서 유래하였다. 눈의 visual axis(시선축)가 서로 평행하지 않고 벗어나는 것을 가리킨다. Squint라고도 한다.

Stria terminalis(분계섬유줄). 라틴어 단어 '홈, 고랑'과 '경계, 한계'가 결합한 용어. Tail of caudate nucleus(꼬리핵꼬리)의 안쪽면을 따라 지나가는 가느다란 신경섬유이다. Amygdaloid body(편도체)에서 기원하며, 대부분의 섬유가 septal area(사이막구역)와 hypothalamus(시상하부)에 분포하며 끝난다.

Striatum(줄무늬체). 라틴어 *striatus*(홈이 파인, 줄무늬의)에서 유래한 용어이다. Corpus striatum(줄무늬체)에서 계통발생적으로 더 새로운 부분, 즉 neostriatum(새줄무늬체)으로서 caudate nucleus(꼬리핵)와 lentiform nucleus(렌즈핵)의 가쪽 부분인 putamen(조가비핵)으로 이루어진다. 비교해부학에서는 포유류의 corpus striatum에 해당하는 어류, 양서류, 파충류의 구조를 가리킨다.

Subiculum(해마이행부). 라틴어 *subicere*(아래에 두다, 가까이에 두다)에서 유래하였다. '밑에 위치하는 구조'를 의미한다. Subiculum hippocampi(해마이행부)는 parahippocampal gyrus(해마곁이랑)에서 hippocampus(해마)로 이행되는 겉질이다. 사람 관자엽의 관상 단면에서 subiculum은 hippocampus의 아래에 위치한다.

Submucosal(점막밑). 라틴어 *sub*(아래)와 '점막'이라는 단어가 결합한 용어이다. 속이 빈 기관의 벽에서 mucosa(점막)와 external muscular layer(근육층) 사이에 있는 층이다. 혈관이 풍부하고 collagen(아교질)이 많은 결합조직으로서 submucosal plexus(점막밑신경얼기, Meissner's plexus)가 위치한다.

Substantia gelatinosa(아교질, 젤라틴질). 척수 전체 길이를 따라 dorsal horn(뒤뿔)의 끝에 위치하는 작은 신경세포로 이루어진 기둥을 가리킨다.

Substantia nigra(흑색질). 라틴어로 '검은색 물질'이라는 뜻의 합성어. Midbrain(중간뇌)에 위치하는, 운동기능과 관련있는 커다란 핵. 여기 있는 세포들에는 melanin(멜라닌)이 많이 함유되어 있다.

Subthalamus(시상밑부). '밑'을 의미하는 라틴어 접두어와 그리이스어 *thalamos*(내실, 안방)의 합성어이다. Subthalamic nucleus(시상밑핵)와 신경로가 있는 diencephalon(사이뇌)의 부분으로서 thalamus(시상)의 아래에 위치한다.

Sudomotor(땀샘운동성). 라틴어 *sudor*(땀)와 *motor*(움직이게 하는 것)의 합성어. 땀샘의 분비를 담당하는 sympathetic neuron(교감신경세포)을 가리킨다.

Superior(위). 라틴어로 '위쪽'을 의미하는 *super*의 비교급 *superus*에서 파생한 용어. 사람에서는 머리 꼭대기에 더 가까운 것을 가리킨다. 두 발로 직립하지 않은 동물에서 해당하는 용어는 anterior(앞쪽)이다.

Synapse(연접). 그리이스어 *synapsis*는 '연결'을 의미한다. 1897년에 Sherrington이 도입한 용어로서 하나의 신경세포가 다른 신경세포에 의해 흥분되거나 억제되는 부위를 가리키기 위해 사용하였다.

Syndrome(증후군). 그리이스어 *syndrome*은 '함께 달리거나 연합하는 행동'을 가리킨다. 동시에 발생한 clinical symptom(임상증상)과 sign(징후)의 집합체를 가리킨다. 하나의 증후군은 하나의 원인을 가지는 경우가 대부분이다. 이 단어를 "disease(질병)"와 동의어로 사용하는 것은 잘못이다.

Syringomyelia(척수물구멍증, 척수공동증). 그리이스어 *syrinx*(도관, 튜브)와 *myelos*(골수, 척수)의 합성어. 척수의 중심에 빈 공간과 함께 그 공간 주위에 gliosis(신경아교증)가 생기는 질병이다.

T

Tangential(접면, 접선). 라틴어 *tangens*는 '접촉하는'의 의미를 지닌 분사이다. 곡면을 스치는 직선이나 평면의 방향을 뜻하는 형용사이다. 해부학에서는 주로 기관의 표면과 거의 평행하게 절단한 면을 가리킬 때 사용한다.

Tanycyte(띠뇌실막세포). 그리이스어 *tanyo*(늘이다, 뻗다)와 *kytos*(빈 공간, 즉 세포)의 합성어. Third ventricle 바닥에서 관찰되는 길쭉한 ependymal cell로서 특수한 기능을 가진다.

Tapetum(뇌실벽판). 라틴어 *tapete*는 '융단, 카펫'을 의미한다. Corpus callosum(뇌들보)의 섬유가 가쪽뇌실의 위로 펴져서 지나가며 temporal horn(관자뿔)의 가쪽벽을 이루는 구조이다.

Tectum(덮개). 라틴어로 '지붕, 천장'이라는 뜻. Superior colliculus(위둔덕)와 inferior colliculus(아래둔덕)가 한 쌍씩 있는 중간뇌의 천장을 가리킨다.

Tegmentum(뒤판). 라틴어로 *tegmentum*은 '덮개'라는 뜻. Pons의 등쪽 부분으로서, substantia nigra(흑색질)와 tectum(덮개) 사이에 있고 중간뇌를 이루는 cerebral peduncle(대뇌다리)의 주요 부분이기도 하다.

Tela choroidea(맥락조직). '거미줄'이라는 라틴어 단어와 그리이스어 *chorioeides*(막과 같은)가 결합한 용어. Pia mater(연막)의 결합조직과 이어지는 혈관이 풍부한 결합조직을 가리키며, choroid plexus의 중심과도 이어져 있다.

Telencephalon(끝뇌, 종뇌). 그리이스어 *telos*(끝)와 *enkephalos*(뇌)의 합성어. Cerebral hemisphere(대뇌반구)를 가리킨다. Prosencephalon(앞뇌, forebrain)의 두 부분 중 더 가쪽 및 입쪽 부분을 가리킨다.

Telodendria(종말가지, 축삭끝가지). 그리이스어 *telos*(끝)와 *dendron*(나뭇가지)의 합성어. 축삭의 끝에서 갈라지는 가지.

Temporal(관자, 측두). '시간'을 의미하는 라틴어 *tempus*에서 유래한 용어. Temporal lobe(관자엽, 측두엽)은 가까이 있는 머리뼈 temporal bone(관자뼈)의 이름을 따라 지었고, 이 뼈의 이름은 그 표면 피부의 특징을 따라 지었다. 관자놀이에 해당하는 이 부위는 나이가 들어 머리가 처음 세는 부위이다.

Tendon(힘줄, 건). 라틴어 *tendo*(늘이다, 도달하다)에서 유래하였다. 근육을 뼈나 기타 구조에 부착시키는, collagen fiber(아교섬유)로 이루어진 줄, 띠, 또는 판모양의 구조이다. **Tendo calcaneus(발꿈치힘줄)**는 종아리의 근육 즉, gastrocnemius(장딴지근), plantaris(장딴지빗근), soleus(가자미근) 세 근육을 모두 calcaneus(발꿈치뼈)에 부착시켜 ankle joint(발목관절)에서 plantar flexion(발바닥굽힘)이 일어나게 한다.

Tentorium(천막). 라틴어로 '천막, 텐트'를 가리킨다. Tentorium cerebelli(소뇌천막)는 dura mater(경막)가 이루는 구조로서, 대뇌반구의 occipital lobe(뒤통수엽)과 cerebellum(소뇌) 사이에 경막으로 이루어진 칸막이가 된다.

Tetraplegia(팔다리마비, 사지마비). 그리이스어 *tetra-*(숫자 4)와 *plege*(타격, 중풍)의 합성어. 팔과 다리 모두의 paralysis(마비). Quadriplegia도 같은 뜻이다.

Thalamus(시상). 그리이스어 *thalamos*는 '내실, 안방' 또는 '신부의 침상'을 의미한다. 따라서 pulvinar(시상베개, → 항목 참조)가 거기에 딸린 '베개' 혹은 '등받침'이었을 것이다. Thalamus란 용어를 만든 사람은 Galen이지만, 근대적 의미로 이 용어를 사용한 사람은 Willis가 최초일 것으로 생각된다.

Threshold(문턱값, 역치). 고대 영어로 *therscwald*는 '문지방, 문턱, 입구'라는 뜻. Physiology(생리학)에서는 반응을 불러 일으키는 자극의 강도를 가리킨다.

Thrombus(혈전). 그리이스어 *thrombos*는 '덩어리, 응고물'을 의미한다. 살아있는 개체의 혈관에서 혈액이 응고된 것을 가리킨다. Thrombosis(혈전증)는 동맥에 atheroma(죽종)가 생겨 혈액 흐름이 불규칙해진 곳에 흔히 생긴다.

Tomography(단층촬영술). 그리이스어 *tomos*(절단)와 *graphein*(기록하다)의 합성어이다. 몸의 일부분에 대한 단면 영상을 얻는 방법을 가리킨다. X-ray(X선)를 이용한 computed tomography(전산화단층촬영술)와 nuclear magnetic resonance imaging(핵자기공명영상술)은 중요한 진단 도구이다.

Tone, tonus(긴장, 긴장도). 그리이스어 *tonos*는 '소리의 높낮이' 또는 '장력, 긴장도'를 가리킨다. 근육 섬유가 일부 수축함으로써 나타난 단단함이나 탄력성의 정상적인 상태를 말한다.

Torcular(공동). 라틴어 *torquere*(비틀다, 쥐어짜다)에서 파생한 단어로 '포도즙틀'이라는 뜻이다. Internal occipital protuberance(속뒤통수뼈융기)에 위치하는, dural venous sinus(경막정맥굴)가 합류하는 부위를 과거에 torcular Herophili(헤로필루스공동)라고 불렀다.

Trabecula(잔기둥). '나무 기둥'을 뜻하는 라틴어 *traba* 또는 그리이스어 *trapes*의 지소형. 섬유, 근육, 뼈의 구조가 그물과 같은 구조를 이룰 때 그 구성물을 가리킨다. Subarachnoid space(거미막밑공간)를 가로지르는 결합조직 filament(잔섬유)나, cancellous bone(해면뼈)에 있는 lamella(뼈층판)에 이와 같은 구조가 있다.

Tract(신경로). 라틴어 *tractus*는 '지역, 지구'라는 뜻이다. 기원과 목적 부위가 같은 축삭들이 모여 있는 중추신경계통의 부위를 가리킨다. "Spinothalamic tract(척수시상로)"와 같이 어떤 구조의 이름을 만들 때 사용하기도 한다.

Transducer(변환기). 라틴어 *transducere*(가로질러 보내다, 건너 운반하다)에서 유래한 단어. 한 형태의 에너지를 다른 형태의 에너지로 바꾸는 구조 또는 기전. Sensory receptor(감각수용기)에 적용된다.

Trapezoid body(마름섬유체). Pons(다리뇌)의 등쪽 부분과 배쪽 부분이 이어지는 곳에 있는 auditory pathway(청각경로)의 가로섬유를 가리킨다.

Trigeminal(삼차). 라틴어로 '세 쌍둥이'라는 의미. Trigeminal nerve(삼차신경)는 커다란 세 개의 줄기로 이루어진다.

Trochlear(도르래). 라틴어 *trochlea*는 '도르래'라는 뜻이다. Trochlear nerve(도르래신경)는 안구를 움직이는 superior oblique muscle(위빗근)을 지배하는데, 이 근육의 힘줄은 섬유성 고리인 trochlea(도르래)를 통과하여 부착한다. 이 고리를 통과하기 때문에 근육이 수축할 때 그 힘의 방향이 바뀌게 된다.

Trophic(영양-). 그리이스어 *trephein*은 '먹이다', *trophe*은 '음식, 영양분', *trophos*는 '공급자'로서 모두 '영양'과 관계가 있다. 이 용어는 세포와 기관 사이에 일어나는 화학적으로 매개되는 유익한 상호작용을 가리키는 데까지 의미가 확장되었다. Thyroid gland(갑상샘)에 자극을 준다고 할 때 thyrotrophic hormone(갑상샘자극호르몬)이라고 하는 것처럼 어떤 용어의 부분으로 사용되는 예가 많다.

Tropism(향성, 친화성). 그리이스어 *tropos*는 '변환, 전환'이라는 뜻. 하나의 분자, 하나의 세포, 하나의 기관이 움직이는 방향을 바꾸거나 조절할 수 있는 영향력을 말한다. **-tropic**이나 **-tropism**과 같은 접미어가 결합하여 사용되는 경우가 대부분이다. Tropism은 배아의 신경 계통 발생에서 중요하다. 접미어로 사용되는 **-tropic**은 때로 **-trophic**으로 쓰기도 한다(→ trophic 항목 참조). 예를 들면, thyrotropic hormone(갑상샘자극호르몬)이란 명칭은 pituitary hormone(뇌하수체호르몬)이 혈액에서 thyroid gland(갑상샘)로 이동함을 의미한다. Thyrotrophic hormone이라는 단어에서 분비샘에 영향을 미친다는 것을 알 수 있다.

U

Uncinate(갈고리). 라틴어로 '갈고리 모양'이라는 뜻. Uncinate fasciculus(갈고리다발)란 frontal lobe 아랫면과 temporal pole(관자극) 겉질을 이어주는 association fiber(연합섬유)이다. Uncinate fasciculus of Russell(러셀갈고리다발)은 fastigiobulbar fiber(꼭지핵숨뇌섬유)인데 inferior cerebellar peduncle(아래소뇌다리)로 가는 도중에 구부러져 superior cerebellar peduncle(위소뇌다리)을 넘어간다.

Uncus(갈고리이랑). 라틴어로 '갈고리'라는 뜻의 단어이다. Temporal lobe(관자엽)에 있는 parahippocampal gyrus(해마곁이랑) 입쪽의 구부러진 부분으로서 lateral olfactory area(가쪽후각영역)의 주요 표지점이다.

Uvula(소뇌목젖). 라틴어로 '작은 포도'라는 의미이다. 소뇌 vermis(벌레)의 아래쪽 부분.

V

Vagus(미주). 라틴어로 '떠돌아다니는'의 뜻을 가진다. 열 번째 뇌신경에 이런 이름이 붙은 이유는 이 신경 가지가 가슴과 배에 광범위하게 분포하기 때문이다.

Vallecula(소뇌계곡). '골짜기'를 의미하는 라틴어 *vallis*의 지소형으로서, 소뇌의 아래쪽에서 정중선에 함몰된 부분을 가리킨다.

Varicosity(정맥류). 라틴어 *varix*(정맥류, varicose vein)에서 유래한 용어. 신경계통에서 사용될 때는, neurite(신경돌기)의 중간에 있는 많은 팽대부위를 가리킨다.

Vasopressin(바소프레신). 라틴어로 '혈관'과 '압력'의 합성어이다. 8개의 amino acid(아미노산)로 이루어진 neurohypophysis(신경뇌하수체)의 호르몬으로서, 다량 분비되면 작은 동맥을 수축시켜 혈압을 상승시킨다. *Antidiuretic hormone*(항이뇨호르몬)이라는 다른 이름도 있는데 이는 콩팥에 작용하는 것을 의미한다.

Velate(천장). '돛, 장막'을 의미하는 라틴어 *velum*에서 유래하였다. Velate astrocyte(원형질별아교세포, protoplasmic astrocyte)에는 납작한 세포 돌기가 있다.

Velum(천장). 라틴어로 '돛, 장막'이라는 뜻의 단어이다. 막성 구조로서 superior medullary velum(위숨뇌천장)과 inferior medullary velum(아래숨뇌천장)이 넷째뇌실의 천장을 이루고 있다.

Ventral(배쪽). 라틴어 *venter*는 몸의 일부분인 '배'를 뜻한다. Dorsal(등쪽)의 반대말. 사람에서 머리와 몸통에 대해 사용할 때는 anterior(앞)와 동의어이다. 직립하지 않은 동물에서는 ventral과 anterior가 서로 다른 방향을 가리킨다.

Ventricle(뇌실, 심실). 라틴어로 '(몸의 부분으로서) 배'를 의미하는 단어 *venter*의 지소형 *ventriculus*에서 파생하였다.

뇌에는 lateral ventricle(가쪽뇌실), third ventricle(셋째뇌실), fourth ventricle(넷째뇌실)이 있다.

Vergence(이향운동). 라틴어 *vergere*(구부리다, 기울다)에서 유래한 단어. 양쪽 눈이 반대 방향으로 움직이는 운동을 가리킨다. 안쪽으로 움직이는 경우는 *convergence*(눈모음), 가쪽인 경우 *divergence*(눈벌림)라고 한다.

Vermis(소뇌벌레). 라틴어로 '벌레'를 의미한다. 소뇌의 정중선에 있으며, 그 배쪽 모양이 구부리고 있는 지렁이와 비슷하다.

Vertigo(현기증). 라틴어로 '회전한다'는 뜻의 동사 *vertere*에서 파생한 용어. 자신이나 주위가 돌아가고 있는 것처럼 느껴지는 것을 가리킨다.

Vestibular(안뜰, 전정). 라틴어 *vestibulum*은 '앞뜰, 현관 홀'을 가리킨다. 속귀에 있는 평형 감각 기관에 관하여 사용하는 형용사이다. 이 기관은 뼈미로의 vestibule(안뜰)이라는 공간과 연결되어 있다.

Z

Zona incerta(불확정구역). 라틴어로 *zona*는 '띠'라는 뜻이므로, 이 용어의 뜻은 '불확실한 띠'이다. Subthalamus(시상밑핵)에 있는 회색질을 가리키며, 이는 뇌줄기의 reticular formation(그물체)이 입쪽으로 연장된 구조이다.

Zonula occludens(폐쇄띠). 라틴어로 *zona*(띠)의 지소형과 '닫은, 막은'을 의미하는 단어의 결합이다. Tight junction(치밀이음)이라고도 한다. 인접한 세포의 막이 연속적으로 융합된 구조로서 거대분자의 투과를 막는다.

참고문헌

Dobson J. *Anatomical Eponyms.* 2nd ed. London: Livingstone; 1962.
Field EJ, Harrison RJ. *Anatomical Terms. Their Origin and Derivation.* 3rd ed. Cambridge: Heffer; 1968.
Gilliland K, Montgomery R. *Anatomists and Eponyms. The Spirit of Anatomy Past.* Nottingham, UK: Nottingham University Press, 2011.

BRAIN STEM(뇌줄기) 및 DIENCEPHALON(사이뇌)에 있는 주요 구조들의 약어

박경한 역

다음은 7장 brain stem과 11장 diencephalon에 있는 단면 사진에 나왔던 영문 약어의 목록이다. 약어 목록 다음에는 영문 구조 이름을 기준으로 정렬한 목록을 첨부했다.

약어 목록

약어	영어 용어	한글 용어
3F	Fibers of oculomotor nerve	눈돌림신경섬유
3N	Oculomotor nucleus	눈돌림신경핵
4F	Trochlear nerve fibers	도르래신경섬유
4N	Trochlear nerve	도르래신경
5N	Trigeminal nerve	삼차신경
6N	Abducens nucleus	갓돌림신경핵
7F	Fibers of facial nerve	얼굴신경섬유
7G	Internal genu of facial nerve	얼굴신경무릎
7N	Facial motor nucleus	얼굴신경핵
9N	Glossopharyngeal nerve rootlets	혀인두신경잔뿌리
10N	Vagus nerve	미주신경
10D	Dorsal nucleus of vagus nerve	미주신경뒤핵
12F	Fibers of hypoglossal nerve	혀밑신경섬유
12N	Hypoglossal nucleus	혀밑신경핵
AC	Fibers of anterior commissure	앞맞교차섬유
AL	Ansa lenticularis	렌즈고리
AN	Anterior group of thalamic nuclei	시상앞핵
AQ	Cerebral aqueduct	중간뇌수도관
AR	Arcuate nucleus	활꼴핵
BP	Basis pedunculi	다리밑동
CF	Cuneate fasciculus	쐐기다발
CI	Inferior colliculus	아래둔덕
CL	Central lobule of cerebellar vermis	소뇌벌레 중심소엽
CM	Centromedian nucleus	중심정중핵
CN	Cuneate nucleus	쐐기핵
CP	Corticopontine fibers	겉질다리뇌섬유
CS	Corticospinal fibers	겉질척수섬유
CSC	Commissure of superior colliculi	위둔덕맞교차
CT	Central tegmental tract	중심뒤판로
DC	Dorsal cochlear nucleus	뒤달팽이핵
DML	Decussation of medial lemnisci	안쪽섬유띠교차
DO	Dorsal accessory olivary nucleus	뒤덧올리브핵
DP	Decussation of pyramids	피라밋교차
DSC	Dorsal spinocerebellar tract	뒤척수소뇌로

약어	영어 용어	한글 용어
DSP	Decussation of superior cerebellar peduncles	위소뇌다리교차
ECN	External cuneate nucleus	덧쐐기핵
EM	External medullary lamina	바깥섬유판
FP	Frontopontine fibers	이마다리뇌섬유
FX	Fornix	뇌활
GF	Gracile fasciculus	널판다발
GN	Gracile nucleus	널판핵
GP	Globus pallidus	창백핵
HN	Habenular nuclei	고삐핵
HT	Habenulo-interpeduncular tract	고삐다리사이로
HY	Hypothalamus	시상하부
IA	Internal arcuate fibers	속활꼴섬유
IB	Inferior brachium	아래둔덕팔
IC	Inferior colliculus	아래둔덕
ICP	Inferior cerebellar peduncle	아래소뇌다리
IM	Internal medullary lamina	속섬유판
IO	Inferior olivary nucleus	아래올리브핵
IV	Inferior vestibular nucleus	아래안뜰핵
LD	Lateral dorsal nucleus of thalamus	시상의 가쪽등쪽핵
LF	Lenticular fasciculus	렌즈다발
LG	Lateral geniculate body	가쪽무릎체
LL	Lateral lemniscus	가쪽섬유띠
LLF	Fibers of lateral lemniscus	가쪽섬유띠섬유
LP	Lateral posterior nucleus of thalamus	시상의 가쪽뒤핵
LR	Lateral reticular nucleus	가쪽그물핵
LT	Lamina terminalis	종말판
LV	Lateral vestibular nucleus	가쪽안뜰핵
M5N	Mesencephalic trigeminal nucleus	삼차신경중간뇌핵
M5T	Mesencephalic trigeminal tract	삼차신경중간뇌로
MB	Mamillary body	유두체
MC	Middle cerebellar peduncle	중간소뇌다리
MD	Mediodorsal nucleus of thalamus	시상의 안쪽등쪽핵
MG	Medial geniculate body	안쪽무릎체
MI	Massa intermedia	시상사이붙음
ML	Medial lemniscus	안쪽섬유띠
MLF	Medial longitudinal fasciculus	안쪽세로다발
MO	Medial accessory olivary nucleus	안쪽덧올리브핵
MT	Mamillothalamic tract	유두시상다발
MV	Medial vestibular nucleus	안쪽안뜰핵
NA	Nucleus ambiguus	의문핵
NS	Solitary nucleus	고립로핵
OC	Optic chiasma	시각교차
OF	Olivocerebellar fibers	올리브소뇌섬유
OT	Optic tract	시각로
PC	Pontocerebellar fibers	다리뇌소뇌섬유
PE	Globus pallidus, external part	가쪽창백핵
PF	Parafascicular nucleus of thalamus	시상의 다발곁핵

약어	영어 용어	한글 용어
PG	Periaqueductal gray matter	수도관주위회색질
PI	Globus pallidus, internal part	안쪽창백핵
PIN	Pineal gland	솔방울샘
PN	Pontine nuclei	다리뇌핵
POC	Posterior commissure	뒤맞교차
PP	Parieto-temporopontine fibers	마루관자다리뇌섬유
PR	Prerubral area	적색앞구역
PU	Putamen	조가비핵
PUL	Pulvinar of thalamus	시상베개
PY	Pyramid	피라밋
RN	Red nucleus	적색핵
RP	Rostral end of basal pons	다리뇌바닥부분 입쪽끝
RT	Reticular nucleus of thalamus	시상그물핵
S5N	Spinal trigeminal nucleus	삼차신경척수핵
S5T	Spinal trigeminal tract	삼차신경척수로
SB	Superior brachium	위둔덕팔
SC	Superior colliculus	위둔덕
SCP	Superior cerebellar peduncle	위소뇌다리
SF	Sensory fasciculi	감각다발
SL	Spinal lemniscus	척수섬유띠
SMC	Supramamillary commissure	유두위맞교차
SMT	Stria medullaris thalami	시상섬유줄
SMV	Superior medullary velum	위숨뇌천장
SN	Substantia nigra	흑색질
SO	Superior olivary nucleus	위올리브핵
ST	Stria terminalis	분계섬유줄
STN	Subthalamic nucleus	시상밑핵
STT	Spinothalamic tract	척수시상로
SV	Superior vestibular nucleus	위안뜰핵
SZ	Stratum zonale	띠층
TB	Trapezoid body	마름섬유체
TC	Tail of caudate nucleus	꼬리핵 꼬리
TF	Thalamic fasciculus	시상다발
TL	Trigeminal lemniscus	삼차섬유띠
TS	Solitary tract	고립로
3V	Third ventricle	셋째뇌실
V3A	Third ventricle merging into cerebral aqueduct	셋째뇌실과 중간뇌수도관의 경계부
V5T	Ventral trigeminothalamic tract	앞삼차시상로
VA	Ventral anterior nucleus of thalamus	시상의 배쪽앞핵
VC	Ventral cochlear nucleus	앞달팽이핵
VH	Ventral horn	앞뿔
VL	Ventral lateral nucleus of thalamus	시상의 배쪽가쪽핵
VP	Ventral posterior nucleus of thalamus	시상의 배쪽바닥핵
VS	Vestibulospinal tract	안뜰척수로
VSC	Ventral spinocerebellar tract	앞척수소뇌로
VTA	Ventral tegmental area	앞뒤판구역
ZI	Zona incerta	불확정구역

구조 목록

영어 용어	한글 용어	약어
Abducens nucleus	갓돌림신경핵	6N
Ansa lenticularis	렌즈고리	AL
Anterior group of thalamic nuclei	시상앞핵	AN
Arcuate nucleus	활꼴핵	AR
Basis pedunculi	다리밑동	BP
Central lobule of cerebellar vermis	소뇌벌레 중심소엽	CL
Central tegmental tract	중심뒤판로	CT
Centromedian nucleus	중심정중핵	CM
Cerebral aqueduct	중간뇌수도관	AQ
Commissure of superior colliculi	위둔덕맞교차	CSC
Corticopontine fibers	겉질다리뇌섬유	CP
Corticospinal fibers	겉질척수섬유	CS
Cuneate fasciculus	쐐기다발	CF
Cuneate nucleus	쐐기핵	CN
Decussation of medial lemnisci	안쪽섬유띠교차	DML
Decussation of pyramids	피라밋교차	DP
Decussation of superior cerebellar peduncles	위소뇌다리교차	DSP
Dorsal accessory olivary nucleus	뒤덧올리브핵	DO
Dorsal cochlear nucleus	뒤달팽이핵	DC
Dorsal nucleus of vagus nerve	미주신경뒤핵	10D
Dorsal spinocerebellar tract	뒤척수소뇌로	DSC
External cuneate nucleus	덧쐐기핵	ECN
External medullary lamina	바깥섬유판	EM
Facial motor nucleus	얼굴신경핵	7N
Fibers of anterior commissure	앞맞교차섬유	AC
Fibers of facial nerve	얼굴신경섬유	7F
Fibers of hypoglossal nerve	혀밑신경섬유	12F
Fibers of oculomotor nerve	눈돌림신경섬유	3F
Fornix	뇌활	FX
Frontopontine fibers	이마다리뇌섬유	FP
Globus pallidus	창백핵	GP
Globus pallidus, external part	가쪽창백핵	PE
Globus pallidus, internal part	안쪽창백핵	PI
Glossopharyngeal nerve rootlets	혀인두신경잔뿌리	9N
Gracile fasciculus	널판다발	GF
Gracile nucleus	널판핵	GN
Habenular nuclei	고삐핵	HN
Habenulo-interpeduncular tract	고삐다리사이로	HT
Hypoglossal nucleus	혀밑신경핵	12N
Hypothalamus	시상하부	HY
Inferior brachium	아래둔덕팔	IB
Inferior cerebellar peduncle	아래소뇌다리	ICP
Inferior olivary nucleus	아래올리브핵	IO
Inferior vestibular nucleus	아래안뜰핵	IV
Internal arcuate fibers	속활꼴섬유	IA
Inferior colliculus	아래둔덕	IC

영어 용어	한글 용어	약어
Internal genu of facial nerve	얼굴신경무릎	7G
Internal medullary lamina	속섬유판	IM
Lamina terminalis	종말판	LT
Lateral dorsal nucleus of thalamus	시상의 가쪽등쪽핵	LD
Lateral geniculate body	가쪽무릎체	LG
Lateral lemniscus	가쪽섬유띠	LL
Lateral posterior nucleus of thalamus	시상의 가쪽뒤핵	LP
Lateral reticular nucleus	가쪽그물핵	LR
Lateral vestibular nucleus	가쪽안뜰핵	LV
Lenticular fasciculus	렌즈다발	LF
Mamillary body	유두체	MB
Mamillothalamic tract	유두시상다발	MT
Massa intermedia	시상사이붙음	MI
Medial accessory olivary nucleus	안쪽덧올리브핵	MO
Medial geniculate body	안쪽무릎체	MG
Medial lemniscus	안쪽섬유띠	ML
Medial longitudinal fasciculus	안쪽세로다발	MLF
Medial vestibular nucleus	안쪽안뜰핵	MV
Mediodorsal nucleus of thalamus	시상의 안쪽등쪽핵	MD
Mesencephalic trigeminal nucleus	삼차신경중간뇌핵	M5N
Mesencephalic trigeminal tract	삼차신경중간뇌로	M5T
Middle cerebellar peduncle	중간소뇌다리	MC
Nucleus ambiguus	의문핵	NA
Oculomotor nucleus	눈돌림신경핵	3N
Olivocerebellar fibers	올리브소뇌섬유	OF
Optic chiasma	시각교차	OC
Optic tract	시각로	OT
Parafascicular nucleus of thalamus	시상의 다발곁핵	PF
Parieto-temporopontine fibers	마루관자다리뇌섬유	PP
Periaqueductal gray matter	수도관주위회색질	PG
Pineal gland	솔방울샘	PIN
Pontine nuclei	다리뇌핵	PN
Pontocerebellar fibers	다리뇌소뇌섬유	PC
Posterior commissure	뒤맞교차	POC
Prerubral area	적색앞구역	PR
Pulvinar of thalamus	시상베개	PUL
Putamen	조가비핵	PU
Pyramid	피라밋	PY
Red nucleus	적색핵	RN
Reticular nucleus of thalamus	시상그물핵	RT
Sensory fasciculi	감각다발	SF
Solitary nucleus	고립로핵	NS
Spinal lemniscus	척수섬유띠	SL
Spinal trigeminal nucleus	삼차신경척수핵	S5N
Spinal trigeminal tract	삼차신경척수로	S5T
Spinothalamic tract	척수시상로	STT
Stratum zonale	띠층	SZ
Stria medullaris thalami	시상섬유줄	SMT

영어 용어	한글 용어	약어
Stria terminalis	분계섬유줄	**ST**
Substantia nigra	흑색질	**SN**
Subthalamic nucleus	시상밑핵	**STN**
Superior brachium	위둔덕팔	**SB**
Superior cerebellar peduncle	위소뇌다리	**SCP**
Superior colliculus	위둔덕	**SC**
Superior medullary velum	위숨뇌천장	**SMV**
Superior olivary nucleus	위올리브핵	**SO**
Superior vestibular nucleus	위안뜰핵	**SV**
Supramamillary commissure	유두위맞교차	**SMC**
Tail of caudate nucleus	꼬리핵 꼬리	**TC**
Thalamic fasciculus	시상다발	**TF**
Third ventricle	셋째뇌실	**V3**
Third ventricle merging into cerebral aqueduct	셋째뇌실과 중간뇌수도관의 경계부	**V3A**
Trapezoid body	마름섬유체	**TB**
Trigeminal lemniscus	삼차섬유띠	**TL**
Trigeminal nerve	삼차신경	**5N**
Trochlear nerve	도르래신경	**4N**
Trochlear nerve fibers	도르래신경섬유	**4F**
Ventral anterior nucleus of thalamus	시상의 배쪽앞핵	**VA**
Ventral cochlear nucleus	앞달팽이핵	**VC**
Ventral horn	앞뿔	**VH**
Ventral lateral nucleus of thalamus	시상의 배쪽가쪽핵	**VL**
Ventral posterior nucleus of thalamus	시상의 배쪽바닥핵	**VP**
Ventral spinocerebellar tract	앞척수소뇌로	**VSC**
Ventral tegmental area	앞뒤판구역	**VT**
Ventral trigeminothalamic tract	앞삼차시상로	**V5T**
Vestibulospinal tract	안뜰척수로	**VS**
Zona incerta	불확정구역	**ZI**

한글 찾아보기

※ 이탤릭체로 표시한 숫자는 그림이 있는 페이지를 가리키며, t는 표의 페이지를 의미함.

ㄱ

ㄹ

ㅁ

ㅂ

ㅅ

ㅇ

ㅈ

ㅊ

기타

영문 찾아보기

A

B

D

E

F

G

H

I

M

N

Q

R

S

T

U

V

W

Y Z

기타